TRAITÉ

DE

MATIÈRE MÉDICALE

HOMŒOPATHIQUE

Le **Traité de matière médicale homœopathique**
de Samuel Hahnemann est composé de 4 volumes :

Le tome I comprend les médicaments : *Acidum muriaticum* à *Bryonia alba ;*

Le tome II comprend les médicaments : *Calcarea acetica* à *Hyoscyamus niger ;*

Le tome III comprend les médicaments : *Ignatia amara* à *Opium ;*

Le tome IV et dernier comprend les médicaments : *Petroleum* à *Zincum.*

Tours, Imp. Deslis Frères, rue Gambetta, 6.

TRAITÉ

DE

MATIÈRE MÉDICALE

HOMŒOPATHIQUE

COMPRENANT

LES PATHOGÉNÉSIES

DU TRAITÉ DE MATIÈRE MÉDICALE PURE ET DU TRAITÉ DES MALADIES CHRONIQUES

PAR

Samuel HAHNEMANN

TRADUIT SUR LES DERNIÈRES ÉDITIONS ALLEMANDES

PAR

Dr LÉON SIMON
Médecin de l'hôpital Hahnemann

Dr Vr-LÉON SIMON
Médecin-adjoint de l'hôpital Hahnemann

TOME QUATRIÈME ET DERNIER

PARIS

LIBRAIRIE J.-B. BAILLIÈRE ET FILS
Rue Hautefeuille, 19, près du boulevard Saint-Germain

1891

TRAITÉ

DE

MATIÈRE MÉDICALE

HOMŒOPATHIQUE

PETROLEUM

Pétrole; Steinöl (allem.), petrol (angl.), petrolio (ital.), petroleo (esp.) (1).

Ce produit de l'intérieur de la terre, si remarquable par son odeur, sa saveur et ses propriétés médicinales, doit être très fluide et jaune clair quand on veut l'employer comme médicament. Dans cet état de fluidité il n'est guère possible qu'on l'ait falsifié avec des huiles végétales. Cependant j'ai donné un moyen de s'en assurer dans mon traité sur *Les moyens de reconnaitre la bonne qualité et les falsifications des médicaments* (Dresde, 1787, p. 221); il consiste à mêler avec le pétrole de l'acide sulfurique concentré, qui le laisse intact et transforme en une sorte de soufre les huiles étrangères. Il y a encore un moyen plus simple, qui consiste à faire tomber une goutte de pétrole sur une feuille de papier blanc, qu'on expose ensuite à l'air libre ou dans un endroit bien chaud; le pétrole ne tarde pas à s'évaporer et, lorsqu'il n'est mélangé avec aucune huile grasse, il ne laisse pas sur le papier de tache transparente ou translucide. Plus souvent on le trouve falsifié par l'addition d'une essence volatile végétale, par exemple de térébenthine. Pour s'en assurer il faut, avant de se servir du pétrole comme médicament, le mélanger avec une quantité double d'alcool, le secouer plusieurs fois et le filtrer à travers du papier Joseph préalablement imbibé d'alcool. L'alcool traverse le filtre et entraîne avec lui l'essence végétale, s'il en existait; le pétrole pur reste au-dessus du filtre et l'on n'a plus qu'à le recueillir et le conserver dans un petit flacon bien bouché et cacheté.

Pour la première trituration avec 100 grains de sucre de lait, on prend, non pas 1 grain mais 1 goutte de pétrole.

Ce médicament s'est surtout montré utile lorsque les symptômes suivants prédominaient :

Symptômes généraux — Douleurs tiraillantes à la tête, au front, aux tempes et aux dents molaires. *Engourdissement des*

---

1. *Traité des maladies chroniques*, IVᵉ partie, p. 498, édit. allemande; t. III, p. 184, édit. française.

membres. Craquement et raideur des articulations. Aversion pour le grand air.

Sommeil. — Rêves vifs. Malaise, le matin au réveil, comme si l'on avait pas assez dormi.

Symptômes fébriles. — Chaleur nocturne. Fièvre intermittente vespertine, consistant d'abord en froid, puis en chaleur à la face avec froid au pieds. Sueurs nocturnes.

Moral. — Anxiété. Propension à s'effrayer. Surexcitation. Paroles injurieuses. Défaut de mémoire. Faiblesse de la mémoire et de la pensée.

Tête. — Tête entreprise. *Vertige* avec forte titubation. Mal de tête par dépit. Céphalalgie gravative, lancinante. Battements à l'occiput.

Yeux et sens de la vue. — Brouillard devant les yeux. Presbytie, on ne peut lire sans lunettes des caractères fins. Myopie.

Oreilles et sens de l'ouïe. — Sécheresse et sensation désagréable de sécheresse de l'intérieur de l'oreille. Dureté de l'ouïe (surtout quand on a pris auparavant de l'acide nitrique). Tintement d'oreilles. Bruit dans les oreilles. *Bourdonnement d'oreilles*.

Nez et sens de l'odorat. — Sécheresse du nez et sensation désagréable de sécheresse dans cet organe. Enchifrènement. Coryza.

Visage. — Couleur jaune de la face. Gonflement des glandes sous-maxillaires.

Appareil digestif. — Enduit blanc sur la langue. Mauvaise haleine. Goût putride et pâteux dans la bouche. Dégoût pour les aliments cuits et chauds. Dégoût pour la viande. Voracité, boulimie. Éructations bruyantes. Envie de vomir. Mal de mer. *Régurgitations avec constriction à la gorge*. Défaut d'appétit. Épigastre tuméfié et douloureux au toucher. Tranchées dans le ventre. Hernie inguinale. *Selle dure*, marronnée, contrairement à l'habitude. Selles fréquentes dans la journée. Diarrhée.

Organes génito-urinaires. — Incontinence d'urine. Pissement au lit. Rétrécissement de l'urèthre. Ardeur dans l'urèthre. *Prurit et suintement au scrotum*. Pollutions fréquentes. Faiblesse et excitation nerveuse au coït. Écoulement de liqueur prostatique.

Appareil respiratoire. — Enrouement. Toux, le soir après s'être couché. Toux sèche, la nuit. Toux nocturne, suffocante, sans expectoration. Élancements dans le côté de la poitrine.

Appareil circulatoire. — Battements de cœur. Bouillonnement du sang.

Dos et Lombes. — *Douleur de reins,* qui ne permet pas de se tenir debout. Mal de reins.

Membres. — Déchirement dans les mains. Raideur goutteuse des articulations des doigts. Élancements dans le genou. Froid aux pieds. Enflure des pieds.

Peau. — Douleur aux engelures. Bourgeonnement des ulcères. Éruption à la tête et à la nuque. Croûtes sur le cuir chevelu. Chute des cheveux. Dartre sur la poitrine. Dartre brune au poignet. Gerçures saignantes à la peau des mains et des doigts, en hiver. Dartre au genou. Cors au pieds. Sur les pieds, ulcères opiniâtres, à bords élevés et à fond plat, rouge et suintant.

Concordances. — Suivant Bœnninghausen, les médicaments qui se rapprochent le plus du pétrole sont: CALCAREA CARBONICA, LYCOPODIUM, SEPIA, SULFUR; les autres sont : 1º BELLADONNA, BRYONIA, NUX VOMICA, PHOSPHORUS, PULSATILLA, RHUS, SILICEA ; 2º *caust., con., graphit., hep., merc., natr. mur., nitr. acid.* ; 3º acon., arn., ars., carb. veg., cham., chin., cocc., ignat., kal., spig., staph., veratr.

Antidotes. — L'olfaction de globules imbibés d'une haute dilection de teinture de noix vomique, s'est montrée le meilleur antidote de petrolum.

SYMPTOMATOLOGIE

Symptômes généraux. — (659-716). — Élancements pruriteux par tout le corps avec grande anxiété, le soir à 7 heures. — Élancements en divers endroits du corps (le 2ᵉ, 3ᵉ j.). — Les sièges et le lit semblent trop durs (chez une femme). — *Propension* à *se refroidir,* ce qui donne comme des syncopes. — Mal de tête, larmoiement, angine, toux et coryza par l'effet d'un refroidissement (au b. de 2 j.). — Aversion pour le grand air. — Le soir, en se promenant, on est très sensible à l'air et l'on a froid (en juillet). En se promènant on est affecté désagréablement par le grand air. — Sorte de faiblesse nerveuse dans tout le corps, après une petite promenade. — Ardeur partout le corps en se promenant. — Sorte de syncope à l'approche d'un orage. — Une petite contrariété affecte beaucoup ; la bouche devient amère et l'on perd l'appétit, on est fatigué par une courte promenade et on a plusieurs selles ; quand on se couche le sang est encore très agité ; en même temps, éructations et nausées, sommeil agité. Le lendemain matin, tremblement de tous le corps, diarrhée et malaise intérieur qui fait à chaque instant monter les larmes aux yeux (le 9e j., chez une femme). — En descendant de voiture et en allant et venant au grand air, nausées violentes et subites et faiblesse au point de se trouver mal, avec envie d'aller à la selle, sueurs froides à la tête, au cou et à la poitrine, pâleur extrême de la face, yeux cernés ; après la selle, grand froid, et un peu de chaleur dans la soirée (chez une femme). — Tressaillements pendant la sieste et le sommeil de la nuit. — Vulsion dans les membres, dans la journée (au bout de 7 j.). — Douleur de luxation dans les bras, la poitrine et le dos, dans la matinée (au b. de 18 j.). — Raideur des articulations des membres, le matin après le lever. — Tension tremblotante par tout le corps, avec anxiété et mauvaise humeur. — Craquement des articulations. — Faiblesse dans les articulations (au b. de 15 j.). — Courbature des membres, le soir, on ne sait où les poser (au b. de 13 j.). — Tiraillement pressif, paralytique, dans le tibia gauche et l'avant-bras, du côté de l'extension (au b. de 24 h.). — Pression tiraillante sur les os, çà et là ; elle ne diminue pas quand on marche au grand air (au b. de 3 j.). — Vive pression tressaillante en diverses parties du corps (au b. de 16 j.). — Tiraillement en forme de crampe et pression dans les membres (au b. de 5 j.). — Ardeur dans la gorge, l'estomac et le côté droit du ventre. — Les membres s'engourdissent facilement. — *Pesanteur dans les pieds* et le corps tout entier. — Pesanteur dans tous les membres, et paresse. — Inquiétude dans les membres, on ne peut rester en place. — Douleur de fatigue sous les aisselles, à la colonne vertébrale et aux lombes. — Lassitude dans le corps et pesanteur dans les jambes. — Sentiment général de malaise insupportable, comme si l'on était menacé d'une grande maladie, avec disposition à trembler et grande lassitude, (au b. de 3 j.). — *Grande faiblesse sans cause extérieure* (au b. de 15 j.). — On a tant de faiblesse et de lassitude que les membres font mal. — Grande lassitude après une promenade (au b. de 11 j.). — On est fatigué par la moindre occupation. — Perte des forces (au b. de 7 j.). — Le matin, en rentrant du grand air dans sa chambre, malaise et sensation de défaillance, chaleur au visage, voile devant les yeux, compression aux tempes ; on est sur le point de se trouver mal, mais si l'on rassemble énergiquement toutes ses forces ces accidents se dissipent en 3 minutes. — Faiblesse subite, presque instantanée, allant jusqu'à la syncope, avec pâleur de la face et nausées qui viennent soudainement, puis cessent de même après avoir duré un quart d'heure (au b. de 4, 5 j.). — Amaigrissement visible, avec bon appétit. — Tremblement, le matin en se levant. — Lassitude insurmontable. — *Grande lassitude, le matin au lit*, les membres sont comme courbaturées (au b. de 11 j.). — Lassitude et courbature des membres, surtout le le soir au lit. — Grande fatigue, le matin en se levant ; on est obligé de rester assis une demi-heure pour se remettre (chez une femme). — Prostration générale, le matin ; on a toutes les peines du monde à circuler dans sa chambre et l'on est obligé de se recoucher. — Forte envie de dormir et lassitude dans tous les membres. — Faiblesse telle qu'on s'endort sur sa chaise (chez une femme).

Sommeil. — — (717-749). — Envie de dormir dans la journée (au b. de 17 j.) — Envie de dormir, le soir, étant assis tranquillement, plusieurs soirs de suite. — Le soir au lit, on reste longtemps sans pouvoir s'endormir et toute la nuit on ne fait que se retourner. — On ne fait que se retourner dans son lit, la nuit, et l'on ne dort pas plus d'un quart d'heure de suite. — On est continuellement assoupi. — Ronflement en dormant, le matin. — Le sommeil de la nuit est interrompu par des pollutions et des envies d'uriner. — On urine beaucoup, la nuit. — Toutes les nuits on se réveille deux ou trois fois pour uriner et l'on émet beaucoup d'urine. — La nuit, pesanteur des jambes et lassitude dans le dos. — La nuit, crampe dans les mollets. — La nuit, crampe au tendon d'Achille. — La nuit, le froid aux pieds empêche de dormir. — La nuit, la chaleur des couvertures devient bientôt insupportable et l'on est obligé de se découvrir de temps en temps (chez une femme). — La nuit, chaleur anxieuse (avec prurit), qui désespère le sujet et le met hors de lui. — La nuit, d'abord sueur dans le dos, qui réveille vers 4 heures du matin ; ensuite chaleur intérieure, sèche, avec malaise, qui empêche de se rendormir. — La nuit, sommeil avec rêvasseries. — Pas de sommeil, la nuit, mais rêvasseries sur un sujet désagréable, toujours le même, avec sueur nocturne. — On croit avoir quelqu'un couché à côté de soi. — On se redresse sur son lit et l'on en sort. — Sommeil nocturne plein de rêves. — Rêves chagrinants, la nuit. — Rêves confus, la nuit, et réveil fréquent. — Rêves vifs, dont on ne se souvient pas (au b. de 2 j.). — *Sommeil agité et rêves inquiétants* (au b. de 10 j.). — Rêves vifs, horribles, toutes les nuits. — *Rêves effrayants* de voleurs toutes les nuits. — Rêves effrayants, toutes les nuits ; chaque rêve

dure toute la nuit et l'on est fatigué, le matin (chez une femme).—
On rêve, avec beaucoup d'anxiété, d'une action lascive ou d'un
meurtre ; cela se renouvelle pendant la sieste et il semble qu'on
tue réellement la même personne. — Réveil en sursaut, la nuit,
par des rêves terribles.—Sursaut, le soir, pendant le sommeil, avec
tremblement des membres. — On a des sursauts pendant le sommeil, avec battements de cœur, tremblement, vomissement et une
forte selle diarrhéique (chez une femme). — Le soir au lit, étant
encore éveillé, on éprouve un sursaut par tout le corps (S. H.).

SYMPTOMES FÉBRILES. — (750-776). — Froid tel, le soir, au lit,
qu'on ne peut pas se réchauffer ; ensuite sueur nocturne (chez une
femme). — Froid aux pieds tous les soirs. — Froid, le soir, suivi
de chaleur passagère au visage. — Frisson tous les soirs. — Froid
énorme, le matin jusqu'à midi, avec céphalalgie sourde et tiraillement vers le front, toute la journée (au b. de 24 h.). — Grand froid,
le matin à 10 heures, avec froid aux mains et à la face, sans soif,
pendant une demi-heure ; puis, dans l'après-midi, chaleur à la
face, surtout aux yeux, avec soif, pendant une heure. — Grand
frisson intérieur, à 10 heures du soir, pendant un quart d'heure,
plusieurs soirs de suite. — Froid par tout le corps, on est obligé
de se coucher (au b. de 72 h.). — Froid tous les jours, à 3, 4 heures
de l'après-midi, pendant deux heures, avec froid aux mains et
sécheresse de la bouche. — Froid fébrile, le soir à 6 heures, avec
cyanose des ongles (au b. de 7 j.). — Fièvre et froid avec accablement complet et sensation douloureuse dans tout le corps (au b.
de 2 j.). — Frisson secouant à 7 heures du soir, pendant une heure,
ensuite sueur à la face et par tout le corps, excepté aux jambes,
qui sont en même temps toutes froides (au b. de 6 j.) (S. H.).

Chaleur à la tête, avec mains froides et moites. — Chaleur avant
minuit, avec douleur brûlante dans la bouche ; après minuit, froid
(au b. de 4 j.). — Chaleur à l'intérieur du corps, avec chaleur et sécheresse dans la trachée ; en même temps malaise, irritabilité, épuisement. — Chaleur et froid en même temps, tous deux à l'intérieur,
à 10 heures du soir, avec humeur pleureuse. — Chaleur par tout
le corps, le matin au réveil. — Chaleur plusieurs soirs de suite,
de 5 à 6 heures (au b. de 9 j.). — Sensation de chaleur par tout le
corps, pendant 36 heures. — Chaleur passagère, par tout le
corps (au b. de 5 j.). — Chaleur passagère, 6 ou 8 fois par jour,
avec sueur générale (chez une femme). — Chaleur passagère à
la face, chaleur brûlante aux mains, sécheresse de la langue et

accélération de la respiration, tous les soirs, de 5 à 6 heures (S. H.).

On entre très facilement en sueur. — Sueur aux jambes jusqu'au-dessus des genoux, et aux avant-bras, surtout aux poignets. — Forte sueur nocturne (au b. de 6 j.). — Sueur nocturne très abondante (au b. de 24 h.) (S. H.).

Pouls fort, surtout en marchant et en montant les escaliers (au b. de 2, 3 j.). — Pouls fort, en marchant, avec pâleur de la face et parole difficile (au b. de 9 j.). — Fièvres avec pouls plein et ardeur à la peau, mais sans douleur (S. H.).

MORAL. — (1-29). — Tristesse et découragement avec sentiment maladif de faiblesse cardiaque. — Abattement (au b. de 12 j.). — Le matin, abattement, taciturnité avec trouble de la vue (au b. de 22, 23 j.). — Anxiété au milieu du bruit causé par une réunion d'hommes. — Agitation, on ne sait que faire. — Propension à s'effrayer, à pleurer pour des riens. — *Grande propension à s'effrayer*, on tressaille à la moindre chose. — Irrésolution extrême. — Défaut de volonté — On a de la peine à quitter les sujets dont on parle. — Aucune envie de travailler, on ne trouve aucun agrément à des occupations qui plaisent habituellement, par suite ennui insupportable. — Hypocondrie en marchant au grand air ; on ne prête d'attention à aucune conversation intellectuelle ni à aucune distraction. — Mécontentement de tout. — Altération de l'humeur, grande propension à l'hypocondrie, avec état fébrile, qui dure 14 jours. — Grande irritabilité, tout affecte et assombrit ; on ne peut se tranquilliser au sujet de maintes choses habituellement indifférentes et l'on ne peut parvenir à se rasséréner. — Mauvaise humeur et paresse (au b. de 16 j.). — *On se fâche de tout*, même des choses les plus insignifiantes, et on ne veut pas répondre. — Tous les matins on est disposé à un violent dépit. — Mauvaise humeur, colère, le matin en s'éveillant. — *Mauvaise humeur et propension extrême à la colère, on s'emporte facilement.* — Violence, irritabilité, emportement pour des riens. — Propension à disputer et envie de pleurer (au b. de q. q. h.). — Propension à quereller, à s'emporter. — Méchanceté, fureur. — On devient intraitable (chez un enfant). — D'abord gaieté exagérée avec tremblement intérieur, ensuite tristesse et découragement. — Toute la journée on est comme à demi-privé de connaissance et seulement à moitié vivant. — On n'a pas la force de penser. — *On est très oublieux et peu apte à réfléchir* (S. H.).

Symptômes locaux. — TÊTE. — (30-101). — Embarras de la tête avec douleur. — Le matin, la tête est entreprise, épaisse, lourde et pleine de chaleur. — La tête est entreprise et comme entourée d'un nuage. — Vague dans la tête, aussitôt après le repas de midi (au b. de 9 j.). — Étourdissements et malaise (au b. de 20 h.). — Vertiges, souvent, en marchant. — Vertige et nausées en se baissant. — *Vertige en se baissant* et en se levant de sa chaise. — Vertige semblant partir de l'occiput et projeter le sujet en avant, surtout quand il lève les yeux (chez une femme). — Vertige et nausées, le soir au lit, surtout quand on est couché la tête très basse (chez une femme). — Fort vertige, qui oblige à se pencher en avant, avec pâleur de la face et nausées, plus en se tenant debout qu'en restant assis; il cesse quand on est couché ; en même temps lenteur du pouls, renvois et bâillements, manque d'appétit et pression dans le ventre. — Vertige en quittant le lit, chaleur à la face étant couché, — *Lourdeur de tête, le matin,* et sorte de plénitude et de chaleur dans cette région, surtout en se baissant et en cousant. — Pesanteur à l'occiput, comme s'il y avait du plomb (le 2e, 3e j.). — *Accès de mal de tête tous les matins.* — Mal de tête dès le matin, jusqu'après le déjeuner. — Mal de tête, le soir, après être allé au grand air. — Mal de tête, le matin en se levant, pendant plusieurs jours. — Mal dans le côté droit de la tête; on ne peut ni ouvrir les yeux ni tenir la tête droite, on est obligé de se coucher (chez une femme). — Douleurs sourdes dans la tête, dès le matin, avec tiraillement vers le front, jusqu'au soir; en même temps grand froid jusqu'à midi. — Pression dans la tête, les dents et les sinus maxillaires. — *Pression à l'occiput.* — Pression au front avec quelques élancements au-dessus de l'œil (au b. de 26 j.). — Pression et douleur lancinante à l'occiput, le matin. — Violente pression dans la tête, en se baissant. — Forte pression au vertex, avec étourdissement. — Pression dans la tête (au b. de 24 h.). Pression sur la tête avec une sorte de malaise (au b. de 2 j.). — Tension dans la tête. — Sentiment de tension et comme de tiraillement dans la dure-mère. — Tous les jours, sentiment de tension à la dure-mère, avec embarras de la tête. — Le cerveau est comme comprimé. — Mal de tête constrictif, tiraillant ou resserrant. — Il semble que la tête est dans un étau. — Céphalalgie en forme de crampe à la tempe gauche. — Traction et pression douloureuses, en forme de crampe, à la tempe gauche (au b. de 4 j.). — Tiraillement passager, en forme de crampe, dans les tempes. — *Céphal-*

algie pinçante (au b. de 2 j.). — *Pincement à l'occiput.* — Tiraillement pinçant de bas en haut, vers la tempe gauche (au b. de 11 j.). — Céphalalgie tiraillante, précédée de douleur tiraillante dans le bras droit. — Douleur tiraillante dans le front, avec élancement au-dessus des yeux. — Tiraillement pressif dans la tempe droite, qui se fait sentir même pendant le sommeil (au b. de q. q. h.). — Élancements et, en même temps, pression dans la tête, avec nausées. — Élancements dans le côté gauche de l'occiput, l'après-midi. — Douleur lancinante dans le front, le matin au réveil, qui se propage bientôt à la partie postérieure de la tête. — Élancements et beaucoup de chaleur à la tête. — Au synciput élancements sourds, tressaillants qui pénètrent dans la tête, le soir ; bientôt après pression continue à la même région. — Énormes coups lancinants dans la tête, en se baissant et en marchant ; tous les quelques pas on est obligé de se tenir immobile (chez une femme). — Élancements pulsatifs dans un côté de la tête, au-dessus de l'œil. — Pulsations dans la tête. — Battements dans l'occiput, toute la journée. — Pulsations à l'occiput, en se couchant dessus. — Fortes pulsations surtout au front, il semble que la tête va éclater ; amélioration par le mouvement. — A chaque mouvement rapide, afflux du sang vers la tête, qui fait passer un élancement à travers le cerveau. — Térébration dans la tête. — Sensation désagréable dans la tête, comme si tout y était vivant et y tournoyait, avec aversion pour le travail. — Tremblement, vague et bourdonnement dans la tête et l'oreille, comme par afflux du sang, mais sans sensation de chaleur. — L'extérieur de la tête est comme engourdi lorsqu'on y touche, il semble qu'elle est en bois (au b. de 3 j.). — L'extérieur de la tête est douloureux des deux côtés quand on y touche, comme s'il y avait une plaie à l'intérieur. — Douleur au côté gauche de la tête, comme s'il y avait une plaie à l'intérieur. — Douleur contusive au vertex, il semble qu'il est ramolli. — Forte sueur à la tête, le soir après s'être couché. — Sensation à la tête comme si un courant d'air froid soufflait autour (S. H.).

YEUX. — (102-147). — Pression aux yeux, le soir. — *Forte pression dans les yeux*, surtout le soir à la lumière. — Forte pression dans les yeux, comme s'il y avait un grain de sable dedans. — Douleur incisive dans les yeux en se fatiguant à lire. — Élancements et tressaillements dans les sourcils. — Élancements dans les yeux et larmoiement. — Élancements allant de l'angle externe de l'œil à l'angle interne. — Élancements dans les yeux, spontanément et lorsqu'on appuie dessus tant soit peu. — Douleur pulsative dans l'œil droit. — Prurit et élancements dans les yeux. — Prurit, élancements et ardeur dans l'œil. — Cuisson dans les yeux. — Cuisson dans les yeux, comme par de la fumée. — Cuisson et chaleur dans les yeux. — Ardeur dans les yeux (au b. de 5 j.). — Ardeur et pression dans les yeux, qui se troublent quand on regarde avec attention (chez une femme). — Ardeur et pression dans l'angle interne de l'œil. — Gonflement inflammatoire, gros comme un œuf de pigeon, dans l'angle interne de l'œil, comme au début d'une fistule lacrymale ; en même temps sécheresse du côté droit du nez pendant plusieurs jours. — Larmoiement pendant 5 jours (au b. de 6 j.). — Larmoiement au grand air, celui-ci n'étant pas froid. — Larmoiement fréquent, même à la chambre (aub. de 16 j.). — Il sort beaucoup d'eau des deux angles des yeux. — Faiblesse des yeux. — Les yeux se fatiguent facilement. — Convulsions des yeux. — Tremblement et tressaillement des paupières. — Tressaillement de la paupière droite. — Clignotement des yeux. — Il semble souvent qu'on va avoir des convulsions des yeux. — Le matin on ne peut ouvrir les paupières et l'on a la vue trouble. — *Vue très trouble* (au b. de 22 j.). — La *vue n'est pas nette*, les yeux sont comme couverts d'une gaze (au b. de 5, 6 j.). — Grande dilatation des pupilles pendant plusieurs jours ; l'œil gauche ne peut distinguer les lettres à la distance normale ; à une distance plus grande on les voit plus nettement, mais elles paraissent plus petites. — Presbytie. — Diplopie des deux yeux. — La vue est souvent trouble et parfois quelques objets paraissent doubles (au b. de 14 j.). — Taches noires devant les yeux, qui empêchent de lire. — Il voltige parfois quelque chose devant les yeux, cependant on distingue bien les objets, en les regardant avec attention (chez une femme). — Tressaillement devant les yeux, le soir (au b. de 10 j.). — Tremblottement devant les yeux, les objets semblent avoir de petits mouvements. — Scintillement et figures noires devant les yeux (au b. de 18 j.). — Étincelles de feu devant les yeux. — Sensibilité douloureuse des yeux à la lumière du jour, on est obligé de les abriter (S. H.).

OREILLES. — (148-171). — Douleur à l'extérieur de l'oreille (par les exhalaisons du pétrole). — Pression dans les oreilles, avec chaleur (au b. de 5 j.). — Douleur de crampe dans l'oreille droite (au b. de 16 j.). — Tiraillement en forme de crampe dans l'oreille droite (au b. de 7 j.). — Tiraillement douloureux et tressaillement dans l'oreille droite (au b. de 5 j.). — Douleur vulsive dans l'oreille gauche (au b. de 13 j.). — Déchirement dans l'oreille gauche. — Douleur incisive dans l'oreille gauche. — D'abord chatouillement et élancements dans l'oreille, ensuite raideur dans l'articulation de la mâchoire, comme si les mouvements de celle-ci allaient la faire craquer. — Prurit dans l'oreille gauche et écoulement de pus sanguinolent. — Gonflement du conduit auditif. — Diminution de l'ouïe (au b. de 5 j.). — Perte de l'ouïe de l'oreille droite, où l'on sentait un tiraillement douloureux partant de l'œil (au b. de 38 j.). — L'oreille se bouche pendant les éructations. — Chant dans les oreilles. — Bourdonnement et douleur dans les oreilles. — *Bruit semblable au sifflement du vent dans les oreilles,* avec diminution de l'ouïe. — Devant l'oreille gauche, le soir, bruit semblable à celui d'une chute d'eau et parfois aussi craquement, 3 soirs de suite (au b. de 21 j.). — Craquement dans l'oreille de temps en temps (au b. de 28 j.). — Glocitation dans les oreilles (S. H.).

NEZ. — (172-182 et-463). — Douleur tensive à la racine du nez, en travers, d'un sourcil à l'autre ; douleur d'excoriation à la même place, quand on y touche. — Ardeur au nez et aux alentours (au b. de q. q. h.). — Un petit bouton dans le nez. — Le matin, on mouche du mucus teint de sang. — Saignement de nez (au b. de q. q. h.) (S.H.).

Éternuements très fréquents, tous les jours. — Beaucoup d'éternuements avec envie de dormir, vers le soir. — Éternuements et chatouillement dans la gorge, qui excitent à tousser. — Sensation d'obstruction à l'orifice postérieur des fosses nasales. — Enchifrènement et ulcération des narines. — Fort coryza (au b. de 13 j.). — Le mucus nasal adhère beaucoup aux parois du nez, de sorte qu'on est obligé de le chasser avec force, par petits fragments (S. H.).

VISAGE. — (183-203). — *Chaleur à la face* et rougeur des joues. — Sensation de chaleur à la face (au b. de 3 j.). — *Chaleur à la face et à la tête* (au b. de 6 j.). — Chaleur brûlante au front et à la face, avec prurit. — Beaucoup de chaleur à la face, toute la journée, surtout en sortant de table (au b. de 4 j.). — Chaleur à la face et dans les yeux (immédiatem.). — Grande pâleur de la face, pendant longtemps. — Tiraillement et tension à la mâchoire, au-dessous de l'oreille. — Subluxation très douloureuse de l'articulation temporo-maxillaire droite, le matin au lit. — Gonflement aux deux côtés de la mâchoire inférieure, qui fait mal quand on se baisse et quand on appuie dessus. — *Tuméfaction des glandes sous-maxillaires* (S.H.).

Appareil digestif. — (204-401).

A. *Bouche.* — Mal de dents avec forte fluxion ; la douleur empêche de rester couché, la nuit ; on est obligé de se mettre sur son séant (chez une femme). — *Douleur dans les dents lorsque l'air entre dans la bouche.* — Douleur pressive dans les molaires droites. — Odontalgie tiraillante. — Douleur tiraillante avec sensation de froid dans les incisives supérieures (au b. de 10 j.). — Déchirement dans une dent creuse, depuis le soir jusqu'à minuit, avec douleur d'excoration à la gencive. — Douleur incisive et constrictive dans les dents. — Élancements dans une dent de devant (qui est creuse). — Douleurs lancinantes comme des coups de couteau dans les dents du haut et du bas ; c'est la nuit qu'elles sont les plus violentes, on ne peut rester au lit (chez une femme). — Secousses lancinantes dans les dents, tous les soirs jusqu'à 11 heures et demie. — Douleur d'ulcération dans les dents, avec pression pulsative dans le côté droit de la mâchoire inférieure, jusqu'à l'oreille et aux muscles postérieurs du cou. — Odontalgie térébrante. — Sensation d'engourdissement dans les dents et douleur en serrant les mâchoires. — Toutes les dents du haut et une partie de celles du bas semblent plus longues et causent une douleur d'ulcération. — Il semble que les dents canines sont trop longues, le matin. — Les dents sont toujours couvertes de tartre. — Douleur de plaie aux gencives en mâchant. — La gencive entre les dents incisives du bas est comme enflammée, avec douleur lancinante et brûlante. — *Gonflement des gencives,* avec douleur lancinante lorsqu'on y touche. — Vésicule sur la gencive. — Pustule à la gencive, au-dessus d'une dent creuse, comme s'il y avait une fistule dentaire. — Vésicule noire, creuse, à une molaire du bas, qui est sensible à l'eau et à l'air froid ; la dent fait mal dès qu'on ouvre la bouche (S. H.).

La langue est couverte de taches jaunâtres. — Langue blanche. — Langue chargée en dépit de tous les grattages. — Langue chargée (au b. de 4 j.). — La langue et le côté droit du palais, jusqu'au fond de la gorge, sont tellement sensibles qu'on ne peut rien mâcher ni avaler de dur ; les choses acides et salées causent une douleur d'excoriation, comme si la langue était gercée (S. H.).

Des ulcérations se produisent dans la bouche, sur la face interne des joues. — *Mauvaise odeur de la bouche,* la salive même est fétide. — Mauvaise odeur de la bouche, dont les autres s'aperçoivent. — Odeur tantôt alliacée, tantôt putride, de la bouche. —

Sécheresse dans la bouche, le matin. — On a la bouche et le nez pleins de mucosités. — *Goût muqueux dans la bouche* et langue blanche. — Bouche très pâteuse, pendant 20 jours (S. H.).

B. *Pharynx et œsophage.* — La gorge est comme enflée intérieurement. — Quand on avale, une partie du bol alimentaire remonte dans les fosses nasales. — Mal de gorge lancinant, seulement en avalant. — Douleur lancinante dans la gorge, en avalant, comme si une arête de poisson y était restée. — Violent chatouillement dans la gorge, jusqu'à l'oreille, en avalant. — Fourmillement dans le pharynx et le nez, comme si l'on avait pris une prise de tabac. — Grattement dans la gorge. — Apreté dans le pharynx, en avalant. — Sensation d'âpreté au pharynx, jusqu'à l'estomac (au b. de 6 j.). — Douleur d'excoriation dans la gorge. — Gonflement dans la gorge avec sécheresse dans la bouche. — Le matin, sécheresse telle dans la gorge et dans la bouche que la respiration en est gênée. — Grande sécheresse dans la gorge, qui fait tousser beaucoup. — Sécheresse dans la gorge avec renvois et accablement. — Mucosités dans la gorge. — On est sans cesse obligé, surtout le matin, de détacher des mucosités épaisses de la gorge. — *On détache continuellement des mucosités de la gorge, le matin*, mal de tête en même temps (S. H.).

C. *Estomac, troubles fonctionnels.* — Goût muqueux dans la bouche et défaut d'appétit et de soif. — Goût muqueux, aigrelet, dans la bouche. — *Goût aigre dans la bouche.* — Goût amer et aigre dans la bouche, le matin. — *Amertume dans la bouche,* après le déjeûner, avec grattement dans la gorge et renvois. — Goût fade et afflux de salive dans la bouche, comme si l'estomac était malade. — Mauvais goût dans la bouche, comme si l'estomac était malade, avec pesanteur de tête. — Goût putride dans la bouche. — Goût de viande gâtée dans la bouche. — Goût rance dans l'arrière-bouche. — Grande soif toute la journée. — *Grande soif de bière* pendant toute une semaine. — Ni appétit ni soif. — Boulimie, fréquemment, au point d'en être tout à fait mal à son aise et d'être réveillé la nuit (chez une femme). — On ne peut se rassasier au repas de midi. — Friandise. — Un petit nombre d'aliments, surtout la choucroûte et les choux verts, dérangent l'estomac et donnent la diarrhée jour et nuit, principalement lorsque le temps est à l'orage. — Tous les aliments, même en petite quantité, dérangent l'estomac ; on n'en supporte aucun (chez une femme). — La fumée de tabac, dont on a l'habitude, cause des étourdissements (au b. de 3 h). — Le peu de vin qu'on boit en mangeant monte à la tête. — *Après avoir mangé un peu, obnu-bilation, étourdissements et vertige.* — Après avoir mangé, af-flux du sang à la tête. — Après avoir mangé, courtes bouffées de chaleur au côté gauche de la tête, avec rougeur continuelle des joues. — Après avoir mangé, sensation de chaleur et sueur, sur-tout à la tête. — Après chaque repas, fort afflux de salive à la bouche ; on crache beaucoup (chez une femme). — Après avoir mangé très modérément à midi, plénitude avec pression à l'épi-gastre (au b. de 3 j.). — Aussitôt après avoir mangé, le matin et à midi, crampe très douloureuse à la poitrine, qui coupe la respira-tion ; on obtient du soulagement en se baissant, mais la respiration s'arrête de nouveau quand on se redresse. — Malaise après le re-pas du soir. — Après avoir mangé, beaucoup de malaise et d'agi-tation. — Après avoir mangé, cessation de la lassitude qui exis-tait auparavant. — Après le déjeûner, mal de dents. — Pendant le repas de midi, rapports aigres et âcres. — Rapports aigres avec diminution de la vue. — *Rapports aigres,* qui agacent les dents. — Régurgitation d'eau aigre après le déjeûner. — Renvois et ré-gurgitations répétés, brûlants, aigres et âcres. — Rapports grat-tants, même après un léger repas (au b. de 4 j.). — Renvois après avoir mangé, tout l'après-midi. — Rapports insipides toute la journée. — Rapports avec pression dans le ventre. — Renvois sentant l'œuf pourri, le matin (au b. de 24 h.). — *Soda vers le soir.* avec rapport. — Soda le matin. — Soda qui donne une sensation de grattement. — Violent hoquet, le soir deux fois ; ensuite beaucoup d'éternuement (au b. de 36 h.). — Violent hoquet, 3 fois par jour, pendant plusieurs jours. — Nausées avec renvois (au b. de 24 h.). — Nausées, le matin au réveil, pendant 1 heure, jusqu'au déjeuner. — Nausées tous les matins, aussitôt après le réveil ; on ne peut pas déjeuner (chez une femme). — *Nausées et malaise, toute la jour-née* (au b. de 6, 10 j.). — Nausées toute la journée ; elles sont assez fortes pour couper quelquefois la respiration, sans vomissement. — Nausées, toute la journée, avec défaut d'appétit, goût aigre dans la bouche et langue blanche et sèche. — Violentes nausées avec sueur froide et élancement dans le côté droit du ventre. — Nau-sées, le matin, avec afflux d'eau à la bouche. — Nausées subites en marchant, avec afflux d'eau à la bouche, chaleur rapide à la face et vertige, pendant un quart d'heure (au b. de 14 h.). — Nau-sées instantanées, avec soulèvement de cœur, le matin ou le soir.

— Sensation de malaise dans l'estomac (au b. de 24 h). — Atonie de l'estomac (S. H.).

Estomac, troubles locaux. — Sentiment de vacuité dans l'estomac, avec embarras de la tête. — *Grand sentiment de vacuité dans l'estomac,* comme après une faim prolongée. — Pesanteur insupportable à l'estomac, soulagée par un fort mouvement à pied. — Mal d'estomac, le matin. — Pression à l'estomac, à jeûn; elle se dissipe quand on mange. — Pression à l'estomac et diarrhée, précédées de mal de ventre, l'après-midi. — Pression à l'épigastre, avec nausées, à jeûn, deux matins de suite. — Gonflement de l'estomac, l'après-midi. — L'estomac et le ventre sont souvent douloureux : tantôt ils semblent contractés, tantôt ils semblent dilatés. — Serrement au creux de l'estomac (au b. de 2 j.). — Douleur à l'estomac, le soir, comme par un refroidissement, avec anxiété, pendant un quart d'heure, le soir. — Douleur à l'estomac, comme par un refroidissement, qui réveille de très bonne heure (chez une femme). — Vive douleur à l'épigastre, comme si l'on en arrachait quelque chose. — Tranchées autour de l'estomac, avec envie d'aller à la selle (au b. de 4 j.). — Élancements à l'épigastre, l'après-midi (S. H.).

D. *Abdomen, troubles fonctionnels.* — Les flatuosités s'accumulent et circulent dans le ventre (immédiatem.). — *Gargouillement dans le ventre, le soir.* — Emission de beaucoup de flatuosités très fétides, pendant plusieurs jours. — Vents très fétides, avant une selle liquide. — Le soir, sensation dans le ventre comme si l'on allait avoir la diarrhée, mais sans garde-robe. — Envie fréquente d'aller à la selle, et chaque fois émission d'une petite quantité de matières diarrhéiques, avec beaucoup de pression comme si l'on en avait beaucoup à évacuer (au b. de 24 h.). — Tendance à la diarrhée et deux selles molles (au b. de 24 h.). — Diarrhée avec tranchées. — Diarrhée précédée de mal d'estomac, surtout par un temps orageux. — Selles aqueuses, avec mal de ventre, pendant 6 jours. — Deux selles diarrhéiques, suivies d'un accablement énorme. — Selle mêlée de mucosités. — Forte diarrhée muqueuse (au b. de q. q. h.). — Diarrhée muqueuse et sanguinolente (au b. de 4 j.). — Selles fréquentes, composées seulement de mucus sanguinolent, avec grand accablement. — Selle molle et cependant ténesme. — Selle molle difficile à évacuer, comme par inertie des intestins. — Les selles deviennent plus dures pendant la réaction (au b. de 28 j.). — On ne peut évacuer la selle qu'avec beaucoup d'efforts, comme si les intestins n'en avaient pas la force. — Pas de selle pendant 2 jours, quoiqu'on ait de. fréquents besoins; il semble que le rectum est trop faible pour évacuer les matières fécales (au b. de 4, 5 j.). — Selle difficile à évacuer, avec douleurs d'excoriation à l'anus. — On pert du sang en poussant une selle difficile (chez un enfant). — Sortie d'ascarides avec les matières fécales. — Évacuation d'ascarides. — Après la selle, boulimie, mais on est bientôt rassasié. — Après la selle, météorisme. — Après une (seconde) selle naturelle, malaise et sentiment de faiblesse (au b. de 24 h.). — Après la selle, grande faiblesse, étourdissement et perte de la vue, on est obligé de fermer les yeux pour se remettre (S. H.).

Abdomen, troubles locaux. — Pression dans la région du foie. — Élancements à la région hépatique pendant un exercice corporel (S. H.).

Pression dans l'hypocondre gauche (au b. de 12 j.). — Élancements dans les deux hypocondres, qui se dissipent sans émission de vents (S. H.).

Élancements dans le côté droit du ventre, avec nausées. — Douleurs pressives dans le ventre. — On est réveillé vers minuit par un pincement et de la pression dans le ventre, comme après un refroidissement. — Gonflement du ventre, surtout en sortant de table, avec pression au-dessous du creux de l'estomac. — *Ballonnement du ventre,* pendant 2 jours (au b. de 3 j.). — Le ventre est gonflé par des vents. — Ventre très gonflé, le soir en se mettant au lit. — *Ventre très gonflé,* après avoir bu un peu (au b. de 4 j.). — Ventre ballonné, tendu et paresse, l'après-midi, pendant quelques heures. — Tension douloureuse sur tout le ventre, avec douleur dans la fosse iliaque gauche comme si quelque chose allait passer au travers ou comme s'il y avait une plaie à l'intérieur, par accès qui durent 2 ou 3 heures. — Tension et spasmes dans le ventre (au b. de 3 j.). — Raflement de haut en bas le long des deux côtés du ventre, avec lourdeur des membres et grande envie de dormir. — Douleur corripiante et pincement autour du nombril, par accès fréquents. — Pincement dans le ventre, plusieurs soirs de suite (au b. de 48 h.). — Pincements dans le ventre toutes les 10 minutes; on est obligé chaque fois de se plier en deux (chez une femme au b. de 13 j.). — Pincements et gargouillements dans le ventre, le soir. — Pincements dans le ventre et diarrhée, toute la journée (au b. de 24 h.). — Tranchées dans le ventre, avec nausées et évacuations alvines, qui réveillent, le matin à 4 heures (au b. de 48 h.). — Tranchées dans le ventre, le soir tard ; on est obligé de se plier en deux (chez une femme). — Tranchées dans le ventre, comme par un refroidissement ; ensuite diarrhée avec efforts (au b. de 36 h.). — *Tranchées dans le ventre* (immédiatem. et de nouveau au b. de 72 h.), le matin au réveil, et plusieurs fois dans la journée. — Beaucoup de tranchées dans le bas-ventre, pendant 2 jours, puis une évacuation naturelle, suivie de selles composées de mucosités sanguinolentes avec peu de fécès. — Fortes tranchées dans le ventre pendant 2 jours, avec douleur corripiante, ensuite beaucoup de renvois, vomissement d'eau claire, diarrhée et mal de tête (au b. de q. q. h.). — Tranchées dans le ventre, dès le matin ; ensuite diarrhée d'une odeur camphrée, très désagréable, suivie de ténesme. — Tranchées et tiraillements dans le ventre, avec rapports et émission de vents. — Mal de ventre comme par un réfroidissement. — Prurit désagréable dans l'intérieur du ventre ; le frottement ne soulage pas. — Sorte d'engourdissement fourmillant des muscles du bas-ventre, jusqu'aux cuisses, étant assis ; on est obligé de se lever et de marcher (au b. de 21 j.). — Pression dans l'anneau inguinal droit (au b. de q. q. h.). — Élancements dans l'aine droite, après une pollution nocturne. — Douleur de crampe dans les deux aines, sorte de pression en marchant et en étant couché, mais surtout en étant assis. — Douleur dans l'aine, à chaque quinte de toux, comme s'il allait sortir une hernie (S. H.).

Rectum et périnée. — Pression à l'anus (au b. de 6 j.). — Douleur pressive au rectum, 2 jours avant les règles ; on est obligé de se plier en deux ; quand on se redresse il survient des élancements dans le rectum, qui augmentent encore pendant la marche. — Prurit à l'anus en se mettant au lit. — Douleur brûlante à la région anale. — Ardeur et élancements dans le rectum et l'anus (au b. de 18 j.). — Fistule à l'anus (S. H.).

ORGANES GÉNITO-URINAIRES DE L'HOMME. — (402-443). — Envie fréquente d'uriner ; le jet d'urine se bifurque et l'on a une douleur brûlante avec déchirements dans le gland. — Envie fréquente d'uriner, mais l'émission est peu copieuse. — *On urine très souvent, mais peu à la fois* (au b. de 4, 7 j.). — Miction fréquente (au b. de 10 j.). — On urine au moins deux fois plus qu'on n'a bu (au b. de 24, 25, 26 j.), — Émission involontaire d'urine. — Sédiment blanc dans l'urine (au b. de 9 j.). — Urine d'un jaune très foncé, avec beaucoup de sédiment rouge (au b. de 3, 4 j.). — L'urine dépose promptement un sédiment rouge, tandis qu'à la surface elle se couvre d'une pellicule brillante. — Urine rouge comme du sang et trouble. — Nuage brun foncé dans l'urine, après avoir été quelque temps debout. — Urine brune, très fétide, d'une odeur aigrelette. — Odeur fortement ammoniacale de l'urine. — Odeur fétide de l'urine ; celle-ci dépose un sable rouge, visqueux, qui adhère au vase. — Pression sur la vessie ; dans l'après-midi on a bien dix fois envie d'uriner et chaque fois l'urine se fait attendre longtemps (au b. de 9 j.). — Ardeur en urinant. — Ardeur au col de la vessie en urinant. — Au commencement et à la fin de la miction, douleur incisive dans le col de la vessie. — Après avoir uriné on rend encore quelques gouttes d'urine. — Violente contraction à la région de la vessie, des deux côtés du Mont de Vénus, surtout pendant l'émission de l'urine, dont le jet s'arrête court plus d'une fois. — *Douleur brûlante dans l'urèthre*, vers le soir. — Tressaillement dans l'urèthre, comme pendant l'éjaculation. — Écoulement muqueux par l'urèthre (S. H.).

Élancement dans la verge en urinant. — Déchirement dans le gland (immédiatem.). — Prurit qui dégénère en élancements au gland. — Tache rouge, lisse, indolente sur le gland (au b. de 12 j.). — Éruption rougeâtre sur le gland, avec prurit. — Dans le testicule gauche (cordon spermatique ?) douleur en forme de crampe avec contraction du scrotum. — Peu de propension au coït, l'imagination est peu excitée par les idées érotiques (le prem. j.). — Plusieurs érections, sans pensées lascives (au b. de 21 j.). — Érections nocturnes, sans imagination lascive. — Érection tous les matins, en s'éveillant (les 18 prem. j.). — Le pétrole rétablit les érections et la virilité pendant 2 mois. — Le matin après le réveil, forte excitation dans la profondeur des organes génitaux, sans coliques flatulentes (au b. de 4 j.). — Perte séminale en badinant avec une femme (au b. d'11 j.). — Éjaculation tardive pendant le coït (au b. de 21 j.). — Deux pollutions (les prem nuits). — Pollution suivie de chaleur anxieuse, le matin (au b. de 48 h.) (S. H.).

ORGANES GÉNITO-URINAIRES DE LA FEMME. — (434-462). — Prurit dans l'urèthre de la femme en urinant, à la suite de ténesme vésical. — Aversion de la femme pour le coït (les 4 prem. sem.). — Ardeur dans les parties génitales avec perte d'un peu de sang (au b. de q. q. h.). — Les règles, qui avaient été longtemps supprimées, reparaissent un peu (au b. de 6 j.). — Les règles avancent (au b. de 4 j.). — Les règles avancent de quelques jours et sont trop peu abondantes (le 4e j.). — Les règles avancent de quelques jours (au b. de 8 j.), de 5 jours (au b. de 2 j.), de 6 jours). — Les règles retardent de 10 jours et ne paraissent qu'à la pleine lune (au b. de 24 j.). — Le sang des règles donne du prurit aux parties génitales. — Pendant les règles, chaleur à la plante des pieds et aux mains. — Pendant les règles, chant et bruit dans les oreilles. — Pendant les règles, déchirement douloureux dans la cuisse. — Pendant les règles, certains points des jambes sont douloureux au toucher. — Pendant les règles, accablement et sorte de courbature. — Écoulement vaginal semblable à du blanc d'œuf. — Leucorrhée chaque jour plus abondante, pendant plusieurs jours (au b. de q. q. h. (S. H.).

Seins. — (509). — Les mamelons démangent et sont couverts d'un dépôt farineux (S. H.).

Appareil respiratoire (1). —(470-508).

A. *Larynx.* — *Enrouement*, l'après-midi. — Fort enrouement pendant plusieurs jours (S. H.).

B. *Poitrine.* — La respiration est difficile, surtout quand on monte un escalier, qu'on commence à marcher ou qu'on parle fort. — La respiration s'arrête aussitôt qu'on tombe ou qu'on s'accroche à quelque chose pour l'éviter (chez un enfant). — Râle dans la trachée-artère en respirant, le soir au lit. — Râle dans la trachée et toux sèche, le soir au lit, avant de s'endormir. — On est oppressé et hors d'haleine, comme si la trachée était serrée ; en même temps, chatouillement qui provoque une toux sèche. — Oppression, le soir, pendant quelques heures. — Respiration courte (au b. de 18 j.). — *Oppression de poitrine*, la nuit, et sommeil agité. — Oppression de poitrine et difficulté de respirer, plus en étant assis qu'en marchant. — La poitrine est très sensible à l'air froid, et si l'on y est exposé, on est très oppressé le lendemain (chez une femme). — Pression sur la poitrine, l'après-midi. — Pression sur le sternum, le matin. — Pression sur le haut du sternum, la nuit ; cette sensation est dissipée par des éructations. — Pression d'avant en arrière, sur la poitrine. — Pression et fouillement dans la poitrine. — Douleur pressive et tiraillante sous les fausses-côtes gauches, au côté gauche de la poitrine et dans l'hypocondre droit. — Élancements dans le côté droit de la poitrine, puis dans la gauche, juste au-dessous du bras — Douleur lancinante, incisive,

1. Pour les symptômes du coryza, voy. *Nez.*

en avant, du côté droit de la poitrine jusqu'au côté gauche, lorsqu'on penche le corps à gauche (pendant le repas). — Élancements
dans la poitrine. — Élancements dans la poitrine et douleur constrictive à la tête, en toussant. — Violents points de côté. — Sensation de froid dans la poitrine, à la région du cœur. — A la poitrine, sous le bras, violente douleur, plutôt déchirante que lancinante, qui empêche le sommeil toute la nuit (S. H.).

Toux. — *Toux par sécheresse dans la gorge* (au b. de 10 j.),
par grattement dans la gorge (au b. de 10 j.). — Toux avec grattement dans la gorge (au b. de 4 j.). — Toux qui part des profon-
deurs de la poitrine (au b. de 3 j.). — Toux chaque fois qu'on
fume. — Vers le soir, toux qui ébranle la poitrine et qui est causée par une irritation profonde dans la trachée. — Toux nocturne.
—Toux la nuit seulement, après qu'on s'est endormi, mais alors
elle est très violente. — Toux sèche, qui coupe la respiration ; on
ne peut tousser jusqu'au bout (chez une femme). — Forte toux
avec beaucoup d'expectoration, pend. 8 j. (au b. de 23 j.). — Envie
de vomir en toussant (chez une femme) (S. H.).

Appareil circulatoire. — *Cœur.* — (504-507 et 674-675). — Vif
élancement au cœur, qui coupe la respiration. — Palpitations de
cœur momentanées, de temps en temps. — Sorte de palpitations
de cœur, jusqu'au nombril, le soir, étant assis tranquillement.

La circulation du sang est accélérée au moindre mouvement. —
Grande accélération de la circulation, avec goût amer, le soir
(S. H.).

Cou, dos et lombes. — (510-537). — Douleur au cocyx, étant assis
— Douleur au sacrum, forte, mais de courte durée, quand on se
lève de son siège (au b. de 14 j.). — Douleur incisive au sacrum,
le matin en se levant et le soir avant de se coucher, seulement
quand on se remue et qu'on se baisse, non quand on se tient debout. — Secousses douloureuses au sacrum pendant certains
mouvements. — Douleur de luxation au sacrum, le matin au lit,
aussi en étant assis. — Grande lassitude et raideur au sacrum et
au coccyx, le soir. — Faiblesse dans le sacrum, après une promenade (au b. de 8 j.). (S. H.).

Douleur dans le dos, si forte qu'on ne peut se remuer. — Douleur comme d'ébranlement dans la colonne vertébrale, en voiture,
quoiqu'on ne soit pas cahoté. — Pression sur les épaules et dans le
dos. — Pression, pesanteur et lassitude dans le dos, le matin (au
b. de 11 j.). — Pesanteur dans le dos. — Crampe dans le dos et en

avant des côtes ; ensuite la sueur perle sur le visage et sur les bras pendant trois quarts d'heure ; enfin, forte diarrhée muqueuse (au b. de q.q. h.). — Raideur dans le dos. — Raideur et tiraillement dans le dos. — Tiraillement dans le dos, qui cesse quand on se renverse en arrière. — Fréquent tiraillement dans le tronc, avec baillement. — Douleur de luxation et oppression entre les omoplates, jusqu'en avant de la poitrine. — Douleur de luxation dans le dos et les omoplates, jusque dans la poitrine, 2 ou 3 fois par jour ; elle empêche de respirer. — Dans le dos, entre les omoplates, déchirement tel qu'on ne peut pas se remuer (chez une femme). — Secousse douloureuse dans le dos, chaque fois qu'on avale, et pendant un renvoi avorté, parfois aussi pendant le repos, sans avaler, mais chaque fois la respiration est oppressée ensuite. — Sueur au dos et sur la poitrine, pendant le repos, dans la journée (S. H.).

Douleur pressive à la nuque, augmentée par le moindre mouvement. — Douleur, pesanteur à la nuque. — Tiraillement très douloureux et pénible à la nuque, jusqu'à l'occiput. — Le côté droit du cou est comme raide (S. H.). — Tiraillement très douloureux, comme par suite de luxation, dans les deux muscles sterno-mastoïdiens ; cela revient toutes les 5 minutes (au b. de 11 j.) (*Foissac*).

MEMBRES SUPÉRIEURS. — (538-584). — L'articulation de l'épaule est douloureuse quand on lève le bras. — Tension et tiraillement à l'aisselle. — Douleur tiraillante dans l'épaule gauche, se prolongeant jusqu'au coude. — Tressaillements fréquents dans l'épaule droite (au b. de 8 h.). — Douleur de luxation dans l'articulation de l'aisselle, en levant le bras. — Sueur abondante aux aisselles. — Pression brusque, en forme de crampe, çà et là dans le bras. — Tressaillements musculaires dans les bras. — Le matin, dans le lit, le bras s'étend involontairement. — Douleur tiraillante dans le bras droit, ensuite à la tête. — Élancements de haut en bas et de bas en haut dans tout le bras droit, jusqu'au-dessus du coude, surtout en fléchissant le membre, mais aussi pendant le repos. — Engourdissement du bras gauche, pendant plusieurs jours. — Les bras et les mains s'engourdissent facilement quand on est couché dessus, la nuit. — *Grande faiblesse dans les bras.* — Tremblement intérieur dans le bras. — Forte crampe dans le bras, quand on tient un petit objet dans la main et au moindre mouvement ; le muscle deltoïde devient tout à fait dur ; le lendemain on sent à la même place une douleur contusive. —

Forte pression sur le bras droit, commençant d'une façon convulsive (au b. de 16 j.). — Déchirement dans le bras droit (S. H).

Faiblesse paralytique autour de l'articulation du coude, pendant deux jours (S. H.).

Le poignet fait mal comme s'il était luxé. — Douleur tiraillante dans la main droite et l'index (le 3e j.). — Élancements dans la main droite jusqu'aux doigts, le matin au lit (au b. de 15 j.). — On a continuellement froid aux mains, ce qui oblige à les couvrir et à les envelopper. — Ardeur à la paume des mains (au b. de 4 j.). — Ardeur dans les mains, le matin au réveil (au b. de 6 j.). — D'abord chaleur aux mains, puis sueur à leur face palmaire. — Sueur abondante aux mains. — *Tiraillement dans les doigts*, par moments. — Tiraillement au bout des doigts. — Douleur déchirante à la première articulation du pouce droit. — Douleur lancinante dans la dernière phalange de l'index droit, comme s'il y avait une écharde dans l'os ; prurit à l'extérieur. — Élancements passagers dans la pulpe du pouce droit (au b. de 6 j.). — Douleur de luxation dans la première articulation du pouce. — Le soir, engourdissement d'abord d'un seul doigt, puis des autres, et montant tout le long du bras, avec accès de syncope ; tout cesse si l'on va rapidement au grand air, il ne reste plus que des palpitations de cœur et de la pesanteur dans le bras (au b. de 19 j.). — Douleur contusive aux ongles des doigts quand on appuie dessus (S. H.).

Membres inférieurs. — (585-656). — Pression à la hanche, étant assis. — Douleur tiraillante passagère dans l'articulation de la hanche gauche (au b. de 7 j.). — Douleur de luxation dans la hanche, près du sacrum, pendant le mouvement. — Les jambes sont lourdes. — Sensation de froid dans la jambe droite, la nuit. — Douleur et raideur dans les jambes (au b. de 5 j.). — Douleur goutteuse dans les articulations de la hanche, du genou et du pied, la nuit — Grande lourdeur des jambes, on trébuche en marchant (chez une femme). — Douleur tiraillante dans la jambe gauche. — Impatiences dans les jambes, on est obligé de les mouvoir constamment. — Les cuisses sont raides et lourdes pendant la marche. — Douleur dans la cuisse gauche pendant le mouvement, on ne peut à cause de cela se lever de son siège (chez une femme, au b. de 8 j.). — Pression tensive à la partie postérieure de la cuisse, au-dessus du jarret. — Crampe dans les cuisses toute la journée. — Douleur vulsive passagère dans la cuisse gauche (au b. de 16 j.) (S. H.).

Tension dans le genou, au premier pas qu'on fait après avoir été assis. — Douleur spasmodique dans l'articulation du genou. — Crampe dans le genou gauche en marchant. — Raideur et ardeur dans les jarrets. — Raideur du genou et de la jambe. — Raideur dans le jarret et la jambe (au b. de 9 j.). — Raideur dans les genoux et les articulations des pieds. — Douleur tiraillante avec chatouillement aux articulations des genoux. — Déchirement dans le genou gauche, le soir; on ne peut pas l'étendre (chez une femme). — *Élancements dans les genoux.* — Élancements dans l'articulation du genou droit, comme si elle était luxée, le soir, en marchant et en étant couché, non en étant assis. — Douleur contusive dans les genoux et les tibias. — Douleur comme à la suite d'un coup, dans la rotule. — Sensation d'engourdissement continuelle, paralytique, picotante, depuis le genou jusqu'au pied, en marchant et en étant assis. — Faiblesse dans le genou droit, en marchant; elle se dissipe quand on continue de marcher. — Faiblesse douloureuse dans les genoux, le matin aussitôt après qu'on est sorti du lit. — Craquement dans le genou, comme si un cartilage se rompait, et douleur pendant le mouvement. — La jambe et surtout l'articulation du pied sont comme serrées dans un lien de fer. — Douleur dans les tibias en marchant. — *Crampe dans les mollets, les cuisses et les pieds*, toute la journée. — Forte crampe dans les jambes (immédiatem:). — Tiraillement spasmodique dans le tibia droit. — Tressaillement douloureux dans la jambe droite, à partir du genou, seulement en marchant. — Déchirement, élancement et pression dans un point de la jambe (où il y a eu autrefois une plaie) (S. H.).

Au pied, douleur pressive et faiblesse au-dessous de la malléole externe. — Pression dans le talon droit. — Tension dans le pied, en marchant (au b. de 7 j.). — *Crampe dans la plante du pied*, la nuit (au b. de 8, 11 j.). — Raideur du pied et crampe dans la plante quand on le remue. — Tiraillements dans le pied, par moments, en marchant. — Violent tiraillement et vulsion dans les pieds (au b. de 9 j.). — Déchirement dans le talon, le matin au réveil. — Craquement dans l'articulation du pied, quand on le remue. — Élancements comme si on avait une écharde dans le talon. — Battements dans la plante des pieds, surtout quand on va se reposer. — Sensation d'enflure aux pieds. — Enflure du pied pendant plusieurs jours. — Enflure et chaleur de la partie antérieure de la plante du pied, deux soirs de suite, pendant 1 heure, avec ardeur. — Sueur de la plante des pieds. — *Les pieds transpirent*

beaucoup (au b. de 56 j.). — Le soir, une crampe fait dévier le
orteils en dedans. — Pression à la pulpe du gros orteil, comm
s'il était gelé ou entouré d'un cercle de fer. — Tiraillement déchi
rant dans la pulpe du gros orteil droit. — Élancements comme de
coups d'aiguille, qui s'entrecroisent, dans les orteils. — Douleur d
luxation dans la première articulation des orteils, [en appuyant l
pied par terre (S. H.).

PEAU. — (657, 658, 661, 663, 664 et aux diverses subdivisions in
diquées). — Prurit à la peau avec horripilation. — Prurit par tou
le corps, le matin, avant le réveil complet. — *Sensibilité doulou
reuse de la peau de tout le corps*, le contact de tout vêtement es
douloureux. — *Peau malsaine, les moindres lésions suppuren
et s'étendent.* — Élancements dans un ulcère (S. H.).

Cuir chevelu. — Douleur contusive au cuir chevelu. — Sur l
cuir chevelu, tumeurs molles, isolées, extrêmement douloureuse
au toucher. — Beaucoup de prurit au cuir chevelu (au b. de 10 h.)
— Prurit au cuir chevelu, douleur d'écorchure après s'être gratté
— Éruption de boutons sur la tête. — Chute des cheveux, troi
jours de suite, surtout au bout de 12 jours. — Chute des cheveu
en grande quantité (S. H.).

Visage. — Prurit aux paupières, qu'on est obligé de frotter.
Prurit et sécheresse des paupières inférieures (au b. de 12 j.).
Éruption de boutons sur les paupières. — Éruption de boutons
l'oreille droite, qui perce le soir (au b. de 5 j.). — Éruptions
l'oreille droite, pendant 30 jours. — *Rougeur, excoriation, cuis
son et suintement derrière les oreilles.* — Prurit au bout du nez
— *Pustule au nez* (au b. de 7 j.). — Pustule entourée d'une au
réole rouge à la cloison du nez. — Pustule douloureuse au tou
cher, sur l'aile droite du nez. — Ulcération des narines. — Croût
dans le pli de l'aile gauche du nez, qui n'est pas douloureus
spontanément. — Prurit à la face, çà et là (par les émanations d
pétrole). — Éruption de boutons à la face. — Éruption de bou
tons autour des yeux. — Sur la face, petits boutons blancs a
sommet. — Éruption aux lèvres. — *Éruption de boutons au coi
de la bouche,* elle cause une douleur lancinante. — Boutons cou
verts d'une croûte sur la lèvre supérieure ; ils causent spontané
ment une douleur lancinante, mais non lorsqu'on y touche.
Gerçure aux lèvres. — Un furoncle à la lèvre inférieure. — Pus
tule au menton, qui fait mal quand on y touche (S. H.).

Tronc. — Bouton au ventre, qui cause une douleur brûlant

quand on y touche. — Croûte au bord de l'anus, avec chatouillement et douleur d'excoriation. — La peau du côté gauche du dos
fait mal comme si on l'avait frictionnée jusqu'à l'écorcher (S. H.).

Parties sexuelles. — Tiraillement pruriteux, prolongé, au côté
droit du scrotum. — *Prurit et suintement au scrotum.* — Excoriation rouge et suintante à l'un des côtés du scrotum (S. H.).

Excoriation près des parties génitales de la femme (S. H.).

Membres supérieurs. — Bouton dans le creux de l'aisselle, causant une douleur plutôt déchirante que lancinante et finissant par
suppurer. — Inflammation érysipélateuse de la peau du bras,
avec douleur brûlante. — Taches jaunes au bras droit (au b. de
6 j.). — Prurit au pli du coude (au b. de 12 j.). — A l'avant-bras,
furoncle qui cause une douleur lancinante quand on y touche. —
La peau des mains est friable et rugueuse. — La peau des mains
se fendille et est pleine de gerçures (au b. de 13 j.). — Prurit à la
paume des mains (au b. de 16 j.). — Prurit sur les articulations
des doigts. — *Le bout des doigts est râpeux, fendillé, gercé et
l'on y sent des douleurs lancinantes et incisives* (au b. de 8 j.).
— Le soir, au lit, picotement dans une verrue au doigt, qui cause
une douleur d'excoriation quand on y touche. — Douleur brûlante
dans une verrue au doigt, comme si elle allait suppurer, le soir au
lit (S. H.).

Membres inférieurs. — Excoriation rouge et suintante au haut
de la partie interne de la cuisse (au b. de 12 j.). — Petits boutons
pruriteux entre la cuisse et le scrotum. — Vif élancement dans un
bouton mou, indolent, qui existe depuis des années sur la face interne de la cuisse droite. — Prurit sur un point rouge et dartreux,
au haut de la face interne de la cuisse. — Gros bouton enflammé
au-dessus du genou. — Un gros furoncle à la cuisse (au b. de
25 j.). — Grande tache rouge au genou gauche, qui cause plus tard
une douleur pressive. — On a souvent une tache froide au genou,
d'où semble partir un courant froid qui descend tout le long de la
jambe. — Boutons très pruriteux aux deux mollets. — Prurit brûlant à la malléole externe. — Ampoules au talon. — Éruption entre
les orteils. — *Élancements dans les cors* — Douleur brûlante
dans les cors (S. H.).

PHOSPHORUS

Phosphore ; phosphor (allem.), phosphorus (angl.), fosforo (ital. et esp.). —
Ph (1).

C'est en distillant l'acide phosphorique avec du charbon végétal qu'on prépare le phosphore, ce corps si remarquable de la chimie, corps si prompt à s'enflammer spontanément ; ensuite, pour les usages de l'homœopathie, on le dynamise suivant la méthode que nous avons déjà conseillé d'employer pour tous les corps solides (2).

Ainsi porté à un degré convenable de dynamisation, le phosphore est un des plus puissants antipsoriques et des médicaments homœopathiques les plus indispensables.

Cependant on le trouvera rarement indiqué dans les maladies chroniques (non vénériennes) caractérisées par la diminution de l'appétit vénérien, la faiblesse des organes génitaux, le retard dans les règles et en général par une grande débilité et une déperdition de force vitale. Si, dans ce dernier cas, il répond homœopatiquement à l'ensemble des symptômes, il faut, tout en l'employant, relever les forces autant que possible par la transfusion de fluide vital emprunté à un sujet sain. Pour cela il faut que de temps en temps une personne saine et forte tienne dans ses mains pendant deux minutes les mains du malade avec la résolution bien arrêtée de lui faire le plus de bien possible. On peut encore

1. *Traité des maladies chroniques*, V⁰ partie, p. 1, édit. allemande ; t. III. p. 213, édit. française.
2. Comme les propriétés chimiques des corps triturés et secoués conformément aux procédés homœopathiques, sont complètement dénaturées, on peut conserver pendant des années des globules de sucre de lait convenablement imbibés de la 30ᵉ dilution de phosphore sans que ceux-ci aient rien perdu de leurs vertus médicinales. Donné dans cet état aux malades, le phosphore produit ses effets propres, car il ne s'est pas transformé en acide phosphorique, dont l'action sur l'organisme est toute différente.

appliquer la main sur la partie du corps la plus affaiblie et la plus malade.

Ce médicament est un des plus efficaces contre la diarrhée chronique.

Dans les cas où le phosphore dynamisé était indiqué homœopathiquement et où l'on rencontrait les accidents suivants, il les a fait disparaître :

Symptômes généraux : Déchirement dans les membres. Engourdissement du bout des doigts et des orteils. Tour de reins. Pulsations dans tout le corps.

Sommeil : Envie de dormir dans le jour ou le matin.

Sommeil tardif : Sommeil plein de rêves. Rêves effrayants.

Symptômes fébriles : Froid tous les soirs, au lit. Chaleur passagère. *Sueur le matin.*

Moral : Tristesse. Anxiété quand on est seul.|Inquiétude au sujet de l'avenir. Irritabilité et anxiété. Propension à s'effrayer. Timidité. Propension à se fâcher. *Aversion pour le travail.*

Tête : Vertiges de différentes sortes. Mal de tête stupéfiant. Afflux de sang à la tête. *Mal de tête le matin.* Élancements à la surface du côté de la tête.

Yeux et sens de la vue : Ardeur et excoriation dans les angles externes des yeux. Ophtalmie avec chaleur et pression comme par un grain de sable dans les yeux. Larmoiement sous l'influence du vent. Yeux larmoyants et dont les paupières se collent pendant la nuit. Difficulté d'ouvrir les paupières. Vue trouble. *Myopie.* Cécité diurne, tous les objets paraissent couverts d'une couche grise. Obscurcissement de la vue à la lumière d'une bougie. Cataracte. Glaucome. *Taches noires qui voltigent devant les yeux.*

Oreilles et sens de l'ouïe : Battements dans l'oreille. Bourdonnements d'oreille. Surdité pour la voix humaine.

Nez et sens de l'odorat : On mouche du sang. Saignement de nez. Fétidité du nez. Défaut d'odorat. *Enchifrènement.* Sécheresse fatigante du nez. Écoulement continuel de mucus par le nez.

Visage : Face terreuse. Rougeur et ardeur des joues. Déchirements dans les mâchoires, la nuit, étant couché.

Appareil digestif : Douleur dans les dents, comme si elles étaient cariées intérieurement, le matin en mâchant. Odontalgie lancinante, toutes les nuits, jusqu'à 2 heures du matin. Excoriation dans l'intérieur de la bouche. Mucus dans la bouche. Langue blanche. *Sécheresse dans la gorge,* jour et nuit. Grattement et ardeur, excoriation et ardeur dans la gorge, *Le matin, expulsion laborieuse de mucosités venant de la gorge.* Goût muqueux, goût de fromage dans labouche. Perte du goût. *Rapports.* Rapports spasmodiques ou aigres. Le matin, nausées comme lorsqu'on a grand faim. Désir ardent de quelque chose de tonique. Faim après avoir mangé. Boulimie. Nausée continuelle avec serrement à la gorge après avoir pris des aliments acides. Nausée après avoir mangé. Malaise dans le ventre après le déjeuner. Chaleur et anxiété après avoir mangé. Ardeur dans les mains après avoir mangé. Paresse et envie de dormir après avoir mangé. Mal d'estomac. *Forte pression à l'estomac* avec vomissement de tout ce qu'on a mangé. Sorte de rétrécissement du cardia, de sorte que les aliments, à peine avalés, remontent dans la bouche. Sensibilité de l'épigastre au toucher. Fouillement au creux de l'estomac. Plénitude dans l'estomac. *Ballonnement* après le repas de midi. Mal de ventre, le matin au lit. Manque d'élasticité du ventre. Pression douloureuse dans les côtés du ventre. *Borborygmes, gargouillements dans le ventre. Coliques flatulentes. Déplacement de vents.* Hernie inguinale Fort ténesme avant d'aller à la selle. Déchirement dans le ventre avec forte envie d'aller à la selle Selle tout à fait sèche. Diarrhée chronique. *Emission de sang en allant à la selle.* Sortie d'un tœnia. *Hémorroïdes internes et externes.* Ecoulement de mucosités par l'anus, qui est constamment ouvert.

Appareil urinaire : Tension dans l'urèthre. Cuisson dans l'urèthre en urinant. Ardeur en urinant. Tressaillement brûlant dans l'urèthre, sans uriner.

Appareil génital : Érections trop fortes le soir. *Désir immodéré du coït.* Éjaculation sans force et trop rapide pendant le coït. *Pollutions extrêmement fréquentes.*

Elancements dans le vagin, jusque dans la matrice. Règles trop peu abondantes et aqueuses. Fermentation pendant les règles. Leucorrhée.

Appareil respiratoire : Cuisson dans la gorge. Crachats muqueux. Chatouillement dans la gorge qui fait tousser. Chatouillelement dans la poitrine. *Toux causée par un chatouillèment.* Toux chronique. Toux provoquée par le rire. Toux allant jusqu'au vomissement. *Toux avec âpreté dans la poitrine et enrouement.* Toux nocturne avec élancements dans la gorge. Respiration difficile. Respiration bruyante et sibilante. Pesanteur dans la poitrine. Élancements dans le côté gauche de la poitrine, provoqués aussi par le toucher. Élancements chroniques dans le côté. Douleur brûlante comme par une plaie dans la poitrine. Douleur brûlante sous le côté gauche de la poitrine, quand on est couché dessus.

Appareil circulatoire : Battements de cœur, étant assis.

Tronc : Douleur contusive dans le dos. *Raideur de la nuque.* Enflure du cou.

Membres supérieurs : Douleur dans le bras en le levant. Élancements déchirants dans les bras et les omoplates. Chaleur, tremblement des mains.

Membres inférieurs : Douleur tiraillante dans les genoux. Convulsions dans les mollets. Exostose au tibia. Froid aux pieds, la nuit. Douleur comme celle d'une plaie intérieure à la plante des pieds, en marchant. Secousses dans les pieds, dans la journée et la nuit avant de s'endormir.

Peau : Taches jaunes au ventre et sur la poitrine. Taches brunes sur le corps. Prurit à la tête. *Chute des cheveux.* Prurit à l'anus.

Concordances. — Suivant Bœnninghausen, les médicaments qui se rappochent le plus du phosphore sont PULSATILLA et SULFUR ; les autres sont : 1° BELLADONNA, BRYONIA, CALCAREA, LYCOPODIUM, MERCURIUS SOLUBILIS, NUX VOMICA, SEPIA, SILICEA ; 2° *acon., ars., chin., con., phos. ac., rhus. ;* 3° arn., asa, bar. carb., caust., cham., graph., hep., ign., iod., ipec., kali, lach., natr., natr., m., nitr. ac., op., plat., spig., stann., staph., stram., thuj., veratr.

Antidotes. — Le principal antidote du phosphore est la térébenthine ; viennent ensuite ceux indiqués par Bœnninghausen : d'abord *nux vomica,* puis le camphre, le café et le vin.

Liste des auteurs. — Goullon (Gln), Gross (Gr.), Hartlaub et Trinks (Hb et Tr.), Hering (Hg), Hufeland (Hfl), Lobstein (Lbs), Nenning (Ng), deux anonymes (Bds, Mbn), Schreter (Str), Stapf (Stf), Voigtel (Vgt).

SYMPTOMATOLOGIE

Symptômes généraux. — (1606-1710). — Tiraillement tensif dans les glandes, aussi dans celles du cou. — Ardeur dans les mains et les jambes. — Ardeur aux bras et aux cuisses. — Ardeur dans tout le côté droit du corps. — Élancements à la poitrine et dans le dos, aussi dans le bras droit, pendant les mouvements, surtout la nuit, au lit (au b. de 11 j.). — Tiraillement dans les bras et les jambes, avec envie de pleurer (au b. de 13 j.). — Déchirement dans l'avant-

bras droit et le genou, aussitôt qu'on se refroidit (chez une femme)
—Sensibilité au temps frais. — Les douleurs font sentir à l'avanc
les changements de temps. — Pesanteur des membres pendan
l'orage. — On sent le besoin d'aller au grand air (chez une femme)
— *On se refroidit facilement au grand air,* il en résulte de
pincements dans le ventre, une douleur à la nuque, de la raideu
des bras, des maux de dents, du larmoiement, du hoquet, des dou
leurs incisives et lancinantes à l'épigastre et autour, de l'embarras
de la tête ou enfin du froid et de la moiteur froide aux pieds et aux
mains avec chaleur d'une joue, etc. — Coryza en se promenant. —
Sentiment de refroidissement par tout le corps, avec horripilation
et somnolence. — Après avoir eu les pieds légèrement humides et
refroidis, lassitude dans tous les membres, ardeur dans les mains,
mal de tête et prostration ; coryza tout le jour suivant. — Après
avoir un peu transpiré la nuit, refroidissement lorsqu'on se lève,
avec mal de dents et petites secousses dans les dents. — Le sang
est tout en ébullition. — Fréquentes ébullitions de sang et parfois
forts battements de cœur. — Le soir, le sang est toujours en ébullition, avec sensation de chaleur. — Afflux du sang à la poitrinè et
à la tête (au b. de 48 h.). — Bouillonnement du sang, la nuit ; il
semble qu'on en entend le bruit dans tout le corps. — La fumée de tabac fait bouillonner le sang, quoiqu'on en ait l'habitude (au b. de
24 h.). — Bouillonnement de sang, la nuit, avec froid et tremblement, en même temps agitation dans les instestins. — De petites
plaies saignent beaucoup. — *Écoulement de sang par diverses
parties du corps,* par exemple crachement de sang, saignement des
gencives, flux hémorroïdal, etc. — On transpire beaucoup au
moindre mouvement (chez une femme). — Chaleur à la têtè et à la
poitrine en parlant vivement. — Tous les membres paraissent
luxés, pendant les mouvements rapides. — Engourdissement des
mains et des pieds. — Les mains et les pieds sont comme morts.
— Engourdisement des mains, des pieds et du nez. — Froid glacial
aux mains et aux pieds, toute la journée, même au lit. — Froid en
restant assis, non en marchant. — Accablement hystérique tel qu'on
ne peut mettre un pied devant l'autre, avec bâillements continuels,
plaintes et pression sur la poitrine. — Bâillements continuels et
urine aqueuse pendant les accès de douleurs. — Fort tremblement,
le matin, avec tressaillements sensibles dans les membres (au b. de
8 j.). — Claquement de dents et tremblement général, le matin au
réveil. — Tremblement à la poitrine et aux mains, comme si l'on

avait pris trop de café (chez une femme). — Douleur dans tous les membres. — C'est depuis 5,6 heures de l'après-midi jusqu'au matin que les douleurs sont le plus vives. — Courbature des membres. — Toutes les articulations sont douloureuses, surtout pendant le mouvement. — Accablement, courbature, tristesse, on n'est bon à rien. — Douleur contusive dans tous les membres. — Sorte de courbature par tout le corps, faiblesse et envie de dormir continuelle, en même temps grande pâleur, quoiqu'on ait bon appétit, — Douleur contusive et pesanteur dans le genou gauche et le coude. — Les mains et les pieds sont comme meurtris. — Pesanteur des mains et des pieds. — Lourdeur de tout le corps. — Lourdeur d'esprit et de corps (le 2ᵉ j.). — Pesanteur douloureuse de tout le corps, tantôt de la tête, tantôt de la poitrine, tantôt des cuisses et des jambes, tantôt de partout à la fois ; cela rend tout à fait paresseux et de très mauvaise humeur et il en résulte une sueur générale, débilitante. — *Les mains et les pieds sont lourds comme du plomb.* — Pesanteur dans les jambes (au b. de 4 j.). — Pesanteur dans les membres, le dos, les jambes, presque uniquement le matin au réveil. — *Paresse* et pesanteur des membres. — Paresse des membres, surtout dans la matinée. — On est très incommodé par la marche. — Une courte promenade fatigue beaucoup et l'on a en même temps un peu mal à la tête. — Lassitude et malaise sans cause apparente, vers midi ; on est obligé de se coucher pendant 1 heure (chez une femme au b. de 15 j.). — On a souvent des accès subits de grande lassitude. — Faiblesse générale, grande et subite. — Grande lassitude avec nausées. Faiblesse générale subite avec grande pâleur de la face (au b. de 11 j.). — Sentiment de lassitude et d'oppression toute la journée. — Lassitude générale, surtout dans la cuisse (chez un homme robuste d'ailleurs) (au b. de 9 j.). — Accablement pendant plusieurs jours, surtout à la poitrine. — Détente physique et morale, le matin. — Sensation dans la poitrine et dans le ventre comme si tout s'y affaissait. — Après s'être assis, on est comme paralysé pendant quelques minutes. — *On est comme paralysé et malade par tout le corps.* — Faiblesse dans tous les membres, surtout dans les articulations, qui sont comme paralysées, mais l'appétit est bon. — Tout le côté droit est comme paralysé ; en mme temps nausées. — On marche comme un paralytique, sans s'en apercevoir soi-même. — On est comme paralysé de corps et d'esprit, le matin après s'être levé et toute la journée. — Paralysie de tous les membres, le matin au lit ; elle cesse quand on est levé. — On est comme paralysé dans le dos et les bras, après la sieste. — Après avoir bu un peu de vin, l'après-midi, on devient bientôt si fatigué qu'on est obligé de dormir quelques heures ; ensuite on passe la nuit sans sommeil (au b. de 48 h.). — Accès de syncope. — Hyperesthésie de tous les sens, surtout de l'ouïe et de l'odorat (S. H.).

Sensation d'une élévation de température dans les parties paralysées (*Robbi*). — La plupart des douleurs cessent l'après-midi, après qu'on a mangé. — Le grand air fait du bien et l'on paraît s'y trouver mieux (au b. de 1, 2 h.) (Ng). — Sorte d'insensibilité de tout le corps. — Défaut de chaleur par tout le corps (*Menz*). — Tremblement des mains (Hb). — Tremblement des mains, qui rend incapable d'écrire. — Sentiment de tremblement par tout le corps, comme des pulsations. — Tremblement des cuisses, qui ressemble à un frisson (Ng). — Tremblement (Lbs). — Sentiment désagréable de malaise par tout le corps, surtout à l'estomac, même au grand air (Ng, *Le Roi*). — Amaigrissement, surtout des mains, dont les veines sont très saillantes (Hb). — Marasme et fièvre hectique. — Convulsions (Lbs). — *Mort*, surtout par gangrène et inflammation ; dans un cas toutes les parties du cadavre étaient phosphorescentes (*Brera, Horn, Weikard, Le Roi*). — Pesanteur des membres, le matin avant de se lever. — Lourdeur dans les articulations du bras et du genou (Hb). — Sentiment désagréable dans tout le corps, lassitude et faiblesse dans les articulations, surtout celle du genou, pendant le mouvement et étant assis (au b. de 14 j.) (Gr.). — Faiblesse continuelle dans les articulations du bras et du genou. — Faiblesse et lassitude dans les membres, surtout dans les articulations des genoux, avec légers élancements et ardeur ; parfois c'est le matin après le lever ou pendant le repos que ce malaise est le plus fort et il est diminué par la marche, pendant plusieurs jours. — Grande faiblesse, le matin au lever et toute la journée ; sentiment général de malaise, pyrosis et, après un mouvement rapide, boulimie avec tremblement des membres (Hb). — Beaucoup de faiblesse et de lassitude, surtout dans les jambes et les genoux, avec sensation comme si leurs ligaments étaient relâchés, de sorte qu'on peut à peine se tenir debout, parfois on va mieux en marchant (Ng). — Grande lassitude dans les membres pendant plus de 3 semaines (Bds). — Lassitude et prostration par tout le corps, le matin après le réveil, cela cesse quand on est levé. — Prostration générale vers midi ; elle diminue dans l'après-midi (Ng). — Anéantissement complet des forces (Lbs). — Syncope (*Robbi*).

SOMMEIL. — (1711-1828). — On a toujours envie de bâiller et ne le peut pas. — Grande somnolence, le soir. — Insomnie et agitation, le soir au lit (au b. de 36 h.). — Le soir au lit, on n'a pas envie de dormir, puis on a un sommeil si léger qu'on est réveillé par le moindre bruit. — La nuit, on ne peut s'endormir parce qu'il semble que les yeux ne peuvent se fermer, qu'on est obligé de les maintenir avec la main et qu'ils tournent dans leurs orbites (au b. de 6 j., chez une femme). — *On est longtemps avant de s'endormir*, le soir et la nuit après s'être éveillé. — On reste très longtemps couché, le soir, avant de s'endormir. — La nuit, on ne peut se coucher que sur le côté droit. — La nuit, on a de l'anxiété quand on est couché sur le côté gauche (au b. de 19 j.). — Un malaise général empêche de dormir jusqu'à 2 heures du matin. — La nuit, on ne peut s'endormir qu'au bout de 2 ou 4 heures. — L'agitation empêche le sommeil jusqu'à 1 heure du matin et l'on ne peut se réchauffer les pieds, 4 nuits de suite. — La nuit au lit, douleur sourde dans les os iliaques, comme si l'on était couché sur un lit trop dur; on est obligé de changer à chaque instant de position ; cela ne tarde pas à se dissiper le matin quand on est levé. — Après la sieste on éprouve comme de l'engourdissement ou une douleur de luxation dans le dos. — On est réveillé, la nuit, par une pression dans le bas-ventre, presque sur la vessie (chez une femme). — La nuit, forts tiraillements dans le bras droit et la jambe. — La nuit, malaise à l'estomac. — La nuit, renvois ayant l'odeur d'œufs pourris. — La nuit, soif ardente. — La nuit, agitation causée par de la pesanteur à l'estomac et des nausées. — La nuit, douleur contusive dans les jambes, comme par une fatigue excessive. — La nuit, endolorissement de l'oreille externe, qui réveille. — La nuit, violents élancements à travers l'oreille et les dents. — On est souvent réveillé, la nuit, par une douleur térébrante dans les dents. — La nuit, violentes palpitations de cœur (la 5e n.). — On est éveillé, à 1 h. du matin, par des tranchées qui durent 1 heure (au b. de 21 j.). — Toutes les nuits, après minuit, on s'éveille de très mauvaise humeur. — Pendant la sieste il coule de la salive de la bouche, même si l'on dort sur sa chaise. — La nuit, pression dans le ventre (le prem. j.). — La nuit, on s'éveille avec une sensation de constriction au larynx et à la trachée, comme si l'on allait étouffer. — La nuit, beaucoup d'envie de vomir et régurgitation continuelle,

HAHNEMANN, *Mat. méd.*   IV. — 3

de ce qu'on a mangé. — La nuit, on est réveillé par de l'enchifrènement et de la difficulté de respirer. — Le soir au lit, en se retournant, sorte de vertige, comme si tout le sang se portait à la tête.
— Le soir au lit, vertige comme si le lit tournait en rond. — La
nuit, en s'éveillant, stupeur, ivresse, vertige. — Somnolence sans
pouvoir dormir. — Assoupissement accablant dans la journée (chez
une femme). — Sursaut de frayeur en s'endormant. — Dès
qu'on s'assoupit on rêve de choses effrayantes, puis on s'éveille.
— Le soir, l'agitation empêche de s'endormir et, quand on s'é-
veille, la même agitation revient (chez une femme, au b. de 5 j.).
— Le soir au lit, on a aussitôt beaucoup d'anxiété et d'agitation. —
Anxiété toute la nuit, sans chaleur, avec jactitation continuelle ; il
semble qu'on a commis un meurtre. — Images désagréables en
s'endormant ; il semble au sujet qu'un malfaiteur le saisit à la
gorge et veut l'étrangler (au b. de 4 j.). — Sursaut de frayeur, le
matin en s'éveillant (chez une femme). — On s'éveille tous les matins avec de l'anxiété (chez une femme). — La nuit, grande agitation avec anxiété. — Agitation et pleurs toute la nuit, avec rêves
qui donnent beaucoup d'angoisse. — Anxiété pendant le sommeil,
on pleure facilement, se tord les mains comme dans le désespoir,
on gémit, se retourne continuellement et a l'haleine courte ; on
s'accroche aux assistants avec frayeur ou on les saisit avec colère
(chez une femme). — Pendant quelques nuits, beaucoup de chaleur et de sécheresse de la bouche, qui obligent à boire. — *La
nuit, on est souvent réveillé par une sensation de chaleur sans
sueur.* — La nuit, chaleur sèche sans soif, avec douleurs dans les
parties du corps sur lesquelles on était couché, comme si le lit était
trop dur (chez une femme). — La nuit, après avoir été réveillé par
des rêves inquiétants, froid et tremblement par tout le corps, surtout au ventre, bouillonnement du sang et oppression telle qu'on
ne peut prendre haleine et qu'on a de la peine à se tenir debout
(au b. de 10 j.). — Réveil fréquent, la nuit, avec froid extrême. —
Sommeil agité avec jactitation et rêves ; quand on est réveillé, inquiétude générale. — Après s'être endormi à la suite d'une agitation
prolongée, on est éveillé par la sensation d'un poids sur la poitrine, qui rend la respiration difficile (chez une femme, au b. de
22 j.). — La nuit, rêve confus. — Rêves qui mettent de mauvaise
humeur. — Nuits agitées à cause de l'abondance des rêves. —
Sommeil agité et plein de rêves ; mal de tête, le matin au réveil. —
Sommeil agité avec beaucoup de rêves et réveil fréquent, plusieurs

nuits de suite. — Sommeil plein de rêves, interrompu, accablant.
— On est obligé de se retourner à chaque instant, la nuit. — La nuit,
on est couché sur le dos, la main gauche sous l'occiput. — Agitation nocturne, qui empêche de dormir, plusieurs nuits de suite. —
Grande agitation et rêves continuels pendant la nuit. — Rêves
désagréables, inquiétants, vers le matin. — Après 3 heures de sommeil on est réveillé par des rêves pénibles et inquiétants. — *Rêves
très vifs d'occupations dont on ne peut venir à bout.* — *Rêves
inquiétants* (au b. de 48 h.). — Beaucoup de rêves inquiétants. —
Rêves préoccupants, d'affaires indispensables, et l'on se lève sou·
vent pour en dresser le projet et les mettre à exécution (chez une
femme). — La nuit, on parle et crie en dormant. — *Rêve inquiétant
d'animaux qui mordent,* on se réveille en sursaut et en criant
avec beaucoup d'angoisse (chez une femme). — Rêve inquiétant
d'insectes qui piquent derrière les oreilles. — On rêve qu'on est pincé
dans le dos, à la poitrine, etc., et qu'on est chatouillé à la pointe des
pieds (chez une femme). — Rêve de voleurs. — *Rêve d'incendie,*
avec cris. — Rêve d'apoplexie. — Rêves tristes. — Rêves irritants.
— Rêve effrayant et inquiétant (la 1ᵉ n.). — Rêves plaisants. —
Rêves historiques, toutes les nuits. — La nuit, on rêve sans interruption de ses occupations journalières et l'on s'en souvient. —
Envie de dormir dans la journée (au b. de 10, 11 j.). — Envie de
dormir dans la journée, après être sorti et après le repas de midi.
— Grande envie de dormir dans le jour, même avant le repas de
midi. — On est très somnolent. — Sommeil lourd, très prolongé. —
Il semble le matin qu'on n'a pas assez dormi, on est accablé et paresseux. — Pandiculations, le matin au lit. — Grande lassitude le
matin au lever. — Le matin, peu de temps après s'être levé, grande
lassitude dans les membres, surtout dans les cuisses. — Le som·
meil, même s'il est calme, n'est pas réparateur. — *Le matin après
s'être levé, on est comme paralysé et courbaturé* (au b. de 8 j.). —
Le matin, quand on est levé, les mains et les pieds sont comme
paralysés (S. H.).

Bâillements fréquents avec froid, le soir. — Bâillements fréquents,
pandiculations et somnolence, même après le repas de midi (Ng).
— Envie de dormir (Bds). — Sommeil bon et prolongé, le matin (le
2ᵉ j.) — *On a de la peine à s'endormir* et on se réveille souvent
(Ng). — Insomnie (au b. de 16 h.) (*Brera*). — On ne peut s'endormir avant minuit, on a envie de sortir du lit et l'on s'endort facilement dès qu'on se recouche (Gr.). — Sommeil agité, la nuit (Hb).

— Insomnie de 1 à 4 h. du matin. — Le soir, vers 10 heures, on se réveille avec un violent vertige et des nausées (Ng). — Sommeil agité avec rêves lascifs et pollutions ; ensuite on devient tout à fait éveillé et l'on ne dort plus guère ; le matin seulement, avant 6 heures, on s'assoupit un peu (Hb). — Le soir au lit, prurit insupportable aux mains. — La nuit, prurit lancinant très sensible sur le dos des deux mains ; il empêche de dormir et cela n'avance à rien de se gratter (Gr.). — *La nuit, spasmes de poitrine, on croit qu'on va étouffer* (Rl). — Réveil fréquent, la nuit, avec froid. — Sursaut de frayeur pendant le sommeil, vers le matin. — On est tourmenté par des rêves de vermine (Ng). — Sommeil très agité (Stf). — Rêves vifs (Hb). — Rêves vifs, dont on ne se souvient qu'à moitié. — Rêves de morts, de combats, etc. (Ng). — Grande propension à s'endormir sur sa chaise, la tête penchée en avant (au b. de 5 h.) (Gr.).

SYMPTOMES FÉBRILES. — (1829-1915). — Frisson par tout le corps, sans froid. — Dans la journée, un frisson remonte le long du dos. — Froid fréquent, les premiers jours. — Frissonnement, le soir en allant se coucher. — Froid, plusieurs soirs de suite, après s'être mis au lit. — Frissonnement, le soir, avec anxiété. — Froid, tous les soirs, avec frisson, sans soif, mais avec sécheresse dans la gorge. — Froid et frisson, avec inappétence, sans chaleur ensuite. — Froid tous les après-midi et lassitude, pendant plusieurs jours. — Froid pendant 2 heures, avec bâillements, sans chaleur ensuite. — Froid interne, plusieurs après-midi de suite, pendant une demi-heure ou une heure, et parfois sensation comme par le contact de l'eau chaude sur l'épigastre ou sur le dos. — Violent frisson, la nuit, avec quatre selles ; ensuite grande chaleur et sueur générale ; depuis, sueur pendant plusieurs nuits de suite, avant minuit (S.H.). — Sentiment de fraîcheur par tout le corps (Ng). — Tremblement interne par tout le corps, même auprès d'un poêle allumé. — Sensation de froid aux mains, avec chaleur, rougeur et turgescence des vaisseaux (Ng). — Froid vers 6 heures du soir et sommeil de lassitude ; on est réveillé vers minuit par des rêves désagréables, avec sueur abondante et générale (Bds). — *Froid aux membres* (Vgt, *Brera*). — Frisson fréquent avec bâillements et parfois avec chair de poule aux bras. — On a facilement des frissons, qui alternent avec de la chaleur à la tête et aux mains (au b. de 3 h.). — Frisson avec mal à la tête et à l'estomac (au b. de 3 h.). — On a toujours plus de frisson que de chaleur ; celle-ci dure peu, mais le frisson ne peut être dissipé par la chaleur du poêle (au b. de 3 h.). — Petit frisson à 7 heures du soir (Ng). — Frissons dans le dos (Stf). — Violent frisson, précédé la veille d'une grande agitation et suivi de sueur pendant la nuit (le 9ᵉ j.) (Str). — Violent frisson ; une sensation de froid court le long du dos et oblige à se coucher et à se couvrir ; on ne se réchauffe que lentement et l'on sent un nouveau frisson dès qu'on sort la main du lit ; en même temps les mains sont raidies par le froid et l'on a un embarras douloureux de la tête, sans chaleur ensuite (au b. de 26 h.) (Stf). — Froid prolongé sans soif, puis soif nocturne et diarrhée après la fièvre (Ng).

Grande chaleur, de 1 à 4 heures du matin, avec haleine courte, sans soif, avec chaleur générale de courte durée et sécheresse des lèvres et du bout de la langue ; le fond de la bouche est humide. — Accès de chaleur passagère, surtout le soir ; en même temps légère agitation fébrile et chaleur brûlante à la paume des mains. — Chaleur générale vers 8 heures du soir, sans soif ni frisson auparavant. — Chaleur fébrile, surtout au visage, de 2 à 3 heures de l'après-midi et de 6 à 7 heures du soir (au b. de 14 j.). — Accroissement non désagréable de la chaleur par tout le corps. — Accès fréquents de chaleur surtout au visage, avec sécheresse de la bouche, sans soif. — Beaucoup de chaleur surtout au visage, avec vertige, le soir (au b. de 8 j.). — Parfois accès de chaleur anxieuse (au b. de 6 j.). — Chaleur nocturne, qui réveille souvent, sans soif ni sueur (chez une femme) (S. H.). — Fréquente élévation de la température de tout le corps, parfois étant assis ; cela se passe au grand air ou après le repas de midi ; quelquefois aussi c'est accompagné d'anxiété comme si la sueur allait s'établir. — Chaleur anxieuse par tout le corps, après le déjeuner (au b. de 1/2 h.). — Chaleur d'abord aux mains, puis à la tête, enfin à la nuque, avec sensation comme si l'on allait transpirer (au b. de 3 h.). — Fréquentes bouffées de chaleur du dos à la tête, avec rougeur de la face, l'après-midi étant assis. — Chaleur dans tout le corps, surtout à la tête et aux mains, avec amertume de la bouche et nausées (au b. de 2 h. 1/2) (Ng). — Chaleur interne par tout le corps, avec embarras de la tête (Hb). — *Sensation de chaleur et chaleur réelle* (*Brera, Kortum, Voigtel*). — Chaleur de tout le corps, avec prurit intérieur (*Weigel*). — Anxiété et chaleur (*Conradi*).

Sueur qui ne se montre d'abord que sur la partie antérieure du corps, surtout au ventre, plus tard à la poitrine, enfin sous les ais-

selles et sur le dos ; elle cesse pendant le repas de midi. — Tous
les matins, sueur profuse qui accable (au b. de 24 h.). — Sueur au
corps avec froid à la tête. — Sueur avec anxiété (au b. de q. q. h).
— *Sueur nocturne* (au b. de 1 et 5 j.). — Forte sueur pendant la
nuit (la 1ʳᵉ n.). — Sueur nocturne, 6 nuits de suite (au b. de 4 j.).
— La nuit, sueur et urine trouble après avoir eu de l'accablement
toute la journée (immédiatem.) (S. H.). — Sueur seulement à la
tête, après le mouvement en plein air, à la chambre (au b. d'1 h,).
— Sueur à la tête et aux mains, qui alterne souvent avec une
fraîcheur de courte durée (au b. de 3 j.). — Sueur seulement à la
tête et à la paume des mains, après avoir mangé la soupe (au b. de
1 h. 1/2). — Sueur au creux des mains (au b. de 3/4 d'h.). — Sueur
pendant le repas de midi. — Sueur passagère dans la matinée. —
Après minuit, sueur pendant le sommeil, jusqu'au matin, sans soif.
— Sueur légère le matin après le réveil (3ᵉ, 4ᵉ j.) (Ng). — Hypersécrétion de la sueur et de l'urine (*Jahn, Lobst.*). — Sueur ayant
une odeur sulfureuse. — Sueur phosphorescente au front (Vgt). —
Sueur et sentiment d'anxiété, vers le matin (Gln). — Sueur, le matin dans le lit, surtout aux pieds et aux mains. — Sueur le matin,
pendant 3 jours (Str).

Fièvre de 5 à 6 heures de l'après-midi : d'abord froid si intense
qu'on ne peut se réchauffer ; ensuite chaleur avec soif et froid interne ; lorsque celui-ci est passé, chaleur et sueur toute la nuit,
au lit, jusqu'au matin (au b. de 8 h.). — Chaleur fébrile et sueur
la nuit, avec faim insatiable, puis froid avec claquement de dents
et abaissement de la température ; après le froid, chaleur intense,
surtout aux mains, pendant que l'abaissement de température de
la surface du corps persiste. — On est éveillé, la nuit, par la fièvre:
alternatives de chaleur et de froid, avec fortes douleurs dans la
tête, le ventre et les jambes ; dans la matinée qui suit, vomissements qui durent plus de 24 heures, et font perdre complètement
l'appétit et le sommeil (au b. de 14 j.). — Chaleur, dans la matinée,
pendant 2 heures ; elle est précédée d'horripilation, accompagnée
de soif de bière et suivie de froid ; le tout avec un assoupissement
plein de rêves et beaucoup de mouvements des mains. — Fièvre
pendant plusieurs jours, l'après-midi, précédée ou non de froid
(S. H.). — Chaleur, sueur et soif continuelles (Hbg). — Pendant
longtemps, chaleur et sueur par tout le corps, surtout aux aisselles,
les pieds seuls étant secs, 1 heure après le repas de midi. — Chaleur de courte durée et sueur à la tête et aux mains (au b. de

2 h.). — Chaleur générale avec sueur sans soif, de 7 heures à midi. — Chaleur et sueur à la tête et aux mains même aux pieds, quoique la température extérieure du corps soit normale, pendant 3 minutes, puis presque toutes les demi-heures, vers 2 heures et les jours suivants, mais à intervalles plus longs, et même au grand air (Ng). — Fièvre avec pouls petit, dur et fréquent (*Lobst.*). — Fièvre avec langue très chargée (*Kortum*). — Accélération de la circulation (*Jahn, Robbi*). — Battements des artères du cou (*Kortum*).

Pouls accéléré, chaleur plus forte et bien-être général (*Lobst*). — Pouls accéléré, petit, lourd (Hb). — Pouls fréquent et plein (Ng, *Lobst.*). — Pouls fréquent et faible (Bds). — Pouls fréquent et petit (*Brera*, Vgt). — Pouls lent, parfois dur et plein en même temps (au b. de 2, 3, 8 h.) — Le pouls n'est pas plus fréquent pendant l'accès de chaleur (Ng).

Moral. — (1-89). — Grande prostration (au b. de 5 j.). — Tristesse inconsolable, avec pleurs et hurlements, le matin (au b. de 5 j.). — Tristesse et mauvaise humeur, mais pas au point de pleurer. — Humeur triste, découragement. — Tristesse au crépuscule, plusieurs soirs de suite, à la même heure. — Mélancolie. — Le monde effraie, on ne trouve de soulagement que dans les larmes; bientôt après, indifférence complète. — Mélancolie et pleurs abondants. — Oppression anxieuse. — Quelquefois, le soir, anxiété mortelle (le 1er j.). — Anxiété comme si on pressentait quelque malheur. — Beaucoup d'inquiétude, le soir (au b. de 8 j.). — On est vivement inquiet de l'issue de sa maladie. — Anxiété et agitation intérieure, sans motif appréciable.— *Anxiété* et agitation, avec beaucoup de sueur au front et chaleur à la tête. — Agitation pendant les orages. — Grande agitation (au b. de 2 j.). — Timidité et appréhension, le soir. — Timidité craintive, le soir; on croit voir dans chaque coin une figure effrayante. — Grande anxiété et excitation quand on se trouve seul. — Accès d'anxiété, qui semble partir du sein gauche ; ils sont si pénibles que tout le corps tremble; en même temps quelques rapports amers et battements de cœur (chez une femme). — Dégoût de la vie. — On est très poltron. — Mécontentement et irrésolution. — Mauvaise humeur. — Très mauvaise humeur, quoiqu'on soit dans le meilleur état de santé. — On est mécontent de sa santé. — Morosité : tout est désagréable, surtout les hommes et le bruit. — Morosité et paresse. — Mécontentement extrême. — Irritabilité. — On est très enclin à la colère. — Dépit extrême, dans la matinée. — On est très prompt à se fâcher et l'on garde rancune. — On est irrité par la moindre chose, avant le repas de midi ; ensuite chaleur à la face, puis pression à l'estomac, enfin nausées avec beaucoup de chaleur au visage et perte totale de l'appétit. — Dépit violent à propos de futilité, avec froid aux mains, chaleur à la face et battements de cœur. — On est plus irascible que jamais. - La moindre chose met le sujet hors de lui. — On se fâche très facilement (chez une femme). — *Susceptibilité extrême.* — Hypocondrie. — Lorsqu'on pense à une chose désagréable, on éprouve une sorte d'anxiété qui retentit surtout à l'épigastre. — Quand le sujet fixe sa pensée sur un objet quelconque, il éprouve de la chaleur, comme si on lui versait de l'eau chaude sur le corps (chez une femme). — Un événement désagréable cause de l'anxiété mêlée de crainte et de dépit et porte à pleurer (chez une femme). — Humeur très susceptible, on est très offensé par le moindre mot et l'on en est découragé. — On est vivement affecté par la moindre contrariété. — On s'emporte pour des riens. — La contrariété met le sujet hors de lui et le rend furieux (chez une femme). — Emportement et colère, presque sans motif. — Parfois des accès subits de colère. — Misanthropie. — Tendresse (effet consécutif.) — Rires et pleurs spasmodiques. — On ne peut s'empêcher de rire quoiqu'on soit triste (chez une femme). — Habituellement l'imagination est tellement vive, le soir, qu'il suffit de penser à des choses désagréables pour avoir du frisson (chez une femme). — Défaut de pudeur : on se déshabille et veut marcher tout nu, comme un fou (une femme). — Grande indifférence à tout. — Indifférence pour son enfant, qu'on aime cependant beaucoup (chez une femme). —, Inaptitude au travail et manque de gaieté, sans cependant avoir la tête prise. — Distraction, le matin, quoiqu'on ait du goût pour le travail. — Oubli et étourdissements. — Oubli et hébétude, de sorte qu'on fait tout autre chose que ce qu'on voulait. — Affluence d'idées qu'on a de la peine à classer (chez une femme). — Idées délirantes pendant l'assoupissement et pendant la veille: on se croit sur une île lointaine, on croit qu'on a des affaires très importantes, qu'on est une dame de distinction, etc. — Perte des sens, impossibilité de penser, avec mal de tête. (S.H.)

. On est triste, taciturne, concentré. — On n'est apte à rien, paresse, mauvaise humeur. — Tristesse et abattement, pendant longtemps. — Tristesse et mélancolie, comme s'il était arrivé malheur à un des siens (au b. de 14 j.) (Ng). — Tristesse et abattement (Stf). — Mélancolie et pleurs abondants, vers le matin, en se réveillant d'un rêve pénible ; on ne peut s'arrêter de pleurer ni se remettre et l'on continue ainsi pendant un quart d'heure. — Tristesse et grande propension à l'inquiétude (tout le temps) (Hb). — Tristesse, inquiétude, pusillanimité — Inquiétudes qui reviennent souvent (Ng). — Anxiété (Vgt). — Anxiété et chaleur à la tête, avec joues chaudes et rouges ; cela revient souvent et diminue visiblement quand on se tient debout. — Agitation dans la tête pendant la matinée (Ng). — Agitation (Vgt). — On n'est apte à rien. — Mauvaise humeur et propension à se fâcher (Ng). — Disposition à la mauvaise humeur (Bds). — On est sensible et fantasque. — Opiniâtreté (Stf). — Exaltation de la sensibilité générale (*Jahn*). — Excès de gaieté pendant les premiers jours (*Kortum*). — *On* est très dispos, surtout l'après-midi. — Gaieté, bonne humeur, on chante volontiers (chez une femme) (Ng). — Sérénité d'esprit (*Jahn*). — Liberté d'esprit, bonne humeur avec chaleur agréable par tout le corps, surtout aux mains, qui sont toutes rouges par l'afflux du sang ; on voit tout sous un meilleur jour (le 2ᵉ j.) (Ng). — Marche lente des idées (Stf).

Symptômes locaux. — TÊTE. — (90-254). — Tête entreprise, troublée (au b. de 4 j.). — *Étourdissements douloureux, 8 matins de suite.* — Le matin après le réveil, étourdissements si forts qu'il faut tirer le sujet du lit (chez une femme). — Étourdissements, le soir au lit. — Tête étourdie lorsqu'on se remue (chez une femme). — Étourdissements avec forte douleur de tête, frisson et froid, sans soif ; chaleur intermittente à la tête, frisson et malaise par tout le corps (au b. de 36 h.). — On est comme hébété pendant plusieurs jours. — Le matin, en se levant, on a de la peine à reprendre ses sens ; *vertige, pesanteur et douleur de tête comme si l'on avait couché la tête trop basse.* — On est comme plongé dans la stupeur quand on s'éveille la nuit (chez une femme). — Le matin en s'éveillant, stupeur douloureuse de la tête, qui ne cesse que quelque temps après qu'on s'est levé. — Faiblesse dans la tête, celle-ci fait mal quand on y pense. — Grande faiblesse dans la tête, qui fait qu'on ne peut supporter le bruit du piano. — Faiblesse dans la tête, battements dans cette région en riant, en marchant lourdement, en étendant les membres ; ces battements sont forts surtout quand on est resté longtemps assis. — Vertige, le matin en sortant du lit. — Le matin, vertige qui va toujours en augmentant : sorte de pesanteur dans le devant de la tête, avec nausées à se trouver mal, obscurcissement de la vue quand on se baisse et beaucoup d'éternuements, jusqu'au soir ; cela diminue au grand air (au b. de 7 j.). — Vertige dans la matinée, même à la promenade, on voit tout tourner autour de soi, on chancelle et la démarche est incertaine (chez une femme). — Tournoiement dans la tête, le soir, étant au lit ; on ne peut rester couché et est obligé de se mettre sur son séant ; ensuite surviennent 4 selles diarrhéiques avec violent frisson, suivi de chaleur et de sueur profuse (chez une femme). — Accès de vertige tournoyant ; on se trouve ensuite dans l'attitude d'un homme qui étend les bras pour se-soutenir après les objets environnants. — Vertige court mais violent, le soir, pendant 10 secondes. — Violent vertige, le soir en marchant ; on voit tout tourner autour de soi ; cela cesse quand on reste debout et revient quand on se remet à marcher. — Vertige si fort, à midi, qu'on est sur le point de tomber de sa chaise. — On a souvent, à midi, un vertige qui oblige à prendre de grandes précautions, en sortant, pour ne pas tomber. — Vertige en se levant de table après le repas de midi (au b. de 9 j.). — Accès de vertige, tous les jours en sortant de table, au point qu'on ne sait pas bien où on en est. — Vertige plusieurs fois par jour, on trébuche en marchant, comme une personne ivre (chez une femme). — Vertige en fermant les yeux, comme si l'on tournait sur soi-même. — Vertige en se baissant, avec froid et nausées, de temps en temps. — Vertige quand on fait un tour sur soi-même, on ne sait où l'on en est ; il en est de même quand on se baisse, dans la matinée (chez une femme). — Vertige avec mal de tête et beaucoup de salivation, on ne fait que cracher pendant 3 jours (chez une femme). — Mal de tête étant couché, avec nausées ; quand il est passé on a une sorte de vertige. — Violent mal de tête en se baissant (au grand air, au b. de 11 j.). — Mal de tête à la moindre contrariété. — Mal de tête, le matin, en commençant à marcher ; il se renouvelle sous l'influence d'autres mouvements. — On est éveillé tous les matins par une douleur dans le front, au-dessus des yeux, qui se dissipe peu à peu quand on est sorti du lit, pendant 21 jours de suite (chez une femme). — Mal de tête, qui commence aussitôt après qu'on s'est mis au lit, 2 soirs de suite. — Douleurs de tête, la nuit, après avoir eu des nausées dans la soirée. — Céphalalgie étourdissante, comme un avant-coureur de coryza. — Pesanteur, faiblesse et vide dans la tête, le matin. — Lourdeur de tête, on voit comme à travers une gaze. — Grande lourdeur de tête (au b. de 18 j.). — Plénitude et stupeur dans la tête. — Plénitude dans le cerveau, qui ne ressemble pas à celle que causerait une congestion et n'empêche pas de penser. — Douleur contusive dans le cerveau, depuis l'après-midi jusqu'au soir au moment de s'endormir ; elle se dissipe pendant le sommeil. — Céphalalgie pressive çà et là, qui dégénère en douleur semblable à celle que causerait une meurtrissure de la surface du cerveau. — Pression qui passe çà et là dans la tête. — *Douleur pressive dans le front, jusqu'aux yeux,* comme s'ils étaient poussés hors des orbites. — Douleur pressive dans le front, le soir. — Céphalalgie pressive et pinçante. — *Douleur pressive* dans le front, au-dessus des yeux, 2 jours de suite, depuis le matin jusqu'à la nuit, avec fouillement dans le haut de la tête (au b. de 4 j.). — Céphalalgie pressive ou sensation de vide, avec secousses ou déchirements dans la tête, tous les matins ; au réveil aggravation par le mouvement. — Céphalalgie pressive unilatérale, qui est dissipée par la marche au grand air (immédiat.). — Douleur pressive çà et là sur la surface du cerveau, au synciput. — Céphalalgie pressive, alternativement dans les tempes et au synciput, avec sentiment de plénitude non congestive dans le cerveau (au b. de 2 h.). — Céphalalgie pressive de dedans en dehors au-dessus des yeux, comme si le front allait éclater ; cette sensation est plutôt superficielle (au b. de 24 h.). — Céphalalgie constrictive tous les 2 jours. — Tiraillement spasmodique au-dessous du vertex avec élancements dans les tempes. — Élancements dans la tempe droite, le soir (au b. de 9 h.). — Quelques élancements dans la tête, le soir (au b. de 5 h.). — Élancements dans les tempes, le soir, avec douleur dans toute la tête. — Élancements dans divers points de la tête, surtout le soir. — Élancements dans le côté droit de la tête, pendant plusieurs jours. — Élancements à l'occiput. — Élancements comme des coups d'aiguille au sommet de la tête. — Élancements et pression à l'occiput, suivis de forts battements dans le front. — Douleur pulsative dans les tempes, qui dure souvent des demi-heures entières. — Pulsations dans la tête, le matin au réveil. — Pulsations dans la tête, étant couché. — Douleur pulsative dans et sur le sommet de la tête, surtout quand on mâche et quand on y touche. — Secousses dans le devant de la tête, comme si l'on secouait des balles de plomb dans le cerveau. — Beaucoup de secousses dans la tête, surtout pendant une selle laborieuse. — Bruissement dans la tête (au b. de 2 h.). — Fort bruissement dans la tête, surtout étant assis. — *Douleur brûlante dans le front.* — Froid au côté gauche de la tête avec douleur profonde dans l'oreille. — Il semble que le cerveau s'engourdit, quand on reste au grand air. — Douleur brûlante à l'extérieur de la tête, elle est chaude au toucher sans que la température du reste du corps soit plus élevée ; en même temps inappétence et besoin de se coucher (au b. de 9 j.). — Douleur comme si l'on avait une plaie au sommet de la tête. — On a facilement froid à la tête. — Pression sur certains points de la tête, comme s'il y avait des tubercules sous la peau. — Gonflement luisant, mais non inflammatoire, indolent, au front, avec douleurs des plus violentes au-dessus des yeux. — Douleur constrictive spasmodique au haut de la tête, l'après-midi et le soir (au b. de 5 j.). — Douleur spasmodique et froid dans tout le côté gauche de la tête. — Chatouillement dans le périoste autour des yeux (S. H.).

La tête est facilement entreprise partout. — La tête est fortement entreprise, avec vertige à se laisser tomber (Mbn). — Embarras de la tête après avoir mangé (Bds). — Embarras et pesanteur dans la partie antérieure de la tête, qui entraînent celle-ci en avant ; cela diminue au grand air et en plissant la peau du front, cela revient à la chambre et augmente quand on se baisse. — Embarras de la tête avec hébétude, surtout au sommet et à la partie antérieure de la tête (Ng). — Obnubilation de la tête (Bds). — Sentiment de vide et de malaise dans la tête, le matin après le lever (Hb). — Obnubilation prolongée dans la tête comme si l'on n'avait pas assez dormi (Ng). — Légère stupeur avec douleur au front, entre les yeux, cessant après le repas de midi, mais revenant au bout d'une heure et durant jusqu'au soir (Hb). — Vertige (Bds). — *Vertige* avec embarras de la tête ou stupeur, comme si l'on allait perdre connaissance, parfois en rentrant du grand air dans une chambre chaude. — Vertige en se levant de sa chaise. — Vertige avec obscurcissement de la vue (Ng). — Vertige suivi de nausées et douleur gravative dans le milieu du cerveau, avec stupeur et sensation comme si l'on allait tomber, le matin et après le repas de midi ; ensuite, dans l'après-midi, nausées, soda, rougeur de la face et sensation d'un corps étranger dans la gorge, avec tristesse et pleurs sans motif ; le soir, on voit comme une gaze devant les yeux et l'on a du prurit aux paupières (Mbn). — L'après-midi, état de vertige, comme si l'on était assis sur une chaise très haute et qu'on vît les objets au-dessous de soi ; ensuite humeur hypocondriaque avec envie de dormir et accablement, jusque vers 9 heures

du soir (Hb). — Vertige au point de tomber, le matin après s'être.
levé (Str). — Mal de tête au-dessus de l'œil gauche, avec taches
noires qui voltigent devant les yeux (Gln). — Mal de tête en réfléchissant, le soir (Ng). — Grand mal de tête sourd avec nausées,
éructations et afflux d'eau à la bouche (Mbn). — Douleur sourde
dans la moitié gauche de la tête. — Douleur sourde dans le front,
avec chaleur. — Céphalalgie sourde et mauvaise humeur, le matin
au réveil et après s'être levé (le 2ᵉ j.). — Céphalalgie sourde, stupéfiante (au sommet de la tête). — Mal de tête sourd, comme à la
suite d'une débauche nocturne (Ng). — Grand sentiment de stupeur
avec douleur pressive dans la tête, inaptitude au travail, surtout à
celui de l'esprit, et envie de dormir; grande amélioration quand
on reste tranquillement couché et à moitié endormi, mais le mal
revient bientôt après qu'on s'est levé et quand on se remue; il semble
en même temps qu'il n'y a plus de cohésion entre les parties de
la tête et l'on éprouve une douleur de plaie sur certains points du
crâne lorsqu'on y touche, pendant plusieurs jours (Hb). — Lourdeur de tête (le 1ᵉʳ j.). — Plénitude dans la tête avec obturation des
oreilles sans diminution de l'ouïe, si ce n'est en avalant. — Pression
depuis le côté droit du devant de la tête jusqu'au dessus de l'œil.
— Pression de dedans en dehors dans le devant de la tête, vers la
racine du nez. — Douleur comme si la tête allait éclater, elle est si
violente qu'on pleure à chaudes larmes, depuis 6 heures du matin
jusqu'au soir après s'être couché (Ng). — Douleur tiraillante et
pressive dans les deux tempes (Stf). — Douleur pressive et tiraillante avec embarras, tantôt au côté droit, tantôt au côté gauche de
la tête. — Douleur tiraillante sur un petit point du côté droit de la
tête, le soir (Ng). — Céphalalgie tiraillante, le matin; elle dégénère
vers midi en une sorte de vertige avec éblouissement, cesse après
qu'on a mangé, mais revient vers 2 heures, avec afflux rapide de
sang à la tête, vivacité et excitation de l'esprit; le soir suivant,
lassitude et abattement inaccoutumés avec inaptitude à tout travail
(Hb). — Déchirement dans le front. — Violent déchirement dans
le haut de la tête, jusque vers l'os malaire, l'après-midi, étant
assis. — Déchirement dans les tempes, vertige dans le devant de
la tête et battements avec élancements au vertex. — Déchirement dans les deux tempes, que la pression fait cesser un instant, mais qui revient plus fort presque aussitôt (Ng). — Déchirement dans le haut du côté droit de la tête, comme si l'on tirait
un cheveu, étant assis (Stf). — Léger déchirement dans la tête,

surtout au-dessus de l'œil droit (Hb). — Violent déchirement de bas en haut dans le côté droit de la tête, le soir, étant assis. — Violent déchirement dans la tête avec élancements dans le côté droit du ventre, étant assis. — Tressaillements fréquents au haut de la tempe gauche; ensuite tiraillement vers le côté du front, après le repas de midi (Ng). — Douleur périodique, pulsative et tressaillante, à la racine du nez, pendant 8 jours et toujours vers 9 heures; elle se propage aussi dans le nez et les yeux; c'est vers midi qu'elle est le plus intense, alors il se déclare des vomissements (Str). — Douleur fouillante dans la tête de temps en temps, avec hébétude, toute la journée; elle rayonne plutôt vers le côté droit, pendant le mouvement aussi bien que pendant le repos; elle ne diminue qu'à l'air frais (Ng). — Douleur périodique mêlée d'élancements dans le devant de la tête, surtout dans le côté gauche, principalement l'après-midi et le soir (Hb). — Élancements parfois brûlants dans la région frontale, au vertex, dans les côtés de la tête, dans le côté gauche de l'occiput et dans les tempes; quelquefois ils sont accompagnés de la même sensation que si l'on tirait les cheveux ou que la tête fût sur le point d'éclater, après le repas de midi ou le matin, surtout quand on est assis; le frottement les fait souvent cesser (Ng). — Élancements dans la moitié gauche de la tête. — Élancements déchirants dans diverses parties de la tête (au b. de 5 sem.) (Hb). — Battements au synciput et dans le côté gauche de la tête, surtout à l'occiput. — Battement et rongement dans l'os pariétal droit, le soir. — Martellement et élancement d'avant en arrière au sommet de la tête. — Coups dirigés du côté de la tête vers la racine du nez et la joue droite (Ng). — *Afflux du sang vers la tête* (*Kortum, Voigtel*). — Le sang monte facilement vers la tête, le soir (Hb). — Afflux insupportable du sang vers la tête (*Weigel*). — Afflux du sang à la tête, avec chaleur brûlante et rougeur de la face, étant assis. — Bruissement dans la tête, presque toute la journée (Ng). — Chatouillement dans la tête (Ng). — Douleur fourmillante passagère au front (Gr.). — Beaucoup de chaleur et sensation de chaleur à la tête, surtout au front et à la face (ainsi qu'aux mains), parfois avec battements dans la tête; quelquefois cette sensation semble monter (du dos) et elle cesse au grand air (qui est frais). — Chaleur à la tête, puis dans tout le corps et aussi aux pieds, comme si l'on allait transpirer, 1 heure après le repas de midi. — Bouffée de chaleur de la poitrine à la tête et par tout le corps, en mangeant (de la soupe), avec sensation comme si l'on allait transpirer. — Sensation de chaleur dans la tête, où il semble qu'un corps étranger se promène. — Douleur brûlante à la région frontale, parfois avec nausées. — Fréquentes alternatives de froid et de chaleur dans tout le corps (au b. de 2 h.). — On souffre moins de la tête au grand air (chez une femme). — Quand on va au grand air, après le repas de midi, les maux de tête cessent presque entièrement, il ne reste qu'un peu de stupeur et d'obstruction des oreilles ; mais les douleurs ne tardent pas à revenir dans une chambre chaude. — Sensibilité à l'extérieur du vertex et tressaillements, comme si l'on tirait les cheveux (Ng).

YEUX. — (255-333). — Douleur fouillante dans les yeux. — Douleur au bord des paupières. — Pression dans les paupières supérieures. — Pression dans les yeux. — Pression et pesanteur dans les yeux, comme si l'on avait envie de dormir. — Pression dans les yeux, avec trouble de la vue. — Douleur pressive sourde dans l'orbite. — Pression et élancements dans les yeux, qui sont troubles et injectés. — Les globes oculaires font mal comme s'ils étaient comprimés ; on augmente la douleur en regardant. — Pression et ardeur dans les yeux, pendant 2 jours. — Élancement et déchirement dans le fond de l'œil droit, étant assis, l'après-midi. — Élancements dans l'œil gauche et orgeolet à la paupière inférieure. — Élancements derrière les yeux. — *Prurit aux paupières*, souvent dans la journée. — Prurit dans les yeux. — Cuisson et sécheresse des yeux en lisant. — Ardeur dans le globe de l'œil, pendant une demi-minute. — Douleur brûlante dans l'œil et autour. — Chaleur et ardeur dans les yeux, plusieurs fois dans la journée, pendant 4 à 5 minutes. — Inflammation des yeux (au b. de 27 j.) — *Ophtalmie* avec ardeur et prurit dans les yeux (au b. de q. q. h.) — Inflammation de l'œil droit avec faiblesse du gauche. — Inflammation et rougeur de l'œil avec *prurit* et douleur pressive. — Rougeur, inflammation et suppuration à l'œil droit, avec douleur brûlante, pendant 2 jours. — Tuméfaction de la paupière supérieure droite, avec prurit et pression. — Sorte d'emphysème de la paupière supérieure droite. — Gonflement des paupières de l'œil gauche, avec douleur aux os de l'orbite quand on y touche. — Bouton au bord de l'orbite. — Sentiment de sécheresse dans les yeux. — Larmoiement et trouble de la vue, le matin en travaillant (au b. de 4 j.) — *Les yeux pleurent très facilement au grand air*. — Larmoiement considérable, même la nuit. — Cuisson, larmes et mucosités dans l'œil droit, le soir. — Suppuration à l'angle interne de l'œil, le matin. — Suppuration des yeux, le matin, avec ardeur, élancements et trouble de la vue. — Occlusion des yeux par de la chassie, le matin, avec suppuration et larmoiement dans la journée. — Faiblesse, lassitude des yeux, comme si l'on avait sommeil. — Grande faiblesse des yeux, surtout le matin au réveil ; elle diminue un peu quand on est levé (au b. de 5 j.) — Propension à ne regarder que d'un œil. — Myopie : les contours des objets éloignés sont comme effacés. — On est obligé de regarder les objets de près pour les voir distinctement ; de loin tout paraît enveloppé d'un nuage de fumée ou d'une gaze ; même de près on ne peut pas conserver longtemps la vision distincte ; on voit mieux quand on dilate les pupilles en fermant les yeux avec la main (chez une femme). — On voit plus distinctement le matin et au crépuscule que dans la journée. — On voit tout comme à travers une gaze, et, en même temps, la connaissance est un peu émoussée. — *Une sorte de gaze noire devant l'œil droit.* — Points noirs qui passent devant les yeux. — De larges taches noires voltigent devant les yeux, après qu'on a mangé. — Tremblement des objets qu'on regarde, le matin au réveil ; ils paraissent n'avoir que des contours incertains. — Tremblottement devant les yeux et bruissement dans la tête. — Étincelles devant les yeux, dans l'obscurité. — Cercle vert autour de la lumière des bougies, le soir. — Sensibilité des yeux à la lumière artificielle, le soir. — Les yeux font mal en lisant à la lumière du jour aussi bien qu'à la lumière artificielle (S. H.)

Pression dans les yeux comme par du sable (Gln). — Tension dans les yeux. — Élancements et sécheresse dans les yeux. — Léger élancement dans les angles internes des yeux, plus fort au grand air, le matin (Ng). — Sensation dans l'angle externe de l'œil droit comme s'il s'y trouvait quelque chose de salé ou de corrosif, sans rougeur (Stf). — Cuisson dans l'œil gauche (au b. de 3 h.). — Prurit dans l'œil gauche, dissipé par le frottement (Ng). — Afflux du sang vers les yeux : le sujet en a conscience, mais cela ne lui est pas désagréable (Gr.). — Ardeur dans les paupières supérieures (au b. de 3 h.) (Bds). — Inflammation des yeux, avec élancements (Hg). — Rougeur du blanc de l'œil avec prurit, sensation d'excoriation et écoulement de larmes brûlantes et corrosives. — Rougeur de la conjonctive, avec sensation d'un corps étranger dans l'œil, qui oblige à le frotter et à l'essuyer continuellement (Mbn). Teinte jaune du blanc de l'œil (*Weickard*) — Sécheresse passa-

gère des yeux. — Sécheresse des yeux, le matin au réveil (Ng). —
Larmoiement (Stf) — Larmoiement et trouble des yeux en lisant.
— *Larmoiement* dans une chambre chaude. — Hypersécrétion des
paupières des deux yeux, au point que celles-ci sont agglutinées.
— Les paupières sont collées ensemble et difficiles à ouvrir, le
matin au réveil (Ng). — *Tressaillement des paupières et de l'angle
externe de l'œil gauche*, qui se répète très souvent (Gr). — Rétrécissement considérable des pupilles (Str). — La vue se perd en
lisant (Ng). — La vue est très faible. — Fréquents accès de cécité
subite, on a comme un voile gris devant les yeux (Str.). — Des
taches noires voltigent devant les yeux (Ng). — La lumière du
jour éblouit (Str).

Oreilles. — (334-372). — *Douleur d'oreilles*. — Pression dans
les deux oreilles. — Douleur tiraillante dans les deux oreilles. —
Douleur tiraillante sourde au lobule de l'oreille. — Déchirements
terribles et élancements dans l'oreille et tout autour, en cercle,
dans la tête, comme si celle-ci allait éclater. — Élancements dans
l'oreille. — *Vif prurit dans l'oreille* — Pulsations dans l'oreille
après avoir marché vite. — Chaleur et rougeur de l'oreille. — Humidité de l'intérieur de l'oreille. — Sentiment de sécheresse dans
l'oreille, avec et sans bourdonnements. — Grand retentissement
dans les oreilles, le matin. — Chacune des paroles qu'on vient
d'entendre retentit dans l'oreille avec le même timbre et au même
ton. — Bruit tel dans la tête, en parlant fort, qu'on ne croit pas
parler haut. — L'oreille droite se bouche quelquefois. — Fort
bourdonnement d'oreilles (au b. de 23 j.). — *Bruissement dans les
oreilles* comme si une gaze était appliquée dessus. — Bruit clair
et tintement dans l'oreille gauche. — Chant continuel dans les
oreilles, plus fort quand on est couché. — Dureté de l'ouïe avec
sensation d'un corps étranger dans l'oreille (S. H.).

Pression en avant des deux oreilles, dans une chambre chaude;
le froid la dissipe. — Déchirement dans l'oreille droite, même
l'après-midi, étant assis. — Déchirement douloureux juste au-dessous de l'oreille droite, étant assis ; le frottement le dissipe. —
Tressaillement dans l'oreille gauche. — Vif élancement tressaillant
dans le lobule de l'oreille gauche, étant assis (Ng). — Vifs élancements dans la profondeur des deux oreilles (Bds). — Élancements
dans le lobule de l'oreille droite. — Fréquents élancements très
sensibles dans le conduit auditif externe droit. — Douleur dans le
lobule de l'oreille droite, comme si l'on appuyait dessus fortement

avec la main, et sensibilité telle qu'on ne peut supporter dessus aucun ruban ; cela se dissipe le soir (chez une femme). — Violent battement lancinant derrière l'oreille, au lobule (Ng). — Boutons dans l'oreille avec élancements (Hg). — La parole retentit fortement, comme un écho, dans les oreilles (Gr.). — Les oreilles se bouchent presque continuellement (Ng). — L'oreille gauche se bouche subitement et l'on y éprouve ensuite des bourdonnements ; puis on a tantôt de la surdité tantôt une otorrhée jaune, pendant plusieurs semaines ; en appuyant sur l'oreille on entend mieux pour quelques instants (chez une femme) (Gr.). — Bruissement continuel dans les deux oreilles (Ng).

Nez. — (373-404 et 1125-1158). — Vive douleur dans le nez, dans la matinée. — Douleur d'excoriation dans les deux narines, même quand on y touche. — Rougeur foncée d'une aile du nez, avec douleur d'excoriation quand on y touche. — Inflammation interne du nez, avec sentiment de sécheresse et saignement lent. — Enflure du nez avec coryza. — Enflure du nez, qui est douloureux au toucher. — Stries de sang dans le mucus nasal. — Quelques gouttes de sang coulent du nez. — *Saignement de nez* (immédiatem. et au b. de 17 j.). — Fort saignement de nez, le soir (au b. de 7 j.). — Fréquents et forts saignements de nez. — Saignement de nez très abondant (au b. de 24 j.). — Saignement de nez, surtout en allant à la selle. — On mouche souvent du sang. — Le matin, on mouche souvent du sang avec des mucosités jaunes. — Odorat particulièrement délicat pendant les douleurs de tête (S. H.). — Sentiment de plénitude dans le nez. — Sensation de pression dans le nez, comme pendant un coryza. — Prurit et chatouillement dans et sur le nez, aussi après le repas de midi. — Prurit fréquent dans la narine gauche, le matin. — Vésicules dans la narine droite, qui ne brûle que lorsqu'on y touche (Ng). — Petit bouton douloureux dans l'aile gauche du nez (Str). — Boutons dans le nez. — Caillot membraneux dans le nez, sans prurit ni obturation. — Prurit au nez et saignement après l'avoir frotté. — Térébration dans le nez jusqu'à ce que le sang vienne (Hg). — Odorat plus sensible, surtout aux mauvaises odeurs (Gr.).

Fréquents éternuements sans coryza, plusieurs soirs de suite. — Fréquents éternuements. — Éternuements aussitôt après le repas de midi. — Narines bouchées, tous les matins. — Beaucoup de mucosités s'écoulent du nez, sans coryza. — Il coule beaucoup d'eau

du nez, sans mucosités, au grand air. — Écoulement jaune-verdâtre
par le nez. — Du mucus jaune coule du nez, le matin, et l'on
mouche du sang. — Sensation d'obturation du nez avec embarras
de la tête, comme si l'on allait avoir un coryza. — *Enchifrènement.* — On est menacé d'un coryza et obligé de se moucher à
chaque instant (chez une femme). — Coryza, le soir. — *Coryza*
avec beaucoup de chaleur dans la tête (au b. de 8 j.). — Coryza
très prolongé. — Violent coryza fluent avec grand embarras de la
tête, manque d'appétit et sentiment général de malaise (au b. de
48 h.). — Coryza avec angine et fort embarras de la tête (S. H.). —
Éternuements fréquents (au b. de 1/2 h.) (Gr.). — Fréquentes
envies d'éternuer et éternuements fréquents, que l'on redoute
parce qu'ils provoquent une vive douleur dans la gorge, comme
si elle se déchirait, plusieurs matins de suite. — Éternuements
d'abord avortés, puis complets, avec éructations (Ng). — Éternuement spasmodique avec sensation douloureuse dans la tête, distorsion des membres et constriction de la poitrine (Mbn). — Éternuements accompagnés de gargouillement dans l'aine gauche. — Fréquentes envies de se moucher (le 4ᵉ j.). — Coryza et sensation de
plénitude dans le nez, surtout au côté gauche, en haut, avec mucosités peu adhérentes. — Obturation du nez, de sorte qu'on ne peut
respirer que la bouche ouverte (chez une femme). — Sentiment
de sécheresse dans le nez, et il semble continuellement que ses
parois vont se coller ensemble (Ng). — Sentiment de sécheresse
dans le nez (Stf). — Il semble souvent que des gouttes d'eau coulent du nez (Ng). — Bouchons dans le nez (Hg). — Violent coryza
avec obstruction du nez (Ng). — Coryza fluent (Gr.). — Fréquentes
alternatives de coryza fluent et d'enchifrènement. — Coryza avec
écoulement d'eau seulement. — Coryza fluent par une seule narine, l'autre étant bouchée. — Coryza avec écoulement de beaucoup
de mucosités (Ng).

VISAGE. — (405-478). — Grande pâleur soudaine de la face, avec
froid, mal de ventre et douleurs de tête (au b. de 12 j.) — Teinte
pâle, maladive de la face (au b. de 8 j.). — Teint pâle et jaunâtre. — Large cercle bleu autour des yeux. — Grande chaleur
à la face, vers le soir (au b. de 14 j.). — Forte chaleur à la face,
avec taches rouges, après s'être débarbouillé. — Chaleur brûlante sur l'une des deux joues, sans soif, tous les soirs pendant
2 heures. — Ardeur à la face, autour du nez et de la lèvre supérieure, comme par le contact d'un corps corrosif. — Sueur à la

face, qui est froide, avec nausées, dans la matinée. — Bouffissure de la face. — *Bouffissure et gonflement autour des yeux.*
— Gonflement des alentours de l'œil. — Gonflement indolent de
la joue et de la gencive. — Douleur dans les os de la face. — Convulsions dans les muscles des joues. — Convulsions dans les
muscles au-dessous de l'œil droit. — Douleur pressive dans les
os des pommettes, les pariétaux et les dents, surtout en mâchant
des aliments chauds et en entrant de l'air froid dans une chambre
chaude. — Tension dans les os malaires, comme s'ils étaient violemment serrés l'un contre l'autre, le frottement fait cesser cette
sensation. — Déchirement dans les os maxillaires, le soir, étant
couché ; il disparaît quand on mange et qu'on remue les mâchoires. — Tension désagréable dans la parotide, surtout en se
baissant ; elle est aussi douloureuse au toucher. — Ardeur quelquefois dans la parotide. — Élancement dans la joue gauche. —
Douleur brûlante à la partie rouge de la lèvre inférieure, avec vésicules blanches, brûlantes sur la face interne (au b. de 11 j.). —
Enflure de la lèvre supérieure, tous les matins. — Contraction
telle des mâchoires qu'on ne peut desserrer les dents (chez une
femme). — Grincement de dents involontaire, comme spasmodique et un peu douloureux. — Tressaillement dans la mâchoire
inférieure, qui ressemble presque au mal de dents. — Violent
tiraillement dans la mâchoire inférieure (S. H.).

Pâleur de la face (Brera). — Paleur de la face, yeux cernés et
abattus (le 2ᵉ j.) (Hb). — Teint terreux, traits abattus avec yeux
caves et cernés (au b. de 6, 7 h.) (Stf). — Pâleur, air malade, le
soir (Ng). — Face hippocratique (Vgt). — Rougeur presque livide
des joues, sans chaleur, à 8 heures du matin (Hb). — *Rougeur
de la face* (Hg). — Rougeur et chaleur à la face, avec légère sueur
au front et embarras de la tête (au b. de 12 h.) (Hb). — Bouffée de
chaleur au haut de la face, qui est plus rouge, avec obscurcissement de la vue (Stf). — Afflux du sang à la face, qui semble gonflée,
au grand air ; cela cesse à la chambre (Ng). — Bouffissure de la
face, du côté sur lequel on était couché (Hg). — Pression de dehors en dedans au-dessus du bord de l'œil gauche, après le repas
de midi. — Déchirement dans les os de la face et les tempes, comme
si tout allait éclater ; cela va toujours en augmentant jusqu'à
8 heures du soir. — Violent déchirement au bord inférieur de l'orbite comme si la chair y était détachée des os. — Déchirement
dans l'os malaire. — Tressaillement à la pommette gauche, que le

frottement fait cesser. — Violent déchirement au-dessous de l'oreille droite. — Un violent élancement remonte du milieu de la mâchoire inférieure gauche jusqu'au front, à travers la profondeur de la joue et de l'œil. — Sécheresse des lèvres, toute la journée. — Sécheresse des lèvres et du palais sans soif (Ng). — Lèvres bleues. (*Brera*). — Élancements brûlants au bord de la lèvre supérieure, étant assis. — Les deux lèvres brûlent comme du feu. — Pression, tiraillement et déchirement dans la mâchoire inférieure, vers le menton (Ng). — Engorgement ganglionnaire à l'articulation temporo-maxillaire (Hg).

Appareil digestif. — (479-1008).

A. *Bouche.* — Mal de dents avec fluxion à la joue. — Violents maux de dents le soir au lit, trois soirs de suite. — Mal de dents, seulement la nuit au lit; il cesse quand on se lève. — Douleur dans une dent creuse, provoquée et augmentée par la chaleur du lit (au b. de 22 j.). — Mal de dents en marchant au grand air. — Douleur (déchirante?) dans les incisives supérieures, provoquée par l'entrée de l'air froid, par des aliments chauds et par l'attouchement. — Violente douleur dans les molaires gauches, en se mouchant fort; elle se termine par des claquements de dents suivis de chaleur des joues. — Pression d'arrière en avant sur les dents du haut et du bas, à gauche (au b. de 8 j.). — Odontalgie tiraillante avec froid aux mains et aux pieds. — Douleur tiraillante dans les premières incisives. — Tiraillement et fouillement dans les dents. — Déchirement dans les dents, tous les jours, le soir ou le matin, surtout au grand air ou en rentrant dans la chambre. — Douleur térébrante continuelle dans une molaire droite. — Rongement et térébration dans une dent, matin et soir, étant au lit. — Battement, tressaillement et élancement dans les dents, au moindre contact du grand air, mais non à la chambre, ni quand la joue est enveloppée. — Odontalgie cuisante. — Une dent se creuse (au b. de |10 j.). — Agacement des dents (au b. de 18 j.). — Branlement des dents qui empêche de mâcher (chez un femme). — Branlement de toutes les dents antérieures du bas, à tel point qu'on pourrait facilement les enlever — Saignement subit des molaires supérieures, sans cause (S. H.). — Violents maux de dents au côté gauche, et, deux jours après, gonflement très douloureux du cou avec cinq grosses pustules blanches dans la bouche (Str.). — Douleur dans deux molaires du bas, le matin après le réveil; elle cesse quand on est levé. — Tiraillement dans une molaire inférieure et ensuite élancements dans le maxillaire supérieur droit, jusqu'à l'oreille, le matin. — Tiraillement dans une molaire inférieure. — Douleur vulsive dans deux dents creuses, en ouvrant la bouche, avec grande sensibilité au contact de la langue ; elle se renouvelle pendant la mastication, quand des parcelles d'aliments entrent dans les cavités. — Déchirement vulsif très douloureux dans les racines des molaires supérieures droites. — Déchirement lancinant dans les racines de plusieurs dents du haut, à droite, le soir ; il cesse quand on appuie dessus. — Déchirement depuis les molaires jusqu'à l'arcade zygomatique, étant assis ; le frottement le fait cesser (Ng.). — Déchirement dans les molaires supérieures droites (Bds.). — Déchirement dans l'alvéole d'une dent inférieure à gauche ; il cesse quand on appuie dessus. — Déchirement dans les molaires supérieures droites, qui revient souvent et cède toujours à la pression. — Déchirement et térébration dans une molaire gauche, dans toutes les positions, même en mâchant et quand on y touche. — Rongement dans une molaire inférieure gauche (Ng.). — Vive douleur lancinante dans les dents de devant, en haut, avec fort gonflement de la lèvre supérieure (Str.). — Il semble que les dents sont enduites de savon ou de graisse, quand on mord, le matin. — Ulcère saignant auprès d'une dent creuse (Ng.). — Douleur d'excoriation à la gencive. — *Sensibilité douloureuse de la gencive*, avec deux petits ulcères qui empêchent de manger. — Prurit et picotements à la gencive. — Ardeur et douleur d'excoriation à la face interne de la gencive des dents antérieures du haut. — Inflammation de la gencive. — Gonflement de la gencive au-dessus d'une dent gâtée. — Gonflement de la gencive avec prurit. — Fort gonflement de la gencive. — Abcès à la gencive après un mal de dents. — Abcès à la gencive avec enflure de la lèvre supérieure (au b. de 17 j.). — Saignement des gencives au moindre attouchement. — *Les gencives saignent et se déchaussent facilement* (S. H.). — Gencive douloureuse, enflée, excoriée (Str.).

Langue chargée. — Enflure à la base de la langue (le 2e j.). — Petits élancements au bout de la langue (S. H.). — Langue blanche et bouche pâteuse (Ng.). — Langue sale (*Kortum*). — Ardeur à la partie postérieure du côté droit de la langue. — Beaucoup de petits boutons rouges, saignants, brûlants, sur la face antérieure de la langue. — Deux petites vésicules claires, causant de l'ardeur quand on y touche, sur le bout de la langue. — Langue blanche, brûlante la nuit. — Picotement au frein de la langue. — Le bout de la langue est râpeux et comme brûlé. — Ardeur au bout de la langue, avec sensation comme si l'on y avait une éruption. — Sécheresse de la langue, sans soif (S. H.).

Bouton douloureux à la face interne de la joue. — Sécheresse dans la bouche, avec grand froid aux pieds. — Douleur au frein de la langue et au palais, qui empêche de manger et de parler. — Un point douloureux au palais. — Chatouillement insupportable au palais. — Prurit au palais pendant plusieurs minutes. — Ardeur au haut du palais. — Vésicules qui crèvent et suppurent, au palais. — Sensation au palais comme si les chairs s'en détachaient, sa surface est ridée et douloureuse. — Sensibilité douloureuse dans la bouche, à la gencive et au palais. — La bouche est comme à vif en plusieurs endroits. — Vésicules douloureuses dans la bouche, avec mal de gorge en avalant et soif (S. H.). — Alternatives continuelles de sécheresse et d'humidité dans la bouche. — Sensation d'énorme sécheresse dans la bouche, qui est pâteuse, avec forte soif; on a beau boire beaucoup d'eau, la bouche ne devient pas moins pâteuse. — Le sang vient à la bouche (au b. de 24 h.) (Stf.). — Prurit picotant au fond du palais, comme dans le coryza; on est obligé de se gratter (chez une femme). — Un élancement dans le haut du palais, aussitôt après le repas de midi. — écheresse et âpreté au palais, dans la matinée (Ng).

B. *Pharynx et œsophage.* — Mal dans la gorge, qui semble râpeuse et excoriée; le fond en est d'un rouge foncé. — Pression dans la gorge, le matin. — Pression lancinante dans la fossette du cou. — Mal de gorge, il semble que la luette est enflée. — *Fort gonflement des amygdales.* — Fort gonflement de l'amygdale gauche qui empêche d'avaler et de remuer la tête (au b. de 11 h.) — Pression qui descend de la gorge vers l'estomac. — Pression dans la gorge et gonflement des amygdales, qui provoque une petite toux quand on les touche. — Pression dans la gorge. — Grattement dans la gorge, l'après-midi et le soir. — *Grattement dans la gorge.* — Douleur lancinante dans la gorge en avalant. — *Sécheresse dans le gosier et dans le pharynx.* — On détache de la gorge des crachats gris, d'un goût salé (S. H.).

Sécheresse dans la gorge, de sorte qu'on a de la peine à avaler, le matin, au réveil; cela cesse après qu'on a mangé. — Douleur dans la gorge, en éternuant et en bâillant. — Mal dans la gorge comme si elle était à vif et boursouflée, en avalant et aussi sans avaler ; souvent douleur au larynx quand on appuie dessus. — Douleur d'excoriation dans la gorge, en avalant et aussi sans avaler. — Douleur d'excoriation dans la gorge en toussant (Ng). — Apreté et grattement dans la gorge (au b. de 34 h.) (Stf). — Ardeur dans le pharynx (*Conradi*). — Irritation douloureuse à la langue et à l'œsophage., comme si on les explorait avec une aiguille. — Resserrement à la partie supérieure de l'œsophage (Ng). — Déglutition difficile et douloureuse, vers midi (Bds). — Sensation de rétrécissement autour de la gorge. — Les mucosités qu'on détache de la gorge ont un goût aigre. — Amertume, âcreté avec grattement dans le pharynx (Ng).

Estomac, troubles fonctionnels. — Beaucoup de salive afflue à la bouche. — On crache, le soir, beaucoup de salive qui a le goût d'eau croupie (chez une femme). — Crachement abondant de mucosités, le matin. — Goût pâteux, désagréable, dans la bouche, le matin en se levant (au b. de 1 j.) — Goût sucré dans la gorge, qui fait affluer la salive à la bouche (au b. de 1 h. 1/2). — Goût très aigre dans la bouche, qui fait beaucoup cracher (chez une femme). — *Goût amer dans la bouche*, toute la journée. — Gout très amer dans la bouche, le matin (le 1er j.). — Acidité dans la gorge et grattement à la trachée. — Gout acide dans la bouche. — *Goût aigre dans la bonche aussitôt après avoir pris le lait*. — Goût aigre dans la bouche, surtout le matin. — Aigreur après avoir mangé. — Augmentation des aigreurs chaque fois qu'on a mangé et douleur pulsative dans le front. — Tout donne des aigreurs, même les choses les plus innocentes par elles-mêmes. — Mauvais goût du pain, le matin surtout. — Le pain a un-goût de pâte. — Aucun aliment ne plaît, mais on boirait volontiers continuellement (chez une femme). — Ni appétit ni faim (au b. de 3 j.). — Défaut d'appétit et de faim ; on est indifférent à la nourriture et l'on ne mangerait pas si l'heure n'en était pas venue ; aucun aliment ni aucune boisson ne plaît, presque tout a le même goût et est insipide, les boissons alcooliques semblent être de l'eau et l'on n'en a pas, comme d'habitude, envie. — On a vite assez de fumer le tabac, on ne peut fumer beaucoup, quoique celui-ci ne semble pas mauvais. — *Manque d'appétit*. — Ni appétit ni soif. — Peu d'appétit, mais pas de satiété. — Soif, à midi, avant de manger. — Soif continuelle, — Grande soif d'eau, — On n'a pas faim de la journée, mais si l'on mange on le fait avec appétit (chez une femme). — La nuit, faim canine que rien ne peut rassasier ; ensuite lassi-

tude avec chaleur et sueur, enfin frisson extérieur et claquement
de dents. — Après avoir mangé, presque tous les jours, affadissement, malaise à l'estomac, espèce d'envie de vomir. — Quand on
sort de table la salive conserve le goût de ce qu'on a mangé (au b.
de 9 j.). — Plénitude extrême, jusqu'aux pharynx, qui ôte l'appétit
(chez une femme). — Plénitude dans le pharynx, comme si les
aliments y étaient restés et devaient être vomis, mais sans nausée.
— Eructation après avoir mangé. — *Les douleurs commencent
toujours pendant le repas et durent tant qu'on mange*, à midi et
le soir. — Hoquet après avoir mangé (au b. de 7. j.). — Plénitude
dans le ventre aussitôt après avoir mangé, même avec appétit. —
Après le repas de midi, mal de tête tous les jours. — Après le
repas de midi, vacuité telle dans la tête qu'on n'a pas la connaissance bien nette (chez une femme). — Aussitôt après avoir
mangé, beaucoup de chaleur à la face. — Après avoir mangé (le
soir) sorte de vertige : les objets sont en partie obscurs et invisibles, des zigzags et des anneaux lumineux gênent la vue, il
semble que la tête tourne et l'on ne se sent pas solide sur sa
chaise. — En mangeant, envie de dormir. — Après avoir mangé,
envie de dormir. — Envie de dormir après le repas de midi (au b.
de 15 j.). — Sommeil invincible après le repas de midi. — Une
heure après le repas de midi, mal d'estomac qui cesse au bout de
quelque temps. — Après avoir mangé, pression à l'estomac (au b.
de 4 j.). — Chaque fois qu'on mange, forte pression à l'estomac
(au b. de 2 h.). — Quelques heures après le repas de midi, beaucoup de maux d'estomac avec nausées et embarras de la tête. —
Deux heures après le repas de midi, malaise comme si l'on allait
se trouver mal ; on est obligé de s'asseoir (chez une femme). —
Peu de temps après avoir mangé, fortes pulsations au-dessous du
creux de l'estomac (au b. de 4 j.). — Après avoir mangé, pression
sur la poitrine et haleine plus courte. — Après le repas de midi,
pendant 2 heures, battements de cœur qui font souvent tousser et
monter le sang à la figure (chez une femme, le 4e j.). — Oppression
de la respiration après avoir mangé la moindre des choses. —
Après le repas de midi, oppression de poitrine avec anxiété. —
Chaque fois qu'on a mangé, pression anxieuse dans le ventre,
avec ballonnement du ventre. — En sortant de table, tension et
pression à l'estomac avec grand ballonnement du ventre. — Après
avoir peu mangé, anxiété et agitation dans le sang. — Après avoir
mangé, grande faiblesse dans tout le corps, surtout dans la partie

malade. — Une heure après avoir mangé, vésicule sur la langue.
— Après avoir mangé, à midi et le soir, tension douloureuse dans
le ventre avec beaucoup de borborygmes. — Après avoir mangé,
forte envie d'aller à la selle. — Eructations continuelles avec
fermentation dans le ventre (au b. de 24 h.). — Pendant les éructations, douleur déchirante au cardia. — Beaucoup de renvois
avortés avec pression sur la poitrine (au b. de 11 j.). — Renvois
avortés avec pincements dans le ventre (au b. de 10 j.). — *Eructations fréquentes*, surtout après avoir mangé. — On a souvent des
éructations avortées, avec sensation aux hypocondres comme si
toute la région était pleine de gaz qui ne peuvent pas se dégager
suffisamment. —Dès qu'on mange *on a des éructations* : elles sont
d'abord insipides, puis *plus tard elles rappellent le goût de ce qu'on
a pris*, comme si le travail de la digestion n'avait pu s'opérer. —
Violents rapports, qui causent des douleurs à la poitrine (au b. de
q. q. h.) — *Violents rapports ayant le goût des aliments*, même
des plus inoffensifs, avec borborygmes, comme après une purgation. — Rapports en partie d'aliments, en partie aigres. — Renvois aigres, chaque fois qu'on a mangé. — Renvois aigres, le
soir. — *Répurgitation des aliments* et renvois sans mauvais goût. — Régurgitation d'une gorgée de bile, en se baissant
beaucoup. — Soda, le matin et l'après-midi. — Soda les premiers
jours. — Soda après avoir pris de la graisse, même en petite
quantité. — Soda, deux après-midi de suite. — Hoquet fréquent
dans la journée, même avant d'avoir mangé (au b. de 15 j.). —
Nausées continuelles (au b. de 11 j.). — Nausées presque toute la
journée. — Nausées avec grande soif. — Nausées avec grande soif
et inappétence, on est obligé de se coucher (chez une femme). —
Nausées vers midi et l'après-midi, qui cessent quand on a bu. —
Nausées fréquentes. — Nausées qui rendent la parole embarrassée,
le soir au lit (chez une femme). — Nausées à se trouver mal, de 8
à 9 heures du matin. — Nausées toute la journée et vomissement
le soir. — Le soir tard, nausées à se trouver mal et vomissement.
— Nausées jusqu'à la syncope, en partie dans la matinée, en partie le soir. — Envies de vomir, le matin jusqu'au déjeuner. —
Envies de vomir et accès de syncope, avec pression sourde
au creux de l'estomac, à tel point qu'on ne peut supporter sur
cette région le poids d'aucun vêtement (au b. de 41 h.). — *Nausées avec envie de vomir*. — Nausées en sortant de table, avec
renvois, mal au cœur et écoulement d'eau par la bouche. — Nau-

sées et vomissement en voiture. — Vomissement des aliments, le soir. — Vomissements bilieux pendant 18 heures ; puis, au bout de 24 heures, nausées et manque d'appétit sans mauvais goût dans la bouche (au b. de 18 j.). — Vomissements bilieux toute la nuit (S. H.).

Afflux d'une grande quantité de salive aqueuse dans la bouche. — Afflux d'eau à la bouche, avec amertume dans la gorge (Ng.). — Afflux à la bouche (Mbn). — Une salive amère et aigre vient à la bouche (Ng). — Beaucoup de salive aqueuse dans la bouche (Ng). — Salive épaisse et écumeuse dans la bouche, mais sans mauvais goût (Stf). — Diminution, sans toux, des crachats muqueux du matin (Gr.). — Goût salé, douceâtre et aigrelet, avec sensation dans la bouche comme s'il y affluait beaucoup de salive (Stf.). — Amertume dans la bouche avec âpreté dans la gorge. — Amertume dans la bouche et la gorge, le soir, avec grande sécheresse et soif ardente, qui fait boire beaucoup d'eau ; cela cesse quand on est couché (Ng). — Le déjeuner a un goût amer (Gr.). — Goût aigre et pâteux dans la bouche, le matin ; il cesse quand on a mangé du pain (Ng). — Diminution de l'appétit. — Défaut d'appétit, le matin, avec langue blanche et plénitude à l'épigastre sans altération du goût des aliments. — Le lait bouilli répugne tout à fait. — Le matin, non seulement on manque d'appétit, mais après le déjeuner on éprouve de la plénitude et du malaise, comme si l'on avait trop mangé. — L'appétit est meilleur et l'on trouve aux aliments leur goût naturel (Gr.). — Diminution de l'appétit avec lassitude (Hb). — Le déjeuner ne plaît pas, quoique le goût des aliments ne soit pas altéré. — Soif après avoir mangé. — Soif, le matin aussitôt après s'être levé. — Augmentation de la faim et de l'appétit (1er, 2e j.) (Ng). — Faim canine (Lbs). — Appétit violent, sorte de boulimie (*Bouttaz*). — Renvois aigres après avoir bu du lait. — Après avoir mangé, sentiment agréable de satiété dont on ne se rend pas bien compte. — Le soir, si l'on mange à son appétit, on a aussitôt un malaise à l'épigastre, le sommeil est agité et l'on n'a pas faim le lendemain matin (Gr.). — Après avoir mangé, grattement dans la bouche et grande lassitude ; la marche fatigue beaucoup, on a froid et l'on est de mauvaise humeur (au b. de 25 h.) (Stf). — *Éructations fréquentes*, l'estomac est comme plein d'air (*Alph. Le Roi*). — Rapports incomplets. — Envie continuelle de faire des rapports, avec nausées. — Éructations d'abord avortées, puis complètes. — Éructations incomplètes, quelquefois avec bâil-

lements avortés. — *Éructations fréquentes*, même en mangeant.
— Éructations avec mal d'estomac. — On a souvent des éructations bruyantes. — Rapports ayant le goût de l'urine, souvent.
— Rapport ayant le goût d'orange. (Ng). — *Éructations* (au b.
de 3 h.) (Stf). — Éructations avec ardeur (Hb). — Fréquentes
éructations et bâillements (au b. de 6 h.). — Rapports avec
afflux de salive et constriction à la bouche, allant jusqu'à l'étranglement ; en même temps crachats muqueux, suivis d'éructations et de bâillements (au b. de q. q. h.) (Mbn). — Renvois amers
(Ng). — Renvois ayant l'odeur et le goût du phosphore, et des
vapeurs bleues sortent de la bouche (Hb, Ng). — Renvois ayant
le goût du phosphore, avec bâillements, ardeur et grattement à la
gorge, crachats muqueux et embarras de la tête (Mbn). — Rapports
ayant l'odeur d'huile d'olive ; une vapeur blanche sort du nez. —
Goût de rance dans la gorge. — Régurgitation d'un liquide amer et
rance. — Régurgitation de liquide amer (Ng). — Régurgitation
d'aliments aigres, avec renvois d'un goût désagréable, parfois en
sortant de table, pendant plusieurs jours (Hb). — Il remonte de
l'estomac au pharynx un liquide ayant le goût du nitre. — Hoquet
continuel. — Après le repas de midi, hoquet si violent qu'il cause
une douleur pressive et cuisante au creux de l'estomac. — Dégoût,
même avec hauts-le-corps, pendant 2 jours (Ng). — Nausées (Lbs).
— Nausées avec beaucoup de crachats muqueux, sans toux (Mbn).
— Nausées et malaise à l'estomac, dans la matinée, étant assis. —
Nausées et malaise à l'estomac, parfois avec régurgitation de
liquide (Ng). — Nausées avec vertige, oppression au creux de l'estomac et renvois alliacés (Mbn). — Nausées qui cessent quand on
a bu de l'eau (*Bouttaz*). — Nausées et envie de vomir, parfois avec
régurgitation d'eau, aussi dans la matinée, étant assis (Ng). —
Vomissements répétés (Lbs, *Robbi*). — En proie à des souffrances
affreuses on fait de vains efforts pour vomir ; on n'obtient de soulagement qu'en buvant de l'eau froide (*Le Roi*). — Vomissement
(Vgt). — Vomissement violent (*Weikard*). — Vomissement avec
faiblesse extrême, pouls petit et fréquent, et douleurs dans le
ventre ; mort (Lbs). — Vomissement continuel, spasmes internes,
perte des facultés intellectuelles, paralysie du bras, mort (Hb et
Tr.). — Vomissement de mucosités ayant le goût d'huile d'olive,
la nuit (Ng). — Vomissement de bile, quelquefois (*Kortum*). —
Vomissement bilieux, acide, le soir, à la suite d'un violent vertige
avec nausées ; en même temps les mains, puis les pieds, de-

viennent froids et engòurdis, une sueur froide couvre le front ; après des vomissements répétés en l'espace de 2 heures on a deux selles naturelles ; les nausées et le froid ne cesseut qu'au lit (le 26ᵉ j.) (Gr.). — Ballonnement de l'estomac et du ventre par des flatuosités, avec tendance à l'éructation, qui ne soulage pas toujours (Ng).

Estomac, troubles locaux. — *L'estomac est douloureux au toucher* et aussi en marchant. — Difficulté de digérer des aliments qui autrefois ne faisaient pas mal. — Pression juste au-dessus de l'estomac. — Pression au cardia, surtout en avalant le pain, qui semble s'y arrêter. — *Pression au creux de l'estomac,* continuellement, même à jeun, mais plus encore étant assis. — Pression à l'estomac, le matin au lit (au b. de 8 j.), le soir (au b. de 2 j.). — Pression des plus fortes au creux de l'estomac et au-dessus, puis sur tout le sternum et les côtes, au point de couper la respiration, aussi bien étant assis qu'en marchant (au b. de 2 h.). — Plénitude extrême de l'estomac. — Sensation spasmodique dans l'estomac, avant et après le souper ; elle se porte ensuite dans la poitrine, des deux côtés. — Spasme d'estomac, le soir en se mettant au lit (au b. de 25 j.). — Douleur comme de compression à l'estomac, le matin au lit, après la sueur. — Constriction tensive dans l'estomac, avec renvois aigrelets. — Pincement constrictif dans l'estomac (au b. de 6 j.). — Constriction et rongement dans l'estomac. — *Douleur corripiante à la région épigastrique,* par accès qui durent quelques minutes (le 22ᵉ j.). — Tortillement dans l'estomac, la nuit. — Tiraillement et distension dans l'estomac, en voiture. — Douleur tiraillante à l'épigastre, jusque dans la poitrine. — Tranchées à la région de l'estomac. — Élancements au-dessus de l'estomac et à travers le ventre, qui devient plus gros. — Élancements à l'épigastre, qui coupent la respiration ; des renvois les dissipent, tous les soirs, à 10 heures (chez une femme). — *Ardeur à l'estomac* (au b. de 10 j.) (S. H.).

Maux d'estomac avec nausées et efforts pour vomir (*Robbi*). — Malaise à l'épigastre, bientôt suivi de frisson. — L'épigastre est douloureux au toucher. — Sentiment de vacuité dans l'estomac, comme si l'on était à jeun (Ng). — Faiblesse de l'estomac pendant longtemps (*Kortum*). — Mauvaise digestion (Lbs). — Mal à l'estomac, comme s'il était vide, avec nausées qui montent à la gorge, le matin, après s'être levé. — Distension douloureuse à l'estomac, le matin. — Douleur de plénitude à l'estomac, le soir, jusqu'au moment où l'on s'endort (Ng). — Vives douleurs à l'estomac, qui s'étendent de proche en proche sur tout le ventre, avec vomissement de matière d'abord verdâtre, puis noirâtre (Lbs). — Pression sur un petit point de l'estomac et en même temps sur la tempe droite (Ng). — *Pression à l'estomac* (Mbn, *Brera, Robbi*). — Pression au-dessus du creux de l'estomac, comme par un corps volumineux, avec froid (immédiatem.) (Ng). — Pression à la région épigastrique (au b. de 25 h.) (Stf). — Pression à l'estomac après avoir mangé, comme si un lourd fardeau appuyait dessus (Mbn). — Plénitude, pression et remuement dans l'estomac. — Sentiment de pesanteur dans l'estomac. — Pression d'un côté à l'autre de l'estomac, étant assis. — Sensation spasmodique, semblable au grelottement, dans l'estomac, l'épigastre et la poitrine (Ng). — Spasmes d'estomac (Lbs). — Un élancement à la région épigastrique (Mbn). — Gargouillements, borborygmes dans l'estomac, ou sensation comme si des bulles d'air y éclataient, avec tendance à l'éructation. — Secousses douloureuses qui remontent de l'estomac à la gorge, semblant provoquées par des mucosités, étant assis. — Sensation de froid à l'estomac, qui alterne quelquefois avec de la chaleur. — Sensation de chaleur ou chaleur réelle à l'estomac, parfois avec froid aux mains (Ng). — Forte chaleur brûlante à l'estomac ; une haleine brûlante sort aussi de la bouche (*Le Roi*). — Ardeur depuis l'estomac jusque dans la gorge, comme dans le pyrosis, (Ng). — Vive ardeur dans l'estomac et les intestins. — Forte ardeur à l'estomac avec soif ardente, anxiété, convulsions de la face, grand frisson, froid aux membres, larmoiement, pâleur des lèvres, faiblesse du pouls, prostration des forces et enfin mort (Lbs). — Ardeur et tranchées à la région de l'estomac (Hfl). — Ardeur à l'estomac et dans le canal intestinal. — Ardeur et pression dans l'estomac (*Brera*). — Inflammation de l'estomac (*Horn*). — Inflammation et gangrène à l'estomac et au canal intestinal, avec vive ardeur et tranchées (Vgt).

D. *Abdomen, troubles fonctionnels.* — Il monte comme des vents du ventre à la gorge ; ils redescendent après une éructation (chez une femme). — Déplacement de flatuosités avec froid au corps et chaleur au visage. — Météorisme quoiqu'il sorte beaucoup de vents. — Colique flatulente, surtout dans les côtés du ventre, comme si des vents étaient incarcérés çà et là ; au bout de 12 heures, émissions courtes, interrompues et très laborieuses, de flatuosités. — Mouvements pressifs de vents dans l'hypogastre, étant assis et couché ; ils sont presque nuls pendant la marche ; il semble que le ventre est rétracté et cela cause une sensation désagréable. — Borborygmes dans le ventre, comme si l'on allait avoir la diarrhée (au b. de 48 h.). — Borborygmes dans le ventre, même en sortant de table (au b. de 4 j.). — *Borborygmes très bruyants dans le ventre* (au b. de 1 h.). — La selle est retardée de 24 heures (immédiatem.). — *Pas de selles les premiers jours.* — La selle la plus prochaine manque (au b. de 20 h.). — Constipation pendant 6 jours, avec pression à l'épigastre après avoir mangé, ballonnement du ventre et déplacement de vents (au b. de 24 h.). — Constipation et grand resserrement du ventre (effet consécutif). — *La selle sort difficilement* (au b. de 24 h.). — Selle dure, seulement tous les deux jours. — *Constipation les 4 premiers jours.* — Selle dure, en petits morceaux. — Selle dure, couverte d'un peu de mucosités et de sang. — Selle dure, avec douleur incisive à l'anus. — Une selle bonne mais peu abondante, 4 fois par jour. — Selle molle, avec ténesme et tranchées dans le gros intestin (au b. de 2 j.). — Ballonnement du ventre par des vents qui circulent, mais au lieu de flatuosités il sort une selle diarrhéique (les 12 prem. h.). Le lendemain douleur contusive aux intestins, pendant que les vents circulent dans le ventre. Le troisième jour, déplacement de vents avec douleur pressive dans le côté droit du ventre. Le quatrième jour, même phénomène avec pincements. — Selle en bouillie à une heure inaccoutumée (le prem. j.). — Diarrhée avec sortie d'ascarides. — Selle verte (chez un enfant à la mamelle, dont la nourrice avait pris du phosphore). — Selle grise. — Un peu de chaleur dans le corps avant d'aller à la selle. — Grand froid avant d'aller à la selle. — Mal de ventre, le matin, avant une selle (dure). — Avant d'aller à la selle, forte douleur constrictive avec élancements dans le rectum. — Avant et pendant une selle dure, pression et douleur d'excoriation à l'anus. — Pendant une selle molle, fourmillement et prurit au rectum. — *Pendant la sortie d'une selle qui n'est pas dure, douleur d'excoriation au rectum.* — Pendant la selle, douleur passagère à travers le rachis, du coccyx au vertex ; elle tire la tête en arrière. — Pendant la défécation il sort de fortes hémorroïdes, qui causent une douleur brûlante quand on y touche, quand on est assis et pendant la marche (au b. de q. q. h.). — Saignement pendant la défécation, 2 matins de suite (les prem. j.). — Selle accompagnée de sang, 4 jours de suite. — Il sort presque tous les jours du sang avec la selle. — Écoulement abon-

dant de sang par l'anus (au b. de q. q. h.). — Du sang sort de l'anus
en même temps que des vents (au b. de 11 j.). — Une goutte de sang
sort du rectum. — Après la selle, excoriation à l'anus. — Après
la selle, pression au rectum. — Après la selle on a souvent un
vif grattement et de l'ardeur à l'anus, avec envie pressante d'uriner, quoiqu'il sorte peu d'urine. — Après la selle, sortie de grosses
hémorroïdes, qui sont très douloureuses — Après la selle, ténesme.
— Quelque temps après la selle, ténesme terrible. — Aussitôt après
de faibles efforts pour aller à la selle, douleur au-dessus de l'anus,
6 jours de suite (au b. de 8 j.). — *Après une selle molle, vive ardeur à l'anus et au rectum, avec grand accablement.* — Après
une selle (molle), grand relâchement dans le ventre (au b. de 3 j.).
Après la seconde selle, beaucoup de vertiges, on est sur le point
de se trouver mal. — Après la selle, vomissements aigres ou haut-
le-corps, quelques matins de suite (au b. de 14 j.). — Un peu après
la selle, un mucus blanc et corrosif sort de l'anus (au b. de q. q. h.)
(S. H.).

Remuement au-dessous du nombril, suivi d'envie d'aller à la
garde-robe, comme si on allait avoir la diarrhée, mais on évacue
une selle liée. — Pincement et remuement dans le ventre, avec
diarrhée, selles liquides et brunes ; ensuite un peu d'ardeur et cessation des coliques. — Remuement dans le ventre, ensuite selle
diarrhéique d'odeur aigre, avec un peu de ténesme suivi d'ardeur;
en même temps la verge est en érection, le matin. — A 2 heures
du matin, violente colique, suivie d'une selle liquide et puis d'ardeur à l'anus ; ces accidents se renouvellent à 5 heures du matin.
— On est réveillé par de violentes tranchées, suivies d'une selle
liquide, qui jaillit avec violence alors que les douleurs cessent, à
3 heures du matin (chez une femme). — Mouvements et borborygmes dans le ventre, qui descendent quelquefois jusqu'au sacrum (Ng). — Borborygmes douloureux dans le ventre (Hb). —
Borborygmes dans le ventre avec émission de beaucoup de vents
(Gln). — Envie inutile de rendre des vents (au b. d'1 h.) (Ng). —
Sortie de beaucoup de vents (*Bouttaz*). — Émission fréquente de
flatuosités, sans mal de ventre (au b. de 4 h.) (Stf). — Émission
facile de vents, de temps en temps, le soir, avec ténesme (Ng). —
Emission fréquente de vents inodores (Gr). — Émission parfois
bruyante de vents très fétides. — Émission insuffisante de vents, le
soir après s'être couché. — Bientôt après une émission de vents,
selle friable avec élancements comme par des aiguilles dans l'anus,

suivis d'une sensibilité durable. — Envie d'aller à la selle, mais
on n'évacue que des vents qui sortent avec violence. — Pas de
selle ou selle retardée pendant plusieurs jours (Ng). — Constipation (Lbs). — Selle qui exige des efforts. — Selle qui exige de
grands efforts ; elle est d'abord en morceaux, puis moulée, puis
molle. — Selle exigeant de grands efforts, qui n'amènent jamais
qu'un petit morceau de matières fécales. — Grands efforts pour
pousser une selle qui n'est pas dure (Ng). — Selle peu abondante,
puis écoulement de sang par l'anus (Bds). — Resserrement du
ventre (le 2ᵉ j.) (Hb). — Selle dure, ferme (le 1ᵉʳ, 2ᵉ et 3ᵉ j.). -- Une
bonne selle deux fois par jour (le 1ᵉʳ j.) (Ng). -- Après des pincements dans le ventre, selle accompagnée d'épreintes ; 2 heures
après, nouvelle selle sans pincements, mais précédée de beaucoup
de vents et encore suivie d'épreintes (le 1ᵉʳ j.) (Mbn). — Selle très
molle, le soir, sans souffrances. — Selle qui brûle au passage. —
Selle diarrhéique avec ténesme et borborygmes, pendant 16 jours ;
amélioration en buvant du café. — Selle demi-liquide, 3 fois le
matin (le 6ᵉ j.). — Selle précédée de gargouillements dans le ventre
et de pincements autour du nombril ; elle est d'abord liée, puis
demi-liquide, avec ardeur à l'anus pendant et après (le 5ᵉ j.). —
Petite *selle demi-liquide*, qui sort avec violence (Ng). — Selles
vertes et molles (Gr.). — Selles vertes et noires (Lbs). — Petits
grumeaux de mucus au milieu d'une selle molle (Gr). — Selles
phosphorescentes (Vgt).

Abdomen, troubles locaux. — Vive douleur dans l'hypocondre
gauche, on ne peut se baisser, ni rester couché sur le côté droit. —
Anxiété au-dessous du côté gauche de la poitrine, avec renvois
amers, tous les jours. — Élancements au-dessous du côté gauche
de la poitrine avec beaucoup d'anxiété. — Douleur incisive, tiraillante, au-dessous des fausses côtes, en marchant. — Les vents se
fixent sous les côtes et causent de l'oppression (S. H.). — Pincements dans les hypocondres, surtout le droit, sur une faible étendue ; le frottement les fait cesser. — Élancements dans l'hypocondre
gauche, même étant assis ; l'endroit est souvent douloureux ensuite (Ng).

Foie. — La région hépatique est sensible et devient le siège
d'une douleur pressive sourde quand on y touche, surtout quand
on est couché sur le côté droit. — Élancement dans la région hépatique (S. H.). — Élancements de dehors en dedans à l'hypocondre
droit, parfois avec ardeur à la peau, qui est dissipée par le frotte-

ment, ou avec sensation comme si cette région était fortemen
serrée (Ng).

Douleur pressive et tiraillante dans le haut du ventre et sensa
tion comme si l'on avait une plaie à cette région. — Mal de ventre
surtout le matin. — *Pression dans le bas-ventre*, dans la matinée, et aussi le soir après avoir mangé (les prem. j.). — Pression
spasmodique dans la profondeur du pelvis, vers les organes génitaux, le matin au lit. — Pression dans le bas-ventre, presque sur
la vessie, tous les matins en s'éveillant. — Parfois une pression
constrictive très douloureuse, mais de courte durée, dans tout le
ventre. — Douleur constrictive dans les intestins, de temps en
temps. — La nuit, douleur brûlante et constrictive dans le bas-
ventre, comme si l'on allait avoir ses règles (quoiqu'elles soient
passées depuis plusieurs jours); la douleur est presque insupportable (au b. de 4 j.). — Pression extrême du ventre vers l'estomac,
la nuit, surtout après minuit. — Ventre ballonné, dur, avec beaucoup de vents. — *Grande plénitude dans le ventre. — Plénitude et tension du ventre. - Ballonnement du ventre* (les 2
prem. j.). — Ventre dur, tendu, quoiqu'on mange peu et qu'on ait
peu d'appétit. — Ventre tuméfié, même lorsque la digestion se
fait bien et rapidement. — Accès de colique depuis l'anneau inguinal jusqu'à l'estomac. — Pincements fréquents dans le ventre
comme si l'on allait avoir la diarrhée. — Violentes tranchées dans
le ventre. — Fréquentes tranchées dans les intestins, surtout le
soir. — Violentes tranchées, le soir avant d'aller se coucher. —
Tranchées rapides comme des éclairs de l'estomac au nombril. -
Mal de ventre lancinant, avec pâleur de la face, propension au
froid et mal de tête (au b. de 12 j.). — Élancements quelquefois en
travers du ventre. — Tressaillements et élancements dans le bas-
ventre, au-dessus des parties génitales, le matin au lit. — Secousse
pinçante dans l'hypogastre, suivie d'une émission de vents, de
temps en temps, l'après-midi. — Douleur comme si quelque chose
avait éclaté dans le ventre. — Douleur dans le côté droit du bas-
ventre, au-dessus de la hanche, comme s'il y avait une lésion et de
l'enflure; la douleur devient contusive quand on y touche. — Colique, douleur cuisante et lancinante, moindre quand on est couché sur le ventre. — Colique spasmodique des plus violentes,
d'abord dans le côté droit, puis d'avant en arrière vers le dos
(aussi dans le testicule droit), enfin de bas en haut vers la région
épigastrique; avec sueur, gémissements et contraction des

muscles de la face (au b. de 7 j.). — Colique comme si l'on allait
avoir la diarrhée ; elle dure peu, mais se renouvelle souvent ; puis
forte douleur de plaie intérieurement, au-dessus de l'os iliaque,
quand on appuie dessus. — Sentiment de froid dans les intestins,
au-dessus de la région ombilicale (au b. de 11 j.). — Chaleur dans
le ventre et la face, le matin. — Ardeur et pression dans le
ventre. — Sentiment de vacuité et de faiblesse dans le ventre. —
Grand sentiment de vacuité dans le ventre, après une copieuse
émission de flatuosités (au b. de 9 j.). — Grand sentiment de faiblesse et de vacuité dans le ventre et le dos, qui oblige à se coucher (chez une femme, au b. de 28 j.). — Atonie dans le ventre. —
Douleur dans l'aîne gauche. — Vive douleur à l'anneau inguinal,
même sans qu'on y touche, pendant les règles. — Bubon à l'aîne,
avec douleur brûlante. — Pression douloureuse vers les deux anneaux inguinaux, pendant une colique flatulente, comme si des
hernies allaient sortir. — Une hernie inguinale sort pendant une
selle molle et fait beaucoup souffrir, comme si elle était étranglée,
quand on se baisse, qu'on y touche et qu'on marche, même lorsqu'on est couché sur le côté du ventre ; elle est irréductible. —
Gargouillement à l'endroit de la hernie (S. H.).

Tension dans le haut du ventre, à chaque mouvement du tronc.
— Violent pincement dans le côté gauche du haut du ventre, vers la
région de l'estomac, puis sensation, à la même place, comme s'il
s'y trouvait un être vivant, étant debout et étant assis. — Pincements et tranchées dans le haut du ventre, comme à la suite d'une
purgation, en marchant. — Chaleur agréable dans le haut du ventre
(Ng). — Mal de ventre par un temps frais (Hg). — *Vives douleurs
dans tout le ventre* (Lbs, *Weckard*). — Pression dans le ventre,
dans la direction du sacrum, comme par des vents dont l'émission, quoique peu copieuse, procure quelque soulagement (Ng).
— Pression profonde dans l'hypogastre, comme si l'on avait envie
d'aller à la selle (Stf). — Sentiment de constriction dans le côté
gauche du ventre. — Sensation de gonflement et gonflement réel
du ventre, parfois avec douleur pressive que le mouvement diminue, parfois avec difficulté de respirer profondément ou avec douleur contusive dans le sacrum et dans le ventre quand on y
touche. — Le café semble diminuer le gonflement du ventre (Ng).
— Ventre tuméfié, extrêmement sensible (Lbs.). — Douleur corripiante et constriction spasmodique au-dessous du nombril,
presque à l'utérus, le soir, en se baissant et après s'être baissé. —

Pincement dans le ventre après le repas de midi. — Pincements dans le côté gauche du ventre, et, plus tard, dans la région épigastrique. — Tranchées dans le ventre avec ténesme qui dure peu. — Douleur incisive dans la fosse iliaque gauche, remontant au-dessus du nombril, pendant l'inspiration ; quand on y touche, douleur semblable à celle d'une tumeur fortement tendue, en marchant après le repas de midi. — Élancements de dehors en dedans, dans le ventre, étant assis. — Un élancement sourd dans le côté droit du ventre. — Léger élancement dans le côté gauche du ventre, au-dessous des fausses côtes. — Un élancement lent depuis le bas-ventre jusqu'au périnée (Ng). — Douleur de plaie ou d'inflammation dans l'hypogastre jusqu'aux parties génitales, avec accablement ; elle se fait sentir surtout quand on y touche, il semble qu'on a une ulcération aux intestins (Hb). — *Sentiment de froid et froid réel dans le ventre* (Ng, Bds). — Sentiment de chaleur et chaleur réelle dans le ventre. — Ardeur dans le ventre en mangeant, puis selle molle au bout d'une heure. — Sensibilité du ventre à la pression, au-dessous du nombril (Ng). — Engorgement des ganglions inguinaux (Hg).

Rectum et anus. — Douleur incisive dans l'anus et le rectum, surtout le soir (au b. de 6, 7 j.). — *Élancements comme des coups d'aiguille dans le rectum,* sans aller à la selle. — *Élancecements à l'anus.* — Ardeur dans le rectum. — Déchirements à se laisser tomber, dans le rectum et les parties génitales. — Pression spasmodique continuelle autour du rectum. — Spasme violent et pénible du rectum, le matin au lit. — Le soir, sensation dans le rectum, comme s'il y avait un obstacle à la sortie des fécès, cependant la selle n'est pas dure. — Le rectum est comme rétréci et le passage d'une selle, même molle, y détermine une vive douleur d'excoriation, qui dure plusieurs heures et remonte jusque dans le ventre. — Les hémorroïdes du rectum deviennent très saillantes. — Douleur d'excoriation dans les hémorroïdes pendant plusieurs jours, étant assis et couché, avec forte pression et élancements quand on se lève (S. H.). — Déchirement dans le rectum (Bds). — Élancement fourmillant à l'anus en marchant. — Élancement et grattement au côté gauche de l'anus, après le repas de midi. — Douleur très vive à l'anus ; il semble que le ventre va se déchirer en deux ; en même temps, tranchées et borborygmes dans tout le ventre, avec ténesme continuel, chaleur dans les mains et anxiété ; la douleur n'est soulagée que par l'application de linges chauds (le 3° j.) (Ng).

Organes génito-urinaires de l'homme. — (1009-1087). — Forte envie d'uriner et d'aller à la selle (au b. de 3 j.). — Émission difficile de l'urine, comme s'il y avait un obstacle à son passage. — L'urine s'arrête à chaque instant ; en même temps ballonnement par des vents. — Envie d'uriner, plus en étant assis qu'en marchant. — Envie d'uriner dans la journée (au b. de 3 j.). — On urine beaucoup en voiture (au b. de q. q. h.). — Violeute envie d'uriner, sans soif ; on ne peut retenir l'urine et la laisse échapper malgré soi. — Miction fréquente, même la nuit (les 14 prem. j.). — *On urine souvent, la nuit,* mais il ne sort que quelques gouttes d'urine sédimenteuse. — Si l'on n'obéit pas aussitôt au besoin d'uriner, on laisse échapper involontairement l'urine (rougeâtre). — Pendant la toux il s'échappe quelques gouttes d'urine. — L'urine prend une forte odeur ammoniacale, se trouble et précipite un sédiment blanc jaunâtre (au b. de 6 j.). — Urine âcre, d'une odeur désagréable, ressemblant à celle de la racine de violette. — Urine très fétide, pendant plusieurs jours. — *Beaucoup d'urine aqueuse, inodore,* pendant les accès de douleurs. — Urine brune, avec sédiment de sable rouge. — *Urine avec un sédiment laiteux.* — L'urine se trouble bientôt et forme un sédiment briqueté. — L'urine, pâle, dépose une croûte blanche sur les parois du vase. — Sédiment jaune dans l'urine. — Aussitôt après avoir uriné, le matin, fatigue qui oblige à se coucher. — Élancements dans l'urèthre et à l'anus. — Sensation désagréable à la partie antérieure de l'urèthre. — Après avoir uriné, douleur lancinante à la partie antérieure de la verge. — Un élancement du col de la vessie à la verge, le soir en s'endormant. — Urine brûlante, avec hématurie. — *Ardeur dans l'urèthre, avec envie d'uriner le soir.* — La première fois qu'on urine après avoir été à la selle, quelques gouttes de mucus sortent de l'urèthre, avec douleur au périnée. — Tiraillement rapide dans l'urèthre, jusqu'à la vessie, avec sensation de constriction (au b. de 10 j.). — Tension au-dessus de la vessie, dans le bas-ventre (S. H.). — L'émission de l'urine est gênée par une douleur sourde au bas-ventre, le matin au lit ; celle-ci empêche de vider complètement la vessie ; après de courtes pauses l'envie d'uriner revient toujours, mais l'urine ne sort qu'en petite quantité et goutte à goutte (le 9° j.) (Gr.). — Urine moins abondante (le 1er j.). — Miction fréquente. — Envie continuelle d'uriner, mais il ne vient jamais que quelques gouttes, étant debout; l'envie cesse quand on s'assied (Ng). — Emission fréquente de l'urine, en quantité normale, 5 fois en 2 heures, le matin après s'être levé, pendant quelques jours (Hb). — On urine souvent, mais peu à la fois (au b. de 40 h.) (Stf). — Emission copieuse d'urine (Lbs). — Urine plus abondante, brun foncé, sentant l'ail et le soufre (*Robbi*). — Urine plus abondante (le 1er j.). — Urine plus abondante et plus fréquente (le 2e j.) (Ng). — Envie pressante et presque irrésistible d'uriner, le matin (au b. de 3 sem.) (Hb). — On urine dans le lit, la nuit (Ng). — *Émission involontaire de l'urine,* souvent (*Weikard,* Lbs, *Zisler, Bouttaz*). — Urine claire comme de l'eau (Hb). — Urine pâle (le 1er j.) (Ng). — Urine blanche, qui exhale une forte odeur (Bds). — Urine très rouge, sentant le soufre, qui, au b. de 2 heures, dépose un sédiment muqueux, blanc, épais et abondant (Lbs). — L'urine, ambrée au moment de l'émission, dépose bientôt un sédiment blanchâtre (au b. de 30 h.) (Stf). — Urine d'un jaune pâle, dans laquelle se montre bientôt un nuage (le 3e j.) (Ng). — Pellicule grasse, irisée, sur l'urine (Gr.). — En finissant d'uriner et après, douleur cuisante au gland (au b. de 32 h.) (Stf). — Ardeur dans l'urèthre (Bds).

Elancement dans le gland, à la région du frein. — Petit ulcère au prépuce (qui se guérit promptement). — Douleur au testicule pendant plusieurs jours. — Violent tiraillement dans le testicule. — Tuméfaction du cordon spermatique, qui est douloureux près du testicule (pendant une selle molle). — Excitation vénérienne plus profonde que de coutume, dans la matinée. — Appétit vénérien très développé. — Silence de l'appétit vénérien pendant les premiers jours. — Chez un homme âgé, fortes érections de temps à autre pendant les 7 premiers jours, puis 22 jours se passent sans en avoir aucune, mais elles redeviennent d'autant plus fortes du 29e au 43e jour. — Erections jour et nuit. — Fréquentes érections pendant la nuit (au b. de 4 j.). — Violentes érections le matin (au b. de 6 j.). — Eloignement pour le coït (au b. de 25 j.). — Défaut d'érection (au b. de 17 j.). — Pollution sans excitation de l'imagination (au b. de 8 j.). — Pollution peu de temps après le coït. — Après une pollution, faiblesse nerveuse dans les lombes. — Impuissance complète, on n'a plus aucune érection (S. H.). — Douleur tiraillante et distentive dans les cordons spermatiques (Str). — *Excitation extraordinaire dans les parties génitales (Bout-*

taz, Lbs). — *Penchant extraordinaire, irrésistible, au coït* (Lbs, *Le Roi*). — Erection sans le concours de l'imagination, le soir (Ng). — Erections, le matin après le réveil. — *Pollution, la nuit*, sans rêve lascif (au b. de 8 et 10 j.) — Pollution avec érection et sensation voluptueuse, la nuit (Gr.). — Emission de liqueur prostatique pendant une selle dure (Str).

ORGANES GÉNITO-URINAIRES DE LA FEMME. — (1034 et 1088-1124). — On ne sent aucune envie d'uriner, même quand la vessie est pleine ; cependant on le peut sans difficulté, si l'on veut (S. H.).

Éloignement pour le coït (effet consécutif ? au b. de 25 j.). — Les règles retardent de 4 jours (au b. de 17 j.), de 6 jours (au b. de 22 j.), de 5 jours (au b. de 41 j.). — *Dans son action consécutive le phosphore fait retarder les règles. — Les règles avancent de 4 jours* et ne sont pas assez abondantes (au b. de 17 j.). — Les règles avancent de 3 jours (au b. de 18 j.). — Les règles avancent de 9 jours (immédiatem.). — Les règles avancent de 2 jours (au b. de 18 j.). — Les règles paraissent après bien des semaines de retard (le 3ᵉ j.). — Les règles paraissent après 7 semaines de retard (le 2ᵉ j.). — Écoulement de sang par la matrice pendant 2 jours, dans l'intervalle de deux époques menstruelles (au b. de 9 j.). — Les règles, qui avaient cessé depuis 18 mois (chez une femme de 51 ans), reparaissent avec force pendant 5 jours et le sang a une mauvaise odeur. — Un ulcère saigne avant l'apparition des règles. — Pendant les règles, violents maux de dents qui commencent toujours en mangeant. — Fort mal de ventre pendant les règles (au b. de 13 j.). — Pendant les règles, on a grand froid, les pieds et les mains sont froids. — Pendant les règles, prurit lancinant aux hémorroïdes. — Pendant les règles embarras de la tête et accablement tel qu'on s'endort en lisant. — Pendant les règles, forte courbature dans le dos. — Pendant les règles on se sent très malade (surtout le soir), on a des douleurs contusives et déchirantes dans le dos, des tiraillements dans tout le corps, des battements de cœur avec anxiété, des pincements avec douleur constrictive au-dessus de l'estomac, de la lassitude et de l'accablement au point de se trouver mal ; on ne peut rester debout tant on a mal au cœur et l'on est obligé de se coucher. — Pendant les règles, douleur lancinante dans le front, les yeux se ferment et l'on voudrait se coucher. — Pendant les règles, fièvre 2 jours de suite : le premier jour, dans l'après-midi, froid suivi de chaleur et de mal de tête, sans soif ; le second jour, à midi, froid pendant 1 heure, suivi de tremblement spasmodique de tout le corps, avec claquement de dents ; ensuite chaleur, surtout à la tête, et céphalalgie (au b. de 10 j.). — Avant et après les règles, tuméfaction des gencives et fluxion à la joue. — Au commencement des règles, fortes nausées en se redressant dans le lit, vomissements aigres, oppression de poitrine, sueur froide au front et vertige en marchant. — Pendant les règles, contraction spasmodique des jambes, telle qu'on ne peut pas les étendre. — Élancements à travers le bassin. — Douleur déchirante dans les parties génitales, comme si l'on y avait un mal ou un ulcère, en marchant au grand air et après. — Leucorrhée laiteuse. — Flueurs blanches âcres, qui excorient les parties (au b. de 5 j.). — Écoulement vaginal rougeâtre (chez une femme âgée). — Flueurs blanches visqueuses au lieu des règles (au b. de 20 j.). — Forte leucorrhée pendant 7 jours (au b. de 9 j.) (S. H.). — Les règles avancent de deux jours et sont d'un rouge très clair au lieu d'être épaisses comme à l'ordinaire. — Flueurs blanches muqueuses, le matin en marchant (Ng).

SEINS. — (1301-1302 et 1308-1309). — Douleur dans le sein droit, comme si la glande était fortement comprimée. — Érysipèle à l'un des seins (déjà couverts d'une éruption) avec gonflement, rougeur, ardeur, élancements et finalement suppuration. — Inflammation et gonflement du mamelon gauche et de tout le sein, avec grandes douleurs et suppuration au bout de 10 jours (S. H.) — Élancements dans le sein (Ng).

APPAREIL RESPIRATOIRE (1). — (1159-1307).

A. *Larynx.* — Apreté dans la gorge avec fort coryza. — *Enrouement*, le matin. — Enrouement, il semble qu'on a du duvet sur le larynx et l'on ne peut dire un mot à haute voix. — Violent catarrhe avec enrouement (S. H.).

Chatouillement dans la trachée, qui réveille vers minuit, deux nuits de suite, et provoque une toux sèche (chez une femme) (Ng). — Irritabilité de la partie inférieure de la trachée, avec pression sur le haut de la poitrine (Hb). — Apreté et ardeur dans la gorge en avalant et aussi sans avaler. — Apreté dans la gorge, qui provoque la toux, le matin. — Apreté dans le larynx et la trachée, avec petite toux et expulsion fréquente de mucosités (Ng). — Apreté dans la gorge, pendant 4 jours, par un temps humide (Mbn). — Enrouement. — Voix enrouée, voilée, pendant plusieurs jours.

---

1 Pour les symptômes du coryza voy. *Nez.*

— Un grattement dans la gorge provoque la toux, l'après-midi, au grand air. — Continuels et inutiles efforts de crachement (au b. d' 1/2 h.) — Le mucus qu'on crache, le matin, est froid (Ng).

B. *Poitrine.* — Apreté dans la poitrine (au b. de 24 h.) — Rhume de poitrine et crachats muqueux, le matin. — *On perd la respiration en marchant vite* (au b. de q. q. h.) — Difficulté de respirer, le soir au lit (au b. de 3 j.) — Étouffement en montant. — On ne peut respirer qu'en râlant. — Grande oppression, haleine très courte. — Haleine courte et vertige. — Resserrement de la poitrine (au b. de 13 j.) — Respiration anxieuse, en méditant. — Anxiété dans la poitrine, le soir. — Anxiété sur la poitrine avec manque de respiration. — Anxiété sur la poitrine avec battements au bas du côté gauche. — Oppression de poitrine avec nausées, fréquemment. — Asthme avec nausées qui durent peu. — Dyspnée en faisant de profondes inspirations. — Oppression de poitrine, plus forte en étant assis, soulagée par des renvois (au b. de 22 j.) — Fréquente oppression de poitrine. — *Pesanteur sur la poitrine*, comme si elle supportait un fardeau. — La poitrine est toujours tendue, comme si on l'avait entourée d'un lien. — *Tension sur la poitrine*, sans asthme. — Sentiment d'oppression, de tension sur la poitrine. — Sensation sur la poitrine comme si les vêtements étaient trop étroits. — Oppression de poitrine, le matin, avec battements de cœur et nausées, pendant 1 heure. — Pression gênante sur la poitrine. — Constriction de tout le poumon. — Constriction de la poitrine, avec pression ou étreinte dans le haut du ventre. — Pression constrictive dans le haut du côté gauche de la poitrine. — Sensation de tension et de resserrement à la poitrine. — *Oppression de poitrine, le matin au lit*, pendant une demi-heure. — Oppression de poitrine, après avoir marché au grand air, la nuit, de sorte qu'on ne peut bâiller jusqu'au bout (chez une femme). — Gêne de la respiration, avec froid et si grand mal de tête qu'on a de la peine à rassembler ses idées (au b. d'1 h.). — Resserrement de la poitrine, comme par afflux du sang, surtout le matin, au réveil. — Spasme de poitrine après avoir été en voiture, vers le soir. — Constriction spasmodique dans la poitrine. — Sensation d'étreinte, de constriction, tout en haut de la poitrine. — Resserrement de la poitrine, comme si un sang très chaud montait à la gorge, le matin (au b. de 13 j.). — *Afflux du sang vers la poitrine.* — Afflux du sang à la poitrine, à chaque émotion, avec constriction spasmodique entre les omoplates. — Élancements dans le côté gauche de la poitrine, en respirant. — Forts élancements dans la poitrine, à gauche et à droite, pendant le repos et le mouvement. — *Élancements dans le côté gauche*, sous les côtes, pendant 5 jours. — Élancements passagers à la partie supérieure de la poitrine, où la gorge commence. — Élancements à l'extérieur de la poitrine, sans rapport avec la respiration. — Douleur de poitrine, surtout pendant l'inspiration. — Pression sur la poitrine, qui gêne la respiration. — Pression au bas de la poitrine. — Pression de haut en bas au sommet de la poitrine, suivie d'éructations. — Douleur contusive au sommet de la poitrine, en se baissant, en se remuant et au toucher. — Prurit à l'intérieur de la poitrine. — Prurit dans la poitrine (à la trachée) et sous la fossette du cou, avec toux sèche, qui ne soulage pas. — Fatigue de la poitrine. — Lassitude dans la poitrine, pendant plusieurs jours, et sensation comme s'il allait s'y déclarer une douleur. — Le grand pectoral est très douloureux. — Douleur d'excoriation à la clavicule, spontanément et quand on y touche (S. H.)

Sentiment de sécheresse dans la poitrine (*Kortum*). — Gêne de la respiration par un sentiment de plénitude dans le ventre, dans la matinée et dans toutes les attitudes. — Besoin de faire de profondes inspirations. — Inspiration difficile à cause d'une tension à l'épigastre. — Anxiété et pesanteur sur la poitrine, comme si elle était comprimée, avec interruption de la respiration. — Oppression à la partie inférieure de la poitrine, avec haleine courte, le soir. — Oppression de poitrine, au-dessus du cartilage xyphoïde, avec gêne de la respiration, le soir, chaque fois qu'on se baisse ; on est toujours soulagé quand on se redresse. — Sentiment de pesanteur sur la poitrine, pendant l'inspiration et en marchant, aussitôt après le repas de midi (Ng). — *Tension* et sécheresse dans la poitrine (*Kortum*, Vgt). — Spasme de la poitrine, qui la resserre, plusieurs soirs de suite (Rl). — Douleur comme à la suite d'un coup, derrière le côté droit de la poitrine, sous le creux de l'aisselle, quand on appuie dessus. — Élancement sourd, douloureux, sous le côté gauche de la poitrine, profondément, quand on se lève de son siège. — Élancements, parfois avec ardeur, dans diverses parties de la poitrine, surtout quand on est assis. — Élancements comme des coups de couteau au milieu du sternum, jusqu'à l'omoplate droite, depuis le matin jusqu'au soir ; ils diminuent un peu pendant le déjeuner et sont si violents qu'ils coupent la respiration ; plus forts pendant l'inspiration, ils sont moindres pendant le mouvement (le 4º j.) — Bouffées de chaleur brûlante, montant de l'estomac à la poitrine, étant assis, avec anxiété et sueur au front et à la poitrine (au b. de 2 h.) — Sentiment d'ardeur à l'extrémité inférieure du sternum, jusque vers l'omoplate gauche, après le repas de midi. — Douleur dans le côté droit de la poitrine, comme si l'on soulevait la peau avec une épingle. — Il semble qu'on touche du bout du doigt le côté droit de la poitrine, étant assis. — Un élancement dans la clavicule droite, près de l'aisselle. — Grande chaleur à l'extérieur de la poitrine. — Pincement brûlant à l'extérieur, au-dessous du sein droit, avec bouffées de chaleur à la tête (Ng).

Toux. — Toux avec douleur lancinante sous les hypocondres. — Toux avec élancements au-dessous du creux de l'estomac, qui oblige à se tenir la poitrine (chez une femme). — A chaque quinte de toux, vive pression au creux de l'estomac. — Pendant la toux, vomissements aigres. — Pendant la toux, mal d'estomac. — Pendant la toux, on est obligé d'appuyer la main sur le creux de l'estomac à cause d'une douleur lancinante ; en même temps on a mal à la gorge comme si elle était râpeuse (chez une femme). — Forte irritation lancinante dans la gorge, qui excite à tousser. — Toux provoquée par l'air froid, qui fatigue beaucoup la poitrine. — Toux au grand air, qui détermine des douleurs dans la poitrine et le ventre. — Toux surtout en buvant(chaud ou froid). — Forte toux sèche en lisant à haute voix, le soir. — Forte toux sèche seulement en étant assis et couché, non pendant le mouvement. — Violente toux sèche, avec céphalalgie pressive, toute la journée (immédiatem.). — Toux sèche, pénible, qui fait mal sur le devant de la poitrine et qui réveille, 14 nuits de suite (chez une femme). — Toux sèche avec coryza et céphalalgie comme si la tête allait éclater (au b. de 35 j.). — Toux creuse, la plupart du temps sèche, avec pression à l'épigastre, qui empêche de dormir toute la nuit. — Toux qui fait mal au ventre, de sorte qu'on est obligé de le soutenir (chez une femme). — Toux avec chatouillement (au b. de 8 j.). — Toux avec froid par tout le corps. — Toux creuse, surtout le matin au lit et aussi la nuit, au point d'empêcher de dormir (chez une femme). — Toux suffocante avec dyspnée et expectoration d'un peu de mucosités (au b. de 8 j.). — Toux fatigante, pour expectorer un peu de mucus visqueux. — Toux avec crachats blancs, difficiles à détacher. — Forte toux, avec crachats muqueux, qui réveille à 2 heures du matin. — *Toux fréquente, avec crachats abondants, même la nuit.* — Toux, le matin après s'être levé, avec expectoration de mucus transparent et sensation au milieu du sternum comme s'il y avait quelque chose de déchiré. — Toux, jour et nuit, avec expectoration de beaucoup de mucosités ; au bout de quelques jours il s'y joint des élancements très violents dans la poitrine, avec une forte toux. — Filets de sang dans des crachats muqueux (au b. de 4 j.). — *Crachement de sang et de mucosités* en toussant (au b. de 24 h.). — Crachement de sang et de mucosités pendant une petite toux courte (au b. de 36 h.). — Crachement de sang avec efforts de vomissement, sans douleur, la veille et le premier jour des règles. — Crachement de flocons de pus, avec douleur brûlante et d'excoriation derrière le sternum (S. H.).

Toux causée par un chatouillement continuel dans la gorge. — Toux par irritation de la trachée-artère, l'après-midi. — Deux quintes de toux après le repas de midi. — Toux brève, fréquente (au b. d' 1/2 h.). — Toux avec ardeur à la gorge (Ng). — En mangeant toux grasse, bruyante, comme chez les vieillards (Gln). — Toux après le repas de midi. — Toux avec sensation d'excoriation à la gorge, aussitôt après le repas de midi. — Petite toux sèche, fréquente, par irritation à la gorge, toute la journée, surtout le soir. — Toussotement sec, fréquent, le soir, même au lit ; il empêche de dormir. — Toux grasse, sans expectoration, avec douleur et sensation d'excoriation dans la poitrine, qui fait qu'on redoute la toux (chez une femme). — Vers minuit, violente quinte de toux grasse, mais sans expectoration, qui diminue quand on se met sur son séant ; elle dure 1 heure, puis on s'endort ; le matin, il ne reste qu'une douleur d'excoriation dans la gorge (chez une femme) (Ng). — Toux muqueuse continuelle, avec douleur tensive dans la poitrine (*Kortum*). — En toussant, sensation dans la gorge comme s'il allait s'en détacher un morceau de chair. — Respiration très courte chaque fois qu'on a toussé (Ng).

APPAREIL CIRCULATOIRE. — *Cœur.* — (1270-1277). — Afflux du sang au cœur et palpitations, qui deviennent très violentes après qu'on a mangé (au b. de 9 j.). — Battements de cœur avec anxiété, soir et matin, en s'éveillant, dans le lit. — On a souvent de fortes palpitations de cœur. — Violents battements de cœur après une petite émotion, pendant 1 heure, l'après-midi, à tel point qu'on ne peut rester étendu ; nouvel accès quand on va se coucher (au b. de 10 j.). — Palpitations de cœur, le matin, après un déjeuner ordinaire. — Palpitations de cœur : de temps en temps, 2, 3 ou 6 battements plus forts que les autres (en marchant ou restant assis après le repas) ; quand on est couché sur le côté gauche, la nuit, on n'a qu'un ou deux battements. — Quelques forts battements de cœur au moindre mouvement, surtout du bras gauche, en se mettant sur son séant, en s'étirant, etc.; ils cessent pendant le repos. — Forts battements de cœur, le matin au réveil et le soir après s'être couché (S. H.).

Cou, dos et lombes. — (1310-1353). — Le coccyx est douloureux au toucher, comme s'il y avait un abcès. — Douleur au coccyx, qui empêche tout mouvement; on ne peut trouver aucune bonne position; ensuite raideur douloureuse de la nuque (au b. de 2 j., chez une femme). — Mal de reins en se redressant après s'être baissé et en se tenant debout, moins en marchant. — Mal de reins après être resté longtemps assis (au b. d'11 j.). — Faiblesse paralytique dans le sacrum. — Faiblesse dans le sacrum, qui est comme engourdi, en étant assis et en se levant de sa chaise. — Ardeur au sacrum, surtout quand les règles retardent. — Violent mal de reins et de dos, qui permet à peine de se lever quand on est assis (S. H.). — Douleur rongeante dans les reins et le sacrum, dissipée par le frottement (Ng). — Douleur au-dessus du sacrum et des parties voisines de l'os iliaque, surtout quand on est assis plié en deux et après le repas de midi, avec grande lassitude (Hb). — Élancements à crier dans les vertèbres lombaires (Ng).

Violent mal de dos quand on reste longtemps assis. — Mal de dos après avoir marché. — Pesanteur et lassitude dans le dos, étant couché. — Douleurs insupportables dans le dos, qui reviennent périodiquement et empêchent de marcher. — Élancements non interrompus dans la colonne vertébrale, toute la journée, à différentes heures (au b. de 22 j.). — Violent élancement dans les muscles du dos, au-dessus de la hanche gauche (au b. de 7 j.). — Pression juste au-dessous des omoplates. — Douleur comme si l'on enfonçait une cheville dans l'omoplate gauche. — Déchirement dans l'omoplate droite. — Élancements fréquents, qui durent un quart d'heure, juste au-dessous des deux omoplates. — *Douleur lancinante dans l'omoplate droite* (S. H.). — Sensation comme si l'on était fortement serré aux deux omoplates, quand on soulève et porte un fardeau avec les deux mains. — Déchirement dans l'omoplate gauche dissipé par le frottement. — *Élancements dans l'omoplate droite* (Ng). — Élancements dans l'omoplate (le 2e j.) (Str). — Douleur vulsive dans l'omoplate gauche, jusqu'à l'aisselle, étant assis. — Battement et déchirement dans l'omoplate, dans l'os même, qui reviennent bientôt après qu'on s'est frotté. — Douleur pulsative sur un petit point, entre les deux épaules (Ng.). — Sentiment comme d'un lourd fardeau à la nuque. — Pression à la nuque. — *Raideur de la nuque.* — L'occiput et la nuque sont douloureux et tout à fait raides (S. H.). — Déchirements dans la nuque en se baissant et aussi sans se baisser (Ng).

Rigidité du cou. — Les muscles antérieurs du cou sont douloureux au toucher et pendant le mouvement. — Élancements dans une tumeur au cou. — Tressaillements dans les muscles du cou. — Pincement lancinant à l'extérieur du cou, en marchant au grand air (S. H.). — Tumeur dure, de la grosseur d'une noisette, au cou, sous le menton ; elle est douloureuse au toucher (Gr.). — Déchirement dans les vaisseaux du côté droit du cou, jusqu'à l'aisselle. — Élancements dans le côté gauche du cou. — Élancement à la partie antérieure du cou, qui se dirige vers l'oreille droite, d'où part un déchirement jusqu'au synciput. — Sentiment de froid et déchirement au côté gauche du cou (Ng).

MEMBRES SUPÉRIEURS. — (1354-1451). — L'aisselle est douloureuse au toucher et pendant le mouvement. — Douleur à l'articulation de l'aisselle après être allé au grand air. — *Déchirement dans l'aisselle gauche, surtout la nuit, au lit.* — Douleur rhumatismale dans l'aisselle droite, jusqu'aux premières côtes, pendant 1 heure (au b. de 7 j.). — Douleur rhumatismale dans l'aisselle droite, le matin après le réveil (au b. de 36 h.). — Déchirement dans l'épaule gauche, avec mal de tête. — Douleur de luxation dans l'aisselle droite, surtout en levant le bras. — Craquement dans l'articulation de l'épaule. — Pesanteur dans les aisselles et les bras (au b. de 2 h.) (S. H.). — Pression et tiraillement dans les épaules (Gln). — Déchirement dans l'aisselle gauche, même dans l'articulation, parfois aussi dans le genou, surtout après le repas de midi. — Élancements dans l'aisselle droite. — Élancement sourd, douloureux, dans l'aisselle gauche, après le repas de midi ; le mouvement le fait cesser, mais la place conserve longtemps après une sensibilité douloureuse. — Douleur térébrante dans l'aisselle droite, après le repas de midi, aggravée par le mouvement, soulagée par le repos. — Élancements dans les creux axillaires, se dirigeant en dehors à travers les épaules. — Élancement sourd, diductif, sous les deux aisselles (Ng).

Raideur tiraillante dans les muscles des bras, depuis l'aisselle jusqu'au milieu de l'avant-bras. — Douleur tiraillante dans tout le le bras, qui augmente le soir. — Déchirement dans le bras gauche et la main. — Engourdissement du bras gauche et des doigts (sans froid) avec contracture de ceux-ci, surtout le matin ; ensuite faiblesse extrême du bras. — *Le bras sur lequel la tête repose s'engourdit.* — Engourdissement des bras. — Engourdissement du bras droit, le matin (au b. de 8 j.). — Lassitude telle dans les bras qu'on ne peut les mouvoir (chez une femme, au b. de 16 j.). — Lassitude dans les articulations du bras, avec turgescence des veines de la main. — Douleur de plaie, de paralysie, dans le bras, avec tremblement, quand on tient un objet à la main. — Douleur de luxation dans le bras droit. — Douleur rhumatismale dans le bras droit après un léger refroidissement. — Déchirement dans le bras. — Grande lassitude des bras. — Pression douloureuse dans le périoste de l'humérus et du radius (au b. de 6 h.) (S. H.). — Douleur, sentiment d'engourdissement et de faiblesse dans le bras droit, surtout autour de l'articulation du coude, le soir, étant au lit ; cela cesse quand on change de position, mais ne tarde pas à revenir (Hb). — Déchirement à la face externe du membre supérieur droit, qui se manifeste quand on a frotté l'avant-bras, où l'on voit aussitôt un tressaillement. — Douleur contusive dans le bras droit, étant assis. — Douleur contusive dans l'humérus gauche, depuis le coude jusqu'à l'aisselle, avec un tiraillement de bas en haut et de haut en bas, étant assis (Ng).

Douleur contusive à l'articulation du coude. — Déchirement et tiraillement dans l'articulation du coude droit. — Élancements dans l'articulation du coude, après une frayeur ; élancements en même temps à un endroit du pied qu'on vient de frotter (S. H.). — Déchirement et térébration dans les coudes, se propageant jusque près des aisselles. — Déchirement partant du coude et descendant le long de la face interne de l'avant-bras jusque vers l'articulation du coude, comme si l'os allait éclater ; le frottement fait cesser la douleur. — Déchirement et élancements dans le coude droit. — Douleur rongeante dans le coude droit, remontant jusque vers l'aisselle, étant assis. — Coup et tressaillement dans les tubérosités du coude, étant assis. — Violent déchirement à la face interne de l'avant-bras gauche, comme si la peau était arrachée, le matin. — Déchirement dans les avant-bras, surtout autour des poignets. — Douleur contusive dans le radius droit (Ng).

Déchirement dans le poignet, avec faiblesse paralytique, le

soir. — Déchirement dans les mains et les poignets. — Douleur
de luxation dans le poignet (Ng). — Déchirement dans la main,
surtout aux tubérosités du poignet, principalement au lit. — Déchirement passager au poignet et au pouce (S. H.).

Tiraillement dans la main et les doigts, après les avoir mouillés
avec de l'eau tiède. — *Tremblement des mains.* — Tremblement
des mains, le matin. — L'une des mains est quelquefois comme
paralysée, pendant plusieurs heures. — Engourdissement des deux
mains, le matin au réveil ; anesthésie des doigts (le 21° j.). — Engourdissement de la main droite, le matin au lit (au b. de 9 j.) —
Sensation de brûlure dans les mains, sans chaleur extérieure. —
Sensation d'ardeur à la paume des mains. — Élancements douloureux dans l'articulation de la main, pendant le repos (au b.
de 17 j.). — Enflure rapide de la main et des doigts. — Enflure du
poignet, avec battements comme s'il y avait un abcès et déchirement jusque dans les doigts, même pendant le repos, mais bien
plus pendant le mouvement de l'articulation, qui est très raide
(après un refroidissement ?). — Douleur de luxation dans le pouce,
en saisissant un objet. — Gonflement de l'articulation du pouce,
qui est douloureuse au toucher et cause, pendant le mouvement,
une douleur tensive comme si elle était luxée. — Douleur de luxation dans l'articulation du pouce, pendant le mouvement — Douleur de luxation dans les articulations des doigts (au b. de 6 j.). —
Torpeur et insensibilité des doigts d'une main, avec engourdissement de ceux de l'autre. — Le médius de la main droite devient
tout à fait engourdi, mort, exsangue et froid, au contact d'un air
modérément froid. — *Les doigts se recourbent de temps en
temps*, comme par l'effet d'une crampe. — Faiblesse et tressaillements dans un doigt, toute la journée. — Forts tressaillements
dans le petit doigt gauche. — Pesanteur au bout des doigts. — Tiraillement en forme de crampe et déchirement dans le petit
doigt. — Tension dans les doigts de la main gauche. — Tension
dans le 4° et le 5° doigt des deux mains, comme s'ils étaient
luxés. — Enflure d'un doigt, avec douleur, surtout quand on
heurte quelque chose (S. H.). — Déchirement dans les os du métacarpe (Gln). — Ardeur et élancement sur un point du bord interne de la main droite. — Fourmillement dans les mains, au grand
air, en bâillant (au b. d'1/4 d'h.). — Lourdeur et tremblement des
mains quand on laisse pendre les bras, avec rougeur et turgescence des veines et sensation comme si le sang y affluait avec

excès. — Afflux du sang aux mains (et à la tête), avec turgescence
des veines du dos des mains (Ng). — Froid aux mains (Gr.). —
Tressaillements dans quelques doigts (Gln). — Parfois un tressaillement paralytique dans le pouce droit, en écrivant, de sorte qu'on
a de la peine à tenir la plume (Gr.). — Déchirement dans le petit
doigt droit (Ng). — Paralysie de la motilité, non de la sensibilité,
dans les doigts (Gln).

MEMBRES INFÉRIEURS. — (1452-1576). — *Douleur de plaie intérieure aux fesses*, quand on reste longtemps assis. — Pulsations
dans la fesse (S. H.). — Tressaillements dans la fesse (Gln.). —
Convulsions visibles et douloureuses dans une fesse et dans la
cuisse. — *Douleur à l'articulation de la hanche droite.* — Douleur de luxation dans les hanches. — Grande faiblesse dans les
membres inférieurs, on tombe facilement (chez une femme). —
Engourdissement de la jambe gauche, sans cause, le matin. —
Sensation de grande faiblesse dans le membre inférieur droit, la
nuit. — Lassitude dans les jambes, le matin. — Douleur dans les
membres inférieurs, comme après un long voyage à pied, le matin
en se levant. — Pesanteur et lassitude dans les jambes, surtout en
montant un escalier. — Raideur dans tout le membre inférieur
droit, même pendant le repos. — Tension dans les jambes et raideur pressive et douloureuse dans la gauche. — Constriction en
forme de crampe, avec secousses, dans les deux jambes et les
deux pieds. — Forte douleur pressive dans l'ischion gauche,
quand on reste longtemps assis. — *Grande agitation dans les
membres inférieurs*, avec froid glacial aux mains, surtout le
soir (S. H.). — Le soir, sensation douloureuse de paralysie dans
la hanche gauche, qui rend la marche pénible, mais on n'a de douleur ni étant assis, ni au lit (Str) — Sensation dans la région de la
hanche droite, comme si quelqu'un la tenait fortement, sans douleur, étant assis. — Forte douleur dans le pli de l'aine gauche. —
Élancements dans la hanche gauche, après le repas de midi ; le
frottement les fait cesser (Ng). — Un violent élancement dans la
hanche droite, qui se dirige vers la poitrine (Stf). — Forts tiraillements dans tous les sens à la cuisse, pendant la sieste. — Douleur tiraillante dans les cuisses, qui oblige à marcher, ce qui soulage. — Douleur déchirante instantanée dans la cuisse gauche, à
partir du genou. — Secousses déchirantes à la face postérieure
de la cuisse, depuis le haut jusqu'au genou, en allant au grand air
et après, toutes les quatre minutes, avec douleur de plaie à la

même place quand on y touche. — Ardeur à la cuisse, beaucoup augmentée par l'attouchement. — Douleur contusive dans le milieu de la cuisse; l'endroit est si sensible au toucher que la douleur empêche de marcher (S H.). — Déchirement saccadé à la partie postérieure de la cuisse, le soir après s'être couché. — Élancements et ardeur à la cuisse droite, juste au-dessus du genou, par petits accès, étant assis; le frottement les fait cesser (Ng.).

On a toujours froid dans les genoux, la nuit au lit. — Tremblement dans les genoux. — Tiraillement spasmodique dans le genou, en marchant. — Déchirement dans les genoux, au grand air, plusieurs soirs de suite. — *Douleur tiraillante depuis les genoux jusque dans les pieds.* — Tiraillement depuis le genou gauche jusque dans le pied (au b. de 20 j.). — Tiraillement depuis le genou jusqu'au pied, le soir, et, après chaque tiraillement, une secousse douloureuse (au b. de 15 j.). — Déchirement dans le jarret droit, la nuit. — Raideur des tendons du jarret, en marchant, comme s'ils étaient trop courts. — Tension goutteuse dans les genoux, comme si l'on avait une entorse; ils sont douloureux au toucher. — Douleur de luxation dans le genou droit. — Douleur sourde autour de l'articulation du genou droit, — Élancements dans les genoux, par accès, la nuit (S. H). — Déchirement semblant parfois siéger dans l'os, aux genoux et aux rotules, après le repas de midi ; le frottement le fait cesser. — Violent déchirement du genou s'étendant au côté interne du mollet, comme si l'on arrachait la chair des os, après le repas de midi ; le frottement le fait cesser (Ng). — Sentiment de paralysie dans le genou gauche (Str). — A chaque pas, élancement au côté interne du genou droit, quand on est assis et quand on lève la cuisse, douleur contusive au-dessus du genou, qui se dissipe quand on se lève de sa chaise (Ng).

Gonflement brusque, rouge, inflammatoire, avec douleur d'excoriation, entre le mollet et le jarret. — Tension dans le mollet droit en marchant. — Crampe du mollet et soulèvement convulsif de la jambe quand on l'étend, pendant la marche. — Engourdissement depuis le mollet jusqu'au pied, comme si le cours du sang était intercepté au-dessous du genou par une forte ligature. — Douleur aux tibias en se promenant. — Douleur contusive dans les tibias. — Douleur contusive dans le périoste du tibia, qui est aussi douloureux au toucher. — Élancements déchirants qui descendent le long du tibia — Douleur dans l'articulation du pied gauche, qui remonte jusqu'au mollet. — Douleur tiraillante, paralytique, depuis les malléoles jusqu'au genou (S. H.). — Déchirement depuis le genou jusqu'au cou-de-pied, avec engourdissement de la partie antérieure du pied gauche, sensation qui est dissipée par le frottement (Ng). — *Spasme du mollet* (Gln). — Déchirement saccadé au tibia gauche, en avant, au-dessus du pied, le matin avant le réveil (Ng).

Violents déchirements et élancements dans les pieds, qui empêchent de dormir la nuit. — Déchirement dans la malléole du pied gauche, la nuit, qui empêche de dormir. — Fourmillement dans les pieds et les orteils. — Fourmillement dans les pieds, qui sont comme engourdis, la nuit. — *Douleur dans l'articulation du pied en marchant, comme si l'on s'était donné une entorse,* avec tension en appuyant le pied par terre (au b. de 4 j.). — On se donne facilement des entorses en appuyant le pied par terre. — Il semble que les pieds sont paralysés. — Sueur des pieds. — *Pesanteur dans les pieds,* comme s'ils étaient enflés. — Enflure des tendons à la malléole du pied droit. — *Enflure des pieds, le soir* (au b. de 7 j.). — *Enflure des pieds,* en marchant. — Élancements dans les pieds enflés. — Douleur lancinante à la cheville du pied droit, autour de laquelle il y a du gonflement ; on ne peut appuyer le pied par terre à cause de la douleur (chez une femme). — Douleur à la plante des pieds, comme si l'on avait trop marché (chez une femme). — Douleur à la plante des pieds, en marchant ; ils sont rouges. — Sentiment pénible de sécheresse à la plante des pieds (au b. de 27 j.). — Crampe à la plante des pieds (au b. de 3 j.). — Propension continuelle aux crampes à la plante du pied et aux orteils. — Élancement déchirant à la plante des deux pieds. — Déchirements et élancements à la plante des pieds, qui empêchent d'appuyer ceux-ci par terre. — Douleur tressaillante dans les talons, la nuit ; on est obligé de les frotter fortement pour être soulagé (chez une femme). — Fourmillement dans les deux talons. — Tension dans les talons, le matin au lit. — Les talons et les orteils, qui ont été gelés autrefois, commencent à faire beaucoup de mal pendant la marche, surtout quand on est chaussé (au b. de 48 h.). — Les orteils, qui ont été gelés autrefois, causent une douleur pressive et brûlante en marchant, quand on est chaussé. — Vive douleur dans le gros orteil gauche. — Forts élancements avec inflammation dans la pulpe du gros orteil. — Élancements dans le gros orteil gauche, surtout pendant le mouvement et le soir (S. H.). — Déchirement au bord interne de la plante du pied, à partir du talon, étant assis (Ng). — Fourmillement sous les orteils (Str). — Les pieds sont glacés, on ne peut les réchauffer même dans le lit (en juin) (Gr.). — Pesanteur des pieds (au b. d'11 h.) (Hb). — Enflure d'un pied (Hg). — *Enflure des pieds*, même le matin. — Crampe à la plante des pieds. — Secousses dans les pieds, avec crampe fourmillante à la plante. — Secousses et douleurs fulgurantes dans les pieds. — Faiblesse et engourdissement dans les pieds, avec grande agitation (Str). — Engourdissement du pied gauche quand on croise les jambes. — Tressaillement dans le gros orteil gauche, étant assis. — Violent élancement dans le gros orteil droit (Ng). — Le gros orteil fait mal comme s'il était gelé (Str).

Peau. — (1577-1605 et aux diverses subdivisions indiquées). — *Prurit général au corps* (au b. de 22 j.). — Prurit au dos et aux jarrets. — Vif prurit, la nuit, aux bras, aux jambes, au dos et au ventre (au b. de 12 j.). — Beaucoup de prurit et de rongement autour du ventre, aux bras et aux cuisses ; en se grattant on fait naître des stries rouges (au b. de 26, 27 j.). — Prurit par tout le corps, la nuit, avec beaucoup de chaleur et de sécheresse dans la bouche (au b. de 12 h.). — Prurit brûlant sur tout le corps (au b. de 10 j.). — On a souvent de petits élancements dans la peau du corps. — Fréquents élancements comme des piqûres de puce, à la peau. — Quelques élancements pressifs çà et là sur le corps. — Éruption ortiée, pruriteuse, par grandes vésicules, sur le corps, même à la face. — Petits furoncles à la nuque, sur la poitrine et les cuisses. — Gros furoncles à la cuisse, sur la poitrine et au front. — Taches excoriées à la peau, avec rougeur et douleur cuisante ou lancinante, sur divers points du corps. — Prurit à une verrue au front. — Ardeur dans une verrue, comme dans une plaie suppurante, le soir après s'être couché. — Douleur pinçante et constrictive dans une ancienne cicatrice. — Une ancienne cicatrice de vésicatoire exhale du sang noir (S. H.).

Fourmillement pruriteux dans les parties paralysées (*Robbi, Lobstein*). — Prurit (ou bien fourmillement) çà et là, dissipé par le frottement (Ng). — *Taches dartreuses rondes sur tout le corps* (Str). — Beaucoup de prurit, d'éruptions et de boutons de gale. — Beaucoup de tubérosités, de taches saillantes et d'endroits brunâtres ou d'un rouge bleuâtre sur la peau. — Taches cuivrées, translucides, sur le corps. — Taches brunâtres, foncées, quelquefois saillantes, aux jarrets, sur la poitrine, au front et au coin de la bouche. — Tubercules sur la peau (des fesses). — Vésicules dures, douloureuses, çà et là, sans prurit. — Vésicules d'apparence gangréneuse, qui percent et suintent. — Vésicules pruriteuses entre les doigts et dans les jarrets (Hg). — Desquamation de l'épiderme (Gr.).

Cuir chevelu. — Terébration et battement dans le côté droit du cuir chevelu, étant assis (Ng). — Douleur déchirante et tiraillante aux deux côtés de la tête ; en même temps les cheveux sont douloureux au toucher ; la douleur commence le soir et augmente spontanément pendant la nuit (le 3e j.). — Pression au cuir chevelu, à la face et au cou. — Vif prurit au cuir chevelu. — Beaucoup de squames, parfois pruriteuses, au cuir chevelu (au b. de 8 j.). — *Petits boutons pruriteux au cuir chevelu*, qui font mal comme des furoncles quand on y touche. — L'éruption à la tête se gerce et cause de la cuisson avec peu de prurit. — *Les cheveux tombent abondamment* (les prem. j.) (S. H.). — Chute des cheveux, les racines sont comme desséchées (Gr.). — Une place au-dessus de l'oreille devient chauve (au b. de 12 j.). — Sensation comme si la peau du front était trop étroite, avec anxiété, pendant plusieurs jours (au b. de 3 h.) (S. H.).

Oreilles. — Vésicules brûlantes au pavillon de l'oreille. — Éruption vésiculeuse derrière les oreiiles (S. H.).

Visage. — Prurit au nez. — Ulcération des narines (ozène) (S. H). — Prurit et boutons au nez (Hg). — Vésicules dans le nez et autour, de sorte qu'il est presque enflammé (Hb). — Beaucoup de taches de rousseur sur le nez, le matin, après avoir fait, pendant la nuit, un exercice échauffant (au b. de 12 j.) (S. H.). — Boutons à la face et sur l'aile du nez. — Vif prurit à la face, qu'on gratte jusqu'au sang (chez une femme) (Hg). — Éruption de boutons à la face. — Éruption de boutons sur les deux joues. — On a souvent des pustules et des croutes sur le visage, après la moindre lésion de la peau de cette région. — Boutons rouges, épars sur la face. — Éruption miliaire au front et au menton. — Tension de la peau de toute la face. — Cuisson brûlante à la peau de la face, comme après avoir été exposé à un air vif et froid (S. H.) — Éruption rouge, marbrée, rugueuse, un peu saillante, sur la face (Str). — Desquamation de la peau de la face (Gr). — *Fissure considérable au milieu de la lèvre inférieure.* — Tache pruriteuse au côté gauche de la machoîre inférieure, qu'on ne peut s'empêcher de gratter jusqu'au sang. — Prurit à la lèvre supérieure, avec douleur après l'avoir frottée. — Éruption sur la partie rouge des deux lèvres, parfois avec élancements. — Dartre à la commissure gauche des lèvres, avec douleur incisive et lancinante. — Dartre à la lèvre supérieure. — La peau est rugueuse autour des deux lèvres. — Ulcération du coin de la bouche (au b. de 13 j.). — Éruption de boutons à la commissure droite des lèvres. — Ulcération douloureuse à la face interne de la lèvre inférieure (S. H.) — Pustule au coin de la bouche. — Vésicules douloureuses, grosses comme des pois, à la face interne de la lèvre inférieure (Gln).

Abdomen et anus. — Prurit juste au nombril, qui ne cesse pas quand on se frotte (au b. de 6 h.). — Grande tache jaune sur le ventre, à côté du nombril. — Deux furoncles au ventre. — Bubon dans l'aîne, avec douleur brûlante (S. H.). — Prurit au côté droit du ventre et de la poitrine, qu'on fait cesser en se grattant (Ng). — Chatouillement et prurit à l'anus, le soir. — Rongement et prurit à l'anus (au b. de 7 j.). — Prurit à l'anus, après une promenade et le soir. — On a souvent du prurit et du fourmillement à l'anus après avoir marché au grand air (S. H.).

Organes génitaux. — Petite ulcération au prépuce (qui se guérit promptement). — Pendant les règles, prurit lancinant par tout le corps. — Au bord des grandes lèvres, deux petits boutons qui causent une douleur brûlante et lancinante, pendant 14 jours (S. H.).

Membres supérieurs. — *Dans le creux de l'aisselle violent prurit* et engorgement ganglionnaire gros comme un pois (S. H.). — Dans le creux de l'aisselle boutons très pruriteux, qui brûlent après qu'on s'est gratté (Hbg). — Tuméfaction des ganglions axillaires avec ardeur à la peau des bras (Str). — Beaucoup de prurit aux bras (S. H.). — Ardeur à la peau des deux bras (Str). — Petits points rouges, causant un prurit rongeant, au coude droit, sur une étendue de la largeur de la main. — Prurit aux mains. — La peau des mains est très rude et sèche. — Des verrues poussent sur les mains. — Abcès autour de l'ongle, qui reste longtemps sans vouloir guérir. — Gerçures comme par un grand froid à la peau des articulations des doigts (S. H.). — Boutons de chaleur sur les deux mains, avec prurit, surtout la nuit (Gr.).

Membres inférieurs. — Prurit aux hanches. — Prurit à la cuisse et à la rotule. — Violent prurit sur un petit point de la cuisse, avec douleur d'excoriation après s'être gratté. — Gros boutons douloureux au toucher à la partie postérieure de la cuisse (S. H.). — Excoriation à la partie interne des cuisses (Hbg). — Dartres

au-dessus des genoux et au-dessous des rotules. — Vif prurit aux
mollets et aux tibias. — Sur les jambes, beaucoup de petites taches
rouge-bleu, ressemblant à des pétéchies (S. H.). — Beaucoup de
petites taches semblables à des taches de rousseur sur la partie
inférieure du tibia (Str). — Vif prurit à la plante des pieds et
aux orteils, le soir. — Ampoule au talon, qui s'élève, suinte et
fait beaucoup de mal pendant la marche (au b. de 14 j.). —
Prurit sous les orteils et à la plante des pieds. — Il survient des
engelures en mars (au b. de 9 j.). — Douleurs dans les cors, elles
pénètrent jusqu'à la moelle des os. — Forte pression lancinante
dans les cors, comme si on les coupait avec un couteau. —
Élancements dans les cors en marchant. — D'anciens cors
deviennent douloureux au petit orteil, qui se met aussi à enfler
(S. H.). — Taches aux pieds (Str). — Les vésicules et les ulcères
aux pieds deviennent plus nombreux (Hg). — Des cors au talon
sont très sensibles à la moindre pression dès qu'on est à bas du
lit (Gr.). — Élancements dans les cors (ces douleurs disparaissent
plus tard) (Str).

PLATINA

Platine ; Platigne (allem.), Platinum (angl.), Platino (ital. et esp.). — Pl(¹).

Le platine chimiquement pur est un métal blanc, qui se laisse couper au couteau. On le dissout dans l'eau régale, à l'aide de la chaleur, et l'on obtient une solution d'un jaune d'or qu'on étend suffisamment d'eau distillée; puis on y plonge une petite baguette d'acier poli, sur laquelle le platine se dépose en une couche cristalline, très friable. On détache cette couche; on la lave à plusieurs reprises avec de l'eau distillée et on la fait bien sécher entre deux feuillets de papier joseph. On prend un grain du métal ainsi obtenu pour préparer les triturations et les dilutions homœopathiques (²).

Dans les états morbides où le platine était homœopathiquement indiqué, il a fait disparaître les symptômes suivants :

Inappétence. Rapports après avoir mangé. Constipation en voyage. Émission de liqueur prostatique. Induration de la matrice. Lassitude des jambes. Froid aux pieds. Enchifrènement.

Concordances. — Suivant Bœnninghausen les médicaments qui se rapprochent le plus du platine sont LYCOPODIUM, PULSATILLA, RHUS et SEPIA; les autres sont : 1° BELLADONNA, CALCAREA, IGNATIA, MERCURIUS, SULFUR ; 2° *acon., arn., con., nux v., phosph., secale, veratr.* ; 3° alum., anac., ars., aur., bar., caps., caust., cham., chin., cocc., fer., graph., hyosc., kali, nitr. ac., oleand., phos. ac., sabad., sil., spig., staph., stram., zinc.

1. *Traité des maladies chroniques*, Vᵉ partie, p, 115, édit. allemande ; t. III, p. 315, édit. française.

2. G. Weber (*Codex des médicaments homœopathiques*, p. 349) recommande le procédé de Gruner, qui est un peu différent : Après avoir dissout le platine dans l'eau régale, il étend la solution avec dix fois son poids d'eau distillée, puis il la décompose par une solution concentrée de sel ammoniac; il arrête au moment où il ne se forme plus de précipité jaune citron. Il ajoute : « On « met le précipité sur un filtre, on le lave avec de l'alcool étendu d'eau et on « le sèche. On introduit alors le précipité séché dans un ballon à long et « large col, que l'on recouvre avec un bouchon de craie, on chauffe avec précaution jusqu'au rouge. La poudre jaune de platine change alors sa couleur « et présente celle de l'acier mat, sans éclat (éponge de platine). Le produit « obtenu est du platine pur, facile à réduire en poudre. »

Antidotes. — C'est par la pulsatile et l'olfaction d'éther nitrique qu'on remédie aux accidents causés par le platine.

Liste des auteurs. — Gross (Gr).

SYMPTOMATOLOGIE

Symptômes généraux. — (448-472). — Élancements passagers par tout le corps. — Aggravation des accidents le soir, avant de se mettre au lit. — Tremblement douloureux de tout le corps, avec battements dans les vaisseaux (S. H.).

Accès d'envie de vomir en allant au grand air, surtout en marchant contre le vent ; il diminue à la chambre, quand on laisse reposer la tête sur la table, mais quand on se redresse il revient avec une violence insupportable, avec vertige tournoyant qui augmente beaucoup quand on regarde en l'air. En même temps obscurcissement de la vue comme par de la fumée et, quand on est couché, état de la tête intermédiaire entre la veille et le sommeil, avec rêves vifs ; tout se dissipe quand on se redresse. — Douleur tiraillante et pressive en travers de la région épigastrique ; elle augmente et diminue par accès, en même temps on éprouve au milieu du bras une sensation de paralysie, d'engourdissement et une douleur comme s'il était saisi violemment. La douleur de côté est aggravée par le rire, l'inspiration, la pression et chaque pas y détermine un ébranlement douloureux. — Ardeur çà et là dans les membres. — Tiraillements successivement à divers points du corps tantôt au côté de la poitrine, tantôt à l'occiput, au ventre, aux épaules, etc. — Sensation douloureuse d'engourdissement comme par un coup, çà et là, surtout à la tête, et toujours sur une très petite étendue. — Douleur contusive çà et là, qui se dissipe promptement. — Tressaillements spasmodiques çà et là dans les membres. — Çà et là tiraillement passager, en forme de crampe, comme à la suite d'un refroidissement. — Les parties atteintes de douleur cramproïde deviennent le siège d'une douleur contusive quand on appuie dessus. — Sensation de tremblement, de temps en temps, dans *tout* le corps. — D'abord sensation de tremblement des mains et des pieds, ensuite froid et violent tremblement de tout le corps, avec claquement de dents ; en même temps la face est chaude et les mains sont froides. — Lassitude, accablement. — Lassitude générale, au point de tomber ; on vacille en se tenant debout (chez une femme). — Sentiment de grande lassitude dans tout le corps, comme si l'on n'avait pas assez dormi (chez une femme). — Le grand air donne une lassitude telle qu'on s'endormirait volontiers.— On vacille en se tenant debout, comme si les jambes n'avaient pas de soutien (au b. de 2 h.). — Faiblesse, surtout quand on est assis ; les pieds sont comme fatigués à l'excès, avec agitation et tremblement. — Lassitude avec sensation comme si la face allait se couvrir d'une sueur froide (Gr.).

SOMMEIL. — (473-510). — On ne peut s'endormir avant minuit, le sommeil est alors court et continuellement troublé par des rêves. —*La nuit on s'éveille comme hébété et l'on reste longtemps avant de reprendre ses sens* (chez une femme). — Rêves inquiétants, qui réveillent promptement et sont suivis de pensées sombres et de troubles de l'imagination. — Rêves incohérents, le soir en sommeillant (S. H.).

Grande prostration et envie de dormir aussitôt après le repas de midi. — *Grande propension à de forts bâillements, presque spasmodiques.* — Baillements, l'après-midi, sans envie de dormir. — Baillements fréquents, l'après-midi ; ils sont si forts que les yeux sont baignés de larmes (chez une femme). — En sortant de table, baillements si violents que les muscles du cou en sont endoloris (chez une femme). — On a besoin de s'étirer, ce qui fait beaucoup de bien, l'après-midi. — Lassitude et envie de dormir extraordinaires, le soir. — Le soir, envie de dormir telle qu'on s'endort en parlant (chez une femme). — Grande envie de dormir le soir ; aussitôt qu'on a les yeux fermés, on rêve de choses éloignées, étrangères, mais on se réveille aussitôt (chez une femme). — Grande envie de dormir le soir, on s'endort en lisant, mais on se réveille souvent en demandant : « Quoi ? » parce qu'on ne saisit pas bien nettement ce que dit l'entourage ; la nuit on a un sommeil profond, que le bruit ne trouble pas (chez une femme). — Sursaut, le soir, après s'être endormi sur une chaise (chez une femme).— On s'endort tard, pas avant minuit, et l'on a des déchirements dans les orteils. — On s'éveille la nuit comme étourdi et l'on ne se rend compte ni de l'endroit où l'on est ni de l'heure qu'il est (chez une femme). — A minuit on se réveille avec des idées anxieuses qu'on ne peut chasser ; on reste sans sommeil jusqu'au matin. — On s'éveille à minuit, on ne fait que se retourner et ne trouve pas de bonne position. — On s'éveille vers minuit avec des idées attristantes et une grande soif, mais on se rendort au bout d'une heure.

— Rêves confus, inquiétants, de combats et d'effusion de sang. — On rêve que sa sœur absente est morte et l'on s'étonne de n'en avoir pas eu le pressentiment. — Rêves dont on ne conserve pas le souvenir. — Rêves d'incendie (chez une femme). — Même pendant la sieste, on rêve confusément de ses occupations journalières et l'on ne peut pas se souvenir, aussitôt après le réveil, de ce qu'on a rêvé. — Insomnie après 3 heures, aucune position ne semble bonne. — On se réveille à 3 heures du matin, sans aucune douleur et l'on ne tarde pas à se rendormir, pendant plusieurs nuits. — On s'éveille, le matin, tout inquiet et de mauvaise humeur, comme si l'on avait fait un mauvais rêve et beaucoup pleuré. — Sommeil bon, avec rêves agréables, dont on se souvient. — On a encore envie de dormir, le matin, après un sommeil profond et prolongé. —Le sommeil se prolonge plus que d'habitude le matin. — *Le matin, au réveil, on se trouve couché les jambes écartées* ou tout à fait pliées en deux, avec les genoux déjetés en dehors, une main ou les deux sur la tête ; *on est toujours sur le dos, avec une grande propension à se découvrir les cuisses* et des érections continuelles. — *Le matin, au réveil, on se trouve couché les jambes écartées,* la main droite sous la tête, la gauche sur l'épigastre découvert ; quoiqu'on n'ait pas trop chaud, on a tendance à se découvrir les cuisses et le ventre. — La nuit, agitation dans le ventre comme par un refroidissement. — La nuit, douleur brûlante dans les orteils. — Le matin, quand on se lève, baillements, qu'on ait eu ou non un sommeil long et réparateur. — La nuit, après s'être levé, spasme qui courbe la plante des pieds (Gr.).

Symptomes fébriles. — (511-527). — Froid avec claquement de dents, le soir en se déshabillant. — On devient brûlant tout à coup et l'on se croit la figure très rouge, quoiqu'on ait son teint habituel (S. H.).

Froid le soir avant de se coucher, même au lit on a encore un peu froid ; en même temps sommeil agité et réveil fréquent avec anxiété, sensation de tremblement par tout le corps, nausées et mal de tête. — Il semble sans cesse qu'on va geler, avec frissons fréquents le long des jambes, surtout au grand air, même lorsqu'il fait chaud. — Frisson tout le long du corps, jusqu'aux pieds. — Froid qui descend tout le long du dos. — Tremblement de froid, le soir. — Frissonnements continuels par tout le corps, surtout aux jambes. — Frissonnements fréquents de haut en bas aux bras et tout le long du corps, comme si l'on allait avoir la chair de poule. — Un frisson fébrile parcourt tout le corps après les baillements. — On est saisi par un frisson quand on va de la chambre au grand air (chez une femme). — Frisson subit à la tête, à la poitrine et aux bras quand on entre dans une chambre chaude. — Frissonnement avec envie de dormir, dans la matinée. — Propension au froid et frissons mêlés de bouffées de chaleur, avec mauvaise humeur et taciturnité, au grand air ; plus tard chaleur agréable par tout le corps, avec retour de la gaieté. — Soif d'eau, on boit souvent. — Soif aussitôt après le repas du soir, on boit alors énormément et cela apaise la soif. — Sueur pendant le sommeil. (Gr.).

Moral. — (1-44). — Anxiété avec battements de cœur, surtout en se promenant. — Sensibilité extrême. — Grande propension à pleurer et à s'affecter outre mesure de la moindre chose (S. H.).

On est abattu, taciturne et triste. — On se croit tout à fait abandonné et seul au monde (chez une femme). — Anxiété avec tremblement des mains et bouffées de chaleur. — On a souvent un sentiment d'anxiété qui envahit subitement tout le corps. — Grande anxiété avec violents battements de cœur quand on se dispose à parler devant une société, de sorte que l'usage de la parole devient pénible (chez une femme). — *Anxiété mortelle, comme si on allait se trouver mal*, avec tremblement de tous les membres, gêne de la respiration et forts battements de cœur. — Anxiété autour du cœur et mauvaise humeur toute la journée. — Malaise tel qu'on se croit sur le point de mourir, ce qui accable de tristesse. — Malaise tel qu'on se croit sur le point de mourir, avec grande envie de pleurer et pleurs réels (chez une femme). — Grande agitation d'esprit, qui ne permet pas de rester en place, avec mélancolie qui dégoûte des choses les plus agréables; on croit qu'on est de trop dans le monde, on est las de la vie et cependant on a une *peur extrême de la mort qu'on croit prochaine* (chez une femme). — Mauvaise humeur extrême et paresse, le matin (au b. de 48 h.). — Morosité et mécontentement. — On est irrité par la moindre contrariété, on ne parle qu'à contre-cœur, quand on ne peut l'éviter et on le fait d'un ton bourru. — On est brouillé avec tout le monde, tout déplaît et l'on a envie de pleurer. — Triste et morose, on s'assied dans un coin et l'on ne peut s'empêcher de dormir, puis le sujet verse des pleurs sans fin, surtout quand on lui adresse la parole (chez une femme). — *Silence et pleurs involontaires,* même après les encouragements les plus amicaux, de sorte qu'on est mécontent de soi-même (chez une femme). — Pleurs après avoir reçu de légers reproches. — Envie de pleurer, humeur mélancolique, surtout le soir. — Le moral est très affecté, surtout l'après-midi et le soir. — *On est de très mauvaise humeur et porté aux larmes, on pleure* souvent *sans pouvoir s'en empêcher* et cela soulage (chez une femme). — Envie de pleurer et morosité plus fortes à la chambre, moindres au grand air. — Tristesse et mauvaise humeur le premier matin, gaieté indicible le lendemain, surtout au grand air ; on embrasserait volontiers tout le monde et les choses les plus tristes donnent envie de rire (chez une femme). — On est très sérieux et taciturne le premier jour ; le lendemain on a envie de rire et de plaisanter. — *Gaieté* telle qu'on danserait volontiers, une demi-heure *après avoir pleuré.* — *Grande gaieté* les deux premiers jours, tout égaye et l'on rirait volontiers des choses les plus tristes ; ensuite *grande tristesse* le 3ᵉ jour, matin et soir, *avec pleurs* même au sujet des choses les plus risibles, surtout si on lui adresse la parole (chez une femme). — Propension involontaire à chanter et à siffler. — Souffrances physiques quand l'esprit est gai *et vice versa.* — On se sent plus de force, plus de tranquillité d'esprit et d'aptitude à penser. — On est très irritable et s'emporte facilement, on battrait volontiers des gens inoffensifs. — Grande irritabilité, on se fâche pour des choses et des paroles insignifiantes, à tel point que parfois on serait tenté de frapper ses amis et soi-même (chez une femme). — Versatilité. — *Hallucination :* quand on rentre dans la chambre après une course d'une heure, *tous les objets paraissent très petits,* tout le monde semble amoindri physiquement et intellectuellement, *mais on se trouve soi-même grand et élevé ;* la chambre paraît triste et déplaisante ; en même temps anxiété, tristesse, mauvaise humeur, vertige tournoyant et malaise ; tout se dissipe au grand air et au soleil (chez une femme). — *Dédain et mépris pour des personnes d'ailleurs très honorables,* par accès et sans participation de la volonté. — *Pendant les accès d'humeur méprisante, boulimie subite, on mange avec avidité,* mais à l'heure du repas on n'a plus aucun appétit et l'on mange sans goût (chez une femme). — Espérance, orgueil. — *Indifférence, froideur, distraction* dans une société d'amis, au grand air ; on ne répond que lorsqu'on y est obligé, et encore sans se préoccuper de savoir si l'on fait une réponse sensée ; les idées font à peu près défaut et l'on ne sait où l'on est (chez une femme). — Indifférence, même à la mort de sa

femme. — Il semble qu'on ne fait plus partie de sa famille ; après
une courte absence on trouve à chaque chose un aspect tout différent (chez une femme). — Distraction, le sujet écoute ce qu'on lui
dit, mais il ne lui en reste rien dans l'esprit lorsqu'on a fini (chez
une femme). — Distraction extrême et oubli, on ne pense même
pas au présent, même lorsqu'il en est question plusieurs fois. (chez
une femme). — Inaptitude au travail de tête (Gr.).

Symptômes locaux. — TÊTE. — (45-92). — Vertige si fort qu'on
n'ose remuer les yeux, presque toujours avec battements de cœur,
plutôt le jour que la nuit (chez une femme). — Après le vertige
douleur dans la tête comme si elle était couverte de meurtris-
sures et de plaies. — La nuit, endolorissement insupportable des
téguments de la tête, comme si elle reposait sur une pierre ; on
est obligé de se mettre sur son séant (S. H.).

Embarras de la tête, surtout au front. — La tête est entreprise. — Douleur sourde au front. — Tension sourde et douloureuse, comme par une planche, sur le devant de la tête, fréquemment. — Vertige par accès passagers, très rapprochés les uns des
autres, le soir, étant debout ; il semble qu'on va perdre connaissance. — Mal de tête passager, au-dessus du sourcil gauche. —
Tension sourdement douloureuse à la tête. — Sensation d'engourdissement et de tension dans tout le devant de la tête, jusqu'aux os
du nez, comme à la suite d'un coup. — Sensation d'engourdissement dans le devant de la tête, comme si elle était serrée par une
corde, dans une chambre chaude, pleine de monde ; bientôt la
douleur atteint le degré d'une compression violente et pénétrant
profondément ; en même temps mauvaise humeur, impatience et
chaleur au haut du corps, surtout à la tête, comme si une sueur angoissante allait se déclarer ; le soir, à l'air frais, chaleur extraordinaire et, lorsqu'on commence à marcher, ébranlement douloureux dans le cerveau, comme si une boule frappait les parois du
crâne ; plus tard, quand on est au lit, on a encore des bourdonnements d'oreilles, puis les douleurs cessent et l'on s'endort. —
Une constriction spasmodique passe subitement de la tempe droite
à la gauche, à travers la tête ; ensuite sentiment d'engourdissement aux deux côtés de la tête, comme s'ils étaient trop serrés,
avec tremblement. — Douleur de crampe dans la tempe droite,
l'après-midi. — Douleur de crampe dans le front, comme s'il était
serré dans un étau. — Constriction tiraillante, en forme de crampe
dans la tête, surtout autour du front, de temps en temps ; faible

au début, elle va en augmentant, puis elle faiblit à la fin. — *Pression de dehors en dedans, en forme de crampe, à la tempe.* — Tension en forme de crampe aux tempes, comme si elles étaient serrées dans un étau. — Compression au front, par accès. — Violente pression au front, comme si tout le contenu du cerveau allait sortir par là, avec sensation d'un poids sur la tête qui fait fermer les yeux et sortir les larmes ; aggravation en se baissant et par le moindre mouvement de la tête ; avant l'accès, grande anxiété autour du cœur et sorte de courbature au-devant du front, qui empêche de parler ; en même temps que l'anxiété augmente, chaleur brûlante et vive rougeur de la face, avec soif et augmentation du mal de tête jusqu'à 10 heures du soir ; l'accès revient plusieurs jours de suite à la même heure. — Pression passagère de dehors en dedans sur le milieu du synciput. — Pression sourde de dehors en dedans, subitement, au côté gauche du front (au b. de 3 h.). — Pression onduleuse de dehors en dedans à la tempe gauche. — Pression au-dessous de la bosse frontale droite, avec des alternatives d'augmentation et de diminution. — On est réveillé vers minuit par une douleur pressive dans la tête, comme si celle-ci contenait de l'eau ; en même temps grande sécheresse et grattement pénible dans la gorge, fort mauvaise humeur et grosses gouttes de sueur partout, mais surtout à la face (chez une femme). —Pression sourde, fouillante, à la moitié gauche du front, après le repas de midi, en allant au grand air ; cette douleur persiste ensuite dans la chambre. — Douleur contusive soudaine sur un petit point du pariétal gauche. — Pression sourde comme par une cheville dans le pariétal droit. — Douleur pressive de crampe dans la tempe gauche ; elle commence faiblement, va en augmentant et s'apaise. — Douleur comme par un coup sur le côté droit de la tête et en avant. — Douleur passagère, comme contusive, à la bosse frontale droite. — Tiraillement en forme de crampe, du côté gauche de l'os occipital à la mâchoire inférieure, à travers la tête. — Tiraillement saccadé dans les deux côtés de la tête. — Tiraillement depuis le côté gauche du front jusqu'à la tempe, où la douleur devient pressive. — Vifs élancements dans le côté gauche de la tête, le soir au lit. — Quelques élancements sourds dans le devant de la tête. — Élancement sourd, brûlant, sur un petit point du pariétal gauche, par accès. — Élancement brûlant, comme un coup d'aiguille, dans la tempe gauche ; on le fait cesser en se grattant. — Violente douleur térébrante au milieu du front, elle·faiblit peu à peu et finit par cesser. — Sur le haut de la tête, douleur sourde comme si le cuir chevelu se contractait et supportait un grand poids (au b. d' 1/2 h.). — Fourmillement dans la tempe droite, qui descend sur le côté de la mâchoire inférieure, avec sensation de froid. — Ardeur à la tête. — Tiraillement douloureux en divers points de la tête. — Endolorissement insupportable des téguments de la tête, la nuit, comme si on reposait sur une pierre ; on est obligé de se lever. — Froid à l'occiput, qui descend vers la joue, où se fait sentir une douleur brûlante sourde ; ensuite tiraillement dans une dent creuse. — Pression onduleuse, stupéfiante, au-dessus de l'orbite droit. — Douleur de crampe intermittente près du bord externe de l'orbite droit. — Douleur comme à la suite d'un coup sur l'arcade sourcilière droite. — *Rongement cuisant*, comme à la suite d'un frottement exagéré, au bord supérieur de l'orbite (Gr.).

YEUX. — (93-101). — Douleur tensive sur le bord supérieur des orbites et dans les globes oculaires, qui sont comme comprimés. — Sensation de chaleur brûlante dans les yeux, qui semblent lourds, avec envie de dormir ; quand on les ferme la douleur diminue ; quand on regarde fixement un objet, sensation comme s'ils allaient pleurer, plus à la chambre qu'au grand air. — Pression dans les yeux comme lorsqu'on a sommeil, mais sans envie de dormir, dans la matinée (au b. de 2 h.) — Fourmillement fréquent dans l'angle de l'œil droit, qu'on est obligé de frotter. — Excoriation et sensation de froid dans l'œil droit. — *Tressaillement des paupières.* — Il semble qu'un grain de sable est entré dans l'œil droit, ce qui fait cligner souvent (chez une femme). — Tiraillement indolent autour de l'œil droit, avec vue trouble comme à travers un voile et sensation comme si l'œil était fortement collé. — Douleur dans les yeux, le soir à la lumière et en regardant avec effort ; d'abord ils démangent et l'on est obligé de les frotter ; puis ils commencent à s'ulcérer et à faire grand mal ; scintillement et tremblement devant les yeux, de sorte qu'on ne voit pas et qu'on est obligé de les fermer, enfin on s'endort (chez une femme). (Gr.).

OREILLES. — (102-120). — *Tintement d'oreilles.* — *Bourdonnements d'oreilles* avec élancements dans la tête. — Sensation dans les oreilles comme si elles étaient bouchées ; l'ouïe est tellement augmentée par le moindre bruit qu'on a de la peine à comprendre les paroles articulées (chez une femme) (S. H.).

Douleur de crampe dans les deux oreilles. — Déchirement, tiraillement et élancement sourd dans l'oreille droite, sorte d'otalgie. — Élancement sourd dans le conduit auditif droit, par accès. — Coups lancinants sourds dans l'oreille droite, avec sentiment de froid et d'engourdissement traversant la joue jusqu'aux lèvres. — Il semble que de l'air froid entre dans l'oreille. — Chaleur brûlante, sensible à l'extérieur, avec rougeur aux oreilles. — Fouillement dans l'oreille droite et tiraillement saccadé dans la gauche. — Rongement cuisant au lobule de l'oreille gauche, qu'on est obligé de frotter. — Fourmillement rongeant dans le conduit auditif droit (au b. d'1 h.). — Tintement d'oreilles, suivi de déchirement. — Forts tintements et fourmillements dans l'oreille droite, pendant longtemps. — Bourdonnement dans l'oreille droite. — Dans l'oreille droite bruit semblable à celui des ailes d'un gros oiseau. — *Bourdonnement et roulement dans l'oreille*, tous les matins et plus tard aussi tous les soirs, après s'être couché, plusieurs semaines de suite à la même heure. — Bourdonnement dans l'oreille droite, avec douleur en forme de crampe et embarras pressif de la tête. — Détonations dans l'oreille droite, comme le bruit d'un canon lointain (Gr.).

Nez. — (121-124 et 300-302). — *Rongement au nez, comme par le contact d'un corps corrosif* (S. H.). — Douleur de crampe au côté droit des os du nez, avec sentiment d'engourdissement. — Secousses en forme de crampe dans l'aile gauche du nez, par accès coïncidant avec le pouls. — Il semble que la peau du nez, au-dessus de l'aile gauche, est tirée par un poil; ensuite sentiment d'engourdissement comme si le poil avait été arraché (Gr.).

Fourmillement dans le nez, avec envie inutile d'éternuer et larmoiement; on est obligé de se frotter le nez. — Enchifrènement d'un côté du nez, puis, en allant au grand air, fort coryza fluent avec éternuements; ensuite enchifrènement de l'autre côté du nez, suivi également de coryza fluent. — Sécrétion nasale plus abondante (Gr.).

Visage. — (125-155). — *Forte chaleur à la face*, les yeux brûlent et démangent beaucoup (S. H.). — *Visage pâle, abattu.* — Pâleur, mauvaise mine pendant plusieurs jours. — *Chaleur brûlante à la face avec vive rougeur;* en même temps grande sécheresse de la bouche avec soif ardente, céphalalgie pressive et tressaillement vertigineux devant les yeux, qui larmoient; plusieurs jours de suite, de 5 à 9 heures. — Chaleur de la face et de toute la tête, vacuité et douleur sourde dans le front (chez une femme). — *Sensation de froid, fourmillement et engourdissement dans tout le côté droit de la face.* — Engourdissement douloureux, en forme de crampe, dans l'os malaire gauche. — Sensation d'engourdissement et de tension dans les os malaires et les apophyses mastoïdes, comme si la tête était serrée dans un étau. — Pression sourde, stupéfiante dans l'os malaire droit et dans toute la moitié du nez. — Pression sourde, comme contusive, à l'apophyse mastoïde gauche, quand on appuie dessus. — Petit élancement brûlant dans la joue gauche, qui oblige à se gratter. — Rongement à la joue, qui excite à se gratter et ne tarde pas à revenir après qu'on l'a fait. — Sensation sourdement douloureuse de froid au menton, au-dessous du coin de la bouche. — Tressaillement saccadé, en forme de crampe, à la lèvre supérieure, le matin au lit. — Rongement cuisant autour de la bouche, excitant à se gratter, comme après s'être rasé avec un rasoir émoussé. — Lèvre supérieure sèche, comme brûlée. — Grande sécheresse des lèvres, qui sont rugueuses. — Douleur d'excoriation à la lèvre inférieure, juste au-dessous de la partie rouge, comme si on l'avait frottée au point de l'écorcher. — Douleur d'excoriation à la face interne de la lèvre, avec sensation douloureuse de branlement des dents du haut. — Tension engourdissante au menton comme s'il était serré dans un étau. — Coups sourds dans le menton, comme s'il était fortement secoué. — Coups sourds, saccadés, à de longs intervalles, au bas du menton. — Rongement cuisant au menton, qui force à se frotter. — Douleur de crampe au côté gauche de la mâchoire inférieure. — Douleur de crampe au bord inférieur de la mâchoire inférieure, sur laquelle le mouvement n'a aucune influence (Gr.).

Appareil digestif. — (156-273).

A. *Bouche.* — Tiraillement passager, en forme de crampe, dans les deux rangées de dents. — Douleur sourde dans les dents du bas, à gauche, le matin après s'être levé. — Tiraillement fouillant, continuel, dans une dent (incisive) creuse et dans une autre qui est saine. — Tiraillement et battement d'abord dans une molaire du haut, puis dans une du bas, comme si elles étaient creuses. — Tiraillement saccadé, d'abord au côté droit du cou, puis dans une dent creuse, enfin dans l'oreille, où l'on a des élancements sourds, saccadés (Gr.).

Ardeur sous la langue et parfois aussi à son côté droit. — Fourmillement à la langue. — *Douleur de brûlure à la langue,* qui

augmente beaucoup quand on passe les dents dessus. — Goût sucré au bout de la langue (Gr.).

Douleur d'excoriation à la face interne de la lèvre inférieure et
à la gencive des deux mâchoires. — Toute la journée, surtout
après avoir mangé et aussi le matin, goût muqueux et pâteux dans
la bouche, avec très mauvaise humeur. — Afflux à la bouche, de
temps en temps (Gr.).

B. *Pharynx et œsophage.* — Gonflement douloureux de l'amygdale droite (S. H.). — *Grattement dans la gorge, comme si elle
était râpeuse*, parfois avec excitation à une toux courte, le soir
après s'être couché et le lendemain. — Sensation douloureuse
d'âpreté dans la gorge ; il semble qu'un lambeau de peau y est
pendu, en avalant à vide et aussi sans avaler. — Sensation d'excoriation dans la moitié droite du palais, avec fourmillement dans la
narine gauche. — Grattement dans la gorge comme si l'on allait
avoir un coryza, ou comme si l'on avait mangé des plats très épi-
cés ; on est obligé de faire beaucoup d'efforts d'expectoration, ce
qui donne des élancements douloureux (chez une femme). — Une
légère douleur dans la gorge devient tout à coup une sensation
tiraillante de pesanteur dans la tête. — Tiraillement en forme de
crampe dans la gorge, autour de l'os hyoïde, comme si la région
était comprimée. — Sensation d'allongement de la luette. — On a
de temps en temps des mucosités dans la gorge, pendant le grattement ; on est obligé de faire des efforts d'expectoration (chez une
femme) (Gr.).

C. *Estomac, troubles fonctionnels.* — On a presque toujours
faim. — Sorte de fermentation dans la région de l'estomac (S. H.).
— Défaut d'appétit. — Répugnance pour la nourriture avec humeur pleureuse (chez une femme). — Les premières bouchées
plaisent, mais on a bientôt de la plénitude et de la satiété. — On
est tout de suite rassasié, le soir, à cause de sa grande tristesse ; on
mange plus tard (chez une femme). — Quoiqu'on ait envie de fumer, le tabac déplaît et inspire bientôt de la répugnance. — En
sortant de table, pincement dans la région ombilicale, comme si
l'on allait avoir la diarrhée. — *Éructations, le matin à jeun.* —
Éructations fréquentes en tout temps. — Éructations avec faim (au
b. de 3/4 d'h.). — *Éructations bruyantes, à jeun et après avoir
mangé.* — Rapports simulant le hoquet et émission de vents après
avoir mangé — Régurgitation subite de liquide à la fois doux et
amer, qui fait avaler de travers et tousser, après quoi on conserve

longtemps du grattement à la gorge, même après le repas de midi. — Sentiment de dégoût à la région de l'estomac. — Malaise à l'épigastre, le matin. — Nausées et malaise au creux de l'estomac comme lorsqu'on est à jeun ; ensuite légers pincements dans le ventre. — Nausées, quoiqu'on ait de l'appétit et que le manger semble bon. — *Nausées continuelles avec grand accablement, anxiété et sensation de tremblement par tout le corps dans la matinée.* — Nausées sans vomissement, augmentant par accès, avec grand malaise et lassitude dans les jambes (Gr.).

Estomac, troubles locaux. — Ballonnement de l'épigastre, avec sensation de rongement et de déchirement dans l'estomac (S. H.). Tressaillement musculaire visible à la région de l'estomac. — Pression au creux de l'estomac, aussi en y touchant. — Pression à l'épigastre, après avoir mangé (du pain et du beurre), comme si la digestion ne se faisait pas. — Plénitude dans l'estomac et le ventre, comme s'ils étaient surchargés, avec beaucoup d'éructations, le matin, à jeun. — Sensation à l'épigastre comme si l'on avait avalé beaucoup d'air, avec hauts-le-corps jusqu'à la fossette du cou et envie inutile de faire des éructations; chaque hoquet aggrave beaucoup les accidents. — Douleur pressive et tiraillante au-dessous du creux de l'estomac, comme si l'on avait fait un effort exagéré. — Douleur constrictive autour de l'épigastre, comme si l'on avait une ceinture trop serrée et que cela empêchât de respirer (chez une femme). — Sensation douloureuse au creux de l'estomac, comme si l'on était trop serré, avec envie de manger, dans l'espoir que cela soulagera. — Oppression au creux de l'estomac, sans rapport avec la respiration (Gr.). — Pincement dans la région épigastrique et, en même temps, pression de haut en bas vers le bas-ventre comme par une grande quantité de gaz ; cela cesse aussitôt que ceux-ci sont déplacés, mais ils sortent plus tard avec peine ; la sensation dans l'aine revient toujours, avec tension du ventre. — Fourmillement qui remonte de l'épigastre à la gorge, comme si l'on avait avalé du duvet ; cela fait vomir. — Martellement sourd au creux de l'estomac et auprès, dans un cartilage costal (immédiatem.). — Violents élancements au côté droit du creux de l'estomac. — Coups sourds au creux de l'estomac. — Coups violents, sourdement lancinants, à l'épigastre, à de longs intervalles (au b. d'1/4 d'h.). — Rongement et tortillement à l'estomac, le matin, avec faim canine et afflux de salive à la bouche ; le manger ne soulage pas (Gr.).

D. *Abdomen, troubles fonctionnels.* — Émission de beaucoup
de vents, toute la journée. — Défécation difficile, avec beaucoup
de tranchées, ardeur et sortie des hémorroïdes. — Le matin, selle
en bouillie, mal digérée et un peu sanguinolente ; ensuite tension
plus forte à l'hypocondre gauche et au sacrum. — Selle en bouillie,
avec ascarides, le matin. — En allant à la selle on rend un fragment
de tænia. — Selle tous les deux jours, avec de grands efforts et
parfois avec du sang. — Il sort beaucoup de sang par l'anus (S. H.).

Déplacement de vents dans le ventre. — Gargouillements dans
le haut du ventre, le matin à jeun (au b. d' 1/2 h.). — Gargouillements dans le ventre, comme par le déplacement d'un liquide, le
matin à jeun, avec pincement et agitation dans les intestins
(le 7ᵉ j.). — Les vents sortent avec peine, en petite quantité et
accompagnent toujours les garde-robes. — Un vent s'échappe,
avec la même sensation que si la diarrhée allait survenir. — Émission de vents courte, interrompue et ne se faisant pas sans exiger
des efforts des muscles abdominaux. — Émission fréquente de
vents inodores. — *Constipation* pendant plusieurs jours. — Envie continuelle d'aller à la selle. — Fréquent besoin d'aller à la
garde-robe, avec selle peu abondante, par morceaux, exigeant de
grands efforts, accompagnée d'une sensation douloureuse de faiblesse et de raideur des muscles abdominaux. — Envie inutile
d'aller à la selle. — Selle dure, comme brûlée, avec un peu de
ténesme avant et après. — Évacuation peu abondante de fécès visqueux, compacts, ressemblant à de l'argile, avec efforts prolongés
des muscles abdominaux. — Selle presque liquide, précédée et
suivie d'un léger ténesme. — Selle plus liquide que d'habitude,
s'échappant avec rapidité et violence. — Selle sortant avec violence
et avec bruit, après le repas de midi ; elle est d'abord liquide,
puis ferme, exigeant beaucoup d'efforts, et divisée en morceaux
secs, presque friables, qu'on expulse un à un ; après l'évacuation
frisson et tremblement surtout du haut du corps, et, après s'être
levé de dessus le siège, légère douleur avec sentiment de faiblesse
autour du nombril. — Grands efforts même pour évacuer une selle
qui n'est pas dure, ensuite on éprouve chaque fois un violent
élancement à l'anus, suivi d'une contraction spasmodique des
fesses, dans la direction du sacrum ; la douleur oblige à suspendre
les efforts de défécation (chez une femme). — Après la défécation
et la miction tremblement avec frisson à la tête, à la poitrine et
aux bras (au b. de 2 h.) (Gr.).

Abdomen, troubles locaux. — Ventre très ballonné le soir. — Gonflement spasmodique du ventre en plusieurs endroits ; en d'autres il est rétracté. — Élancements dans le ventre, le matin (S. H.).

Mal de ventre vers le matin, plus fort quand on se met sur son séant, puis il s'apaise graduellement. — Tension du ventre après le repas de midi. — Sensation dans tout le ventre comme s'il était trop serré. — Pincement dans le ventre, à la région ombilicale, jusqu'au dos. — Pincement douloureux au-dessous des fausses côtes gauches. — Pincement saccadé çà et là dans le ventre. — Tiraillement saccadé dans le côté droit du ventre, avec un peu de gêne de la respiration. — Pincement à la région ombilicale, comme si l'on allait avoir la diarrhée. — Pincement saccadé dans les deux côtés du ventre, soulagé par une émission de vents. — Tranchées et pincements comme par des vents autour du nombril, avec besoin d'aller à la selle et de dégager des flatuosités. — Douleur incisive qui parcourt rapidement le ventre et qui est suivie de lassitude des genoux. — Tiraillement à travers le ventre, depuis la poitrine jusqu'aux deux aînes, suivi de contraction douloureuse dans les parties génitales. — Tortillement autour du nombril, avec gêne de la respiration et sensation de tremblement par tout le corps. — Élancement très douloureux, profondément dans le ventre, au-dessus du nombril, quand on se redresse brusquement après avoir été accroupi. — Élancements sourds au milieu de la région ombilicale. — Coups sourds dans le ventre, juste au-dessous des fausses côtes. — Léger élancement dans le côté droit du ventre ; quand on est couché sur ce côté, la douleur se dirige en avant vers la région ombilicale et le côté gauche ; quand on est couché sur celui-ci, la douleur augmente. — Douleur dans le ventre, comme à la suite d'une frayeur, sorte de sentiment d'anxiété dans tout le ventre ; en même temps envie d'aller à la selle comme si l'on allait avoir la diarrhée, mais après beaucoup d'efforts il ne vient qu'une petite selle naturelle. — Légère ardeur autour du nombril. — Ardeur soudaine, qui descend le long du côté droit du ventre. — Sensation d'ardeur sur un petit point du côté gauche du ventre, par accès. — Tressaillement superficiel, passager, sur un petit point du ventre (immédiatem.). — Douleur sourde, comme contusive, au milieu du ventre, au-dessous du nombril. — Pression sourde à l'une des fausses côtes gauches ; quand on appuye dessus elle fait mal comme à la suite d'un coup ou d'une chute. — Battements, comme des coups sourds, à l'une des côtes inférieures (Gr.).

Rectum et anus. — Ardeur dans le rectum en allant à la selle et ensuite vif prurit (S. H.). — *Ténesme fourmillant à l'anus*, comme si l'on allait avoir la diarrhée, *tous les soirs* à la même heure, *avant de se mettre au lit.* — Fourmillement et prurit à l'anus comme par des ascarides, le soir, pendant 3 semaines. — Violents élancements sourds, à crier, dans la partie antérieure du rectum (chez une femme). — Sensation passagère, comme de diarrhée, qui remonte dans le rectum et se dissipe après une émission de vents. — Violente pression dans le rectum, sans garde-robe (Gr.).

Organes génito-urinaires de l'homme. — (274-283). — L'urine coule lentement mais on a souvent besoin d'uriner. — *Urine très rouge* avec un nuage blanc. — L'urine devient trouble et teint en rouge les parois du vase (S. H.). — Urine d'un jaune pâle, le matin; l'après-midi, elle est claire comme de l'eau (Gr.).

Coït très court et avec très peu de jouissance (S. H.). — Rongement cuisant près des parties génitales, comme si elles étaient écorchées par le frottement. — Rongement cuisant au scrotum, comme par un frottement prolongé, obligeant à changer de position; on le sent même au lit, pendant plusieurs jours. — Érections vers le matin. — Érections continuelles pendant le sommeil, avec rêves lascifs (au b. de 6 j.). — Érections continuelles, la nuit, sans éjaculation ni rêves lascifs (Gr.).

Organes génitaux de la femme. — (284-299). — Spasme et élancements dans la matrice, qui est indurée. — Pendant les règles, qui sont très abondantes, pression dans l'hypogastre avec mauvaise humeur. — Règles en avance de 6 jours, avec diarrhée. — Les règles, qui n'avaient pas paru depuis plusieurs mois, se montrent au bout d'11 jours. — Le premier jour des règles il sort beaucoup de sang caillé. — Leucorrhée semblable à du blanc d'œuf, sans douleur, le jour seulement, en partie après avoir uriné, en partie après s'être levé de dessus sa chaise (S. H.).

Tiraillement douloureux dans les deux aînes, comme si les règles allaient venir. — Pression dans le bas-ventre, avec malaise, comme à l'approche des règles. — *Pression douloureuse de haut en bas vers les parties génitales*, comme à la venue des règles, parfois avec ténesme rectal; la douleur se propage, à travers les aines, au-dessus des hanches, jusque vers le sacrum, où elle dure plus longtemps. — Sensibilité douloureuse et pression continue au mont

de Vénus et aux parties génitales, avec frisson intérieur presque
continuel, accompagné de froid sensible à la surface du corps (le
visage excepté). — Le soir au lit, la pression douloureuse vers le
bas cesse aussitôt, mais elle revient le matin aussitôt qu'on est
levé. — Tranchées dans le bas-ventre, comme au moment des
règles, avec céphalalgie tiraillante (immédiatem.). — Le deuxième
jour des règles, pincement dans le ventre, suivi de pression de
haut en bas vers les aines, alternant avec la pression dans les parties génitales; en même temps l'écoulement de sang est plus abondant. — Les règles avancent de 14 jours et sont très abondantes. —
Les règles viennent (immédiatement le soir) *en avance de* 6 *jours
et en durent* 8, avec douleurs tractives dans le ventre le premier
jour. — Fourmillement voluptueux dans les parties génitales et
dans le ventre, avec oppression anxieuse et battements de cœur;
ensuite pression non douloureuse dans le bas des parties génitales, avec abattement et élancements dans le devant de la tête
(Gr.).

Appareil respiratoire (¹). — (303-323).

A. *Larynx*. — Arrêt subit de la respiration à la gorge, comme
en marchant contre le vent. — Gêne de la respiration avec chaleur
qui monte du creux de l'estomac à la fossette du cou et oblige à
faire de profondes inspirations; en même temps enrouement qui
cesse après l'accès d'oppression (chez une femme) (Gr.).

B. *Poitrine*. —Ardeur et élancements au-dessous du cœur (S.H.).
— Grande oppression et anxiété dans la poitrine, avec fréquentes
bouffées de chaleur qui montent du creux de l'estomac à la fossette
du cou. — Faiblesse de la poitrine, il semble qu'on ne peut respirer; on fait de profondes inspirations, mais il semble qu'elles ne
peuvent jamais être assez profondes parce que la faiblesse des organes respiratoires y fait obstacle (chez une femme). — Manque
de respiration dès qu'on marche un peu (chez une femme). —*Inspirations profondes parce qu'il semble qu'on a un poids sur la
poitrine*. — On fait souvent de profondes inspirations, sans anxiété
ni oppression. — Oppression, comme si l'on était trop serré, avec
respiration lente et pénible (chez une femme). — Douleur pressive
à la poitrine, comme à la suite d'un trop grand effort. — *Douleur
de crampe dans le côté gauche de la poitrine*, qui augmente petit
à petit et s'apaise de même. — Pression pulsative sourde dans la

1. Pour les symptômes du coryza voy. *Nez*.

moitié gauche de la poitrine, en partie sous le creux de l'aisselle, en partie au milieu de la poitrine, sans rapport avec la respiration (au b. de 3 h. et 8 j.). — Pression intermittente, en forme de crampe, dans la poitrine, au-dessous de la clavicule droite. — Coups sourds à un cartilage costal, à gauche, en bas, près du sternum. — Coups incisifs de bas en haut dans la moitié droite de la poitrine. — Pression sourde sur un petit point du haut de la poitrine. — On a souvent un élancement sourd, douloureux, dans le côté droit de la poitrine, surtout pendant l'inspiration (au b. de 5 h.). — Un élancement rapide, qui fait tressaillir, dans le côté gauche de la poitrine, sous l'aisselle. — Ardeur, par accès rhythmés, entre deux côtes gauches. — Picotement tressaillant sur un point du côté droit de la poitrine, qui revient bientôt après qu'on s'est gratté. — Sensation d'inanition dans la poitrine, comme après s'être levé de trop bonne heure ; elle dure longtemps après qu'on est levé, augmente peu à peu et s'accompagne de nausées ; elle cesse vers midi (Gr.).

Cou, DOS ET LOMBES. — (324-342). — Sentiment d'engourdissement au coccyx, comme après un coup, étant assis. — Douleur de crampe, comme contusive, au sacrum, quand on appuie dessus. — Douleur de brisement au sacrum, qui se fait sentir surtout quand on se courbe en arrière. — Douleur de brisement dans le dos et le sacrum, après avoir marché pendant 1 heure. — Pression sourde, comme par une cheville, à droite, près du milieu de la colonne vertébrale, quand on appuie dessus, douleur persistante, semblable à celle que causerait une plaie de mauvaise nature. — Pression sourde et coups sourds, à longs intervalles, dans le milieu du côté gauche du dos. — Élancements cuisants, comme des coups d'aiguille, dans la moitié droite du dos (le 7e j.). — Douleur dans le côté gauche du dos, comme si on l'avait frictionné jusqu'à l'écorcher, étant assis ; en même temps élancements brûlants, sourds, intermittents. — Tiraillement saccadé dans l'omoplate droite, qui s'étend tout le long du bras, jusqu'à la main. — Sensation intermittente de pression cuisante au bord externe de l'omoplate droite (au b. de 3/4 d'h.). — Pression avec sensation de froid à la pointe de l'omoplate gauche. — Douleur semblable à celle d'un coup sur le haut de l'épaule gauche ; elle commence faiblement, augmente peu à peu et s'apaise de même. — Faiblesse à la nuque, il semble qu'on ne peut soutenir sa tête (chez une femme). — Tension et engourdissement à la nuque, tout auprès de l'occiput, comme s'ils étaient liés ensemble (au b. de 3 h.). — Crampes dans les muscles de la nuque, comme si l'on avait couché sur la dure, plus forte pendant le mouvement. — Douleur de crampe au côté du cou, quand on tourne la tête vers l'épaule. — Chatouillement et légère douleur à la région thyroïdienne, surtout quand on y touche (imméd.)(Gr.). — Douleur pressive sur le haut de l'épaule droite, comme si l'on avait porté dessus un lourd fardeau. — *Faiblesse de la nuque, la tête tombe en avant* (S. H.).

Membres supérieurs. — (343-383). — Grande faiblesse dans les aisselles. — Douleur contusive dans les bras. — Lourdeur des bras (S. H.). — Douleur de crampe près de l'aisselle, presque dans la poitrine, comme si le membre était fortement serré. — Vifs élancements dans l'aisselle, qui font tressaillir le bras et font presque tomber en syncope. — *Fatigue dans les deux bras*, comme si l'on avait porté un lourd fardeau ; le mouvement soulage, mais le malaise revient aussitôt pendant le repos, avec tiraillement comme par une corde, depuis l'aisselle jusqu'à la main. — Paralysie subite, comme après un coup, sur un petit point, tantôt du bras droit, tantôt du gauche. — *Le bras gauche est comme paralysé*, de sorte qu'on le laisserait volontiers pendant ; cette sensation est bien plus forte quand on appuie le bras sur sa chaise étant assis, et même quand les épaules sont seulement appuyées sur le dossier (chez une femme). — Lassitude et faiblesse du bras gauche, avec tiraillements. — Ardeur dans le bras droit, depuis l'aisselle jusqu'au poignet. — Douleur sourde dans le bras, comme à la suite d'un coup ; elle se fait surtout sentir pendant le mouvement et l'extension du membre (Gr.).

Ardeur cuisante au coude, comme s'il avait été raclé ou frotté avec de la laine. — Douleur au coude droit, semblant siéger dans le périoste. — Douleur de meurtrissure ou de contusion juste au-dessus du coude, avec des alternatives d'augmentation et de diminution (au b. de 10 min.). — Douleur de crampe à l'avant-bras en s'appuyant sur le coude. — Douleur tiraillante au cubitus gauche, dans le tendon, juste au-dessus du poignet, par accès, dans toutes les positions. — Sentiment de paralysie dans l'avant-bras droit, qui se propage de haut en bas. — Douleur dans l'avant-bras droit, avec rétraction des doigts, quand on allonge le membre. — Douleur contusive, par alternatives, en divers points des os de l'avant-bras et de la jambe. — Sensation de crampe et d'engourdissement dans l'avant-bras et la main gauches. — Pression intermittente, en forme de crampe, au côté de la flexion de l'avant-bras gauche (Gr.).

A la main, sensation comme celle d'un fourmillement ou d'un souffle d'air froid. —Crampe dans la main, quand on fait un effort. — Crampe tressaillante dans le métacarpien et les phalanges du pouce, plus forte pendant un mouvement violent. — Tremblement de la main et des doigts, en tenant celle-ci libre. — Douleur de crampe dans la main, derrière les deux premiers doigts. — Douleur en forme de crampe dans l'éminence thénar gauche. — Douleur de crampe aux mains et aux doigts, surtout à leurs articulations, principalement quand on tient quelque chose avec force. — Tressaillement crampoïde, saccadé, juste au-dessous de l'apophyse du radius. — Petits élancements brûlants à l'articulation métacarpienne de l'index ; ils obligent à se gratter et reviennent bientôt après. — Tiraillement en forme de crampe, par saccades, dans la main et l'index droits. — Rétraction des doigts, avec tiraillement douloureux qui remonte le long du bras quand on fléchit le membre. — Sensation pénible d'engourdissement et tremblement du pouce droit, comme s'il était meurtri. — Engourdissement prolongé du petit doigt. — Douleur dans la première articulation de l'index comme s'il allait y venir un abcès (Gr.).

MEMBRES INFÉRIEURS. — (384-447). — Douleur tensive, resserrante comme après un coup, à la hanche, juste au-dessus de l'articulation ; elle augmente et s'apaise par intermittences. — Tressaillements musculaires dans les membres inférieurs, surtout aux jambes, après avoir un peu marché. — Propension à se découvrir les jambes, la nuit, quoiqu'on n'ait pas trop chaud. — Fourmillement d'engourdissement dans les jambes quand on est assis ayant celles-ci croisées l'une sur l'autre. — Douleur contusive dans les cuisses quand on est assis les jambes étendues, avec crampe qui traverse les jambes en ondulant lorsqu'on les fléchit. — Sentiment de faiblesse avec agitation et tremblement dans les cuisses, surtout vers les genoux, comme si l'on était fatigué d'avoir marché, seulement quand on est assis. — Sentiment de faiblesse dans les cuisses (et les membres inférieurs tout entiers), comme s'ils étaient contus, avec agitation et tremblement, étant assis et étant debout (au b. de 2 h.). — Raideur des cuisses avec sentiment de faiblesse comme si l'on avait un pantalon trop étroit, étant assis. — Douleur de crampe et pulsative, par accès, au milieu des cuisses, étant assis. — Sensation de crampe et d'engourdissement comme après

un coup, à la face antérieure de la cuisse droite. — Douleur de
crampe à la face postérieure de la cuisse, étant assis. — Douleur
de crampe au côté interne de la cuisse droite. — Douleur contusive dans les cuisses. — Douleur contusive dans le milieu de la
cuisse, plus en étant assis qu'en marchant. — Tiraillement au haut
de la cuisse gauche, si violent quand on pose le pied à terre qu'il
fait chanceler (chez une femme). — Tiraillement saccadé dans les
cuisses, au-dessus des genoux. — Tiraillement et déchirement
depuis le milieu des aines jusqu'aux cuisses, beaucoup augmentés
par l'attouchement ainsi que par l'inspiration. — Douleur sourde,
comme après une chute, au haut de la cuisse gauche, étant assis
(le 6ᵉ j.) (Gr.).

Dans le genou, d'abord tiraillement, puis ardeur, enfin douleur
de luxation quand on pose le pied à terre. — Picotement brûlant
au genou droit. — Forte tension dans le jarret gauche après avoir
marché vite au grand air. — Pression sourde au côté interne du
jarret gauche, étant assis avec les jambes fléchies. — *Douleur dans
le genou gauche comme après un coup violent.* — Douleur contusive au-dessus du genou gauche. — Sensation d'engourdissement et tremblement dans les genoux, jusqu'aux pieds, comme
s'ils étaient trop serrés. — Sensation d'engourdissement et de
faiblesse, avec pression sourde, au côté interne du jarret gauche,
étant assis. — *Sentiment de grande faiblesse dans les articulations des genoux et tout autour*, plus en étant debout qu'en étant
assis, avec chancellement. — Dans les articulations des genoux,
faiblesse au point de chanceler, plus en étant debout qu'en marchant, surtout en montant un escalier. — Sentiment de faiblesse
dans les genoux en marchant ; quand on est assis, faiblesse aussi
dans les cuisses, comme si l'on était fatigué d'avoir marché. —
Sentiment douloureux de faiblesse juste au-dessous du genou,
quand on pose le pied à terre pendant la marche. — Lassitude
douloureuse dans les jambes, au-dessous des genoux, étant
assis. — Pulsations cuisantes dans le milieu de la jambe droite,
à la face antérieure. — Secousses crampoïdes de haut en bas aux
jambes, avec sentiment d'engourdissement, même dans les pieds,
étant assis, surtout le soir. — Coups douloureux de haut en bas le
long des tibias. — *Agitation fourmillante et tremblotante dans les
jambes*, étant assis, avec sentiment d'engourdissement ; *elle augmente surtout le soir* et aussi au lit. — Lassitude des jambes
après une courte promenade, avec gêne de la respiration, plus

forte au commencement de la marche qu'après; enfin nausées. — Tiraillement en forme de crampe à travers le mollet droit en se couchant après une courte promenade. — Raideur et battements dans le mollet droit, qui font trembler le pied, étant assis (Gr.).

Lassitude des pieds avec sensation d'enflure autour des malléoles; quand on est assis, la lassitude remonte jusqu'aux mollets et s'accompagne de raideur, le soir. — Douleur à l'articulation du pied comme si l'on avait fait un faux pas. — *Sensation d'engourdissement et de lassitude dans les pieds*, comme si l'on était resté longtemps sur la pointe des pieds, *seulement quand on est assis*. — Déchirement douloureux sur le cou-de-pied gauche, avec douleur incisive sourde en travers. — Douleur tensive à la plante du pied, surtout quand on se tient debout, penché en avant. — Douleur d'excoriation au-dessus de l'articulation du pied, en dehors. — *Rongement et douleur d'excoriation autour des malléoles;* le contact des vêtements détermine une douleur comme si la région était râpeuse et excoriée par le frottement. — Rongement lancinant sur un petit point de la plante du pied; on est obligé de se gratter. — Un violent élancement au-dessus de l'articulation du pied; le grattement ne le fait pas diminuer. — Élancements dans la partie charnue des deux pieds, le soir après s'être couché, jusqu'à minuit. — Tiraillement douloureux à la plante du pied droit, étant debout, et, au-dessous, pression fourmillante quand on est assis. — Forte pression à la plante du pied droit, près des orteils. — Douleur de crampe dans le métatarse droit. — Tiraillement en forme de crampe dans le talon droit. — Douleur qui fait trembler, comme par l'effet d'une pression extérieure, sur le cou-de-pied. — Douleur au gros orteil comme s'il était trop serré. — Tension brûlante en forme de crampe dans le gros orteil gauche. — Tiraillement en forme de crampe dans les orteils, surtout dans le gros. — Battement en forme de crampe, par accès irréguliers, dans le gros orteil gauche. — Battement douloureux sous le petit orteil. — Déchirement avec picotement, comme dans des ulcères, aux orteils droits, surtout dans le gros. — Élancements brûlants et fourmillants, comme par de nombreuses aiguilles, sous le gros orteil. — Douleur de plaie dans la pulpe d'un orteil (qui avait été gelé autrefois), surtout en marchant. — Gonflement de la pulpe des orteils, avec douleur déchirante pendant la nuit (Gr.)

PEAU. — (453-456 et aux diverses subdivisions indiquées). - La nuit, violent prurit par tout le corps (S. H.). — Rongement pruriteux, picotement et chatouillement brûlant çà et là, surtout aux bras, aux mains, au scrotum ; on ne peut se lasser de se gratter et cela augmente vers le soir, quand on se met au lit. — Picotement brûlant çà et là, au corps, qui cesse promptement de lui-même (au b. d'1 h. 1/2). — Élancements pruriteux par tout le corps, comme par de la vermine, qu'on ne peut faire cesser en se grattant. — Çà et là, picotement tantôt brûlant, tantôt pruriteux, qui oblige à se gratter (au b. d'1/2 h.) — Picotement brûlant, comme par des orties, qui excite à se gratter beaucoup (Gr.).

Visage. — Élancements pruriteux dans la peau de la joue, comme par une écharde, que le frottement fait cesser aussitôt. — Vésicules causant une douleur cuisante au bord extérieur de la lèvre inférieure (au b. de 6 h.). — Vésicule au bord interne de la lèvre supérieure, causant une douleur fortement lancinante seulement quand on y touche. — Desquamation et saignement des lèvres, pendant plusieurs jours, avec vive douleur cuisante au grand air. — Petit réseau de vaisseaux bleuâtres, comme des veines variqueuses, au menton, sans douleur, pendant plusieurs jours (Gr.).

Tronc. — Prurit à la région épigastrique, que le frottement dissipe (Gr.).

Membres supérieurs. — Petite tache bleue, indolente, au bras gauche ; elle devient bientôt plus petite et rouge foncé. — Prurit et rongement au poignet droit, tels qu'on n'a jamais assez de se gratter. — Picotement pruriteux sur le dos des deux mains, qui cesse quand on s'est gratté. — Prurit à l'index gauche, qui oblige à se gratter. — Fourmillement au côté interne du pouce droit (Gr.).

Membres inférieurs. — Prurit lancinant sous le gros orteil. — Fourmillement pruriteux dans le gros orteil droit, qui donne continuellement envie de se gratter (chez une femme) (Gr.).

ANEMONE PULSATILLA

Anémone pulsatile ; Pulsatille (allem.), Pasque flower (angl), Pulsatilla (ital.
et esp.). — Famille des renonculacées ([1]).

On exprime le suc de la plante entière, verte et fraîche, et on le mêle avec
parties égales d'alcool, en secouant bien. Après avoir décanté le précipité qui
troublait cette teinture, on prend deux gouttes de celle-ci qu'on verse dans le
premier d'une série de 30 flacons à dilution, emplis chacun aux trois quarts par
99 gouttes d'alcool : puis on tient dans la main le flacon soigneusement fermé
et on lui imprime deux secousses avec le bras ; c'est ainsi qu'on obtient la
1re dilution ou au $\frac{1}{100^e}$. On verse une goutte de cette dilution dans le 2e flacon,
auquel on imprime deux secousses semblables et l'on obtient ainsi la 2e dilution ou dilution au $\frac{1}{10000^e}$. Ainsi de suite jusqu'à la trentième dilution, sur
le flacon de laquelle on écrit le chiffre 30 ou le signe $\overline{X}$.

Cette plante très énergique fait naître dans le corps de l'homme
en santé (ainsi que le démontre la liste suivante, qui est assez complète) beaucoup de symptômes analogues à ceux qu'on observe
souvent dans les maladies. On trouve donc fréquemment l'occasion
d'en faire un usage homœopathique et de l'employer utilement,
aussi peut-on sans contredit la ranger parmi les polychrestes.

Elle sert aussi bien dans les maladies chroniques que dans les
maladies aiguës, car sa durée d'action, même à faible dose, est de
10 à 12 jours.

J'ai signalé dans les notes les particularités de ses symptômes,
de sorte que je n'ai pas à y revenir ici.

Comme c'est avec des doses très modérées et faibles que j'ai
fait les essais dont les résultats sont consignés ici, les symptômes
obtenus sont, presque sans exception, des effets primitifs.

Pour obtenir tous les avantages possibles de l'emploi homœopathique des médicaments en général, mais particulièrement de celui-ci, il faut rechercher non seulement la similitude des effets

1. *Traité de matière médicale pure*, t. II, p. 273. édit. allemande ; t. III, p.
310, édit. française.

physiques du médicament avec les symptômes corporels de la maladie, mais aussi la similitude des effets et des symptômes moraux, ainsi que celle du tempérament du sujet sur lequel les essais ont été faits avec celui du malade à guérir.

L'usage médicinal de la pulsatile sera donc d'autant plus salutaire qu'on rencontrera, dans les états morbides auxquels elle conviendra au point de vue des accidents corporels, une humeur *pleureuse*, de la propension à un malaise intérieur et au chagrin tranquille ou du moins à la douceur et à la résignation, surtout si, avant de tomber malade, le sujet était bienveillant et doux (même léger et inconséquent). Ce médicament convient surtout aux tempéraments calmes et lymphatiques ; il est au contraire peu approprié aux hommes prompts à prendre leur parti et précipités dans leurs mouvements, même lorsqu'ils paraissent d'un naturel bienveillant. Des accès de frilosité et l'adipsie sont encore d'excellentes indications.

La pulsatile convient aux femmes surtout quand leurs règles retardent habituellement de quelques jours, de même aussi lorsqu'elles ne parviennent à s'endormir que longtemps après s'être couchées ou lorsque c'est le soir qu'elles sont le plus malades. Elle combat les accidents consécutifs à l'usage de la viande de porc.

Il ne faut donner à la fois qu'un petit globule imbibé de la 30ᵉ dilution et répéter la dose au plus toutes les 24 heures ; dans les cas aigus l'olfaction d'un globule gros comme un grain de moutarde est préférable.

Concordances. — Suivant Bœnninghausen, les médicaments qui se rapprochent le plus de la pulsatile sont BELLADONA, LYCOPODIUM, PHOSPHORUS, RHUS, SULFUR ; les autres sont : 1° ARSENIC., BRYONIA, CALCAREA CARB., MERCURIUS SOL., NUX VOMICA, SEPIA, SILICEA ; 2° *acon., caust., cham., china, con., hep., ign., phos ac., plat., staph., veratr.* ; 3° arn.; asa, canth., caps., carb. veg., cocc., fer , graph., hyosc., iod., kal., lach., natr. m., nitr. ac., sabad., spig., spong., stram., thuj.

Antidotes. — Si la pulsatile a été donnée à trop forte dose ou mal à propos et qu'il en soit résulté des accidents fâcheux, on combattra ceux-ci par des remèdes différents suivant les circonstances. La camomille chassera la somnolence, la lassitude et l'émoussement des sens ; une tasse de café conviendra s'il y a anxiété poignante ; d'autres accidents seront calmés par la fève de S. Ignace ou la noix vomique. C'est la teinture de café cru qui apaise le plus vite la fièvre, l'envie de pleurer et les douleurs de la pulsatile ainsi que toutes les affections consécutives.

Liste des auteurs. — Frédéric Hahnemann (F. H.), Hornburg (Hbg), Michler (Mlr), Rückert (Rkt), Stapf (Stf), Stork (Stk).

SYMPTOMATOLOGIE

Symptômes généraux. — (886-946). — (Froid aux mains et aux pieds pendant le repos, étant assis). — Tremblement avec douleur déchirante dans le bras et le pied gauches (au b. d' 1 h.), dans tous les membres (au b. de 3 h.). — Tiraillement de haut en bas dans les pieds, le soir au lit. — Engourdissement fourmillant des avant-bras (des mains) et des jambes, quand on est couché tranquillement; cela diminue quand on les remue (au b. de 2 h., chez une femme). — Les membres sur lesquels on était couché pendant le sommeil sont engourdis et pleins de fourmillements au réveil. — Les symptômes diminuent au grand air ([1]) (au b. d' 1/2 h.). — On aspire au grand air, cependant il augmente le mal de ventre et l'envie de vomir (au b. de 10 h.). — Souffrances par le grand air, aussi on le redoute (au b. de 6 à 8 h.). — Après la promenade du milieu du jour on est si abattu qu'on ne peut résister au sommeil, plus on fait d'efforts pour rester éveillé, plus on a envie de dormir. — Le matin et dans la nuit, au lit, c'est sur le dos et les jambes fléchies qu'on se trouve le mieux; quand on se tourne sur un côté ou sur l'autre il survient des accidents spasmodiques, par exemple : une douleur hémorrhoïdale à l'anus, une douleur de tête comme si le crâne allait éclater, des douleurs articulaires, de l'oppression, de l'anxiété ([2]) (au b. de 38 h.). — Pendant le décubitus sur le dos les douleurs diminuent puis s'apaisent, mais elles augmentent ou se renouvellent pendant le décubitus sur l'un des deux côtés (au b. de 24 h.). — Douleur tiraillante et déchirante, avec froid, tantôt dans un membre, tantôt dans l'autre. — Douleurs tiraillantes et déchirantes çà et là dans tout

1. Ce symptôme et les deux suivants sont des effets alternants de la pulsatile; le premier doit être mis au premier rang, c'est-à-dire qu'il est le plus fréquent et le plus marqué.

2. Cet état est le plus habituel, cependant il alterne souvent avec un autre dans lequel la douleur survenue pendant le décubitus sur le dos cesse quand on se couche sur la partie douloureuse ou en général sur le côté.

HAHNEMANN, *Mat. méd.*   IV. — 8

le corps, par accès qui durent peu mais reviennent souvent. — Douleur tiraillante, finement lancinante, dans les membres, mais surtout dans les articulations, qui sont le siège d'une douleur contusive quand on y touche. — Douleur tiraillante, vulsive, non dans les articulations, mais dans les muscles, comme s'ils étaient serrés par une corde. — Douleur vulsive dans le côté gauche (au b. de 4 h). — Battements gênants de toutes les artères du corps, que l'attouchement surtout rend sensibles. — Douleurs tiraillantes dans les membres et dans tout le corps, avec tremblement anxieux. — Anxiété avec tremblement, qui augmente pendant le repos, quand on est assis ou couché, mais qui diminue pendant le mouvement. — Sensation de tremblement anxieux dans les membres. — Sensation extrêmement désagréable dans tout le corps, qui porte au désespoir, au point qu'on ne sait où se mettre, qu'on ne peut dormir ni trouver aucune espèce de repos. — Sensation dans tout le corps comme si l'on avait veillé longtemps, avec étourdissements comme si l'on s'était enivré la veille (au b. de 12 h.). — Le matin au lit, simple douleur dans les membres, surtout aux articulations, qui oblige à étendre les membres, avec chaleur de tout le corps, sans soif (au b. de 12, 36 h.). — Étant assis, dans la journée, grande propension à étendre les jambes (au b. de 24 h.). — Le matin après s'être levé, malaise général que le mouvement fait cesser (au b. de 22 h.). — Pendant le mouvement, tremblement des mains et des pieds (au b. de 28 h.). — Faiblesse avec tremblement. — Faiblesse et relâchement des membres, sans qu'on se sente fatigué, le matin après s'être levé (au b. de 24 h.). — Lassitude dans les jambes, non en marchant, mais seulement en se levant après avoir été assis. — Immobilité et sorte de raideur du corps. — Lourdeur de tout le corps (¹) (au b. de 8 h.). — On est paresseux et voudrait toujours rester assis ou couché. — Les membres sont courbaturés. — Faiblesse douloureuse des membres. — Lassitude énorme après une courte marche, pendant plusieurs jours. — Lassitude générale, on est obligé de se coucher (au b. de 3 h.). — Sensation douloureuse de paralysie autour des ligaments articulaires (²). — Le matin, plus on reste au lit, plus on est

---

1. La lassitude et la faiblesse d'une partie du corps causées par la pulsatile se manifestent la plupart du temps sous la forme de pesanteur.

2. Ce symptôme apparaît surtout le soir, quand il fait sombre, avec une sensation douloureuse dans tous les membres, comme au début d'un accès de fièvre intermittente, et avec sensibilité au froid.

las et plus on veut rester couché, on finit même par s'assoupir
(S. H.).

Grande pesanteur et grande sensibilité au froid des bras et des
jambes (F. H.). — Les accidents s'aggravent tous les deux jours,
le soir (Stf). — Besoin de s'étirer (Kkt). — Il semble que tous les
vêtements sont trop étroits et l'on est tenté de les ôter (chez une
femme) (Stf).

SOMMEIL. — (947-1010). — On dort sur le dos, les mains croisées
sur le ventre et les jambes fléchies. — Le soir, en dormant dans son
fauteuil, ronflement du nez pendant l'inspiration. — On dort sur le
dos, les bras sur la tête. — Envie de dormir continuelle, avec rêvasseries. — Le soir, on ne peut s'empêcher de dormir, quoiqu'on
ne soit pas fatigué (au b. de 4 j.). — On est si las qu'on peut à
peine marcher quelques minutes ; après cela, on est obligé de dormir des heures entières, et ainsi de suite toute la journée. — Sommeil à une heure inaccoutumée, soit tard le matin, soit de bonne
heure le soir. — Sommeil insurmontable, l'après-midi. — (Envie
de dormir pendant le repas de midi.) — Sommeil trop prolongé,
avec les paupières fermées, qui n'est au commencement qu'un assoupissement plein de rêvasseries. — Assoupissement plein de
rêves incohérents et de paroles sans suite. — Sommeil très léger,
après lequel il semble qu'on n'a pas dormi du tout. — Sommeil
lourd, profond, agité, on ne fait que se retourner. — *On se retourne dans tous les sens en dormant.* — Sommeil agité pendant
la nuit ; une sensation insupportable oblige à se découvrir, en
même temps l'intérieur des mains est froid, mais sans sueur. —
(Les trois premières nuits), on ne peut dormir qu'assis ou la tête
penchée en avant ou sur le côté, on ne s'endort pas avant minuit.
— On ne peut s'endormir le soir à cause d'une sensation anxieuse
de chaleur (chez une femme, au b. de 4 h.). — On est réveillé par
une sensation de chaleur. — *Insomnie comme par ébullition du
sang.* — La nuit, anxiété comme par trop de chaleur. — La nuit,
sensation de chaleur sans soif (au b. de 36 h.). — On s'éveille facilement le soir (avant minuit). — On reste longtemps avant de pouvoir s'endormir, le soir, et ordinairement on s'éveille de bonne
heure sans pouvoir se rendormir. — Après s'être couché, le soir,
on dort une heure et demie sans rêver, mais alors on se réveille
et reste ainsi jusqu'au matin, en se retournant sans cesse. — On se
réveille très souvent la nuit et l'on reste éveillé, tandis qu'on a envie de dormir toute la journée. — On s'éveille avant minuit, rêve

beaucoup et ne se rendort pas avant deux heures ; dans la matinée, au contraire, on est si fatigué qu'on dormirait volontiers toute la demi-journée (chez une femme). — Insomnie, la nuit, on se réveille complètement toutes les trois heures. — Insomnie avec surabondance d'idées. — Avant minuit le sommeil est empêché par une idée fixe, par exemple, par une mélodie qui revient à l'esprit, tandis que la somnolence anéantit le pouvoir de l'esprit sur la mémoire et l'imagination. — Le soir, après s'être couché, anxiété avec exubérance d'idées et afflux de sang à la tête, qui obligent à se lever (au b. de 5 h.). — Après minuit, rêves très vifs qui tendent continuellement et fatiguent la pensée ; ils roulent presque toujours sur le même objet, jusqu'au réveil (au b. de 48 h.). — Rêves vifs portant sur les événements dont on a parlé ou qui se sont passés la veille. — On se met sur son séant en dormant, on regarde les assistants d'un œil hagard, et l'on dit : Chassez-moi cet homme (chez une femme). — Rêves effrayants, on est obligé de se mettre sur son séant (au b. de 5 h.). — On est souvent réveillé par des rêves effrayants ; par exemple, on rêve qu'on tombe. — Rêves effrayants qui réveillent en sursaut. — Sommeil plein de rêves qui réveillent en sursaut. — *Frayeurs et sursauts pendant le sommeil.* — La nuit, rêves effrayants et causant du dégoût. — Assoupissement avec secousses dans le bras et frayeur. — Quand on s'éveille, il semble que le bruit des paroles est trop fort et blesse les oreilles (au b. de 2 h.). — *La nuit, on s'éveille brusquement, comme en sursaut, sans savoir où l'on est, et sans reprendre complètement conscience de soi-même* (au b. de 5, 12 h.). — Rêves confus pendant la nuit. — On rêve de querelles (au b. de 24 h.). — On crie et s'éveille en sursaut, effrayé par un chien noir, un chat, des abeilles, etc. — Anxiété quand on s'éveille, pendant la nuit, comme si l'on avait commis un crime. — On rêve de choses effrayantes et de malheurs, par exemple, qu'on va être battu ; on soupire et sanglote pendant le sommeil et, quand on se réveille, le rêve est encore si vivement présent à l'esprit qu'on pousse encore de profonds soupirs. — *Loquacité pendant le sommeil* (encore au b. de 40 h.). — Après minuit, dans un demi-sommeil, le sujet parle de chimères qu'il dit lui être passées devant les yeux. — Après minuit, légère sueur sur tout le corps, pendant un sommeil profond avec rêves vifs. — Rêves lascifs, le soir et le matin, presque sans excitation des organes génitaux. — Pendant le sommeil, contorsions de la bouche, on ouvre les yeux, les tourne, puis les ferme, et l'on a des mouvements convulsifs des doigts (chez un enfant). — Vulsion dans un membre ou dans l'autre, quand on est au moment de s'endormir. — Vulsions isolées des membres ou de tout le corps pendant le sommeil. — Ébranlement spasmodique et vulsion de la tête et de tout le corps en s'endormant (pendant la sieste), deux fois de suite (au b. de 86 h.). — *Bâillements* (S. H.).

On ne peut s'endormir le soir. — Insomnie avec agitation extrême (Stf). — On ne peut s'endormir avant 2 heures du matin. — Sommeil très agité, on ne fait que se retourner dans son lit, comme par l'effet d'une grande chaleur. — La nuit au lit, chaleur sèche insupportable, — La nuit au lit, chaleur·brûlante insupportable et agitation (Hbg). — Prurit insupportable, le soir au lit. — On saute souvent à bas du lit parce qu'on se trouve mieux dehors (Stf).

SYMPTOMES FÉBRILES. — (1011-1100). — Froid pendant les douleurs du soir. — Après avoir eu le corps froid dans l'après-midi, pesanteur et chaleur à la tête. — Frisson répété. — Frisson, comme si la sueur allait s'établir. — Frisson et sensibilité interne au froid ; il semble toujours qu'on va geler, même dans une chambre chaude, matin et soir. — Froid aux mains et aux pieds, qui sont comme morts. — Froid le matin, quand on sort du lit. — L'après-midi, le haut du corps est chaud; mais on sent dans le bas un froid interne, sans qu'il soit froid à la surface. — Le soir, froid général sans frisson. — Le soir, froid seulement aux cuisses, qui sont réellement froides, mais les jambes et les pieds restent chauds. — Froid toute la soirée, avant l'heure de dormir, même en marchant. — Froid vers le soir, sans cause. -— Froid le soir, sans chair de poule. — Frisson qui descend le long du dos, toute la journée, sans soif. ·— Frisson dans le dos, jusqu'au niveau des hypocondres et le plus souvent à la face antérieure des bras et des cuisses, avec froid aux membres et sensation comme s'ils allaient s'engourdir, vers 4 heures de l'après-midi (au b. de 10 h.). — Horripilation sur les bras, en même temps chaleur aux joues et il semble que l'air de la chambre est trop chaud. — A midi, en sortant de table, frissonnement qui cesse promptement (au b. de 6 h.). — Froid, après le repas de midi, sur la région épigastrique et les bras (au b. de 5 h.). — Froid, le soir avant de se coucher; petite chaleur après s'être mis au lit. — *Sensation de froid avec tremblement qui revient au bout de quelques minutes ; ensuite peu de chaleur, sans sueur*. — Froid dans la chambre, le soir. — Vers le soir, dans une chambre chaude, on a froid ou du moins on en éprouve la sensation, avec bouffées de chaleur. — Frissonnements toute la journée et trois fois bouffées de chaleur à la face (S. H.). — Froid, pâleur et sueur de tout le corps, pendant 2 heures (au b. de 2 h.) (F. H.). — Frissonnement, comme lorsqu'on passe d'une chambre chaude à l'air froid. — Frisson presque sans froid, qui fait hérisser les cheveux, avec anxiété et oppression (Hbg). — Léger frissonnement l'après-midi (Stf).

On a chaud et cependant on veut rester couvert, on humecte ses lèvres sans boire, on gémit et l'on se plaint. — Chaleur interne avec soif, qui n'est cependant pas irrésistible, l'après-midi. — Chaleur, la nuit, et frisson quand on se retourne dans le lit. — A 6 heures de l'après-midi chaleur brûlante sur la poitrine et entre les omoplates ; en même temps frisson aux cuisses et aux jambes, sans soif. — Chaleur suivie de frisson. — Chaleur suivie de froid intense. — Chaleur sèche de tout le corps, la nuit et le matin. — Le soir, chaleur sèche du corps avec gonflement des veines et ardeur des mains, qui recherchent le frais. — Chaleur d'une main et froid de l'autre. — La main et le pied d'un côté sont froids et rouges, ceux de l'autre côté sont chauds, le soir et la nuit (1). — Chaleur aux mains et aux pieds. (au b. de 4 h.). — Rougeur de la joue droite, avec vive ardeur dedans, surtout au grand air ; en même temps chaleur de la main droite avec frisson par tout le corps, obnubilation de la tête comme si l'on était ivre, et mauvaise humeur qui fait qu'on s'offense de la moindre bagatelle (au b. d'1/4 d'h.). — Chaleur subite avec beaucoup de sueur à la face, tremblement des membres et obscurcissement de la vue, comme dans la syncope. — Accès de chaleur passagère (au b. de 12 h.). — Le soir, chaleur dans toute la face. — Rougeur subite de la face, avec frisson aux pieds et tremblement anxieux. — Chaleur dans tout le corps pendant une heure, l'après-midi. — Chaleur par tout le corps, à l'exception des mains qui sont fraîches, avec mal de tête pressif au-dessus des orbites et gémissements anxieux. — Chaleur anxieuse par tout le corps, les mains surtout sont chaudes et brûlantes ; en même temps douleur déchirante à l'occiput. —

---

1. Cette rougeur, même des parties froides, prouve la faculté que possède la pulsatile de provoquer, même sans chaleur, le gonflement des veines ; de même d'autres faits non rapportés ici témoignent aussi qu'elle possède celle de faire naître des varices.

Il semble qu'on reçoit un courant d'air très chaud, qui donne mal
à la tête. — *On ne peut supporter la chaleur extérieure, les
veines sont gonflées.* — Le matin au lit, chaleur et sensation
comme si la sueur se déclarait . — *Chaleur anxieuse comme si
l'on était arrosé d'eau chaude, avec froid au front.* — On a
trop chaud dans ses vêtements et, quand on les ôte, on a froid
(au b. de 2 h., chez une femme) (S. H.). — Sensation de chaleur
comme si l'on était dans une chambre trop chaude (au b. de 3 h.)
(Hbg). — A 7 heures du soir forte chaleur par tout le corps (avec
propension à se couvrir et grande soif de bière) (Stf). — D'abord
frissonnement, puis chaleur et sensation de chaleur à la tête et
aux mains, avec pouls lent et plein (au b. de 12 h.) (Rkt). — Rougeur et chaleur brûlante de la face (immédiatem.), ensuite pâleur
du visage (F. H.).

Tendance à transpirer dans la journée (au b. de 14, 30 h.). —
Propension à la sueur le matin. — Sueur toute la nuit pendant un
assoupissement comateux, plein de rêvasseries, et soif de bière.
— Sueur le matin en dormant ; elle cesse après le réveil. — Sueur
douce, par tout le corps. — Sueur nocturne avec (crampe?) dans
les mains et les muscles des bras. — Sueur fréquente le matin (au
b. de 48 h.). — Sueur sur le côté droit de la face. — Sueur seulement sur le côté droit du corps. — Sueur seulement sur le côté
gauche du corps (au b. de 40 h.). — Tremblement de tout le corps
avec sueur froide (au b. de 3 h.) (S. H.). — On transpire facilement
le matin (Stf). — Sueur abondante et fétide le matin (Stk). — Sueur
pendant 14 nuits de suite (F. H.).

Soif d'eau pendant la chaleur. — Soif d'eau le soir. — Soif de
bière quoiqu'on lui trouve un goût désagréable (au b. de 10 h.). —
Après la disparition de la chaleur fébrile soif très ardente, surtout
de bière, avec langue blanche. — Soif surtout de bière et principalement le matin (au b. de q. q. h.). — Soif de boissons spiritueuses. — (Soif à minuit, sans avoir trop chaud). — On a envie
de boire quelque boisson forte et réconfortante (S. H.).

Frissonnement entremêlé de chaleur (au b. d'1/2 h.), ensuite
chaleur plus forte à la face et au reste du corps (¹). — Froid fébrile

1. La fièvre intermittente provoquée par la pulsatile n'est habituellement
accompagnée de soif que pendant le stade de chaleur (non pendant le froid),
rarement après la chaleur ou avant le froid. Quand on n'éprouve qu'un sentiment de chaleur, sans chaleur appréciable à l'extérieur, la soif manque. Il y a
un effet alternant qui consiste en un sentiment de chaleur mêlé d'un sentiment

sans soif, soif pendant la chaleur. — Le soir, aussitôt après s'être mis au lit, chaleur sans soif ni sueur ; celle-ci ne vient qu'entre 4 et 5 heures du matin, avec soif, et elle redouble chaque fois qu'on boit. — Le soir on est pris de froid, puis chaleur plus externe qu'interne pendant quelques heures, avec lassitude et langueur ; pendant la nuit chaleur seulement interne et tout à fait sèche jusqu'à 5 heures du matin ; ensuite vide dans la tête, et pendant quelques heures, expectoration sanguinolente qui prend ensuite la couleur du foie. — Fièvre : frissons répétés dans l'après-midi ; le soir, chaleur brûlante générale, avec soif ardente, sursauts effrayants, qui empêchent le sommeil, douleur semblable à de violentes douleurs d'enfantement, endolorissement tel de tout le corps qu'on ne peut se retourner dans le lit et diarrhée aqueuse (chez une femme). — Fièvre : le soir froid très intense, perceptible à l'extérieur, sans frisson ni soif ; le matin, sensation de chaleur, comme si la sueur allait venir (mais elle ne se déclare pas), sans soif ni chaleur extérieure, mais avec chaleur des mains et propension à se découvrir (au b. de 26 h.). — Fièvre : froid intense, puis sensation mixte de chaleur interne et de frisson ; ensuite chaleur brûlante générale avec pouls très accéléré et respiration très rapide, comme dans l'agonie. — Fièvre : après un frisson secouant, chaleur générale et sueur, avec douleur vulsive et tiraillante dans les os longs des membres. — Fièvre : chaque jour à une heure de l'après-midi, froid avec chaleur aux oreilles et aux mains. — Fièvre : soif à 2 heures de l'après-midi ; à 4 heures froid sans soif, avec froid à la face et aux mains, anxiété et oppression ; ensuite on se couche et l'on éprouve une douleur tiraillante qui remonte du dos à l'occiput et de là dans les tempes et le synciput ; au bout de trois heures chaleur (sans soif), la peau est brûlante, de grosses gouttes de sueur perlent au visage seulement ; envie de dormir sans sommeil et pleine d'agitation ; le lendemain matin, sueur sur tout le corps (au b. de 70 h.). — Le soir surtout, chaleur subite et rougeur des joues avec sueur chaude au front ; pendant et après la chaleur de la face frisson dans le dos et sur les bras, sans chair de poule, avec douleur térébrante de dedans en dehors à la tête et élancements sourds ; de temps en temps des accès d'anxiété (S. H.).

---

de froid. Il y a encore quelques effets alternants, qui diffèrent un peu, mais qui sont plus rares et par conséquent moins ou plus rarement utiles dans le traitement des maladies.

MORAL. — (1106-1153). — Anxiété, comme si l'on était dans une atmosphère trop chaude. — Anxiété l'après-midi, avec tremblement des mains, qui sont tachées de rouge mais pas chaudes. – On soupire et gémit quand on veut être porté ou aller à la selle (chez un enfant). — Lorsque vient le soir (plusieurs jours de suite) on commence à avoir peur de fantômes ; dans le jour aussi anxiété avec tremblement et sensation passagère de chaleur par tout le corps, quoique les mains et le visage soient pâles et froids. — Rêve inquiétant le matin, l'anxiété continue après le réveil ; frayeur et découragement à cause d'un sujet imaginaire de crainte (le même que celui du rêve) (au b. de 6 h.). — Anxiété, on ne sait où se mettre (avant 1 h.). — Anxiété, on se croit perdu (au b. d'1 h.). — Anxiété dans la région du cœur, qui va jusqu'au suicide, avec sensation d'envie de vomir au creux de l'estomac. — Anxiété, comme si l'on était menacé d'une attaque d'apoplexie, le soir après s'être couché, avec froid, bruit musical dans les oreilles et vulsion dans les doigts de la main droite (au b. d'1/2 h.). — Anxiété tremblante, comme si la mort approchait (au b. d'1 h.). — Soucis inquiétants relativement à sa santé. — Inquiétude soucieuse au sujet de ses affaires domestiques, le matin. — On ne peut songer sans chagrin à ses affaires, le matin (au b. de 8 h.). — Agitation de l'esprit, comme si l'on n'avait pas fait son devoir convenablement (au b. de 18 h.). — Irrésolution extrême. — Aversion pour les affaires, irrésolution, respiration suspirieuse, on est comme hors de soi. — Le sujet veut faire tantôt une chose, tantôt une autre et se refuse à faire celles qu'on lui propose (au b. de 10 h.). — Même étant de bonne humeur on demande tantôt une chose, tantôt une autre (chez un enfant). — Envie, avidité, avarice, on voudrait tout garder pour soi. — Morosité, aversion pour le travail (au b. d'1 h.). — Morosité qui se répand en pleurs lorsqu'on est interrompu dans ses occupations (vers 4 h. de l'après-midi, au b. de 36 h.). — Esprit chagrin (aussi au b. de plusieurs h.). — Grand mécontentement et pleurs prolongés, le matin après le réveil. — Toute la journée, mauvaise humeur et mécontentement sans motif (au b. de 24 h.). — Une nouvelle désagréable attriste et désespère beaucoup (au b. de 20 h.). — Morosité, grande sensibilité au froid. — Morosité, on prend très mal ce que disent les autres (au b. d'1/2 h.). — *Morosité hypocondriaque, on prend tout en mauvaise part.* — On se raidit de mauvaise humeur (chez un enfant). — Le soir (vers le coucher du soleil) morosité extraordinaire, on ne veut pas répondre et prend tout en mauvaise part. — Taciturnité, on n'aime pas à répondre. — *Tout dégoûte et déplaît.* — On a la tête aussi vide et aussi tranquille que si l'on était seul au monde : le sujet ne voudrait causer avec personne, comme si ce qui l'entoure ne lui appartenait pas et comme s'il n'avait de liens avec personne (chez une femme). — On n'est pas indifférent aux choses extérieures, mais on ne veut pas y attacher d'importance (au b. d'1 h.). — On a dans la tête une foule d'idées très changeantes. — Précipitation. — Inattention, on agit avec précipitation et fait autre, chose que ce qu'on voulait (au b. de 2 h.). — On est obligé de faire de grands efforts pour parler sans se tromper. — En écrivant on omet des lettres entières. — C'est par les travaux de tête qu'on est le plus fatigué. — Le soir on est aussi apte au travail intellectuel qu'aux autres heures de la journée ([1]). — Mauvaise humeur et défaut d'appétit après une promenade dans la chambre (au b. de 48 h.). — Rien ne plaît, mais on ne se fâche non plus de rien. — Propension extrême à s'offenser, mauvaise humeur contre tout, même contre soi-même. — On ne peut plus se débarrasser d'une pensée qui est venue à l'esprit (S. H.). — Morosité, propension à pleurer, anxiété. — Mauvaise humeur extrême et morosité (Stf). — On est très taciturne (F. H.). — L'humeur devient vague et mélancolique (au b. de 4 h.) (Rkt).

Symptômes locaux. — TÊTE. — (1-86). — Vertige. — *Vertige comme si l'on était ivre.* — Vertige comme si le sang montait à la tête, où l'on éprouve une sensation de grattement et de préhension. —Titubation vertigineuse comme dans l'ivresse, avec chaleur dans l'intérieur de la tête et pâleur de la face, qui est naturellement rouge, le soir surtout. — Accès de vertige, ivresse et chaleur. — On est comme ivre après avoir mangé. — *Vertige, surtout étant assis.* — Vertige le matin en sortant du lit, on est obligé de se recoucher. — Vertige en se promenant au grand air ([2]), il cesse quand on est assis. — Vertige tournoyant seulement quand on est assis, avec stupeur dans la tête comme si on avait envie de dormir. — Vertige, on croit ne pas pouvoir rester debout (pendant les prem. h.). —Vertige, on croit ne pas pouvoir tenir une chose entre ses mains

---

1. Effet curatif.

2. C'est un des effets alternants de la pulsatile, mais un effet toujours plus tardif et plus rare que l'état opposé, dans lequel les accidents diminuent ou cessent au grand air et se renouvellent quand on est assis ou en repos, comme on peut le voir en partie dans le symptôme suivant.

(dans les prem. h.). — Sorte de vertige quand on regarde en l'air, comme si l'on allait tomber ou comme si l'on dansait. — Vertige en se baissant, comme dans l'ivresse, il semble qu'on va tomber ; ensuite envie de dormir (au b. de 6 h.). — Vertige en se baissant, on peut à peine se relever (chez une femme). — Quand on se baisse il semble que la tête est trop lourde et qu'on ne pourra pas se redresser. — Vertige comme par lourdeur de la tête, en marchant, en se baissant, avec quelques tournoiements qui se font sentir aussi quand on est assis. — Quand on se baisse, sensation dans la tête comme si l'on allait tomber en avant. — On vacille en marchant, comme si l'on avait le vertige, mais sans l'avoir réellement, le soir (au b. de 3 j.). — Trouble de la tête et vertige causés par le mouvement. — On ne peut porter sa tête ni rester debout, on est obligé de se coucher et cependant on ne peut rester au lit (¹). — En se couchant pour la sieste, douleur dans la moitié du cerveau correspondant au côté sur lequel on n'est pas couché (au b. de 18 h.). — On ne peut tenir la tête droite ni la lever. — *Lourdeur de tête.* — Lourdeur de tête, on ne peut supporter la vue d'un flambeau allumé (²). — Trouble de la tête et douleur dans le front comme s'il était fendu en deux. — Mal de tête, qui pousse à incliner celle-ci de côté. — Mal de tête dans la profondeur des orbites, en remuant les yeux ; il semble que le front va tomber et que l'os frontal est trop mince ; en même temps trouble de la tête, le soir (au b. de 48 h.). — Hémicrânie, il semble que le cerveau va éclater et que les yeux vont sortir de la tête. — Tête lourde, on a mal dans le fond des orbites (chez une femme). — Hébétude et lourdeur de tête. — *Trouble de la tête et douleur contusive au front.* — Obnubilation dans la tête, il semble que la mémoire fait défaut (au b. de 2 h.). — Trouble et sensation de vide dans la tête ; il semble que celle-ci est comme une lanterne. — Trouble et douleur dans la tête, comme si l'on avait fait une débauche la veille. — Mal de tête comme après une débauche ou une nuit blanche (au b. de 12 h.). — Trouble de la tête, les idées lui échappent. — Céphalalgie qui trouble la tête, quand on entre dans une chambre chaude. — Fourmillement douloureux dans le front (au b. d'1 h.). — Glocita-

---

1. C'est une sorte de troisième effet alternant, qui tient le milieu entre l'excitation des accidents par la situation assise et celle par le mouvement.

2. L'excès de sensibilité des yeux à la lumière est un effet alternant avec l'obscurcissement de la vue, qu'on doit attendre aussi de la pulsatile.

tion dans la tête, la nuit ; on y entend distinctement les pulsations des artères. — Mal de tête, on sent les artères battre dans le cerveau (au b. de 6 h.). — Céphalalgie pulsative vers minuit. — Douleur pulsative dans le front en se baissant et en travaillant de tête; elle cesse pendant la marche, le soir. — Douleur pressive et pulsative dans la tête, soulagée par une pression de dehors en dedans (au b. d'1/2 h.) (¹). — *Céphalalgie pressive en se baissant.* — Douleur pressive, pareille dans tout le front, seulement en marchant. — Douleur pressive à l'occiput ; en même temps on a souvent le corps chaud et toujours en transpiration. — Douleur pressive et déchirante dans le côté gauche de l'occiput, le matin (au b. de 60 h.). — Après s'être mis au lit, douleur déchirante dans le côté de la tête sur lequel on n'est pas couché. — Douleur tiraillante à l'occiput, au-dessus de la nuque, le matin (au b. de 60 h.). — Céphalalgie au moment du réveil et quelque temps après ; le cerveau est entrepris et comme déchiré, ainsi que dans la fièvre putride ou après s'être enivré avec l'eau-de-vie (au b. de 6, 12 h.). — Larmoiement d'un œil avec céphalalgie tiraillante. — Douleur tensive et tiraillante dans le front, au-dessus des orbites, qui augmente quand on lève les yeux. — Céphalalgie : le cerveau est comme distendu, avec douleur térébrante au synciput. — Douleur constrictive au-dessus des yeux, qui augmente quand on fixe attentivement un objet (chez une femme). — Douleur térébrante de dedans en dehors avec élancements sourds dans la tête. — Coups vifs, isolés, dans la moitié droite du cerveau (au b. d'1 h.). — Déchirement saccadé dans les deux tempes, comme si elles allaient éclater. — Céphalalgie : élancements qui partent de l'occiput et traversent les oreilles. — Élancements dans l'occiput, plus forts quand on est couché, mais qui cessent quand on se redresse. — Élancements qui traversent tout le cerveau, depuis le repas de midi jusqu'au soir à l'heure du coucher, entremêlés de frissons et d'accès de syncope (au b. de 16 h.). — Élancements dans un seul côté de la tête. — Élancements dans les tempes. — Élancements de dedans en dehors au front, le soir. — Douleur incisive dans la tête. — Le soir, mal de tête comme par suite d'un enchifrènement ; ensuite chaleur sèche au lit et somnolence avec hallucination et rêves tout en étant presque éveillé. — Mal de tête, comme si l'on avait trop mangé ou

---

1. Cette diminution des douleurs par la pression du dehors a lieu aussi pour d'autres douleurs engendrées par la pulsatile.

qu'on eût surchargé son estomac de viande trop grasse. — Bourdonnement dans la tête. — Mal de tête, de temps en temps, comme
si un courant d'air traversait douloureusement le cerveau (au b.
de 40 h.). — Crépitation isochrone au pouls, dans le cerveau, en
marchant (S. H.).

Violent vertige comme dans l'ivresse (Stf). — Vertige comme si
l'on avait longtemps tourné en rond; il est accompagné de nausées.
— Titubation comme après avoir bu de l'eau-de-vie (Hbg). — Vertige (immédiatem.), plus fort encore le lendemain. — Titubation
avec tendance à tomber de côté (F. H.). — Battements à l'occiput,
douloureux et isochrones au pouls (Hbg). — Douleur pressive, qui
rend la tête embarrassée, dans le front, au-dessus des orbites. —
Céphalagie sourde, pressive, surtout au front (au b. d'1/4 d'h.). —
Douleur tensive sur le cerveau (au b. d' 1 h.) (Rkt). — Douleur
dans les tempes comme si elles étaient serrées par un lien (Stf). —
Céphalalgie lancinante (*Heyer*). — Élancements et déchirements
dans la tête, surtout aux tempes (F. H.). — Murmure dans la tête
et bourdonnements encore plus forts dans les oreilles, qui obligent, le soir, à se coucher avant le temps (F. H.). — Le mal de
tête qui cesse et revient à des époques indéterminées augmente
surtout pendant la marche au grand air (Rkt).

YEUX. — (87-139). — Les pupilles se rétrécissent d'abord et finissent par se dilater. — Bouffissure des yeux et sensation comme si
on louchait. — On voit les objets doubles (au b. de plus. h.). —
Obscurcissement de la vue avec envie de vomir et pâleur de la
face. — Obscurcissement vertigineux de la vue quand on se lève
et se met à marcher après avoir été assis (au b. de 24 h.). — Obscurcissement de la vue, comme un nuage devant les yeux, quand
on se lève de son siège et se met à marcher (au b. de 24 h.). —
Profonde obscurité devant les yeux, le matin quand on sort du lit.
— *Obscurcissement de la vue qui dure peu.* — On voit plus distinctement les objets éloignés (effet curatif après une forte dose).
— Obscurcissement de la vue qui revient pendant quelques jours.
— La vue et l'ouïe sont abolies; en même temps céphalalgie tiraillante et sensation de pesanteur et de fourmillement dans le cerveau, ensuite froid. — (Flamboiement devant les yeux.) — On voit
devant les yeux des cercles de feu qui deviennent de plus en plus
grands, vers midi; cela cesse vers le soir (chez une femme). — La
flamme d'une bougie semble comme entourée d'une auréole. — En
secouant la tête, élancement dans l'œil gauche d'où il sort une

larme. — Douleurs lancinantes dans l'un ou l'autre des deux yeux, presque sans inflammation de la sclérotique; on ne peut fixer la flamme d'une bougie et l'on ne peut ouvrir les paupières que très peu (au b. de 3 h.). — Le mal de tête s'étend jusque dans l'œil droit, où l'on sent de la pression et d'où il sort une larme. — Le mal de tête descend jusque dans les yeux, qui font mal, le soir. — Petite tache rouge (enflammée) dans le blanc de l'œil, près de la cornée (au b. de 30 h.). — Le bord de la paupière inférieure est enflammé et enflé et, le matin, une larme sort de l'œil. — Orgeolet à la paupière et conjonctivite, tantôt dans un angle de l'œil, tantôt dans l'autre, avec douleur tensive et tiraillante dedans en remuant les muscles de la face et avec ulcération des narines. — Abcès à la racine du nez, dans l'angle de l'œil, comme si l'on allait avoir une tumeur lacrymale. — Sécheresse des paupières (au b. de 12 h.). — Sécheresse des paupières surtout quand on a sommeil (au b. d'1 h. 1/2). — Sécheresse de l'œil droit et sensation comme s'il était troublé par un mucus adhérent, qu'on eût besoin d'essuyer, le soir (¹). — Sécheresse des yeux et, le matin, sensation comme s'il s'y trouvait un corps étranger (au b. d'un grand nombre d'h.). — Douleur pressive dans l'œil gauche. — Douleur pressive dans l'angle interne de l'œil. — Douleur pressive et brûlante dans les yeux, matin et soir. — Douleur pressive dans les yeux, comme s'il y avait de la chaleur dedans. — Douleur pressive et brûlante dans l'œil, comme s'il y était entré un petit poil. — En lisant, pression dans l'œil comme s'il y avait du sable dedans; elle disparaît quand on cesse de lire et revient quand on recommence. — Le soir après le coucher du soleil, prurit dans l'angle interne des yeux, comme lorsqu'un ulcère se cicatrise; après qu'on s'est frotté il se déclare une douleur pressive, légèrement lancinante. — *Ardeur et prurit dans les yeux, qui obligent à se gratter et se frotter.* — Élancements pruriteux dans les yeux, qui obligent à se gratter (au b. de 24 h.). — *Prurit dans les yeux.* — Prurit dans le globe de l'œil, à l'angle externe, le soir; le matin, les paupières sont comme agglutinées par du pus (au b. de 8 h.). — L'angle interne de

1. Il n'est pas rare non plus que, le matin après le réveil et le soir après la sieste, la pulsatile détermine un trouble de la vue semblable à celui que causerait un corps pendant sur la cornée. Ce trouble est plus fort à un œil qu'à l'autre; il semble qu'on pourra facilement enlever en s'essuyant l'objet qui gêne, mais le trouble ne cesse que lorsque le symptôme disparaît de lui-même.

l'œil est comme collé par du pus, le matin, — Les paupières sont collées le matin — Douleur cuisante dans l'angle interne des yeux, comme s'il était à vif (au b. de 8 h.). — Larmoiement au grand air, à l'air froid ([1]). — Trouble des yeux et larmoiement au grand air. — Au vent, les yeux s'emplissent d'eau (au b. de 10 h.). — Lippitude. — Tressaillement des paupières. — Prurit (rongeant) et ardeur dans les paupières, le soir (S. H.).

Dilatation des pupilles (Rkt). — Vue trouble comme si l'on avait un nuage devant les yeux (Hbg). — Affaiblissement de la vue (Stf). — Obscurcissement de la vue (par les émanations de la plante). — Gonflement et rougeur des paupières (*Saur*). — Les yeux sont pleins d'eau, chassieux et larmoyants. — Douleur dans l'œil comme si on le râclait avec un couteau. — Douleurs extraordinairement déchirantes, térébrantes et incisives dans l'œil (Stk).

ORELLES. — (151-179). — Afflux du sang vers les organes auditifs (au b. de 8 h.) — Murmure isochrone au pouls dans l'oreille. — Bourdonnement fréquent dans l'oreille. — Bruit dans l'oreille, semblable à celui du vent ou à celui de l'eau, après 4 heures de l'après-midi (au b. de 10 h.). — Tintement tremblotant dans l'oreille, semblable à celui d'une barre de fer qu'on frapperait (au b. de 3 h.). — Tintement d'oreilles (de la 4e à la 8e h.). — Chant semblable à celui du grillon dans l'oreille, le matin au lit (au b. de 50 h.). — Dureté de l'ouïe, comme si les oreilles étaient bouchées. (au b. de 3 h.). — Dureté de l'ouïe comme si les oreilles étaient bouchées, avec tremblement et sueur dans le dos, revenant toutes les 2 heures (au b. de 3 h.). — Prurit dans la profondeur de l'oreille (au b. de 24 h.). — Beaucoup de prurit dans l'oreille droite, l'après-midi et le soir (au b. de 30 h.). — Prurit lancinant dans l'intérieur de l'oreille (au b. de 6 h.). — Vulsion déchirante, isolée, à travers les oreilles (au b. de 12 h.). — Vulsion dans les oreilles. — Vulsion dans l'oreille externe, suivie de chaleur dans cette oreille seulement. — Violente douleur dans l'oreille, comme si quelque chose faisait effort pour en sortir. — Chaleur, rougeur et gonflement de l'oreille externe (au b. de q. q. h.). — Chaleur et sueur à l'oreille externe. — Quand on se mouche, l'air pénètre dans l'oreille par la trompe d'Eustache et semble la distendre ; en même temps

---

1. Cette humidité des yeux est un effet alternant avec l'état opposé signalé plus haut.

élancements qui se dirigent au dehors vers l'œil. — Otorrhée purulente (au b. de 12 h.). — Une petite glande douloureuse s'élève
entre le tragus et l'articulation temporo-maxillaire. — Craquements dans l'oreille quand on fait un mouvement de la tête ou du
corps (au b. de 4, 16 h.) (S. H).

Bourdonnement d'oreilles (au b. de 7, 8 h.), qui dure 2 jours et
cesse par un ébranlement soudain, lequel passe comme une
secousse électrique de la tête à la poitrine, avec sensation dans
les yeux comme lorsqu'on voit crever une bulle de savon (Mlr).
— Sensation dans l'oreille comme si elle était bouchée et bruissement semblable à un fort bruit lointain (au b. de 21 h.) (Rkt). —
Léger tintement dans l'oreille droite, puis dans la gauche, avec
sensation agréable de chatouillement dans la région du tympan
(Hbg).

Nez. — (180-192 et 585-598). — (En se baissant, douleur à la
racine du nez, comme si l'on y avait un ulcère.) — Sensation
comme d'un ulcère dans la narine gauche (au b. de 8 h.). —
L'aile du nez est ulcérée à l'extérieur et il en suinte de la sérosité
(au b. de 6 h.). — Douleur vulsive dans le nez. — Le matin, odeur
dans le nez comme celle d'un vieux coryza. — Hallucination de
l'odorat ; il semble toujours, même au grand air, qu'on sent à
tour de rôle du café et du tabac. — *Saignement de nez.* — Écoulement de sang par le nez (au b. de 1 h.). — *Écoulement de sang
par le nez avec enchifrènement.* — On mouche du sang, le matin
(au b. de 48 h.) (S. H.). — Sensation de pression à la racine du
nez (Stf). — Mauvaise odeur dans le nez, comme par l'effet d'un
vieux coryza (Hbg).

Enchifrènement. — Le nez est enchifrené, les narines sont excoriées. — Écoulement vert et fétide par le nez. — Le soir en se mettant au lit, obstruction dans le nez comme par un coryza et, le
matin, on mouche un mucus épais, opaque et jaune, comme dans
un ancien coryza. — Chatouillement continuel dans le nez. — Éternuements (au b. de 4, 12 h.) — Éternuements le soir en dormant,
— Éternuements le soir au lit. — Coryza pendant 2 heures (immédiatem. et au b. de 2 h.) — Coryza avec perte de l'odorat et du
goût (S. H.) — Écoulement purulent par la narine droite (Stk). —
Le mucus nasal est fétide, comme dans un ancien coryza. — Chatouillement dans le nez, comme par l'effet de fin tabac à priser ; il
s'ensuit de forts éternuements (Hbg).

Visage. — (193-199). — Tressaillement dans les muscles des

joues. — Frisson sur un côté de la face (1). — Pâleur de la face. —
Tension au visage et aux doigts (surtout en saisissant un objet),
comme si les parties allaient enfler. — Tressaillement dans la
lèvre inférieure, pendant 2 jours. — La lèvre inférieure est enflée,
gercée au milieu, avec douleur tensive. — Douleurs déchirantes
(tiraillantes) dans la mâchoire inférieure (2). — Douleur constrictive, comme par l'effet d'un acide, dans les mâchoires, avec frisson et sueur froide à la face (S. H.) — Chaleur et sensation de chaleur au visage (Hbg).

Appareil digestif. — (200-485).

A. *Bouche.* — (Odontalgie lancinante et pulsative, vers 4, 5 heures
de l'après-midi), aggravée par l'eau froide. — Mal de dents qui se
renouvelle chaque fois qu'on mange. — Odontalgie qui commence
vers 2 heures du matin et ne permet pas de poser la tête sur un
point froid du lit; c'est une douleur fouillante et lancinante d'abord
dans les dents du bas, puis dans celles du haut, se portant d'une
racine à l'autre et se renouvelant à midi pendant le repas. — Odontalgie légèrement lancinante, que le vinaigre soulage. — Odontalgie rongeante, légèrement lancinante, occupant la gencive, surtout
vers le soir; elle est aggravée par la chaleur du lit, diminue quand
on se découvre ou qu'on aspire l'air froid du dehors, le sommeil
du soir la fait cesser (au b. de 6 h.) — Douleur lancinante dans la
dernière molaire, qui augmente quand on ouvre la bouche, de 2 à
6 heures de l'après-midi. — Mal de dents aussitôt qu'on met quelque chose de très chaud dans la bouche. — Odontalgie vulsive et
tiraillante qui augmente quand on boit froid. — Vulsion dans les
molaires avec petit gonflement de la gencive. — (Douleur vulsive
dans les dents, surtout le matin; elle diminue quand on met de
l'eau froide dans la bouche et qu'on la laisse s'échauffer, elle
n'augmente pas pendant la mastication, mais elle revient quand
on se cure les dents). — La dent est douloureuse quand on mâche
et quand on mord (effet alternant avec le précédent). — Douleurs

---

1. L'apparition des accidents seulement sur une moitié du corps est un
effet fréquent de la pulsatile. Le sumac, la belladone et la coque du Levant
produisent quelque chose de semblable.

2. Les soi-disant douleurs déchirantes de la pulsatile sont en grande partie
une tension tractive de courte durée qui se résout chaque fois en une vulsion
analogue à un déchirement; cela fait à peu près le même effet que si un nerf
après une élongation et une traction pénibles était traversé tout à coup par
une secousse douloureuse. De là les expressions de « vulsion tiraillante » et
de « vulsion tractive » que nous avons déjà employées.

vulsives dans les dents le soir (à 6 heures, à la suite de chaleur à
la tête avec soif) jusqu'à 11 heures, ensuite sueur. — Douleur tiraillante dans les dents. — Douleur dans les dents comme si elles
étaient chassées de leurs alvéoles. — Les maux de dents augmentent au vent (¹). — Branlement des dents, le matin. — *La
gencive est douloureuse, comme si elle était à vif.* — La gencive
est douloureuse à sa face interne, comme si elle était rongée (au
b. de 8 h.) — Sensation de gonflement, sans gonflement réel, à la
face interne de la gencive ; quand on introduit quelque chose dans
la bouche, aliment ou boisson, froid ou chaud, on sent là une douleur brûlante (S. H.) — Battements dans la gencive, isochrones au
pouls, plus forts à la chaleur du poêle (Hbg).

Langue. — La langue semble plus large. — *La langue est couverte d'un mucus visqueux, qui forme comme une pellicule.* —
Langue blanche et mauvais goût dans la bouche, le matin. — Vésicule douloureuse sur le côté du bout de la langue (au b. de 6 j.). —
*Sécheresse de la langue, le matin. — Sur le milieu de la langue,
même quand elle est humectée, sensation comme si elle était
brûlée et insensible, la nuit et le matin* (au b. de 6 h.) (S. H.). —
D'abord tiraillement à la langue, ensuite chaleur continuelle dedans (Stk).

Quand on se réveille, le matin, on éprouve au palais, à la langue
et aux lèvres, une sécheresse qui fait place ensuite à un mucus
très visqueux. — L'intérieur de la bouche est tapissé de mucus
fétide, le matin au réveil. — Salivation. — Flux abondant de salive
aqueuse qui coule de la bouche (S. H.). — Afflux de salive à la
bouche, comme si l'on avait bu du vinaigre (Hbg). — Sialorrhée
(Stk).

B. *Pharynx et œsophage.* — Mal de gorge : élancements dans
le fond de la gorge en n'avalant pas ; rien en avalant. — Mal de
gorge lancinant. — Mal de gorge : douleur incisive dans la gorge
(au b. de 8 h.). — Mal de gorge : douleur au côté du palais, lorsqu'on y touche et qu'on parle, comme s'il s'y trouvait un aphte ou
un petit bouton douloureux ; en même temps dilatation des pupilles,
le matin. — Sensation non douloureuse, comme si le voile du
palais était enflé ou couvert de mucus visqueux. — Mal de gorge :

---

1. L'aggravation ou la production des symptômes par l'air frais, principalement par le grand air, est un effet alternant plus rare que leur renouvellement
par la chaleur, surtout par l'air échauffé de la chambre.

sensation, en avalant, comme si le fond de la gorge était rétréci
et enflé. — Pression et tension dans la gorge en avalant. — Mal
de gorge : sensation, en avalant, comme si la luette était enflée. —
Mal de gorge : sensation comme d'un gonflement dans le pharynx,
tantôt plus haut, tantôt plus bas (au b. de 6 h.). — Mal de gorge:
douleur, en avalant, comme si les ganglions sous-maxillaires faisaient saillie dans la gorge et qu'ils fussent ulcérés (au b. de 8 h.).
— Mal de gorge : âcreté au palais comme s'il était à vif, en avalant.
— Mal de gorge: âpreté et sensation d'excoriation au palais quand
on n'avale pas ; il semble que la région est trop sèche, le matin
(au b. de 2 h., effet alternant avec le précédent). — *La gorge fait
mal au fond comme si elle était à vif;* en même temps douleur
tiraillante dans les muscles du cou. — *Mal de gorge:* sorte de
grattement et d'âpreté dans la gorge, comme à la suite d'un fort
vomissement; on ne sent rien en avalant; en même temps grande
sécheresse dans la gorge. — Apreté et *grattement* dans la gorge,
avec sécheresse dans la bouche. — Mal de gorge: en avalant il
semble que la gorge est enflée et que la trachée est excoriée. —
Sécheresse de la gorge après minuit. — *Sécheresse de la gorge le
matin* (au b. de 6, 20 h.). — Sensation insupportable de sécheresse
dans la gorge, jusqu'au bout de la langue (sans sécheresse appréciable) avec soif, cependant on ne peut boire beaucoup parce qu'on
en est empêché par une sorte de répugnance intérieure. — Le
matin, la gorge et le larynx sont secs et tapissés par un mucus
fade, pâteux, avec fétidité de l'haleine dont on ne s'aperçoit pas
soi-même (au b. de 12 h.). — La gorge est tapissée en dedans d'un
mucus visqueux, le matin (S. H.). — Déglutition difficile, comme
par paralysie des muscles du pharynx (Hbg).

Quelques accès de douleur constrictive ou étranglement au
pharynx (à l'œsophage), comme si l'on avait avalé une grosse bouchée de pain tendre (au b. de 10 h.).

C. *Estomac, troubles fonctionnels.* — Goût muqueux dans la
bouche, nausées et envie de vomir, le matin. — (Le matin, goût
muqueux, salé et amer dans la bouche, non sans appétit.) — Mauvaise haleine, le matin. — Odeur putride de l'haleine, le matin. —
Odeur putride de l'haleine, la nuit. — Mauvaise haleine, le soir
après s'être couché (au b. de 96 h.). — Goût putride, herbacé
dans le fond de la gorge. — *Goût comme de viande gâtée dans
la bouche, avec soulèvements de cœur* (au b. de 2 h.). — Après
le repas de midi, renvois ayant un goût de viande gâtée, qui reste

ensuite dans la bouche, avec soulèvements de cœur (au b. de
14 h.). — En crachant, surtout le matin, on a un goût de viande
gâtée dans la bouche. — Goût de pus dans la bouche, de temps en
temps, surtout le matin. — Goût nauséeux daxs la bouche, comme
lorsqu'on est à jeun, ou qu'on s'est levé de trop bonne heure (au
b. de 12 h.). — *Goût empyreumalique dans la bouche.* — Goût
terreux dans la bouche, avec envie de vomir (aussi au b. d'1 h.).
— Goût fade dans la bouche, comme si l'on avait mangé des choses
terreuses (au b. de 10 h.). — La salive a toujours un goût douceâtre. — La bière a un goût douceâtre, nauséeux (au b. de 2 h.).
— *On trouve à la bière amère un goût douceâtre et nauséeux.* —
La fumée de tabac a un goût nauséeux. — On ne trouve aucun goût
à la fumée de tabac, cependant elle ne répugne aucunement, vers
le soir (au b. de 20, 50 h.).— Goût amer dans la bouche à 6 heures
du soir (1). — Goût amer dans la bouche, le matin (au b. de 24 h.),
il cesse après qu'on a mangé. — Goût amer, bilieux, continuel,
dans la bouche, surtout après avoir mangé. — Après des borborygmes et des pincements dans le ventre il remonte un goût de
graisse rance dans la bouche. — Goût amer avec désir d'acide citrique. — Goût amer de tous les aliments; ensuite froid avec sueur
froide. — *Après avoir bu de la bière, le soir, il reste un goût
amer dans la bouche* (au b. de 8 h.). — Le matin, répugnance pour
le lait, quoiqu'on lui trouve bon goût. — Le matin, on ne trouve
aucun goût au lait. — On trouve un goût trop salé à tous les aliments (à l'exception du pain noir), et, après qu'on a mangé, un
goût salé, âcre, remonte toujours dans la gorge pendant plusieurs
heures (chez une femme, au b. de 4, 28 h.). — Quand on a bu du
café, surtout le matin, il reste un goût amer dans la bouche. —
On trouve au vin un goût amer (au b. de 8 h.). — *Répugnance
pour le beurre*, qui semble amer. — On trouve un goût amer
au pain et à la viande. — On n'a de répugnance que pour le
pain noir, qui semble amer, les autres aliments ne déplaisent
pas. — Le pain semble parfois amer et cause du dégoût. —
Le pain semble amer pendant qu'on le mâche, mais ce goût

---

1. La pulsatile ne fait naître que rarement (et seulement le soir ou le matin)
un goût amer continuel dans la bouche. Il faut au contraire compter au nombre
de ses effets alternants les plus fréquents, soit un état dans lequel le goût
amer se manifeste, non pas spontanément mais quand on boit, mange ou mâche,
principalement du pain noir; soit la manifestation de cette amertume après la
déglutition des aliments ou des boissons.

cesse aussitôt après la déglutition. — On a bon appétit, et la bouche devient amère un quart d'heure après qu'on a mangé. — Goût un peu amer dans la bouche, surtout le matin et quelque temps après avoir mangé et bu ; cependant on a trouvé aux aliments leur goût naturel. — Amertume après avoir vomi. — Régurgitation d'un liquide amer. — Renvois amers, la nuit. — *Rapports bilieux*, le soir (au b. de 2 h.). — Le matin, la bière paraît amère, et ensuite il reste un goût aigre dans la bouche (au b. de 12 h.) (¹). — Le pain semble aigrelet et trop sec (chez une femme). — Après avoir mangé, goût aigrelet dans la bouche (au b. de 3 h.). — Après avoir bu du café, régurgitation d'un liquide acide. — Rapports aigres, le matin. — Perte de l'appétit, sans altération du goût. — Répugnance pour la viande et le pain rassis. — *On trouve moins de goût à tous les aliments* (au b. de 4, 8, 16 h.). — On ne trouve aucun goût à la viande. — On trouve un goût putride à la [viande fraîche. — Quoiqu'on ait un peu d'appétit, on ne trouve que peu ou point de goût au pain, au beurre et à la bière (il n'y a que les pruneaux qui semblent tout à fait bons, au b. de 12 h.). — On ne veut rien prendre de chaud et n'a envie que de beurre, de pain et de fruit. — Défaut d'appétit, parce qu'on ne trouve pas de goût aux aliments et qu'on a de la plénitude d'estomac. — *Adipsie*. — Augmentation de l'appétit, le soir (au b. de 5 h.). — Au milieu du repas, à midi, le sommeil s'empare du sujet et il ne peut y résister (chez une femme). — Le matin, en sortant du lit, délabrement à l'estomac, qui cesse après qu'on a mangé (au b. de 12 h.) — Sensation de rongement à l'estomac, comme dans la boulimie (au b. de 8 h.). — Faim canine (immédiatem., mais elle dure peu). — On désire des aliments, mais on ne sait lesquels et on ne trouve bon rien de ce qu'on mange. — On a faim, sans avoir envie d'un aliment déterminé. — Sensation comme si l'on avait l'estomac malade. — Signes d'altération extrême de l'estomac. — Tension dans les pieds après s'être un peu surchargé l'estomac à déjeuner (au b. de 48 h.). — *Fréquents rapports ayant le goût des aliments qu'on a pris* (²). — Après avoir mangé du gâteau, rapports

---

1. L'amertume et l'acidité du goût et des rapports sont des effets alternants, et pourtant tous deux sont primitifs.

2. Les rapports ayant le goût et l'odeur des aliments pris auparavant sont un effet alternant de la pulsatile, beaucoup plus fréquent que les simples éructations de gaz aériforme.

ayant le goût de suif rance. — Sensation à l'estomac comme si l'on avait mangé avec excès; les aliments reviennent à la bouche comme si on allait vomir. — Propension incomplète aux éructations, on a des renvois avortés. — Après avoir mangé, rapports ayant le goût de ce qu'on a pris, puis envie de vomir (au b. de 4 h.). — Nausées qui remontent jusque dans la bouche. — Nausées et envie de vomir qui remontent jusque dans la gorge. — Le matin, nausées avec accumulation de mucosités dans la bouche, qui font bientôt place à un goût aigre (au b. de 13 h.). — Sensation qui remonte dans le pharynx, comme si un ver y rampait. — Le matin, après avoir pris du lait, malaise et nausées. — Des nausées et des envies de vomir remontent dans le pharynx avec un goût très désagréable. — Envie de vomir, provoquée par des aliments solides : pain et viande. — Envie de vomir insupportable, sans vomissement (au b. d'1 h.). — Envie de vomir avec froid. — Nausées seulement à la gorge, mais cependant point en avalant. — Envie de vomir quand on est sur le point de prendre de la nourriture. — Nausées en mangeant, de sorte que les aliments répugnent (chez une femme). — Nausées causées par la fumée de tabac (dont on a l'habitude). — Répugnance pour le tabac, comme si l'on avait déjà assez fumé (au b. de 5 h.). — Dégoût extrême de la fumée de tabac. — Pendant l'assoupissement (ou le sommeil) il se déclare des nausées, quoique l'appétit soit conservé, même pour le pain bis (au b. de 20 h.). — Nausées qui semblent provenir de la chaleur du corps. — Nausées et dégoût, comme si l'on avait bu de l'huile. — Après le mouvement au grand air, vers le soir, nausées et vomissement salé ou aigre (au b. de 3 h. 1/2). — *Sensation nauséeuse dans la région épigastrique, surtout après avoir bu et mangé (au b. d'1 h.). — Envie de vomir avec gargouillement dans les hypocondres.* — Vomissement d'aliments pris longtemps auparavant. — Vomissement des aliments, le soir ; ensuite amertume dans la bouche, avec agacement des dents. — Vomissement nocturne, avec douleur tractive, lancinante, au dos, dans la direction de l'omoplate. — (Avant minuit, vomissement peu abondant, presque sans nausées.) — Vomissement bilieux de courte durée. — Ardeur dans le pharynx après avoir vomi. — Perte de l'appétit après avoir vomi (effet alternant). — Régurgitation (sans nausées ni vomissement) d'un liquide aqueux qu'on est obligé de cracher (au b. de 3 h., chez une femme); immédiatement avant, sensation à l'épigastre, comme si quelque chose en avait été arraché et pression au même endroit pendant la régurgitation. — Envie de vomir pendant une salivation qui dure vingt-quatre heures. — Écoulement de salive aqueuse, comme lorsqu'on a envie de vomir. — Coups qui remontent de l'estomac vers le pharynx, avec douleur tensive dans la gorge, anxiété et sensation de chaleur interne, qui cessent après avoir mangé (au b. de 6 h.). — *Hoquet en fumant.* — (Hoquet la nuit, pendant le sommeil.) — Propension au hoquet après avoir bu (S. H.).

Après qu'on a mangé et fumé, se déclare dans la bouche un goût amer, bilieux (Hbg). — Goût un peu amer, même des aliments (Stf). — Le matin, à jeun, goût amer dans la bouche qui persiste encore pendant qu'on fume (Rkt). — Éructation bruyante (F.H.). — Appétit, mais on ne sait pour quel plat (Stf). — Après avoir mangé, rapports continuels ayant le goût de ce qu'on a mangé (Rkt). — Envie de vomir (Stk). — Le soir, après avoir mangé et s'être mis au lit, on vomit avec beaucoup d'efforts un liquide muqueux, vert, qui a une odeur aigre et brûle comme du feu dans le pharynx ; ce vomissement se renouvelle trois jours de suite (Stf).

Estomac, troubles locaux. — *Le matin, douleur pressive et tiraillements au creux de l'estomac,* qui se propagent bientôt sous forme d'élancements dans le côté de la poitrine, et enfin sous forme de déchirement dans le dos (au b. de 24 h.). — Tension dans l'estomac et la région épigastrique, qui remonte jusque dans les seins. — On sent le battement des artères dans le creux de l'estomac. — En appliquant la main sur le creux de l'estomac, on y sent des battements. — Douleur au creux de l'estomac pendant l'inspiration. — Douleur d'abord pressive, puis vulsive au creux de l'estomac. — Forte pression à l'épigastre, mêlée d'envie de vomir, le matin. — L'après-midi, douleur constrictive ou causant une sorte d'étranglement à l'épigastre ; elle coupe la respiration. — Tension dans la région de l'estomac, que le mouvement fait cesser, avant midi (au b. de 26 h.). — Élancements à l'épigastre en faisant un faux pas sur une chaussée raboteuse. — Sentiment d'anxiété autour de la région de l'estomac. — Mal d'estomac 1 heure après avoir mangé. — Pesanteur comme par une pierre dans l'estomac, le matin au lit, quand on s'éveille. — Aussitôt après le souper, pression à l'estomac et colique flatulente, suivies de nausées et d'envie de vomir (au b. de 24 h.). — Douleurs pinçantes dans le haut du ventre (l'épigastre, S. H.). — Douleur corripiante dans le creux de l'estomac (Stf).

D. *Abdomen, troubles fonctionnels.* — Colique flatulente au lit, aussitôt après le réveil, de grand matin ; les vents gargouillent et circulent douloureusement, surtout dans le haut du ventre. — *Colique flatulente aussitôt après le souper ; les vents circulent bruyamment et douloureusement, surtout dans la région du haut du ventre* (au b. de 4, 24, 48 h.). — Des vents circulent dans le ventre en donnant des coliques, le soir après qu'on s'est mis au lit. — Des vents passent bruyamment d'une portion des intestins à une autre, avec sensation comme s'ils étaient noués ou pincés, surtout le soir au lit. — Borborygmes dans le ventre comme par des vents. — Borborygmes bruyants avec selles fréquentes et douleur corripiante et pinçante dans le ventre. — Mal de ventre et borborygmes, le soir. — Après avoir mangé, plénitude et parfois mal de ventre avec borborygmes. — Il semble qu'on est à jeun et l'on a des pincements et des bouillonnements dans le ventre, comme si quelque chose y fermentait (chez une femme). — Flatulence après avoir mangé quoi que ce soit. — Douleurs incisives dans le ventre, comme par des vents, avant de manger, le soir (au b. de 36 h.). — *Les vents s'échappent en donnant des tranchées, le matin* (au b. de 8, 20 h.). — Vents extrêmement fétides après avoir mangé. — *Mal de ventre comme si l'on allait avoir la diarrhée, mais on a seulement une bonne selle naturelle* (au b. de 48, 72 h.). — Colique nocturne : après minuit, pression çà et là dans le ventre, comme par des vents incarcérés, avec sensation de chaleur par tout le corps, sans soif ; l'émission des vents ne soulage pas. — *Mal de ventre après avoir été à la selle.* — Traction dans le dos pendant l'évacuation des matières fécales, presque pas en dehors de cette fonction. — Après la selle, colique semblant causée par des vents (au b. de 5 h.). — Après la selle, pression au rectum. — Constipation opiniâtre. — Selle journalière, mais dure (avec douleur dans les tumeurs hémorroïdales). — Évacuation difficile des matières fécales, avec épreintes douloureuses et mal dans le dos (¹). — Le matin, selle difficile ; dans la journée, deux selles plus molles. — Fréquentes envies d'aller à la selle, avec teint blême et propension à se trouver mal. — *Fréquentes envies d'aller à la selle,* comme si de temps en temps on allait avoir la diarrhée. — Envie d'aller à la selle (qui se fait

---

1. Ce symptôme et les 6 suivants représentent les formes principales et les plus ordinaires des selles produites par la pulsatile.

sentir dans une portion éloignée de l'intestin), sans ténesme au rectum ni à l'anus et sans amener de selle suffisante. — *Selles fréquentes, molles, mêlées de mucosités* (aussi au b. de 2 h.). — *Évacuation fréquente de mucosités pures* (encore au b. de 48 h.), avec mal de ventre avant chaque évacuation. — *Selles qui consistent uniquement en mucosités d'un blanc jaunâtre, mêlées d'un peu de sang*(au b. de 12 h.). — Évacuation d'excréments teints de sang, le matin (au b. de 72 h.). — La nuit, 1 ou 2 selles diarrhéiques, vertes comme de la bile ; avant chaque selle, déplacement de vents dans les intestins (au b. de 4 j.) ([1]). — Évacuation diarrhéique de mucus vert (au b. de 2 j.). — Diarrhée d'abord verte, puis muqueuse. — Après la selle, léger froid surtout au sacrum (et pression à la région épigastrique). — *Selle toute blanche* (pendant 4 jours, au b. de 3 j. et aussi au b. de 8, 24 h.). — Selle qui ressemble à des œufs brouillés, avec tranchées avant et après l'évacuation, surtout le matin. — (Diarrhée matutinale). — Diarrhée aqueuse, la nuit. — (Les matières fécales sortent sous la forme de rubans larges et minces). — Diarrhée avec tranchées. — Le matin, selle molle, âcre et cuisante. — Selles âcres (S. H.).

Borborygmes bruyants dans le ventre, pendant la veille et pendant le sommeil (F. H.). — Gargouillements et borborygmes dans le ventre. — Diarrhée sans mal de ventre (Hbg). — Diarrhée qui n'affaiblit pas (Stk). — Une selle diarrhéique muqueuse 5 matins de suite, chaque fois aussitôt après s'être levé. — Cinq nuits de suite (pendant le sommeil) évacuation inconsciente d'une selle diarrhéique ; dans le jour aussi on a 3 ou 4 selles semblables (F. H.).

Abdomen, troubles locaux. — Sensation très désagréable de tension coarctante dans le ventre, comme s'il était plein, dur et imperméable, comme si l'on ne pouvait évacuer ni vents ni matières fécales ; cependant on a une selle qui n'est pas dure, quoiqu'elle soit lente à sortir, et des vents sortent aussi, mais avec peine et par séries interrompues. — Vulsion et élancement dans la région sous-costale, comme si l'on y avait un abcès ; elle descend en arrière jusqu'au sacrum. — Sensation constrictive et resserrante dans le haut du ventre et les hypocondres, comme si des vents y étaient

---

1. Ces sortes de diarrhées nocturnes sont caractéristiques de la pulsatile et l'on trouverait difficilement un autre médicament qui les produisît à un degré si marqué.

arrêtés (surtout après avoir mangé) ; elle passe de là dans la poitrine et coupe la respiration (au b. de 16 h). — Douleur tensive et tiraillante dans les hypocondres. — Douleur pinçante et lancinante dans le haut du ventre avec colique flatulente, le matin (au b. de 24 h.). — Maux de ventre seulement en marchant. — Étant assis, douleur sourde et sensation de ballonnement et de tension dans le haut du ventre. — Les téguments du ventre sont comme enflés, avec douleur tensive, mais il ne sort aucun vent. — Gonflement dur du ventre, avec douleur distensive dedans et sensation comme s'il allait éclater (en même temps le dessus des pieds est enflé). — Élancement sourd continuel dans le côté du ventre, comme par l'effet d'un vent incarcéré. — Douleurs incisives dans le ventre, au-dessus du nombril, comme si l'on allait avoir la diarrhée (au b. d'1 h.). — Anneau saillant autour de l'ombilic, qui fait mal pendant la marche (au b. de 24 h.). — Sensation de plénitude flatulente dans le ventre, après le souper (au b. de 2 h.). — Sensation de vacuité dans le ventre, exactement comme si l'on en avait enlevé les viscères. — Mal de ventre après avoir bu (au b. de 3 h.), après avoir bu le soir (au b. de 6 h.). — Douleurs incisives dans le ventre, dans la journée et surtout le soir, tous les deux jours (au b. de 4, 5, 6 j.). — Mal de ventre : tranchées profondes, semblables à celles qu'on éprouve pour vomir, moindres quand on se baisse, vers 5 heures, après le goûter, 3 jours de suite à la même heure ; elles cessent vers 9 heures du soir quand on se couche le corps plié en deux et l'on s'endort (au b. de 24 h.). — Tranchées quand on s'est remué (chez une femme). — Douleur plutôt pinçante qu'incisive dans le bas ventre, avec selle molle. — Douleur pinçante qui envahit uniformément tout le ventre (au b. d'1/2 h.). — Douleur corripiante, profonde, dans le côté gauche du ventre, qu'on est obligé de serrer (chez une femme). — (Pincements dans le ventre, avec froid et chaleur, le matin). — Pincements dans le ventre (au b. de 4 h.) et violents élancements, qui passent du ventre dans la verge, avec selle fréquentes, liquides et soif de bière brune. — *Douleur pressive, expulsive dans le ventre* (au b. d'1, 42 h.). — En bâillant, douleur comme contusive dans les téguments du bas-ventre (au b. de 2 h.). — Froid sur le bas-ventre (qui se propage jusqu'au bas du dos). — Douleur dans les muscles abdominaux en étant assis et en toussant (au b. de 3 j.). — Sensibilité douloureuse du ventre, que l'attouchement excite (au b. de plus. h.) —

Sensibilité douloureuse des téguments du ventre, après une selle, avec forte soif; on ne peut toucher le ventre sans faire mal (S. H.). — Douleur déchirante, douleurs lancinantes dans le ventre (Stk).

Rectum et anus. — Hémorroïdes borgnes avec prurit, le soir (au b. de 10 h.). — Hémorroïdes borgnes avec prurit à l'anus. — (Hémorroïdes fluentes), écoulement de sang par l'anus (au b. de 8 j.). — Élancement sourd, continuel, dans le rectum, comme par un vent incarcéré (au b. d'1 h.). — Tumeurs hémorroïdales avec élancements pruriteux isolés dans l'anus. — Ardeur dans le rectum en allant à la selle. — Hémorroïdes borgnes, le soir jusqu'à 9 heures, avec douleur d'excoriation à l'anus, pendant le repos et le mouvement, cependant celui-ci cause une légère aggravation (au b. de 24 h.). — Douleur d'excoriation à l'anus aussitôt après la sortie d'une selle (au b. de 4, 5 j.). — Hémorroïdes borgnes avec douleur d'excoriation (au b. d'1 h.). — Douleur d'excoriation à l'anus et dans les tumeurs hémorroïdales (au b. de 3 h.). — Hémorroïdes borgnes, saillantes et douloureuses. — (En se tenant debout, déchirement pressif jusque dans l'anus.) — Hémorroïdes borgnes, le matin, après des douleurs dans le sacrum (S. H.).

Fort saignement par l'anus (au b. de 7 j.) (F. H.). — Fort saignement par l'anus en allant à la selle (Mlr). — Flux hémorroïdal pendant 3 jours (Stk).

Organes génito-urinaires de l'homme. — (488-555). — La région vésicale est douloureuse quand on la palpe. — Douleur constrictive et pressive comme par une pierre, à l'hypogastre, jusqu'à la vessie. — *Envie fréquente d'uriner.* — On urine involontairement dans le lit, la nuit. — Élancement sourd continuel, au col de la vessie, comme par un vent incarcéré (au b. d'1 h.). — Pression aiguë (presque incisive), comme par des vents, sur le col de la vessie, en marchant au grand air, mais sans envie d'uriner. — Pression continuelle à la vessie, sans envie d'uriner, le soir et la nuit. — Pression sur la vessie comme par des vents incarcérés, vers le matin. — Ténesme vésical. — Envie fréquente, presque inutile, d'uriner (avec urine âcre), qui cause en passant une douleur incisive. — Pression avant d'uriner. — Ce n'est que lorsqu'on est couché sur le dos qu'on a une envie pressante d'uriner à laquelle on est obligé de céder promptement ; on ne sent rien quand on est couché sur le côté. — Flux abondant d'urine (1)

____

1. C'est plutôt un effet secondaire ou curatif, après la cessation d'un ténesme

— Un peu d'urine s'échappe involontairement pendant la toux ou pendant la sortie d'un vent (au b. de 48 h.). — Urine incolore, claire comme de l'eau (au b. d'1 h. 1/4). — Pendant l'émission d'une urine aqueuse et avec une sensation de faiblesse dans les lombes, selles muqueuses et âcres. — L'urine est rouge de temps en temps. — Urine d'un rouge brun. — Urine rouge foncé, sans sédiment. — Urine brune. — Urine entourée d'un cercle d'écume violette, avec sédiment sablonneux. — (Sédiment gélatiniforme dans l'urine). — Urine avec un sédiment rouge violet. — Urine avec un sédiment rouge. — Urine avec un sédiment briqueté. — Après avoir émis une urine brune, ardeur dans la partie antérieure de l'urèthre. — Le soir avant de se coucher, ardeur au col de la vessie, comme si l'on avait envie d'uriner. — Ardeur au méat urinaire pendant et après l'émission de l'urine, qui dépose un sédiment briqueté. — Rétrécissement de l'urèthre, le jet de l'urine est mince (au b. d'1 h.). — Douleur tiraillante dans l'urèthre, sans uriner. — Après avoir uriné, douleur pressive et fourmillante au méat urinaire. — Après avoir uriné, pression et fourmillement dans le gland (S. H.). — (Ténesme vésical) (Hbg). — Flux d'urine (*Heyer*). — Augmentation de la quantité d'urine. — Flux d'urine presque continuel. — Ardeur pénible en urinant (Stk). — Après avoir uriné, douleur vivement pressive, comme par un ongle, dans l'urèthre (Hbg).

Forts élancements qui se dirigent du bas-ventre dans le membre viril. — (Engorgement des ganglions inguinaux et bubon pendant la guérison d'un chancre vénérien). — Prurit légèrement lancinant dans le prépuce, étant assis et couché, mais non en marchant (le soir). — Sensation lancinante et prurituese sous le prépuce (au b. d'1/4 d'h.). — *Douleur cuisante et pruriteuse à la partie supérieure et interne du prépuce* (au b. de 6 h.). — (Léger élancement près des parties génitales.) — Le scrotum est enflé du côté droit. — Gonflement du scrotum (au b. de 48 h.). — Les testicules sont tout à fait pendants (au b. d'1 h.). — Douleur tiraillante dans les testicules (au b. de 24 h.). — Le testicule droit est rétracté et enflé, le cordon spermatique est enflé, avec douleur tensive, tandis que le testicule gauche est tout à fait pendant (au b. d'1 h. 1/2). — Des douleurs tiraillantes et tensives s'étendent de la partie supérieure

vésical antérieur. L'émission involontaire de l'urine paraît être un effet primitif alternant avec ces symptômes de ténesme.

du ventre, à travers les cordons spermatiques, jusqu'aux testicules, qui sont tout à fait pendants (au b. de 6 h.). — *Le matin après le réveil, longue érection*, non sans appétit vénérien (au b. de 6 h.). — *Le matin au réveil, excitation des parties génitales et désir du coït* (au b. de 24 h.). — *Pollution nocturne.* — *Deux pollutions dans une nuit,* pendant des rêves qui n'ont rien de lascif, et le lendemain lourdeur insupportable et lassitude des membres (au b. de 12 h.). — Le matin au lit, excitation pruriteuse dans la région des vésicules séminales, qui pousse vivement à l'éjaculation, presque sans érection et sans pensées lascives (au b. de 12, 36 h.). — Érections jour et nuit. — (Érections fréquentes avec écoulement de liqueur prostatique (au b. de 36 h.). — Gonorrhée ayant la couleur et la consistance du sperme, avec douleur brûlante, surtout aussitôt après avoir uriné. — Du sang sort goutte à goutte de l'urèthre pendant une gonorrhée (déjà existante) (au b. de 4 h.) (S. H.). — Douleur constrictive comme par un lien derrière le gland. — La nuit, pollutions en dormant (Rkt). — Chatouillement agréable au gland, suivi d'écoulement de mucus incolore, ressemblant à la liqueur prostatique (Hbg). — Écoulement d'un liquide fétide par l'urèthre (gonorrhée ?) (Stk).

ORGANES GÉNITO-URINAIRES DE LA FEMME. — (556-584). — Émission involontaire de l'urine ; *celle-ci s'échappe goutte à goutte, quand la femme est assise ou qu'elle marche* (S. H).

Douleur incisive à l'orifice utérin (au b. de 6 h.). — Douleur pressive et tiraillante dans la direction de la matrice, avec envie de vomir vers le matin. — Douleur tiraillante et tensive dans le bas-ventre, ressemblant aux douleurs de l'enfantement (au b. de 4, 5 h.). — Douleurs constrictives au côté gauche de la matrice, ressemblant aux douleurs d'enfantement et obligeant à plier le corps en deux. — Flux vaginal (leucorrhée) avec douleur brûlante. — Flux vaginal âcre et clair. — Flux vaginal lactescent, sans douleur. — Flux vaginal lactescent avec enflure de la vulve (¹). — Leucorrhée indolente, composée de mucus un peu épais, ayant la couleur du lait, se montrant surtout quand on est couché. — Flux vaginal indolent, ressemblant à la crème du lait. — Froid, pandiculations et bâillements avant l'apparition des règles. — Sensation de pesanteur au bas-ventre comme par une pierre, à l'approche des règles (au b. d'1 h.). — Pendant les règles, dou-

---

1. Ce symptôme et le précédent alternent avec les deux suivants.

leur pressive de haut en bas, comme par une pierre, dans le bas-ventre et le sacrum ; en même temps tendance des membres inférieurs à s'engourdir, étant assise, et ténesme rectal. — (Douleurs spasmodiques et presque brûlantes dans le bas-ventre, pendant les règles.) — Pendant les règles, le sang est épais, noir et ne coule que par saccades, seulement deux fois par jour (¹). — (Les règles ne coulent que dans la journée et peu ou point la nuit.) — Pendant les règles, nausées durant la nuit avec serrement à la gorge et afflux d'eau venant de l'estomac. — Pendant les règles, obscurcissement de la vue; on est plus mal quand on entre dans une chambre chaude. — Suppression des règles avec froid au corps, frilosité et tremblement des pieds. — Suppression du flux menstruel (²). — Quand la menstruation cesse, nausées sans vomissement et avec conservation de l'appétit. — Pendant les règles, mal d'estomac (pression à l'épigastre, cardialgie). — Pendant les règles point de côté durant une couple de jours (et se dissipant par la transpiration). — Pendant les règles, élancement dans la poitrine au moment de l'inspiration. — Avant et pendant les règles, point de côté provoqué par le mouvement du bras, la respiration et la parole à haute voix; en même temps le bras est comme paralysé. — Les règles paraissent 7 jours trop tôt. — Apparition des règles qui étaient en retard (au b. d'1 h. 1/2) (S. H.). — Douleur brûlante (lancinante ?) dans le vagin et extérieurement, aux lèvres de la vulve (Hbg). — Règles trop abondantes (Stk).

Sein. — (678,679). — Gonflement des seins avec douleur tensive dedans, comme lorsque le lait y afflue et y cause de la pression, pendant l'allaitement. — Au mamelon droit prurit qu'on ne fait pas cesser en se grattant (au b. de 24 h.) (S. H.).

Appareil respiratoire (³). — (599-677).

A. *Larynx.* — Sensation de grattement à l'épiglotte, semblable à celle qu'on éprouve d'ordinaire dans l'enrouement (au b. d'1 h.). — Enrouement, extinction de voix. — Prurit dans la trachée et depuis le creux de l'estomac jusqu'à l'épiglotte, qui excite la toux. — Chatouillement dans la région du corps thyroïde, qui provoque une petite toux courte (S. H.).

---

1. La difficulté, le retard et même la suppression des règles paraissent être le principal effet primitif de la pulsatile; leur apparition prématurée est un effet alternant rare.

2. Chez plusieurs personnes d'un certain âge, surtout quand les règles paraissaient habituellement à la pleine lune.

3. Pour les symptômes du coryza voy. *Nez.*

B. *Poitrine*. — Le matin après s'être levé, on a la poitrine
oppressée, avec toux et expectoration (au b. de 24 h.). — Oppression avec douleur dans la poitrine (1). — Haleine courte aussitôt
après le repas de midi, pendant quelques heures. — La respiration manque quand on veut respirer par le nez, non lorsqu'on fait
entrer l'air par la bouche (au b. d'1/2 h.). — *Asthme*, quand on
fume comme d'habitude. — Dyspnée et vertige avec faiblesse de
la tête quand on est étendu sur le dos, qui cessent quand on se
met sur son séant (2). — Oppression dont le point de départ
semble être la trachée-artère, comme si elle était comprimée de
dehors en dedans et serrée par un lien, de telle sorte qu'on est
complètement privé d'air pendant une minute, sans aucune toux,
le soir, étant debout. — Le soir, oppression suivie d'assoupissement, puis réveil par un accès de suffocation, avec toux courte ou
vomissement ; douleur déchirante au front et à travers les yeux,
fourmillement à la langue, froid aux pieds, sueur froide à la face
et beaucoup de renvois. — Sentiment d'oppression à la partie inférieure de la poitrine comme si elle était pleine et trop étroite en
ce point, le matin. — Sensation spasmodique à travers la poitrine.
— Tension spasmodique continuelle sous la poitrine. — Quand on
est couché sur le côté gauche, on se plaint d'anxiété, de rapides

1. Comparez avec le symptôme précédent. Dans l'état catarrhal que ce
symptôme désigne, pour parler le langage ordinaire, les glandes de la muqueuse
de la trachée paraissent tuméfiées, enflammées et incapables de sécréter le
mucus lubréfiant dont elle a besoin. De là cette sécheresse, cette âpreté, cet
endolorissement et cette sensation illusoire d'un mucus gluant qui rétrécirait
la trachée sans vouloir se détacher.

2. L'excitation des symptômes de la pulsatile pendant le décubitus horizontal,
quand on se met sur son séant, quand on se lève après avoir été assis, pendant
la marche et la station debout, constitue autant d'effets alternants, qui appartiennent tous à l'action primitive, mais qui diffèrent beaucoup de valeur:
D'ordinaire les accidents survenus pendant qu'on est couché tranquillement sur
le dos, sont soulagés quand on se met sur son séant; l'inverse est rare. Les
accidents survenus pendant qu'on est tranquillement assis diminuent ou cessent
quand on se meut et qu'on marche peu à peu; le contraire arrive rarement.
Cependant l'action de se lever avant de se mettre en marche détermine des
accidents d'autant plus nombreux et d'autant plus intenses qu'on est resté assis
plus longtemps. De même le mouvement prolongé et violent détermine, non
moins que la situation assise prolongée, des symptômes qui cependant ne
deviennent bien appréciables que lorsqu'on rentre en repos et qu'on s'asseoit.
Mais les effets alternants qu'un médicament produit le plus souvent, et qui
sont les plus forts et les plus singuliers, sont aussi ceux qui rendent le plus
de services dans le traitement homœopathique des maladies.

battements de cœur et de manque de respiration (chez une femme).
— Tension constrictive spasmodique sur le côté droit de la poitrine, avec ébullition de sang et chaleur interne (au b. de 26 h.).
— Sensation de tressaillement dans les muscles de la poitrine,
surtout le matin après le réveil. — Douleur spasmodique à la
poitrine. — Le matin après s'être levé, raideur spasmodique des
muscles de la poitrine en respirant profondément et pendant les
mouvements du thorax (au b. de 12 h.). — Douleur en forme de
crampe, d'abord dans le côté droit, puis dans le gauche, enfin dans
la poitrine. — Douleur tractive, tensive, dans l'un ou l'autre côté
de la poitrine; elle augmente pendant l'inspiration. — Élancement dans le milieu du muscle pectoral en levant le bras, vers le
soir et toute la nuit, jusqu'au matin (au b. de 4 h.). — Douleur lancinante dans la poitrine en remuant le corps. — Élancement dans le
côté, seulement quand on est couché. — Douleur légèrement lancinante dans le côté gauche, après s'être couché, le soir (au b. de
3/4 d'h). — Douleur déchirante et en quelque sorte lancinante dans
le côté de la poitrine (au b. d'1 h.). — (Les côtes font mal quand
on met la main dessus.) — Douleur incisive, compressive, presque
comme un élancement, à l'une des dernières côtes, quand on est
couché sur le côté droit; elle cesse quand on étend le tronc ou
quand on est couché sur le côté douloureux. — Douleur incisive
çà et là dans la poitrine (au b. de 6 h.). — Sentiment d'anxiété
dans la poitrine avec accélération du pouls (au b. d'1 h.). — Le
matin, difficulté de respirer à cause d'anxiété dans la poitrine. —
La nuit, afflux de sang à la poitrine et au cœur, avec rêves inquiétants (par exemple, qu'on est enfermé dans une muraille), sursauts et cris anxieux. — Au milieu de la poitrine, au sternum,
douleur comme si l'on avait un abcès interne, avec céphalalgie
frontale, avant minuit (au b de 4 h.) (¹). — Un petit point est douloureux à la région du sternum comme s'il y avait un obstacle à
la respiration. — Douleur tensive et tiraillante dans le sternum. —
Traction, ardeur et râflement descendant depuis la région du
sternum jusqu'à celle de l'estomac (S. H.).

La poitrine est oppressée, avec toux sans expectoration (Hbg).
— Ulcération, destruction des poumons, fièvre hectique, hémop-

____

1. Les douleurs çà et là, semblables à celles que produirait un abcès interne,
sont surtout propres à la pulsatile, de même que la douleur d'écorchure perceptible en grande partie quand on touche la partie malade.

tysie, expectoration purulente (Effet d'un sirop de fleurs purpurines qu'une femme fit prendre à un homme et à deux enfants pour couper des fièvres, de la toux, de l'âpreté au larynx, un violent catarrhe et des points de côté) (*Hellwing*). — Asthme (effet de l'*anemone nemorosa*) (*Bergius*). — Une seule inspiration et expiration spasmodique, qui dégénère en une sensation peu prolongée de suffocation, comme si la respiration s'arrêtait et qu'on fût sur le point de mourir (Hbg). — Constriction tout autour de la poitrine (Rkt).

Toux. — Toux (au b. de 4 h.). — Grattement et sécheresse dans la gorge, qui excitent 2 ou 3 secousses de toux. — Un grattement dans la poitrine (la trachée) excite la toux. — Toux semblant excitée par de la sécheresse dans la trachée. — On est très ébranlé par la toux (chez un enfant). — En toussant, il semble que l'estomac se retourne et qu'on va vomir ; la toux fait venir les larmes aux yeux. — Toux aussitôt après avoir mangé une bouchée (chez une femme). — (Toux excitée par une sensation de constriction au larynx, surtout après avoir mangé, avec vomissement et saignement de nez.) — Pendant la toux, sensation dans la gorge comme si l'on avait aspiré de la vapeur de soufre. — L'inspiration détermine des mouvements pour tousser (au b. de 2 h.). — Toux nocturne, qui empêche de dormir et qui accable. — Toux nocturne, qui dessèche la gorge. — *Toux nocturne, sèche, qui cesse quand on se met sur son séant, mais qui reparaît quand on s'est recouché* (au b. de 8, 32 h.). — Toux continuelle, le soir, après s'être couché. — Toux sèche avec expectoration difficile (au b. de plus. h.) (1). — Un enfant crache beaucoup après avoir toussé. — Forte toux avec expectoration difficile d'un peu de mucus visqueux. — Toux pénible vers le soir. — *Toux avec hémoptysie*. — Toux avec expectoration de caillots de sang noir, jusqu'au soir (au b. d'1 h.). — D'abord toux sèche pendant une demi-journée ; puis, pendant plusieurs jours, présence continuelle de mucus au haut de la trachée-artère ; celui-ci se détache en grande quantité par l'effet de la toux (2).

1. Ce symptôme et tous ceux dans lesquels est signalée la toux sèche alternent avec ceux dans lesquels se manifeste une toux accompagnée d'une abondante expectoration ; cependant ces derniers paraissent avoir la prééminence, de sorte qu'un malade dont l'ensemble des symptômes paraît correspondre à la pulsatile sera guéri plus facilement et d'une façon plus durable s'il a une toux avec abondante expectoration que si sa toux est sèche.

2. Ici l'effet alternant principal, l'expectoration abondante, ne s'est présenté qu'après la toux sèche, ce qui arrive rarement.

— Toux avec expectoration (au b. de 2 h.). — Toux avec expectoration de mucus jaune. — (En toussant, le matin, crachats d'une saveur salée, qui dégoûte). — Toux avec expectoration amère. — Le mucus chassé par la toux a un goût amer, bilieux. — Les crachats détachés par la toux semblent amers. — Le mucus chassé par la toux a un goût empyreumatique brûlant, presque comme la sauce d'écrevisse ou comme le jus de la pipe (au b. de q. q. h.). — Toux nocturne, qui donne des points de côté. — Point de côté en toussant et en se levant. — Une faible toux produit dans la région des fausses côtes, des deux côtés, une douleur de lassitude semblable à celle qu'occasionne habituellement une toux ébranlante et prolongée (au b. de 20 h.). — Toux avec douleur de poitrine. — La toux donne des élancements dans les épaules. — Pendant la toux, quelques élancements de haut en bas dans le bras droit. — Pendant la toux, élancements dans le dos (S. H.).

Appareil circulatoire. — *Cœur.* — (664 et 1101-1105). — *Battements de cœur et grande anxiété, de sorte qu'on est obligé de se déshabiller.* — On a trop chaud dans ses vêtements et quand on se déshabille on a froid (chez une femme, au b. de 2 h.). — Battements de cœur qui durent près d'une minute, sans anxiété. — Battements de cœur après le repas de midi (au b. de 5 h.). — Battements de cœur en parlant. — Élancements sourds et pression continuelle dans la région du cœur, avec anxiété, ce qui coupe la respiration ; la marche soulage (S. H.).

Cou, dos et lombes (680-728). — *Douleur lancinante à la nuque.* — Douleur tiraillante et tensive à la nuque. — Douleur rhumatismale dans la nuque avec lassitude des pieds (au b. de 84 h.). — Tiraillement à la nuque, comme dans le rhumatisme, l'après-midi ; on a beaucoup de peine à se remuer. — Douleur à la nuque comme si l'on avait été couché dans une fausse position, la nuit. — Gonflement à la nuque, des deux côtés du cou, jusqu'aux artères carotides ; il n'est douloureux qu'au toucher, mais alors il fait beaucoup de mal, comme s'il y avait au-dessous un abcès interne. — Gonflement au côté droit du cou, avec sensation, en le remuant ou en y touchant, comme si la région était déchirée et tendue, ou bien comme s'il y avait là un abcès interne ; cependant on ne sent rien en avalant (au b. de 4 h.). — Craquement non douloureux dans la première vertèbre cervicale, lorsqu'on remue la tête (au b. d'1 h.). — Douleur aux ganglions cervicaux (sous-maxillaires). — Douleur térébrante dans les ganglions sous-maxillaires, même lorsque la région est immobile (au b. de 4 h.). — Douleur tensive et tiraillante dans les ganglions sous-maxillaires (S. H.).

Craquement dans les omoplates au moindre mouvement (au b. de 64 h.). — Douleur resserrante dans l'omoplate droite, étant assis. — Douleur lancinante entre les omoplates, qui coupe la respiration (¹). — Douleur lancinante entre les omoplates, même pendant le repos (effet alternant avec le symptôme précédent). — Élancements dans les omoplates, la nuit. — Douleur comme par l'effet d'un poids, sous l'omoplate. — Douleurs tiraillantes et légèrement lancinantes à la nuque, entre les omoplates et au dos. — Le dos est douloureux et raide (comme une planche). — Douleur dans le dos, entre les épaules, comme lorsqu'on se redresse après avoir été longtemps baissé; elle se dissipe pendant la marche. — Douleur déchirante dans le dos. — Douleur lancinante dans le dos et sur la poitrine. — Douleur légèrement lancinante dans le dos (au b. de 2 h.). — Douleur pressive de bas en haut dans le dos (S. H.). — Sensation pulsative et pruriteuse dans le dos (Hbg).

Douleur pressive dans la 4ᵉ vertèbre lombaire, surtout après avoir marché. — Douleur pressive au sacrum, comme par lassitude, le soir. — Douleur pressive de dedans en dehors au sacrum, le soir. — Raideur et douleur dans le sacrum, quand on est couché, comme s'il était malade intérieurement ou serré par un lien qui ne voulût pas céder. — Douleur au sacrum quand on se redresse et qu'on se cambre en arrière; elle cesse quand on se penche en avant (au b. de 12 h.). — Le matin surtout, douleur au sacrum, semblable à celles de l'enfantement ; il semble qu'un lien traverse le sacrum et serre toute la région; la respiration en est coupée. — Douleur de luxation au sacrum, pendant le mouvement. — En se baissant, douleur au sacrum qui cesse quand on se redresse et se cambre en arrière (au b. de 24 h.). — Étant couché tranquillement au lit, douleur contusive dans le sacrum et les genoux, qui ne se fait plus sentir quand on se lève et qu'on va et vient. — Douleur au sacrum après avoir été assis, on peut à peine se redresser. — Douleur au sacrum après avoir été assis, on peut à peine se bais-

1. C'est le propre de la pulsatile de provoquer une dyspnée liée à des accidents survenus dans des organes étrangers à l'appareil respiratoire.

ser. — Le soir, douleur au sacrum comme après s'être beaucoup baissé ; elle se fait sentir surtout quand on est debout ou assis, elle diminue quand on renverse le tronc et pendant la marche ; en même temps lassitude dans les pieds qui oblige à s'asseoir (1). — Douleur lancinante dans le sacrum et dans le ventre, avec tranchées qui coupent la respiration. — D'abord élancements dans le sacrum ; puis la douleur remonte dans le ventre où l'on a des tranchées et des élancements qui coupent la respiration ; ensuite fourmillement dans la tête, avec pesanteur et sensation de tiraillement et avec perte de la vue et de l'ouïe ; enfin froid comme si l'on était arrosé d'eau froide. — Douleur tiraillante et tensive dans les lombes (sorte de lombago artificiel). — Douleur tiraillante depuis les lombes jusqu'à l'épigastre, où elle dégénère en élancement, pendant l'inspiration. — Élancement dans les lombes en se baissant, le matin au lit (au b. de 10 h.) — Douleur d'excoriation à la région lombaire et au poignet, comme si l'on avait une plaie à la surface (S. H.).

Membres supérieurs. — (729- 781). — Douleur dans l'aisselle quand on veut lever le bras. — (Quelques élancements dans le creux de l'aisselle, étant assis). — Douleur déchirante continuelle dans l'articulation scapulo-humérale, qui oblige à remuer le bras ; elle se déclare au moment du réveil et cesse au bout d'une demi-heure, soit spontanément, soit lorsqu'on se couche sur le bras douloureux. — Douleur déchirante rhumatismale dans l'articulation de l'épaule, le matin, en remuant le bras ou en inclinant la tête de côté (au b. de 18 h.). — Douleur lancinante dans l'articulation de l'épaule pendant un mouvement rapide du bras. — Quelques élancements dans le muscle triceps du bras droit (au b. d'1 h.). — Douleur vulsive dans l'articulation de l'épaule (au b. de 4 h.).—Sensation vulsive dans l'articulation de l'aisselle. — L'après-midi, glocitation, sorte de sensation tremblotante sur l'épaule droite (au b. de 8 j.). — Sensation à l'articulation de l'épaule comme si elle supportait un grand poids ou qu'elle fût paralysée, quand on veut lever le bras. — Douleur de constriction ou de pesanteur dans l'articulation de l'épaule (au b. de 60 h.). — Douleur de luxation dans l'articulation de l'épaule quand on fléchit le bras en arrière. — Douleurs tiraillantes de l'aisselle au poignet, par accès ré-

---

1. Ce symptôme est un effet alternant avec le premier des deux précédents et il paraît avoir la prééminence.

pétés, mais de courte durée. — Une douleur brûlante descend le
long du bras depuis l'épaule, la nuit. — Le soir, douleur brûlante
dans le bras avec sensation de sécheresse dans les doigts (au b.
de 48 h.) (¹). — Sentiment d'engourdissement et pesanteur dans le
bras quand on le lève, quand on tient quelque chose ou quand on
fait avec ce membre un travail quelconque. — Douleur dans le
bras quand on y touche. — Le bras est douloureux même pendant
le repos, comme si l'humérus était brisé au milieu ; la douleur
s'étend jusque dans le pouce et empêche de s'en servir (chez une
femme). — Déchirement dans les muscles du bras (immédiatem.). —
Même pendant le repos, douleur tiraillante dans le bras, durant
toute la nuit ; elle s'étend depuis l'aisselle jusque dans les doigts,
qui s'engourdissent ensuite jusqu'à l'insensibilité, mais sans devenir pâles ni froids. — Il semble que le bras s'engourdit quand
on tient quelque chose dans la main (chez une femme) (S. H.). —
Élancements çà et là dans le bras (Stk). — Douleur lancinante
dans le bras (Hbg).

Douleur contusive dans l'articulation du coude, avec dilatation
des pupilles, pendant le mouvement, le matin (au b. de 8 h). —
Douleur dans l'articulation du coude pendant l'extension. — Douleur dans l'articulation du coude pendant le mouvement (au b.
.de 18 h.). — Sur l'articulation du coude petites tumeurs sous-cu-
tanées (non enflammées), qui sont douloureuses au toucher. —
Lourdeur des bras avec douleur déchirante dans l'articulation
du coude quand on veut le fléchir, seulement dans la journée. —
*Douleur tensive dans les tendons du pli du coude pendant
les mouvements du bras.* — Douleur tiraillante et déchirante
dans les os de l'avant-bras, par accès répétés, le jour et le
soir. — Turgescence des veines de l'avant-bras. — Sensation de
froid dans les bras, comme s'ils allaient s'engourdir (au b.
de 72 h.). — Douleur vulsive et déchirante dans les bras (au b. de
3 h.). — Sensation vulsive à l'avant-bras, dans la direction du
poignet, surtout le matin après le réveil. — Douleur tiraillante et
déchirante dans les bras, surtout dans les doigts, la nuit. — Dou-

1. Les symptômes de la pulsatile alternent aussi sous le rapport de l'heure
du jour à laquelle ils ont coutume de se manifester et de persister. Leur
principale époque est le soir ; viennent ensuite les heures qui précèdent minuit. Il est plus rare que les symptômes de la pulsatile se déclarent l'après-
midi, vers 4 heures, plus rare encore qu'ils paraissent le matin.

leur tensive et tiraillante à la face interne du bras, jusqu'au poignet (S. H.).

Raideur dans l'articulation du poignet droit, même sans remuer la main. — Pendant le mouvement, douleur dans l'articulation du poignet, comme s'il était raide ou comme si l'on s'était luxé ou foulé la main. — Sueur aux mains, le matin après s'être levé. — Le soir, dans les os du carpe et puis dans le bras, douleur comme à la suite d'un trop grand effort, plus sensible pendant le mouvement que pendant le repos (au b. de 4 j.). — Douleur tiraillante dans le pouce, avec sentiment de raideur pendant le mouvement. — Douleur comme de foulure et de luxation dans la seconde articulation du pouce pendant le mouvement. — Raideur dans la seconde articulation du pouce et dans le genou, comme si ces articulations étaient disloquées et allaient craquer (au b. de 2 h.). — Tension dans les articulations postérieures des doigts, le matin. — Douleur déchirante dans les tendons extenseurs des doigts (au b. de 10 h.). — Sur le côté de l'ongle de l'index douleur comme si l'on allait avoir un panaris. — Engourdissement des doigts, le matin au lit (au b. de 36 h.). — La nuit, engourdissement des doigts (au b. de 30 h.) (S. H.).

Membres inférieurs. — (782-884). — Dans les muscles fessiers, douleur simple, semblable à celle d'une contusion ou d'un abcès. interne, après avoir été assis. — Douleur dans l'articulation de la hanche, en pliant le dos, vers midi. — Pression dans la hanche gauche et en même temps à la tête, avant midi ; elle cesse pendant le mouvement (au b. de 26 h.). — Douleur de luxation dans. l'articulation de la hanche (au b. de 3 j.). — Tressaillement visible, non douloureux, de quelques faisceaux musculaires de la cuisse, le soir au lit. — Douleur vulsive, presque semblable à celle d'une plaie, depuis l'articulation de la hanche jusqu'au genou, le matin au lit; elle cesse pendant la marche. — Etant couché, élancement dans la partie antérieure de la cuisse gauche jusqu'au genou, et depuis le mollet droit jusqu'au talon ; on ne sent rien pendant le mouvement. — Forte douleur pressive et comme d'éclatement dans les muscles de la cuisse et du bras (au b. de 2 h). — La nuit, douleur tiraillante dans les muscles de la cuisse, qui oblige à remuer le membre ; on ne sait comment se mettre ; en même temps insomnie, agitation dans le lit, même quand on ne sent plus de douleur, froid par tout le corps. — Faiblesse paralytique subite et passagère dans la cuisse en marchant (à proprement parler en commençant à marcher lorsqu'on se lève après avoir été longtemps assis). — Douleur dans la cuisse droite comme si elle était raide, mais quand on y touche on y sent comme une douleur lancinante. — Tiraillement et tension dans la cuisse et la jambe, le soir. — Douleur contusive dans les cuisses, non dans les parties molles, mais dans les os, même quand on appuie sur le membre ; on ne peut fléchir les genoux ni s'agenouiller, il semble que les os vont se briser. — Douleur contusive dans les muscles et les os des cuisses (au b. de 18 h,). — Tension autour des cuisses en marchant et en se baissant. — (Douleur déchirante depuis le genou jusqu'à la hanche, seulement en étant assis, non en marchant) (S. H.).

Quand on commence à marcher après avoir été assis, douleur paralytique dans les genoux et les talons, comme après une longue marche à pied. — (Raideur douloureuse dans le genou droit, en marchant, au moment où la cuisse doit être étendue bien droite). — Énorme lassitude des jambes avec tremblement des genoux. — Douleurs déchirantes (comme des coups) dans les genoux (au b. de 3 h. 1/2). — Douleur déchirante et tiraillante dans les genoux. — Tension dans le jarret (immédiatement). — Douleur déchirante dans le genou, avec gonflement. — Enflure non douloureuse du genou. — (Froid au genou, la nuit, dans le lit). — Sur un des côtés du genou, petit point où l'on sent une douleur contusive. — On ne peut, la nuit, toucher la cuisse ni la jambe malade ; on est obligé de la laisser dans la position où elle se trouve, à cause d'une dou- leur contusive dans le genou et au-dessous ; il n'y a pas de douleur au toucher (chez une femme). — Craquement dans le genou. — Faiblesse et défaut de solidité des genoux, qui fléchissent pendant la marche. — Les jambes s'engourdissent quand on se lève après avoir été assis. — Quand on se lève après avoir été assis, douleur paralytique dans la jambe, qui cesse quand on se remet à marcher. — Douleur contusive sur le tibia. — Simple douleur aux jambes. — Douleur dans la jambe quand on la laisse pendante. — Douleur tiraillante dans les jambes, le soir. — La nuit, on est obligé de tenir la jambe gauche fléchie, sans cela elle ne laisse pas en repos. — Le soir, tiraillement pénible dans les jambes jusqu'aux genoux, avec froid plus grand que dans la journée, sans chaleur ensuite (1).

---

1. La plupart des douleurs de la pulsatile sont accompagnées de froid ou de sensibilité au froid.

— Dans les jambes, depuis les pieds jusqu'aux genoux, douleur tiraillante comme après une longue marche, qui diminue le matin et disparaît presque entièrement. — Courbature dans les pieds, comme après une longue marche. — Sensation de froid dans la jambe, quoiqu'elle ait sa température normale. — Pesanteur et douleur tiraillante dans les pieds, moins dans les bras. — Pesanteur des jambes, surtout dans la matinée. — *Lourdeur des jambes dans la journée.* — Les jambes sont comme insensibles et cependant très lourdes, vers le soir; elles tremblent pendant la marche (au b. de 48 h.). — Tremblement dans les jambes, le matin. — Sensation de tremblement dans les jambes et les genoux, le soir après s'être couché (au b. de 3 j.). — Lassitude des jambes (au b. de 50 h.). — Lassitude dans les genoux (non dans les pieds) quand on se lève de son siège. — Faiblesse telle des jambes qu'on peut à peine rester debout. — Sensation vibratoire et comme fourmillante dans les jambes en se tenant debout; elle cesse pendant la marche. — (Saignement des varices de la jambe). — Le tibia est douloureux au toucher. — Douleur contusive sur le tibia, surtout en levant le pied. — Douleur au tibia comme si l'on y avait reçu un coup de bâton, depuis l'après-midi jusqu'au soir. — En s'asseyant dans la chambre après avoir beaucoup marché, traction au côté interne du mollet (au b. de 36 h.). — Vulsion visible dans une partie du mollet droit, non sans une sensation désagréable. — Le soir surtout, quand on est couché, les chairs des jambes font mal comme si elles étaient ulcérées à l'intérieur; la pression des mains diminue la douleur (au b. de 3 j.). — Douleur dans les os de la jambe, comme si l'on appuyait sur un endroit ulcéré, en marchant longtemps, surtout l'après-midi; elle est soulagée par la pression, quand on est assis et surtout par le repos de la nuit. — Douleur tiraillante et tensive dans les mollets. — Douleur tensive dans les mollets. — Crampe de la jambe avec froid, le soir après s'être couché (au b. d'1/2 h.). — Douleur comme celle d'une crampe dans les mollets, en marchant (S. H.). — Élancements de bas en haut dans le tibia, avec douleur brûlante à l'extérieur et rougeur érysipélateuse (chez une femme de 58 ans, par l'effet d'un centième de grain du suc de la plante) (Stf).

En marchant, douleur subite dans l'articulation du pied, comme après avoir fait un faux pas. — Déchirement dans l'articulation du pied en remuant celui-ci, avec dilatation des pupilles, le matin. — Douleurs déchirantes à la malléole interne, aggravées par la marche (au b. de 4 h.). — Douleurs déchirantes sur le cou-de-pied, jusqu'au talon, matin et soir. — Enflure du cou-de-pied. — Enflure du cou-de-pied avec douleur raidissante, — Enflure des pieds au-dessus des chevilles, pas au-dessous. — Enflure d'un pied, le soir. — Enflure des pieds. — Chaleur aux pieds. — Gonflement chaud des pieds jusqu'aux mollets. — Pendant le repos, ardeur continuelle du pied, qui augmente quand on se remet à marcher. — Gonflement rouge et chaud des pieds, avec douleur tensive, brûlante, qui dégénère en élancement quand on est debout. — Gonflement rouge et chaud des pieds, avec fourmillement pruriteux, comme s'ils avaient été gelés. — Forte sueur des pieds tous les matins, au lit (effet curatif après la guérison d'une enflure des pieds). — Au premier pas qu'on fait, le matin, hyperesthésie et fourmillement dans le pied, comme si le sang y affluait en trop grande quantité. — Étant debout, douleur fourmillante et légèrement lancinante à la plante des pieds, comme si elle était engourdie. — Douleur sourde dans le gras du gros orteil. — Douleur sourde (¹) dans la plante des pieds et le gras du gros orteil, comme après un grand saut et comme par l'effet de l'engourdissement, dès qu'on se lève après être resté longtemps assis ; douleur que la marche fait cesser peu à peu (au b. d'1 h.). — Douleur contusive à la plante des pieds. — Douleur déchirante à la plante des pieds, au-dessus du genou et dans le dos. — Élancements isolés dans la plante des pieds et au bout des orteils, pendant le repos. — Douleur à la plante des pieds quand on appuie dessus, comme si elle était ecchymosée ou le siège d'un abcès. — Douleur brûlante à la plante des pieds. — Douleur dans le milieu (le creux) de la plante des pieds, quand on appuie dessus, comme s'il y avait là une excroissance ou un abcès interne, avec élancements depuis là jusque dans les mollets. — Douleur térébrante dans le talon, vers le soir (au b. de 58 h.). — Le matin, au lit, léger élancement dans le talon, qui cesse quand on est levé. — Douleur lancinante et brûlante (²) dans le gras du talon, avec prurit, comme dans les membres gelés (au b. de 4 h.). — Douleur térébrante et lancinante dans le talon (au b. de 3 h.). — Douleur incisive dans le talon, le soir, après qu'on s'est échauffé dans le lit. — Secousses déchirantes dans le gros orteil (au b. de

---

1. Douleur du périoste à la pression extérieure, accompagnée d'insensibilité des téguments et des muscles.

2. Les douleurs lancinantes de la pulsatile sont habituellement lancinantes et brûlantes.

3 h.). — Élancements dans les orteils, surtout dans le gros (au b. d'1 h.). — Douleur aux orteils comme si la chaussure les avait comprimés. — Douleur dans le gros orteil, qui augmente le soir et cesse quand on se couche pour dormir (au b. de 30 h.). — Le soir, quand on s'est échauffé dans le lit, il survient dans le gras du deuxième et du petit orteil une douleur brûlante, lancinante, accompagnée de prurit, qui devient peu à peu excessive, comme dans un membre gelé (au b. de 3 h.) (S. H.). — Douleur brûlante sur le dos du pied. — Augmentation de l'enflure des pieds, les veines variqueuses se gonflent (Stf). — Douleurs brûlantes passagères depuis les orteils jusque dans l'aine (Stk).

Peau. — (905-923 et aux diverses subdivisions indiquées). — Prurit mordicant à la peau, çà et là. — Prurit sur le cou-de-pied et entre les seins, le matin au lit. — Sensation pruriteuse et légèrement lancinante dans la peau, comme par la piqûre d'un grand nombre de puces. — Prurit (brûlant) par tout le corps avant minuit, quand on s'est échauffé dans le lit ; il devient plus fort quand on se gratte et il empêche de dormir ; dans le jour il y en a peu et seulement quand on s'échauffe ou qu'on se gratte ; on ne voit pas d'éruption. — Furoncles çà et là. — (Taches rouges et chaudes sur le corps, qui forment des saillies semblables à des piqûres d'ortie et causent une douleur rongeante et pruriteuse.) — Un ulcère (existant) devient sujet à saigner. — Un ulcère devient le siège d'une douleur fortement cuisante et lancinante, tandis qu'il se déclare du prurit tout autour. — Le matin au lit, cuisson brûlante aux environs de la croûte (d'un ulcère, avec toux sèche) (au b. de 20 h.). — Le matin, ardeur comme par le contact d'un charbon ardent, auprès d'un ulcère au pied ou dedans, pendant 2 minutes. — Prurit au-dessous d'un ulcère au pied. — Il se déclare un prurit extraordinaire autour d'un ulcère, comme s'il allait se cicatriser. — On a dans un ulcère des élancements qui ébranlent tout le corps, tandis qu'on ne sent autour que des douleurs légèrement lancinantes, qui dégénèrent bientôt en ardeur. — Élancements dans des plaies récentes, le soir. — Élancements de bas en haut dans l'ulcère d'un pied et ardeur dans celui de l'autre (au b. de 24 h.). — Peu de temps avant l'heure du pansement, cuisson dans un ulcère au pied, matin et soir. — La zone rouge autour d'un ulcère devient dure et luisante. — La cicatrice d'une ancienne brûlure est douloureuse quand on y touche. — La douleur augmente dans un ulcère quand on est sur le point de manger (S. H.).

Cuir chevelu. — Douleur au cuir chevelu en rebroussant les cheveux ; c'est une sorte de douleur tiraillante. — *Prurit cuisant au cuir chevelu* (au b. de 9 h.). — Petites-tumeurs au cuir chevelu, causant la même douleur que des abcès (S. H,). — Sur le cuir chevelu, à la région occipitale, grosse pustule qui cause de légères douleurs déchirantes. — Sueur à la face et au cuir chevelu (Hbg).

Visage. — (Un petit bouton au front). — Un gros bouton rouge dans la région de l'os zygomatique. — Tumeur dure et rouge sur la joue droite, en avant de l'oreille ; elle cause uue douleur brûlante et constrictive (au b. de 5j.). — Éruption croûteuse au tragus ; elle cause une douleur brûlante, mordicante, et laisse suinter de la sérosité ; en même temps gonflement glandulaire, douloureux au toucher, plus bas au cou. — Sensibilité douloureuse de la peau, des lèvres et du visage, lorsqu'on y touche, comme si ces parties étaient à vif. — L'épiderme du bord des lèvres se desquame jusqu'au vif. — L'épiderme des lèvres se gerce (au b. de 2 h.). — Prurit à la région du menton, surtout le soir (S. H.).

Tronc. — Prurit fourmillant dans le nombril et autour, avec douleur après s'être gratté (S. H.). — Dans les aines, plusieurs petites pustules de la grosseur d'un pois, qui causent de la brûlure et des élancements (Hbg). — A la partie supérieure du sternum, prurit rongeant qui ne cesse pas quand on se gratte, le soir (au b. de 35 h.). — Depuis les omoplates jusqu'au milieu du dos, petits boutons avec prurit continuel, surtout le soir en se déshabillant. — Bouton aû côté du cou, qui démange simplement, mais dont le prurit ne s'est pas soulagé par le frottement ou le grattement) au b. de 21 h.). — Après s'être rasé, prurit (mordicant) au côté du cou, qui, au lieu de cesser, devient douloureux par le grattement et le frottement (au b. de 5 h.). — Prurit au cou et à la joue, dans la journée ; quand on se gratte, il sort des boutons. — Au cou, sous le menton, éruption de boutons douloureux au toucher. — Prurit dans le dos et sur les lombes (S. H.).

Organes génitaux. — Prurit légèrement lancinant dans le prépuce, étant assis et couché, mais non en marchant (le soir). — Prurit cuisant sous le prépuce, au gland. — Prurit au scrotum, le matin au lit et hors du lit. — Prurit fréquent au scrotum surtout le matin et le soir.

Membres supérieurs. — Prurit dans le bras pendant la nuit. — Vésicules au bras qui, à la longue, s'emplissent de pus et finissent par se desquamer (Stk). — Prurit rongeant au bout du coude,

semblable à celui que cause le frottement de la laine (au b. de 2 h.).
— A l'avant-bras, surtout sur le dos de la main et entre les doigts,
prurit qui oblige à se gratter, sans qu'il se forme de vésicules. —
Vésicules entre les doigts, avec douleur légèrement lancinante,
semblable à celle que causerait une écharde, quand on y touche
et quand on remue les doigts (au b de 4 j.). (S. H.).

Membres inférieurs. — Intertrigo et douleur d'écorchure aux
fesses, à l'extérieur, au commencement du sillon qui les sépare
(au b. d' 1 h.). — (Éruption de boutons dans le jarret). — Boutons
suintant de la sérosité et causant une douleur ardente à la jambe.
— Point un peu rouge, saillant, très douloureux au toucher, sur le
cou-de-pied, avec douleur fourmillante et un peu lancinante,
comme s'il allait s'établir un ulcère. — Fourmillement pruriteux
dans les orteils, comme dans un membre gelé, le soir (S. H.).

RHEUM PALMATUM

Rhubarbe ; Rhabarber (allem.), Rhubarb (angl.), Rabarbaro (ital.), Ruibarbo
(esp.). — Famille des Polygonées (1).

On prend 1 grain de bonne racine de rhubarbe fraîche et pulvérisée, puis
pendant trois heures on la triture avec du sucre de lait, on la dilue et on la
dynamise jusqu'à la 30ᵉ dilution, en suivant le procédé que nous avons conseillé pour la préparation de l'arsenic (2).

Depuis mille ans que nous connaissons la rhubarbe, plante que
nous devons aux Arabes, on en a abusé tantôt pour nettoyer le
tube digestif, tantôt pour apaiser certaines diarrhées et rarement
avec succès dans les deux cas.

Si l'on avait su que ce médicament, comme tous les autres, ne
guérit d'une façon prompte, certaine et durable, que les maladies
analogues sous tous les rapports à celles qu'il produit chez
l'homme en santé, on ne serait pas resté tant de siècles dans l'ignorance des effets purs, particuliers, de ce précieux végétal et
on n'en aurait pas fait un abus aussi préjudiciable.

La liste suivante des effets positifs de la rhubarbe, si courte
qu'elle soit, donnera quelques indications utiles sur son emploi
homœopathique. On y verra dans quels cas précis elle doit être
salutaire ; elle produit évidemment des symptômes qui promettent
qu'elle sera d'une grande efficacité dans beaucoup de maladies
communes, surtout chez les enfants.

Un globule imbibé de la 30ᵉ dilution est une dose homœopathique suffisante qu'on peut répéter au besoin ; presque toujours

1. *Traité de matière médicale pure*, t. II, p. 343, édit. allemande ; t. III,
p. 456, édit. française.

2. Ainsi que le fait remarquer G. Weber dans son *Codex*, p. 358, la teinture-
mère est souvent demandée ; on la prépare suivant le procédé en usage pour la
dilution des végétaux, en employant de l'alcool à 24° Cartier.

on peut se contenter de l'olfaction d'un globule de la grosseur d'un grain de moutarde.

Concordances. — Suivant Bœnninghausen, les médicaments qui se rapprochent le plus de la rhubarbe sont BELLADONNA et SULFUR. Les autres sont 1° MERCUR. SOL., NUX VOM., PULSATILLA, RHUS ; 2° *bry.*, *calc.*, *cham.*, *chin.*, *phos.*, *sep.*, *veratr.* ; 3° arn., ars., hep., ignat., kali, lyc., natr. m., phos. ac., staph.

Antitodes. — Suivant Jahr les antidotes de la rhubarbe sont le camphre, la camomille et la noix vomique ; Bœnninghausen ajoute à ces trois substances la coloquinte, le mercure et la pulsatile.

Liste des auteurs. — Gross (Gr.), Hornburg (Hbg), Rückert (Rkt), Teuthorn (Trn).

SYMPTOMATOLOGIE

Symptômes généraux. — (159-164). — *Douleur simple dans toutes les articulations pendant le mouvement* (au b. de 12 h. et davantage). — *Engourdissement des membres sur lesquels on est couché.* — *Pesanteur dans tout le corps comme au réveil d'un profond sommeil* (S. H.). — Lassitude dans tout le corps en marchant (Trn). — Lassitude et faiblesse générales (Rkt). — Pesanteur de tout le corps, comme si l'on n'avait pas assez dormi (Hbg).

SOMMEIL. — (165-187). —Envie de dormir. — *Inspiration ronflante pendant le sommeil* (au b. d'1 h.). — La nuit, on rêve des choses qui tourmentent et mettent de mauvaise humeur. — *Rêves vifs de choses tristes et affligeantes.* — Pendant le sommeil on étend ses mains sur sa tête. — Pendant le sommeil on est agité, on pleure et renverse la tête en arrière. — On ne fait que se retourner pendant la nuit, se met plusieurs fois à crier et raconte en tremblant qu'on voit des hommes auprès de soi (chez un enfant). — On est pâle, en dormant on se dispute et a des tractions convulsives dans les doigts, les muscles de la face et des paupières (chez un enfant). — Le soir en dormant on a du délire et se retourne dans son lit, les yeux fermés, sans parler ; en même temps on a très chaud. — Après le réveil on est longtemps à reprendre ses sens (chez une femme). — Après avoir dormi on sent une pesanteur par tout le corps. — Après le sommeil les paupières sont collées par de la chassie. — Après le sommeil la bouche est enduite d'un mucus fétide. — Après le sommeil on a un goût putride dans la bouche. — Après le sommeil on a mauvaise haleine — Après le sommeil on sent à l'épigastre une pression, qui, pendant l'inspiration, se propage au sternum et dégénère en douleur contusive (S. H,).

Bâillements fréquents (Gr.). — La rhubarbe fait dormir (*Fordyce*). — Envie de dormir. — Avant de s'endormir on étend involontairement les mains sur la tête. — Subdelirium nocturne pendant un sommeil agité, comme si l'on se promenait dans un état intermédiaire entre la veille et le sommeil (Hbg). — Rêves tourmentants de parents qui sont morts (Trn). — Le matin après le sommeil, paresse et violente céphalalgie resserrante et tensive, en travers, sur toute la moitié antérieure de la tête (Hbg).

SYMPTOMES FÉBRILES. — (188-200). — On a le frisson sans être froid à l'extérieur (au b. d'1/2. h.). — De temps en temps on a une joue pâle et l'autre rouge ou toutes les deux pâles. — Alternatives de froid et de chaleur, durant seulement 2 minutes ; en même temps lassitude et anxiété, tout déplaît, même ce qu'on aimait le mieux auparavant. — On se sent pénétré de chaleur par tout le corps, sans avoir soif (au b. de 2 h.)- — Chaleur aux mains et aux pieds, sans que les bras et les cuisses soient chauds ; la face est fraîche. — *Sueur fraîche à la face, surtout autour de la bouche et du nez* (au b. de 3 h.). — Au moindre effort on transpire du front et du cuir chevelu (S. H.).

(Froid insignifiant, le matin) (Trn). — Chaleur et sensation de chaleur dans les joues (Rkt). — Chaleur par tout le corps, sans soif (Hbg). — Chaleur du corps et agitation (*Murray*). — Pouls fréquent (Hbg). — Sueur qui teint le linge en jaune et rappelle l'odeur de la rhubarbe (*Menzel* et *Tilling*).

MORAL. — (201-208). — Le sujet reste taciturne, rien ne fait impression sur lui. — On est paresseux et entêté. — Morosité, anxiété, gémissements. — On demande toutes sortes de choses avec importunité et pleurs (chez un enfant) (S. H.).

Délire (*Brocklesby*). — Morosité, taciturnité (Trn). — État d'esprit semblable à celui où l'on se trouve quand on est à moitié endormi (au b. d'1 h. 1/2). — Hébétude, on ne peut s'occuper longtemps de rien (Rkt).

Symptômes locaux. — TÊTE. — (1-20). — Mal de tête pulsatif. — Sorte de martellement qui monte du bas-ventre jusqu'à la tête (au b. de 6 h.). — Céphalalgie d'abord pressive, puis déchirante, jusque dans l'occiput. — Céphalalgie sourde, tractive, obnubilante,

qui s'étend sur tout le cerveau, mais qui est plus forte au synciput
et aux tempes. — Mal de tête, obnubilation, roulement dans la
tête et anxiété comme si l'on avait commis une mauvaise action,
surtout pendant le mouvement et en se baissant. — Pesanteur
dans la tête, avec chaleur qui y monte. — Quand on se baisse il
semble que le cerveau se remue. — Obnubilation de la tête avec
bouffissure des yeux ; ensuite céphalalgie pressive au-dessus d'un
orbite, avec dilatation des pupilles (au b. d'1 à 4 h.) (S. H).

Vertige (*Paulli*). — En se tenant debout, accès de vertige
comme si l'on allait tomber sur le côté. — La tête est tout à fait
hébétée, comme après une orgie (Trn). — Obnubilation dans le
devant de la tête, avec tiraillement circulaire intérieurement. —
Douleur tractive profonde derrière les bosses frontales (Gr.). —
Fourmillement dans la région temporale. — Douleur serrante pulsative tantôt dans l'os temporal gauche, tantôt dans le droit et sur
le vertex (au b. de 15 h.). — Céphalalgie pressive sur toute la
partie antérieure du crâne. — Céphalalgie pressive à droite, surtout au synciput et dans les tempes (au b. d'1/2 h.) (Hbg). — Sentiment de pesanteur et déchirement saccadé dans la tête (pendant
la marche, au b. d'1 h.) (Rkt). — Céphalalgie pulsative sourde dans
la partie antérieure de la tête, surtout quand on est debout. —
Petits élancements sur les tempes. — Propension des muscles du
front à se contracter et à creuser des rides (Trn).

Yeux. — (21-29). — Au bord de la paupière supérieure, petite
glande qui cause une douleur pressive et brûlante.— Rétrécissement des pupilles, accompagné d'une agitation intérieure (pend.
plus de 16 h .). — Regard incertain ; quand on fixe longtemps
un objet, les yeux font mal, causent une douleur pressive, comme
s'ils étaient affaiblis (S. H.).

Avant de s'endormir, douleur rongeante dans l'œil gauche avec
écoulement de larmes comme s'il y était entré de la poussière, un
insecte ou un corps étranger (Hbg). — Les yeux pleurent au
grand air. — Traction dans les paupières. — Pupilles plus ou
moins contractées (Rkt). — Douleur pulsative dans les yeux (Trn).
— Pression aux paupières, même quand elles sont fermées (Gr.).

Oreilles. — (33-37). — Bourdonnement dans l'oreille droite et
sensation comme si le tympan était relâché, avec dureté de l'ouïe
(comme si l'oreille était bouchée) ; le bourdonnement et le relâchement cessant, l'ouïe revient chaque fois qu'on fait un fort mouvement de déglutition, mais ce n'est que pour un instant et les

accidents ne tardent pas à reparaître. — Crépitation et glocitation dans l'oreille et dans les muscles latéraux du cou, qu'on sent même extérieurement avec la main (S. H.).

Gêne dans l'oreille gauche avec un peu de prurit, qui oblige à y introduire le doigt (Hbg). — Pression dans le conduit auditif comme si l'on appuyait dessus avec le doigt. — Parfois un battement dans les oreilles, surtout quand on se baisse en écrivant (Rkt).

Nez. — (38-39). — Chaleur autour du nez. — Douleur tractive en quelque sorte stupéfiante, le long de la racine du nez, provoquant un fourmillement au bout de l'organe (Gr.).

Visage. — (41). — Sentiment de traction et de turgescence dans le côté droit de la mâchoire inférieure jusqu'à la tempe (S. H.).

Appareil digestif. — (42-105).

A. *Bouche.* — Douleur fouillante dans les dents (creuses), qui semblent être devenues plus longues et branlantes (au b. de 12 jusqu'à 24 h.) (S. H.). — Dans les mâchoires du côté gauche, douleur associée à un sentiment de froid, qui excite la salivation. — Dans les incisives supérieures du côté gauche, douleur associée à une sensation de froid (Hbg).

B. *Pharynx et œsophage.* — Constriction du pharynx (après avoir mâché et avalé des tiges et des feuilles) (*Pallas*).

C. *Estomac, troubles fonctionnels.* — Amertume non de la bouche, mais des aliments, même de ceux qui sont sucrés (au b. de 10 h.). — Défaut d'appétit. — Faim, mais aucun appétit. — On éprouve du dégoût, des nausées et des envies de vomir. — Aversion pour le café quand il n'est pas très sucré. — Sécheresse et sensation de sécheresse dans la bouche, sans désir de boire (S. H.).

Anesthésie de la langue et perte du sens du goût pendant toute une journée (après avoir mâché des tiges) (*Pallas*). — Goût aigre dans la bouche.—Grand appétit, cependant on a bientôt de l'aversion pour le manger, quoiqu'on lui trouve bon goût. — En même temps que du dégoût pour certaines choses (par exemple les aliments gras et pâteux), *appétit pour divers plats, mais on ne peut en manger beaucoup parce qu'ils déplaisent presque aussitôt.* — On ne trouve pas bon goût à ce qu'on mange quoiqu'on ait assez d'appétit, on ne tarde pas à éprouver de la répugnance (Gr.). — Nausées dans la région de l'estomac (Hbg). — Sentiment d'envie de vomir (au b. d' 1/2 h.) (Gr.). — Nausées, mal de ventre (*Murray*).

Estomac, troubles locaux. — *Plénitude dans l'estomac comme si l'on avait trop mangé*, et parfois envie de dormir ensuite (au b. de 8 jusqu'à 12 h.). — Sentiment de constriction dans l'estomac, accompagné de nausées (au b. d'1/2 h.) (S. H.). — Pression dans l'estomac comme s'il était surchargé d'aliments (au b. d'1/2 h.) (Hbg). — Élancement sourd à gauche, tout près du creux de l'estomac (Gr.). — Un élancement dans l'épigastre (Rkt). — Violent battement et glocitation rhythmée, non douloureuse, dans l'épigastre (au b. d'1 h. 1/2) (Hbg).

D. *Abdomen, troubles fonctionnels.* — Des douleurs pinçantes dans le ventre précèdent l'émission d'un vent (au b. de 24 h.). — Pincements dans le ventre (¹), besoin pressant d'aller à la selle, mais on ne peut rien obtenir parce que l'intestin est inerte (au b. de 24 h.). — Des flatuosités dans le bas-ventre paraissent remonter vers la poitrine et y produire çà et là de la pression et de la tension. — Selle dont la première partie est ferme et le reste liquide. — Selles diarrhéiques, avec mucosités. — Selles composées de mucosités grisâtres (S. H.).

Ballonnement du ventre en sortant de table. — Envie d'aller à la selle en sortant de table. — *Sentiment de nausée dans le bas-ventre* (au b. de 10 min.) (Gr.). — Borborygmes dans le bas-ventre. — Flatuosités (Hbg). — *Selle en bouillie, d'odeur aigre; pendant l'évacuation on a du frisson et après survient une nouvelle envie d'aller, avec pincement (constriction comme par un lien) dans les intestins* (au b. de 6 h.). — *Envie fréquente d'aller à la selle, suivie d'une évacuation liquide, en bouillie, fétide, avec tranchées; aussitôt après la défécation sentiment de ténesme, malgré tous ses efforts on n'évacue rien, quoiqu'on ait réellement envie d'aller ; on a une nouvelle selle au bout de quelque temps, mais quand on se lève enfin de dessus sa chaise percée, le besoin, qui s'était calmé peu à peu, revient bien plus fort ; il y a aussi accroissement des douleurs de ventre qui accompagnent la sortie de la selle.* — Le matin au lit, après le

---

1. Une selle abondante et liquide, un flux de ventre indolent ne semblent pas rentrer dans les effets primitifs de la rhubarbe sur l'intestin autant qu'une envie inutile et douloureuse d'évacuer des excréments dégénérés. Comme les évacuations qu'elle provoque sont le plus souvent des matières excrémentitielles, elle ne saurait convenir dans les dysenteries d'automne (quoiqu'elle donne un mal de ventre analogue), d'autant plus que les autres symptômes de la rhubarbe diffèrent en grande partie de cette maladie épidémique.

réveil, en se découvrant, tranchées et émission de vents (au b. de 14 h.). — *Augmentation du besoin d'aller à la selle pendant les mouvements et la marche* (Gr.). — Sorte de ténesme (au b. de 5 h.). — Selle mêlée de mucosités (Hbg). — Évacuation de matières d'abord dures puis molles, précédée et accompagnée de fortes tranchées (au b. de 24 h.) (Trn).

Abdomen, troubles locaux. — Douleur incisive dans le ventre peu de temps (1/2 h.) après le repas de midi ; on est obligé de se plier en deux sur sa chaise pour obtenir du soulagement ; c'est debout qu'on se trouve le plus mal. — Dans les muscles abdominaux bouillonnement et glocitation qu'on pourrait presque entendre. — Maux de ventre avant et pendant la défécation ; ils cessent quand le ventre est débarrassé. — En marchant, douleur pressive à l'anneau inguinal, comme s'il allait sortir une hernie. — Fréquents et petits élancements pruriteux dans le dernier ganglion inguinal (S. H.).

Pression dans la région splénique (Rkt). — *Tension du bas-ventre.* — Pendant l'inspiration pression dans les intestins, comme s'ils étaient pleins de liquide (Gr.). — En travers du ventre, tranchées sourdes, qui donnent envie d'aller à la selle (Hbg). — Douleurs incisives, isolées, dans le bas-ventre, sans garde-robe (Rkt). — Pression dans la région ombilicale (immédiatem.). — Pression dans la région ombilicale, les intestins semblent poussés au dehors. — *Tranchées dans la région ombilicale.* — Les tranchées augmentent quand on a mangé quelques Prunes. (Gr.) — Mal de ventre, ballonnement du bas-ventre par des vents (*Baker*). — *Traction incisive dans la région lombaire gauche, sous les fausses côtes ; et en avant dans le côté gauche de l'hypogastre, juste au-dessus du pubis*, douleur fouillante dans les intestins. — (Fortes) *tranchées dans la région lombaire gauche.* — Tension dans la fosse iliaque gauche, juste au-dessus du pubis, en sortant de table (au b. de 3 h.). — *Fortes douleurs incisives dans la région des vertèbres lombaires, semblant avoir leur siège dans la substance même de ces os ; elles augmentent pendant la défécation* (Gr.). — Pression à la région pubienne, comme si l'on appuyait fortement dessus avec le pouce. — Tressaillement dans les muscles abdominaux (au b. de 20 h.) (Hbg).

Anus. — A la région anale sensation douloureuse comme après une diarrhée prolongée (Hbg).

VOIES URINAIRES. — (106-112). — Ardeur en urinant (au b. de

20 h.). — (Fréquentes et copieuses émissions d'urine) (S. H.). — Faiblesse de la vessie : en urinant on est obligé de pousser avec effort, sans cela la vessie ne se viderait pas complètement (Hbg). — Ardeur dans les reins et dans la vessie (*Fallope*). — La rhubarbe est diurétique. — Urine d'un jaune rouge, comme dans l'ictère et les fièvres chaudes (*Murray*). — Urine d'un jaune clair, tirant sur le verdâtre (Trn).

SEINS. — (123-125). — Simple endolorissement des deux mamelons, semblant provenir de vents dans le bas-ventre. — Un élancement qui dure longtemps dans les deux mamelons (S. H.). — Lait jaune, amer, chez les femmes qui allaitent *(Paullini)*.

APPAREIL RESPIRATOIRE. — (113-122).

Poitrine. — Élancements sourds, rapides, sous la dernière côte, pendant l'inspiration et l'expiration (cela dure longtemps). — Élancements isolés dans la poitrine (au b. de 6 h.). — Oppression sur la poitrine). — D'abord dans les muscles pectoraux du côté gauche, ensuite dans ceux du côté droit, crépitation semblable à l'éclatement de petites bulles ; le sujet l'entend lui-même et elle dure longtemps (S. H.).

Compression de la poitrine (*Brocklesby*). — Asthme : pendant une inspiration profonde la poitrine ne se dilate pas assez ; il semble qu'elle est comprimée par un poids qui repose sur elle en avant, au-dessous du cou (Gr.). — Douleur pressive, resserrante, sur le sternum, parfois aussi élancements isolés (Rkt). — Douleur brûlante sur le côté gauche du sternum (Hbg).

Toux. — Toux sèche le soir (au b. de 5 h.). — Toux avec crachats muqueux, pendant 5 minutes (au b. de 13 h.) (Hbg).

COU ET LOMBES. — (40 et 126). — Pression comme par un doigt à la jonction de la tête avec la nuque (Rkt). — Raideur au sacrum et dans les hanches, on ne peut marcher droit (S. H.).

MEMBRES SUPÉRIEURS. — (127-140). — Élancements isolés dans les bras. — Sensation de vulsion dans le coude droit. — Le matin, vulsion dans les bras et les mains, et aussi dans le reste du corps, deux jours de suite. — Sorte de glocitation dans les articulations des coudes, pendant le repos et le mouvement. — Forte douleur déchirante et lancinante dans le pouce (au b. de 3 h.) (S. H.).

Déchirement dans les bras et les articulations des doigts. — Déchirement dans les avant-bras. — Les muscles de l'avant-bras sont comme contractés, avec tremblement des mains. — Sensation d'un commencement d'engourdissement dans la partie inférieure de l'avant-bras. — Sensation de chaleur et chaleur réelle dans le creux des mains. —.Sueur au creux des mains quand elles sont fermées (Rkt). — Turgescence des veines des mains (au b. de 2 h.). — Sueur froide au creux des mains, tandis que leur face dorsale et le reste du corps sont chauds (au b. de 20 h.). — Déchirement en travers de la main, depuis le pouce jusqu'au petit doigt (Hbg).

MEMBRES INFÉRIEURS. — (141-158). — *Lassitude des cuisses comme après une fatigue extrême.* — Tressaillement sensible au toucher et visible des parties musculaires isolées, à la face postérieure de la cuisse, surtout lorsque les muscles de la région sont dans l'extension, quand on est assis ou couché avec les genoux relevés. — Les cuisses s'engourdissent quand on les croise l'une sur l'autre. — *Douleur tensive et pressive dans le jarret gauche juqu'au talon.* — Sensation de glocitation presque perceptible par l'oreille dans le jarret. — Glocitation non douloureuse dans le jarret, jusqu'au talon. — Raideur du genou qui fait mal pendant le mouvement. — Étant debout, douleur de lassitude tiraillante de haut en bas, dans le jarret gauche. — Tension de lassitude dans le jarret droit. — Glocitation de haut en bas associée à des élancements dans la jambe. — Douleur composée de déchirements et d'élancements en travers de la face dorsale du pied. — Sensation de crépitation dans le gras du gros orteil gauche (S. H.).

Élancements dans le genou gauche en marchant. — (Le matin, après le lever sensation de luxation de l'articulation du pied gauche, douloureuse quand on appuie le pied par terre) (Gr.).—Élancements dans le pied gauche, au bord de la plante, derrière le petit orteil. — Douleur brûlante, saccadée, entre la malléole interne et le tendon d'Achille, comme si on y appliquait de temps en temps un charbon ardent (au b. de 5 h.) (Hbg).

PEAU. — (30 et aux diverses subdivisions indiquées). — Éruption miliaire pruriteuse au front et au bras (au b. de 36 h.) (S. H.). — Sentiment de tension dans la peau du visage (Rkt). — Prurit lancinant dans le creux de la plante du pied. — Prurit lancinant à la racine du petit orteil, presque comme après la congélation (S. H.).

RHUS TOXICODENDRON

Sumac ; Wurzelsumach (all.), sumac-tree (angl.), somınaco (ital.), zumaque
(esp.). — Famille des Térébinthacées (¹).

On exprime le suc de la plante fraîche, qu'on mêle avec parties égales d'alcool, puis on dynamise le mélange jusqu'à la 30° dilution, par le procédé
que nous avons déjà indiqué dans les prolégomènes de la pulsatile.

Quand on examine et compare sérieusement les symptômes de
ce remarquable et précieux médicament, on lui reconnaît un
nombre considérable de propriétés caractéristiques. Pour n'en
citer qu'une, la suivante est vraiment étonnante, se rencontre
dans très peu d'autres substances et dans aucune à un aussi haut
degré, à savoir que *c'est quand le corps ou le membre est en
repos et immobile que les accidents et les souffrances sont le
plus intenses*. On observe beaucoup plus rarement l'inverse comme
effet alternant, c'est-à-dire l'aggravation des accidents par le mouvement. On trouvera facilement les autres particularités notables
du rhus dans la liste de symptômes suivante, recueillie avec fidé-
lité et exactitude.

En comparant ces symptômes avec ceux de la bryone on trouvera qu'il existe entre eux beaucoup d'analogie, mais aussi de
grandes différences. On est frappé surtout de ce que les symptômes presque semblables à ceux du rhus, qui sont provoqués par
la bryone, sont exaspérés par le mouvement du corps et diminuent quand on évite tout mouvement, ce qui est précisément
l'inverse de ce qu'on observe avec le sumac. Les symptômes de
ces deux médicaments antagonistes expliquent comment tous deux
ont pu (chacun dans les cas appropriés) être les meilleurs remèdes
homœopathiques de la cruelle épidémie qui a sévi pendant l'été
de 1813 dans les contrées les plus ravagées par la guerre. Contre
ce typhus aucun traitement basé sur les conjectures de la théra-

1. *Traité de matière médicale pure*, t. II, p. 357, édit. allemande ; t. III,
p. 467, édit. française.

peutique officielle, aucune autre méthode thérapeutique, sans exception, n'a rien pu contre les cas graves ; les cas plus légers ont abouti lentement et péniblement à la guérison, grâce aux seules forces de la nature. Seul l'emploi des médicaments homœopathiques convenables, le rhus alterné avec la bryone (ainsi que je l'ai décrit en peu de mots dans le 6ᵉ fascicule du *Moniteur général des Allemands*, année 1814) pouvait guérir tous les malades et les a guéris en effet lorsqu'ils étaient entre les mains de médecins soigneux. Au contraire le reste du monde médical, qui se contentait en vain de discuter sur la nature intime et conjecturale de la maladie, a laissé des milliers de malades rejoindre leurs ancêtres. Il n'y eut jamais de plus beau triomphe pour la médecine homœopathique, qui est la seule vraie (¹).

La durée d'action des fortes doses de sumac s'étend jusqu'à 6 semaines, celle des doses plus faibles diminue en raison de leur exiguité. C'est à cause de cette longue durée d'action que l'aggravation homœopathique primitive des symptômes persiste plus longtemps que celle produite par la plupart des médicaments végétaux ; aussi, même en employant les plus petites doses, ce n'est souvent que 24 heures après l'administration du remède qu'on voit se déclarer l'amélioration. Aussi est-ce dans le choix de ce médicament plus que dans celui de tout autre qu'il faut se laisser guider scrupuleusement par la loi homœopathique.

Appuyé sur des expériences maintes fois renouvelées, je puis affirmer que, quand on veut agir avec certitude, il ne faut pas employer le suc pur et non dilué, même dans les maladies chroniques et chez les sujets robustes. On ne doit user que d'une dilution très élevée (la 30ᵉ, ainsi que l'expérience de bien des années m'en a convaincu), et encore la plus forte dose qu'on doive en donner est un globule imbibé de cette dilution. Il est même préférable, ce qui est plus et tout aussi efficace, de se borner à le faire flairer une fois ; peu importent les sarcasmes de l'école allopathique vulgaire, qui ne connaît que des gros, des scrupules ou au moins des grains et des gouttes entières de substances végétales. Il n'y a que l'expérience pure et l'observation consciencieuse

---

1. Je n'ai pas perdu un seul malade sur les 183 que j'ai traités à Leipsick. Ce fait a attiré l'attention du gouvernement russe alors à Dresde, mais les autorités médicales ont eu soin de le faire tomber dans l'oubli, grâce à la conspiration du silence.

et indépendante qui doivent décider dans une affaire aussi impor-
tante que la guérison des maladies de l'homme.

Dans ces dernières années j'ai eu maintes fois l'occasion
de constater que le sumac est vraiment le spécifique des suites
souvent mortelles des efforts musculaires et des contusions. Il
suffit de l'olfaction d'un globule gros comme un grain de moutarde, imbibé de la 30e dilution, pour obtenir des guérisons vraiment merveilleuses.

Concordances. — Suivant Bœnninghausen, les médicaments
qui se rapprochent le plus du sumac sont PULSATILLA et SUL-
FUR ; les autres sont : 1° BRYONIA, NUX VOMICA, SEPIA ; 2° *ars.*,
bell., *calc.*, *lyc.*, *merc.*, *phosph.*, *sil.* ; 3° acon., arn., caust.,
cham., chin., con., graph., hep., ign., kal., natr. mu., nitri ac.,
phos. ac., sabad., spig., staph., stram., veratr.

Antidotes. — Les maux provoqués par le sumac lorsqu'il a été
donné mal à propos sont souvent neutralisés par la bryone, quelque fois par le soufre, quelquefois par le camphre ou par le café
cru, suivant la nature des accidents.

Liste des auteurs. — Franz (Fr.), Frédéric Hahnemann (F. H.),
Hartlaub et Trinks (Hb et Tr.), Hornburg (Hbg), Lehmann
(Lhm), Michler (Mcl), Reïckert (Rkt), Schroïder (Sch), Stapf
(Stf).

SYMPTOMATOLOGIE

Symptômes généraux. — (755-816). — Élancement sur un petit
point des membres, qui augmente quand on est couché. — Élancements dans les articulations pendant le repos (et le décubitus
du membre, non pendant l'extension de celui-ci); non plus lorsqu'on y touche ni la nuit lorsqu'on est couché. — (Douleur fourmillante à la face, à la colonne vertébrale et au sternum). — Douleurs angoissantes dans la partie malade, qui font pleurer
quand on est assis. — (Ardeur passagère dans la partie malade).
— Les membres sur lesquels on est couché, surtout le bras,
s'engourdissent. — Le bras sur lequel on appuie la tête en
dormant s'engourdit. — Tiraillement dans tous les membres
quand on est couché. — Le soir (à 8 heures) douleur tiraillante et déchirante continuelle quand on reste tranquillement
assis ; elle cesse quand on marche et l'on ne s'en ressent
plus quand on est couché (chez une femme). — Les douleurs arti-

culaires sont plus fortes au grand air. — On est comme raide en descendant, la raideur se dissipe quand on marche sur un terrain plat. — On est comme raide quand on se lève de son siège (chez une femme). — Sentiment de raideur quand on se met à remuer un membre après être resté en repos. — Lassitude surtout quand on est assis ; elle diminue pendant la marche, mais on a une raideur sensible quand on se lève de son siège. — Grande langueur, il semble que les os font mal ; on reste toujours assis ou couché (chez une femme). — Faiblesse des membres, avec froid ; on ne peut rester debout. — Paralysie de tout le corps, de toutes les articulations, surtout après avoir été assis, quand on veut se relever et vers le soir. — Après avoir marché une heure au grand air on sent une douleur dans les pieds et l'on est comme dans l'impossibilité de bouger ; cela cesse quand on s'assied. — Il semble qu'on a reçu des coups sur les jambes, tant elles sont lasses. — Le soir (à 9 heures) tendance subite à la défaillance, sans perte de connaissance ; on ne sent pas son cœur battre et l'on a plutôt froid que chaud ; on n'est pas mal à son aise intérieurement, l'esprit est calme, mais on peut à peine marcher (au b. de 48 h.). — Après quelques efforts tremblement des membres dont on s'est servi. — On saisit avec empressement les objets environnants et l'on tremble. — Le matin au lever on chancelle et ne peut se tenir droit (chez une femme, au b. de 20 h.). — Étant couché, le matin, douleur contusive dans les membres et les articulations, du côté opposé à celui sur lequel on est couché. — Nausées quand on se met sur son séant. — Langueur et lassitude, propension à se coucher, on ne trouve pas que ce soit assez de s'asseoir. — Le matin on ne veut pas se lever ni s'habiller (S. H.).

L'application du suc de sumac sur la première phalange de l'index y fait naître au bout d'1 heure deux taches noires ; mais au bout de 25 jours on sent une vive ardeur dans la bouche et le larynx, avec enflure rapide de la joue gauche, de la lèvre supérieure et des paupières ; la nuit suivante, fort gonflement des avant-bras ; la peau est comme du cuir et devient le siège d'un insupportable prurit et d'une forte chaleur. Au bout de 4 jours, pustules sur les mains et les avant-bras, qui crèvent et rendent une sérosité claire (*Cavini*). — Pendant tout un après-midi, mobilité extraordinaire et vivacité excessive du corps (le 3e j.). — Vulsion à diverses parties du corps, hors les articulations (Fr.). — Sensation analogue au tremblement dans les bras et les jambes, même pendant le repos (Rkt). — Vulsions dans les membres. — Vulsion de muscles isolés. — Douleur légèrement lancinante dans les membres. — Enflure des mains et des pieds (*Alderson*). — Fort fourmillement dans les parties paralysées (*Nasse*). — Grande lassitude par tout le corps (Hbg). — Très grande faiblesse (*Zadig*). — Quelques sujets tombent en syncope (par la fumée du bois de sumac, chez 5 ou 6 personnes) (*Sherard*). — On est las et courbaturé comme si on avait passé la nuit sans dormir (Stf). — Lassitude extraordinaire des membres inférieurs, surtout pendant le repos (Rkt). — Le bras et la jambe gauches sont un peu contractés et comme raides (F. H.). — Pendant et après la promenade les membres sont raides et comme paralysés, il semble qu'on a un poids de cent livres sur la nuque (Fr.). — Propension à se coucher (Stf). — On ne peut souffrir d'être hors du lit (chez une femme) (F. H.). — Enflure de la tête, du cou et de la poitrine, jusqu'au nombril (Hbg).

Sommeil. — (817-877). — Propension à s'endormir dès qu'on s'asseoit après avoir marché. — Beaucoup de bâillements, comme si l'on avait envie de dormir, le matin, et le soir aussi. — On veut toujours rester couché ; envie de dormir dans la journée, anxiété, agitation, tristesse, sécheresse des lèvres. — Envie de dormir dans la journée; même le matin au lit, au moment de se lever, on a grand sommeil (chez une femme). — Agitation pendant la sieste ; on remue les mains en dormant et fait aller ses doigts. — Le soir (vers 6 heures) sommeil subit à tel point qu'on n'est pas en état de se déshabiller ; en même temps tous les membres sont comme paralysés (chez une femme). — *Bâillements spasmodiques si violents qu'ils déterminent une douleur à l'articulation temporomaxillaire et que celle-ci menace de se luxer, le matin et à tout moment* (¹). — *Insomnie avant minuit,* avec ou sans sueur. — Insomnie jusqu'à minuit, sans chaleur ; on reste seulement sans pouvoir dormir. — On ne peut s'endormir la nuit; dès qu'on se couche on entre en sueur, sans soif, ce qui ne laisse aucun repos. — Dans la matinée, au lit, crampe très douloureuse dans une jambe ou dans l'autre, pendant une demi-heure ; on ne peut obte-

---

1. Les muscles masticateurs du cou paraissent alors prendre une prédominance spasmodique, souvent si forte, qu'on est obligé de soutenir la mâchoire inférieure pour l'empêcher de s'abaisser trop. La fève de S. Ignace et le pôle nord de l'aimant produisent aussi ce symptôme.

nir de soulagement ni par la flexion ni par l'extension du membre,
ni en appuyant la plante du pied à terre (au b. de 12 h.). — Le
soir on ne peut s'endormir à cause d'une grande excitation, d'une
sensation insupportable de chaleur, sans soif (quand on se
découvre on a froid) ; en même temps ébullition de sang, battement des vaisseaux, apparition de nuages épais devant les yeux ;
après minuit on devient tranquille et s'endort. — On a mal au
cœur, le soir en se couchant ; on n'a aucun repos dans le lit et ne
fait que se retourner sans cesse (chez une femme). — Insomnie
pendant 4 nuits entières, on ne peut rester au lit (chez une femme).
— Tressaillement dans la partie de la tête sur laquelle on est
couché, la nuit. — La nuit, on est souvent réveillé par un goût
amer, répugnant, avec un sentiment de sécheresse dans la bouche
(chez une femme). — La nuit, soif sans appétence pour les boissons, avec bouche pâteuse. — Quand on veut s'endormir on sent
une forte pression à l'estomac qui empêche longtemps le sommeil
(chez une femme). — Dès qu'on veut s'endormir on rêve de ses
occupations d'une manière inquiétante. — Le soir, en dormant, on
parle à demi-voix de ses affaires journalières (au b. de 12 h.). —
Sommeil comateux, plein de rêvasseries continuelles et fatigantes.
— Après minuit, assoupissement agité, plein d'idées pénibles et
désagréables. — Rêves effrayants ; on rêve, par exemple, que le
monde est en feu ; battements de cœur au réveil. — Rêves d'incendie. — On ne peut se rendormir après 3 heures du matin ; si
l'on s'assoupit on a des rêves très vifs et après le réveil il semble
qu'on n'a pas dormi du tout. — On dort la bouche ouverte (chez une
femme). — La nuit, respiration très courte. — La nuit, on ne peut
être couché autrement que sur le dos. — La nuit, il semble au
sujet que quelque chose le chasse hors du lit. — La nuit, grande
anxiété, on ne peut rester au lit. — Toute la nuit, sensation désagréable de chaleur par tout le corps, sans soif. — Sommeil léger
après minuit ; on ne fait que se retourner à cause d'une sensation
désagréable d'ardeur dans tout le corps, sans soif ; en même temps
rêves désagréables et fatigants (chez une femme). — On parle
haut en dormant, le matin. — La nuit, en dormant, on parle
d'affaires, veut tout rejeter au loin et demande tantôt une chose,
tantôt une autre. — Sursaut de frayeur en s'endormant, comme si
l'on avait laissé tomber quelque chose de précieux. — Pendant le
sommeil du matin on a un sursaut tous les quarts d'heure. — Pendant le sommeil l'expiration est facile et sibilante, l'inspiration ne

fait pas de bruit. — Le matin au lit, en s'éveillant, vertige qui cesse bientôt après qu'on s'est levé (S. H.).

Bâillements fréquents, le matin en sortant du lit (F. H.). — Quelques sujets sont pris de bâillements (*Sherard*). — On n'a pas de repos la nuit (Hbg). — Sommeil agité, interrompu, pendant lequel on se retourne souvent (Lhm). — Beaucoup d'insomnie la nuit. — Sanglots pendant le sommeil. — Violent mal de ventre la nuit (au b. de 5 j.) (F. H.). — Sommeil agité, on se retourne souvent et l'on se découvre pour se donner de l'air (Fr.). — On s'endort tard et s'agite beaucoup dans le lit. — On est réveillé à minuit par de très fortes douleurs pinçantes et fouillantes dans le bas-ventre, avec sensation de relâchement et de vacuité à l'épigastre, et envie de vomir qui cesse promptement. — Anxiété la nuit; on voudrait sortir du lit et demander du secours à cause d'une sensation indescriptible, très désagréable (Stf). — Après le réveil, au milieu de mouvements convulsifs désordonnés des membres, on crie à cause d'un énorme mal de tête provenant d'une sensation dans les membres comme s'ils étaient violemment distendus (*Alderson*). — Le soir au lit, nausées sur la poitrine et dans l'estomac, qui cessent quand on s'est endormi (Fr.). — Grande agitation la nuit. — Sommeil agité à cause de l'ardeur que cause une éruption (Hb et Tr.). — Rêves de choses qu'on a entendues ou dont on s'est occupé la veille au soir (au b. de 72 h.). — La nuit on rêve facilement de ce dont on s'est occupé ou de ce qu'on a fait la veille. — La nuit on rêve qu'on réalise les projets de la veille (Fr). — On s'éveille de très bonne heure avec une humeur irascible et morose (Stf). — Morosité au grand air, on s'endormirait presque en marchant (Fr.)

Symptomes fébriles. — (873-942). — Sentiment de frisson quand on sort du lit, le matin. — Sentiment interne dans les membres (comparable à la sensation désagréable qu'on éprouve quand un doigt ou un membre s'engourdit ou au début d'un accès de fièvre intermittente), mais on ne perçoit aucun froid à l'extérieur. — *L'air extérieur et froid est très désagréable et fait en quelque sorte mal à la peau, cependant on n'a pas de répugnance à s'y exposer.* — Le soir au lit, froid glacial aux pieds, qu'on ne peut réchauffer, tandis que le reste du corps est chaud (au b. de 3 h.) — Dès qu'on s'éloigne du poêle il survient un frisson (chez une femme). — En marchant à l'air froid on ne peut s'échauffer quoiqu'on soit très couvert; on a de l'horripilation au grand air, avec soif ardente et mucus entre les lèvres, qui les colle ensemble. — On est frileux dans la chambre vers le soir ; un sentiment de froid parcourt tout le corps (chez une femme). — Froid (immédiat). — Frisson dans le dos (immédiatem.). — Le soir (vers 5 heures), à la chambre, froid et horripilation avec douleur pulsative dans les dents et afflux de salive à la bouche, sans soif ; au grand air l'horripilation devient encore plus forte ; elle continue encore quand on est rentré dans une chambre chaude ; même auprès d'un poêle, la soif est ardente mais il n'y a plus de salivation ; le froid ne cesse qu'au lit, mais la soif persiste ; ensuite sommeil lourd comme si la tête était entreprise ; le matin on a encore soif et la tête embarrassée, mais cela se dissipe quand on est levé (au b. de 6 j.). — Froid vers le soir, on est obligé de se coucher et de se couvrir, alors on se réchauffe. — Froid au grand air, sans soif (S. H.) — Sensibilité au grand air, à l'air frais (au b. de 4 h.) (Stf). — Froid avec sécheresse des lèvres et moins de soif que de faim (Fr.). — Frissonnements continuels (F. H.). — Frisson secouant quand on rentre du dehors dans une chambre chaude, sans soif. — *Froid extrême aux mains et aux pieds toute la journée* (Fr.).

Toute la journée on a trop chaud intérieurement et froid à l'extérieur, quoique la peau soit chaude au toucher ; on n'a pas de soif notable, le café augmente la chaleur interne (chez une femme). — On a la figure rouge et sent à la peau une chaleur brûlante, quoique celle-ci ne soit que modérément chaude au toucher. — Le soir, chaleur interne dans le front et toute la tête, moins appréciable extérieurement au toucher. — Le soir chaleur contre nature, surtout aux mains, avec mal de tête sourd. — (De la chaleur se déclare quand on s'asseoit). — Quand on a marché au grand air et qu'on rentre à la maison il survient de la chaleur et de la sueur par tout le corps (S. H.). — Chaleur et grande soif (Hbg).

Forte ardeur à la peau, avec tressaillement dedans et sueur générale, la nuit ; quand on sort ensuite la main du lit il survient une toux violente. — En marchant à l'air libre et froid on devient chaud, puis il survient une sueur froide par tout le corps. — Sueur par tout le corps, excepté à la face, qui est cependant chaude (l'après-midi). — Le matin au lit, sueur douce par tout le corps excepté à la tête. — Sueur douce, halitueuse, qui oblige à se couvrir, dans la journée. — La peau est humide et les cheveux sont mouillés. — Sueur la nuit, surtout autour du cou. — Sueur avant minuit. — Forte sueur, le matin. — Sueur le matin, tous les jours.

— Sueur d'odeur aigre, le matin, avec sueur froide aux joues. — Sueur douce toute la nuit. — Sueur aux deux cuisses, le matin. — La nuit, moiteur d'odeur âcre, qui ne mouille pas (S. H.) — Sueur par tout le corps, même à la surface (au b. d'1/4 d'h.) (F. H.) — Sueur par tout le corps, sans odeur et sans accablement, pendant le sommeil, de 3 à 4 heures du matin (Mcl).

Soif même le matin. — Forte soif (au b. d' 1 h.). — Beaucoup de soif la nuit (de 2 à 5 heures), ensuite moiteur (S. H.). — Forte soif d'eau ou de bière (Stf).

Pouls lent, parfois irrégulier (au b. de 3/4 d'h.) (Mcl). — Pouls fréquent (*Fontana*).

Le soir (vers 7 heures) froid extérieur et sensation de froid, sans frisson et sans froid interne ; on peut boire froid sans en être incommodé ; aussitôt après qu'on s'est mis au lit, chaleur extérieure qui ne permet pas de se découvrir, sans soif, avec bouche pleine d'eau et lèvres sèches ; ensuite, à minuit, moiteur générale pendant un demi-sommeil ; après minuit, sueur d'abord à la face, puis au cuir chevelu et au cou jusqu'à la poitrine. — Après s'être promené au grand air, frisson et chaleur simultanés par tout le corps, sans soif, ainsi qu'un peu de sueur chaude sur tout le corps ; c'est le creux des mains qui transpire le plus. — Froid pinçant dans les pieds et entre les épaules, puis, un quart d'heure après, beaucoup de chaleur interne et douleur brûlante au bras gauche et au côté gauche du haut du corps, avec rougeur des joues. — Froid et chaleur, le soir ; il semble qu'on a la figure brûlante et cependant les joues sont pâles et froides au toucher, quoique l'haleine soit très chaude ; deux après-midi de suite (chez une femme). — Fièvre le soir avec diarrhée : froid à 8 heures ; puis lorsqu'on est au lit, pendant plusieurs heures, chaleur sèche avec soif ardente, douleurs incisives comme des coups de couteau dans le ventre et diarrhée qui dure quelques heures pendant la chaleur ; on s'endort enfin et la diarrhée revient le matin (au b. de 24 h.). — Fièvre le soir avec diarrhée (second accès) : le soir après 6 heures, froid qui parcourt tous les membres pendant 1 heure (sans soif) ; puis chaleur d'abord sèche, ensuite accompagnée de sueur abondante avec soif, le tout pendant 3 heures ; diarrhée consistant seulement en mucosités, avec violentes tranchées, ténesme après et mal de tête pendant, pression des tempes vers le milieu de la tête, afflux de sang et chaleur dans cette région (au b. de 48 h.). — Fièvre : lassitude, envie de dormir et bâillements (le matin) ; on

est sur le point de s'endormir en marchant, avec angoisse ; ensuite
(à 10 heures du matin) selle avec tranchées, suivie d'une énorme
chaleur par tout le corps, sans soif ; il semble au sujet qu'on lui
verse de l'eau chaude sur le corps (sensation cependant entremêlée
de frissons), ou qu'un sang bouillant coule dans ses veines et se
porte trop violemment à la tête de manière à forcer celle-ci de se
baisser, avec céphalalgie pulsative. Vers 7 heures du soir, froid :
il semble au sujet qu'on verse de l'eau froide sur son corps ou
qu'un sang glacé coule dans ses veines; la chaleur revient aussitôt
après qu'on s'est couché et couvert, mais pendant la nuit on
éprouve en même temps une sorte de traction dans la colonne
vertébrale, entre les épaules, et dans les membres, comme s'il
fallait toujours les étendre et s'étirer ; sueur le matin. — Fièvre :
vers midi un froid fébrile parcourt tous les membres, avec violent
mal de tête et vertige (que la promenade soulage un peu) ; le froid
revient vers le soir et oblige à se coucher ; la nuit on ne peut
dormir, ayant des vertiges continuels et une sueur incessante (au
b. de 48 h.). — Fièvre : (vers 5 h.) de l'après-midi pandiculation,
frisson par tout le corps avec soif ardente, froid aux mains, chaleur et rougeur à la face ; on a encore du frisson le soir au lit ; le
matin, moiteur de tout le corps et en même temps pression dans
les tempes. — Froid aux pieds et entre les omoplates ; peu de
temps après, chaleur au côté et au bras gauches (immédiatem.). —
Fièvre : (vers 6 h.) de l'après-midi chaleur générale avec chaleur
à l'intérieur et à l'extérieur de la tête et frisson par tout le corps,
sans soif ; en même temps pandiculations, traction et langueur
dans les membres, mal à la tête comme si elle était entreprise et
comprimée latéralement à l'occiput ; en même temps toux violente
avec haleine très courte et mal à la gorge comme si les amygdales
étaient enflées ; légère transpiration par tout le corps vers le matin.
— Chaleur au côté gauche du corps et froid au côté droit, sans
frisson. — Froid à la tête et au dos, chaleur à la partie antérieure
du corps. — De temps en temps froid et frisson au milieu de la
sueur, la nuit au lit et, pendant le frisson, spasmes dans le ventre.
— D'abord envie de vomir, avec chaleur à la tête et aux mains et
froid au reste du corps ; ensuite froid général avec envie de vomir.
— Sensation de chaleur et chaleur sensible à l'extérieur avec turgescence des vaisseaux ; en même temps faiblesse telle qu'on est
obligé de s'appuyer sur le dos de sa chaise, avec soif ardente,
aussi pendant la nuit ; le lendemain, frisson au haut du corps,

surtout au bras (chez une femme) (S. H.). — Fièvre à laquelle se joignent des mouvements convulsifs (Hb et Tr.). — Chaleur à la face et aux doigts, avec frisson et froid dans les omoplates, sans soif. — Le soir au lit, à la suite d'un frisson secouant, douce chaleur sans soif (Fr.). — Chaleur et grande soif (Hbg). — Fièvre double-tierce avec ictère (*Du Fresnoy*).

MORAL. — (943-975). — Impatience et irritation pour la moindre chose, le sujet ne supporte pas qu'on lui parle longtemps (chez une femme). — Morosité. — Toute occupation, si petite qu'elle soit, est désagréable. — On s'effraye (en s'endormant), au sujet d'une bagatelle, comme si l'on avait à redouter qu'il s'ensuivît le plus grand malheur. — Une petite contrariété fait naître et augmente les accidents, par exemple la sortie de caillots de sang après la cessation des règles, etc. — On est triste et se met à pleurer sans savoir pourquoi. — Pleurs involontaires, sans humeur pleureuse, avec borborygmes dans le ventre. — On ne peut s'égayer et l'on est indifférent à la société. — Mauvaise humeur, abattement, on se mettrait volontiers à pleurer. — Tristesse qui fait rechercher la solitude et la tranquillité (au b. de 10 h.). — Mélancolie, mauvaise humeur et anxiété, comme s'il allait arriver un malheur ; ou comme si l'on était seul et que tout le monde fût mort autour de soi ; ou comme si l'on venait de recevoir les adieux d'un ami intime ; c'est à la chambre qu'on est le plus mal, on va mieux au grand air (chez une femme). — Angoisses effrayantes avec agitation de l'esprit, la gorge étant sèche. — Inquiétude, anxiété, tremblement (du 10ᵉ au 27ᵉ j.). — Anxiété comme si l'on allait mourir, avec prostration des forces, plus après qu'avant minuit. — Sorte de satiété de la vie, avec envie de mourir, sans tristesse. — Anxiété : on est obligé de s'appuyer solidement parce qu'on ne croit pas pouvoir se tenir à cause des douleurs contusives et tractives qu'on éprouve dans les membres (chez une femme). — Véritable anxiété de cœur plutôt après qu'avant midi ; on reste la moitié de la nuit sans dormir à cause d'une angoisse continuelle qui fait transpirer (chez une femme, au b. de 12 j.). — Une agitation intérieure empêche de rester assis tranquillement, on ne cesse de se balancer dans tous les sens sur sa chaise et de remuer un peu tous ses membres (chez une femme). — Esprit très agité, anxiété et inquiétude comme si on lui arrachait le cœur, avec respiration difficile. — On reste la moitié de la nuit sans dormir, on est craintif, inquiet et plein d'anxiété au cœur (chez une femme). — Mauvaise humeur,

abattement et presque désespoir. — Plein d'idées tristes, inquiet
et craintif, on perd ses forces et on est obligé de rester des heures
pour les recouvrer (chez une femme). — Le sujet croit qu'un
ennemi veut l'emprisonner. — On est rarement capable d'avoir
des idées gaies (chez une femme). — Anxiété inexprimable, pression au cœur et déchirement au sacrum (chez une femme). — On
ne peut plus dormir après 3 heures du matin, on se lève très
anxieux, agité et faible et l'on ne cesse de trembler, surtout des
genoux (avec sueur dans le dos, chez une femme). — Pendant
l'anxiété on sent sur la poitrine un poids qui l'opprime tellement
qu'on a de la peine à respirer ; de temps en temps on fait une
profonde inspiration, qui soulage ; pouls tantôt lent, tantôt fréquent
(chez une femme). — Le soir, au crépuscule, anxiété et inquiétude,
comme si l'on devait se suicider, pendant 1 heure. — Des idées
tristes, dont on ne peut se débarrasser, rendent timide et craintif
(chez une femme). — Quand on a des idées désagréables dans la tête
on ne peut s'en débarrasser (chez une femme). — On peut à son
gré cordonner ses idées et réfléchir à ce qu'on veut sans être
troublé par des idées accessoires (effet curatif). — On est maître
de ses pensées ; on peut réfléchir tranquillement, aussi longtemps
qu'on veut, sur un objet quelconque et passer à volonté à un
autre sujet ; la respiration est tranquille et lente (effet curatif). —
Faiblesse de la mémoire. — Absence d'idées : on a l'air de réfléchir
et l'on ne pense à rien. — Absence d'idées : par exemple quand
on veut écrire 12 on pose le 1, mais on ne peut se souvenir du 2 ;
quand on tient un papier on est obligé de faire effort pour savoir
ce qu'on a entre les mains (S. H.).

Égarement de l'intelligence, on croit mourir (*Zadig*). — Absence
d'idées en marchant, au sortir de table (au b. de 28 h.) (Fr.). —
Détente de l'esprit, on a de la peine à réfléchir et l'action de parler
est difficile ou tout à fait désagréable. — Détente de l'esprit pendant plusieurs jours ; on a de la peine à réunir ses idées et l'on
est presque stupide (pour avoir trempé les doigts dans une teinture concentrée de sumac). — Marche très lente des idées. —
Oubli : on ne peut se rappeler ce qui vient de se passer (Stf). —
La mémoire est très amoindrie : on se rappelle difficilement même
les choses et les noms les plus connus ; parfois la mémoire redevient tout à fait nette quand on n'a pas de froid fébrile (Fr.).

Symptômes locaux. — TÊTE. — (1-93). — En sortant du lit on
est comme ivre et croit qu'on va tomber (chez une femme). — On

a la tête étourdie et ne peut rester debout ni se tenir droit (chez une femme). — Violent vertige en se couchant, avec crainte de mourir (au b. de 10 h.). — Vertige, on voit tout tourner en rond avec soi, surtout en marchant et en se tenant debout, aussi (mais moins) en étant assis, mais aucunement quand on est couché (chez une femme). — En marchant, vertige, titubation et chancellement dans le corps, sans vertige dans la tête. — En marchant au grand air, sensation comme si quelque chose tournait dans la tête, et cependant pas de vertige. — Étant assis, hébétude dans la tête comme si l'on était ivre; étant debout, vertige au point de tomber en avant et en arrière. — En marchant, vertige qui entraîne en avant (chez une femme). — On est tout étourdi, le matin en se levant; on peut à peine se tenir sur ses jambes. — La tête est étourdie et hébétée. — État de stupeur, faiblesse dans la tête. — En marchant obnubilation telle qu'on ne voit pas ceux qui sont devant soi. — Quand on a marché ou qu'on se baisse, on a des tournoiements ; hors de ces moments rien de semblable. — Absence d'idées comme par l'effet d'un vertige devant les yeux ; souvent le sujet se trouve comme s'il n'y avait aucun objet autour de lui. — Céphalalgie, sorte de stupeur et bourdonnement dans la tête. — Embarras de la tête (immédiatem.). — La tête est entreprise comme dans l'ivresse (au b. de 12 h.). — Céphalalgie étourdissante, qui envahit toute la tête ; pendant qu'on écrit, les idées et la mémoire s'en vont et l'on ne peut se souvenir de rien. — Embarras de la tête, pression à la tempe droite et pression de haut en bas, comme par un poids, juste au-dessus et en arrière de l'orbite droit. — Pression dans les tempes. — Mal de tête, comme si les yeux étaient refoulés hors des orbites, avec bâillements et froid, sans soif. — Quand on se baisse il semble qu'on ne pourra pas se relever, par suite d'un obstacle à la nuque ; il semble, quand on est baissé, qu'une grande quantité de sang s'amasse dans le cerveau. — On a toujours la tête un peu lourde ; quand on se baisse il semble qu'un poids tombe dans le front et entraîne la tête en bas; en même temps on a chaud à la figure. — Céphalalgie pressive d'arrière en avant, derrière l'œil gauche. — La tête est si lourde qu'on est obligé de la tenir droite pour diminuer la pesanteur qui l'entraîne en avant (chez une femme). — Lourdeur de tête et étourdissement quand on tourne les yeux ; les globes oculaires eux-mêmes font mal. — Pesanteur dans les tempes, il semble qu'on y éprouve une pression douloureuse de haut en bas. —

Mal de tête comme si le cerveau était comprimé entre les deux tempes. — A la suite d'une chaleur seulement interne, violente douleur uniquement dans la tête, avec sécheresse des lèvres et soif; il semble que le front va éclater; en même temps lourdeur de tête extraordinaire, surtout quand on rentre du dehors dans la chambre ou qu'on se réveille de la sieste, mais le mal de tête disparaît le soir dès qu'on se met au lit (chez un femme). — Pression brûlante à l'os temporal droit. — Pression à la tempe droite, qui s'étend en rayonnant vers le haut, le soir au lit, surtout pendant le repos; on est obligé, pour se soulager, tantôt de s'asseoir tantôt de sortir du lit. — Déchirement véritable en travers de la tête, plus fort quand on se baisse, depuis 5 heures du soir jusqu'au moment de se mettre au lit. — Mal de tête, traction dans l'occiput et les tempes avec pression dans les yeux, si forte qu'elle oblige à sortir du lit à 4 h. 1/2 du matin. — (Mal de tête comme dans l'embarras gastrique). — Céphalalgie déchirante et pressive. — Quand on est réveillé et qu'on ouvre les yeux on ne tarde pas à sentir un violent mal de tête, d'abord dans le front derrière les yeux, comme si le cerveau était déchiré, avec aggravation par le mouvement des yeux, ainsi qu'il arrive dans l'ivresse causée par l'eau-de-vie; ensuite à l'occiput, comme si le cervelet était contus; il survient une pression de dedans en dehors dans les tempes. — (Douleur de plaie dans le côté gauche de la tête et à l'occiput, jusqu'aux dents). — Quand on monte, tous les pas retentissent dans la tête (chez une femme). — Parfois une ondulation dans tout le cerveau — Il semble que le cerveau vacille quand on marche. — Élancements de dedans en dehors dans la tête. — Légers battements dans le côté droit de la tête. — Ardeur et douleur légèrement pulsative ou picotements dans la tête. — Douleur brûlante tantôt à l'occiput, tantôt dans le front. — Sensation d'ardeur et de fourmillement dans le front. — On sent les pulsations des vaisseaux à l'arrière de la tête. — Quelques élancements très fins et aigus, de dehors en dedans, à la tempe droite. — Plénitude et lourdeur dans la tête (avec tintements d'oreilles), parfois aussi élancements de dedans en dehors vers la tempe gauche (chez une femme). — Pesanteur dans le haut de la tête après avoir marché. — Élancement isolé, de dedans en dehors, durant 4 minutes, dans la tête au-dessus de l'œil, en mangeant; ensuite nausées et plénitude; une grande chaleur monte de l'intérieur du corps à la tête (chez une femme). — Céphalalgie : coups isolés dans l'occiput, l'après-midi. — Peu de temps après avoir mangé, tiraillement dans la partie supérieure de la tête; l'endroit est même douloureux à l'extérieur quand on y touche; parfois la douleur tractive envahit toute la tête. — Fourmillement douloureux, fouillement légèrement lancinant dans la tête, comme si on la fouillait avec une aiguille. — Mal de tête, sorte de fourmillement, après une promenade au grand air. — L'après-midi, fourmillement sur un point de l'occiput, comme s'il allait s'y former un abcès. — Mal de tête qui semble extérieur et paraît contracter la peau, comme si l'on arrachait les cheveux, cependant la tête n'est pas douloureuse au toucher. — Douleur à l'extérieur de la tête, quand on y touche, comme s'il y avait un furoncle. — Vers le soir, douleur dans les muscles de la nuque, comme si la région était engourdie et comme si l'on avait tenu trop longtemps la tête droite (S. H.).

Vertige (*Alderson*, Hb et Tr.). — Vertige très fort (*Zadig*). — Vertige, en se tenant assis, comme si l'on était soulevé en l'air. — En marchant le corps penche toujours à droite (Fr.). — Vacillation en marchant, sans vertige (Rkt). — Vide dans la tête, sans douleur déterminée. — Étourdissements (Stf). — Vertige et hébétude dans la tête (F. H.). — Faiblesse dans la tête: si on la tourne, on perd connaissance; si l'on se baisse, il semble qu'on ne pourra pas se redresser (chez une femme) (Hbg). — Embarras de la tête (immédiat.) (Fr.). — Embarras de toute la tête (au b. d'1/2 h.) (Lhm). — Embarras de la tête et aversion pour les travaux littéraires (Rkt). — Plénitude et lourdeur de tête avec sensation, en se baissant, comme si le cerveau tombait en avant. — En secouant la tête, sensation comme si le cerveau était mobile et frappait les parois du crâne (Fr.). — Douleur en travers du front (*Alderson*). — Céphalalgie occipitale, qui cesse quand on renverse la tête en arrière. — Pendant un mouvement violent des bras, douleur pressive au front comme par l'effet d'une pointe mousse (au b. de 25 h.) (Fr.). — Douleur déchirante dans la tempe droite (au b. d'1/2 h.) (Mcl). — Reptation et fourmillement sur le front et le nez, quand on se tient droit étant assis; cela cesse quand on se baisse (Fr.). — Gonflement de la tête chez quelques sujets (*Dudley*).

Yeux. — (115-153). — Faiblesse de la vue, les objets paraissent pâles (pour s'être mouillé le doigt avec une teinture concentrée de sumac). — On a comme une gaze devant les yeux, on ne voit pas bien (chez une femme). — Quand on tourne les yeux ou qu'on appuie dessus ils font mal; on peut à peine les tourner. — Pression dans l'œil comme s'il y avait de la poussière. — Douleur pressive dans les yeux. — Pression dans l'œil quand on regarde avec attention. — Pression inflammatoire dans l'œil gauche, qui est rouge à l'angle interne et agglutiné, le soir, par de la chassie. — Douleur pressive et constrictive dans les yeux, le soir. — Sensation brûlante et pressive dans l'œil depuis le soir jusqu'au matin; elle se dissipe quand on est levé. — Le matin, rougeur de la sclérotique avec pression brûlante; les yeux sont comme saillants hors des orbites. — Les yeux sont rouges et agglutinés, le matin, par du pus. — Le matin les yeux sont agglutinés par du mucus purulent (chez une femme). — Ophtalmie. — Lippitude, larmoiement. — Le soir, larmoiement avec douleur brûlante. — Cuisson dans les yeux, ceux-ci sont agglutinés par de la chassie, le matin. — Cuisson à la face interne des paupières inférieures (au b. de 2 h.). — A l'air froid les paupières sont comme excoriées par des larmes âcres et salées. — Sentiment de sécheresse des paupières, surtout à l'angle interne. — Le soir (vers 8 heures) lourdeur et raideur paralytique des paupières; il semble qu'on a de la peine à les remuer. — Élancements au-dessous de l'œil. — Douleur contusive au côté interne de l'orbite, dans l'os, dans la direction du nez (S. H.).

Blépharite (*du Fresnoy*). — Prurit cuisant à la paupière supérieure droite (qui cesse après qu'on s'est frotté un peu). — Sensation composée de tressaillement et de contraction à la paupière inférieure droite (Fr.). — Sensation vulsive dans la paupière supérieure gauche (au b. de 48 h.) (F. H.). — La paupière supérieure droite semble enflée et l'on y éprouve de la pression ; cela se dissipe au grand air (au b. de 26 h.). — Les paupières sont sèches et se ferment toujours comme lorsqu'on a sommeil, le soir. — Tressaillement des paupières avec sensation de sécheresse, pendant un accès de froid fébrile. — Prurit dans l'angle externe de l'œil droit (au b. de 27 h.) (Fr.). — A la paupière inférieure gauche, vers l'angle interne, tumeur rouge et dure, semblable à un orgeolet, avec douleur pressive, pendant 6 jours (au b. de 48 h.) (F. H.). — Sensation de gonflement dans l'angle interne de l'œil droit. — Cuisson dans l'œil droit, comme par un acide très mordant (Fr) — Forte enflure des paupières (le 4ᵉ j.). — Les yeux sont fermés par un fort gonflement et s'enflamment (le 4ᵉ j.). — Douleur aux yeux (Hb et Tr.). — Douleur incisive périodique dans les yeux ; on a de la peine à ouvrir les paupières, le matin (Sch.).

Oreilles. — (157-166). — La nuit, battements douloureux dans l'oreille interne. — Otalgie. — Sensation à l'oreille droite comme si l'on y insufflait ou y introduisait quelque chose. — (Bruissement dans l'oreille). — Bruit dans l'oreille, semblable au cri de jeunes souris. — Fourmillement pruriteux dans les oreilles, comme s'il y avait dedans un être vivant ; on est obligé d'y introduire le doigt (chez une femme) (S. H.).

Petit déchirement douloureux derrière l'oreille gauche (Hbg). — Tintement dans l'oreille droite en marchant (au b. d'1 h. 1/2). — Deux détonations violentes se suivent de près, dans l'oreille gauche, comme si le tympan se crevait, étant couché pour la sieste et sur le point de s'endormir ; chaque fois, frayeur, sursaut et tremblement, mais on ne tarde pas à se rendormir (au. b. de 4 h.) (Mcl). — Douleur tiraillante subite dans les oreilles, comme si l'on passait un fil au travers (Str).

Nez. — (167-178 et 483-484). — Saignement de nez fréquent, presque uniquement quand on se baisse. — Saignement de nez, la nuit (au b. de 4 h.), le matin (au b. de 40 h.). — Saignement de nez en crachant. — Sensation d'excoriation au narines (S. H.). — Enflure du nez, des oreilles et du cou (Hb. et Tr.). — Saignement de nez (Hbg.). — Sensation d'induration et d'enflure sous le nez, qui cesse quand on y touche. — Tension sous la narine droite. — Le bout du nez est rouge et douloureux au toucher, comme s'il allait suppurer (au b. de 8 j.). — Ardeur brûlante sous la narine gauche, dont l'air semble sortir chaud ; cela cesse au grand air (F. H.). — Nez effilé pendant 3 jours (F. H.).

Éternuements très fréquents, violents, presque spasmodiques. — Fort éternuement (au b. de 4 h.). — *Le mucus nasal coule du nez en abondance sans qu'on puisse le retenir, comme dans le coryza le plus intense, sans qu'on ait de rhume de cerveau, le matin après être sorti du lit.* — (Le nez est quelquefois bouché, comme dans l'enchifrènement, plus à la chambre, moins au grand air) (S. H.).

Visage. — (94-114 et 179-203). — Rougeur et sueur à la face, sans soif (au b. d'1 h.). — L'après-midi, crampe légèrement brûlante dans la joue droite, comme si elle était ulcérée ; en même temps la peau de la joue est très chaude et âpre comme s'il allait y venir une éruption ; on est obligé de sortir du lit et l'on a grand soif. — *Douleur en forme de crampe à l'articulation temporo-maxillaire, près de l'oreille, pendant le repos et pendant le mouvement de l'articulation* ; une forte pression du dehors sur la région et l'ingestion d'aliments chauds procurent du soulagement. — Douleur dans l'articulation de la mâchoire comme si elle était contuse ou comme si elle allait se briser, quand on la remue (au b. d'1 h.). — Pendant un bâillement spasmodique, le soir, douleur à l'articulation de la mâchoire comme si elle allait se luxer (au b. d'1 h.). — En remuant la mâchoire d'un côté à l'autre, craquement dans l'articulation (le matin, au b. de 12 h.). — A chaque mouvement de la mâchoire, même en buvant, craquement dans l'oreille (à l'articulation temporo-maxillaire). — Douleur pressive et fouillante dans la glande située sous l'angle de la mâchoire, même quand la région est immobile. — Tuméfaction des ganglions sous-maxillaires, qui sont le siège d'élancements pendant la déglutition. — Le soir (à 7 heures) vulsion lancinante, par secousses isolées, depuis la tempe jusque dans les deux mâchoires et les deux rangées de dents, avec douleur contusive dans la tempe gauche, ce qui épuise beaucoup ; on bâille, mais on ne peut s'endormir aussitôt, dans la crainte que la douleur ne revienne (S. H.).

Pâleur de la face (F. H.). — Facies malade, traits tirés, yeux cernés (au b. de 18 h.). — La face est déformée et tirée, le côté gauche est comme contracté et le côté droit comme allongé (au b. de 22 h.) (Stf). — Rougeur et sueur de la face, sans soif (au b. d'1 h.) (F. H.). — Forte enflure de la face, la tête a doublé de volume; sorte d'érysipèle phlegmoneux qui oblige à garder le lit pendant 4 jours (par les émanations de l'arbrisseau et la cueillée des feuilles) (*van Mons*). — Enflure érysipélateuse de la face et du cou (par les émanations de l'arbrisseau) (*Annalen der Heilkunde*). — Forte enflure de la tête, de la face et des paupières, de sorte qu'on reste plus de 24 heures sans pouvoir ouvrir les yeux (*du Fresnoy*). — Forte enflure de la face (*du Roy*). — Enflure de la face, surtout des paupières et du lobule de l'oreille. — Violente ardeur à la face, aux paupières et aux lobules des oreilles, qui sont enflés (*Fontana*). — La face et les mains sont si enflées qu'on reste 8 jours sans pouvoir ouvrir les yeux et qu'on n'a plus figure humaine (Hb. et Tr.). — *Traction et déchirement dans la région surcilière et dans les os malaires* (Rkt.). — Pression sur l'os frontal, qui va toujours en augmentant et puis cesse tout à coup (Fr.). — Traction sourde sur le côté gauche du front, qui traverse la joue correspondante en descendant le long de la mâchoire, à travers les muscles et les dents, comme si l'on allait

avoir de l'odontalgie (Lhm). — Froid dans la bouche comme s'il y
entrait du vent, quoiqu'elle soit fermée, avec bourdonnement dans
l'oreille gauche. — Le matin en se levant, au côté droit de la lèvre
inférieure, point qui cause des pincements et une sensation comme
si la place saignait (au b. de 48 h.). — Picotements rapides dans
la joue droite — Contraction incisive dans la joue droite. — Douleur incisive en un point de la joue ; ensuite prurit et élancements
à la même place, qui cessent quand on s'est gratté (au b. de 10,
11 h.). — Contraction brûlante dans la joue droite avec douleur
brûlante dans la couronne des trois petites molaires supérieures.
— Sensation dans la mâchoire inférieure comme si la gencive
était serrée des deux côtés, avec goût de moisi dans la bouche. —
Douleur de crampe dans l'articulation de la mâchoire (Fr.). —
Gonflement et induration des ganglions sous-maxillaires et des
parotides (Hbg).

APPAREIL DIGESTIF. — (204-435).

A. *Bouche.* — Douleur lentement lancinante et en même temps
vulsive dans la dent canine, le soir. — *La nuit* (à 10 heures) *odontalgie* vulsive ; les tressaillements s'étendent jusque dans la tête ;
l'application de la main froide sur la joue procure du soulagement.
— Vulsion dans les nerfs des dents creuses. — Tressaillements de
bas en haut dans les nerfs des dents ; l'application de la main
froide les apaise, mais seulement d'une manière palliative. —
Douleur incisive et semblable à celle d'une plaie dans les dents.
— A 2 heures et demie du matin douleur de plaie insupportable,
compliquée d'ardeur dans la gencive, jusqu'aux racines des molaires ; elle oblige à se mettre sur son séant et elle est accompagnée de sensation de chaleur au corps, surtout à la tête, avec
sueur au front. — A la partie postérieure du palais, pendant la
sortie des dents, douleur pulsative et incisive spontanée, comme
s'il y avait là un ulcère ; quand on y touche, élancements comme
dans un ulcère. — Pression erratique à la gencive interne des
dents de devant et au périoste des dents. — Les dents branlent
et l'on y éprouve de temps en temps un fourmillement douloureux
semblable à la sensation qu'on éprouve dans un membre engourdi.
— Fourmillement douloureux dans une dent, comme si l'on y
fouillait avec une aiguille. — Les dents ne font mal que pendant
la mastication, comme si elles étaient trop longues et branlantes ;
mais elles ne sont pas douloureuses au toucher et ne bougent pas
quand on appuie dessus. — Odontalgie (le soir) d'abord dans une

dent creuse, qui semble branlante et trop longue, ensuite dans les autres dents où l'on éprouve tantôt des élancements, tantôt des fourmillements. — Les dents de devant branlent et font mal au contact des boissons froides et des chaudes. — Douleur dans les dents de devant quand on les pousse avec la langue. — Branlement visible des deux premières molaires, des deux canines et des quatre incisives du bas, avec fourmillement douloureux dans la gencive, même sans mâcher. — *Branlement des incisives inférieures, on ne peut mordre dessus* — Forte vacillation des incisives du bas ; la gencive s'en détache, on peut la renverser et y toucher sans douleur, excepté quand les dents elles-mêmes sont douloureuses (S. H). — Pression à la face externe de la gencive des molaires inférieures et en même temps au-dessus de l'aisselle gauche, à la clavicule. — Pression sourde dans les molaires inférieures et à l'épaule gauche, dans la clavicule. — Douleur dans les dents du haut à droite, comme si on enfonçait leurs racines dans les alvéoles. — Douleur dans les molaires inférieures : vive pression et douleur sourde, avec goût de moisi dans la bouche. — Sensation dans les dents du côté droit comme si leurs intervalles étaient remplis de matière visqueuse (Fr.).

L'eau afflue à la bouche, on est obligé de cracher souvent. — Envie intérieure de cracher, comme si l'on avait beaucoup de salive dans la bouche (chez une femme.) — *Pendant qu'on dort, l'après-midi sur sa chaise, la salive coule de la bouche.* — Pendant la sieste la bouche s'emplit d'eau qui coule au dehors. — Le matin au lit, la bouche s'emplit d'une salive salée. — Toute la journée on est obligé de cracher beaucoup de salive et de mucosités, en même temps il revient de l'estomac à la bouche des choses ayant un goût aigre. — Crachats muqueux abondants, le matin. — Le matin seulement on crache beaucoup et, plus on se rince la bouche, plus on est incommodé par les mucosités (chez une femme). — Soif par sentiment de sécheresse dans la bouche, qui persiste malgré tout ce qu'on boit, après midi et après minuit (S. H.) — Sécheresse apparente de la bouche, sentiment de sécheresse avec soif ardente. — Accumulation de salive dans la bouche. — Beaucoup de salive s'amasse dans la bouche. — Crachement fréquent de mucus très visqueux (Stf) — Afflux de salive à la bouche après avoir fumé (comme d'habitude.) — Beaucoup de mucus dans la bouche, sans goût étranger (Fr.).

Langue. — Le matin, les mucosités qui couvrent la langue sont

salées. — La langue n'est pas chargée, mais elle est très sèch
ce qui excite à boire. — Sentiment de sécheresse (sans sécheres
apparente) au bout de la langue ; c'est à cela qu'on attribue la so
qu'on éprouve (S.H.).

B. *Pharynx et œsophage*. — Sentiment de sécheresse dans
gorge. — Sensation d'enflure dans la gorge, avec douleur contr
sive spontanément et en parlant ; en avalant, douleur pressiv
comme par l'effet de l'enflure, avec élancements comme si un cor;
pointu était arrêté dans le gosier (au b. de 3 h.). — En avalant
en bâillant il survient un élancement dans la gorge comme si l'o
avait avalé une aiguille (chez une femme.). — On ne peut boire,
chaque gorgée on avale de travers comme si l'épiglotte était para
lysée ; en même temps sentiment de sécheresse dans le fond d
la gorge (chez une femme). — Dans la gorge, à la région de l'ép;
glotte, forts élancements qui sont d'abord sourds et finissent pa
devenir très aigus, en n'avalant pas ; ils cessent chaque fois qu'o
avale. — Quand la gorge est sèche on a des élancements en ava
lant, quand elle est humide on y sent de la pression. — Pressio:
dans la gorge en avalant, moindre pendant la déglutition des ali
ments qu'en avalant à vide. — Douleur pulsative dans le fond d
la gorge (S. H.). — Soif et sécheresse dans la gorge (Hb et Tr.). —
Mucus visqueux dans la gorge, qui se détache avec peu d'efforts
mais qui laisse après lui une sorte d'âpreté. — Dans l'amygdal
gauche sensation d'âpreté et d'excoriation en avalant (au b. d
6 h.) (Fr.)

C. *Estomac, troubles fonctionnels*. — Goût de cuivre dans l
bouche et grattement jusqu'au fond de la gorge. — Le matin aprè
le réveil et après avoir mangé, goût putride dans la bouche san
mauvaise odeur de l'haleine. — Goût de graisse dans la bouche
mais les aliments ont leur goût naturel. — Avant midi, goût dan
la bouche comme si l'on avait mangé de la viande gâtée, cepen
dant on trouve la nourriture bonne et le goût putride ne revien
pas après le repas. — Goût putride, muqueux, dans la bouche
qui fait beaucoup cracher (chez une femme). — Toute la journée
on a la bouche amère et les aliments eux-mêmes ont de l'amer
tume). — Le matin, amertume dans la bouche, qui se dissipe en
mangeant. — (On trouve au pain un goût amer). — (Les choses aigres
semblent amères). — Après avoir pris du lait, goût acidulé dans la
bouche. — Aversion pour le café. — On n'a aucun désir de fumer,
mais sans répugnance pour le tabac. — On a souvent un désir

subit de friandises. — De temps en temps frisson de dégoût et
horripilation nauséeuse par tout le corps, sans sensation de froid.
— On n'a aucun appétit, mais on trouve aux aliments leur goût
naturel ; cependant quand on a avalé une bouchée il vient un goût
putride dans la bouche (chez une femme). — Plénitude dans la
région sous-sternale, avec sensation comme si l'on avait perdu
l'appétit pour toujours. — Défaut complet d'appétit pour toute sorte
d'aliments ; on ne trouve bon ni le manger, ni le boire, ni le tabac
(au b. de 16 h.). — On mange sans faim et trouve le manger bon
(chez une femme). — Quoiqu'on trouve un goût supportable aux
aliments on n'a aucun appétit et il semble toujours que l'estomac
est plein (chez une femme). — Le matin ce qu'on mange entre
avec peine dans l'estomac à cause d'une plénitude intérieure. —
Après un repas modéré plénitude et éructations. — Sorte de boulimie, mais avec goût de savon dans la bouche ; tout a le goût de
paille et revient à la gorge ; pour peu qu'on mange l'appétit disparaît et l'on sent de la plénitude. — Fourmillement dans l'estomac et éructations violentes, qui ne cessent que lorsqu'on est
couché et reviennent chaque fois qu'on se redresse. — Éructations
après avoir mangé et bu. — Le soir, éructation très violente et,
aussitôt après, hoquet sans aucune sensation (au b. de 36 h.). —
Éructations fréquentes, rappelant même le goût des aliments. —
Éructation comme brûlante. — Peu après avoir mangé, vertige
dans la tête. — Peu après le repas de midi, douleur (tiraillante)
dans une dent creuse (au b. de 30 h.). — La plupart du temps,
après avoir mangé, anxiété dans le ventre, qui est tendu par des
vents. — Après le repas de midi (étant debout) faiblesse dans la
tête et vertige à croire qu'on va tomber en avant. — Aussitôt après
avoir mangé, mal de tête (tension dans tout le devant de la tête).
— Peu de temps après avoir mangé, mal de tête. — (Toux peu de
temps après avoir mangé). — (Grand accablement aussitôt après
avoir mangé). — *Aussitôt après avoir mangé, somnolence
extraordinaire*, on ne peut s'empêcher de dormir. — Aussitôt
après avoir mangé, ballonnement énorme du ventre. — Après
avoir bu de la bière, mal de tête. — La bière qu'on a bue monte à
la tête et y détermine de la chaleur. — Frisson surtout après avoir
mangé. — Après avoir mangé, pression à l'estomac pendant plusieurs heures, comme si l'on avait pris des aliments indigestes. —
Après avoir mangé et bu, quelques pincements dans le haut du
ventre. — Nausées après avoir mangé et bu. — Après avoir mangé

et après le café, nausées et afflux de salive à la bouche. — Pendant le repas de midi il survient de la pression à l'estomac, qui empêche de s'endormir ; cela se dissipe au réveil (chez une femme). — Le matin après le lever, chaleur et malaise tels qu'il semble qu'on va vomir ; la nausée cesse quand on est recouché. — La nuit pendant le sommeil on se redresse souvent et l'on a des soulèvements de cœur, mais sans vomir (chez une femme). — Le matin, afflux de salive à la bouche avec nausées allant presque jusqu'au vomissement, cependant on a faim en même temps. — Le soir, il monte, à plusieurs reprises, quelque chose du creux de l'estomac à la fossette du cou ; on en perd presque la respiration pour quelques instants (S. H.).

Goût muqueux dans la bouche, celle-ci est comme enduite de mucosités (Stf). — On trouve les aliments bons (le soir), à l'exception du pain, qui semble sec, rassis et gratte la gorge. — Le pain semble un peu amer et sec. — On ne trouve pas la bière bonne (Fr.). — Goût fade dans la bouche. — Le pain et les aliments en général déplaisent. — Pendant plusieurs jours aversion pour la viande et le bouillon gras. — Appétence pour le lait froid, qu'on boit avidement. — On est comme rassasié après avoir bu un verre de vin ; on éprouve de l'aversion pour cette boisson et en même temps de la lourdeur de tête (Stf). — Défaut absolu d'appétit (F. H.). — Anorexie complète pendant plusieurs jours (Hbg). — Défaut d'appétit ; on mange peu, est tout de suite rassasié et cependant on a faim (Stf). — A l'heure où l'on devrait avoir faim se déclare une anorexie complète avec afflux à la bouche d'une salive d'un goût fade et muqueux. — *Anorexie dans le palais et la gorge avec vacuité dans l'estomac et en même temps faim canine qui cesse quand on est resté assis quelque temps.* — Pesanteur particulière dans le ventre, qui semble être complètement vide, avec faim, étant assis (au b. de 24 h.). — On a faim le matin, mais dès qu'on se met à table on devient indifférent à la nourriture et ne se soucie plus de manger ou de rester à jeun. — Le matin, faim naturelle ; à midi indifférence pour les aliments, qui cependant ne déplaisent pas. — Plus d'appétit qu'à l'ordinaire (effet curatif, au b. de 4 j.). — Peu d'appétit, cependant on a faim, avec sensation comme si la faim affectait la poitrine. — État nauséeux, en quelque sorte dans la poitrine, le matin après le lever. — Nausées semblant provenir de la gorge. — Nausées sur la poitrine avec faim canine ; elles cessent quand on a satisfait la faim. — Nausées dans l'estomac et

affaiblissement sur la poitrine, qui augmentent quand on se baisse
(au b. de 26 h.) (Fr.). — Nausées (*Alderson*). — *Éructations par-*
tant de l'estomac et semblant s'arrêter dans le côté droit de la
poitrine. — En sortant de table on est accablé et a du vertige. —
Tiraillement pressif de bas en haut dans l'hypocondre gauche,
avec anxiété et nausées sur la poitrine (au b. de 63 h.). — Le
matin après le lever, nausées avec une sorte d'anxiété, qui se
dissipent peu à peu au grand air (au b. de 72 h.). — Nausées qui
diminuent un peu après le repas, mais reviennent bientôt, avec
faim sans appétit. —Après un repas modéré, plénitude à l'estomac
comme si l'on avait trop mangé, quoiqu'on ait encore grand appétit. —Faim canine et vide dans l'estomac, avec défaut d'appétit au
palais et dans la gorge ; cela cesse quand on est resté quelque
temps assis (Fr.).

Estomac, troubles locaux. — Pression au creux de l'estomac,
comme si tout y était gonflé, ce qui rend la respiration difficile (le
soir). — Pression à l'épigastre, comme si l'on avait avalé une trop
grosse bouchée. — Sorte d'oppression à l'estomac, vers le soir,
comme si la région épigastrique était comprimée (chez une femme,
au b. de 6 h.). — Sorte de serrement, de plénitude et d'étroitesse
an creux de l'estomac. — Forts battements au-dessous du creux
de l'estomac. — Un fort battement dans la région de l'estomac. —
Douleur constrictive au côté droit, qui se dirige vers l'estomac. —
Élancement qui se porte du côté droit vers l'estomac. — Douleur
pressive et lancinante dans la région de l'estomac (elle empêche
de faire des inspirations profondes) (S. H.).

Pression dans le creux de l'estomac, pendant le mouvement. —
Simple élancement dans le creux de l'estomac, à l'hypocondre
droit (au b. de 10 h.) (Fr.). — Douleur lancinante au creux de l'estomac (au b. d'1 h. 1/4) (Lhm). — Pincement dans le creux de
l'estomac, qui de là passe rapidement dans le bas-ventre, sur un
point très limité (au b. de 3 h.) (Stf). — Mal d'estomac (*du Fres-*
noy). — Quand on sort de table, il reste comme un morceau dans
l'estomac, surtout quand on est debout. — Sous le diaphragme,
au-dessus de l'estomac, pincement sensible, qui remonte ensuite
plus profondément dans l'estomac même (Fr.).

D. *Abdomen, troubles fonctionnels.* — Fermentation dans le
bas-ventre. — Flatuosités très fétides. — Envie continuelle d'aller
à la selle, avec nausées et déchirements dans les intestins ; souvent
on ne rend rien ou seulement un peu de matières aqueuses. —

Avant chaque selle ardeur dans le rectum. — Cris avant chaque selle, on est tranquille après (chez un enfant). — On a quatre selles normales, qui se succèdent à de courts intervalles (au b. de peu d'h.). — Sept selles diarrhéiques, semblables à de la gelée, jaunes et striées de blanc, sans mal au ventre (au b. de 20 h.). — Trois, quatre selles presque aqueuses, avec beaucoup de vents (au b. de 24 h.). — Diarrhée. — (Selle liquide plusieurs fois par jour et ensuite ténesme). — Diarrhée; pincement avant chaque selle (au b. de 40 h.). — Diarrhée, selle comme hachée. — (Selle toute blanche, qui n'est ni trop molle, ni trop dure). — (Resserrement du ventre, au b. de 3 j.). — (Selle un peu sanguinolente). — Fréquente envie d'aller à la selle, mais on ne peut évacuer que très peu (au b. de 68 h.) (S. H.).

Bruit et borborygmes dans le ventre, avec secousses dans la direction du mont de Vénus (au b. de 36 h.). — Plénitude et fermentation dans le bas-ventre avec faim ; tout cesse quand on a mangé (au b. de 26 h.). — Les vents excitent un tressaillement dans le bas-ventre. — Émission facile de flatuosités nombreuses, qui semblaient ne se former que dans le rectum (au b. d'1 h.). — Beaucoup de flatuosités dans le ventre, qui ne sortent pas, le soir (Fr.). — Borborygmes, coliques flatulentes et pincements dans le bas-ventre, sans émission de flatuosités. — Après la selle rémission des douleurs de ventre, qui reviennent bientôt et provoquent de nouvelles évacuations (Stf). — Diarrhée (*Alderson*). — Plusieurs selles diarrhéiques par heure, pendant 60 heures (au b. de 30 h.) (F. H.). — Selles mêlées de sang. — Selles mêlées de mucus rouge et jaune, gélatineux et coulant (Hbg). — Selles rapides, liquides, jaunes, mousseuses, presque inodores et non précédées de maux de ventre ; les premières gouttes sortent involontairement comme si le sphincter de l'anus était paralysé (au b. de 24 h.). — Selle liée, mais très molle, d'un blanc jaunâtre (au b. de 45 h.) (Stf).

Abdomen, troubles locaux. — Mal de ventre : il semble qu'une masse pesante se trouve dans la cavité abdominale. — Quand on est couché pas de mal de ventre, mais quand on s'assied douleur dans cette région comme si l'on appuyait dessus. — Douleur pressive sur un petit point du ventre, comme si un vent s'y était fixé ; elle ne se fait sentir que pendant les grands mouvements du corps, par exemple en montant les escaliers, non pendant le palper. — Le matin après un léger refroidissement, douleurs spasmodiques dans le côté droit du ventre, avec découragement, pleurs et hu-

meur inconsolable (au b. de 24 h.). — D'abord tranchées, puis
élancements dans le côté droit du ventre. — Mal de ventre composé de douleur incisive, déchirement et pincement, qui envahit
tous les intestins, sans apparence de flatuosités ni de ballonnement du ventre ; il devient plus fort par le mouvement, mais
diminue peu à peu pendant le repos (au b. de 24 h.) — Gonflement douloureux du ventre avec coliques, qui semble causé par
beaucoup de vents incarcérés, peu de temps après le repas. —
Ballonnement énorme du ventre aussitôt après avoir mangé. — Le
ventre est ballonné toute la journée, il devient le siège d'une
sorte de fermentation. — Ardeur dans le ventre et soif. — Douleur
fouillante et tournoyante dans le ventre comme si un ver s'y remuait. — Douleur tiraillante dans le côté gauche du ventre, pendant l'inspiration. — Douleur simple à l'anneau inguinal, comme
s'il allait sortir une hernie. — Douleur constrictive dans l'aine
gauche. — Douleur et constriction dans le ventre, qui obligent à
marcher penché en avant. — Tranchées au milieu du ventre,
avant midi ; en même temps on est obligé d'aller souvent à la
selle et l'on a des évacuations naturelles ; quand on plie le ventre
en deux la douleur diminue, mais elle est augmentée par la marche (chez une femme, au b. de 16 h.) — Douleur dans les ganglions
inguinaux, seulement la nuit au lit quand on se remue, en se retournant et en se redressant (chez une femme) (S. H.).

Pression de bas en haut dans les hypocondres, avec anxiété,
comme aux approches de la mort, étant assis le corps penché en
avant (au b. de 9 h.) — Pression de bas en haut dans le bas-ventre, comme si les intestins remontaient vers le cœur, étant assis
(au b. de 25 h.) — Gonflement dans le côté gauche, sous les côtes
(Fr.) — En se redressant après s'être baissé sensation comme si le
ventre était gonflé, avec sentiment de chaleur à la poitrine (Mcl).
— Pincement dans la région ombilicale, au côté droit, avec froid
qui parcourt les bras. — Pincement dans le ventre en étant assis,
avec oppression qui remonte vers la poitrine (au b. de 25 h.)
(Fr.). — Pincement dans le côté droit, sous les côtes ; il s'étend
bientôt dans la région ombilicale, comme si l'on avait des vers
dans le corps, étant assis (au b. de 2 h. 1/4) (Lhm). — (Avant midi)
en marchant au grand air, pincement dans le ventre avec incarcération de flatuosités qui ne sortent pas en quantité suffisante (au
b. de 25 h.). — Pincements presque vulsifs en divers points du
ventre. — Pincement extraordinaire dans le ventre pendant la

sortie d'une selle naturelle (au b. de 25 h.) (Fr.). — Ballonnement du ventre à la région ombilicale, avec violents pincements. - Élancement depuis le nombril jusqu'à la région du cœur, qui se répète à chaque pulsation (au b. de 2 h. 1/4)(Lhm.). — Douleur fouillante dans le côté droit du ventre. — Un élancement au-dessus du nombril. — Traction de haut en bas, depuis la région ombilicale jusqu'au mont de Vénus (au b. de 27 h.). — Douleur comme contusive au-dessous du nombril (Fr.). — Contraction visible, en travers au milieu du ventre, au-dessus du nombril, de sorte que le ventre est tendu, dur et raide au-dessous de cette barre (au b. de 3 h.). — Tiraillement spasmodique dans la région ombilicale (Lhm). — Douleur incisive dans le côté gauche du nombril pendant l'expiration, étant assis (Fr). — Douleur vulsive et pinçante dans le ventre (*Alderson*). — Pendant la marche le ventre semble comme relâché en dedans et s'ébranle à chaque pas. — Le matin aussitôt après le lever, en étendant le corps, douleur comme ulcérative dans le ventre ; il semble que la peau du ventre est trop courte (au b. de 24 h.) (Fr.). — Sensation de traction et de pression dans le côté droit du bas-ventre et sensation dans les téguments abdominaux comme s'ils étaient couverts d'une toile d'araignée, étant assis (au b. d'1/4 d'h.) (Mcl). — Pression sur le mont de Vénus. — Sensation de tension excessive au mont de Vénus en marchant au grand air. — Traction en travers au-dessus de l'anneau inguinal, étant assis. — Tension avec élancement dans l'aine gauche. — Sensation dans l'aine gauche comme si une hernie était sortie. — Distension de dedans en dehors à l'aine droite, comme si une hernie allait sortir. — Pesanteur dans l'aine gauche, en marchant, comme s'il y pendait une tumeur. — Pression de dedans en dehors dans l'aine droite avec faim canine et gargouillements dans le ventre (au b. d'11 h.) (Fr.).

Rectum et anus. — Après une selle molle, hémorroïdes borgnes, saillantes et causant une douleur ulcérative (au b. de 24 h.). — Douleur d'excoriation à l'anus, sans aller à la selle. — Tiraillement de haut en bas le long du dos, tension et pression au rectum, comme si tout allait sortir par l'anus. — Fourmillement dans le rectum, comme par des ascarides (au b. de q. q. h.). — Prurit profond dans le rectum. — Douleur pruriteuse à l'anus comme par des hémorroïdes (S. H.).

Organes génito-urinaires de l'homme. — (436-472). — Douleur brûlante à la racine de la verge en urinant. — Pendant les envies d'uriner élancements des deux côtés sur la vessie. — On est obligé d'uriner à chaque instant, dans la journée. — Forte émission d'urine (au b. de 14 h.). — On est obligé de se lever trois fois, la nuit, pour uriner. — On a des renvois en urinant. — Urine chaude, urine foncée. — L'urine est déjà trouble au moment de sa sortie. — Urine foncée, qui ne tarde pas à se troubler. — Urine troublée par un sédiment blanc et qui se trouble de plus en plus, de sorte que les dernières gouttes ressemblent à des flocons (au b. de 24 h.). — Urine comme de l'eau, avec sédiment blanc comme la neige. — (L'urine sort par un double jet) (S. H.). — Forte cuisson à la partie antérieure de l'urèthre, aussi bien pendant qu'après la miction, plus pendant le repos que pendant la marche (au b. de 5 h.) (Lhm).

Gonflement du prépuce, juste à sa jonction avec le gland. — Besoin irrésistible d'éjaculer, après 3 heures du matin (au b. de 20 h.). — Forte pollution nocturne (au b. de 6 h.) (S. H.). — Enflure des parties génitales (le 3ᵉ j.). — Gonflement tympanique des parties génitales, surtout du scrotum, avec beaucoup de prurit (au b. de 2 j.) (Hb et Tr.). — Tiraillement incisif dans le testicule gauche (Fr.). — Douleur au gland avec paraphimosis par gonflement du prépuce (Hb et Tr.). — Le matin en se levant, gonflement du gland avec simple douleur en y touchant; en même temps cuisson dans l'urèthre pendant et après la miction (au b. de 12 h.) (Lhm). — Vers le matin, fortes érections avec envies fréquentes d'uriner. — La nuit, nombreuses érections avec fréquentes émissions d'urine (Fr.).

Organes génito-urinaires de la femme. — (473-482). — Violentes douleurs dans la profondeur du bas-ventre, comme si les règles allaient paraître le jour même (immédiatem., pend. 4 h.). — En se tenant debout, douleur qui porte à la matrice comme les douleurs d'accouchement. — Élancements dans le vagin, que le toucher n'augmente pas. — Le soir, peu après l'attouchement, douleur d'excoriation dans le vagin. — Douleur d'excoriation spontanée dans le vagin, 2 soirs de suite. — Écoulement de sang (mensuel) par la matrice (au b. de 7 h.). — Un peu de sang sort de la matrice sans douleur, chez une femme enceinte, à la nouvelle lune (au b. de 72 h.). — Le 3ᵉ jour des règles, chez une femme âgée, le sang s'arrêta tout à coup et il n'en sortit plus une goutte depuis (1) (S. H.).

1. Cette femme avait cinquante ans, et ses règles avaient encore une durée trop longue d'ordinaire, de sorte que trois jours après, elle éprouvait toujours beaucoup de malaises. Leur suppression fut donc un effet curatif.

— Retour des règles, qui avaient cessé depuis longtemps ; elles coulent fort (au b. de 7 h.). — L'écoulement des règles occasionne une douleur fortement cuisante aux parties génitales (F. H.). — Le sumac ramène les règles, supprimées depuis 11 semaines (Hbg).

Seins. — (501). — Le lait disparaît des seins (au b. de 12 h.) (S. H.).

Appareil respiratoire (1). — (485-552).

A. *Larynx.* — Enrouement profond dans la trachée-artère. — Apreté et grattement dans le larynx, qui occasionnent l'enrouement — Apreté dans la gorge et la trachée-artère, comme si la poitrine était à vif. — Une vapeur chaude remonte de la gorge (des poumons) (S. H.).

Apreté dans la gorge qui provoque une petite toux (au b. de 3 h.) (Stf). — Toux et coryza, avec expectoration (Hbg). — Pendant l'expiration, sensation de froid dans la gorge, comme si l'on expirait de l'air froid (Fr.).

B. *Poitrine.* — Sensation constrictive avec secousses lancinantes dans le sternum. — (Le matin au lit) douleur dans la poitrine, comme si l'on enfonçait le sternum ; elle cesse quand on est levé. — Sentiment de constriction comme par un lien dans la poitrine. Le soir, tension sur la poitrine ; haleine très courte et faiblesse dans tous les membres. — La nuit, oppression de poitrine avec douleurs lancinantes, surtout pendant l'inspiration (au b. de 5 h.). — Haleine courte, surtout en allant à la selle. — La nuit, oppression de poitrine avec douleurs lancinantes, surtout pendant l'inspiration (au b. de 5 h.). — Haleine courte surtout en allant à la selle. — On ne peut rester assis et l'on est obligé de faire de profondes inspirations, comme si l'on allait étouffer, surtout chaque fois qu'on a mangé (chez une femme). — Sensation nauséeuse sous les fausses côtes, qui coupe la respiration. — Oppression et anxiété, comme si l'on ne pouvait reprendre haleine (chez une femme). — Sensation à la fossette du cou comme si l'air y était intercepté et que le cou fût serré par un lien ; quand on mange et qu'on boit cela cesse pour un instant, mais ne tarde pas à revenir. — La respiration devient difficile quand on a marché un peu. — Grattement et ardeur dans la poitrine, même en ne respirant pas. — Souvent une irritation pruriteuse dans les voies respiratoires, comme pour tousser ; elle rend la respiration

1. Pour les symptômes du coryza, voyez *Nez.*

courte et se dissipe par un mouvement modéré. — Sensation désagréable de chaleur dans la poitrine en allant au grand air. — Traction lente, qui descend le long du côté gauche de la poitrine,
spontanément, non pendant l'inspiration. —Élancements profonds
sur les deux côtés du sternum quand on est assis penché en avant.
— Violent élancement dans le côté gauche, sous les côtes, le soir,
jusqu'à minuit. — Élancements térébrants dans une des dernières
côtes, étant debout. — Élancement déchirant depuis le côté droit
de la poitrine jusqu'au côté gauche du ventre, le soir. — Élancements dans le côté gauche en parlant et en respirant profondément. — Fréquents élancements dans le côté. — Fréquents
élancements dans le côté droit. — Élancements dans le côté en
marchant au grand air (S. H.).

Faiblesse sur la poitrine, qui rend difficile l'action de parler, après
avoir marché au grand air. — On a la poitrine pleine ; en même
temps faim sans appétit. — Gonflement dans le côté gauche de la
poitrine, non loin de l'épigastre, en se tenant assis penché en avant
(au b. de 25 h.). — Sorte d'anesthésie à la surface de la poitrine et
dans les molaires du haut (Fr.). — Le côté gauche du tronc, depuis le creux de l'aisselle jusque sous les côtes, est enflé et douloureux (F. H.). — Oppression de la cavité thoracique (au b. de
2 h.) (Lhm). — Pression étouffante sur la poitrine. — Oppression
sur la poitrine comme après avoir beaucoup pleuré. — Il semble
qu'on a la poitrine serrée par un lien et l'on a des nausées (Fr.).
— Douleur constrictive, légèrement lancinante, sur le sternum ;
elle gêne la respiration et elle est accompagnée d'une toux courte,
continuelle, sans expectoration (au b. d'1/2 h.) (Mcl). — Toux très
fatigante, avec expectoration de mucus blanc, jour et nuit (Hbg).
— Douleur térébrante dans le côté gauche, le soir au lit (au b. de
5 h.) (Fr.).

Toux. — Toux courte, anxieuse, douloureuse, qui réveille souvent avant minuit, avec respiration très courte. — Le soir surtout, toux chatouillante qui produit de la sécheresse dans la gorge.
— Toux avec tension désagréable sur la poitrine. — Le soir après
s'être couché, tussiculation fréquente avec goût amer dans la
gorge jusqu'au moment où l'on s'endort; le matin, même tussiculation et même goût dans la gorge jusqu'à ce qu'on soit sorti
du lit. — En toussant sueur par tout le corps. — (Toux au grand
air). — Quintes de toux qui ébranlent la tête. — La toux ébranle
toute la poitrine, comme si les viscères n'y étaient pas fixés. —

En toussant, mal d'estomac. — (La toux provoque le vomissement des aliments, le soir). — En toussant, goût de sang dans la bouche, mais sans hémoptysie (chez une femme). — Une toux qui tourmente beaucoup empêche de bien dormir, la nuit. — Avant minuit, toux sèche qui cause des élancements dans une lombe. — Toux à trois heures du matin, qui atteint son apogée après le réveil. — Toux forte surtout après le réveil. — (Un peu de toux, surtout le matin, avec crachats noirs et visqueux). — En toussant, élancements dans le côté gauche de la poitrine (S. H.).

APPAREIL CIRCULATOIRE. — *Cœur*. — (497-498). — En se tenant tranquillement assis, palpitations de cœur si fortes que le corps se remue à chaque battement. — Sentiment désagréable de faiblesse du cœur, tremblement du cœur (S. H.). — Quelques forts élancements pulsatifs à la région du cœur, qui font jeter les hauts cris, étant assis, le soir (au b. d'1/4 d'h.) (Lhm).

COU, DOS ET LOMBES. — (453-592). — Douleur de raideur et de tension à la nuque pendant le mouvement. — Douleur à la nuque comme s'il y avait là du plomb, ce qui empêche de se coucher (au b. de 4 j.) (S. H.). — Élancement pruriteux, comme une piqûre de puce, à la nuque. — Pression dans les muscles de la nuque, en baissant la tête. — Pression à la partie supérieure de la nuque, la région est comme engourdie (au b. de 10 h.). — Traction sur un des côtés de la nuque, en se baissant (Fr.). — Raideur rhumatismale dans la nuque (Rkt). — Raideur dans la nuque (au b. de 4 h.). — Raideur de tout le cou, à tel point que, lorsqu'on veut remuer la tête, la douleur à la nuque fait jeter des cris (chez une femme) (F. H.).

Déchirement entre les deux épaules et en même temps il semble qu'elles sont tirées l'une vers l'autre. — Vive douleur rhumatismale entre les omoplates, qui n'est changée ni par le mouvement ni par le repos, elle n'est soulagée que par la chaleur et le froid l'aggrave (au b. de 48 h.). — Élancements dans le dos en se baissant (le soir). — Élancements pressifs dans le dos, plus en marchant qu'en étant assis ; ils se font sentir aussi quand on se baisse et plus encore quand on se redresse. — Le soir, douleur tractive dans le dos, on est obligé de s'asseoir droit. — Douleur tractive dans le dos, étant assis ; elle cesse pendant la marche. — Étant assis, douleur constrictive comme par un lien dans les muscles du dos; elle diminue quand on se renverse en arrière et augmente quand on se penche en avant (S. H.). — L'épaule gauche est comme paralysée. — Douleur incisive et tensive sur les omoplates, en travers. — Vulsion et sentiment de constriction dans quelques parties de l'omoplate gauche et au-dessus du genou droit (Fr.). — Sur l'omoplate gauche, douleur semblable à celle que causerait une forte pression avec le doigt (au b. d'1/4 d'h.) (Lhm). — Vulsion dans le côté, à l'omoplate gauche, étant assis. — Tiraillement de bas en haut et pression sous l'omoplate gauche, dans le côté du dos. — Tiraillement et pression sous l'omoplate droite, qui gênent la respiration. — Pression sur l'omoplate droite (Fr.).

Étant assis, douleur dans le sacrum comme après s'être trop baissé ou avoir fortement ployé le dos. — *Douleur contusive au sacrum* quand on est tranquillement couché dessus ou assis en repos ; pendant le mouvement on ne sent rien. — Secousses lancinantes dans le sacrum (en marchant). — Raideur du sacrum, douloureuse pendant le mouvement. — Douleur dans le sacrum en mettant les mains dessus, comme si les chairs étaient détachées. — Quand on est couché sur le côté la hanche fait mal ; quand on est couché sur le dos, douleur au sacrum (S. H.). — Sensation de contusion dans le côté droit des vertèbres lombaires et au sacrum. — Le sacrum est comme contus. — Raideur du sacrum. — En travers du sacrum, pression comme par un corps tranchant, en se tenant debout et en renversant le corps en arrière. — Point brûlant au bas du sacrum, vers le côté droit. — Pesanteur et pression au sacrum, comme après avoir reçu un coup dessus, étant assis (au b. de 6 j.) (Fr.). — Élancement tractif, vulsif, comme par une aiguille, au coccyx (Hbg).

Membres supérieurs. — (593-651). — Élancements dans l'aisselle, étant couché ; le mouvement les fait cesser. — Engorgement des ganglions axillaires, douloureux spontanément et quand on y touche. — Depuis l'aisselle jusqu'à la main, sensation comme si quelque chose, qui n'est ni chaud ni froid, roulait le long du membre. — Tremblement du bras quand on le fatigue un peu. — Élancement tractif de haut en bas dans les bras, à partir de l'épaule. — Élancements térébrants dans le bras (en se tenant debout). — Déchirement dans les deux bras, aggravé par le travail, de sorte qu'on est obligé de les laisser pendre ; on souffre aussi davantage dans le lit et, quand on appuie sur les bras, les os font mal (S. H.). — Sensation à l'épaule gauche, près de la clavicule, comme si l'on appuyait dessus (Fr.). — Déchirement dans l'articulation scapulohumérale et dans le haut de l'omoplate (Rkt). — *Élancement brû-*

lant au bras gauche, sous l'aisselle. — En levant le bras gauche, traction sous le creux de l'aisselle, qui descend jusqu'au milieu du bras (Fr.). — Sensation comme si de l'eau chaude coulait dans les bras (*Alderson*). — Élancement comme des coups d'aiguille dans le bras gauche (au b. de 5 j.). — *Dans le bras droit, un fort élancement qui semble venir du dehors.* — Tension dans le bras gauche, au grand air (au b. de 10 h.). — Sensation vulsive dans le bras gauche (Fr.). — Douleur et enflure des bras (Hb et Tr.).

Battement non douloureux au coude gauche. — Tiraillement et déchirement depuis le coude jusqu'au poignet. — Tension dans l'articulation du coude quand on étend le bras, on a de la peine à le lever (chez une femme) (S. H.). — Traction en forme de crampe dans l'articulation du coude gauche, pendant le mouvement (au b. de 76 h.). — Douleur fouillante dans les os de l'avant-bras gauche et vulsion dans le poignet droit, pendant le mouvement ; tout l'avant-bras est comme raide. — Faiblesse et raideur des avant-bras et des doigts pendant leurs mouvements (au b. de 25 h.). — Froid aux avant-bras. — Ardeur rongeante dans l'avant-bras droit (au b. de 4 j.) (Fr.). — *Déchirement vulsif dans l'articulation du coude et dans le poignet,* même pendant le repos, moindre pendant le mouvement (au b. de 5, 6 h.) (Rkt). — Forte douleur déchirante dans le bras, qui atteint son maximum quand on est tranquillement couché (F. H.). — Sentiment de faiblesse dans le haut de l'avant-bras droit, pendant le mouvement, et douleur de luxation dans le poignet quand on saisit un objet (au b. de 27 h.). — Douleur contusive à l'avant-bras gauche (au b. de 48 h.) (Fr.).

Élancement douloureux dans le poignet gauche. — Douleur tiraillante dans le creux de la main droite. — Sensation de froid, comme par un vent froid, au poignet, quoiqu'il ait sa chaleur normale. — Le soir, gonflement chaud des mains et de la face. — (Pendant plusieurs heures, glocitation à la main droite, entre le pouce et les doigts). — (Pincement sur le dos des doigts, au côté externe des bras et en arrière de la tête). — Traction spasmodique des doigts en dedans. — Le matin, l'index et le medius d'une main sont comme engourdis (S. H.). — Sensation de foulure en haut du poignet gauche, en le fléchissant. — Ardeur dans la partie charnue entre le pouce et l'index gauches (au b. d'11 h.). — Élancements sur le dos de l'index, dans le tendon. — Sensation d'engourdissement dans l'index gauche (Fr.). — Vulsion de dehors en dedans, involontaire, indolente, aux deux pouces, seulement en posant les

mains sur une table (au b. de 24 h.) (F. H.). — Fourmillement à la
phalange inférieure du deuxième et du troisième doigt de la main
gauche (Mcl). — Les doigts sont si enflés qu'on ne peut les remuer
sans douleur (le 4e j.) (Hb et Tr.). — Douleur légèrement lancinante dans les doigts (*Alderson*). — Sensation au bout des doigts
(dans une chambre chaude) comme s'ils étaient trop pleins de sang,
avec froid sur le dos des mains (au b. de 10 h.) (Fr.) — Fourmillement, sorte d'engourdissement dans le bout des doigts (F. H.). —
Déchirement dans toutes les articulations des doigts (Rkt).

MEMBRES INFÉRIEURS. — (652-754). — (Sorte de déchirement et
de tiraillement depuis la hanche jusqu'au genou, en étant debout
et en marchant). — A chaque pas, douleur pressive dans les deux
articulations coxo-fémorales et sorte de paralysie des muscles
antérieurs de la cuisse. —Vulsion dans la cuisse avec tremblement
des genoux. — Élancements de dedans en dehors dans la cuisse. —
Élancements térébrants dans la cuisse en se tenant debout. — Parfois une douleur tiraillante dans l'os iliaque, qui oblige à se plier
en deux, quand on se lève de son siège et quand on est debout,
non quand on est assis (chez une femme au b. de 96 h.). — Déchirement vulsif dans la cuisse droite, un peu au-dessus du genou
(au b. de 96 h.). (S. H.). — Pendant 3 jours paralysie des membres
inférieurs ; on ne marche qu'avec de grands efforts, en se traînant
et lentement (après s'être mouillé le doigt avec une teinture concentrée de sumac) (Stf). — Douleur tractive dans la fesse droite,
juste au-dessous du sacrum ; elle cesse quand on appuie sur le
point douloureux. — Contraction en forme de crampe dans la fesse
droite. — Douleur en forme de crampe dans la fesse gauche,
étant assis (au b. de 29 h.). — Crampe dans la fesse gauche et dans
la cuisse. — Dans l'aine gauche, au niveau de la hanche, tension
comme si la peau était trop courte, étant assis. — Dans la hanche
droite douleur composée de tension et de tiraillement. — Tension
dans l'articulation coxo-fémorale, étant assis. — Tension tractive
de haut en bas dans la cuisse gauche, à partir de l'articulation
(Fr.). — Douleur déchirante au milieu de la face externe de la
cuisse, étant assis ; le mouvement la fait cesser (Mcl). — A la partie
supérieure de la cuisse droite, en dedans vers l'aine, sensation
semblable à celle qu'on éprouve en écartant les doigts lorsque la
main est luxée (au b. de 58 h.). — En croisant les jambes l'une
sur l'autre tension à la face postérieure de la cuisse (au b. de 6 j.).
— Douleur contusive et traction dans la cuisse droite (au b. de

56 h.). — Pression en forme de crampe sur un point de la cuisse droite, au-dessous de l'aine, étant assis. — Point brûlant à la cuisse droite, en dedans, près du testicule (au b. de 2 h. 1/2)(Fr.).

Quand on s'asseoit après avoir marché sensation de vibration et de tremblement dans les genoux et les jarrets. — Raideur surtout dans les genoux et les pieds. — Traction et déchirement depuis le genou jusqu'au cou-de-pied. — Douleur tractive dans le genou. — Élancement de dedans en dehors au côté du genou, en marchant. — Le soir en ôtant ses bas, vif prurit aux tendons du jarret ; le grattement cause de la douleur. — Le matin au lit, besoin impérieux d'étendre la jambe et le pied. — Pesanteur telle dans les jarrets et les mollets qu'on ne peut mettre un pied en avant. — Les jambes sont aussi lourdes et fatiguées que si l'on avait beaucoup marché (chez une femme). — (L'après-midi) en allant au grand air, grande lassitude dans les jambes ; on peut à peine les remuer tant elles sont lourdes et brisées, mais toute fatigue disparaît quand on est resté assis une heure. — En marchant, tension dans lés mollets comme si les tendons du jarret étaient trop courts. — Vulsion dans les mollets. — Pesanteur et tension dans les jambes quand on s'assied, mais lassitude seulement quand on marche. — Lassitude pénible dans les jambes quand on est assis ; elle cesse quand on marche (au b. de 36 h.). — Tension dans le genou comme s'il était trop court. — Pesanteur dans les jambes depuis la région qui est juste au-dessus du genou jusqu'à l'articulation du pied, de sorte qu'on ne peut rester debout ; elle diminue pendant la marche et ne se fait pas sentir quand on est assis (chez une femme). — Lassitude dans les jambes, comme si le sang s'y amassait, seulement quand on est assis. — Lassitude dans les jambes, qui empêche de monter, comme si l'on avait couru trop vite (chez une femme). — On a les jambes comme paralysées (au b. de 12 j.). — *Crampe dans le mollet après minuit, au lit* et quand on est assis après avoir marché ; cela cesse en fléchissant le genou. — Crampe dans le mollet, étant assis; elle cesse dès qu'on se lève et qu'on se remue (immédiatem.). — Juste au-dessus du mollet, dans les tendons du jarret, élancement pendant les mouvements violents, en se levant de sa chaise et au toucher. — (Glocitation pendant plusieurs heures dans le côté externe du mollet). — Élancement déchirant sur le tibia; en même temps langueur et lassitude. — Un élancement passe au-dessus du genou quand on se lève après avoir été assis (chez une femme). — Douleur subite dans la jambe malade, pendant une demi-heure ; c'est un fourmillement général, accompagné d'une douleur de crampe, un peu comme dans le panaris ; la douleur est spontanée, mais le mouvement l'augmente et c'est surtout par l'attouchement qu'elle est aggravée; elle cesse subitement. — La nuit, quand on croise les pieds l'un sur l'autre, douleur ressemblant à une sorte de bruissement dans les tibias ; on est obligé de changer souvent les jambes de place et cela empêche de dormir (chez une femme) (S. H.). — Au côté interne du genou droit, fourmillement avec tension des tendons (au b. de 2 h. 1/2). — Au côté interne du genou droit, pandiculation avec tension des tendons, qui cause de l'agitation dans le pied (au b. de 2 h. 1/2). — Tension dans l'articulation du genou gauche en se levant de sa chaise. — Tiraillement dans le creux du jarret droit en fléchissant le genou (au b. de 27 h.) (Fr.). — Déchirement dans le genou et dans l'articulation du pied surtout pendant le repos (Rkt.). — Élancement juste au-dessous du genou droit. — Pendant la marche, élancement d'abord dans l'intérieur du genou gauche, puis dans celui du droit. — Pression en forme de crampe dans le tibia gauche en fléchissant le genou ; ensuite ardeur. — *Froid au tibia gauche.* — Pression suivie d'ardeur sur le tibia droit. — Les jambes sont si raides qu'on peut à peine avancer dans la rue, on chancelle toujours à droite (avant midi). — Petit élancement en dehors à la jambe (au b. d'11 h.). — Dans le mollet droit, intérieurement, traction qui agite le pied. — Traction spasmodique de bas en haut dans le mollet, jusqu'au jarret (Fr.).

Traction dans tout le pied, comme s'il était paralysé, étant assis. — Glocitation et battements sur le cou-de-pied. — Fourmillement dans les pieds, le matin au lit (et après s'être levé). — Engourdissement du pied droit, qui semble être de bois. — Gonflement du pied, qui n'est pas douloureux au toucher, le soir (au b. de 48 h.). — Élancements comme des coups de couteau au bas du tendon d'Achille, plus forts quand on y touche et quand on est couché. — En se levant de sa chaise, élancements dans la malléole interne du pied droit. — Élancement spasmodique dans l'articulation du pied, à la cheville. — Le matin en se levant, douleur dans le pied comme après une entorse et un faux pas. — (Sueur des pieds). — Douleur à la plante du pied droit, près de la partie charnue, comme si l'on appuyait toujours et de plus en plus fort sur un point douloureux. — Tension et pression dans la plante du pied. — (Les talons font mal et semblent comme engourdis quand on appuie dessus en marchant.) — Élancement dans le talon quand on appuie dessus en marchant. — Un court élancement brûlant entre le quatrième et le cinquième orteil, le soir en marchant et aussi la nuit au lit (au b. de 12 h.). — Dans le gras du gros orteil (qui est malade) élancement saccadé, semblable à ceux qu'on a dans un abcès parvenu à maturité ; le soir battements à la même place. — En se tenant debout, élancement depuis le gros orteil jusqu'au milieu du côté gauche de la poitrine. — Élancements dans le gros orteil droit. — En mettant pied à terre, le matin, douleur dans les deux talons, comme si l'on marchait sur des aiguilles. — Le soir, élancements dans la plante du pied, comme si l'on marchait sur des aiguilles (S. H.). — Élancements dans l'articulation du pied gauche, comme si l'on y plongeait un couteau. — Traction dans l'articulation du pied droit. — Élancements brûlants et sentiment de chaleur sur le cou-de-pied droit (au b. de 4 j.). — Traction de bas en haut, avec ardeur, au talon gauche (Fr.). — Sensation de chaleur dans les pieds (Rkt). — Élancements dans le talon gauche, étant assis (après avoir marché au grand air). — Contraction spasmodique au côté interne de la plante du pied, qui cesse quand on étend et fléchit celui-ci (au b. de 64 h.) — Douleur tractive, pressive, avec sensation de chaleur au gros orteil droit. — Léger élancement dans le gros orteil gauche. — Léger élancement dans le 4e orteil gauche (Fr.) — Contraction spasmodique des orteils (Sch.).

PEAU. — (761-764, 776-788 et aux diverses subdivisions indiquées). — Fourmillement dans un ulcère. — (Douleur cuisante dans ulcère, comme par l'effet du sel, seulement la nuit ; elle est assez forte pour réveiller le sujet ; dans le jour elle disparaît et ne revient que pendant la marche au grand air (chez une femme). — Le matin au grand air, élancements dans la place où existe une croûte. — (Douleur comme contusive dans un ulcère.) — Douleur brûlante et cuisante dans un ulcère, avec pleurs et gémissements. — Prurit rongeant au cuir chevelu, au front, à la face et à la bouche, où apparaît une éruption miliaire (S. H.).

Prurit brûlant çà et là (*Dudley*). — Une plaie s'enflamme et se couvre de vésicules (le 6e j.). — Des vésicules, dont la plupart contenaient un liquide lactescent et quelques-unes de la sérosité claire comme de l'eau, deviennent confluentes ; cet état dure 3 jours, puis la peau se desquame. — Éruption analogue à des piqûres d'ortie (Hb et Tr.). — Prurit à la tête (Sch.). — Pustules noires, avec inflammation et prurit, qui couvrent bientôt tout le corps (*Monti*). — Éruption de croûtes sur le corps. — Éruption brûlante de petites vésicules pleines de sérosité, avec rougeur de la peau de tout le corps, à l'exception du cuir chevelu, de la paume des mains et de la plante des pieds (*Sybel*). — Éruption très pénible, fortement brûlante et pruriteuse, qui se montre principalement au scrotum, au prépuce, aux paupières et aux yeux ; elle fait seulement enfler ces parties et consiste en petites vésicules jaunâtres, confluentes çà et là, et suintantes ; on en voit aussi d'isolées sur les bras et les lombes ; toutes ces vésicules, grosses comme des lentilles, brûlent comme du feu lorsque le malade s'est gratté. Une grande partie des plus grosses passe lentement à la suppuration, s'entoure d'une auréole rouge, s'élargit et guérit lentement (dans la 3e semaine), tandis que les plus petites, qui sont confluentes, sèchent plus vite et se desquament en peu de jours. Cette éruption s'est déclarée sans être précédée de vomissements, de nausées ni de fièvre, chez un homme de 40 ans, en bonne santé, qui avait arraché un pied de sumac dans son jardin 24 heures auparavant, et par conséquent y avait beaucoup touché, avec un doigt légèrement blessé (*Wichmann*). — Prurit par tout le corps, surtout aux endroits velus, au cuir chevelu et aux parties génitales (*du Fresnoy*). — Taches rouges, de la largeur des plus grosses lentilles, avec petites vésicules au milieu (F. H.). — Tache noire à l'endroit qui a été en contact avec le suc (au b. de 3 j.) (*Fontana*). — Les endroits de la peau qui ont été en contact avec le suc deviennent épais et durs comme du cuir (*Gleditsch*). — Le suc rend les points de la peau qu'il touche durs comme du cuir ; au bout de quelques jours les parties indurées se desquament (*Dossie*).

Cuir chevelu. — Pression et traction de bas en haut au côté gauche du cuir chevelu. — Traction pressive au côté gauche du cuir chevelu. — Simple déchirement en travers sur le cuir chevelu, à l'extérieur (Fr.). — Fourmillement au cuir chevelu (au b. de 72 h.). — Le cuir chevelu est très douloureux quand on y touche et quand on rebrousse les cheveux (S. H.).

Visage. — Desquamation de la peau de la face (F. H.) — Prurit insupportable à la face, aux paupières et aux lobules des oreilles, qui sont enflés (*Fontana*). — Petites squames au visage (le 11e j.) (Hb et Tr.). — Gonflement des lèvres et du nez, puis

enflure pâle du visage ; le 3e jour, augmentation de la pâleur de la
face avec douleur brûlante, les yeux larmoient et sont fermés ; le
4e et le 5e jour la face se couvre de vésicules pleines de sérosité
jaune, qui crèvent et suintent un peu ; le gonflement de la face
dure 8 jours et persiste plus longtemps au menton ; ensuite desquamation furfuracée (par du suc qui avait jailli sur la main) (*Ann.
der Heilk.*). — Éruption croûteuse près de l'aile gauche du nez et
au-dessous (au b. de 48 h.) (F. H.). — Éruption dartreuse autour
de la bouche et du nez, parfois avec douleur vulsive, brûlante et
pruriteuse dedans (au b. de 24 h.). — (Au pli de la joue, pustule
indolente spontanément, mais qui cause de petits élancements
comme des coups d'aiguille quand on y touche.) — (Vésicules brûlantes autour de la bouche et à la narine.) — Bouton à la lèvre
inférieure, au-dessous de la partie rouge (S. H.). — Lèvres sèches,
arides, couvertes d'une croûte rougeâtre (Fr.). — Boutons conglo-
mérés, d'abord pleins de sérosité, non loin des commissures, au
bord de la lèvre inférieure ; spontanément ils cuisent comme du
sel et causent, quand on y touche, une douleur d'écorchure (au b.
de 10 h.). — Au côté du menton, boutons qui suppurent au sommet et causent, seulement quand on y touche, la même douleur
que si l'on appuyait dessus un corps tranchant ; on y sent aussi
une ardeur continuelle (S. H.).

Tronc. — Rougeur scarlatineuse, large de 4 doigts, au-dessus
de l'ombilic (le 11e j.). — Sur le mont de Vénus deux places rouges
et écorchées, produites par la rupture de vésicules (le 11e j.)
(Hb et Tr.). — Prurit aux seins. — Prurit au mamelon gauche, au
lit, le soir après s'être couché. — Au côté gauche de la poitrine,
jusqu'à la moitié du dos, éruption boutonneuse, qui cause une
douleur d'excoriation, avec petits élancements de dedans en
dehors (S. H.). — Prurit au cou et aux avant-bras (*Van Mons*). —
Contraction de la peau sur l'omoplate gauche (au b. de 54 h.) (Fr.).

Organes génitaux. — Éruption terrible aux parties génitales
pour s'être mouillé les mains avec le suc de la plante et les avoir,
à ce qu'on croit, portées sur les organes génitaux ; gonflement de
l'urèthre (suivi de mort). — Éruption très suintante sur le scrotum
et gonflement du prépuce et du gland (pour s'être mouillé la main
avec le suc) (*Ann. der Heilk*). — Taches rouges à la face
interne du prépuce, le long du frein (S. H.). — Rougeur scarlatineuse foncée, sans gonflement, qui descend du scrotum et devient
striée au milieu de la cuisse (le 11e j.). — Le scrotum devient de

plus en plus épais et dur, avec un prurit insupportable surtout
vers le périnée (le 4ᵉ j.). — Le scrotum prend la consistance d'une
épaisse couenne de lard (le 11ᵉ j.). — A l'aide d'une loupe on distingue sur le scrotum une éruption miliaire, avec suintement dans
le pli de la cuisse et le périnée (le 11ᵉ j.). — Le prépuce est plus
foncé que d'habitude (Hb et Tr.). — Vésicule suintante à la face
supérieure du gland (Sch.). — Une grosse ampoule au gland, sous
le prépuce, qui crève le lendemain (le 6ᵉ j.) (Hb et Tr.). — Prurit
lancinant en dedans du prépuce (au b. de 9 h.) (Fr.).

Membres supérieurs. — Petites taches rondes et rouges, éparses
sur le haut du bras (Hb et Tr.). — Douleur brûlante et pruriteuse
au coude gauche, qui oblige à se gratter et cesse ensuite (au b.
d'1/2 h.) (Mcl). — Erysipèle, gonflement, pustules avec ardeur et
prurit aux bras et aux mains (*Fontana, du Fresnoy*). — Sensation
à la peau de l'avant-bras gauche comme si on l'avait frottée avec
un morceau de laine ou grattée avec un couteau. En même temps
sensation de froid (Fr.). — Le dos de la main est couvert d'excoriations et chaud ; la peau est dure, âpre et raide. — Sur les
mains, boutons durs avec prurit rongeant. — Sur l'articulation
moyenne de l'annulaire bouton enflammé avec douleur brûlante
et pruriteuse, qui dégénère quelquefois en un élancement lent ;
le frottement et le grattement ne la soulagent pas (S. H.). — En
dedans du poignet et au bas de la joue, boutons semblables à la
gale, qui brûlent et démangent et s'écorchent après qu'on s'est
gratté. — Vésicules sur le poignet droit, qui vont toujours en se
multipliant, sur une surface rouge pâle, large de 4 doigts ; la plupart ont la grosseur d'une tête d'épingle ou d'une lentille ou même
d'un pois ; elles deviennent si nombreuses que non seulement
elles couvrent tout, mais encore elles semblent former une grappe
épaisse dont les enfoncements ont un aspect luisant, un peu brunâtre, provenant de la dessiccation du liquide limpide comme du
cristal, que le malade a exprimé des vésicules (le 5ᵉ jour). — Sur
une largeur de 4 doigts autour du poignet la peau a l'aspect de la
surface d'un vésicatoire et se couvre de vésicules de plus en plus
nombreuses ; elles sont d'autant plus discrètes qu'on s'approche
davantage de la main ; quelques vésicules claires et limpides,
sans auréole rouge, au bord externe de la main ; quand on les
ouvre il en sort une lymphe très claire, qui laisse un vernis
brillant sur les parties sur lesquelles elle a coulé (le 11ᵉ j.). — Vif
prurit aux mains (le 4ᵉ j.). — D'abord entre les doigts, puis sur

toute la main, petites vésicules semblables aux ampoules aqueuses de Villars, mais accompagnées d'un plus grand gonflement (le 8°j.) (Hb et Tr.).

Membres inférieurs. — A la hanche droite, tache rouge, toute chaude et causant une douleur brûlante (S. H.). — Au côté interne des deux genoux, taches et stries rouges et brûlantes, avec petites vésicules qui ne tardent pas à se dessécher (*Annal. d. Heilk.*). — Prurit lancinant dans le mollet gauche. — Sensation de tension à la peau du mollet, avec élancements dedans en étant assis ; elle cesse pendant la marche (Fr.) — Éruption sur les tibias et les lombes, avec gonflement et induration, sans douleurs (Hb et Tr.). — Prurit à la malléole externe gauche et sur le cou-de-pied. — Renouvellement des engelures de l'année précédente trois mois et demi avant l'hiver ; on y sent, matin et soir, un prurit brûlant ; quand on s'abstient de se gratter on y éprouve des élancements, de sorte qu'on ne peut y résister et le grattement fait naître des nodosités. — La pression de la chaussure cause une douleur brûlante d'excoriation dans un cor (au b. de 3 h.). — Petites taches rouges et rondes sur la partie charnue du pied (S. H.). — Prurit lancinant au gras du gros orteil gauche (Fr.).

RUTA GRAVEOLENS

Rue ; Raute (allem.), rue (angl.), ruta (ital.), ruda (esp.). — Famille des
Rutacées ([1]).

On prend des pieds entiers et frais de *ruta graveolens*, on en exprime le
suc, qu'on mêle ensuite avec parties égales d'alcool.

Cette plante si énergique n'a été jusqu'à présent employée que
par le vulgaire comme remède domestique et dans des cas mal
définis. Cependant la liste suivante, malheureusement trop courte,
de ses effets prouve qu'elle a une grande importance. Le médecin
homœopathe reconnaîtra sans peine à quels états morbides graves
elle convient.

Si Rosenstein (Resapotheke, p. 40) dit qu'on ne saurait trop
vanter l'efficacité de la rue contre les affections oculaires et en
particulier contre l'*amblyopie par abus de la lecture* ; si Swe-
diaur et Chomel sont d'accord avec lui sur ce point, il faudrait
être bien aveugle pour ne pas voir que cette efficacité résulte de
la propriété que possède la rue de produire un état analogue chez
l'homme sain.

Un médicament qui agit d'une façon si évidemment homœopathique n'aggrave pas le mal, comme le prétendent d'absurdes adver-
saires, qui, sans consulter l'expérience, ne veulent admettre que
leurs raisonnements. Il guérit au contraire, il guérit rapidement
et d'une manière durable (à moins qu'il n'existe une affection la-
tente), à la grande confusion des routiniers, qui repoussent la
plus bienfaisante des vérités.

Des doses d'une goutte d'une dilution contenant 1 cent mil-
lième de grain de teinture par goutte m'ont paru trop fortes dans
bien des cas, *à la condition que toute influence étrangère eût
été écartée.*

Concordances. — Suivant Bœnninghausen les médicaments

---

1. *Traité de matière médicale pure*, t. IV, p. 199, édit. allemande ; t. III,
p. 523, édit. française.

qui se rapprochent le plus de la rue sont PULSATILLA et SULFUR ;
les autres sont : 1° CALCAREA CARBONICA, LYCOPODIUM, MERCURIUS,
RHUS, SEPIA, SILICEA ; 2° *arnic., china, phosph., phosph. acid., sta-phys.* ; 3° asa, bell., bry., caust., cocc., con., dros., hep., ignat., kal.,
led., natr., natr. m., nux vom., veratr.

  Antidotes. — L'antidote de la rue est le camphre.

  Liste des auteurs. — Franz (Fr.), Gross (Gr.), Hartmann (Htm),
Herrmann (Hrm), Hornburg (Hbg), Langhammer (Lgh), Stapf
(Stf), Wislicenus (Ws).

SYMPTOMATOLOGIE

  Symptômes généraux. — (22-24 et 217-226). — Plénitude et
pression dans le corps qui gênent la respiration. — Tous les
membres sont lourds, fatigués et sans force ; tout travail fatigue
et déplaît (chez une femme) (S. H.).

  Déchirement pressif, en forme de crampe, tantôt dans les
membres supérieurs, tantôt dans les inférieurs, pendant le repos
et le mouvement (au b. de 3 h. 1/2) (Lgh). — Étant couché, dou-leur contusive dans toutes les parties sur lesquelles on est
étendu, même au lit (au b. de 17 h.) (Hbg). — Lassitude et paresse
seulement quand on est assis, mais pour peu qu'on marche on n'é-prouve plus rien (Htm). — *On ne sait où mettre ses jambes tant
elles sont agitées et lourdes ; on les pose tantôt à un endroit,
tantôt à un autre et l'on retourne aussi son corps de tous côtés*
(Hbg). — Grande lassitude (Stf). — En sortant de table grande
lassitude et lourdeur de tout le corps ; les yeux se ferment tant on
a envie de dormir ; on se trouve mieux au grand air (chez une femme).
— La moindre marche fatigue, les membres sont comme brisés, les
reins douloureux, mais on ne sent les douleurs qu'en s'asseyant ; on
se trouve mieux dès qu'on se lève et qu'on va et vient (Gr.). — Las-situde dans les membres, étant assis ; on ne se remue pas volon-tiers et lorsqu'on laisse les mains reposer sur les aines on se
trouve si bien qu'on a de la peine à les ôter (Htm). — Lassitude
et pesanteur par tout le corps (Hbg).

  SOMMEIL. — *Bâillements, pandiculations, on s'étire,* puis on est
pris par le sommeil (Hbg). — Bâillements avec pandiculations, on
étire les bras et les jambes, surtout les premiers. — Plusieurs
bâillements incomplets ; arrivé au milieu du bâillement on est
obligé de s'arrêter (Htm). — Énorme envie de dormir après avoir

mangé ; on s'endort en lisant, mais sans perdre entièrement connaissance ; on est éveillé par le moindre attouchement et l'on pousse alors un cri de frayeur extrême (Stf). — Le soir, aussitôt couché, le sujet s'endort en un instant, et si profondément qu'il est difficile de le réveiller (chez une femme). — Agitation nocturne : on s'éveille très souvent et ressent des nausées avec un tournoiement douloureux autour du nombril ; parfois on a des soulèvements de cœur jusqu'à la gorge, comme si de l'eau allait s'accumuler dans la bouche (chez une femme) (Gr.). —Agitation extrême, on ne fait que se retourner d'un côté sur l'autre ; on s'éveille presque toutes les heures et l'on a de la peine à se rendormir. — *On se réveille souvent la nuit, comme s'il était temps de se lever. — Rêves vifs et confus* (Lgh). — Sommeil agité, avec rêves désagréables, affligeants (Hbg).

Symptomes fébriles. — (24-25 et 237-249). — (Sueur froide à la face, avec rougeur des joues, le matin au lit) (S. H.). — Frisson par tout le corps, même auprès du poêle ; les mains et les pieds sont froids au toucher, avec chaleur interne et externe à la face et avec hébétude dans la tête comme dans la fièvre du coryza ; en même temps soif qu'on fait cesser en buvant une seule fois, quelque forte qu'elle ait été auparavant (Gr.). — Froid par tout le corps (Stf).— Froid qui parcourt une moitié du corps et de la face. — *Froid qui descend le long de la colonne vertébrale* (Hbg). — Frisson et froid, surtout dans le dos et sur la poitrine, à de courts intervalles (Stf). —Sensation de froid qui monte et qui descend le long du dos (Hbg). — Froid ou plutôt horripilation par tout le le corps, avec chair de poule, bâillements et pandiculations (Htm). — Froid interne : on ne peut se réchauffer (sensation qu'on éprouvait toujours avant l'apparition des règles lorsqu'on se portait bien) (Gr.).

Chaleur générale (S. H.). — Chaleur interne et externe à la face, avec rougeur (Hbg). — L'après-midi, chaleur générale et agitation fébrile avec anxiété qui coupe la respiration, comme si l'on allait mourir ; la chaleur est surtout intense à la face, sans soif, avec enduit blanc sur la langue, qui semble sèche et râpeuse. — Trois soirs de suite, grande agitation avec céphalalgie pressive et chaleur fébrile (Fr.). — Augmentation de la chaleur dans les pieds (Hbg).

Sueur par tout le corps après avoir marché au grand air (au b. de 6 h.) (Hbg).

Moral. — (26 et 250-261). — Tout ce qui se passe autour du

sujet et surtout ce qu'il fait lui-même le mécontente beaucoup et lui donne une grande envie de pleurer (S. H.). — Anxiété très fréquente avec idées décourageantes et craintes (Fr.). — Indifférence (Stf). — On ne se sent disposé à aucun travail et n'a de goût pour rien ; tout semble désagréable (chez une femme) (Gr.). — Mauvaise humeur pendant l'après-midi et toute la soirée ; on est las de la vie, on a des pensées tristes et de la mélancolie (Fr). — Grande anxiété toute la journée, comme si l'on avait commis quelque mauvaise action ; si quelqu'un ouvre la porte, le sujet croit qu'on vient le chercher pour le mettre en prison (Lgh). — On est morose et plein de dépit lorsque quelque chose ne va pas à son gré (au b. de 24 h.) (Ws). — Morosité, dépit, mauvaise humeur (Gr.). — Morosité, incapacité de rien faire, irrésolution (Stf). — Propension à la colère, aux querelles, au dépit. — Propension à contredire (Gr.). — Dépit et défiance toute la journée ; on se méfie de son meilleur ami et se croit trompé à chaque instant (au b. de 40 h.). — Bonne humeur (réaction de l'organisme, effet curatif) (Lgh). — Marche lente des idées et des perceptions (Stf). — Absence fréquente d'idées ; on exécute mécaniquement et en temps inopportun des choses qu'une longue habitude a rendues faciles (au b. de 48 h.) (Ws).

Symptômes locaux. — TÊTE. — (1-4 et 1-32). — Le cerveau est entrepris au front, avec douleur pulsative dans cette région, le soir avant de se coucher et plus encore le matin en se réveillant d'un sommeil trop profond. — (Déchirement sur l'os pariétal droit, qui cesse le soir ; le lendemain matin, paraît à la même place une tumeur grosse comme une noisette, qui cause, quand on y touche, la même douleur qu'un abcès et qui disparaît au bout de quelques jours). — Sueur sur le sommet de la tête (immédiatem.) (S. H.).

Étant assis, vertige violent et subit, on voit tout tourner autour de soi ; ensuite chaleur brûlante dans les joues (au b. de 12 h.). — Violent vertige en marchant au grand air ; on serait presque tombé de côté si l'on ne s'était retenu (au b. de 26 h.). — Violent vertige, le matin en se levant ; on serait tombé en avant si l'on ne s'était retenu (au b. de 24 h.) (Lgh). — Vide dans la tête, sorte d'absence d'idées (Hbg). — La tête est entreprise. — Sensation dans la tête et dans le corps comme si l'on n'avait pas assez dormi (Hbg). — Pesanteur continuelle dans la tête surtout au front, comme s'il y avait un poids dedans (au b. de 3/4 d'h.) (Htm). — Après le repas de midi mal de tête, sorte de pression sur tout le cerveau, avec grande mobilité du système nerveux et agitation par tout le corps, qui ne permet pas de rester assis. — Le matin après le lever, douleur pressive sur tout le cerveau (au b. de 24 h.) (Fr.). — Pression stupéfiante dans toute la tête (Stf). — Céphalalgie pressive et stupéfiante avec nausées, surtout dans le côté droit du front ; en même temps sensation de chaleur à la face (au b. de 4 h. 1/2) (Lgh). — *Douleur pressive saccadée dans la partie antérieure de la tête* (Htm). — Pression dans le front, au-dessus de la racine du nez (au b. de 2 h. 1/2) (Fr.). — Douleur pressive, piquante, dans le côté de l'occiput (Fr.). — Céphalalgie pressive, tiraillante, dans le côté droit du front (Hbg). — Élancements térébrants, intermittents, dans le côté droit du front (étant assis) (au b. de 3 h. 3/4) (Lgh). — *Douleur tractive, lancinante, depuis l'os frontal jusqu'au temporal* (Htm). — Traction lancinante sur le vertex, extérieurement (au b. de 24 h.) (Ws). — Douleur tensive, tractive, comme à la suite d'un coup, à la surface des parties latérales de la tête (Hbg). — Douleur pressive, rongeante, au front (au b. de 12 h.). — Déchirement sourd dans les os des tempes (au b. d' 1 h.) (Ws). — *Douleur comme à la suite d'une chute dans le périoste du crâne, depuis les temporaux jusqu'à l'occipital.* — Douleur brûlante, compressive, stupéfiante, à l'extérieur de la tête (au b. d' 11 h.). — Chaleur dans la tête (Hbg). — Le soir (vers 11 heures) grande chaleur dans la tête avec agitation fébrile de tout le corps et anxiété (Fr.).

Yeux. — (6 et 35-48). — (Points qui voltigent devant les yeux) (S. H.). — Trouble de la vue comme s'il passait des ombres devant les yeux (Ws). — Rétrécissement des pupilles (au b. de 2 h. 1/2) (Lgh). — On éprouve dans les yeux la même sensation que s'ils étaient fatigués par excès de lecture (Hbg). — Douleur faible, semblable à une pression dans l'œil droit, avec obscurcissement des alentours, comme après avoir fixé trop longtemps un objet qui fatigue la vue (Hrm). — Sensation de chaleur et de brûlure dans les yeux, qui font mal quand on lit (le soir à la lumière) (Gr.). — *Ardeur au-dessous de l'œil gauche* (au b. de 3 h.) (Hbg). — *Prurit dans l'angle interne des yeux et aux paupières inférieures ; le frottement le rend cuisant et en même temps les yeux se remplissent d'eau* (au b. d'1/4 d'h.) (Ws). — Pression sur la paroi supérieure des orbites, avec déchirement dans les globes oculaires (Fr.). — Pression sur la face interne de l'œil gauche, avec fort larmoiement, au grand air (au b. de 48 h.) (Hrm). — Pression

sur les deux globes oculaires, avec spasme sur les paupières inférieures, qui les tire en haut et surtout vers l'angle interne, pendant
quelques jours (au b. de 8 h.) (Ws). — *Spasme de la paupière
inférieure, le cartilage tarse est tiré de côté et d'autre ; quand
cela cesse les deux yeux larmoient, pendant une heure et
demie.* — Spasme de la partie inférieure de l'orbiculaire des paupières (Hbg). — Involontairement les yeux regardent fixément un
objet et les pupilles sont contractées (au b. d'1/2 h.) (Htm).

Oreilles. — (49-55). — Si l'on secoue la tête il semble que quelquechose roule dans l'oreille. — *Sorte de pression grattante dans
l'oreille, il semble qu'on la cure avec un morceau de bois
mousse* (au b. de 2 h.). — Douleur autour des oreilles, comme si
l'on appuyait fortement dessus. — Pression chaude, pruriteuse,
dans les oreilles, aggravée par l'introduction du doigt (Hbg). —
Élancements pruriteux dans l'intérieur de l'oreille droite (au b.
de 3 h.) (Ws). — *Douleur dans les cartilages des oreilles, comme
après une contusion.* — *Douleur comme après un coup ou une
chute, au-dessous de l'apophyse mastoïde* (Hbg).

Nez. — (7-8, 57-59 et 118). — (Saignement de nez). — On mouche
du sang toute la journée (chez une femme) (S. H.). — Vive pression
à la racine du nez (au b. de 36 h.) (Ws). — A la partie supérieure
du nez, douleur comme s'il était bouché en travers par une masse
qui le gratte ; on ne peut faire cesser cette sensation ni en se
mouchant ni en introduisant le doigt dans le nez (Hbg). — Sueur
douce sur le dos du nez ; celui-ci est plus chaud, ainsi que la joue,
avec faible rougeur de la face, sans soif (Gr.). — Éternuements
fréquents (Lgh).

Visage. — (5, 56 et 60-62). — Palpitation et vulsion visible dans
les muscles des sourcils (au b. de 12 h.) (S. H.). — Douleur d'engourdissement, comme après un coup, dans les muscles de la
face ; elle descend jusque dans les dents et les mâchoires (¹) (Hbg).
— Pincement dans la joue gauche (au b. de 24 h.) (Ws). — Douleur
rongeante, arthritique, dans les deux joues (Hbg).

Appareil digestif. — (9-14 et 63-110).

A. *Bouche.* — Saignement des gencives quand on se nettoie les
dents. — Douleur fouillante dans les dents du bas. — Douleur
pressive dans le voile du palais, plus en n'avalant pas que pendant

---

1. La rue paraît produire beaucoup de douleurs dans les os ou dans le
périoste.

la déglutition (au b. de 2 h.) (S. H.). — Douleur d'excoriation et
d'enflure, avec élancements tractifs, à la face interne de la gencive
supérieure, à droite, surtout quand on y touche (au b. de 36 h.)
(Ws). — Parfois on a la bouche sèche et visqueuse (Stf). — Sensation d'excoriation et de pression au voile du palais, en avalant,
mais non spontanément. — Soif inextinguible d'eau froide, l'après-
midi ; on boit souvent et beaucoup sans en être incommodé (au b. de
24 h.) (Gr.). — Soif d'eau froide, l'après-midi (au b. de 33 h.)(Lgh).

B. *Estomac, troubles fonctionnels.* — Éructations (immédiatem.)
(Hbg.). — Éructations d'air seulement (Htm). — Après avoir mangé
et bu, renvois ayant le goût de ce qu'on a pris. — On trouve aux
aliments un goût de bois, ils semblent secs et insipides (chez une
femme, le 2ᵉ j.) — On a de l'appétit, mais dès qu'on mange
quelque chose, on sent une tension oppressive à l'épigastre et à la
poitrine, comme si l'on était rassasié (au b. de 5 h.). — On a autant
d'appétit que d'habitude, mais dès qu'on se met à manger, tout
déplaît et dégoûte (chez une femme) (Gr.). — Hoquet fréquent
(en fumant comme d'habitude, au b. de 4 h.) — Hoquet fréquent
avec quelques nausées (en fumant comme d'habitude, au b. de
34 h.) (Lgh). — Envie de vomir en se baissant (Stf). — Sorte de
nausées dans le creux de l'estomac, avec envie d'aller à la selle
qu'une émission de vents diminue pour un instant(Gr.).

Estomac, troubles locaux. — (Élancements dans l'épigastre)
(S. H.). — Déchirement lancinant au dedans du creux de l'estomac
(au b. de 24 h.) (Ws). — Pression rongeante à l'épigastre, la nuit
et le matin (au b. de 12 h.) (Gr.). — Rongement brûlant à l'estomac. — Vide et rongement dans l'estomac, comme si l'on était
resté longtemps sans prendre de nourriture (au b. de 10 h.) (Hbg).

C. *Abdomen, troubles fonctionnels.* — Écoulement de sang en
allant à la selle (S. H.). — Borborygmes dans le bas-ventre (au b.
d'1 h.) (Hrm). — Émission de vents très fétides (au b. de 2 h. 1/4).
— Émission de vents avec sensation comme si l'on allait avoir
ensuite une selle (au b. de 39 h.) (Lgh.) — Les vents sortent facilement (Hbg). — Évacuation de matières fécales peu abondantes et
dures, presque semblables à des crottes de mouton (au b. de 40 h.)
(Lgh.). — Dans les premières 24 heures la selle sort difficilement,
comme si les intestins n'avaient pas de mouvements péristaltiques,
et elle est moulée et volumineuse (Hbg). — Envie continuelle
d'aller à la selle, quoique celle-ci soit plus molle que d'habitude
on a encore du ténesme après l'évacuation (au b. de 24 h.) (Hrm).

— Après une sensation de nausée dans le ventre, deux selles molles qui sortent avec la plus grande difficulté, à cause d'une sorte d'inertie du rectum (au b. d'1 h. 1/2). — Le deuxième jour, selle beaucoup plus tard qu'à l'ordinaire (Fr).

Abdomen, troubles locaux. — Quand on veut se coucher on éprouve des élancements de dedans en dehors au ventre (chez une femme). — Écoulement de sang en allant à la selle (S. H.).

Pression qui provoque de l'agitation à la région du foie, en avant près de l'épigastre (Fr.). — *Douleur pressive rongeante à la région du foie* (Hbg). — Petits battements ou picotements douloureux sous les fausses côtes gauches (Gr.). — Quand on s'éveille, la nuit, douleur spontanée sous les fausses côtes ; elle est augmentée par la palpation et coupe la respiration (chez une femme) (Gr.). — Ardeur brûlante dans la région gauche du ventre. — Froid dans l'intérieur de la région ombilicale et sensation comme s'il s'en détachait quelque chose (Hbg). — Violents élancements dans les muscles abdominaux, à la région ombilicale ; ils obligent à retirer le ventre en-dedans (au b. d'1 h.) (Ws). — De dessous le nombril partent des coups lancinants dans la direction du mont de Vénus, pendant l'expiration ; ils coupent la respiration, mais une forte pression ne cause aucune sensation (chez une femme). — Grattement et rongement mêlés de nausées à la région ombilicale (au b. de 6 j.) (Gr.). — Pincement incisif et gonflant, comme par des vents, dans les deux côtés du ventre (au b. de 2 h. 1/4) (Lgh). — Douleur pinçante et pressive, avec malaise dans le bas-ventre, comme après un refroidissement (au b. de 4 h.) (Hrm). — La nuit, pression tensive dans tout le bas-ventre depuis le nombril jusqu'en bas, comme si les règles allaient venir ; la palpation augmente la douleur (Gr.) — Fraîcheur agréable dans le ventre et dans la poitrine. — Chaleur interne dans le ventre et dans la poitrine (Hbg). — Étant assis, pression tractive dans la région rénale, le long des lombes (Fr.). — Dans les lombes, douleur contusive avec tension resserrante en face, dans le bas-ventre, seulement en étant assis, non en marchant ni en se tenant debout. — (Après une longue marche) étant assis, douleur fouillante et contusive dans la région lombaire, juste au-dessus du sacrum ; elle dure encore quelque temps pendant la marche, puis elle cesse peu à peu ; elle revient quand on reste debout tranquille et quand on est assis (Gr.).

Rectum et anus. — *Étant assis, élancements déchirants dans le rectum. — Déchirement dans le rectum et l'urèthre, sans uriner*. — Fréquents efforts pour aller à la selle avec chute du rectum, qui augmente encore ensuite, avec sensation de ténesme, qui amène chaque fois l'émission de beaucoup de vents ; si peu qu'on se baisse et surtout qu'on s'accroupisse, le rectum sort (au b. de 72 h.) ; il reste procident les jours suivants et quoiqu'on puisse le faire rentrer facilement et sans douleur, il ressort aussitôt, pendant plusieurs jours (Fr.).

ORGANES GÉNITO-URINAIRES DE L'HOMME. — (111-117). — Pression dans la région du col de la vessie, comme par une occlusion douloureuse, peu de temps après avoir uriné (au b. de 24 h.) (Ws). — On émet au total peu d'urine, mais après avoir uriné on sent de la pression et du ténesme à la vessie sans qu'il sorte davantage de liquide (le 2ᵉ et le 3ᵉ j.) (Fr.). — Envie pressante d'uriner, comme si la vessie était toujours pleine, cependant il sort peu d'urine, et quand on a fini on sent du ténesme, comme s'il allait en sortir encore, mais il n'en vient pas (au b. de q. q. h., plus. j. de suite) (Gr.).

Exaltation de l'appétit vénérien (Gr.). — Pollutions nocturnes sans rêves lascifs (Lgh).

ORGANES URINAIRES DE LA FEMME. — (113,115). — Aussitôt après avoir uriné, il semble à chaque pas que la vessie est pleine et qu'elle se déplace en haut et en bas ; on ne sent rien étant assise (au b. de 48 h.). — Il semble qu'on ne pourra retenir son urine, tant l'envie est subite, même quand il n'y a qu'une goutte dans la vessie ; pendant et après l'émission, ardeur douloureuse dans les parties génitales et ténesme prolongé ; la nuit on a tout de même un sommeil tranquille, comme toujours, ce n'est que le matin, avant le jour qu'on a une envie pressante d'uriner (Gr.).

APPAREIL RESPIRATOIRE (¹). — (15 et 119-136).

A. *Larynx*. — Douleur au larynx comme après un coup ou une contusion (Hbg).

B. *Poitrine*. — Plénitude progressive dans la poitrine, qui raccourcit la respiration (S. H.). — Fraîcheur agréable dans la poitrine. — Traction rongeante, brûlante dans le côté gauche de la poitrine. — Sentiment de chaleur dans l'intérieur de la poitrine. — *Rongement dans le côté gauche de la poitrine. — Douleur rongeante et à la fois un peu brûlante dans le côté droit de la poitrine* (Hbg). — Forte compression de la partie inférieure de la

---

1. Pour les symptômes du coryza, voyez *Nez*.

poitrine, au niveau des fausses côtes, la nuit, le sujet rêve que
quelqu'un l'embrasse avec force et cela le réveille (au b. de 24 h.)
(Ws). — On sent une pression sur le sternum, intérieurement et
extérieurement. — Forte pression à la 6e côte, plus forte pendant
l'expiration et quand on y touche (au b. de 2 h.) (Hrm). — Coup
sourd dans le côté gauche de la poitrine (Hbg). — Vif élancement
entre le mamelon gauche et le creux de l'aisselle, plus fort pendant
l'inspiration (au b. de 30 h.). — Douleur lancinante en dedans du
mamelon gauche, plus forte pendant l'inspiration (au b. de 4 j.)
(Hrm). — En montant un escalier, élancement sur la poitrine et
gêne de la respiration qui causent une grande anxiété. — Élancements sur le sternum à chaque mouvement (le 2e j.) (Fr.). — Élancement pressif et resserrant sur le sternum, aussi bien pendant
l'inspiration que pendant l'expiration (étant assis, au b. de 4 h.)
(Fr.). — Petite douleur incisive qui descend du cou dans la poitrine, surtout à la clavicule et au creux de l'aisselle, où elle persiste,
en marchant; elle augmente quand on marche vite (au b. de 36 h.).
— Glocitation tremblotante aux dernières vraies côtes de droite
(au b. d'1/4 d'h.) (Ws). — La nuit, rongement intermittent ou
picotement à l'un des cartilages costaux, au-dessus de l'appendice
xyphoïde (Gr.).

Cou, dos et lombes. — (137-157). — Douleur comme à la suite
d'un coup ou d'une chute, depuis le coccyx jusqu'au sacrum (Hbg).
— Forte pression au bas du sacrum, à gauche (Hrm). — Douleur
contusive dans les vertèbres lombaires (Hbg). — Vulsion douloureuse dans la colonne vertébrale, vis-à-vis du creux de l'estomac;
si l'on appuie dessus avec la main, cela devient plus fort et il se
déclare sous les dernières fausses côtes un endolorissement qui
se propage dans le ventre et empêche de respirer (chez une femme)
(Gr.). — Douleur contusive à la colonne vertébrale, qui coupe la
respiration, en étant assis et en marchant (Fr.). — Forte pression
à gauche, le long de l'os innominé, près de la colonne vertébrale
(au b. de 2 h.) (Hrm). — Dans le dos, juste au-dessus de l'os iliaque
gauche, pendant le repos et le mouvement, douleur saccadée
qui cesse quand on appuie sur la région et revient ensuite. — (Après
une longue marche) douleur au bord postérieur de l'os iliaque gauche qui descend sur la hanche, sur la face antérieure de la cuisse,
presque jusqu'au genou ; elle cesse quand on appuie sur l'os iliaque. — Battements par intervalles dans l'épine iliaque antérieure
gauche (Gr.). — Etant assis, élancements dans la colonne verté-

brale, avec anxiété qui survient rapidement. — Dans le côté droit de l'épine dorsale, vis-à-vis du foie, douleur tiraillante et pressive, très-sensible surtout dans l'inspiration (au b. de 2 h.). — Douleur tiraillante contusive dans la colonne vertébrale, qui coupe souvent la respiration (Fr.). — Douleur dans les vertèbres dorsales, comme à la suite d'une chute, pendant le repos et le mouvement (Hbg). — Etant assis, douleur contusive sur le côté gauche du dos, qui disparaît pendant la marche et la station debout (au b. de 10 h. 1/2). — (Etant assis) douleur contusive le long de la colonne vertébrale, surtout à gauche (au b. de 7 h. 3/4) (Lgh). — Douleur de contusion et de luxation dans la colonne vertébrale (Hbg.). — Pression en dedans de l'omoplate droite (au b. de 14 h.) (Hrm). — A la pointe de l'omoplate, quand on la remue, douleur tractive et lancinante telle qu'on est obligé de laisser aussitôt retomber le bras. — Douleur tractive dans l'omoplate, qui coupe la respiration (Fr.). — Tiraillement dans la nuque (Stf).

MEMBRES SUPÉRIEURS. (16-17 et 158-182). — Les mains et les pieds sont faibles ; on ne peut rien tenir à la main et quand on se met debout on n'est pas solide sur ses jambes (chez une femme) (S. H.).

Douleur de luxation dans les articulations scapulo-humérales, elle cesse un peu quand on écarte ou lève le bras, mais elle revient aussitôt qu'on le laisse pendre ou qu'on le pose sur quelque chose. — Douleur semblable à celle d'un ulcère brûlant ou cuisant sous l'aisselle droite (au b. de 48 h.) (Hbg). — Traction en forme de crampe dans le biceps brachial (Fr.). — Coups douloureux dans les bras, à partir de leur milieu ; quand la douleur est arrivée au coude elle descend jusque dans les doigts et semble siéger dans les os longs ; en même temps lassitude et lourdeur des membres infé-rieurs (Gr.). — Fraîcheur dans les bras, en dedans (Hbg.). — Forte pression dans l'articulation du coude droit, plus intense quand on allonge le bras (au b. de 12 h.) (Hrm). — *Douleur comme celle d'un coup dans l'articulation du coude gauche, avec faiblesse dans le bras* (au b. de 36 h.) (Hbg). — Déchirement sourd dans les os du bras (Ws). — Douleur déchirante sourde dans l'articula-tion du coude droit et les parties voisines, jusqu'à l'extrémité infé-rieure de l'humérus ; la douleur est seulement pressive quand on étend le bras (au b. de 36 h.) (Hrm). — Douleur comme contusive dans le cubitus (Hbg). — Déchirement en forme de crampe dans l'avant-bras gauche (au b. de 25 h.) (Lgh). — Pression paralytique au côté externe de l'avant-bras droit (au b. de 10 h.). — Tiraillement pressif douloureux dans le milieu de la face antérieure de l'avant-bras droit (au b. de 34 h.). — Pression déchirante dans le poignet droit, plus violente pendant un grand mouvement (au b. de 32 h.) (Hrm). — Tuméfaction des veines de la main, après avoir mangé (au b. de 4 h.). — Douleur dans le poignet gauche, comme s'il était brisé, même pendant le repos. — *Douleur contusive dans les os du poignet et du dos de la main, pendant le repos et le mouvement* (Hbg). — Douleur en forme de crampe en travers sur la main droite (au b. de 7 h.) (Lgh). — Tiraillement pressif douloureux dans l'articulation postérieure des deux derniers doigts, la nuit (au b. de 42 h.). — Déchirement dans le médius gauche, surtout dans son articulation et sa phalange médianes (au b. de 3/4 d'h.). — Tiraillement pressif dans l'articulation médiane des trois doigts du milieu de la main droite (Hrm). — Douleurs dans les doigts comme après un coup ou une meurtrissure, pendant le repos (au b. de 6 h.) (Hbg).

MEMBRES INFÉRIEURS. — (18-21 et 183-216). — Douleur à la saillie postérieure de l'os iliaque, même étant assis, comme s'il allait sortir quelque chose par là ; elle diminue chaque fois qu'on appuie sur la région. — Douleur brûlante au côté supérieur et interne de la cuisse, seulement quand on est assis, surtout quand on se réveille étant au lit, non quand on est debout ou qu'on marche. — (Violente douleur contractive et spasmodique depuis le milieu de la cuisse jusqu'à l'articulation de la hanche et de là jusqu'au sacrum.) — (Sensation intérieure de froid au côté interne de la jambe, presque comme si elle était engourdie, depuis la plante du pied jusqu'au genou, sans frisson, au b. de 24 h.) (S. H).

Douleur comme celle d'un coup ou d'une chute dans les os autour des hanches (pendant le mouvement.) — *On ne peut plier le corps ; douleur contusive dans les os des hanches et toutes les articulations* (au b. de 10 h.). — *Quand on touche aux parties douloureuses, surtout aux os iliaques et aux fémurs, on y éprouve une douleur contusive* (au b. de 29 h.). — Douleur contusive au milieu des fémurs (pendant le mouvement). — *Toute la face antérieure des cuisses est comme contuse et douloureuse au toucher* (au b. de 31 h.). — *Si peu qu'on étende les membres inférieurs, les cuisses font mal comme si elles étaient contusionnées au milieu.* — La douleur contusive des cuisses dure 2 jours, de sorte qu'on peut à peine marcher (Hbg). — Vive pression brûlante dans le pli de la cuisse droite (au b. d'1 h.). —

Pression dans le milieu du côté externe de la cuisse droite (Htm).
— *Douleur contusive à la face postérieure de la cuisse et au-dessus du genou* (pendant le mouvement).— *On ne peut marcher aussitôt qu'on est levé de dessus sa chaise ; on retombe*, les os sont comme broyés, les cuisses refusent leur service à cause de la douleur et de la faiblesse. — On titube en marchant. — *En marchant le sujet tombe d'un côté à l'autre, ses pieds ne le soutiennent pas, il n'a dans les cuisses ni force ni soutien* (Hbg). — Forte pression au haut de la face interne de la jambe gauche. — Forte pression au milieu du côté externe de la cuisse gauche (Hrm). — Affaissement des genoux en se levant de sa chaise et en commençant à marcher (au b. de 4 h.). — *Il est pénible de descendre les escaliers aussi bien que de les monter, les jambes fléchissent.* — Contraction spasmodique des jarrets en se levant de sa chaise (Hbg). — Lourdeur paralytique des genoux, on est obligé de changer les pieds de place (au b. d'1 h.) ; soulagement après avoir marché (Ws). — Lassitude dans le genou gauche après avoir un peu marché, les genoux fléchissent (Gr.). — Tremblement dans les genoux avec lassitude dans les pieds (Stf). — Tremblement et lourdeur des jambes. — *On n'ose pas appuyer fortement sur les pieds, parce que les os font mal, avec sensation de chaleur* (Hbg). — Des élancements sourds remontent lentement du cou-de-pied au tibia (au b. d'1/2 h.) (Ws). — *Dans l'articulation du pied gauche, en avant, douleur composée de battements et de coups incisifs, comme s'il y avait là un ulcère.* — Douleur brûlante *dans les os des pieds pendant le repos* (Hbg). — Sensation brûlante sous la malléole externe, étant debout (Fr.). — (Étant assis) douleur pressive et lancinante d'abord dans le talon gauche, puis dans le droit (au b. de 12 h.). — Légers élancements en forme de crampes dans le petit orteil du pied droit (étant assis); quand on remue les orteils la douleur devient plus pénétrante et plus forte (au b. de 33 h.). — Pression douloureuse dans la plante du pied gauche (étant assis, — au b. de 36 h.) (Lgh). — Déchirement brûlant dans le gros orteil gauche, surtout par l'effet d'une pression extérieure (au b. de 6 h.) (Ws). — Douleur brûlante dans les orteils, comme après un coup ou une contusion sur un point où se trouve un corps étranger. — Tiraillement douloureux dans les orteils. — Fourmillement pruriteux et chaud dans la plante des pieds (Hbg).

Peau. — (219 et aux diverses subdivisions indiquées). — Le

matin en se levant, prurit par tout le corps, qui cesse quand on s'est gratté (au b. de 24 h.) (Lgh). — *L'usage externe de la rue ronge la peau et fait naître des ampoules (Lemnius).*

Cuir chevelu. — D'abord une forte douleur (élancement et déchirement) au cuir chevelu ; ensuite il se forme un bouton gros comme un thaler et de l'épaisseur d'un doigt ; au début il est douloureux au toucher (S. H.). — Prurit au cuir chevelu, juste en arrière de l'oreille ; l'attouchement de la main y détermine une douleur qui tient du prurit et de l'excoriation ; le tout cesse quand on s'est gratté (Fr.). — Prurit rongeant, comme par des poux, au côté gauche du cuir chevelu ; il oblige à se gratter et revient souvent (au b. de 36 h.). — Prurit rongeant, comme par de la vermine, sur tout le cuir chevelu, surtout au côté gauche et à l'occiput ; il cesse quand on s'est beaucoup gratté, mais il revient toujours (au b. de 38 h.). — Deux petites ulcérations sur le cuir chevelu, l'une au côté gauche, l'autre vers la nuque; elles causent un prurit rongeant qui oblige à se gratter et revient souvent (au b. de 38 h.) (Lgh).

Visage. — Érysipèle au front (après avoir cueilli la plante) (*Camerarius*). — Éruption de boutons aux deux lèvres (par le vinaigre de rue). (*Lemnius*).

Tronc. — Prurit lancinant entre les omoplates ; le frottement ne le fait pas cesser (immédiatem.) (Ws).

Membres. — Petits élancements profonds, très rapprochés, dans les deux bras ; ils dégénèrent en un prurit rongeant, avec rougeur et chaleur de la peau des bras (S. H.). — *Prurit sur le bras gauche, qui excite à se gratter* (au b. de 8 h.). — Chatouillement pruriteux, légèrement lancinant dans le creux de la main gauche (au b. de 36 h.) (Lgh). — Érysipèle sur les mains après avoir cueilli la plante (*Camerarius*).

SAMBUCUS NIGRA

Sureau; Flieder, Hollunder (allem.), elder-tree (angl.), sambuco (ital.); sauco (esp.). — Famille des Caprifoliacées (1).

On exprime le suc frais des feuilles et des fleurs de la plante, et on le mêle avec parties égales d'alcool.

Après la camomille il n'y a pas d'autre plante que le sureau dont on ait plus abusé comme remède domestique. On ne l'a jamais considéré comme un vrai médicament et l'on se contentait de lui donner le nom méprisant de remède populaire, comme si son emploi n'avait que peu ou point d'importance.

L'usage si répandu du sureau dans la vie commune est assurément une preuve tacite de son utilité. Mais de ce qu'il est souvent bienfaisant il ne faut pas conclure qu'il soit inoffensif quand on le donne mal à propos.

Le simple bon sens nous indique qu'en sa qualité de médicament, et de médicament en réalité très actif, il doit faire du mal dans les cas où il n'est pas indiqué. En effet, puisque tout agent salutaire dans les maladies auxquelles il convient, fait naître chez l'homme sain des accidents morbides, à plus forte raison doit-il porter préjudice lorsqu'on le prescrit contre des maux qui ne sont pas de son ressort.

Le commun des médecins n'a pas la moindre notion des accidents consécutifs à l'emploi inopportun du sureau ; comment en serait-il autrement, puisqu'il ne connaît ni ne veut connaître les effets de ce végétal sur l'homme sain ? Mais de cette ignorance il ne s'ensuit pas que ces accidents n'ont pas lieu et n'aggravent pas les maladies dans lesquelles on a employé le sureau d'une façon inopportune. Malheureusement pour l'infortuné client, celui auquel il confie sa santé détourne ses regards, ne tient pas compte de ses requêtes et reste sourd à ses cris de douleur.

1. *Traité de matière médicale pure*, t. V, p. 61, édit. allemande ; t. III, p. 725 ; édit. française.

Le médecin vulgaire ajoute encore à ses drogues composées de la tisane de camomille ou de fleur de sureau, peu lui importe du reste laquelle des deux. Comment peut-il distinguer le bien ou le mal que fait le sureau ou la camomille? Souvent même il ordonne ces tisanes aux gens bien portants, sous prétexte qu'elles entretiendront leur santé ou les feront se porter encore mieux. Combien il connaît peu la nature des médicaments !

Quoique les symptômes énumérés ci-dessous soient bien peu nombreux (le sureau a certainement une action bien plus étendue), ils suffiront cependant pour ouvrir les yeux à ceux que la routine et des préjugés séculaires n'ont pas encore aveuglés. Ceux-ci reconnaîtront que les malaises qu'on éprouve après avoir bu de la tisane de sureau sont de véritables états morbides et, quand ils voudront avoir une thérapeutique consciencieuse et conforme à la nature, ces symptômes leur révèleront en partie les cas auxquels cette plante est appropriée, homœopathique.

Pour obtenir tout l'effet curatif qu'il est en droit d'attendre du sureau, le médecin homœopathe devra se contenter d'une petite partie d'une goutte du suc indiqué plus haut. Des pots de tisane ne sauraient rien faire de plus, dans les cas appropriés, que guérir les maux auxquels la plante est homœopathique ; par contre ils auraient l'inconvénient d'exciter trop de chaleur et des sueurs profuses qui affaiblissent le malade au point qu'il met plus de temps à se rétablir.

Concordances. — Suivant Bœnninghausen le médicament qui se rapproche le plus du sureau est RHUS TOXICODENDRON ; les autres sont : 1° ARSENICUM, BELLADONNA, PULSATILLA, SEPIA, SULFUR ; 2° *Acon., bry., cham., hep., lyc., merc., nux vom., op., phosph.;* 3° arn., aur., calc., caps., carb. v., cham., con., fer., hyosc., ign., kali, phos. ac., scill., veratr.

Antidotes. — Suivant Bœnninghausen, les antidotes du sureau sont l'arsenic et le camphre.

Liste des auteurs. — Franz (Fr.), Gross (Gr.), Haller (Hlr.), Hartmann (Htm.), Langhammer (Lgh.), Wislicenus (Ws).

SYMPTOMATOLOGIE

Symptômes généraux. — (75-79). — Étant assis, traction subite et douloureuse dans tous les points de la surface du corps (au b. de 3 h.). — Les mains tremblent quand on écrit. — La plupart des symptômes paraissent pendant le repos du corps et sont apaisés par le mouvement; bien peu sont occasionnés par le mouvement (Fr.). — Anasarque (par l'usage externe) (Hlr).

SOMMEIL. — (6-11 et 80-82). — Assoupissement avec les yeux et la bouche entr'ouverts; quand on se réveille on ne peut respirer, on est obligé de se mettre sur son séant et la respiration est accélérée et sibilante comme si l'on allait étouffer; on porte ses mains tout autour de soi, avec gonflement bleuâtre de la tête et des extrémités; on a chaud, sans soif. On pleure à l'approche de l'accès; le tout sans toux et principalement pendant la nuit, de minuit à 2 heures (C'est une espèce d'asthme de Millar). — Envie de dormir sans sommeil. — Rêves pendant la nuit. — Sommeil agité; quand on se met sur son séant il semble que les douleurs descendent et cela soulage. — Réveil en sursaut, avec anxiété, oppression allant jusqu'à la suffocation et tremblement (S. H.).

On se réveille souvent, comme si l'on n'avait pas sommeil. — Rêves vifs dont on ne se souvient plus. — Rêves lascifs avec pollution (Lgh).

SYMPTÔMES FÉBRILES. — (12-19 et 83-97). — Frisson secouant avant de se mettre au lit (au b. de 4 h.) (S. H.). — Accès répétés de léger frisson (au b. d'1/2 h.). — Léger frissonnement alors que la face est déjà plus chaude qu'à l'ordinaire (au b. d'1 h.) (Gr.). — *Frisson par tout le corps avec fourmillement légèrement lancinant tantôt à une place tantôt à l'autre, les mains et les pieds étant particulièrement froids; aux jambes le frisson descend surtout vers les genoux* (au b. d'1/4 d'h.) (Ws). — Du froid parcourt tout le corps, surtout les mains et les pieds, qui sont froids au toucher, quelque soin qu'on ait pris d'envelopper chaudement ces derniers (au b. d'1/2 h.) (Htm). — Les mains sont froides (au b. d'1 h.) (Gr.). — Fourmillement aux pieds, qui sont tout froids (au b. d'1/2 h.) (Ws). — Froid glacial aux pieds, le reste du corps étant suffisamment chaud (au b. de 3/4 d'h.) (Htm).

Bouillonnement du sang, le soir, une demi-heure après s'être couché, avec sensation de tremblement. — Sensation d'une chaleur sèche insupportable par tout le corps. — Pendant la chaleur, crainte de se découvrir, il semble qu'on va se refroidir ou avoir mal au ventre. — Chaleur générale, sans soif, peu de temps après s'être couché (au b. de 2 h.). — On a une chaleur notable, perceptible au toucher, surtout au creux des mains et à la plante des pieds (S. H.). — Chaleur générale intense, en marchant (au b. de

3 h.) (Ws). — *Sensation de chaleur brûlante à la face, le corps
étant modérément chaud et les pieds glacés, sans soif* (au b.
d'1 h.) (Htm). — Sensation de chaleur à la tête et au cou ; même
au toucher la face et le reste du corps sont plus chauds qu'à l'ordinaire, mais sans soif (Gr.). — L'après-midi, fréquentes bouffées
de chaleur avec forte chaleur à la face ; une demi-heure après
seulement se déclare la sueur à la face (au b. de 10 h.) (Fr.).

Sueur à la face seulement plusieurs heures après que la chaleur
sèche est passée. — Forte sueur sans soif, étant éveillé, de
7 heures du soir à 1 heure du matin ; les gouttes de sueur coulent
sur le visage et l'on transpire de tout le corps, mais après le sommeil on est plutôt chaud que moite, sans soif (S. H.). — Sueur
assez considérable après minuit, mais non à la tête (Gr.). — On
se réveille tout en nage, deux nuits de suite (Lgh).

Le pouls se ralentit et tombe de 70 à 60 pulsations (au b. d'1/2 h.)
(Gr.). — Le pouls se ralentit de 10 pulsations, mais il est plus plein
(au b. de 6 h.). — Pouls accéléré, à quelques pulsations au-dessus
de 75 (au b. de 2 h.) (Gr.).

MORAL. — (20 et 98-99)· — Délire périodique : on voit sur le mur
des objets effrayants (S. H.). — *Grande propension à s'effrayer,
on a peur de choses qu'on est habitué à voir autour de soi*
(Fr.) — *Morosité continuelle, tout fait une impression désagréable* (Lgh).

Symptômes locaux. — TÊTE. — (1 et 1-13). — Étourdissements
en se levant le matin (S. H.). — Étourdissement, obnubilation pendant quelques minutes (au b. d'1 h.). — On va très bien le matin,
on a seulement du vertige et des étourdissements pendant les
mouvements de la tête, avec sentiment de tension comme s'il y
avait de l'eau dedans (au b. de 24 h.) (Fr.). — Élancement déchirant à travers la moitié gauche de l'occiput ; il revient souvent et
dure longtemps ; dans les intervalles, sensation sourde au même
endroit (au b. d'1/2 h.) (Htm). — Mal de tête déchirant et pressif ;
il rayonne jusque dans l'œil (au b. de 2 j.). — En se baissant, mal
de tête pressif et déchirant sur la tempe gauche, en avant, sur
l'os. — Déchirement dans la tempe, plutôt dans l'os, par accès
isolés qui cessent rapidement (au b. de 10 h.) (Fr.). — Pression
dans la tête, de dedans en dehors, vers les deux côtés (au b.
d' 1 h.) (Htm). — Pression de dedans en dehors aux tempes (au b.
d'1 h.). — Douleur pressive dans le front et secousse subite et douloureuse à travers le cerveau, d'un côté à l'autre (au b. d'1/4 d'h.)

(Ws). — Mal de tête pressif et stupéfiant, comme dans le coryza (au b. d'1 h.), comme dans l'ivresse (au b. de 20 h.) (Lgh). — Mal de tête fouillant au vertex (au b. d'1/4 d'h.) (Ws).

YEUX. — (14). — Pupilles rétrécies, puis très dilatées plus tard (au b. de 40, 44 h.) (Lgh).

OREILLES. — (20). — *Vifs élancements avec douleur de crampe dans l'intérieur de l'oreille droite* (au b. d'un demi-quartd'h.) (Ws).

NEZ. — (16-17). — Sensation de pesanteur dans le bout du nez, comme s'il allait saigner (au b. de 3 j.). (Fr.).

VISAGE. — (15, 18, 19, 21). — Sensation de légère chaleur, qui remonte jusqu'au visage, comme lorsqu'on rougit (au b. d'1 h. I/2). — Tension dans la joue gauche, avec pression rongeante sur l'os maxillaire supérieur. — Douleur tensive dans la joue comme si elle était enflée, avec engourdissement de celle-ci (au b. d'11 h. (Fr.).

APPAREIL DIGESTIF. — (3, 5 et 24-38).

A. *Bouche.* — Déchirements et élancements dans les dents du côté gauche, en haut et en bas, jusqu'aux incisives (au b. de 2 h.); la douleur s'étend jusqu'à l'œil, avec sensation dans la joue comme si elle était enflée, quoiqu'elle ne le soit pas (S. H.). — Grande sécheresse dans le palais sans soif (Fr.).

B. *Estomac.* — Soif sans qu'on trouve un goût agréable aux boissons (S. H.). — Hoquet en mangeant et après avoir mangé (Fr). — Sensation d'un commencement de nausée au creux de l'estomac et au-dessous (Gr.), — Petit élancement augmenté par une pression extérieure, juste au-dessous de l'estomac (étant assis, au b. d'1/4 d'h.) (Htm). — Sensation de pression sourde à la région de l'estomac (au b. de 4 h.) (Gr.).

C. *Abdomen.* — Gargouillement dans le ventre (Gr.). — *Pincements dans le ventre avec émission de vents, comme après s'être refroidi* (au b. de 43 h.) (Lgh). — Le ventre fait mal intérieurement comme si les intestins étaient contusionnés. — Douleur de pincement dans le ventre quand on l'appuie contre un rebord aigu. — Pression dans le ventre avec nausées aussitôt qu'on l'appuie contre quelque chose (au b. de 10 h. 1/2). — Élancements dans le muscle oblique abdominal du côté gauche, étant assis et debout (au b. de 4 h.) (Fr.). — Déchirement spasmodique dans les muscles abdominaux, surtout pendant leur contraction, le soir en se couchant (au b. de 12 h.). — Léger pincement dans les muscles abdo-

minaux du côté droit sous les fausses côtes (au b. d'1 h.). — Léger
déchirement dans le côté gauche du ventre (au b. d'1 h.) (Ws). —
Élancement dans le côté gauche du bas-ventre, au-dessus de la
hanche, élancements comme des coups d'aiguille, isolés, presque
sourds, isochrones au pouls, pendant un quart d'heure ; tantôt ils
augmentent, tantôt ils diminuent (Gr.).

ORGANES GÉNITO-URINAIRES DE L'HOMME. — (39-45). — Envie fréquente d'uriner, avec émission peu abondante (au b. de 2, 18 h.),
avec émission abondante (au b. de 38 h.) (Lh). — La nuit, on a
envie d'uriner (Gr.). — Émission fréquente d'urine très jaune
(Htm). — L'urine coule par un jet mince (au b. de 10 h.) (Fr.). —
Prurit à l'orifice de l'urètre (Ws).

Pollution après minuit (Fr.)

APPAREIL RESPIRATOIRE. —(45-51). —Enrouement causé par la présence de beaucoup de mucosités visqueuses dans le larynx. —
Oppression et élancements dans le côté gauche de la poitrine,
au-dessous du mamelon (au b. de 5 h.) (Fr.). — Pincement incisif aux
dernières fausses côtes, dans la direction de la colonne vertébrale
(au b. de 9 h.) (Ws). — Oppression et pression au-dessus du sternum, pression à l'épigastre et à la région stomacale, avec nausées
et sensation de défaillance (au b. de 5 h.) (Fr.). — Douleur incisive
aiguë, par intervalles, en avant, à la 3ᵉ fausse côte, surtout pendant les mouvements du tronc (au b. de 3 h.). — Douleur corripiante subite dans les deux côtés de la poitrine, à la région de la
4ᵉ côte, intérieurement (au b. d'1/2 h.) (Ws).

COU, DOS ET LOMBES. — (52-57). —Pression tiraillante au sacrum,
qui se propage intérieurement aux muscles qui s'insèrent à l'os
iliaque, étant debout (au b. de 2 h.) (Fr.). — Coups incisifs avec
douleur tensive dans le sacrum, forte surtout quand on se baisse
(au b. de 9 h.) (Ws). — *Douleur pressive dans le milieu de la colonne
vertébrale ; aucun mouvement ne la fait cesser et elle dure
longtemps* (au b. d'1/2 h.) (Htm). — Étant assis, élancement pulsatif, isochrone au pouls, sous l'omoplate droite (Fr.). — Élancements incisifs aux omoplates, pendant le repos (au b. d'1/4 d'h.).
— Vifs élancements de dedans en dehors, en dedans de l'omoplate
droite ; c'est pendant le repos qu'ils sont le plus forts. — Pesanteur pressive à la nuque, les mouvements de la tête demandant
plus d'efforts qu'à l'ordinaire (au b. d'1/2 h.). — Élancements
incisifs, profonds, dans les muscles du cou des deux côtés, surtout pendant les mouvements du cou (au b. d'1/2 h.) (Ws).

Membres supérieurs. — (7 et 58-64). — Déchirements dans les articulations des doigts (S. H.).

Léger pincement dans le creux de l'aisselle (au b. d'1/4 d'h.). — Petits élancements dans le milieu du bras, au côté interne (au b. d'1 h.) (Ws). — Dès qu'on s'appuie sur le bras il semble qu'il va se casser (au b. de 3 h.) (Fr.). — Lourdeur paralytique dans les articulations des coudes (au b. d'1/2 h.). — Vifs élancements à la tubérosité externe du poignet (au b. d'1/2 h.). — Élancements incisifs, isochrones au pouls, dans les deux poignets; le mouvement de ceux-ci diminue un peu la douleur (au b. d'1/4 d'h.) (Ws). — Douleur tractive dans les os du carpe, qui remonte le long du radius pendant le repos (Fr.).

Membres inférieurs. — (65-74). — Douleur déchirante au-dessus et autour de l'articulation de la hanche, seulement en marchant (au b. de 3/4 d'h.). — Sensation tractive et lancinante à travers les muscles antérieurs du haut de la cuisse pendant le repos (au b. de 3 h. 1/2) (Htm). — En marchant, traction crampoïde en arrière et en haut de la cuisse droite, à l'insertion du muscle grand fessier. — Les tendons du jarret sont trop tendus et comme trop courts, de sorte qu'il est difficile de rester debout (au b. de 4 h. 1/2) (Fr.). — Sentiment de lassitude dans les jambes, avec sensation comme si un vent froid soufflait dessus, seulement quand on est debout (au b. d'1/2 h.) (Htm). — Élancements aigus, qui pénètrent profondément dans le côté interne du tibia; le mouvement les diminue un peu (au b. d'1/2 h.) (Ws). — Sentiment d'engourdissement et froid au milieu du tibia droit, étant debout (au b. de 4 h.). — Le soir au lit, douleur déchirante dans la malléole externe droite et dans les muscles du côté de la jambe (Fr.).

Peau. — Prurit au front, que le frottement fait cesser (au b. d'1/4 d'h.) (Ws). — Fourmillement pruriteux dans les oreilles et la gorge; dans la gorge on le diminue un peu à l'aide de la langue (S. H.). — Prurit sur le dos du nez, avec une légère sensation d'engourdissement dans la peau (au b. de 3 h. 1/2) (Fr.). — Taches rouges çà et là sur les joues, avec sensation de brûlure (au b. d'1 h.) (S. H.). — Pustule indolente, entourée d'une auréole rougeâtre au côté gauche de la lèvre inférieure (au b. de 37 h.) (Lgh). — Prurit lancinant au côté interne des deux cuisses, qui dégénère en ardeur sous l'influence du frottement (au b. d'1 h.) (Ws). — Vif prurit à la rotule, avec sensation d'âpreté et de grattement, comme si une éruption allait sortir (au b. de 4 h. 1/2) (Fr.).

SMILAX SASSAPARILLA

Salsepareille; Sarsaparille (allem.), sarsaparilla (angl.), salsapariglia (ital.),
zarzaparrilla (esp.). — Famille des Asparaginées (¹).

On fait macérer la racine coupée en morceaux dans de l'esprit-de-vin, afin
d'obtenir la teinture mère. On prépare les autres puissances avec cette teinture, par voie de dilution, ainsi qu'il a été indiqué bien des fois.

Les longues et fines racines du *smilax sassaparilla* ont été
considérées depuis plus de trois siècles, dans l'Amérique du Sud,
comme une manne bienfaisante qu'il était possible d'opposer à la
syphilis, lorsque celle-ci avait été traitée par des quantités
énormes de mercure, dont le principal effet avait été d'amener des
troubles profonds dans la santé. La même pratique s'est répandue
en Europe pour combattre les altérations profondes survenues dans
la santé à la suite de semblables traitements. On considérait donc
la salsepareille comme un médicament des plus bienfaisants, dont
on pouvait administrer une once, et même plus, chaque jour en
continuant ainsi pendant une année, parce qu'il n'avait pas été
reconnu, même après une pratique séculaire, que cette racine
perdait presque toutes ses vertus par la décoction. Aussi les malades n'eurent-ils pas grand'chose à regretter lorsque des phar-
maciens remplacèrent ce médicament par la racine à peu près
inerte du *carex arenaria*. Les médecins eux-mêmes finirent,
après un certain temps, par admettre cette substitution, soutenant
que la racine de *carex arenaria* était douée des mêmes vertus que
celle de la salsepareille et qu'elle convenait dans le même cas de
maladie, mais cette prétention n'était pas plus soutenable que
celle qui permettait de substituer de la racine de salix et d'œsculus
hippocastanum à l'écorce de quinquina.

---

1. Hahnemann a publié deux pathogénésies de la salsepareille : l'une dans le
Traité de matière médicale pure, t. IV, p. 223, édit. allemande ; t. III,
p. 541, édit. française; l'autre, dans le *Traité des maladies chroniques*,
Vᵉ partie, p. 143, édit. allemande ; t. III, p. 336, édit. française.

La vérité est que la véritable salsepareille, surtout la brune, qui se récolte à Haïti (San-Domingo), est un médicament très énergique, même à petite dose, pourvu qu'elle ne soit point administrée en décoction ; ce mode de préparation lui faisant perdre, comme je l'ai indiqué, la plupart de ses vertus.

L'homœopathie se sert toujours des médicaments les plus authentiques, en les employant de préférence sous la forme où ils sont le plus énergiques.

Les cas où la salsepareille s'est montrée le plus efficace sont ceux où, en dehors des symptômes pathognomoniques, existe quelqu'un des phénomènes suivants :

Nausées, selles mêlées de sang, froid aux pieds avant de s'aller coucher, sueur au front, le soir au lit ; coryza chronique, courbature aux mains et aux pieds.

Concordances. — Suivant Bœnninghausen le médicament qui se rapproche le plus de la salsepareille est MERCURIUS SOLUBILIS ; les autres sont : 1º BELLADONNA, PHOSPHORUS, SEPIA, SULFUR ; 2º *calc.*, *lyc.*, *puls.* ; 3º arn., bry., chin., graph., hep., ign., kali, nux vom., phos. ac., rhus, sil., staph., sulf. ac.

Antidotes. — Suivant Bœnninghausen les antidotes de la salsepareille sont la belladone et le mercure ; Hahnemann indique *camphora*. Le vinaigre aggrave les symptômes.

Liste des auteurs. — Brunner (Br), Hartmann (Htn), Herrmann (Hrm), Un anonyme (Ng), Schreter (Str), Teuthorn (Tth).

SYMPTOMATOLOGIE

Symptômes généraux. — (481, 484, 485, 503-507 *m. c.*, 23-28 *m.m.*). — Déchirement dans toutes les articulations du corps, tantôt ici. tantôt là, pendant plusieurs jours, mais jamais pour longtemps. — Déchirements dans tous les membres, la nuit, suivis de céphalalgie (Ng). — Douleurs fulgurantes çà et là sur toute la surface du corps et à la tête (S. H.). — Tremblement des mains et des pieds, avec déchirement au front et tranchées dans le ventre (Ng). — Accès de nausées après le déjeuner, avec renvois acides ; en se tenant debout devant une fenêtre ouverte, vertiges et bientôt après perte de connaissance, qui fait tomber à la renverse sur le sol. Dès qu'on est parvenu à se relever, on revient à soi, mais éprouve une vive tension à la poitrine (S. H.). — On se sent mieux au grand air. — Grande faiblesse, se faisant sentir surtout aux membres inférieurs, principalement aux cuisses, aux genoux et aux pieds, même pendant les règles. — Abattement et faiblesse par tout le corps, avant midi, se dissipant après qu'on a mangé (Ng).

SOMMEIL. —(508-507 *m. c.*, 29-30 et 104 *m. m.*). — Bâillements fréquents. — Envie de dormir avec bâillements (le soir) (S. H.). — Fréquents bâillements, qui font pleurer, avant midi, avec frissons. — Envie de dormir et fatigue, dans la matinée. — Envie de dormir de bonne heure, le soir, avec violent réveil en sursaut (8e j.) (Ng). — On se réveille la nuit, croyant entendre un bruit effrayant (Ttl.). — Sommeil agité, on se retourne sans cesse. — Sommeil agité, non réparateur (S. H.). — Sommeil agité la nuit, avec disposition au coït, pollution et tressaillement dans les deux avant-bras (Fr.). — Sommeil souvent interrompu (10e j.). — Nuit presque sans sommeil, sans raison aucune (1er j.). — Peu de sommeil et réveil en sursaut (Ng). — Sommeil agité, avec rêves se rapportant à des événements malheureux. — Rêves effrayants pendant un sommeil profond (S. H.). — Rêves effrayants. — Rêves de morts, de fantômes effrayants ; ensuite épistaxis. — Rêves se rapportant à des choses pénibles. — Rêves voluptueux. — Rêves se rapportant aux faits qui se sont passés dans la journée et aux objets qu'on a vus. — Rêves pénibles, effrayants, d'accidents et de choses semblables avec grande peur au réveil. — Fréquents réveils en sursaut, la nuit, suivis d'une envie de dormir très impérieuse. — La nuit, elle se réveille en sursaut, se gratte les cuisses sans en avoir conscience et se rendort aussitôt. — On est réveillé après minuit par des tranchées. — Demi-réveil, la nuit, causé par des douleurs dont on ne peut préciser le siège ; le matin cependant on croit se rappeler qu'il s'agissait de maux de ventre (chez une femme, quelques jours avant ses règles). — On se réveille plusieurs nuits de suite, vers 2 heures du matin, et on reste longtemps éveillé. — Fréquents réveils la nuit, avec froid (Ng). — Crampes aux mollets, la nuit. — La nuit, en se réveillant, sueur abondante au niveau des articulations. — La nuit et le matin, en s'éveillant, on se trouve couché sur le dos ; plusieurs nuits de suite. — On ne peut s'endormir avant minuit, à cause d'une agitation qu'on ressent dans tout le corps, et d'un besoin inaccoutumé et irrésistible de remuer les membres.

SYMPTOMES FÉBRILES. — (538-562 *m. c.*, 31-32 et 105-107 *m. m.*)

— Frissonnements fréquents aux bras, aux cuisses, au dos, enfin au bas-ventre. — Froid fébrile plusieurs fois par jour, avec ongles bleus et disparition de toute chaleur vitale aux bras et aux jambes. — Froid interne et somnolence (S. H.). — Frissonnement par tout le corps, allant de bas en haut (Hrm.). — Froid passager parcourant tout le corps, avant midi : on se réchauffe très difficilement, même en restant dans une chambre chaude, toute la matinée. — Frissonnement, même dans une chambre chaude (2e j.). — Froid et tremblement sans froid extérieur. — Froid violent, avant le repas de midi, avec tremblement et claquements de dents, pendant 1/4 d'heure. — Le soir, froid pendant une heure, sans chaleur ni sueur consécutive (Ng). — Frisson et froid par tout le corps, même auprès du feu, avec chaleur insolite du visage et de la poitrine (Hrm). — Froid la nuit, en se réveillant (9e j.). — Froid secouant la nuit, sans chaleur consécutive (5e j.). — Froid le matin, au lit, pendant 1/4 d'heure. — Frisson qui parcourt tout le corps, aussitôt qu'on va au grand air (chez une femme). — Frisson et chair de poule, avec de violentes éructations, avant midi. — Frisson, le soir en se couchant, qui passe peu après qu'on s'est mis au lit (2e j.). — Tendance au froid et aux frissons, dans la matinée ; ensuite, jusqu'au soir, chaleur et sueur par tout le corps. — Augmentation de la chaleur, gaîté ; on se sent plus fort, le soir (9e j.). — Chaleur par tout le corps, durant peu de temps. — Très grande chaleur par tout le corps, comme si la sueur allait s'établir, après le repas du matin (Ng). — Chaleur le soir au lit, pendant une heure avant de s'endormir ; le sang bouillonne, le cœur bat et la sueur perle sur le front ; deux soirs de suite. — Le corps entier se trouve dans un état fébrile continuel (S. H.).

MORAL. — (1-24 *m. c.*, 33-34 et 108-111 *m. m.*). — Abattement. — Envie de pleurer, on est très concentré en soi-même, dans la matinée. — L'âme est extraordinairement affectée par la douleur, l'esprit est abattu, le caractère triste ; on se sent malheureux et gémit malgré soi. — Inactivité, paresse, lassitude, aversion pour le travail, maladresse. — Aucune disposition pour le travail, morosité, en même temps chaleur au visage (immédiatement.) — Inaptitude aux travaux intellectuels (sur le champ). — Mauvaise humeur extrême, les mouches qui courent sur la muraille l'agacent. — Il est très dépité et ne peut contenir les choses désagréables qui lui lui arrivent. — On est plus gai et plus entrain qu'à l'ordinaire (le 1er et le 2e j.). — Esprit distrait. (S. H.).

On est triste, abattu, concentré en soi-même. — Grande anxiété, ressentie d'abord dans la tête, puis dans tout le corps, avec tremblement surtout des pieds. — Grande mauvaise humeur, le matin, avec tête pesante. — On est de très mauvaise humeur, toute la journée. — Tout contrarie, rien ne fait plaisir, le matin seulement. — Humeur très variable tous les 2 ou 3 jours. — On est très entrain, gai, disposé à plaisanter, pendant toute la journée (Ng). — Mauvaise humeur, aucun goût pour le travail (Tth). — Mauvaise humeur, mais disposition pour le travail. — Le moindre mot peut l'offenser (Htm). — Mauvaise humeur tranquille (Hrm). — On est disposé au travail l'après-midi ; on est plus gai et plus vif qu'à l'ordinaire (Fr.).

Symptômes locaux. — TÊTE — (24-86 *m. c.*, 1 et 1-25 *m. m.*). — Tête entreprise, avec douleurs causées par des vents. — Tête entreprise et lourde, toute la matinée ; pendant l'après-midi mauvaise humeur et inaptitude pour toute chose. — Faiblesse dans la tête avec obnubilation, comme après un accès de fièvre. — Céphalalgie crampoïde, unilatérale, qui commence par la vision de points brillants et de points noirs qui semblent voltiger ; ensuite elle se trouve presque sans connaissance, est forcée de se coucher, ne peut parler, chaque parole paraissant lui retentir dans la tête. — Élancements sourds au côté gauche de la tête, s'étendant jusqu'à la nuque. — Céphalalgie pulsative, le soir, augmentant la nuit et s'accompagnant alors de violentes nausées et de vomissements acides. — Céphalalgie semblable à une pression ou à une incision, et se faisant sentir surtout à l'extérieur de la tête. — Élancements pulsatifs au front. — Élancements sourds au côté gauche de la tête, s'étendant jusqu'à la nuque. — Prurit au cuir chevelu, en arrière de la tête (S. H.).

Obnubilation et pesanteur de la tête se faisant souvent sentir, comme si les tempes étaient comprimées. — Pesanteur du crâne, avec tension au côté droit du cou, surtout en remuant la tête. — Pression et sensation de prurit profond dans la moitié droite de la tête, le matin. — Pression et élancements fréquents au côté gauche de la tête, le matin. — Pression et sensation de pesanteur dans tout le front, dans la matinée et après le déjeuner. — Céphalalgie sourde ; il semble que la tête soit serrée par un lien ou un étau. — Sensation d'une vive constriction dans les deux côtés de la tête, après le premier déjeuner. — Élancements partant de la tempe droite et s'étendant jusque dans les dents du bas. — Déchirement dans toute la région frontale, souvent aussi profondément dans le cerveau, seulement en marchant et en parlant. — Violents élancements au front, se dissipant à l'air libre. — Élancements perforants au niveau de la bosse frontale gauche, le soir. — Élancements pénétrants, effrayants à la tempe droite. — Élancements tantôt dans la tête, tantôt dans une oreille. — Battements à la région frontale droite, en marchant au grand air. — Battements dans la tête jusque vers midi. — Battements violents au côté droit de la tête, s'étendant profondément dans le cerveau. — Bruissement dans la tête vers midi. — Sensation d'ondulations dans la tête. — Grande chaleur à la tête, après le déjeuner de midi, avec sueurs au front. — Tressaillements au côté droit de l'occiput (Ng). — Sensation de pesanteur au niveau de la tempe gauche. — Pesanteur de la tête, surtout au niveau de la tempe gauche, jusqu'à midi. — Tête entreprise après être resté longtemps assis, avec nuages devant les yeux, courbature dans les membres, enchifrènement et humeur sombre. — L'embarras de la tête se dissipe vers le soir. (Str.). — Céphalalgie, sensation de pesanteur comme celle que causerait un poids très lourd, avec tendance à tomber en avant. — Violente pression et élancement au sommet de la tête, à droite. — Douleur pressive et lancinante au niveau des temporaux, augmentée par la pression. — Déchirement lancinant au côté gauche du synciput. — Même sensation à la région temporale. — Déchirement et pression à la tête, çà et là, augmentés par le mouvement et par la marche. — Tiraillements pressifs à la tempe droite et à l'occiput. — Tiraillement lancinant allant de l'apophyse mastoïde droite à la bosse frontale gauche. — Élancement sourd à la bosse frontale gauche. — Elancement sourd et brûlant à la tempe gauche. — Les douleurs de tête augmentent par l'attouchement et par la marche (Hrm). — *Pression aux deux côtés du front.* — Pression au front et à l'occiput. — Pression au côté gauche de la tête, surtout aux tempes, aussi bien dans le repos que par le mouvement. — Douleur pressive surtout au sommet de la tête, augmentant lentement et disparaissant peu à peu. — Douleur pressive au front. — Pression au niveau de la bosse frontale droite avec élancement aigu, augmentant lentement. — Forte pression à la tempe droite, avec élancements tiraillants allant de l'occiput au front. — Violente pression et ensuite élancements à la bosse frontale gauche. — Douleur lancinante à l'occiput, du côté gauche. — Élancements aigus très pénibles au milieu du front. — Très violent élancement pressif et déchirant au côté droit de la tête, si pénible qu'on en frissonne (Hrm.).

Vertige en étant à la fenêtre, on tombe tout à coup sans connaissance; le cou se gonfle, des rapports aigres se font sentir avant et après l'évanouissement, ensuite sensation de compression à la poitrine, et sueur abondante la nuit suivante (S. H.). — Vertiges fréquents, pendant toute la matinée. — Vertiges et titubation comme si l'on était ivre. — Vertiges avec nausées, le matin, après avoir longtemps fixé un objet (Ng.). — Vertiges en étant assis et en marchant; la tête tombe en avant (Hrm).

YEUX. — (87-104 *m. c*, 2-3 et 26-27 *m. m.*). — Douleur dans les yeux quand on regarde un objet au grand jour. — Tous les objets saisissent les yeux, le matin. — Douleur pressive dans le globe de l'œil, le soir, en lisant à une vive lumière, ensuite le papier semble devenir rouge. — Douleur de brûlure persistante aux paupières alternant souvent avec une douleur pressive. -- Inflammation et sécheresse des paupières. — Tressaillement de la paupière supérieure droite (S. H.).

Pression sur l'œil gauche, comme celle que causerait un grain de sable placé sous les paupières. — Pression à l'œil gauche, et ensuite sur l'œil droit, avec trouble de la vue. — Élancements fréquents dans les deux yeux, comme s'il y avait de la poussière ou du sable; amélioration au grand air. — Élancements dans les yeux, en fermant les paupières; la douleur augmente beaucoup quand on presse sur l'œil ainsi fermé; ensuite une trainée rougeâtre partant de la cornée et s'étendant vers l'angle externe des paupières; les angles internes sont également enflammés, et celui du côté droit est gonflé. — Vive douleur de brûlure et agglutination des paupières, le matin au réveil. —. Larmoiement tous les deux jours. — Larmoiement le jour; le matin agglutination des paupières. — Vue trouble comme à travers un nuage. — Nuage épais devant les yeux (1er et 2e jour.). — Grand trouble de la vue à gauche, comme s'il y avait une gaze devant l'œil (Ng). — Dilatation des pupilles (au b. de 2 heures) (Tth). — Nuage devant les yeux rendant la lecture très difficile (Hrm).

OREILLES. — (105-120 *m. c*, 5 et 25-33 *m. m.*). — Une croûte se forme au lobule de l'oreille, accompagnée d'abord d'une douleur brûlante, puis de prurit (S. H.).

Violente douleur pressive et compressive aux oreilles, s'étendant aux tempes, quand on presse sur la partie malade. — Tiraillement à l'oreille droite. — Douleur tiraillante à la partie externe de l'oreille droite. — Bruit de cloche à l'oreille gauche (Htm). — Déchirement à l'oreille droite, le matin (6e et 8e j.). — Douleur d'ulcération profondément dans l'oreille gauche, et à la partie antérieure de celle-ci. — Violent prurit au conduit auditif externe droit, le matin, ne se calmant pas quand on se gratte. — Tiraillements et tressaillements aux lobules des oreilles. — Fréquente douleur déchirante derrière l'oreille gauche, après-midi. — Douleur déchirante au-dessous et en avant de l'oreille gauche, le matin (6e et 8e j.). — Inflammation, gonflement puis suppuration d'une glande au-dessous de l'oreille droite (Ng). — Déchirement pressif au cartilage de l'oreille droite et au niveau du conduit auditif externe. — Élancements sourds au niveau de la racine de l'apophyse mastoïde droite, soulagée par le frottement (Hrm).

Nez. — (121-128-345-351, *m. c.*, et 38 *m. m.*). — Enchifrènement sans éternuements, il ne passe pas d'air par les narines ; coryza et toux (S. H.). — Éternuements avortés (8e j.). — Éternuements le matin en se levant. — Éternuements et coryza fluent, avant midi. — Écoulement par les narines d'un mucus épais (Ng). — A l'extrémité du nez, élancements semblables à des piqûres d'aiguille. — Éruption pruriteuse au-dessous du nez, semblable à celle que produirait un écoulement âcre. — Prurit au côté gauche du nez et autour des yeux. — Éruption pruriteuse au-dessus du nez. — Éruption à la narine gauche, s'étendant au nez. — Épistaxis à la narine droite (S. H.). — Épistaxis (*Brunner*). — Epistaxis, avec sensation semblable à celle que causerait la rupture d'un petit vaisseau (Ng).

Visage. — (129-142 *m. c.*, 4 et 34-43 *m. m.*). — Éruption de vésicules brûlantes à la joue, lesquelles s'entourent bientôt d'un large cercle inflammatoire, avec forte douleur de brûlure ; une grosse croûte épaisse se forme ensuite et l'éruption cause à l'air libre une forte douleur de cuisson. — Éruption de vésicules pruriteuses, dont le sommet devient bientôt purulent, au côté du menton. — Taches sur la lèvre supérieure, avec douleur de picotement semblable à celle que causeraient des aiguilles (S. H.).

Chaleur au visage durant peu, avec sueur au front, sensation de chaleur à la poitrine et au dos, accompagnée d'élancements comme des piqûres d'aiguille allant du dedans au dehors, plus fréquents et plus forts au cou que partout ailleurs (Hrm). — Déchirements tiraillants et déchirants au niveau des masseters droits qui paraissent se contracter comme par une crampe (Htm). — Raideur et tension des masseters et de l'articulation temporo-maxillaire, pendant le mouvement des mâchoires. — Douleurs au visage au niveau du bord des orbites, semblables à celles que causerait une forte contusion, le matin au réveil, avec aggravation au toucher (Ng). — Prurit lancinant au visage, au cuir chevelu, aussi au cou et sur les épaules, avec forte sensation de chaleur sur ces parties, se déplaçant d'un point à un autre quand on se gratte (Htm). — Sur le front, taches un peu saillantes, d'un rose pâle, grosses comme des lentilles, et ne causant aucun prurit (Str). — Pustules indolentes au visage (Hrm). — Pustule au milieu du front. — Vésicule pruriante au menton. — Vésicules pruriantes sous le menton. — Vésicule transparente à la lèvre inférieure, du côté droit (Ng).

APPAREIL DIGESTIF. — (143-290 *m. c.*, 6-16 et 44-55 *m. m.*).

A. *Bouche*. — Douleur aux mâchoires comme si celles-ci étaient brisées. — Étouffement et douleur de plaie à la partie postérieure de la gencive qui recouvre le maxillaire inférieur (S. H). — Douleur pressive et lancinante à la partie interne et inférieure de la mâchoire inférieure du côté droit, mais seulement en y touchant et en renversant la tête en arrière (Hrm). — Odontalgie, deux soirs de suite. — Des molaires, des deux côtés, deviennent douloureuses. — Les dents supérieures du côté droit sont très sensibles quand on serre les mâchoires. — Odontalgie du côté droit, avec fourmillements à la racine des dents, quand on presse la gencive jusqu'à la faire saigner; la douleur, après être devenue tout d'abord plus forte, finit par disparaître, le soir. — Odontalgie tiraillante dans les dents du bas, à droite, avec pesanteur de la tête, surtout aussi du côté droit, du matin au soir (Ng). — Douleur déchirante dans les dents soit par le contact de l'air froid, soit par celui des boissons froides (Str.). — Élancement dans une dent malade depuis longtemps déjà. — La fumée de tabac rend la gencive inférieure droite douloureuse (Ng). — Douleur lancinante et déchirante à la gencive et aux racines des dernières molaires inférieures du côté droit (Hrm). — Bouche pâteuse, le matin. — Sécheresse de la bouche, sans soif. — Sécheresse de la bouche et de la gorge, le matin au lit (Ng). — Langue râpeuse en se réveillant, plusieurs matins de suite. — Langue couverte d'un enduit blanc, le matin, le goût restant intact (Ng). — Aphthes sur la langue et au palais (Str). — Elancements sur la langue (S. H.).

B. *Pharynx et œsophage.* — Mucosités filantes dans la gorge, le matin, que le renaclement ne peut détacher. — Fréquents renaclements de mucosités, le matin ; cette sécrétion se reproduit sans cesse. — Sécheresse dans la gorge avec élancements en avalant, le matin. — Douleur au côté droit de la gorge, avec élancement en avalant, comme celui que causerait un grain d'orge ; cette douleur s'étend jusqu'à l'oreille, après-midi, mais disparaît dès qu'on est couché. — Pression spasmodique dans la gorge, la nuit. — Sensation de constriction à la gorge et à la poitrine avec oppression, plusieurs fois par jour. — Constriction spasmodique à la gorge avec oppression, il lui faut défaire son vêtement pour pouvoir respirer, et encore cela ne soulage pas toujours. — Sécheresse et âpreté de la gorge, le matin au réveil. — Apreté de la gorge revenant souvent. — Apreté de la gorge un jour sur deux (Ng). — Douleur tiraillante et pressive au voile du palais (Hrm).

C. *Estomac, troubles fonctionnels.* — Mauvais goût herbacé. — Goût muqueux ou tout à fait acide, paraissant venir de la gorge, le matin — Haleine fétide (S. H.). — Goût acide plusieurs jours de suite. — Goût acide après avoir fumé. — Goût amer le matin, après s'être levé. — Goût amer le matin sur la lèvre inférieure, (8e j.) (Ng) . — Le pain a un goût amer (Tth). — Goût métallique, pendant 2 jours. — Goût fade et acide (Str.). — Aucun appétit, les aliments lui paraissent avoir trop peu de goût, et après en avoir pris, il lui semble n'avoir pas mangé, comme si l'estomac était insensible (S. H.). — Pas d'appétit pour le déjeuner (6e j.) — — Ni faim, ni appétit, au déjeuner ; on mange très peu (le 2e jour). — Appétit plus vif qu'à l'ordinaire, pendant plusieurs jours. — Répugnance pour la fumée de tabac, dont le goût lui paraît tout à fait changé (Ng.). — Absence de soif en mangeant, contre son habitude. (1er, 4e j.). — Absence complète de soif. — Soif fréquente dans la journée. — Soif dès le matin, avec chaleur générale (8e j.). — Soif d'eau, après midi, et fréquemment dans la matinée (Ng). — Renvois incomplets mais continuels (Htm.). — Tendance inutile à avoir des renvois, avec constriction venteuse à l'estomac, aussitôt après le repas de midi. — Rapports semblables à des hoquets, aussitôt après avoir mangé. — Renvois acides, fréquents, dans la matinée et le soir. — Renvois avec goût des aliments, après le repas de midi. — Renvois d'aliments amers et acides, puis éructations. — Renvois amers le matin, après s'être levé, avec goût amer de la bouche. — Renvois amers après le repas de midi. — Renvois amers, après avoir bu et avoir mangé la soupe. — Renvois acides continuels. — Hoquet continuel, le soir. — Hoquet après le repas de midi. — Régurgitations amères et acides, le soir. — Régurgitations amères, avant et après le repas de midi. — Régurgitations acides, après-midi (Ng.). — Dégoût en pensant aux aliments qu'on a mangés. — Envies de vomir qui semblent partir de la gorge et paraissent causées par une mauvaise odeur de la bouche, en même temps tête entreprise. — Forte envie de vomir, le matin, allant jusqu'au vomissement, avec goût herbacé dans la bouche. — Nausées et abattement après le déjeuner (S. H.). — Nausées et envie de vomir, soulèvements de cœur continuels. — Forte envie de vomir, avec efforts continuels et infructueux. — Nausées continuelles sans envie de vomir (Ng). — Gonflement de l'estomac après avoir peu mangé, ce gonflement est aussi considérable que si l'on avait pris une grande quantité d'aliments. — Douleur crampoïde fréquente au creux de l'estomac (S. H.). — Douleur pressive au creux de l'estomac et sous l'appendice xyphoïde, augmentant par la pression (Hrm). — Douleur pressive au creux de l'estomac, le soir après avoir chanté. — Constriction à l'estomac avec nausées, se dissipant la nuit. — Chaleur à l'estomac, semblable à celle que produiraient les boissons spiritueuses, après avoir mangé du pain bis. — Sensation de chaleur et de brûlure à l'estomac (Ng).

D. *Abdomen, troubles fonctionnels.* — Douleur de courbature avec battements au niveau de l'hypocondre gauche. — Élancements à la région hypocondriaque gauche, surtout en se penchant à droite (Ng.). — Élancements au côté gauche de l'abdomen (aussitôt après l'administration des médicaments) (S. H.). — Picotements au-dessus des côtes du côté gauche, à la région du foie, sans retentissement sur la respiration, pendant 2 heures. — Élancements aigus dans l'abdomen, sous les côtes droites, pendant une heure, après le repas de midi. — Le ventre est très sensible à la pression. — Sensation de constriction au bas-ventre, disparaissant après l'émission de vents, le soir et dans la matinée. — Douleur de contraction dans les intestins, ensuite violentes coliques et borborygmes qui semblent tantôt rouler et gronder autour du nombril, tantôt se font sentir du côté de la poitrine, reviennent à leur première place, et paraissent devoir s'accompagner de diarrhée.— Douleurs semblables à des coliques, le matin (2ᵉ j.). — Sensation de plénitude dans le ventre après chaque repas (Ng). — Forte tension dans l'aine droite (S. H.). — Tranchées dans l'aine gauche (Htm). — Météorisme (Ng). — Sensation de vacuité et cependant de distension du ventre, aussitôt après le premier déjeuner. (8ᵉj.) (Tth). — Violentes tranchées suivies d'un sentiment de constriction douloureuse du sphincter de l'anus (Htm). — Tranchées et borborygmes, après le repas, se concentrant ensuite au côté gauche et vers la région de l'estomac, et se trouvant calmés seulement en se courbant. — Tranchées et coliques depuis l'après-midi jusqu'à minuit, empêchant de s'endormir. — Tranchées se faisant sentir sur une petite place autour du nombril, le matin. — Tranchées autour du nombril chaque fois que l'on bâille. — Tranchées autour du nombril, s'étendant ensuite à tout le ventre et se dissipant après une émission de vents. — Tranchées se faisant sentir en suivant une ligne partant du côté gauche du ventre pour s'étendre vers le dos; ensuite grondements dans le ventre et disparition de la douleur. — Beaucoup de coliques, après-midi, ensuite émission de plusieurs selles semi-liquides (Ng). — Douleur pressive au côté gauche du ventre, comme après un refroidissement (Hrm). — Pression douloureuse et tranchées au côté gauche du ventre, sur une petite place, aggravées chaque fois que l'on respire profondément (Htm). — Élancements au côté gauche du ventre, le matin en étant assis, passant par le mouvement. — Élancements tantôt au côté droit, tantôt au côté gauche du ventre. — Sensation de brûlure et de chaleur au ventre. — Sensation de froid au ventre, avec borborygmes (Ng).

Borborygmes avec sensation de vacuité (Hrm). — Borborygmes et gargouillements dans le ventre, avec sensation de vacuité. — Bruits dans le ventre, comme par des crampes intestinales, soulagés par des éructations. — Malaise dans le ventre, comme si la diarrhée allait survenir, toute la journée. — Bruits et roulements dans le ventre tous les jours. — Tranchées jusque dans l'aine gauche (Htm). — Émission de vents par le haut et par le bas. — Émission de vents de mauvaise odeur, le soir (S. H.). — Émission fréquente de vents, toute la journée (8ᵉ j.). — Pas de selle (3ᵉ et 8ᵉ j.) (Ng). — Besoin d'aller à la selle, mais sans évacuation. — Violent besoin d'aller à la selle, avec constriction des intestins et pression épouvantable vers le bas, comme si tous les intestins allaient être expulsés, pendant quelques minutes ; ensuite le même mouvement se produit en sens inverse, avec fortes coliques et tranchées, et presque aussitôt après, nouveau besoin d'aller à la selle encore comme si les intestins allaient sortir ; la douleur est telle qu'on peut à peine rester assis. — Sensation d'inactivité des intestins. — Besoin indicible et violent d'aller à la selle, suivi d'une petite selle molle venant avec une grande difficulté, en raison d'une sensation de rétrécissement de l'intestin. — Selle précédée d'un violent besoin et accompagnée de ténesme. — Syncope le soir, après être allé à la selle. — Diarrhée avec borborygmes et émission de vents fétides (S. H.). — Selles dures avec urines abondantes (10ᵉ j.) (Ng). — Selles dures le premier jour, les jours suivants constipation ; le troisième jour la première selle est dure, les suivantes sont molles (Tth). — Selle dure, peu abondante, précédée de tranchées. — Selle très dure (17ᵉ j.). — Besoin fréquent d'aller à la selle avec évacuation peu abondante et ensuite ténesme. — Selles visqueuses comme de la poix, pendant plusieurs jours (Ng.). — Selle plus molle qu'à l'ordinaire, avec faible pression à l'estomac. — Selle molle et abondante (1ᵉʳ j.) (Str.). — Selle qui se termine par des matières demi-liquides. — Selle dure dans sa première partie, devenant molle dans la dernière et s'accompagnant d'une sensation brûlante à l'anus. — Selle molle suivie de ténesme (Ng). — Deux selles diarrhéiques (1ᵉʳ j.) (Str.). — Fréquentes selles diarrhéiques quotidiennes, avec coliques. — Selles liquides le soir, suivies d'une douleur de brûlure à l'anus (Ng.).

E. *Anus et périnée.* — Prurit au côté droit de l'anus, se dissipant quand on se gratte (Ng). — Douleur de plaie à l'anus, la nuit ; cette douleur réveille et se transforme en un prurit brûlant, qui dure toute la journée. — Abcès à l'anus du volume d'une noix, noir à son sommet, douloureux, mais passant rapidement après avoir suppuré (S. H.).

ORGANES GÉNITO-URINAIRES DE L'HOMME. — (290-336 *m. c.*, 17-19 et 56-62 *m. m.*). — Besoin d'uriner avec pression sur la vessie, cependant l'urine ne vient pas, et quand elle arrive, elle cause une douleur déchirante. — Pendant presque toute la journée besoin d'uriner, mais émission d'une très petite quantité d'urine. — Douleur de brûlure dans toute la longueur de l'urèthre chaque fois qu'on urine. — En urinant grattement dans tout le canal de l'urèthre (au b. de 12 h.). — Après avoir uriné, douleur de brûlure et prurit cuisant, allant du gland à la racine de la verge (S. H.). — Besoin fréquent d'uriner avec émission peu abondante et douleur de brûlure. — Fréquents besoins d'uriner avec émission peu abondante, mais non douloureuse. — Fréquents besoins d'uriner avec émission d'une petite quantité d'urine claire et rouge. — Ténesme et miction peu abondante (Ng). — Grand besoin d'uriner, comme s'il y avait une pierre dans la vessie et émission d'un mucus blanc, âcre et opaque (Br). — Urine très peu abondante, le jet s'arrête souvent, avec besoin fréquent et douleur de brûlure (8e j.). — Les urines et les selles sont tardives et peu abondantes (2e j.). — Il n'y a qu'une émission d'urine par jour, avec brûlure au moment de la sortie du liquide, qui est en quantité notable. — Aucune émission d'urine le matin, mais dans l'après-midi coup sur coup trois émissions d'une urine pâle, puis de nouveau plus rien. — Urine plus fréquente (le 1er j.) (Ng). — L'urine devient plus fréquente et chaque jour plus abondante, sans que la soif augmente (Tth). — Urine fréquente et abondante (au b. de 4 h.) (Htm). — *Émission plus fréquente d'une urine pâle, plus abondante*, laquelle se trouble et devient comme de l'eau de savon (5e j.). — Émission d'une grande quantité d'urine aqueuse, avec brûlure dans le canal de l'urètre (le 1er et le 2e j.) (Ng). — Urine pâle, émise en filet mince et sans force, avec flocons dans le liquide (Str). — L'urine fréquente laisse déposer un nuage (6e j.). — L'urine redevient abondante vers le neuvième jour, et oblige à se relever plusieurs fois la nuit. — *Il lui faut se relever deux et trois fois la nuit pour uriner* et rendre une grande quantité d'urine, pendant 14 jours (à partir du 2e et du 4e jour) (Ng). — Le besoin d'uriner le réveille chaque matin. — L'urine découle sans qu'il y ait eu envie d'uriner (Tth). — Émission d'urine pâle après-midi. — L'urine d'un jaune clair laisse déposer un nuage transparent (8e j.). — Urine d'un rouge de feu, mais ne causant aucune sensation de brûlure. — Urine rouge et peu abondante, le matin (Ng). — A la fin de l'émission l'urine devient sanguinolente (Str). — L'urine se trouble en se reposant et forme un dépôt abondant et de couleur foncée, pendant plusieurs jours (au b. de 48 h.). — L'urine est trouble au moment de l'émission, et cause une douleur de brûlure (3e j.). — L'urine devient trouble aussitôt après son émission et peu abondante (6e j.) (Ng). — Brûlure en urinant, avec émission de longs flocons (Br). — Brûlure en urinant (Str).

Brûlure dans toute la longueur de l'urètre, chaque fois qu'on urine (au b. de 12 h.). — En urinant douleur de grattement dans toute la longueur de l'urètre (au b. de 5 h.). — Après l'émission de l'urine, douleur brûlante, pruriante et déchirante allant du gland à la racine de la verge. — Élancements sécants aigus dans le canal de l'urètre (les 6 premières heures). — Fétidité insupportable autour des organes génitaux. — Taches sur le prépuce. — Pollution (la 1re nuit) (S. H.). — Constriction douloureuse du col de la vessie, sans envie d'uriner (Htm). — Ecoulement par l'urètre d'un pus jaunâtre, avec rougeur et inflammation du gland, et le soir fièvre accompagnée de frisson (Str). — Les sécrétion sparaissent diminuées (Ng). — Pollutions douloureuses presque chaque nuit, avec rêves lascifs. — Grand désir du coït, pendant plusieurs jours, avec émission fréquente de liqueur séminale (Str).

ORGANES GÉNITO-URINAIRES DE LA FEMME. — (291, 315, 336-344 *m. c.*). — Les règles retardent de 5 jours. — Les règles arrivent 3 jours trop tôt (14e j.). — Avant les règles, pendant 3 jours, éruption pruriteuse au front, causant de la brûlure quand on se gratte et donnant lieu à un suintement. — Tranchées pendant les règles. — Pendant les règles, douleur corripiante au creux de l'estomac, s'étendant au sacrum (S. H.). — Les règles sont en retard de 3 jours; les urines diminuent dès qu'elles sont établies. — Règles très peu abondantes, composées d'un sang âcre, causant de la brûlure à la partie interne des cuisses, douleur qui empêche de rapprocher celles-ci l'une de l'autre; le sang ne coule que de temps en temps. — A l'arrivée des règles, excoriation du pli de l'aine droite et besoins d'uriner. — Pendant les règles, l'urine a une couleur foncée et est plus abondante (16e j.). — A la fin des règles, besoins fréquents d'uriner, avec émission de quelques gouttes d'urine seulement, sans ténesme. — Leucorrhée muqueuse très abondante en marchant (Ng.).

SEINS. — (383, 384 *m. c.*). — Les mamelons sont mous, insensibles et non excitables. — Prurit aux mamelons (S. H.).

APPAREIL RESPIRATOIRE ([1]) (351-383, *m. c.*, 63-68 *m. m.*)

A. *Larynx.* — (Pas de symptômes).

B. *Poitrine.* — Respiration courte et difficile, après le déjeuner. — Grande oppression; la respiration est courte et fréquente. — Suspension de la respiration et constriction de la poitrine, le soir et le lendemain matin. — Forte oppression en travaillant, on a beaucoup de peine à respirer une quantité d'air suffisante (4e j.). — Serrement de la poitrine, qui rend la respiration difficile, le

---

1. Pour les symptômes du coryza, V. *Nez.*

matin. — Oppression et suffocation telles qu'on est obligé d'ôter sa cravate. Cet état dure longtemps. — Suffocation semblable à celle que causerait une crampe de poitrine, ou comme si un obstacle s'opposait à la pénétration de l'air dans les poumons, avec constriction de la gorge et grande angoisse. — La poitrine lui semble tellement resserrée, tout lui paraît tellement étroit, quand il veut respirer en marchant, qu'il lui faut desserrer tous ses vêtements pour pouvoir faire pénétrer assez d'air dans la poitrine. — Constriction douloureuse de la poitrine alternant tout à coup avec une sensation de dilatation du thorax. — En respirant profondément, douleur dans le dos semblable à celle que causerait un corps dur. — Besoin de faire de profondes inspirations, après le déjeuner. — Douleur pressive à la poitrine avec respiration courte (6e j.) (Ng.).

Pression et constriction à la poitrine, la nuit et le matin. — Pression au niveau du sternum, plus forte quand on touche cette région. — Tiraillements pressifs à la clavicule, près du sternum. (Hrm.). — Élancements au milieu du sternum, le matin. — Élancements au côté droit de la poitrine, pendant le mouvement et en se tenant debout. — Élancements au côté gauche de la poitrine, en marchant au grand air, et aussitôt même douleur au front, le matin. — Violents élancements au niveau des côtes gauches qui forcent à se courber, le soir en étant assis (Ng.). — Élancements au milieu de la poitrine, près du sternum, sans difficulté pour respirer. — Picotements au côté gauche de la poitrine, sans oppression (Htm.). — Élancement pressif au-dessus des dernières vraies côtes (Hrm.). — Douleur lancinante au côté gauche de la poitrine, en marchant. — Douleur tensive à l'extérieur de la poitrine, qui paraît trop étroite, en se redressant et en marchant (S. H.).

C. *Toux.* — Toux violente, le jour, causée par une sensation de titillation et de cuisson dans la gorge (S. H.). — Toux sèche causée par une sensation d'âpreté dans la gorge. — Toux sèche, avec chaleur dans le nez en se mouchant. — Toux avec céphalalgie (2e j.). — Après avoir toussé, âpreté dans la gorge, le matin (2e j.) (Ng).

Appareil circulatoire. — *Cœur.* — (386-387 *m. c.*, 20 *m. m.*). — Battements de cœur fréquents, le jour. — Palpitations presque continuelles, avec anxiété et frayeur (S. H.).

Cou, dos et lombes. — (387-405 *m. c.*, 63-71 *m. m.*). — Élancements pressifs dans les muscles du cou, augmentant par le toucher et par le mouvement (Htm). — Elancements tiraillants, violents et continuels, dans les muscles du côté droit du cou, allant de la clavicule à l'os hyoïde. — Élancements pressifs et tiraillants au cartilage thyroïde, sans difficulté pour avaler (Htm). — Douleur de luxation au côté gauche du cou, en remuant la tête. — Tressaillement au côté gauche du cou (Ng). — Gonflement au côté gauche du cou, avec sensibilité au toucher (S. H.). — Dou à la nuque le matin, en remuant la tête. — Tension à la nuque, avec élancements pendant les mouvements de la tête. — Déchirement à la nuque se faisant sentir ensuite au côté droit du sinciput et ensuite au front (Ng).

Élancements limités, mais très aigus au dos, entre les omoplates (Htm). — Douleur lancinante et déchirante partant de la colonne vertébrale pour s'étendre jusqu'aux dernières fausses-côtes, très augmentée par l'inspiration, et empêchant absolument de respirer profondément (Htm). — Douleur violemment pressive dans le dos, en restant longtemps penché en avant, s'améliorant par le repos, mais revenant bientôt sous la forme d'un vif élancement chaque fois qu'on tourne le tronc (6ᵉ j.) (Str.). — Douleurs lombaires qui contournent le bassin des deux côtés, s'étendent jusqu'aux parties génitales, s'aggravent la nuit et par le mouvement. — Douleur tensive au moindre mouvement, allant du sacrum à la hanche gauche et empêchant de marcher (S. H.). — Violentes douleurs lombaires en se baissant, se prolongeant même après qu'on s'est redressé. — Douleur de courbature aux lombes, le soir. — Fourmillement aux lombes (Ng).

Membres supérieurs. — (404-442 *m. c.*, 21-22 et 72-87 *m. m.*). — Sensation de raideur dans tout le bras, quand on le remue, après l'avoir laissé quelque temps en repos. — Déchirement dans le bras droit, de l'aisselle au poignet. — Déchirement au bras gauche, allant de l'aisselle à l'extrémité des doigts, souvent accompagné d'une douleur pressive à la poitrine. — Douleur semblable à celle que produirait un choc ou un coup à l'épaule, pendant le mouvement du bras ; cette douleur diminue par le repos du membre. — Déchirement dans l'aisselle allant jusqu'au coude, se répétant souvent. — Élancements dans l'aisselle, en élevant le bras. — Sensation de paralysie à l'épaule droite, seulement pendant le mouvement du bras. — Craquements à l'épaule droite, pendant le mouvement de cette articulation (Ng). — Douleur lancinante et pulsative intermittente à l'intérieur du bras, près de l'épaule (Tth).

— Élancements sourds à la partie antérieure et supérieure de l'humérus (Hrm). — Déchirement à la face supérieure du bras gauche, s'étendant jusqu'au poignet, avec élancements au côté droit de la poitrine, le soir (Ng). — Douleur au coude, comme si un tendon était forcé, dans la torsion brusque de l'avant-bras en dedans. — Faiblesse paralytique de l'articulation du coude (S. H.). — A l'avant-bras, près du coude et au coude même, déchirement paralytique, plus violent dans le repos que pendant le mouvement. — Déchirement pressif au cubitus, s'étendant souvent jusqu'au métacarpe. — Élancements pressifs dans les muscles qui s'insèrent aux os du coude (Hrm). — Déchirements tiraillants et lancinants au côté interne de l'avant-bras droit. — Élancements déchirants à la partie externe et supérieure du poignet gauche. — Déchirement partant de l'avant-bras et s'étendant en haut et en arrière du poignet avec élancement tiraillant et déchirant dans les doigts (Htm). — Douleur à la main, sans gonflement (Br). — Déchirement au poignet gauche (Ng). — Douleur de luxation au poignet droit, s'étendant sous forme de tiraillement jusqu'à l'annulaire (Htm). — Elancement pressif intermittent à l'os métacarpien de l'indicateur, pendant deux jours (Hrm). — Froid des mains, plus fort à l'extrémité des doigts, pendant 8 jours (Tth). — Prurit aux mains et sur la face dorsale des doigts (S. H.). — Sensation de raideur, prurit et chaleur brûlante aux mains, avec gonflement des veines ; amélioration par le mouvement. — Déchirement au dos des doigts, s'étendant jusqu'à l'extrémité de ceux-ci (Ng). — Elancement pressif dans les muscles du pouce gauche, dans le repos et le mouvement. — Vifs élancements à la dernière articulation de l'auriculaire droit (Htm). — Picotements semblables à ceux que causerait un millier d'aiguilles, au niveau de la première articulation du pouce, plus tard douleur à cette même place, même en frottant (S. H.). — Douleur de cuisson à l'extrémité des doigts, en appuyant dessus, comme s'ils étaient ulcérés ou comme si du sel avait été déposé sur une plaie (S. H.). — Tiraillements déchirants comme perforants à travers les os de l'annulaire, augmentés par le mouvement de l'articulation (Htm). — Engourdissement des doigts. — Inflammation du pouce avec battements et ardeur, là nuit. — Sueur abondante aux mains — Dartres aux mains (S. H.). — Eruption vésiculeuse au niveau du poignet droit, causant d'abord du prurit, puis de la brûlure ; lorsque les vésicules sont rompues et que la sérosité s'est écoulée, la douleur de brûlure augmente, il se forme une croûte et de l'inflammation ; le prurit continue ensuite pendant la nuit — Gerçure profonde à la peau du pouce, causant une douleur brûlante (Ng). — Éruption pustuleuse aux doigts et à d'autres parties du corps (S. H).

MEMBRES INFÉRIEURS. — (443-482 *m. c.*, 88-102 *m. m.*). — Elancements pressifs à l'os ischion droit, dans toutes les positions (Hrm). — A la hanche droite, faiblesse, sensation de courbature et de paralysie, ce qui l'oblige à s'asseoir, mais sans qu'il y ait de soulagement (S. H.). — Pesanteur et pression à la cuisse gauche, en étant assis aussi bien que pendant le mouvement, sans douleur. — Pression sourde à la cuisse droite, un peu au-dessus du genou, en étant assis (Htm). — Pression à la partie interne de la cuisse gauche auprès du genou. — Déchirement pressif à la cuisse, en haut et en dehors, près de l'articulation du genou (Hrm). — Déchirements fréquents à la cuisse gauche, au-dessus du genou, depuis le matin jusqu'à midi (Ng). — Pression lancinante à la cuisse gauche, près du jarret (Hrm). — Pression lancinante et tiraillante à la cuisse droite, près du genou (Htm). — Aux genoux, vers leur côté interne, quelques élancements aigus (Htm). — Gonflement et raideur du genou, avec douleur lancinante ; même avant d'éprouver cette sensation, il lui était presque impossible de porter ce genou de côté (S. H.). — Déchirement douloureux au genou droit, en marchant et en se tenant debout. — Déchirement au genou gauche. — D'abord élancements violents, puis douleur déchirante au jarret gauche. — Déchirement profond dans la jambe gauche, au milieu du tibia. — Douleur déchirante à la partie inférieure de la jambe droite (Ng). — Tiraillements sourds à l'extérieur du tibia droit. — Déchirements dans les muscles du mollet droit (S. H.). — Raideur dans la jambe droite, qui est comme contractée, dans le jarret et au mollet (Str). — Crampe à la jambe s'étendant jusqu'aux orteils. — Violente crampe dans les mollets. — Douleur dans les mollets, comme après une crampe. — Taches rouges, herpétiformes au mollet, avec prurit violent — Les plantes des pieds sont extrêmement sensibles (S. H.). — Violents déchirements à la plante du pied gauche, après minuit, allant du talon aux orteils, ensuite violent prurit, et après s'être gratté, élancement violent qui part du talon et s'étend au cou-de-pied (Ng). — Tiraillement pruriteux à la plante des pieds (S. H.). — Tiraillement douloureux se transformant en une sensation secouante, au cou-de-pied droit (Htm). — Elancements comme des coups d'aiguille au-dessus de la malléole externe droite (Htm). — Battements douloureux, pressifs et lancinants à la partie interne de la plante du pied droit, s'étendant ensuite à toute la face inférieure du pied droit, en étant assis (Htm). — Sensation de tension dans les mollets et les orteils du pied gauche, comme si les orteils allaient se contracter en dedans, le matin. — Sensation de tension au pied droit, comme si celui-ci était enflé. — Sensation de gonflement aux deux pieds, avec prurit et chaleur à la plante des pieds, diminuée par le mouvement (Ng). — Gonflement et rougeur du tarse droit, avec douleur qui augmente dans l'après-midi (Br). — Enflure des pieds (S. H.). — Fourmillement aux pieds aussi bien en les levant qu'en les abaissant. — Craquements à l'articulation tibio-tarsienne, pendant le mouvement (Ng). — Froid des pieds (S. H.). — Sensation de compression des ongles, semblable à celle que produirait le gonflement des orteils (Str). — Déchirement tiraillant au gros orteil du pied droit (Htm). — Déchirement au gros orteil gauche, surtout à son extrémité, le soir (Ng).

Peau. — (486-502 *m. c.* 23-28 et 103 *m. m.* et aux diverses subdivisions indiquées). — Prurit chaque soir avant de se mettre au lit, se dissipant une fois couché. — Prurit lancinant sur tout le corps, le soir de 5 à 7 heures et le matin en se levant. — Prurit brûlant sur tout le corps, avec frissonnement. — Éruption ortiée, causant un prurit insupportable, au cou, à la poitrine, aux paupières, aux mains, sur tout le ventre, avec sensation de brûlure âcre après s'être gratté. — Prurit à l'avant-bras jusqu'à la main, au côté interne du genou, au-dessus du jarret, surtout le soir en se mettant au lit. — Prurit brûlant au ventre et aux cuisses. — Éruption miliaire apparaissant dès qu'on passe d'une chambre chaude à l'air froid. — Des taches paraissent sur toutes les parties du corps. — Beaucoup de petites verrues (S. H.).

Prurit sur une grande partie, même sur toute la surface du corps, à des époques différentes, aussi au cuir chevelu, au visage, se calmant un peu quand on se gratte, mais revenant ensuite. — Prurit çà et là sur tout le corps, atteignant son maximum le soir, avant et après le coucher, augmentant beaucoup quand on se gratte. — Prurit et brûlure après s'être gratté, aux mollets, le soir et le matin. — Prurit avec développement de vésicules et de papules quand on se gratte, à l'avant-bras, aux cuisses, aux genoux,

aux mollets, même sur d'autres places encore (Ng). — Papules
rouges, de la grosseur d'une tête d'aiguille, sans sécrétion, sur le
dos, aux cuisses, devenant pruriteuses seulement sous l'influence
de la chaleur et se dissipant pour un moment seulement, quand
on se gratte (Hrm). — Les pustules écorchées en se grattant forment des ulcères qui suppurent pendant longtemps. — Petites
pustules au côté droit du rein, sur le cou-de-pied droit, à la fesse
gauche, causant souvent une douleur lancinante au toucher (Ng).

Cuir chevelu. — Prurit au cuir chevelu, en arrière. (S. H.). — Chute
des cheveux, grande sensibilité du cuir chevelu, en se peignant
(Ng).

Oreilles. — Violent prurit au conduit auditif externe droit, le
matin, ne se calmant pas par le frottement. (Ng.).

Nez. — Éruption pustuleuse au-dessous du nez, semblable à
celle que produirait un écoulement âcre. — Prurit au côté gauche
du nez et autour des yeux. — Éruption pruriteuse au-dessous
du nez. — Éruption à la narine gauche, s'étendant au nez.

Visage. — Éruption de vésicules brûlantes à la joue ; ces vésicules
s'entourent bientôt d'un large cercle inflammatoire avec forte douleur de brûlure ; une large croûte épaisse se forme ensuite et l'éruption cause à l'air libre une forte douleur de cuisson. — Éruption de
vésicules pruriteuses au côté du menton ; le sommet de ces vésicules devient bientôt purulent. — Taches à la lèvre supérieure,
avec douleur de picotement semblable à celle que causeraient des
aiguilles (S. H.). — Prurit lancinant au visage, au cuir chevelu,
aussi au cou et sur les épaules, avec sensation de chaleur à ces
diverses parties, se déplaçant d'un point à un autre quand on se
gratte (Htm). — Sur le front taches lenticulaires un peu saillantes,
d'un rose pâle, ne causant aucun prurit (Str). — Pustules indolentes au visage (Htm). — Pustule au milieu du front. — Vésicules
pruriteuses au menton. — Vésicule transparente au côté droit de
la lèvre inférieure (Ng.) — Vésicules pruritantes sous le menton.
— Éruption pruriteuse au front, causant quand on se gratte de la
brûlure et un suintement, 3 jours avant les règles (S. H.).

Anus et périnée. — Prurit au côté droit de l'anus, se dissipant
quand on se gratte (Ng.). — Douleur de plaie à l'anus, la nuit ; cette
douleur réveille et se transforme, quand on se gratte, en un prurit
brûlant qui dure toute la journée. — Abcès à l'anus du volume
d'une noix, noir à son sommet, douloureux, mais disparaissant
rapidement après avoir suppuré (S. H.).

Seins. — Prurit aux mamelons (S. H.).

Membres supérieurs. — Prurit aux mains et sur la face dorsale des doigts. — Éruption vésiculeuse au poignet droit, causant d'abord du prurit puis de la brûlure ; lorsque les vésicules sont rompues et que la sérosité s'est écoulée, la douleur de brûlure augmente, il se forme une croûte et de l'inflammation, le prurit continue ensuite pendant la nuit. — Gerçure profonde à la peau du pouce, avec douleur brûlante (Ng.). — Éruption pustuleuse aux doigts et à d'autres parties du corps (S. H.).

SCILLA MARITIMA

Scille ; Meerzwiebel (allem.), squill (angl.), scilla (ital.), escila (esp.)
Famille des Liliacées (¹).

Voici comment on prépare la teinture alcoolique de la racine bulbeuse du *scilla maritima*. On coupe un morceau de la racine fraîche, pesant 100 grains, on le pile dans un mortier en y ajoutant peu à peu 100 grains d'alcool, de manière à obtenir une pâte homogène. On mélange intimement cette pâte avec 500 gouttes d'esprit de vin, et on la laisse reposer pendant quelques jours ; enfin on décante la teinture brunâtre qui en résulte, et, après l'avoir additionnée d'alcool dans la proportion de 94 gouttes pour 6 de teinture et avoir donné dix secousses au mélange, on obtient la première dilution (²).

Les observations relatées ci-dessous demandent à être augmentées de beaucoup ; cependant elles sont déjà suffisantes pour permettre de critiquer et de rectifier l'usage qu'on a fait jusqu'à présent de la scille ; c'est ce que j'ai fait dans quelques notes ajoutées au texte.

La durée d'action de la scille est, pour les fortes doses, de 14 jours ; pour les doses faibles elle est moindre en raison directe de leur exiguité.

Concordances. — Suivant Bœnninghausen les médicaments qui se rapprochent le plus de la scille sont: 1° ARSENICUM, BELLADONNA, PHOSPHORUS, RHUS, SILICEA, SULFUR ; 2° *bry.*, *calc.*, *chin.*, *ignat.*, *lyc.*, *merc.*, *nux v.*, *puls.*, *sep.* ; 3° acon., arn., cham., con., hep., kali, natr. m., op., phos. ac., samb., spig., staph., veratr.

Antidotes. — Murray et Tissot recommandent le camphre comme antidote de la scille, ce qui s'accorde avec mes observations.

Liste des auteurs. — Becher (Bcr), Hartmann (Htm), Hornburg (Hbg), Stapf (Stf), Teuthorn (Thn), Wislicenus (Ws), Zwelfer (Zlf).

---

1. *Traité de matière médicale pure*, t. III, p. 265, édit. allemande ; t. III, p. 551, édit. française.

2. G. Weber (*Codex des médicaments homœopathiques*, p. 375), recommande de n'employer que les tuniques intermédiaires du bulbe, parce que les extérieures, rouges et minces, sont dépourvues du principe actif, et les centrales, blanches et mucilagineuses, en contiennent fort peu.

SYMPTOMATOLOGIE

Symptômes généraux. — (73 et 155-156). — Glocitation sous les omoplates, dans le dos et dans le bras gauche. — Douleurs continuelles, sourdes, rhumatismales par tout le corps ; elles diminuent pendant le repos et sont augmentées par le mouvement (au b. de 6 à 24 h.). — Lassitude (au b. de 6 h.). — Sentiment de pesanteur par tout le corps comme si l'on était fatigué (au b. de 8 à 12 h.) (S. H.).

Douleurs par tout le corps (*Tissot*). — Agitation dans tous les membres ; on est obligé, pour se soulager, de les remuer sans cesse (au b. de 2 h 1/2.) (Htm). — Fortes douleurs dans les membres (*Weikard*). — Élancement tantôt dans une partie du corps, tantôt dans l'autre (Ws). — La scille excite souvent des convulsions chez les personnes qui ont les nerfs faibles (*Cranz*). — Mouvements spasmodiques (*Weikard*, Zlf). — Convulsions (*Tissot, Lange*). — Lassitude de tout le corps, très prononcée pendant une longue marche (Ws).

Sommeil. — (78 et 167-179). — Insomnie sans cause apparente (S. H.). — Bâillements fréquents sans envie de dormir (au b. de 2 h.). — *Pandiculations des membres supérieurs, avec bâillements, sans envie de dormir* (au b. d'1 h. 1/2). — Envie de dormir, le soir, quelques heures avant le temps (Htm). — On se sent plus épuisé par une nuit sans sommeil que par la diarrhée ; on a la tête vide, tout en étant assez gai et dispos (Stf). — Sommeil avec rêves lascifs (Thn). — Langueur et envie de dormir après le repas de midi (Htm). — *Sommeil agité.* — Agitation dans le lit (Hbg). — Réveil fréquent et agitation dans le lit. — On rêve qu'on a le corps énormément enflé et ce rêve est si vif qu'en se réveillant on se tâte pour s'assurer si c'est vrai (Bcr). — A 1 heure du matin on s'éveille avec des nausées et de l'anxiété et plusieurs fois on a de la peine à prendre haleine (Stf). — Le matin après s'être réveillé et levé, lassitude surtout dans les cuisses et la région des hanches. — Le matin, après un sommeil calme et sans rêves, sentiment de vide dans la tête et lourdeur de celle-ci (au b. de 72 h.) (Bcr).

Symptomes fébriles. — (79-84 et 180-192). — Frisson par tout le corps avec un peu de froid à la peau (au b. de 6 h.) (Ws). — En marchant, même dans une chambre très chaude, non en restant assis, froid dans le dos et les bras (Stf). — Froid glacial aux mains dans une chambre chaude (au b. d'1 h. 1/2). — Froid glacial aux mains et aux pieds, le reste du corps étant chaud (au b. d'1/4 d'h.).— *Froid glacial aux pieds* (Htm). — La nuit, froid interne avec chaleur à l'extérieur, sans soif (au b. de 6 j.) (Ws).

Chaleur plus interne qu'externe à la face, sans soif; elle augmente pendant le mouvement du corps, avec frissonnements au reste du corps dès qu'on se découvre un peu. — Chaleur et rougeur surtout à la face, pendant le moindre mouvement et en parlant (au b. de 10 h.). — Chaleur sèche à l'intérieur et à l'extérieur sans soif, pendant 3 heures (au b. de 1/2 h.); ensuite chaleur sèche seulement à l'intérieur, sans soif. — Chaleur à la tête avec froid aux pieds. — Chaque après-midi, chaleur au corps, sans soif, avec froid aux pieds (S. H.).

(L'après-midi) forte sensation de chaleur par tout le corps, mais sans rougeur extérieure et sans soif, pendant quelques heures (au b. de 6 j.). — Le soir, aussitôt après s'être couché, chaleur extérieure avec froid interne (au b. de 7 j.) (Ws). — Froid bientôt suivi de chaleur par tout le corps (*Walther*). — Chaleur générale comme après avoir bu une boisson très chaude, avec froid glacial aux pieds, sans frisson, sans soif et sans sueur (Htm). — Sensation de chaleur dans tout le corps sans soif et sans sueur (au b. de 2 h.) (Bcr).

Soif pendant le frissonnement du soir, mais sans chaleur à l'extérieur (S. H.). — Pouls très petit, dur comme une corde tendue (Stf). — Le pouls tombe, pendant le vomissement, à 40 pulsations (*Home*).

Moral. — (85-86 et 193-202). — On s'irrite pour des bagatelles. — On est courageux et maître de soi. (S. H.). — Le matin, paresse avec aversion pour tout travail intellectuel (Hbg). — On est mécontent de tout et n'a aucun goût pour le travail de l'esprit (Ws). — On est contrarié de tout, se montre froid à l'égard de tout le monde et ne répond à personne. — Inaptitude à écrire et à réfléchir (Bcr). — Inaptitude à réfléchir, avec abattement (au b. d'1 h.) (*Walther*). — Anxiété, crainte de la mort (Stf). — Anxiété (*Ludwig, Cohausen*). — Grande anxiété (*Tissot*). — Gémissements (*Lange*). — Humeur sereine et gaie (effet probablement curatif) (Thn).

Symptômes locaux. — Tête. — (1-9 et 1-21.) — Le matin en se levant, vertige comme si l'on allait tomber de côté (au b. de 48 h.). — Faiblesse dans la tête et rêvasseries (au b. de 6 à 12 h.). —

Étourdissement et obnubilation dans la tête (au b. de 2 min.)
— Douleur serrante dans les parties latérales de la tête (au b.
d'1/2 h.). — *Douleur constrictive dans les deux tempes.* — Elancement vulsif dans la tempe droite, jusqu'au front. — Violents
élancements tractifs dans la tempe droite ; ils contractent la moitié du cerveau. — Fluctuation dans la tête en la secouant. — Douleur déchirante et pressive dans la tête, qui n'empêche pas le travail de l'esprit (au b. de 12 h.). — Élancement tiraillant depuis le
front jusque dans l'oreille droite (S. H.).

Vertige nauséeux comme si l'on avait tourné longtemps en rond
(Hbg). — La tête est entreprise en avant et en arrière, comme à la
suite d'une débauche, avec pression en avant et en arrière (Htm).
— Céphalalgie sourde, bourdonnante, le matin après s'être levé. —
Pesanteur dans tout le haut de la tête, le matin après le réveil. —
Pression à plat sur toute la tête, comme par un fardeau (au b. de
12 h.) — Pression de courte durée à l'occiput (Bcr). — Pesanteur
extraordinaire dans toute la tête comme si l'on ne pouvait pas la
tenir tranquille, seulement quand on est assis. — Douleur pressive sur un petit point de la bosse frontale gauche. — Douleur
pressive et tiraillante dans le front. — *Douleur dans l'occiput,*
qui passe du côté gauche au côté droit et qui cesse rapidement.
— Elancements douloureux, isolés, accompagnés de traction, dans
le front, du côté gauche au côté droit. — Traction qui dégénère en
élancement dans la tempe droite (au b. d'1/2 h.). — Douleur tiraillante et lancinante, qui dure longtemps, à l'occiput, étant
assis. — *Élancements un peu lents, de dehors en dedans, au côté*
droit du front. — Coup douloureux, pénétrant dans la bosse
frontale gauche (au b. d'1 h.) — Douleur déchirante à l'occiput. —
Douleur fouillante dans le front (Htm). — Sensibilité douloureuse
du haut de la tête. — Tous les matins, sensibilité douloureuse sur
le haut de la tête, et stupeur en dedans (Ws). — Élancements dans
la bosse frontale droite, qui descendent jusqu'au nez (Htm).

Yeux. — (10-14 et 24-33). — Chatouillement dans l'angle externe
de l'œil gauche. — Prurit dans l'œil gauche (au b. de 24 h.). —
Sensation de constriction dans l'œil droit. — Forte dilatation des
pupilles (au b. de 2 min.). — *Les pupilles se rétrécissent* (au b. de
5 h.) (S. H.).

Regard fixe (Htm). — L'œil gauche est visiblement plus petit
que le droit ; la paupière supérieure est comme enflée et un peu
pendante, ce qui rend l'œil plus petit. — Les yeux semblent nager

dans de l'eau fraîche, pendant quelques minutes (Stf). — Fort rétrécissement des pupilles (immédiatem.) (Thn). — Les pupilles
sont plus petites au b. d'1/2 h. (Bcr), au b. d'1 h. (Htm). — (Pupilles très dilatées) (Stf). — Légère ardeur dans les angles externes
des yeux (Hbg). — Violent déchirement dans les deux yeux à la
fois, en quelque sorte derrière les globes oculaires. — Petits
élancements fouillants dans l'angle externe de l'œil gauche (Bcr).

OREILLES. — (16 et 34). — (Douleurs déchirantes dans l'intérieur
des deux oreilles) (S. H.). — *Douleur déchirante derrière l'oreille
gauche* (Htm).

NEZ. — (16, 17, 39-42 et 116-119). — Acreté du mucus nasal. —
Sensation d'excoriation au bord des narines (S. H.).

(On éternue plusieurs fois dans la nuit — chez une femme). —
(Écoulement de mucosités par le nez). — *Coryza avec ulcération
des narines*. — Enchifrènement (S. H.). — Éternuements violents,
continuels, avec enchifrènement (immédiatem.) (*Mossdorf*, Ws).
— Coryza cuisant avec éternuements fréquents (au b. de 48 h.) (Bcr).
— Le matin, apparition d'un fort coryza fluent (au b. de 6 j.). —
— Coryza très intense, les yeux sont ternes et pleins d'eau (avant
midi, au b. de 7 j.) (Ws).

VISAGE. — (19 et 22-23). — Sur le milieu de la lèvre supérieure,
éruption qui suinte et ronge autour d'elle, comme un ulcère, avec
prurit lancinant (S. H.). — La physionomie est très changeante,
tantôt très abattue, tantôt gaie, sans chaleur ni sensation de
froid (Stf). — Les traits sont bouleversés et tendus, les yeux largement ouverts et le regard fixe, avec rougeur des joues, sans
soif (Htm).

APPAREIL DIGESTIF. — (20-30 et 40-100).

A. *Bouche*. — Vésicules sur la langue. — Élancements qui
remontent dans les deux canines supérieures, comme lorsqu'un
air vif et froid pénètre dans les dents, en mangeant et en buvant,
que ce soit froid ou chaud. — (Douleur dans les glandes sous-
maxillaires) (au b. de 3 h.) (S. H.).

Bouche visqueuse et pâteuse. — Apreté et grattement au fond du
palais (Stf). — Goût de brûlé dans le palais, même en mâchant ;
il persiste après qu'on a mangé et on ne cesse de le percevoir que
pendant la déglutition (Bcr). — Ardeur dans le palais et la gorge
(Hbg). — Ardeur grattante au palais, comme dans le soda (au b.
de 5, 6 j.) (Ws).

B. *Estomac, troubles fonctionnels*. — (On trouve à tout un

goût aigre et amer). — Eructations pendant plusieurs heures (au b. d'1 h.). — Fréquents rapports ayant un goût aigrelet, jusque dans la bouche. — Anorexie complète, on ne peut rien manger, cependant on n'a pas le goût altéré (S. H.).

Faim canine (au b. de q. q. h.) (Thn). — On ne peut se rassasier de manger et l'on trouve tout bon ; l'estomac semble plein et cependant on a de l'appétit (Htm). — Défaut total d'appétit (*Schulze, Schrœter*). — Défaut d'appétit, en partie à cause d'une sensation de plénitude, en partie parce que les aliments ont un goût de brûlé, en partie parce que certains mets, par exemple la viande et la soupe, n'ont aucun goût, tandis que d'autres, le pain et le beurre, ont un goût douçâtre très désagréable (Bcr). — La scille enlève l'appétit (*Bergius*). — On a le goût comme amoindri et émoussé. — Appétit faible (Ws). — On trouve la fumée de tabac insipide (Hbg). — Tous les aliments, surtout la viande et les soupes, ont un goût douceâtre, désagréable (au b. de 48 h.) (Bcr). — *Éructations* (Stf, Htm). — Rapports courts. — Eructations d'un goût désagréable (Stf). — Après le repas de midi, rapports ayant le goût de ce qu'on a mangé et envies de vomir (Bcr). — Nausées avec renvois (*Walzer*). — Excitation à vomir qui se fait sentir dans la région de l'estomac (Hbg). — Nausées au fond de la gorge, et afflux presque continuel de salive à la bouche (au b. de 48 h.) (Bcr). — Alternatives continuelles d'envies de vomir se faisant sentir à l'épigastre et d'excitation à la diarrhée dans le bas-ventre ; dès que l'un de ces symptômes paraît l'autre cesse, mais plus encore l'excitation à la diarrhée (Stf). — Enorme envie de vomir (*Tissot, Muzell*). — Violentes nausées (*Muzell, Bergius, Cohausen*). — Vomissement (*Muzell, Cohausen*). — Faiblesse d'estomac (*Tissot*). — La scille altère le pouvoir digestif de l'estomac (*Bergius*).

Estomac, troubles locaux. — Serrement douloureux à l'épigastre, au-dessous de la poitrine (Hbg). — Petits élancements au côté gauche de l'épigastre (au b. de 32 h.) (Ws). — Pression à l'etomac (Zlf). — Pression intermittente à l'épigastre (au b. d'1/2 h.) (Bcr). — Pression comme par une pierre à l'estomac (*Schulze, Schrœter.*) — Énorme douleur à l'estomac (*Lange*).

C. *Abdomen, troubles fonctionnels.* — Borborygmes non douloureux dans le bas-ventre (Hbg). — Pincements et borborygmes dans le ventre comme par des vents ; il sort en effet quelques flatuosités (au b. de 14 h.) (Htm). — Incarcération de vents et douleur incisive dans le bas-ventre, sans sortie des flatuosités (Bcr). — Borborygmes et gargouillements par intervalles dans le bas-ventre, au-dessus de la région pubienne, comme par des vents qui cependant ne sortent pas (plus souvent en marchant et en se tenant debout qu'en restant assis); tout cesse promptement et d'une manière durable après qu'on a mangé (Stf). — Aussi souvent qu'on touche le bas-ventre un vent sort aussitôt avec bruit. — Émission de vents interrompus et à courts intervalles (Stf). — Émission fréquente de flatuosités (au b. de 24 h.) (Bcr). — Émission fréquente de vents très fétides (au b. d'1 h.) (Thn). — Émission incessante de vents violents, bruyants et très fétides; cela ne soulage le bas-ventre que pour un instant (Stf). — Selle dure, peu abondante, le soir (au b. de 12 h.). — Selle en bouillie, sans mal de ventre (Bcr). — Selle très dure, et cependant quotidienne (Ws). — Évacuation diarrhéique d'une quantité d'excréments bruns, très liquides, muqueux, très fétides, sans douleurs ni efforts, avec sortie tumultueuse de vents et accompagnement d'ascarides et d'une multitude de filaments blancs, informes. — Diarrhée de 2 à 7 heures du matin, très aqueuse sur la fin et presque sans flatuosités. — Constipation pendant plusieurs jours (Stf). — Selle teinte de sang (*Tissot*). — Grande envie d'uriner et d'aller à la selle; la première fois qu'on urine, il s'échappe une selle liquide sans mal de ventre (au b. de 10 min.). — A la seconde envie d'uriner succède aussitôt une selle liquide, sans mal de ventre (Htm).

Abdomen, troubles locaux. — Douleur pressive et lancinante dans les muscles abdominaux du côté gauche (au b. de 24 h.). — Glocitation dans les muscles du côté droit du ventre. — Pincement dans le bas-ventre (au b. de 14 h.), qui revient le lendemain à la même heure et qu'une émission de vents soulage et fait cesser (S. H.).

Inflammation des entrailles (Zlf). — Pincement dans le ventre (*Walther*). — Sensation de vacuité dans le ventre comme lorsqu'on a jeûné (Htm). — Douleur tiraillante dans le ventre, qui augmente pendant la marche et que la pression ne diminue pas (au b. de 28 h.) (Bcr). — Déchirement à travers le ventre, au-dessous du nombril (au b. de 4 h.) (Ws). — Dans le bas-ventre, entre le nombril et la région pubienne, douleur sensible, comme celle que causeraient des vents ou un purgatif, ou comme si l'on allait avoir la diarrhée (au b. de 2 h.). — Tension du ventre, qui cependant est mou au toucher. — Sensibilité douloureuse du ventre, qui est notablement gonflé, quoique mou (Stf). — Pincement incisif dans le bas-ventre (Htm).

Anus. — Prurit à l'anus (S. H.) — Élancements à l'anus en marchant (au b. de 8 j.) (Ws).

ORGANES GÉNITO-URINAIRES DE L'HOMME. — (31-38 et 101-114). — Après avoir uriné, ténesme vésical, quoiqu'il n'y ait plus d'urine (au b. de 5 h., pendant 3 j.). — On n'urine pas souvent, mais on urine peu (pendant 3 j.). — Miction fréquente sans augmentation de la quantité d'urine (1) (pend. les prem. h.). — On a rarement envie d'uriner et la sécrétion d'urine est peu abondante (au b. de 20 h.). — Forte envie d'uriner, avec émission très peu abondante (au b. de 40 h.). — (Urine chaude et selle très fétide, mêlée de parties non digérées) (S. H.). — Envie continuelle, mais inutile, d'uriner (au b. d'1/4 d'h.). — Émission peu abondante d'urine aqueuse (au b. d'1/2 h.) (*Walther*). — Il paraît sortir moins d'urine que d'habitude (au b. de 48 h.) (Ws). — Forte envie d'uriner ; on

1. L'effet primitif de la scille sur les voies urinaires consiste d'abord en une grande envie d'uriner, avec émission copieuse d'urine claire comme de l'eau, ou au moins d'urine aqueuse, si elle n'est pas très abondante. A cette action primitive et positive succède, au bout de quelques heures, une réaction secondaire de l'organisme, qui amène un état contraire, c'est-à-dire peu d'envie d'uriner, une faible sécrétion et une émission peu copieuse d'urine ayant quelquefois sa couleur normale, mais souvent foncée ; il arrive aussi que, malgré une forte envie, on urine peu ou point du tout. Comme on ignorait ces effets, qu'on ne les étudiait pas et qu'on ne connaissait même pas le moyen de les observer, on a, pendant des milliers d'années, prescrit la scille contre les hydropisies (dans les temps les plus reculés, les Égyptiens, et après eux, les Grecs l'ont considérée comme le seul remède à employer en pareil cas). Mais, bien loin d'obtenir de vraies guérisons, les hydropiques ont été envoyés au tombeau plus promptement et plus sûrement. On se réjouissait de cette diurèse initiale, et l'on se promettait une prochaine guérison, mais on ignorait que c'est là seulement l'effet primitif de la scille, et que, dans le cas présent, elle agit en sens inverse de la maladie, partant d'une manière purement palliative. Aussi avait-on l'ennui de ne plus observer ensuite que l'effet secondaire ou de réaction ; on avait beau forcer la dose, l'urine devenait de plus en plus foncée et de plus en plus rare.

Parmi les hydropisies (car l'œdème n'est qu'un symptôme commun à bien des maladies et les pathologistes ont commis une erreur impardonnable en les confondant toutes sous le nom d'*hydropisie*, comme si ce terme représentait un état morbide toujours isolé et toujours identique), parmi les hydropisies, dis-je, bien peu cèdent réellement et définitivement à la scille ; ce sont celles dont les symptômes, et particulièrement les symptômes urinaires, ont assez d'analogie avec les effets primitifs et positifs du médicament. C'est bien plutôt contre les diverses formes du diabète que la scille se montrera un remède curatif spécifique, car, outre sa polyurie primitive, elle a beaucoup d'autres symptômes semblables à ceux de cette maladie.

HAHNEMANN, *Mat. méd.*   IV. — 17

émet une quantité extraordinairement abondante d'urine semblable à l'eau (au b. de 7 h.). — Faible envie d'uriner et urine rougeâtre (en quantité normale) avec sédiment de même couleur, pendant 3 jours (au b. de 20 h.) (Bcr). — *On ne peut retenir son urine parce que la quantité en est trop grande ;* elle se serait échappée si l'on ne s'était hâté de satisfaire le besoin (au b. d'1/4 d'h.) ; cet état dure 12 heures. — *Forte enve d'uriner* (1) (au b. d'1/4 d'h.). — On urine plus rarement et moins que d'habitude ; l'urine n'est pas foncée (au b. de 24 h.) (Htm). — Urine sanguinolente (*Tissot, Caspari*). — Urine transparente, d'un jaune brun, peu abondante et formant des flocons quand on l'a laissée reposer (2) (au b. de 8 h.) (Thn). — Émission fréquente d'urine claire comme de l'eau, le besoin d'uriner vient rapidement (au b. d'1 h.) (Stf). — On s'éveille la nuit pour uriner (au b. de 18 h.) (Thn). — Élancement à l'orifice de l'urètre et un peu en arrière (au b. de 2 h. 1/4). — Douleur lancinante dans l'urètre pendant les efforts de défécation (au b. de 8 h.) (Ws).

Elancements sourds dans le gland, qui causent de l'anxiété. — Douleur constrictive dans les testicules (S. H.).

ORGANES GÉNITAUX DE LA FEMME (115). — Hémorragie utérine (*Wagner*).

APPAREIL RESPIRATOIRE (3). — (43-60 et 120-136).

A. *Larynx.* — Chatouillement intérieur dans la région du cartilage thyroïde, qui excite à tousser, cependant la toux augmente encore le chatouillement (S. H.).

B. *Poitrine.* — On est obligé de faire souvent de profondes inspirations et celles-ci excitent à tousser. — Expectoration continuelle de mucosités (au b. de 2 h.). — Sur les deux côtés de la poitrine, non loin du sternum, élancements vulsifs pendant l'inspiration (au b. de 24 h.). — Pendant l'expiration larges élancements pressifs sous les dernières côtes, des deux côtés (pendant 2 j.). — Larges élancements sourds dans la dernière côte gauche, le matin au lit ; ils réveillent. — Douleur tiraillante dans la poitrine (au b. de 8-12 h.). — Élancement tiraillant depuis la dernière vraie côte jusque dans l'aisselle (au b. de 46 h.). — Douleur com-

---

1. Le sujet en expérience n'urinait habituellement que deux fois par jour et modérément.

2. Cela paraît être un effet curatif, car auparavant le sujet en expérience urinait beaucoup trop.

3. Pour les symptômes du coryza, voyez *Nez*.

pressive, qui se termine par un élancement, dans le côté droit de la poitrine. — (Dans le côté droit de la poitrine, sous le bras, douleur pressive qui devient pulsative quand on se baisse ; l'attouchement détermine une douleur comme si la chair était détachée des os). — Elancements aigus à l'extrémité de la clavicule, vers l'aisselle, pendant l'inspiration et l'expiration (S. H.).

Inspiration et expiration difficiles et plus lentes. — Oppression avec respiration accélérée et avec anxiété tant que cette oppression dure (Bcr). — Oppression et élancements dans la poitrine, qui sont pénibles surtout pendant l'inspiration. — Oppression sur la poitrine, comme si elle était trop étroite (*Walther*). — Pneumonie ([1]) (Zlf). — Elancements aux vraies côtes, des deux côtés en même temps (Htm). — Sorte de point de côté (*Wagner*). — Dans le côté gauche, juste au-dessous de la dernière côte, élancement constrictif, excité par la marche rapide (Thn). — Élancements dans le côté gauche (au b. d'1/4 d'h.). — Points de côté qui viennent souvent. — Énorme élancement de haut en bas, près du sternum ; il rend la respiration très difficile (Hbg) — Picotements qui ressemblent presque à un élancement soutenu, dans le milieu du cartilage xyphoïde (Htm). — Pression (tension ?) dans les deux côtés, depuis le creux de l'aisselle jusqu'au bas-ventre, surtout quand la poitrine se dilate pour l'inspiration (au b. de 2 h.) (Ws).

Toux. — Fréquente excitation à une toux courte, sèche, de 4 à 5 secousses, provoquée par un chatouillement au-dessous du cartilage thyroïde. — Toux d'abord accompagnée d'expectora-

---

1. En parcourant les observations des médecins de tous les siècles, on trouve de temps en temps que les meilleurs d'entre eux, appuyés sur une expérience tout à fait empirique, ont employé la scille avec de grands succès contre les points de côté symptomatiques d'inflammations des viscères thoraciques, quoiqu'ils n'ignorassent pas que ce bulbe, administré à forte dose, est très âcre sur la langue et à l'intérieur. Un tel succès ne pouvait manquer, vu l'action primitive et homœopathique de ce végétal sur la poitrine de l'homme sain. Ils étaient incomparablement plus heureux que le commun de leurs confrères qui, aveuglés par des considérations théoriques, comme c'est encore la mode aujourd'hui, n'avaient recours qu'aux soi-disant antiphlogistiques ou à l'impitoyable saignée, avec lesquels ils causaient des malheurs incalculables. Mais ils auraient été bien plus heureux encore dans le traitement du point de côté inflammatoire, s'ils avaient su discerner les cas strictement homœopathiques aux symptômes actuellement connus de la scille, s'ils avaient écarté du malade toute influence étrangère, administré le médicament sans aucun mélange et à des doses suffisamment atténuées. C'est ainsi que j'ai trouvé que la dose le plus convenable est à peine un quintllilionième ou un sextillionième de grain ; quelquefois même faut-il se contenter d'une dose plus faible encore.

tion (¹). — Toux sèche, violente, qui cause une douleur d'ébranlement dans le bas-ventre et de la sécheresse dans la gorge. — En toussant et en marchant douleur sur le côté du ventre, comme si les entrailles allaient faire hernie. — Toux qui va jusqu'au soulèvement de cœur. — En toussant, en parlant et au moindre mouvement, sensation insupportable de chaleur, sans chaleur appréciable à l'extérieur (au b. de 20 h.). — (Avant la toux, râle que celle-ci fait cesser) (S. H.).

Légère excitation à tousser qui se fait sentir à la fossette du cou, à la partie supérieure de la trachée; on tousse plusieurs fois (au b. d'1 h.) (Stf). — Toux avec diminution de l'expectoration (au b. de 9 j.); à chaque secousse de toux, pression douloureuse de dedans en dehors dans la cavité thoracique et contraction douloureuse des muscles abdominaux. — Le matin, toux avec crachats muqueux abondants (au b. de 7. j.) (Ws).

Cou, dos et lombes. — (61-62, 35-39 et 137-142). — Raideur dans la nuque (au b. de 12 h.). — Douleur rhumatismale dans les muscles latéraux du cou (S. H.).

Raideur dans les muscles du côté gauche du cou. — Traction et serrement dans les muscles du cou, même sans bouger (Hbg). — Traction non douloureuse à l'omoplate gauche (Bcr). — Vulsion douloureuse au-dessus de l'omoplate gauche (au b. de 8 j.) (Ws).

Membres inférieurs. — (63-64 et 143-150). — Sueurs dans le creux de l'aisselle. — Tressaillement convulsif du bras gauche (étant debout) (S. H.).

Vulsion et palpitation non douloureuses dans les muscles du bras (Hbg). — Pendant la journée les mains s'engourdissent souvent quand on appuie la tête dessus; il en est de même des membres inférieurs quand on croise les jambes (Bcr). — On sent par-

---

1. Il résulte de mes observations que la scille excite les glandes mucipares de la trachée et des bronches, de sorte que les mucosités, plus mobiles et moins épaisses, peuvent être détachées par la toux; mais ce n'est là que son effet primitif. Elle ne peut donc avoir qu'une action palliative lorsqu'on l'emploie comme béchique, c'est-à-dire que son usage prolongé augmente le mal lorsque la plénitude de la poitrine par des mucosités visqueuses et adhérentes est une affection chronique.

En effet, à l'action béchique primitive succède une réaction de l'organisme en sens contraire, en vertu de laquelle les mucosités bronchiques deviennent de plus en plus visqueuses et la toux devient de plus en plus sèche. Ce médicament serait donc bien plus efficace dans les cas d'hypersécrétion des mucosités bronchiques, cas dans lesquels Weichard l'a déjà recommandé.

fois dans le milieu du métacarpe gauche une douleur semblable à un coup d'aiguille (Htm). — Douleur vulsive dans les articulations des mains, en travers (*Walther*). — Douleur tractive, lancinante, depuis le poignet gauche jusque dans les doigts (Htm). — Elancements douloureux dans les articulations des deux mains, même sans bouger (au b. 24 h.) (Ws).

MEMBRES INFÉRIEURS. — (65-72 et 152-154). — Tressaillement convulsif des cuisses et des jambes, étant assis (au b. de 24 h.). — Douleur contusive dans les cuisses. — Lassitude des cuisses. — Glocitation qui descend en ligne droite depuis le haut de la cuisse jusqu'aux orteils. — Douleur constrictive dans le jarret gauche, qui oblige à fléchir le genou, étant assis. — Douleur tiraillante dans la jambe. — Douleur brûlante dans la partie charnue du pied droit, comme s'il avait été gelé. — Sueur aux orteils (S. H.).

Elancements comme des coups d'aiguille dans les deux cuisses (Hbg). — Douleur tiraillante dans les muscles des deux cuisses (au b. de 7 h.). — Douleur tiraillante, par intervalles, dans les cuisses, en étant assis et en marchant (Bcr).

PEAU. — (73 et 155-158 et aux diverses subdivisions indiquées). — Intertrigo entre les cuisses (S. H.). — Ardeur et prurit à la peau. — Gangrène froide (Zlf). — La scille fait naître des squirrhes (*Bergius*). — Des squirrhes accompagnés de fièvre et d'inflammation menacent, sous l'influence de la scille, de dégénérer en cancers (*Cranz*). — Prurit (rongeant) au front et au menton, comme si une éruption allait paraître ; il cesse pendant qu'on se gratte et revient aussitôt après (Bcr). — Sur le milieu de la lèvre supérieure éruption qui suinte et ronge autour d'elle comme un ulcère, avec prurit lancinant (S. H.). — Prurit lancinant, comme par une puce, au cou et aux joues ; le grattement ne le fait cesser que pour un instant et il revient aussitôt après (Htm). — Boutons au cou, qui se multiplient chaque jour jusqu'au 7ᵉ jour et qui ne font mal que lorsqu'on les frotte (au b. de 4 j.). — La peau du cou est douloureusement sensible aux frottements de la cravate, qui détermine par places des rougeurs et presque des excoriations (au b. de 24 h.). — Sensibilité douloureuse de la peau, en travers du dos, d'une hanche à l'autre (au b. de 6 j.) (Ws). — Sur le dos, éruption de boutons tout rouges, contenant un peu de pus au sommet, avec prurit picotant et, après s'être gratté, prurit brûlant et lancinant ; le lendemain, chaque bouton est couvert d'une croûte. —

Entre les omoplates, tache large comme un thaler, composée de tubercules serrés les uns contre les autres, mais non confluents, avec prurit (fourmillant), comme par une puce, qui lorsqu'on s'est gratté, se transforme en un prurit brûlant et lancinant, mais redevient fourmillant, au bout de quelque temps. — A la poitrine, sous le bras droit, prurit fourmillant, que le grattement ne fait cesser que pour peu de temps. — Élancement lent, comme un coup d'aiguille, dans la peau, depuis l'aisselle jusqu'au milieu du bras (Htm). — (Quand on manie un bulbe frais de scille, il vient des ampoules sur les mains) (*Valentini*). — Petites taches rouges sur les mains, les pieds, la poitrine et tout le corps ; elles deviennent des boutons semblables à ceux de la gale, qui se montrent entre les doigts, aux pieds et partout ; en même temps prurit brûlant (au b. de 29 j.) (*Muzell*).

SEPIA

Seiche : Tintenfisch (allem.), cuttle-fish (angl.), Seppia (ital.), jibia (esp.). —
Famille des mollusques céphalopodes (1).

Ce suc, d'un brun noir, qui n'a été employé jusqu'à présent que par les
peintres, est enfermé dans une poche que contient le ventre d'un mollusque
marin, appelé seiche (*sepia octopoda*). L'animal le lance quelquefois pour
troubler l'eau qui l'entoure, soit afin de s'assurer sa proie soit afin de se
dérober à ses ennemis. Le suc sec de la seiche se dissout facilement dans
l'eau en toutes proportions, mais à l'état ordinaire il est insoluble dans l'alcool.
Pour le rendre propre aux usages de l'homœopathie, on le prépare, comme
toutes les substances sèches, d'abord par la trituration, ensuite par la dilution.

La sepia s'est montrée particulièrement efficace lorsque, l'ensemble des symptômes de la maladie correspondant d'ailleurs
avec ceux du médicament, il s'est rencontré quelques-uns des
accidents suivants :

Symptômes généraux : Engourdissement des membres, surtout
après un travail manuel. Raideur des articulations de la main,
du genou et du pied. Agitation et battements dans tous les membres. Douleur brûlante à plusieurs parties du corps. *Manque de
chaleur naturelle.* Sensibilité à l'air froid. *Grande propension à
se refroidir.* Propension à se donner des tours de reins. Douleurs
térébrante et déchirante de l'épigastre aux vertèbres lombaires.
Spasmes simultanés dans l'estomac et la poitrine. Tressaillements
musculaires dans les membres. *Secousses et tressaillements dans
les membres pendant la journée.* Fréquentes pandiculations.
Maux consécutifs à des accès de colère. Lassitude au point de
trembler. Paresse et difficulté de mouvoir le corps. Prostration
des forces. Faiblesse en s'éveillant. Manque de solidité du corps.
Accès de lassitude. Prompte lassitude en se promenant. Élancements dans le bras pendant les efforts corporels.

Sommeil : Envie de dormir dans la journée ou de trop bonne

1. *Traité des maladies chroniques*, Vᵉ partie, p. 169, édit. allemande ; t. III,
p. 358, édit. française.

heure le soir. Hallucinations de l'ouïe pendant le sommeil. Délire pendant le sommeil. Rêves nombreux, inquiétants, effrayants. Réveil fréquent la nuit, sans motif, Sommeil non réparateur.

Symptômes fébriles : Accès de chaleur passagère. Chaleur par l'effet du dépit et d'une conversation animée. Accès de chaleur en étant assis et en marchant au grand air. Bouillonnement de sang. Battements de cœur. Sueur étant assis. Forte sueur au moindre mouvement du corps. Sueur nocturne. Sueur matutinale. Sueur aigre le matin.

Moral : Abattement et pleurs. Tristesse. Mélancolie. Morosité. Découragement. Anxiété le soir au lit. Anxiété avec bouffées de chaleur. Propension à s'effrayer. Aversion pour ses occupations ordinaires. Indifférence pour les siens. Faiblesse de la mémoire.

Tête : Accès momentanés de vertige avec perte de connaissance en marchant au grand air et en écrivant. Vertige. *Embarras de la tête* et inaptitude au travail intellectuel. Lourdeur de tête. Mal de tête avec nausées. Accès de goutte à la tête avec douleur térébrante assez forte pour faire crier et avec vomissement. Douleur pulsative dans la tête, surtout à l'occiput. *Afflux du sang à la tête* en se baissant. Froid à la tête. Mouvement convulsif de la tête en avant.

Yeux et sens de la vue : Impossibilité, la nuit, d'écarter les paupières. Lourdeur et chute de la paupière supérieure Pression dans les yeux. Fourmillement dans les yeux, le soir, à la lumière. Agglutination des paupières la nuit. Gonflement des yeux le soir. Croûte sèche au bord des paupières, le matin au réveil. *Presbyopie. Gaze devant les yeux.* Points noirs et boules de feu devant les yeux. *Taches noires qui voltigent devant les yeux.* Amaurose avec rétrécissement des pupilles.

Oreilles et sens de l'ouïe : Sensibilité exagérée de l'oreille à la musique. Dureté de l'ouïe. *Bourdonnements d'oreilles.*

Nez et sens de l'odorat : Inflammation et éruptions chroniques au bout du nez. On mouche souvent du sang. Saignements de nez fréquents. *Défaut d'odorat.* Enchifrènement. Sécheresse fatigante du nez. *Coryza.*

Visage : Inflammation érysipélateuse et enflure de tout un côté de la face partant de la racine d'une dent creuse. Lèvres sèches, fendillées.

Appareil digestif : Tuméfaction, excoriation, *saignement des gencives.* Odontalgie lancinante. Sécheresse dans la bouche. Mauvaise haleine. Enduit blanc sur la langue. Excoriation au bout de la langue. Constriction, mucosités dans le pharynx. Expulsion de mucosités de la gorge. Soif le matin. Boulimie. *Acidité dans la bouche après avoir mangé.* Aversion pour la nourriture. Aversion pour la viande et le lait. Descente difficile des aliments dans l'estomac. Grande voracité. Renvois désagréables avec nausées, après avoir mangé des choses grasses. *Éructations. Éructations aigres.* Éructations ayant le goût de ce qu'on a mangé. *Régurgitations avec engouement,* surtout après avoir bu. Afflux d'eau à la bouche, précédé de malaise et de tortillement autour de l'estomac. Battements à l'épigastre. Douleur à l'épigastre en marchant. *Mal d'estomac* après le dîner. Sueur après avoir mangé. Pression à l'estomac en mangeant, après avoir mangé. Dyspepsie. Grattement et ardeur remontant le long du pharynx, après avoir mangé. *Sensation de vacuité dans l'estomac.* Élancements dans le foie. Ardeur à l'estomac et au ventre. Douleur térébrante dans les hypocondres. Élancements dans l'hypocondre gauche. Douleur fouillante, pressive et tranchées dans le bas-ventre. Pression dans le bas-ventre, remontant jusqu'à la région épigastrique. Sensation d'un corps dur dans le bas-ventre. Grosseur du ventre chez les femmes qui ont des enfants. Sensation de vacuité dans le ventre. Froid au ventre. Ascite. Production abondante et déplacement de vents. *Borborygmes* dans le ventre, surtout après avoir mangé. Tranchées après les mouvements du corps. Ténesme rectal. Selles retardées. *Selle trop molle.* Selle muqueuse. Écoulement de sang en allant à la selle. Écoulement de sang par l'anus, sans selle, avec élancements et déchirement à l'anus et dans le rectum. Selle insuffisante. Selle en crottes de mouton. Ardeur dans le rectum en allant à la selle. Suintement de liquide par l'anus. Fourmillement dans le rectum. Prurit à l'anus. Afflux de sang vers l'anus. Sortie des hémorrhoïdes. *Prolapsus du rectum en allant à la selle.*

Appareil urinaire : Ténesme urinaire. Miction la nuit. Émission involontaire d'urine pendant le premier sommeil. Urine foncée. Cuisson dans l'urêtre en urinant.

Appareil génital : Endolorissement du testicule. Faiblesse des organes génitaux. Prurit autour des parties sexuelles. Enflure du scrotum. — Suppression des règles. Pression sur les parties génitales. Excoriation à la vulve et entre les jambes. Chaleur aux parties génitales. Règles trop faibles. Douleur contusive pendant les règles. *Écoulement* d'un liquide jaune *par le vagin*.

Appareil respiratoire : Enrouement. Conversion de catarrhe en coryza. Toux, matin et soir, avec crachats salés. Irritation et chatouillement qui provoquent la toux, avec constipation. Crachats difficiles à détacher de la poitrine. Haleine courte en marchant. Oppression et serrement à la poitrine en marchant, en montant et en étant couché, le soir. Pression sur le sternum. Bouillonnement dans la poitrine. Douleur de plaie au milieu de la poitrine. Douleur de poitrine pendant le mouvement. Élancement dans le côté gauche de la poitrine. Élancements à la poitrine pendant le travail de tête. Point de côté en respirant et en toussant.

Dos et lombes : Mal de reins. Douleur pressive, battements au sacrum. Faiblesse dans le sacrum en marchant. Douleur dans le dos et les reins. Fréquentes douleurs dans le dos : fouillement, tranchées et pression. Frissonnements dans le dos. Déchirement et crampe dans le dos. Raideur du dos. *Raideur de la nuque.*

Membres supérieurs : Sueur au creux de l'aisselle. Lassitude des bras. Raideur dans le bras. Douleur de luxation dans l'articulation scapulo-humérale. Tension à l'avant-bras. *Tiraillement paralytique dans le bras*, qui oblige à le laisser pendre. Élancements dans le poignet pendant le mouvement. Ardeur à la paume des mains. Sueur froide aux mains.

Membres inférieurs : Élancements déchirants depuis le bord supérieur du bassin, en contournant l'aine, jusqu'en avant de la cuisse. Paralysie des jambes. *Froid aux jambes et aux pieds.* Secousses lancinantes dans la cuisse, qui obligent à soulever la jambe. Élancements dans les tibias. Sensation comme si une souris courait le long de la jambe. Douleur tiraillante dans les jambes et le gros orteil. Crampe dans les mollets. Enflure des jambes et des pieds. Élancements sur le cou-de-pied. Ardeur et fourmillement dans les pieds. Tressaillement des pieds pendant la sieste. *Sueur des pieds.* Suppression de la sueur des pieds. Ardeur dans les pieds. Fourmillement et engourdissement de la plante des pieds.

Peau : Ulcères aux articulations des doigts et des orteils. Taches brunâtres sur la poitrine, le ventre et le dos. Prurit à la tête, au nez et dans les oreilles. Chute des cheveux. Couleur jaune de la face. Prurit au visage. Éruption prurigineuse sur le dos. Dartres suintantes dans le creux de l'aisselle gauche. Déformation des ongles des doigts. Élancements dans les cors.

Concordances. — Suivant Bœnninghausen les médicaments qui se rapprochent le plus de la sepia sont CALCAREA CARBONICA, PULSATILLA, RHUS, SULFUR ; les autres sont : 1° BELLADONNA, BRYONIA, LYCOPODIUM, MERC. SOLUBILIS, NUX VOMICA, PHOSPHORUS, SILICEA 2° *acon., caust., cham., china., con., hep., ignat., kali, natr. c., natr. m., nitr. ac., phos. ac., veratr.* 3° ant., arn., aur., bar. carb., cocc., dulc., graph., lach., led., op., petr., plat., sabin., selen., spig., stann., stap., stram., thuj., zinc.

Antidotes. — Les effets perturbateurs de sepia semblent être calmés par les acides végétaux, mais leur meilleur antidote est l'olfaction d'éther nitrique ; l'olfaction de la dilution au billionième d'antimoine cru ou de tartre stibié est moins efficace. Dans le cas où la circulation est trop active il faut faire flairer une dilution d'aconit.

Liste des auteurs. — De Gersdorf (Grf), Goullon (Gln), Gross (Gr), Hartlaub (Hb), Rummel (Rl).

SYMPTOMATOLOGIE

Symptômes généraux. — (1381-1490). — Les accidents sont beaucoup plus violents le soir et la nuit que dans la journée. — *Tiraillement dans tous les membres* (presque immédiat.). — Tiraillement arthritique dans les articulations des genoux et des doigts. — Tiraillements partout, même dans les os du bras. — Déchirement tiraillant de bas en haut dans les bras et les jambes, toute la journée, mais seulement pendant le repos, avec grande lassitude. — Déchirement dans les genoux et les coudes (au b. de 16 j.). — Tressaillements et élancements dans diverses parties du corps (au b. de 5 j.). — Élancements paralytiques çà et là, après chacun d'eux la partie demeure privée de mouvement pendant quelques minutes. — Sensation de tressaillement en diverses parties du corps, même à la tête, à droite et à gauche. — Dès qu'on remue un membre, celui-ci tressaille. — La jambe droite tressaille quelquefois dans la journée, puis la main du même côté se met à trembler au point qu'on ne peut écrire. — Toutes les parties du corps sur lesquelles on est assis ou couché font mal (chez une femme). — Douleur dans tous les membres, surtout dans les hanches (au b. de 2 j.). — Tressaillements intérieurs dans les jambes, les bras et les mains. —

Les membres s'engourdissent facilement, même quand on se baisse, qu'on croise les jambes l'une sur l'autre, qu'on prend un objet, etc. — On craint toujours de se faire du mal, de se donner un effort ou une entorse, etc. (chez une femme). — On se donne facilement des efforts en travaillant et il en résulte de la raideur à la nuque. — Impatience en se tenant assis, sorte d'agitation dans les os. — Agitation dans tout le corps (au b. de 24 h.). — Agitation dans les membres (au b. de 6 j.). — Inquiétudes en allant en voiture. — Impatiences dans les membres, on n'a de repos nulle part. — Tremblement fréquent de tout le corps (au b. de 10 j.). — Mouvement et tremblement par tout le corps. — Bouillonnement de sang dans le corps, 3 jours de suite (au b. de 27 j.). — Bouillonnement et afflux de sang à la tête et à la poitrine (au b. de 16 j.). — On sent les battements du pouls dans tout le corps, principalement dans tout le côté gauche de la poitrine (chez une femme). — On sent les battements du pouls dans la tête et dans tous les membres, jour et nuit, mais davantage la nuit (chez une femme). — On est très échauffé par une courte promenade. — Après une promenade forte chaleur à la tête et au visage. — Le mal de tête et la lassitude augmentent beaucoup pendant la marche au grand air. — Bouffées de chaleur après le moindre mouvement. — Chaleur, oppression, anxiété après avoir fumé (comme d'habitude). — Grande chaleur et oppression le soir. — Chaleur au bout des orteils du pied gauche, qui se propage jusqu'à la tête à travers le côté gauche avec la rapidité d'une étincelle électrique ; elle ne dure qu'une demi-minute et laisse une faiblesse pénible. — *Forte sueur en marchant.* — Beaucoup de sueur et d'épuisement en se promenant. — En se remuant, forte sueur qui a presque l'odeur des fleurs de sureau. — On transpire au moindre mouvement, même en écrivant un peu. — Ou bien on a grand froid ou bien il survient une chaleur qui fait aussitôt place à la sueur (chez une femme). — L'air froid est désagréable. — Grande sensibilité au vent froid du Nord. — Frisson pendant les douleurs. — L'application d'un corps chaud soulage les douleurs. — Après avoir été mouillé, état de refroidissement extraordinaire : froid fébrile intense, au bout de quelques heures accès de syncope et coryza le lendemain. — Après un refroidissement, spasme d'estomac, contraction avec ardeur. — Après avoir bu un verre d'eau froide, froid énorme avec diarrhée aqueuse et muqueuse jusqu'au moment de se mettre au lit. — Le moindre refroidissemeut provoque des

douleurs déchirantes dans l'omoplate gauche. — Enflure de tout
le corps, de la face, du ventre, des jambes et des bras jusqu'aux
poignets, sans soif mais avec haleine très courte, pendant 3 semaines; en même temps fièvre tous les 2 ou 3 jours, à heures
irrégulières, même la nuit, et consistant en alternatives de froid
et de chaleur; celle-ci est accompagnée de sueur profuse (au b.
de 48 h.). — Le soir, enflure du poignet, du pli du coude et des
chevilles, raideur des articulations; l'enflure se dissipe le matin,
mais les endroits sont douloureux au toucher. — En allant au
grand air, petits accès de vertige et de battements de cœur. —
Ordinairement pression dans le foie en se promenant. — En se
promenant, ballonnement du ventre avec émission de vents. — En
allant à l'air froid, toutes sortes de douleurs dans les os longs,
surtout à leur extrémité. — A chaque mouvement du corps, malaise comme pour vomir et faiblesse telle qu'on est obligé de se
coucher par terre, au grand air; tous les membres sont comme
relâchés. — Amas de flatuosités dans le ventre aussitôt qu'on va
au grand air. — Accès de nausée, le matin en se promenant : la
vue s'obscurcit, on est pris de chaleur d'une heure de l'après-midi
à 6 heures du soir, avec déchirements dans tous les membres et
envie de vomir continuelle; le soir, faiblesse allant jusqu'à la
syncope, avec mélancolie, tout affecte vivement les nerfs et l'on
est très craintif; la nuit, émission extraordinairement abondante
de vents très fétides (au b. de 4 j.). — Accès de douleur pressive
et tiraillante à la région ombilicale, suivie de sortie de mucosités
par l'anus avec beaucoup d'efforts et d'élancements; peu de
temps après, afflux du sang à la poitrine, avec anxiété et agitation qui, au sortir de table, se convertit en une sorte de fièvre,
composée d'alternatives de chaleur et de froid avec sueur à la
tête d'une à 4 heures; enfin mal de tête qui laisse une douleur à la
nuque. Tous ces accidents reparaissent le lendemain. — Accès :
sensation comme si une main glacée était posée entre les omoplates, ensuite froid par tout le corps, puis spasme de poitrine au
point de suffoquer, durant plusieurs minutes, suivi de convulsions
cloniques de la jambe droite et de tressaillements du bras du
même côté quand on tient la jambe; enfin, il reste du tremblement dans les jambes toute la journée (au b. de 10 j.). — Accès de
nausée dans la matinée, avant une promenade : la vue s'obscurcit,
le manger ne plaît pas; déjà avant de manger on a senti de la
chaleur et des douleurs dans tous les membres; les nausées con-

tinuent, il survient des maux de tête et, lorsqu'on a du monde autour de soi, une faiblesse jusqu'à la syncope ; la moindre bagatelle fait du mal et l'on s'effraie très facilement. — Syncope dans une voiture qui va doucement. — Spasmes, comme par faiblesse nerveuse, qui durent des jours entiers, pendant toute une semaine, avec pouls tantôt faible, tantôt serré. — C'est pendant le repos et le décubitus qu'on est le mieux (chez une femme). — Pendant les règles, obscurcissement de la vue et faiblesse qui oblige à se coucher, ce qui fait du bien. — Un temps lourd cause de l'oppression et l'on se trouve mieux quand il tonne et qu'il y a des éclairs, — On est si fatigué par une promenade d'une demi-heure, qu'on a mal au cœur et ne peut respirer ; il semble que la trachée est tirée jusqu'au creux de l'estomac. — Faiblesse telle qu'on craint de se trouver mal (chez une femme, au b. de 7 j.). — Le matin, grande lassitude, avec agitation dans le corps. — Accès de syncope, dans la matinée (au b. de 23 j.). — Accès de vertige à tomber en syncope, pendant 2 heures, avec respiration très courte. — Accablement dans les jambes, tous les nerfs en font mal et elles sont douloureuses même au toucher ; la danse fait disparaître les douleurs. — Douleur contusive dans les jambes ; on aspire à s'asseoir et, quand on est assis, il semble qu'il faut se remettre debout (chez une femme). — Grande lassitude dans les jambes. — Grande prostration, le soir à 7 heures. — Paresse du corps et de l'esprit, avec difficulté de respirer (au b. de 8 j.). — Grande lassitude et respiration courte, comme dans une fièvre continue. — Pesanteur dans tous les membres. — *Pesanteur dans les pieds* en marchant, en se promenant (au b. de q.q. h.). — Lassitude, surtout dans les genoux. — Paralysie subite d'une jambe pendant 2 heures. — Le dépit rend comme paralysé (chez une femme). — Grande faiblesse (au b. de 24 h.). — Lassitude dans tous les membres, avec froid (le 3ᵉ jour). — Lassitude qui oblige à se coucher, dans la matinée (chez une femme, au b. de 2 h.). — On se sent lourd et accablé (au b. de 24 h.). — Grande lassitude, le matin en se levant. — Grande lassitude au lit, en s'éveillant de bonne heure, mais on ne peut se rendormir. — Le matin, peu d'heures après s'être levé bien dispos, prostration et malaise tels qu'on aimerait mieux dormir que travailler. — Syncope, le matin en se levant, avec absence d'idées ; puis frissonnement avec chair de poule et bâillements ; langue très pâle, pouls faible et lent. — L'après-midi, après avoir peu mangé, paresse et somnolence (S. H.).

Les accidents sont apaisés par un exercice violent, comme la marche au grand air, l'escrime, etc. (l'équitation exceptée), mais ils paraissent le plus souvent et avec le plus de force quand on est tranquillement assis, dans la matinée et le soir. — Chaleur aux pieds avec froid glacial aux mains, *et vice versa*, mais parfois aussi les deux sont froids comme la glace. — Sensibilité à l'air froid (Grf). — Sensation d'engourdissement dans tous les nerfs, même ceux de la langue, avec embarras de la tête et absence d'idées, le soir. (Gln).

SOMMEIL. — (1491-1605). — On dort dans l'après-midi, plusieurs jours de suite (au b. de 2 j.). — Grande envie de dormir à midi ; dans l'après-midi on redevient éveillé. — Grande envie de dormir dans la journée, on est mécontent de tout. — *Envie de dormir, on s'endort dès qu'on est assis* (chez une femme). — On a envie de dormir étant assis et l'on s'endort en lisant. — Grande lassitude et envie de dormir dans la journée, cependant on dort bien la nuit. — *Propension au sommeil, même dans la matinée*; on est obligé de dormir une heure (chez une femme). — Envie de dormir de bonne heure le soir, avec mal de tête pressif (au b. de 72 h.). — Assoupissement (presque immédiatement) avec sueur à la face. — Beaucoup de bâillements à midi et l'après-midi, après une promenade. — *Beaucoup de bâillements* et pandiculations. — Pandiculations le matin au lit. — On reste tard le soir sans avoir envie de dormir (chez une femme). — *On s'endort tard, le soir.* — L'agitation ne permet pas de s'endormir. — On s'endort tard quand on ne se couche pas à son heure habituelle et l'on s'éveille tout de même de bonne heure (chez une femme). — On ne dort, la nuit, que de 10 heures du soir à 4 heures du matin. — Agitation, le soir au lit ; on s'éveille aussi de très bonne heure le matin. — Insomnie, la nuit, à cause de l'affluence d'idées qui viennent à l'esprit. — On s'éveille à 1 heure du matin et ne peut plus se rendormir (chez une femme). — On est éveillé et excité toute la nuit, cependant on se sent bien et vigoureux le lendemain. — Sommeil agité, pendant plusieurs semaines, avec beaucoup de rêves et de jactitation ; plus tard sommeil calme. — Grande agitation dans les membres, la nuit. — *Réveil fréquent, la nuit*, plusieurs nuits de suite (au b. de 6 j.). — Peu de sommeil, la nuit, avec rêves vifs, roulant sur les occupations de la veille. — Sommeil interrompu par des rêves vifs, désagréables (au b. de 16 h.). — Beaucoup de rêves, la nuit ; *on parle à haute voix en dormant.* — On gémit en dormant, mais on ne se souvient pas d'avoir fait de mauvais rêves (chez une femme). — Sommeil agité avec rêve désagréable : on appelle à haute voix, on tape des pieds et lève le bras, qu'on abaisse ensuite lentement (chez une femme). — Délire à minuit : on se met sur son séant, commence à rire, interroge, se pince les yeux, se dresse tout raide, les bras étendus et les dents serrées ; après avoir bu une gorgée d'eau, on demande à quoi sert de s'en emplir l'estomac ; cependant on boit une seconde fois, puis on lève sa main fermée, comme si elle tenait encore le verre et l'on dit en riant : c'est gentil, l'eau m'a fait du bien ; enfin on jase au sujet de trois personnes qui sont venues et l'on montre autour de soi des individus imaginaires. — Rêves tourmentants, effrayants. — *Rêve inquiétant la nuit : il semble au sujet qu'on le poursuit* et qu'il est obligé de courir en arrière ; quand on est éveillé il semble que quelque chose vient comprimer la poitrine de haut en bas ; ensuite fourmillement et élancements dans la poitrine. — Rêve inquiétant : on rêve qu'on a le corps défiguré. — Rêve effrayant : on rêve qu'on tombe d'une haute montagne. — Rêves effrayants : on pousse des cris en dormant. — Rêve de dispute. — Rêves inquiétants, qui chassent du lit (au b. de 19 j.). — *On s'éveille la nuit ayant peur et criant.* — Cris la nuit en dormant. — Rêves voluptueux et érections qui troublent le sommeil. — Rêve inquiétant : on rêve qu'on est menacée d'être violée (au b. de 2 j.). — Rêve voluptueux avec pollution. — Des rêves lascifs troublent le sommeil (la 14e n.). — La nuit, on est obligé de se lever et d'aller et venir pendant une demi-heure. — Beaucoup d'anxiété pendant la nuit. — Vers minuit, au milieu d'une sueur abondante, sorte de syncope qui dure un quart d'heure ; on ne perd pas connaissance, mais on ne peut ni parler ni remuer un doigt ; au plus fort de la syncope on rêve qu'on se bat contre un fantôme ; à peine revenu à soi on retombe dans une seconde syncope pendant laquelle on rêve qu'on est perdu dans un bois. — En s'endormant on est pris d'un tremblement intérieur avec prurit à la cuisse, qui cesse quand on se gratte (chez une femme). — En s'endormant, bouillonnement de sang, qui effraie d'abord et qui ensuite resserre la poitrine. — La nuit, sommeil troublé par des rêves inquiétants et de la chaleur ; on ne peut rester tranquille 5 minutes (chez une femme, au b. de 7 j.). — *La nuit, bouillonnement de sang dans tout le corps*, ce qui donne de l'agitation. — La nuit, réveil par une chaleur anxieuse. — La nuit, chaleur qui donne de l'agitation. — On est très échauffé, le matin en s'éveillant. — La nuit, chaleur fébrile avec rêves désordonnés, inquiétants, et sueurs à la tête. — Insomnie, la nuit, et rêvasseries quand on s'assoupit. — La nuit, étant éveillé, si l'on ferme les yeux, il se présente à l'imagination une foule d'images bizarres, qui disparaissent quand on les ouvre. — Vers minuit, réveil avec froid, anxiété extrême, tressaillement et traction spasmodique dans les cuisses, la poitrine et les mâchoires, pendant une demi-heure. — La nuit, on s'éveille avec une grande anxiété, des spasmes dans le ventre, puis dans la bouche, la poitrine et l'articulation de la hanche, avec battements de cœur. — Peu de sommeil, la nuit, à cause d'une douleur dans l'articulation de la hanche en se remuant. — Violent déchirement qui s'étend depuis l'articulation de la hanche jusqu'au pied et empêche le sommeil. — La nuit, tressaillements des membres. — Sursauts de frayeur pendant la sieste. — En s'endormant, fréquents sursauts de frayeur. — En s'endormant tressaillements des jambes. — La nuit, on ne peut rester tranquillement couché à cause d'une grande agitation dans tout le corps, on ne fait que se retourner et l'on ne peut fermer les yeux sans se trouver plus mal (chez une femme). — La nuit, après un court sommeil, on se réveille avec une grande agitation qui ne permet pas de rester tranquille. Le matin, au réveil, anxiété qui cesse quand on est levé. — *On s'éveille à 3 heures du matin et l'on ne peut plus se rendormir.* — On s'éveille, plusieurs jours, vers 4 heures du matin (chez une femme). — On s'éveille à 1 heure du matin, si complètement qu'on ne peut plus se rendormir (chez une femme). — Avant minuit, on reste couché tranquillement sans dormir. — Nuit sans sommeil et sans douleurs, seulement on ne peut rester en repos (chez une femme, au b. de 20 j.). — La nuit, tiraillements et pression au creux de l'estomac (au b. de 12 h.). — On est réveillé, plusieurs nuits de suite, par une douleur pressive et contusive dans le bas-ventre (chez une femme). — Plusieurs nuits de suite, on est éveillé par un élancement brûlant dans le talon (au b. de 5 j.). — La nuit, violente céphalalgie pulsative (au b. de 20 j.). — La nuit, pression dans les yeux (au b. de 2 j.). — La nuit, vif prurit dans l'oreille droite, qui suinte. — Le matin au réveil, pression dans l'oreille gauche, pendant 1/4 d'heure. — La nuit, on est souvent réveillé par une douleur tiraillante dans les molaires, qui remonte jusqu'au front. — La nuit on est souvent réveillé par des battements dans les molaires, au niveau des joues, dans la direction de l'occiput. — La nuit, gémissements causés par une douleur dans les molaires. — Toute la nuit, tiraillements dans les cors. — La nuit, réveil fréquent, et, chaque fois, élancements au bout du coude. — La nuit, vertige quand on se met sur son séant. — Le soir au lit, fortes palpitations de cœur et battements de toutes les artères. — Le soir au lit, violents battements dans la tête et sensation comme si elle se remuait. — Le sommeil de la nuit est interrompu par des maux de reins (au b. de 12 j.). — La nuit, engourdissement des bras, jusqu'aux mains, douloureux surtout lorsque ceux-ci sont étendus sous le lit ; on y sent aussi des déchiremeuts. — La nuit, toux sèche causée par un chatouillement, avec une sorte de spasme de la poitrine ; le tout cesse le matin. — La nui, la toux empèche de fermer les yeux (au b. de 40 j. chez une femme). — La nuit, on est obligé de se lever souvent pour uriner (chez une femme). — La nuit, les mains s'engourdissent souvent (la 6ᵉ n.). — La nuit, on s'éveille avec des nausées. — La nuit, pendant le sommeil, forte douleur contusive et épuisement dans les cuisses et les bras ; cela ne se manifeste que pendant qu'on est assoupi et cesse aussitôt qu'on est éveillé. — Le matin, au réveil, faiblesse dans les bras et les jambes (au b. de 5 j.). — Sommeil prolongé, non réparateur (au b. de 23 j.). — Sommeil fatigant (au b. de 15 j.). — Le matin, après s'être réveillé, lassitude avec alternatives de frisson fébrile et d'oppression ; sorte de chaleur interne, dont cependant on n'a pas conscience. — Le matin, après le réveil, forte soif. — Le matin, après le réveil, un peu de sueur. — Le matin, on s'éveille avec beaucoup de froid et d'agitation intérieure (au b. de 24 h.) (S. H.).

Quatre accès de coma à type tierce : on dort presque toute la journée, et, partout où l'on s'asseoit, on s'endort et se plaint en dormant d'une douleur dans le front (chez un enfant) (Hb). — *On s'endort tard* (au b. de q. q. h.) (S. H., Grf). — Sommeil agité, avec réveil fréquent, après minuit. — Sommeil profond, mais avec beaucoup de rêves vifs (Grf). — Rêves inépuisables, toute la nuit (Gln). — A 2 heures du matin, reveil par de violentes tranchées, quelquefois aussi par une douleur pressive au-dessus et autour du nombril, avec trépidation du cœur sensible à la palpation (sans battements de cœur) et plénitude du pouls ; en même temps, nausées et grande lassitude avec sécheresse extrême de la bouche, trois nuits de suite (Grt). — *Sommeil troublé par une toux fréquente et une douleur dans les pieds* (Gr.). — Le matin, au réveil, sentiment de faiblesse comme lorsqu'on a envie de vomir. — On s'éveille tard, difficilement, et avec de la lassitude dans les membres. — Le matin, on a de la peine à sortir du lit, on n'y éprouve aucun plaisir (Grf).

SYMPTOMES FÉBRILES. — (1616-1655). — Frisson sans froid, plusieurs fois dans la journée. — Frisson fébrile, continuel, pendant le repos de midi. — Froid continuel, jour et nuit, avec pincements dans le ventre, pendant plusieurs jours. — Froid et frilosité continuels. — Froid intérieur, dans une chambre chaude, toute la journée, pendant plusieurs jours. — Froid au lit, pendant plusieurs nuits. — Froid, le soir, à 6 heures, on est obligé de se coucher. — Pendant toute la journée, on ne peut s'échauffer, quoiqu'on soit dans une chambre chaude (chez une femme). — On frissonne toujours, dans une chambre chaude, au moindre mouvement (chez une femme). — Froid avec soif, vers le soir ; sueur la nuit suivante. — Froid intense, pendant 1 heure ; lorsqu'il a cessé, soif le soir (au b. de 36 h.) et le matin (au b. de 48 h.) ; on est obligé de se mettre au lit. — Frisson jusqu'à ce qu'on se mette au lit ; ensuite, quand on est au lit, chaleur à la face. — A 4 heures de l'après-midi, frisson et chaleur au front, pendant une demi-heure. — Frisson fébrile, alternant avec de la chaleur, jusque dans la nuit (S. H.). — Frisson même à la tête, avec froid glacial aux mains, bâillements et grande lassitude (Hb).

Chaleur fébrile, sèche, continuelle, avec rougeur de la face, soif ardente, déglutition difficile, élancements dans l'omoplate gauche qui coupent la respiration, et déchirements dans les bras et les jambes (au b. de 13 j.). — Accès de chaleur passagère, comme si l'on était arrosé d'eau chaude, avec rougeur de la face, sueur par tout le corps et anxiété sans soif, mais avec sécheresse dans la gorge. — L'après-midi, pendant 2 heures, chaleur au front et tiraillement dans les cuisses, comme si l'on avait la fièvre. — Chaleur anxieuse, de 4 à 5 heures du matin et de 5 à 6 heures du soir. — Accès de chaleur quotidien, d'une à 6 heures de l'après-midi, pendant plusieurs jours. — Bouffées de chaleur, suivies de prurit, le soir. — Grande chaleur jusqu'à minuit (les 8 prem. n.) (S. H.).

Transpiration continuelle, jour et nuit. — Sueur douce, le soir, avant de s'endormir. — *Forte sueur générale, la nuit*, du soir au matin. — Beaucoup de sueur, surtout à la tête, pendant le sommeil. — La nuit, sueur de haut en bas, jusqu'à la moitié des mollets. — *La nuit, sueur froide à la poitrine, au dos et aux cuisses* (au b. de 36 h. et de 6 j.). — Sueur toutes les deux nuits. — Sueur surtout aux jambes, tous les matins au lit, après le réveil. — *Sueur générale, le matin après le réveil.* — Le matin, après le réveil, sueur qui continue si abondamment toute la journée, et qui accable tellement que, le soir, on ne peut plus se tenir sur ses jambes (au b. de 13 j.). — *Forte sueur le matin* (au b. de 3 j.). — Sueur avec anxiété, plusieurs matins de suite. — Sueur douce, inodore, le matin, plusieurs jours de suite, pendant 3 heures, sans faiblesse après. — Sueur d'odeur aigre (au b. de 30 j.). — *Sueur aigre, la nuit,* 5 jours de suite (au b. de 7 h.). — La sueur a une odeur désagréable, ressemblant à celle de la fleur de sureau (S. H.).

Fièvre à 5 heures de l'après-midi : d'abord soif, puis, après avoir bu de l'eau froide, frisson et envie de se coucher, ensuite sommeil et propension à une douce transpiration sur tout le corps. — A 11 heures du matin, en écrivant, on a froid d'abord aux pieds, puis à tout le corps, avec frisson ; on est obligé de se coucher, on se réchauffe, et, à 4 heures du matin, on éprouve une grande chaleur, avec tendance à la sueur ; toute la nuit, on transpire de tout le corps, mais modérément (le 9e j.). — Alternatives de chaleur à la tête et de frisson dans les jambes (au b. de 13 j.). — Chaleur fébrile, mêlée de frissons avec mal de tête sourd, pesanteur au front, précédée de la vision d'un million d'étincelles devant les yeux, où l'on éprouve de la chaleur et de la pression ; en même temps, beaucoup de nausées et forte oppression, comme si la poitrine était serrée, mais sans que l'haleine soit courte ; depuis le matin jusqu'au soir (au b. de 27 h.). — Chaleur presque continuelle de tout le corps, avec rougeur de la face et sueur à la tête et au corps ; en même temps, forte céphalalgie gravative, battements de cœur et tremblement de tout le corps ; après la chaleur, froid et engourdissement des mains, pendant 4 jours. — Fièvre intermittente souvent dans la journée, à intervalles irréguliers ; d'abord chaleur générale avec sueur à la face, soif ardente et amertume de la bouche ; ensuite froid général, même à la face, avec vomiturition et pression dans le front jusqu'aux tempes ; pendant la chaleur, vertige menaçant de faire tomber (chez une femme). — Violent frisson pendant 1 heure, ensuite forte chaleur avec perte de connaissance, enfin sueur abondante le soir ; l'urine est brune et a une odeur forte (le 1er j.). — Un peu de froid le matin ; puis, toute la journée, chaleur à la face et aux mains, avec pâleur du

visage, sans soif ni sueur ; dans la matinée, pesanteur d'estomac
et mal de tête en se baissant (au b. de 6 j.). — Fièvre avec pression dans les tempes, par accès de quelques minutes, avec respiration courte, semblant causée par une chaleur interne, toute la
nuit ; le lendemain matin, lassitude dans les jambes, soif,
inappétence, envie de dormir ; toute la journée, frisson fébrile,
mal de gorge et engorgement des ganglions sous-maxillaires
(S. H.).

Pouls lent, de 56 à 58 pulsations (au b. de 32 j.). — Fièvre, faiblesse, urine chaude (S. H.). — Absence complète de soif, pendant
11 jours (Grf).

Moral (1-73). — Abattement, tristesse. — Tristesse, surtout le
soir. — Tristesse et inquiétude, surtout en marchant au grand
air. — Grande tristesse avec abattement involontaire. — Tristesse
à propos de sa santé. — Pensées tristes au sujet de sa maladie et
de l'avenir. — Mélancolie, surtout le matin. — Inquiétude causée
par son état de santé ; on est anxieux, irrité et très faible. — On
se laisse aller à des idées tristes au sujet de sa santé, on craint
les accidents qui peuvent survenir et surtout une mort prochaine
(chez une femme). — Toutes ses douleurs se représentent à son
esprit sous un jour tellement vif qu'elle peut les décrire. — Quand
elle pense à ses maux passés, son pouls s'améliore et sa respiration devient anxieuse. — Grande tristesse, fréquents accès de
pleurs, qu'elle ne peut faire cesser. — Caractère pleureur. — On
est très porté à pleurer. — On est disposé à pleurer sur tout, sans
motif précis. — Mélancolie ; on se sent malheureux sans raison.
— Misanthropie. — Elle désire être seule et rester étendue, les
yeux fermés. — Elle ne veut pas rester seule un moment. — Soucis,
anxiété et mauvaise humeur. — Tremblement causé par l'inquiétude, avec sueur froide au front. — Accès d'anxiété. — Grande
angoisse avec trouble de la circulation. — Anxiété, angoisse à
chaque instant. — Anxiété vers le soir. — Anxiété le soir, avec
rougeur du visage et de temps à autre alternative de chaleur et de
frissonnement. — Grande agitation intérieure, pendant plusieurs
jours, avec précipitation ; malgré cela inaptitude à commencer
aucun travail. — Agitation et paresse, pendant plusieurs jours,
avec souvenirs pleins de tristesse et impossibilité de rester longtemps à la même place. — On est sans courage et désespéré. —
Découragement complet (au b. de quelques heures). — Dégoût absolu de la vie ; il lui semblait qu'elle ne pourrait plus longtemps

supporter l'existence, et qu'il lui faudrait y mettre fin, si elle ne mourait pas (au bout de 24 h.). — *On est très porté à s'effrayer* et à tout redouter. — Mécontentement. — Grande tendance à s'irriter. — Mauvaise humeur et inaptitude à tout. — Mauvaise humeur, le matin surtout. — Mauvaise humeur, comme il arriverait après un dépit secret. — Excitabilité générale. — Grande excitabilité ressentie par tout le corps. — *Les nerfs sont très impressionnables au moindre bruit.* — Le son du piano l'affecte beaucoup. — Le souvenir d'un désagrément passé le met de très mauvaise humeur. — En se rappelant des désagréments passés depuis longtemps, on s'emporte, on se met hors de soi et on ne peut se calmer; en même temps anxiété, battements de cœur et sueur par tout le corps (15ᵉ j.). — Elle se plaint de tout, ne veut rien de ce que les autres désirent, et cela au milieu de pleurs et avec rougeur du visage. — Elle ne trouve rien de bien et critique toutes choses. — Elle se fâche pour des riens. — Mauvaise humeur et disposition à chercher querelle. — Mauvaise humeur, le matin surtout. — Grande disposition à se fâcher. — Elle se met dans une colère telle qu'elle craint d'avoir une attaque d'apoplexie, et qu'un voile lui passe devant les yeux. — Propension à la colère. — Propension à la colère et au dépit. — Il est aigri et violent. — Sensibilité extrême à la moindre occasion ; alors survient un accès de gestes furieux, avec sanglots ; elle se jette sur son lit et y reste toute la journée sans vouloir prendre aucune nourriture (aussitôt avant ses règles). — Paresse d'esprit avec abattement (23ᵉ j.). — Paresse d'esprit (6ᵉ j.). — Grande indifférence pour toute chose, aucune appréciation exacte des choses de la vie. — Indifférence. — *Grande indifférence pour toute chose, elle ne prend goût à rien et se montre très apathique* (6, 7, 8ᵉ j.). — Aucune disposition au travail, il est inattentif et distrait (6ᵉ et 7ᵉ j.). — Alternatives de bonne humeur et de tristesse. — Rires et pleurs involontaires, alternativement, sans disposition d'humeur bien déterminée. — *Faiblesse de la mémoire.* — Il se trompe souvent en écrivant. — Il est distrait, parle inconsidérément et se trompe souvent de mots (9ᵉ j.). — Il pense à des choses auxquelles il voudrait ne pas songer, s'exprime d'une manière qu'il sait n'être pas convenable, et se surprend à faire des choses qui sont contraires à ses intentions, ce qui le trouble et l'agite beaucoup (au b. de 24 h.). — Distraction et absence d'idées, pendant toute espèce de travail. — *Grande difficulté de penser.* — Difficulté, même impossibilité de penser, toute la matinée et aussi pendant plusieurs après-midi de suite (S. H.).

Grande propension au dépit. — La plus petite chose lui cause un accès de colère terrible avec tremblement (surtout des mains) (Grf).

Symptômes locaux. — Tête. — (72-210). — La tête est entreprise, par accès, avec frissons et suspension presque complète de la respiration, après quoi il lui faut faire une inspiration profonde. — Tête entreprise (au b. de 24 h.). — Tête entreprise, comme pendant un violent rhume de cerveau, avec tendance au vertige. — Tête entreprise, avec pression sur les yeux ; aggravation en allant au grand air. — Faiblesse telle de la tête qu'on peut à peine penser, surtout l'après-midi. — Toute la tête est entreprise, avec obnubilation et tension des muscles du cou et de la nuque. — Obnubilation souvent le matin, en sortant du lit. — Trouble de la tête, avec tournoiements, pendant quatre jours. — Trouble dans la tête tel qu'il ne sait pas ce qu'il fait. — On est constamment comme étourdi. — Embarras de la tête, avec constriction à la poitrine et faiblesse générale. — Pesanteur de la tête tous les matins en se levant, qui s'améliore au bout d'une couple d'heures. — Douleur de tête revenant toutes les minutes, et consistant en un élancement qui paraît remonter du dos à la tête et se renouvelle à chaque pas. — Douleur sourde dans la tête, tous les matins, aussitôt après être sorti du lit. — Céphalalgie pénible tous les matins en s'éveillant (et après s'être levé). — *Céphalalgie accompagnée de nausées*, le matin jusqu'à midi. — Céphalalgie frontale, le matin, comme par un coryza. — Douleurs de tête au front et aux tempes, ensuite anxiété précordiale, avec tremblements, puis épistaxis abondants. — Sensation de paralysie au front. — Céphalalgie qui atteint à son apogée vers le soir, et se fait sentir surtout quand on remue la tête. — Céphalalgie comme par une commotion, après la sieste. — Ébranlement du cerveau en frappant du pied. — Sensation de ballottement du cerveau en secouant la tête. — Afflux du sang vers la tête (5e j.). — Chaleur à la tête, avec sensation de brûlure qui s'étend jusqu'aux oreilles ; ensuite dureté de l'ouïe et vue trouble. — Forte chaleur à la tête, le matin, il semble qu'une épistaxis va survenir. — Chaleur douloureuse à la tête, souvent avec une sensation de chaleur qui parcourt tout le corps. — Violents accès de chaleur fugitive à la tête, toutes les 5 minutes. — Chaleur à la tête le soir (3e j.). — Forte céphalalgie pendant laquelle

la chaleur extérieure paraît insupportable, bien qu'on ait froid.
— Céphalalgie, il semble que la tête va éclater, en toussant. —
Céphalalgie pulsative, le soir. — Pulsations dans la tête, du côté
où on est couché (chez une femme). — Forte douleur pulsative
aux tempes. — Battements douloureux à l'occiput. — Céphalalgie
pulsative à chaque mouvement. — Céphalalgie pulsative très pénible au vertex, le matin, aussitôt après s'être levé (6e j.). — Pulsations très douloureuses au sommet de la tête, au moindre mouvement; le mouvement des yeux, celui de la tête ou de tout le
corps les augmente; et même dans le repos le plus complet, on
ressent des battements non douteux. — Battement et pincement
dans la tête, le matin en se levant. — *Tressaillements violents et
douloureux au front.* — Pression, secousses et battements, avec
chaleur à la tête; il semble que le front et les yeux vont éclater,
pendant 3 jours. — Céphalalgie pressive avec front brûlant, le
soir, de 7 à 8 heures (4e et 5e j.). — Céphalalgie se faisant sentir
seulement à la partie antérieure de la tête, surtout vers le front,
sorte de pression sur le cerveau, se renouvelant 8 et 10 fois par
heure, mais ne durant pas plus d'une 1/2 minute. On se trouve
ensuite très bien pendant une heure ou une heure et demie. Ce
symptôme reparaît deux jours après (au b. de 22 j.). — Pression
surtout au front et aux yeux; ensuite nausées et expulsion d'une
salive abondante. — Forte pression à la tête, pendant toute la
journée, avec vertiges, envie de pleurer et coryza violent. — Forte
douleur pressive à l'occiput, le soir, durant jusqu'à minuit. — Douleur pressive, comme si l'on comprimait une partie contuse, au
côté gauche de l'occiput. — Hémicranie violemment pressive,
avec douleur de pression dans les dents molaires. — Pression et
tension au front et aux yeux, avec sensation de brûlure. — Pression au sommet de la tête, après un travail intellectuel. — Pesanteur pressive à la tête, aux tempes, à la partie supérieure du front.
comme si la tête était remplie de sang, ou comme par un violent
coryza. — Pesanteur à l'occiput, surtout le matin. — Pesanteur
telle de la tête qu'on peut à peine la tenir droite. — Pesanteur de
la tête le soir; après qu'on est couché hémicranie. — Pression
vulsive et pruriante à la tête, avec raideur de la nuque et sensibilité du crâne au toucher. — Douleur vulsive et perforante au front,
aggravée par le moindre mouvement, commençant avant midi et se
prolongeant pendant presque tout le jour. — Douleur compressive au sommet de la tête, pendant tout le jour, avec oppression

(41e j.). — Céphalalgie, sorte de pression de dedans en dehors (13e j.). — Céphalalgie, il semble que les yeux vont sortir de leurs orbites. — Violente céphalalgie ; il semble que la tête va éclater. — Céphalalgie frontale constrictive. — Douleur pressive et constrictive à la partie supérieure de la tête (les premiers jours). — Compression saccadée au sommet de la tête, le soir. — Douleur de pincement à un des côtés de la tête, par accès. — Céphalalgie avant midi ; il semble que le cerveau soit contus. — Craquements douloureux dans la tête, comme si quelque chose s'y brisait, avec douleur à l'occiput en tournant la tête. — Céphalalgie lancinante et pressive, se faisant sentir surtout à la partie inférieure du front, profondément au-dessus de l'œil gauche, plus forte quand on se promène dans la chambre, soulagée en marchant au grand air. — Céphalalgie lancinante (18e j.). — Élancements, çà et là, au front. — Picotement au front, comme des piqûres d'aiguille, tous les jours, en marchant vite, avec nausées. — *Élancement au front*, avec nausées (elle ne pouvait rien manger) ; amélioration en se couchant. — Élancements sourds dans toute la tête, surtout à l'occiput, qui rendent tout à fait incapable de rien faire. — Élancements violents à l'occiput, se dirigeant vers le sommet de la tête. — Élancement souvent répété, qui traverse la tête. — Élancement aux tempes. — Élancement à la tempe gauche. — Céphalalgie lancinante dans les deux tempes, le soir. — Picotements fréquents au côté gauche de la tête, l'après-midi ; et aussi à l'occiput, le soir. — Élancements dans la tête, au-dessus de l'oreille, pendant quelques minutes. — Céphalalgie lancinante, la douleur semble traverser l'œil, pendant toute la journée. — Tiraillement à l'occiput. — Douleur tiraillante à l'occiput, avec douleur d'ulcération de cette région au toucher. — Douleur tiraillante, qui paraît superficielle et externe, au front, allant jusqu'à l'occiput, en quelques instants. — Tiraillement rhumatismal au côté gauche de la tête. — Tiraillements superficiels et douleur perforante à la tête, surtout la nuit ; cette douleur l'empêchait de se coucher avant minuit ; elle s'étendait aux tempes, aux oreilles et aux dents (6e j.). — Douleur déchirante au front et dans les yeux, durant de 2 heures après minuit jusqu'au soir suivant, au moment où l'on se met au lit. — Déchirement au-dessus des yeux. — Déchirements légers, intermittents, se faisant sentir profondément au côté gauche de l'occiput, allant vers le cou. — Déchirement à l'occiput. — Déchirements, tiraillements et élancements partant à la fois du front et de l'occiput, et se dirigeant vers le sommet de la tête. — Douleur à l'occiput, la nuit surtout, atteignant son apogée quand on est couché ; la tête alors semble vide et ulcérée, extérieurement et intérieurement ; l'application de la main soulage. — La tête tombe en avant et en arrière, 6 ou 7 fois de suite, le matin, bien que la connaissance soit complète (S. H.).

Tête entreprise au niveau du côté gauche de l'occiput. — Tête entreprise ; la sensation se fait sentir à la partie antérieure du crâne (Grf). — Obnubilation douloureuse de la tête, surtout au front (Hb). — Quelques coups violents et onduleux amenés par une douleur pressive au front (au b. de 35 h.). — Douleur de pression sourde, par petites places, à l'occiput. — Pression à la partie supérieure et antérieure du crâne. — Douleur pressive à la partie droite de l'occiput. — Douleur constrictive au sommet de la tête et à la partie supérieure de l'occiput, avec sensation de plaie qui dégénère en une sensation brûlante. — Fréquente douleur tiraillante à la partie antérieure de la tête. — Tiraillement douloureux, tantôt au côté droit, tantôt au côté gauche, vers la partie inférieure de cette région. — Déchirement à la partie supérieure de la région frontale, à droite (au b. de 8 h.). — Déchirement au niveau de la bosse frontale gauche (au b. de 11 h. 1/2). — Déchirement à la tempe gauche, envahissant bientôt tout le côté gauche de la tête (Grf).

Disposition au vertige, on peut à peine soutenir sa tête (chez une femme). — Vertige et tiraillement dans la tête. — Vertiges le matin au lit, en se redressant ; il lui semble que tout remue dans la chambre. — Vertiges en marchant, il semble que tous les objets remuent. — Vertige qui le fait trébucher lorsqu'en marchant il essaye de regarder en haut. — Vertige seulement quand on marche au grand air, de sorte qu'on est obligé de se laisser conduire (chez une femme). — Vertige, surtout en voyant une grande plaine devant soi. — Vertige quand on remue un bras. — Accès de vertige de 2 et 3 minutes, en allant au grand air ; il lui semble que quelque chose lui roule dans la tête, ce qui la rend chancelante ; puis, le soir, céphalalgie et bourdonnements d'oreilles. — On est souvent très porté au vertige, avec répugnance pour la moindre occupation. — Vertige à tomber, tous les matins en se levant. — Vertige tous les après-midi, de 3 à 5 heures ; tous les objets lui semblent tourner autour de lui ; cette sensation dure en marchant, en étant assis et en étant couché. — Vertige étourdis-

sant, tous les après-midi, de 4 à 6 heures, aussi bien en étant assis
qu'en marchant. — Deux accès de vertige en se penchant en avant,
comme si on allait perdre connaissance, après le repas du soir. —
Vertige avec froid des mains et des pieds (34e j.). — Tournoiements et titubation, en étant assis, après avoir bu des liqueurs
de mauvaise nature ; cet état dure pendant 5 minutes, ensuite
bouffées de chaleur pendant 5 autres minutes (S. H.).

YEUX. — (210-269). — Douleur dans les yeux à plusieurs reprises,
avec céphalalgie et chaleur au globe de l'œil. — Afflux de sang
vers les yeux. — Pression sur les yeux, lorsqu'on s'expose à la
vive lumière du jour (au b. de 11 j.). — Pression et chaleur
aux yeux avec scintillement, il lui semble voir un miroir d'étoiles.
— Douleur pressive en tournant l'œil à droite. — Prurit aux yeux,
aux paupières, dans les angles des yeux. — Cuisson à l'œil droit,
le soir, avec tendance des paupières à se fermer avec force. —
Élancements à l'œil gauche. — Sensation de gerçure aux deux
yeux. — *Sensation de brûlure aux yeux, le matin*, et faiblesse
de ces organes. — Sensation de brûlure à l'angle externe des
yeux, plusieurs fois par jour, pendant une heure. — Chaleur
à l'œil gauche, le matin, avec gonflement de l'angle interne. —
Inflammation des yeux avec rougeur de la conjonctive, élancements et sensation de pression. — Inflammation des yeux, avec
aggravation sous l'influence de l'eau froide, qui ne peut être
supportée. — *Les paupières sont douloureuses au réveil, et
semblent trop lourdes ;* il semble qu'on ne puisse les soulever.
— Deux matins de suite les paupières sont tellement contractées
au moment du réveil qu'il semble qu'un poids de plomb pèse
sur elles, sans qu'il y ait agglutination de leurs bords. — Inflammation des paupières et développement d'un orgelet. — Gonflement rouge et épais de la paupière inférieure avec douleur pressive et brûlante. — Rougeur de la conjonctive (au b. de 17 j.).
— Rougeur de la conjonctive, le matin en se réveillant, avec
douleur de cuisson brûlante et de pression. — Gonflement d'un
œil avec céphalalgie du même côté. — Tache rouge sur la paupière supérieure avec desquamation de la peau, qui forme des
écailles. — Aspect vitreux des yeux. — Larmoiement le matin et
le soir (au b. de 13 j.). — Larmoiement au grand air. — Agglutination des paupières par du pus desséché, le matin. — Agglutination des paupières, le soir seulement. — Tressaillement des
paupières. — Clignotement des paupières. — Chaque jour palpita-

tions musculaires au-dessous des yeux. — Tressaillement fréquent
à la paupière inférieure gauche, avec sensation de larmoiement,
ce qui porte à s'essuyer constamment les yeux. — En forçant sa
vue, sensation de nausées et d'anxiété. — En écrivant, trouble de
la vue tel qu'on ne peut bientôt plus rien distinguer nettement. —
Perte de la vue. — On ne distingue clairement que la moitié des
objets ; l'autre moitié paraît obscure. — La vue est empêchée par
des zig-zags de feu. — Vision d'un grand nombre de taches noires
devant les yeux. — Vision de taches blanches mobiles. — Étincelles devant les yeux, avec grand abattement. — Vibration
devant les yeux en regardant au grand jour, et vision d'un cercle
coloré formant des zig-zags. — Vision d'un cercle vert autour de
la lumière des bougies. — La lumière du jour éblouit et donne
mal à la tête. — La lumière artificielle fatigue les yeux quand on
veut lire ou écrire ; il se produit alors une sensation de constriction (S. H.).

Pression à la partie inférieure du globe de l'œil. — Pression
douloureuse à la partie supérieure des deux yeux, surtout et plus
fréquemment à l'œil droit. — Pression à l'œil droit, comme si de
la poussière avait pénétré sous la paupière ; cette sensation augmente quand on frotte l'œil et devient plus marquée encore quand on
appuie dessus. — Pression déchirante dans l'orbite, surtout du côté
gauche. — Fourmillement au niveau du bord de l'orbite gauche. —
Violent prurit à l'angle externe de l'œil gauche, avec douleur de plaie
après qu'on s'est gratté. — Prurit à l'angle interne de l'œil, le matin en se réveillant ; le frottement amène l'écoulement de larmes
abondantes qui causent une violente cuisson ; ensuite douleur de
plaie aux angles externes, où les paupières sont ensuite agglutinées. — Violent prurit cuisant à l'angle interne de l'œil gauche,
avec larmoiement et rougeur légère de la conjonctive. — Sensation
de brûlure au bord de la paupière inférieure gauche, vers l'angle
externe. — Gonflement avec un peu de rougeur de la paupière
supérieure droite. — Les yeux lui semblent nager dans l'eau, le
matin au réveil, avec cuisson dans les angles. — Lire et écrire
fatiguent les yeux, et causent une douleur de plaie dans les angles
des paupières (Grf).

Oreilles. — (269-305). — Douleur à l'oreille gauche, il semble que
celle-ci soit arrachée. — Douleur tiraillante et chaleur à l'oreille
droite. — Douleur tiraillante et lancinante dans l'oreille interne,
du dehors au dedans. — Otalgie (au b. de 24 j.). — Douleurs dans

l'oreille le soir, comme une otalgie (au b. de 16 j.). — Douleur continuelle dans les deux oreilles, la nuit. — Pression aux oreilles de dedans en dehors, en faisant des efforts pour aller à la selle (au b. de 3 j.). — Douleur de plaie dans l'oreille. — Douleur d'excoriation dans le conduit auditif externe, en y introduisant le doigt. — Élancements dans l'oreille qui est déjà affaiblie. — Élancements violents dans l'oreille et la joue gauches. — Fourmillements dans l'oreille droite. — *Prurit violent à l'oreille la plus faible, chaque jour.* — Prurit violent à la bonne oreille, forts bourdonnements et écoulement d'un cerumen blanc et purulent. — Écoulement d'un pus épais par une oreille, avec prurit. — Éruption pustuleuse à l'oreille externe. — Grande sensibilité de l'oreille au moindre bruit. — Craquement dans les oreilles comme celui que produirait du papier froissé. — Gargouillement dans l'oreille en se relevant après avoir été baissé. — Fréquents tintements dans les oreilles (au b. de 24 h.). — Chant dans l'oreille. — Sifflement dans l'oreille droite. — Bourdonnements et battements dans l'oreille. — *Violents bruits et bourdonnements dans les oreilles* (aussitôt après avoir pris le médicament). — Bourdonnements et bruissements dans les oreilles, qui semblent bouchées, bien que l'audition soit intacte. — Bruissements suivis de sifflements aux oreilles, le soir en écrivant. — Bruit profond et grave dans l'oreille sur laquelle on est couché, ce bruit suit le rythme du pouls, deux nuits de suite. — Dans une oreille bruissement qui empêche absolument d'entendre. — Surdité soudaine, mais passagère, comme si un tampon obstruait l'oreille (S. H.).

Déchirement au niveau de l'apophyse mastoïde du côté droit. — Douleur pressive et lancinante dans les deux oreilles. — Violente douleur pressive allant du dehors au-dedans et se faisant sentir au-dessous et en avant des deux oreilles. — Quelques élancements aigus à l'intérieur de l'oreille gauche (Grf). — Chaleur et rougeur de l'oreille gauche (S. H.). — Bruissement et douleur pulsative à l'oreille droite, la nuit (Grf.).

Nez. — (306-322 et 950-977). — Douleur pressive à la racine du, nez. — Douleur lancinante à l'extrémité du nez, en se frottant comme si un cheveu s'y trouvait attaché. — Prurit à l'extrémité du nez. — Sensation de plaie dans le nez, rendant l'aspiration de l'air très-douloureuse. — *Gonflement inflammatoire du nez ;* ulcération des narines. — Gonflement inflammatoire très douloureux du nez. — Croûtes dans les narines. — Exulcération persistante d'une narine. — Nodosité indolente à la racine du nez. — Éruption auprès du nez ressemblant à des vésicules pleines de sang. —Éruption vésiculeuse auprès de la narine droite, sur laquelle se forme une croûte épaisse. — *Éruption douloureuse à l'intérieur du nez.* — On mouche du sang le matin. — *On mouche du sang* et a bientôt après une véritable épistaxis (au b. de 6, 7 et 9 j.). —Saignement de nez en se mouchant, le soir. — *Violentes épistaxis* (au bout de 12 j.). — Épistaxis qui dure sept heures, mais se compose seulement de quelques gouttes de sang qui tombent de temps en temps (S. H.).

Mucus nasal très épais (au b. de 24 h.). — On mouche une masse membraneuse, d'un jaune vert, tachée de sang sur les bords (au b. de 4 j.). — Sensation de sécheresse dans le nez et le pharynx. — Sécheresse à l'orifice postérieur des fosses nasales ; cependant on a beaucoup de mucosités dans la bouche et l'on a involontairement des mouvements de déglutition. — Sécheresse dans le nez. — La narine gauche est souvent trop sèche, comme enflée, mais sans coryza. — Obstruction du nez, il en sort des mucosités très compactes. — *Obstruction du nez* pendant 7 jours (au b. de 8 j.). — Obstruction du nez et dyspnée (au b. d'11 j.). — Obstruction subite des deux narines, le matin. — Enchifrènement (les prem. j.). — *Fort enchifrènement* (au b. de 4 et 6 j.). — Fort enchifrènement avec bruissement dans la tête et les oreilles (au b. de 24 h.). — Enchifrènement avec douleur fourmillante dans le front et les yeux, excitation continuelle à tousser et toux sèche, fréquente, pendant le sommeil, sans qu'on en soit réveillé. — Sorte de fièvre de coryza; avec lassitude dans les jambes et tiraillement dans les bras. — Coryza 3 jours de suite. — Coryza pendant plusieurs semaines (au b. de 7 j.). — Coryza ; on n'en avait jamais eu ; on ne fait que renifler. — Coryza avec selle diarrhéique. — Après qu'on s'est mouché, il sort du nez un liquide jaune, avec douleur incisive au front. — Coryza fluent (immédiatem.). — *Éternuements fréquents, presque sans coryza,* pendant plusieurs jours. — Éternuements tous les matins à 6 heures, dans le lit. — Fort coryza fluent, le nez coule toujours. — Fort coryza fluent, avec vive douleur à l'occiput et tiraillement douloureux dans les hanches et les cuisses, pendant 2 semaines (S. H.).

Enchifrènement seulement dans la moitié gauche du nez. — Coryza fluent, avec éternuements précédés de fourmillements dans le nez (Grf). — Coryza fluent avec éternuements ; on n'en avait pas eu depuis 2 ans (Hb).

Visage. — (323-375). — Pâleur de la face (au b. de 24 h.). — Visage pâle et maladif le matin, avec rougeur et trouble des yeux. — *Teinte jaune de la face* et des sclérotiques, pendant toute une journée (au b. de 20 j.). — Teinte jaune autour de la bouche. — Rougeur et chaleur passagère au visage. — Chaleur au visage, tous les matins en se réveillant. — Visage brûlant, le soir, avec chaleur à la tête. — Vives chaleur et rougeur au visage, à midi, avec froid des pieds. — Chaleur au visage, le matin, et le soir pâleur de la face. — Dès qu'il parle, une vive chaleur lui monte au visage. — Douleur pressive au niveau de l'os malaire et des os du nez. — Douleur déchirante à la joue gauche, se dirigeant vers l'oreille et s'étendant jusqu'à l'occiput. — Douleur crampoïde dans un os du visage. — Douleur tiraillante au visage avec gonflement de la joue. — Lèvres brûlantes. — Violente chaleur à la lèvre supérieure, s'étendant jusqu'au-dessous du nez. — Douleur déchirante à la lèvre supérieure, comme celle que causerait une écharde. — En mâchant, il semble que les mâchoires ne peuvent s'entr'ouvrir, et que l'articulation temporo-maxillaire va se rompre. — Douleur crampoïde à la mâchoire inférieure et en même temps à la gorge. — Gonflement du visage (au b. de 5 et 40 j.). — Gonflement considérable du visage, sans rougeur. — Gonflement des glandes sous-maxillaires quand on y touche, la douleur s'étend jusqu'aux dents. — Douleur contusive dans les glandes sous-maxillaires, lesquelles sont très douloureuses au toucher. — Douleur lancinante aiguë au côté gauche de la mâchoire inférieure et aux glandes qui y correspondent, surtout au toucher (S. H.).

Léger fourmillement à la tempe gauche, puis sensation comme si la peau était tirée en haut. — Déchirement court, mais violent, au front, descendant vers la narine droite. — Déchirement léger au niveau du maxillaire supérieur droit, allant jusqu'à la tempe. — Déchirement au maxillaire supérieur. — Déchirement au maxillaire supérieur gauche, s'étendant profondément vers l'oreille. — Douleur de plaie au côté droit de la lèvre inférieure vers la commissure (Grf).

Appareil digestif. — (376-817).

A. *Bouche.* — Douleur dans les dents en mordant et en passant la langue dessus. — Les dents font mal quand on y touche et quand on parle. — La nuit, en dormant, grincement de dents qui est très douloureux. — Sensation désagréable de froid dans les incisives inférieures. — Sensation tiraillante de froid dans les incisives supérieures. — On ne peut supporter le moindre courant d'air sur les dents; aucune douleur pendant la nuit, on ne souffre que le matin, quand on est levé depuis une heure; même quand on les touche ou qu'on les nettoie, les dents ne font pas mal (chez une femme). — Douleur sourde dans des chicots, où le froid cause des élancements. — Douleur gravative dans les incisives supérieures. — Odontalgie nocturne, qui empêche de dormir; quand elle cesse le matin, on est si excité qu'on ne peut s'endormir, malgré une grande faiblesse (chez une femme). — Odontalgie tiraillante quand on met des choses froides ou chaudes dans la bouche. — Tiraillement dans les dents, comme par l'effet d'une ventouse. — *Tiraillement dans une dent* creuse, jusqu'à l'oreille, aggravé par l'eau froide. — Douleur tiraillante dans une dent saine, quand on aspire l'air d'une chambre chaude; l'air froid du dehors ne fait rien. — Odontalgie tiraillante, incisive. — Odontalgie déchirante, qui s'étend jusqu'à l'oreille gauche, pendant et après le repas. — Déchirements et secousses dans les dents, toutes les 4 inspirations, l'après-midi, plus forts quand on est couché, avec salivation considérable. — Odontalgie déchirante et vulsive, de 6 heures après-midi à 1 ou 2 heures du matin, 4 jours de suite. — Secousses isolées dans les dents, jour et nuit, quand il entre de l'air dans la bouche ou dans l'oreille; ensuite sensation qui cause de l'agitation. — Secousses pressives dans les molaires, surtout quand on se baisse. — Douleur pressive sourde dans les molaires, avec douleur dans les ganglions sous-maxillaires (au b. de 20 h.). — Fouillement dans les dents du haut. — Rongement dans les molaires postérieures. — *Odontalgie lancinante,* à faire pleurer (chez une femme). — Élancements dans les incisives. — Élancements jusque dans la dent canine, sous la paupière droite, semblant siéger dans l'os. — Élancements dans les dents et les mâchoires, jusque dans l'oreille; ils empêchent de dormir et, dans la journée, on est obligé de mettre une mentonnière (chez une femme). — Battements lancinants dans diverses racines, avec ardeur dans la gencive; ils se renouvellent quand on rentre de l'air froid du dehors dans la chambre, aussi quand on a mangé et mordu, surtout lorsque quelque chose de chaud touche les dents, pendant 8 jours, après quoi celles-ci commencent à noircir et à se creuser. — *Odontalgie pulsative,* qui devient lancinante le 3e jour; la dent se creuse rapidement. — *Les dents se creusent*

rapidement. — *Grand agacement des dents*, pendant 7 jours. —
Une incisive sort de son alvéole et devient trop longue. — Branlement des incisives inférieures. — Toutes les dents deviennent
branlantes et douloureuses, et la gencive saigne facilement quand
on crache (le 6ᵉ j.). — Fort saignement des dents, le matin (S. H.).
— Toutes les dents, surtout une molaire creuse, font mal ; il
semble qu'elles sont trop longues et chassées en haut ; ensuite
gonflement des gencives et de la joue, qui fait cesser la douleur
(Hb). — Frémissement dans les dents de devant. — Douleur tiraillante dans la dernière molaire inférieure, des deux côtés. —
Traction dans les molaires du haut. — Pression rhumatismale,
saccadée, à travers les dents et le front (Grf). — Frémissement dans
une incisive du haut (Gln).

Élancements dans la gencive. — Gonflement de la gencive en
dedans des mâchoires. — Gonflement et rougeur foncée de la
gencive, avec battements presque insupportables, comme s'il s'y
formait un abcès. — *Gonflement douloureux de la gencive.* —
Vive douleur à la gencive tuméfiée qui entoure les dents creuses,
avec fluxion à la joue. — Sur la gencive, vésicules qui causent une
douleur brûlante quand on y touche. — Gonflement de la gencive qui cause une douleur d'excoriation. — Douleur d'excoriation
et gonflement à la gencive, qui se gerce et saigne au moindre attouchement. — *Saignement de la gencive*, presque sans cause
(S. H.). — Tiraillement dans la gencive, au-dessus des deux dents
antérieures du haut (Grf). — Gencive excoriée, ulcérée (Gln). —
Gonflement à l'intérieur de la bouche, de sorte qu'on ne peut y introduire presque aucun aliment. — Gonflement de l'intérieur de
la bouche et de la gencive, avec ardeur dans la bouche jusqu'à la
gorge. — Gonflement de la muqueuse buccale et de la face interne de la gencive, de sorte que la cavité buccale semble rétrécie.
— Douleur de brûlure à la partie antérieure du palais. — Douleur
de brûlure à la partie antérieure du palais, juste en arrière des
dents, lorsqu'on y touche avec le doigt ou avec la langue. — Écoulement abondant de la salive, le soir afflux de salive salée dans
la bouche. — On est sans cesse obligé de cracher abondamment.
— Fréquente sécheresse de la bouche, comme si la langue allait
se coller au palais, sans soif. — Sécheresse de la bouche, de la
gorge et de la langue, qui est toute râpeuse, le matin. — Le matin
au réveil, sécheresse telle dans la bouche et la gorge qu'on ne

peut émettre un son ni parler (au b. de 6 j.). — *Mauvaise odeur de la bouche* (S. H.).

Langue. — *Douleur d'excoriation à la langue* (au b. de 17 j.). — Langue blanche. — *Langue chargée.* — Langue muqueuse, 1 et 2 heures après avoir mangé. — Mucus de saveur putride sur la langue. — Douleur de brûlure à la langue, pendant 5 jours. — Douleur de brûlure à la langue en fumant (comme d'habitude). — Vésicules sur la langue et douleur de brûlure. — Vésicules douloureuses au bout de la langue, en haut et en bas. — Douleur au côté droit de la langue (qui est couverte de mucosités épaisses), ce qui empêche de mâcher et de parler distinctement. — Boutons au bout de la langue et salive très sucrée (S.H.). — Déchirement et cuisson comme par l'effet du poivre au côté droit de la langue, en arrière. — Vive cuisson sur le devant de la langue (au b. de 32 h.) (Grf).

B. *Pharynx et œsophage.* — *Sécheresse dans la gorge* toute la journée. — Sécheresse dans le pharynx (au b. d'11 j.). — Sécheresse continuelle et sorte de tension dans la gorge. — Grattement dans la gorge, le soir. — Apreté dans la gorge et ardeur qui augmente par les efforts d'expectoration. — Beaucoup de mucosités dans la gorge, qui obligent à faire des efforts pour les chasser. — Beaucoup de mucosités au voile du palais. — On arrache fréquemment des mucosités de la gorge. — Expectoration de mucosités, le matin (au b. de 4 j.). — On arrache une grande quantité de mucosités sanguinolentes (le 15ᵉ j.). — *Mal de gorge avec engorgement des ganglions cervicaux.* — Pression dans la gorge, même quand elle n'est pas serrée par les vêtements. — *Pression dans la gorge*, à la région des amygdales, *comme si la cravate était trop serrée.* — Pression au fond de la gorge, en avalant les aliments ou la boisson. — Pression dans la gorge, comme si une bouchée s'y était arrêtée. — Pression dans la gorge, comme s'il y avait un corps étranger à avaler ; les efforts de toux et d'expectoration amènent des mucosités. — Sensation d'un corps étranger dans le pharynx. — Sensation d'un corps étranger dans la gorge en avalant, le soir. — Pincement dans la gorge, qui remonte du larynx. — Constriction douloureuse et pression dans la gorge. — Douleur d'excitation dans la gorge en avalant. — Douleur d'excoriation, lancinante et grattante, au haut du pharynx, en avalant à vide. — Mal de gorge lancinant en avalant. — Sensation d'engourdissement dans l'amygdale droite (au b. de 4 h.). — Sensation de chaleur dans la gorge. — Inflammation de la gorge. — Inflammation et gonflement au haut de la gorge. — Inflammation, forte enflure et suppuration de l'amygdale gauche ; la douleur empêche d'avaler ; chaleur par tout le corps, soif et ardeur dans les yeux (au b. d'11 j.). — Déglutition difficile ; les muscles qui l'exécutent sont comme paralysés, plusieurs soirs de suite (au b. de 36 h.). — En avalant les aliments, vive douleur au cardia. — Secousse douloureuse depuis le cou jusqu'au creux de l'estomac, le matin en se redressant sur son lit. — La fumée du tabac ne convient pas, elle resserre le pharynx (S. H.).

Sécheresse dans la gorge, le soir avant de s'endormir ; elle ne diminue pas quand on a bu (au b. de 8 j.) (Gr.). — Mal de gorge cuisant et grattant dans le fond de la gorge et le haut du palais, comme si l'on avait un violent coryza. — Sensation de grattement dans la gorge en avalant. — Léger fourmillement dans la gorge, avec sensation d'enrouement, qui excite à faire souvent des efforts d'expectoration. — Sensation d'abord cuisante, puis incisive, quelquefois aussi pressive, dans le côté gauche du pharynx. — Mal de gorge pressif, en haut et à droite. — Mal de gorge pressif et constrictif, juste au-dessus du larynx. (Grf).

C. *Estomac, troubles fonctionnels.* — Goût de fumée dans la bouche (au b. de 5 j.). — Goût aigrelet dans la bouche (au b. de 20 h.). — *Goût aigre dans la bouche*, avec constipation (au b. d'11 j.). — Goût aigre dans la bouche, le matin au réveil. — Goût aigre et un peu amer dans la bouche (au b. de 5 j.). — Goût amer, désagréable, dans la bouche, le matin. — Mauvais goût dans la bouche, comme si l'on avait un vieux coryza. — Goût amer dans la bouche, seulement quand on fait des efforts pour cracher. — Goût amer des aliments. — Goût amer, le matin, avec bouche sèche et pâteuse. — Arrière-goût putride après avoir bu de la bière. — Goût de sucre dans la bouche. — Beaucoup de soif (au b. de 13 j.). — Adipsie (au b. de 9 j.). — Beaucoup de soif, le soir. — Pas d'appétit, mais soif. — Dégoût de tous les aliments, surtout de la viande ; on ne peut prendre que du pain au beurre et de la soupe. — L'idée seule de manger donne des nausées, quoique le goût ne soit pas altéré. — *Pas d'appétit*, on n'a de goût pour rien (chez une femme). — Le manger ne descend pas. — Diminution de l'appétit, on trouve tout trop salé (chez une femme). — Pas d'appétit, on n'a de goût pour rien (chez une femme). — Plénitude de l'estomac, à midi. — Peu d'appétit, mais beaucoup de soif. — Peu d'appétit, mais ce qu'on mange semble bon. — La sépia paraît faire perdre le goût de fumer (effet consécutif) ? — Désir de vinaigre. — Appétit passable, mais non pour la viande, qu'on refuse pendant plusieurs jours. — Grand désir de vin, qu'on ne boit pas habituellement. — Faim vorace ; quand on ne la satisfait pas, l'eau vient à la bouche. — A la vue du repas l'eau vient à la bouche et l'appétit se fait sentir. — *Appétit immodéré, on ne peut se rassasier ;* après avoir mangé, accablement et régurgitation des aliments jusque dans la bouche (chez une femme). — Grande faim, le soir. — On voudrait manger sans cesse et la pensée seule des aliments fait venir l'eau à la bouche. — Sensation de vacuité dans l'estomac. — Vacuité dans l'estomac et nausées dès qu'on pense seulement à manger. — Sensation douloureuse de faim dans l'estomac. — Rapports après avoir peu mangé. — Beaucoup de rapports après avoir bu et mangé. — Éructations après avoir mangé. — Rapports amers après le déjeuner. — Forte amertume dans la bouche après avoir mangé. — Hoquet après le repas du soir. — Intermittence des battements du cœur après le repas de midi. — En mangeant, pulsations au creux de l'estomac, d'autant plus fortes qu'on mange d'avantage. — En mangeant, anxiété et chaleur telles que la face est rouge et enflée, avec gêne aux yeux, aux oreilles et au nez, sueur au bout des doigts (chez une femme). — Pendant le repas du soir, tranchées suivies de trois selles avec ténesme (le 3ᵉ j.). — Mouvements fébriles aussitôt après le repas de midi. — La digestion provoque la chaleur et des battements de cœur (au b. de 3 j.). — Chaleur à la face en sortant de table. — En sortant de table, vertige qui oblige à chercher un point d'appui. — Mal de tête aussitôt après avoir mangé ; toute coiffure (chapeau ou bonnet) cause une douleur pressive. — Forte sueur à la face après avoir pris des aliments chauds. — Élancements dans la tête après avoir mangé. — Aussitôt après avoir mangé, déchirement sourd dans le front. — Après le repas de midi, forte sueur générale avec sensation de chaleur. — Pendant et aussitôt après le repas les accidents se renouvellent et augmentent. — Après avoir mangé, à midi et le soir, déchirement dans toute la cuisse, surtout dans le genou. — Aussitôt après avoir mangé, sensation d'excoriation dans la gorge et sorte de crampe au côté interne des vertèbres cervicales. — Paresse en sortant de table. — Toux sèche après avoir mangé. — Après le repas de midi, gonflement du ventre par des vents, que des éructations diminuent ; alors tout se dissipe sans émission de vents.

— Grand ballonnement du ventre après le repas de midi. — Diarrhée après avoir pris du lait bouilli. — Une heure après le repas de midi (et même plus tôt) douleur tiraillante dans l'estomac et rongement jusqu'au dos, où la douleur se fait le plus sentir ; ensuite grand accablement. — Le soir, rapports continuels et violents, précédés d'un grand ballonnement du ventre. — Rapports très fréquents (encore au b. de 24 h.). — Rapports avec soulèvement de cœur et vomissement (au b. de 26 h.). — Renvois amers, le matin en se levant, avec goût amer dans la bouche et la gorge ; cependant on trouve le manger bon et l'amertume cesse après le repas. — Renvois amers avec nausées. — Renvois aigres après le repas du soir. — Renvois ayant l'odeur d'œufs pourris. — Pendant les renvois, le matin, pincement à l'estomac, comme s'il allait se déchirer. — Pendant les renvois, élancements dans le creux de l'estomac, dans le côté gauche et entre les omoplates. — Éructations douloureuses, qui amènent du sang à la bouche (après avoir fait une course rapide à cheval (au b. de 4 h.). — Pendant les renvois (dans une chambre très chaude) il vient à la bouche du sang qu'on chasse avec effort. — Renvois qui alternent avec le hoquet. — Hoquet après avoir mangé, pendant un quart d'heure. — Hoquet en fumant (comme d'habitude) et constriction dans le pharynx comme s'il y avait un corps étranger qui provoquât des nausées ; en même temps l'eau vient à la bouche. — Soda avant et après midi, pendant plusieurs heures, depuis le creux de l'estomac jusqu'à la gorge, où l'on éprouve de l'âcreté et des grattements. — L'après-midi, afflux de beaucoup d'eau à la bouche, qui cesse quand on mange. — Nausées par moments, toute la journée, même après avoir mangé, avec afflux de salive aqueuse, goût acide et amer continuel dans la bouche et défaut d'appétit ; cependant on trouve bon goût aux aliments (au b. de 4 j.). — *Nausées le matin à jeun, plusieurs jours de suite.* — Nausées, le matin ; il semble que tout tourne dans le corps. — Le matin, soulèvement de cœur en se rinçant la bouche (chez une femme). — Nausée, le matin, étant en voiture (comme d'habitude). — Nausées et faiblesse. — Nausées (presque immédiatement), ensuite tiraillements dans tous les membres. — Tous les matins à 10 heures, nausées sans renvois, pendant quelques minutes. — Nausées avec amertume dans la gorge, sans vomissement. — Nausées, le matin seulement, qui cessent quand on a mangé quelque chose. — Envie de vomir, anxiété, vertige. — Vomissement, le matin, après des nausées et après avoir mangé un peu ; les nausées reviennent encore après. — Les vomissements (chez une femme enceinte) exigent souvent de tels efforts que le sang vient avec. — Vomissements violents et fréquents, la nuit, avec grand mal de tête (au b. de 12 h.). — Vomissement de bile, deux matins de suite (au b. de 3 j.). — Vomissement d'eau lactescente (pendant la grossesse) quoiqu'on n'ait pas bu de lait (S. H.).

Satiété avec sentiment de dégoût et accablement. — Après avoir mangé, pression comme par des vents dans la profondeur du côté droit du bas-ventre et plus tard dans le côté ; elle ne se fait sentir que pendant le mouvement et quand on se baisse. — Aussitôt après avoir mangé (un peu de soupe) fort ballonnement du ventre. — Éructations fréquentes. — Après des renvois, ardeur dans l'estomac. — Ardeur qui remonte de l'estomac. — Nausées le matin au réveil, vers le soir et la nuit (Grf).

Estomac, troubles locaux. — Pression à l'estomac, après avoir mangé et quand on y touche. — Pression au creux de l'estomac (au b. de 30 h.). — Pression à l'estomac, la nuit, 3 nuits de suite. — Pression comme par une pierre sur l'estomac. — Forte pression, comme par une pierre, à l'épigastre, même à jeun, mais plus sensible après avoir mangé du pain. — Pression à l'estomac comme s'il y avait une plaie à l'intérieur. — Pression à l'estomac depuis le matin jusqu'à 1 heure après midi. — Pression à l'estomac, le soir ; ensuite mal de tête. — Forte pression sous les côtes, à gauche, qui cesse quand on est couché. — Pesanteur d'estomac avec pression sourde tout autour du ventre. — Douleur spasmodique dans l'estomac et le ventre. — Constriction à la région de l'estomac. — Douleur lancinante dans l'estomac et dans le ventre, qui est ballonné, l'après-midi. — La moindre pression sur la région de l'estomac cause une vive douleur. — *Ardeur dans l'estomac et à l'épigastre.* — Chaleur dans l'estomac et à l'épigastre ; il semble que le manger soulagerait. — Élancements rapides au creux de l'estomac quand on avale vite en mangeant. — *Élancements dans le creux de l'estomac.* — Petits élancements comme des coups d'aiguille au creux de l'estomac. — Gargouillements dans l'estomac (S. H.).

Pression déchirante autour du creux de l'estomac. — Pression au creux de l'estomac, qui cesse par un mouvement de fermentation vers le bas (au b. de 3 h. 1/2). — Élancements juste au-dessous de l'épigastre, pendant l'inspiration (Grf).

D. *Abdomen, troubles fonctionnels.* — Accumulation de flatuosités dans le ventre en allant au grand air. — Agitation dans le
ventre. — Agitation dans le ventre comme si l'on allait avoir la
diarrhée ; cela cesse par une émission de vents. — *Borborygmes
bruyants dans le ventre.* — Borborygmes et déplacement de vents
dans le ventre, comme dans la diarrhée. — Borborygmes, le soir,
et déplacement de flatuosités qui circulent dans le ventre. — Borborygmes dans le ventre avec renvois (au b. de 2 j.). — Gargouillement perceptible à l'extérieur dans le côté gauche du bas ventre,
au-dessus de la hanche. — Borborygmes dans le ventre, étant couché (au b. de 10 j.). — Borborygmes bruyants et sensation de vacuité dans le côté gauche du ventre, tous les jours. — Emission
abondante de vents fétides (au b. de 15 j.). — Diarrhée, les premiers
jours. — Diarrhée après avoir pris du lait. — Diarrhée débilitante,
les premiers jours. — Selle molle, en bouillie, d'odeur aigre, très
fétide, sortant rapidement, tout d'un coup. — Selle d'odeur aigre
et putride. — Trois selles liquides et âcres dans la journée, suivies
de la sortie d'hémorroïdes, qui suintent beaucoup et font mal quand
on est assis (au b. de 12 j.). — Beaucoup de selles bilieuses avec
tranchées. — Selle de couleur blanchâtre (le 3ᵉ j.). — Diarrhée muqueuse avec ballonnement du ventre. — Au bout de quelques jours,
selle d'abord dure, puis molle. — Envie continuelle d'aller à la
selle, mais il sort peu de matières. — Ténesme vers le soir ; puis,
le matin, selle souvent dure et fragmentée. — Envie inutile d'aller
à la selle, il ne sort que des vents et des mucosités ; le rectum
semble bouché. — *Evacuation* difficile, même de matières molles
et grêles. — Deux selles par jour et toujours avec un peu de ténesme. — On fait beaucoup d'efforts pour évacuer une selle, qui
cependant n'est pas dure. — Dans les derniers jours les selles deviennent dures, même marronnées et insuffisantes. — Selle dure,
difficile à évacuer et même mêlée de mucosités. — Selle dure, avec
tranchées dans le rectum. — Avant la selle, commencement de
coliques flatulentes, avec gémissements. — Tranchées avant une
selle naturelle (au b. de 4 j.). — Nausées avant chaque selle liquide
(au b. de 5 j.). — Ecoulement de liqueur prostatique pendant une
selle laborieuse. — *Ecoulement de sang pendant la selle*
(au bout d'11, 20 j.). — Saignement à chaque selle, pendant 8 jours.
— Ecoulement de sang pendant une selle qui n'est pas dure. —
Pendant une selle, écoulement de beaucoup de sang précédé de
tranchées. — Tous les jours un peu de sang avec les selles, pen-

dant longtemps. — Après la selle, sortie de mucosités sanguinolentes. — Après une seconde selle, raideur et sensation d'induration dans le dos, avec tension à l'épigastre et oppression. — Après
une selle qui n'était pas dure, douleur pressive dans le front. —
Après la selle, vacuité et relâchement dans le ventre. — Mal de
tête après une selle en bouillie. — Mal de ventre, sorte de cuisson
dans le ventre après une selle molle. — Après deux selles fermes,
grande faiblesse dans le ventre et anorexie complète. — Sortie
d'ascarides (S. H.).

Gargouillements et sifflements dans le ventre, qui est ballonné
(Gln). — Grande fermentation dans le ventre. — Gargouillement
léger et rapide dans la moitié droite du haut du ventre. — Une
selle brunâtre, quoique n'étant pas dure, exige pour sortir beaucoup
d'efforts (Grf).

Abdomen, troubles locaux. — Foie. — Battements dans la région du foie. — Vifs élancements dans la région du foie, le soir,
pendant 8 minutes ; la région est sensible au toucher ; en même
temps constipation. — Simple douleur dans le foie, juste au-dessous des dernières côtes, en roulant en voiture sur un mauvais che-
min ; elle coupe la respiration. — Sensation de plénitude dans la
région du foie. — Douleur pressive dans la région du foie. — Quelques tressaillements dans le foie (S. H.). — Élancement sourd dans
la région du foie (au b. de 3 h.). — Douleur de plaie dans la région du foie (au b. de 5 h.). — Forte étreinte à la région du foie,
soulagée par des renvois et une émission de vents. — Douleur
tiraillante dans la région du foie, le soir (Grf).

Tous les jours, deux accès d'une heure, consistant en étreinte
aux hypocondres, avec nausées, puis élancements qui vont des
hypocondres au dos ; élancements aussi dans la poitrine et bâillements jusqu'à ce qu'on vomisse de la bile et des aliments. —
Douleur lancinante et tensive dans les hypocondres et l'épigastre, en se baissant. — Douleur tensive et lancinante autour
des hypocondres, qui empêche tous les mouvements, surtout
pendant la marche. — Élancements sous les hypocondres, en
travers du haut du ventre, assez forts pour faire crier, fréquemment (chez une femme). — Élancements fréquents sous les côtes
droites. — Douleur lancinante sous les fausses côtes droites,
pendant une toux sèche qui revient le soir. — Élancements dans
les deux côtés du haut du ventre, en toussant. — Élancements
fulgurants en travers du ventre, du côté droit au côté gauche (au

b. de 36 j.). — Douleur lancinante dans les deux côtés du bas-
ventre. — Violent élancement dans le côté gauche du ventre. —
Élancements dans le côté du ventre, pendant 1 heure; ensuite
dyspnée. — Douleur pressive dans le côté droit du ventre. —
Douleur tiraillante dans les deux côtés du ventre, par accès répétés. — Sensation douloureuse dans les deux côtés du ventre,
comme s'il s'y trouvait un corps étranger, de sorte qu'il est impossible ou pénible de se baisser. — Mal de ventre, du nombril au
pubis, surtout quand on y touche. — Élancements en travers du
ventre, juste au-dessus des hanches. — Élancements et pincements
alternatifs dans les intestins, par accès qui durent 18 minutes. —
Élancements du nombril au pubis, en toussant et en vomissant. —
Douleur lancinante avec tressaillement visible dans les muscles du
côté droit du ventre. — Élancements dans l'aine. — Élancements à
travers l'aine gauche, le matin. — Douleur térébrante, d'excoriation, à droite près du nombril (au b. de 18 j.). — Pression dans le
ventre. — Douleur dans la région ombilicale, très sensible quand
on tousse et qu'on se baisse. — *Pression dans le ventre*, qui cesse
après qu'on est allé à la selle. — *Pesanteur dans le ventre*. —
Sensation d'un poids dans le ventre, en se remuant. — Douleur
au milieu du ventre, depuis l'après-midi jusqu'au moment de se
coucher; il semble qu'un corps volumineux y est fixé; la douleur
remonte, vers le soir, avec envie de dormir, quoiqu'on passe la
nuit sans sommeil (chez une femme). — Pression douloureuse à
l'anneau inguinal, en riant fort. — *Ballonnement du ventre* (aussi
au b. de quelques h.). — Tension du ventre, le matin (au b. de 2 j.).
— Ventre très ballonné, sans selle. — Fort ballonnement du ventre,
surtout le soir. — Ballonnement douloureux du ventre, en allant en
voiture. — Le soir surtout, ventre dur et gonflé, turgescence des
vaisseaux des téguments de l'abdomen; en même temps douleur
lancinante dans une hernie. — Fréquemment gonflement dur du
ventre, suivi de fortes coliques et de borborygmes. — Ballonnement du ventre, avec diarrhée et pincements. — Mal de ventre, le
matin au lit. — Fortes tranchées en travers du ventre, semblant
causées par des vents; le mouvement les dissipe; en même temps
tranchées dans le testicule gauche. — Fortes tranchées jusqu'à la
poitrine, avec circulation de vents qui ne trouvent pas d'issue (au
b. de 4 j.). — Tranchées dans le ventre, la nuit, avec envie d'uriner. — Violentes tranchées, le matin. — Tranchées dans le bas-
ventre, l'après-midi, soit continues, soit par accès. — Tranchées

avec nausées fréquentes. — Accès fréquents de tranchées, on est obligé de se tenir plié en deux, pendant 2 minutes. — Tranchées pinçantes dans les intestins, avec anxiété et gémissements; il semble qu'on va avoir une selle involontaire. — Pincements dans le ventre, presque tous les matins pendant 1 heure, avec nausées, malaise et afflux de salive à la bouche. — Pincements quotidiens dans le ventre, sans diarrhée, comme s'il se formait beaucoup de flatuosités; on est soulagé par des renvois. — Pincements fréquents dans le ventre, sans flatuosités. — Pincements dans le bas-ventre, toute la journée, par accès d'un quart-d'heure, avec une selle par jour, 3 jours de suite (au b. de 48 h.). — Étreinte dans les intestins, il semble qu'on les torde. — Spasmes dans le ventre (au b. de 17 j.). — Contraction spasmodique dans le côté droit du bas-ventre. — Accès fréquents de douleur constrictive dans le côté droit du ventre, surtout le matin; ensuite vive douleur resserrante à l'estomac, qui passe de là dans la poitrine; elle cède à des éructations. — Violent mal de ventre, qui oblige à se plier en deux (chez une femme). — Fouillement et constriction dans le ventre, avec émission copieuse de flatuosités. — Fouillement dans le ventre, avec nausées. — Ardeur dans le ventre, en allant au grand air. — Ardeur dans le côté droit du ventre, en marchant vite. — Ardeur dans le ventre, étant assis; elle cesse quand on marche. — Douleur dans le ventre, comme si l'on coupait les intestins en morceaux. — Douleur dans le ventre, l'après-midi, comme si l'on arrachait les intestins. — Battements çà et là dans le ventre. — Les muscles du ventre sont douloureux pendant le mouvement, seulement la nuit. — *Sensation de vacuité dans le ventre.* — Élancement lent dans l'aine gauche, de bas en haut, en allant à la selle (S. H.).

Élancement à la dernière côte droite, qui dure plusieurs minutes et se dirige vers l'épigastre; des éructations le font cesser. — Parfois des élancements remontent obliquement du haut du ventre, juste au-dessous du creux de l'estomac, jusqu'au côté gauche. — Douleur pressive dans le haut du ventre, l'après-midi. — Douleur pressive dans le haut du ventre, qui est tendu, 1 heure après le repas de midi et après un peu de mouvement au grand air (Grf). — Pression dans tout le ventre, 3 jours de suite; elle augmente après le repas, avec embarras de la tête et tension du cuir che-velu (Hb). — Beaucoup de tension et de pression dans le haut du ventre, soulagées de temps en temps par une sorte de fermentation intérieure ; en même temps pression et élancements dans la région ombilicale. — Pression dans le bas-ventre, à gauche au-dessous du nombril et parfois tout à fait dans le côté gauche. — Pression en avant dans le bas-ventre, à droite. — Pression ondu-leuse, de dedans en dehors, dans la région inguinale droite. — Pression tiraillante et tensive dans le ventre (Grf.). — Mal de ventre, le matin, tout à fait dans le bassin ; c'est une pression de dedans en dehors, un tournoiement, une constriction (Gln.). — Douleur incisive dans le ventre, après minuit. — Douleur brûlante à gauche, au-dessous du nombril. — Ardeur dans l'aine droite (Grf).

Rectum et anus. — *Douleur constrictive dans le rectum,* jusque dans le vagin (au b. de 6 j.). — Douleur constrictive dans le rectum et de là dans le périnée et le vagin. — Douleur constric-tive à l'anus, puis dans le ventre, en avant, en allant à la selle. — Contraction douloureuse à l'anus, fréquemment. — Douleur ten-sive à l'anus (et dans le rectum) (au b. de 4 j.). — Tension à l'anus, après avoir été à la selle. — Douleur au rectum en allant à la selle et longtemps encore après, étant assis (au b. de 7 j.). — Énorme douleur de crampe dans le rectum avant et pendant une selle dure (au b. de 4 j.). — Violentes tranchées à l'anus et dans le rectum, la nuit. — Tranchées dans le rectum en allant à la selle, avec perte d'un peu de sang. — Sentiment de faiblesse dans le rectum, le soir au lit, et par suite agitation qui empêche de s'endormir. — Tran-chées dans le rectum, qui se dirigent vers le bas-ventre et sont suivies de ténesme, l'après-midi. — *Élancements à l'anus* (au b. de 8 j.). — Violents élancements dans le rectum, la nuit. — Élan-cements à l'anus après la selle du matin, jusqu'à l'après-midi (au b. de 7 j.). — Violents élancements à l'anus, surtout quand on le rétracte ou qu'on appuie dessus. — Élancements et déchirement à l'anus. — Élancements au périnée, vers le rectum, étant assis, le soir. — Élancements et ardeur à l'anus. — *Ardeur à l'anus.* — Ardeur à l'anus en allant à la selle (au b. de 21 j.). — Tous les jours, ardeur dans le rectum pendant une selle dure ; elle est parfois mêlée de ténesme (les prem. j.). — Ardeur dans le rectum, toute la journée. — Ardeur dans le rectum, à la fin d'une selle molle (au b. de 6 j.). — Chaleur et gonflement du pourtour de l'anus. — Excoriation à l'anus. — Douleur d'excoriation dans le rectum, surtout en dehors de la défécation, et sorte de pression vers le dehors, même quand on est assis, par accès qui durent des heures ; en même temps hémorroïdes douloureuses au toucher. — Prurit et élancements dans le rectum. — *Prurit au rectum et à l'anus.* — Sensation de grattement à l'anus, en allant à la selle. — Prolapsus du rectum (au b. de quelques h.). — *Pression vers l'anus, l'après-midi, peu de temps après avoir mangé* (au b. de 5, 12 j.). — Forte sueur juste au-dessus de l'anus, avant et pendant la selle. — Cuisson dans le rectum, après la défécation. — Sortie et prurit des hémorroïdes. — Les hémorroïdes sortent beaucoup pendant la marche, pendant la défécation. — Sortie d'une hémorroïde suintante, non douloureuse après une bonne selle. — Douleur aux hémorroïdes, après une bonne selle (au b. de 4 j.). — Les hémorroïdes deviennent douloureuses (au b. de 2 h.). — Douleur aux hémorroïdes en marchant. — Hémorroïdes sans constipation. — Les hémorroïdes paraissent indurées. — Saignement des hémorroïdes en marchant (S. H.). — Sensation de resserrement à l'anus, qui cesse après une sorte de fermentation dans le ventre. — Ténesme à l'anus avec sensation d'excoriation, quelquefois par accès. — Plusieurs élancements successifs à l'anus (Grf). — *Chute du rectum* (au b. de 30 j.) (Rl.).

ORGANES GÉNITO-URINAIRES DE L'HOMME (818-894). — Émission peu copieuse d'urine (les 7 prem. j.). — Le matin, envie pressante d'épancher l'urine, qui cependant ne vient qu'au bout de quelques minutes. — Envie fréquente et pressante d'uriner. — On est obligé d'uriner deux ou trois fois par heure ; on éprouve de la pression sur la vessie, cependant on attend longtemps avant que l'urine vienne et celle-ci coule sans douleur ; si l'on veut s'arrêter on éprouve de l'anxiété et de la pression sur la vessie (au b. de 48 h.). — *Sensation comme si des gouttes d'urine s'échappaient de la vessie (ce qui n'a pas lieu en réalité)*, surtout pendant le repos. — Après la miction il reste dans l'urètre de l'urine qui se présente plus tard au méat. — Après deux heures de chaleur, rougeur et bouffissure de la face, suivies de plusieurs heures de pâleur, impossibilité d'uriner pendant quatorze heures ; puis on en a envie tout les quarts d'heure et il sort peu de liquide chaque fois ; enfin ces alternatives se renouvellent et la dernière période d'anurie, quoiqu'on boive beaucoup, dure 20 heures (le 1er j.). — Miction peu copieuse, avec soif ardente (au b. de 3 j.). — La nuit, on rêve qu'on urine dans son vase de nuit, mais l'urine coule en réalité dans le lit (au b. de 17 j.). — On est obligé de se lever, la nuit, pour uriner, aussi souvent qu'on s'éveille, avec soif ardente. — Pression

sur la vessie et miction fréquente, avec tension dans le bas-ventre.
— Envie pressante d'uriner, le soir, avec ardeur après la miction. — On urine plus souvent (au b. de 4 j.). — On urine beaucoup plus qu'on ne boit (au b. de 36 j.). — Urine claire comme de l'eau, en grande quantité (le 2e j.). — L'urine, par le repos, devient trouble et fétide, avec un sédiment blanc (du 1er au 4e j.). — A sa sortie, l'urine est souvent trouble, foncée et comme mêlée de mucosités. — *Urine avec beaucoup de sédiment blanc et fétide.* — *Urine trouble avec sédiment de sable rouge.* — Urine rouge comme du sang. — L'urine dépose du sang au fond du vase. — Après la miction (à midi), il sort par l'urètre du liquide lactescent. — Après avoir uriné, sortie de liqueur prostatique. — Douleurs pinçantes dans la vessie. — *Vive ardeur dans la vessie, sans envie d'uriner.* — Ardeur dans l'urètre. — *Ardeur à la partie antérieure de l'urètre* (au b. de 9, 20 j.). — Cuisson dans l'urètre en urinant. — Cuisson tiraillante à la partie antérieure de l'urètre, le matin au réveil. — Fort déchirement dans l'urètre. — Vive douleur incisive, continue, quelquefois aussi élancements dans l'urètre. — Douleur d'excoriation dans l'urètre en urinant. — Prurit dans l'urètre (S. H.). — *Envie continuelle d'uriner avec pression douloureuse dans le bassin, le matin* (Gln). — Urine d'un jaune pâle, sans sédiment, dans le jour et pas la nuit (Grf). — *Urine trouble*, limoneuse, déposant un sédiment rougeâtre sur les parois du vase. — Spasme de la vessie. — Douleur d'excoriation à travers l'urètre (Gln). — Cuisson à la partie antérieure et à l'orifice de l'urètre (au b. de 13 h.). — Déchirement dans la partie antérieure de l'urètre (Grf).

Les parties génitales de l'homme transpirent abondamment (au b. de 3 j.). — Élancements dans la verge. — Ardeur dans la verge pendant le coït (au b. de 10 j.). — Inflammation pruriteuse de la verge, qui augmente beaucoup pendant le coït. — A la base du gland, suintement abondant de liquide puriforme, d'odeur aigre, saline, avec prurit. — Le scrotum sue beaucoup. — Chaleur dans le testicule. — Douleur incisive dans le testicule. — Déchirement pinçant dans les testicules (le 1er, 2e j.). — Accroissement considérable de l'appétit vénérien (les 5 prem. j.). — Pensées lascives, sans érection (le 4e j.). — Propension au coït, avec prompte éjaculation mais peu de sensations voluptueuses, ensuite tension dans le bas-ventre, jusqu'aux cordons spermatiques (le 5e j.). — Fortes érections (le 2e j.), mais à partir du 29e jour elles sont de courte durée, avec prompte éjaculation pendant le coït. — Moins d'érections (effet curatif, les prem. j.). — Érections continuelles, la nuit (au b. de 16 j.). — Érections fortes et opiniâtres la nuit. — Défaut d'érections (au b. de plusieurs j.). — Érections continuelles après le coït et pollutions. — Éjaculation, la nuit, avec rêve lascif (au b. de 12 h.). — Fréquents commencements de pollution, que le réveil arrête chaque fois (au b. de 20 h.). — Les pollutions cessent pendant l'action consécutive du médicament. — Après une pollution, ardeur dans la partie antérieure de l'urètre. — Après une pollution on est paresseux, accablé, sensible à l'air humide, avec urine trouble, vertige et constipation. — Après le coït, d'abord érection, puis faiblesse de la pensée, vertige, découragement, affaiblissement; le soir, on est abattu et craintif (le 14ᵉ j.). — Après le coït, anxiété et agitation, toute la journée. — Après le coït, grande faiblesse dans les genoux. — Pendant le coït peu de sensations voluptueuses (le 2ᵉ j.). — Coït avec érection insuffisante (au b. de 20 j.) (S. H.). — Tiraillement rhumatismal dans les testicules et dans la partie voisine des cuisses (Grf). — Forte érection, un peu douloureuse, après la sieste, étant assis (Hb). — Pollution incomplète pendant un rêve lascif (Grf). — Pollution faible et aqueuse (Hb).

ORGANES GÉNITO-URINAIRES DE LA FEMME. — (895-949). — Raideur douloureuse dans la région utérine. — Pression dans la matrice, de bas en haut, qui coupe la respiration ; il semble que tout va sortir par en bas ; en même temps, tranchées ; on est obligé de croiser les cuisses, dans la crainte que le vagin ne sorte, cependant rien ne paraît qu'un peu de leucorrhée bilieuse (au b. de 10, 20 h.). — Tressaillement de bas en haut dans le vagin, le matin en s'éveillant d'un rêve. — Élancements à la vulve (au b. de 3 j.). — Vifs élancements à la vulve, remontant presque jusqu'au nombril. — Un élancement dans le vagin, toutes les 3, 4 secondes ; nouvel accès semblable un quart d'heure après. — Écoulement de sang par le vagin après le coït. — Mal de ventre comme si l'on allait avoir ses règles (au b. de 4 j.). — Les règles avancent de 6 jours (au b. de 4 j.), de 2 jours, de 7 jours (au b. de 3 j.),, de 14 jours (au b. de q.q. h.), de plusieurs jours (au b. de 48 h.). — Les règles avancent de 8 jours et coulent très peu, le matin seulement. — *Quelques gouttes de sang sortent du vagin 15 jours avant l'époque* (au b. de 8 j.). — Écoulement de sang par le vagin, seulement en marchant. — Retour des règles après 4 mois d'interrup-

tion (au b. de 18 j.). — Les règles, habituellement très régulières,
avancent de 7 jours (au b. de 20 j.). — Les règles retardent de
8 jours (effet secondaire, au b. de 28 j.). — Les règles, qui avaient
manqué 2 fois, chez une femme âgée, reparaissent au bout de
8 jours, avec des tiraillements allant des dents à la joue, qui est
un peu enflée. — Les règles, qui avaient cessé depuis plusieurs
mois, chez une femme âgée, reparaissent encore une fois (au b. de
20 j.). — *Les règles retardent de 3 jours* (au b. de 19 j.). — Les
règles retardent de 5 jours, à la pleine lune (au b. de 22 j.). —
Avant les règles, violent mal de ventre, avec disposition à la syncope. — Deux jours avant les règles, frisson par tout le corps,
toute la journée. — Avant les règles, ardeur à la vulve. — Avant
les règles, leucorrhée cuisante et corrosive. — Avant les règles,
sensation comme si les parties génitales étaient dilatées. —
Quelques jours avant les règles, pression dans le ventre et, lorsque
celle-ci cesse, excoriation au périnée avec enflure de la vulve
avant l'apparition du sang. — Pendant les règles, grand épuisement le matin. — Pendant les règles, déchirement dans le tibia.
— Pendant les règles, odontalgie et battements dans la gencive.
— Pendant les règles, obscurcissement de la vue, le soir, et
grande faiblesse qui cesse quand on est couché. — Pendant les
règles, forte pression au front, avec sortie de matières dures et fétides par le nez. — Pendant les règles, tiraillements dans les
dents, remontant jusqu'à la joue. — Pendant les règles, tiraillements des dents à la joue, qui est enflée. — Pendant les règles,
saignement de nez, 3 soirs de suite. — Pendant les règles, mélancolie extrême, surtout le matin. — Pendant toute la durée des
règles on ne peut dormir à cause de déchirements dans le dos,
de froid et de chaleur, avec soif et constriction douloureuse de la
poitrine. — Pendant les règles, on est retenu 2 jours au lit par de
l'agitation dans le corps, des tiraillements dans les jambes et
dans le ventre, avec borborygmes ; le deuxième jour, battements
de cœur avec oppression pendant plusieurs heures, avant midi
(au b. de 9 j.). — Flueurs blanches avec élancements dans la matrice (au b. de 25 j.). — Flueurs blanches avec prurit dans le vagin (au b. de 3 j.). — Écoulement muqueux, sanguinolent, par le
vagin. — Écoulement vaginal jaunâtre (au b. de 24 h.). — Flueurs
blanches, claires comme de l'eau (au b. de 22 j.). — Flux muqueux
et limpide comme de l'eau. — Flueurs blanches, beaucoup plus
abondantes quand on a souvent des rapports et des nausées ; en

même temps on a la face plus pâle. — Écoulement d'un liquide vert, rougeâtre, par le vagin, pendant la grossesse. — Flueurs blanches abondantes, surtout après avoir uriné. — Flueurs blanches ressemblant à du pus. — Leucorrhée laiteuse, seulement dans la journée, avec douleur brûlante et excoriation entre les cuisses. — Écoulement abondant de morceaux de mucus ayant une odeur putride, avec douleur tiraillante dans le bas-ventre. — Excoriations causées par des flueurs blanches, qui font beaucoup de mal pendant la marche (S. H.).

SEINS. — (1102-1104). — Prurit au mamelon gauche, qui saigne quelquefois et paraît sur le point de se gercer. — *Élancements dans un des seins.* — Élancements dans la glande mammaire droite, surtout quand on se refroidit en marchant ou en voiture, mais on n'y sent rien d'anormal habituellement (S. H.).

APPAREIL RESPIRATOIRE. — (978-1093) (¹).

A. *Larynx.* — Le matin, pression fréquente, mais sans douleur, dans le larynx. — Sécheresse du larynx, le matin. — Sensation de sécheresse dans la trachée (au b. de 3 j.). — Enrouement subit (au b. de 7 j.). — Enrouement et coryza (au b. de 4 j.). — Enrouement qui empêche de chanter (chez une femme). — *Enrouement* tel qu'on ne peut dire un mot à haute voix. — Enrouement avec accablement et sensibilité au froid (au b. de q.q. h.). — *Enrouement avec toux sèche* causée par un chatouillement dans la gorge (au b. de 5 j.). — Il s'amasse dans le larynx beaucoup de mucosités que l'on a de la peine à chasser par la toux, mais qu'on avale facilement, même pendant une inspiration profonde (au b. de 24 h.) (S. H.).

B. *Poitrine.* — Quand on ne parvient à rien cracher par la toux, on ne peut respirer (chez une femme). — Haleine beaucoup plus courte. — Haleine courte (immédiatem.). — Essoufflement en se promenant. — Essoufflement en marchant, comme si la poitrine était pleine. — Oppression causée par des mucosités fixées dans la poitrine (chez une femme). — Respiration gênée comme si l'on avait des mucosités dans la poitrine (chez une femme). — Inspiration bruyante et laborieuse. — On perd haleine au moindre mouvement. — *Oppression de poitrine,* matin et soir. — On perd haleine en restant tranquillement debout. — Beaucoup d'oppression, surtout en marchant. — Oppression surtout pendant des battements de cœur

---

1. Pour les symptômes du coryza, voyez *Nez.*

après une émotion. — Oppression de poitrine, le matin au réveil.
— On s'éveille en sueur, le matin, avec une grande oppression,
qui dure quatre heures. — Le soir, forte oppression de poitrine,
qui rend la respiration très difficile et augmente beaucoup quand
on est couché ; on est obligé de se mettre sur son séant; en même
temps scintillement devant les yeux (chez une femme). — On ne
peut respirer profondément à cause d'un resserrement circulaire
à la base de la poitrine. — Respiration plutôt difficile que courte.
— Oppression et resserrement de poitrine avec élancements, en
respirant profondément. — On s'éveille très oppressé, la nuit ; on
est obligé pendant une heure de faire des inspirations pénibles et
profondes, et, le matin, après le réveil, on est encore un peu oppressé (au b. de 2 j.). — Accès d'asthme la nuit : pendant une
heure, on reste la tête penchée en avant, très oppressé et obligé
de faire de profondes inspirations pour aspirer de l'air; ensuite,
toux avec crachement de salive visqueuse (au b. de 4 j.). — Forte
oppression, vers le soir, causée par une pesanteur sur le creux de
l'estomac. — Le soir, dyspnée causée par une douleur sous les
fausses côtes droites, qui empêche de faire le moindre mouvement
(chez une femme). — Pression très forte sur la poitrine, sans qu'on y
touche. — Pression sur la poitrine, en se baissant et en respirant
profondément. — Douleur pressive sur la poitrine, aggravée par
certains mouvements. — *Forte pression dans la poitrine, le
soir* au lit. — Douleur pressive sur la dernière côte gauche, seulement en marchant. — Pression, sorte de pesanteur, sur la partie
supérieure du sternum. — *Sensation de pesanteur dans la poitrine*, qui oblige à faire de profondes inspirations. — Plénitude et
constriction de la poitrine, qui gêne la respiration. — La poitrine
est comme serrée, le matin (au b. de 7 j.). — Pression tensive
sur la poitrine, principalement à gauche. — Accès de tension dans
la poitrine. — Tension en arrière des côtes gauches, comme après
un refroidissement. — Endolorissement de toute la poitrine. —
Élancements dans le côté gauche de la poitrine en toussant (au
b. de 6 j.). — Élancements dans le côté droit de la poitrine et de
l'omoplate, en respirant et en toussant. — Vers le soir, élancements dans le côté droit de la poitrine, pendant l'inspiration. —
Élancements dans le côté droit, en allant au grand air. — Élancements profonds dans l'intérieur de la poitrine. — Douleur lancinante dans le côté droit de la poitrine, pendant l'expiration. —
Vif élancement dans la poitrine, à chaque inspiration, de sorte

qu'on n'ose pas y introduire beaucoup d'air ; il en résulte aussi de
l'embarras dans la tête (au b. de 5 j.). — Élancements continuels
dans le côté gauche de la poitrine, sans rapport avec la respiration. — Élancements dans le cœur, l'après-midi (au b. de 6 j.). —
Apreté dans la poitrine. — Vive ardeur dans le sternum. — Douleur brûlante dans le sternum, en buvant de la bière. — Bouillonnement et afflux de sang dans la poitrine, comme si l'on allait
avoir une hémoptysie. — Sorte de gargouillement dans le côté
gauche de la poitrine. — Battements dans le creux de l'estomac, le
matin, puis mouvement dans la poitrine, comme lorsqu'on a des
battements de cœur ; ensuite chaleur brûlante à la face et au
corps, sans chaleur ni rougeur sensible à l'extérieur et sans soif,
mais avec un peu de sueur. — Battements dans le côté gauche
de la poitrine (au b. de 26 j.). — Tiraillement resserrant dans
l'épaule droite et dans tout le côté (S. H.).

Douleur pressive sur les dernières côtes gauches, même en y
touchant. — Pression sur le haut du côté gauche de la poitrine,
vers le creux de l'aisselle, surtout quand on fait une forte expiration ; quand on y touche on détermine une douleur contusive. —
Pression sur le côté droit de la poitrine, par accès ; des éructations
soulagent. — Tiraillement pressif sur les fausses côtes droites, en
arrière ; le mouvement et le frottement le font cesser. — Élancements dans le côté droit, le matin, après un demi-sommeil. —
Vif et court élancement sur le côté droit de la poitrine (au b. de
4 h.). — Élancement qui dure 1 minute, dans la région de la dernière côte droite, vers le creux de l'estomac ; des éructations le
font cesser. — Douleur brûlante, d'excoriation, à la partie supérieure du côté gauche de la poitrine, même quand on y touche. —
Pression déchirante tout en haut du côté gauche de la poitrine,
près de l'articulation de l'aisselle ; elle revient très forte après avoir
été soulagée par des éructations. — Violent déchirement dans les
côtes inférieures droites (Grf).

Toux. — Toux causée par un chatouillement au larynx, sans
expectoration. — Toux causée par un chatouillement dans la trachée, vers le matin, sans expectoration. — Un fourmillement dans
la poitrine excite violemment à tousser (au b. de 5 j.). — Toux et
coryza, tous les matins jusqu'à 9 heures ; on éternue dès le matin, au lit (chez une femme). — Petite toux en se mettant au lit
(le 4e j.). — Le soir avant de se mettre au lit (de 8 à 9 heures), toux
jusqu'à ce qu'on crache un peu ; alors elle cesse (chez une femme).

— Forte toux, le soir. — C'est le soir, après s'être couché, qu'on tousse le plus. — Toux courte, sèche, le soir, avec élancements intermittents dans l'hypocondre droit, pendant plusieurs heures. — Toux avec vomissement, surtout le soir au lit. — Toux sèche avec vomissement de liquide amer, le soir au lit. — En toussant, on éprouve des nausées et des soulèvements de cœur, avec chaleur et sueur (chez une femme). — Forte toux avec peu d'expectoration, mais surtout avec des vomissements amers, seulement le soir au lit. — Toux qui fatigue beaucoup la poitrine et l'estomac. — Le besoin de tousser est quelquefois si subit et si violent qu'on ne peut respirer assez vite et qu'on éprouve une contraction spasmodique à la poitrine. — Toux spasmodique. — Toux sèche semblant venir de l'estomac et du ventre, ou de la constipation, ou bien encore il semble qu'il s'est fixé dans l'estomac quelque chose qui ne peut en sortir. — Toux sèche, dans la journée, qui oblige à se coucher, alors elle cesse ; la nuit, au lit, on ne tousse pas non plus, mais on est enchifrené. — Forte toux sèche, avec élancements dans le côté droit de la poitrine. — Toux avec élancements dans les deux côtés du haut du ventre. — Toux avec élancements dans le dos. — En toussant, douleur à la partie supérieure du sternum. — Toux grattante. — Toux souvent sèche, sifflante et criarde, avec douleur au creux de l'estomac, grattement et douleur d'excoriation au larynx, qu'on ne sent pas pendant la déglutition des aliments ; pendant le sommeil la toux ne réveille pas, mais après le réveil elle est très forte et continuelle ; il y a parfois du râle dans la trachée et l'on crache des mucosités. — *La toux réveille, la nuit.* — Toux, jour et nuit, qui cause de la douleur au creux de l'estomac. — Pendant une petite quinte de toux, déchirement douloureux dans un point peu étendu du cerveau. — Il s'amasse dans le larynx beaucoup de mucosités que la toux a de la peine à chasser, mais qu'on avale facilement, même en faisant de profondes inspirations (au b. de 24 h.). — Après un râle muqueux dans la poitrine, forte toux avec expectoration, pendant laquelle on a mal à la gorge, comme si elle était râpeuse et excoriée ; cette sensation persiste pendant une demi-heure. — Expectoration peu abondante par la toux, avec sifflement et râle dans la poitrine. — Râle dans la poitrine jusqu'à ce que la toux ait amené l'expectoration. — Expectoration muqueuse avec peu de toux et sans oppression. — Beaucoup de toux avec expectoration seulement avant minuit, dès qu'on se met au lit, non dans la journée (au b. de 14 j.). — Forte toux avec expectoration de beaucoup de mucosités blanches, toutes les nuits pendant 1 heure, plusieurs semaines de suite. — Beaucoup de toux avec expectoration, jour et nuit; la nuit, la toux réveille; en même temps il semble que la poitrine est vide et excoriée. — Beaucoup de toux et d'expectoration avec sensation d'âpreté dans la poitrine. — Crachats de goût très salé. — Toux avec crachats gris et jaunes. — Toux avec crachats jaunâtres, ayant le goût d'œufs pourris. — Crachats ayant un goût putride, avec odeur putride de l'haleine. — Crachats striés de sang, en sortant de table. — Toux avec crachement de sang, tous les matins, sans douleur de poitrine (S. H.). — Crachats muqueux, blancs, qui ressemblent à des grains de millet (au b. de 14 j.). — Toux courte, criarde, le soir après s'être couché, avec expectoration de beaucoup de sang pur et caillé, une fois par minute (au b. de 8 j.). — Forte toux avec expectoration de beaucoup de pus, grande oppression et râle; le moindre mouvement fait perdre haleine (chez une femme, au bout de 23 j.) (Gr.).

APPAREIL CIRCULATOIRE. — *Cœur.* — (1094-1099). — Battements de cœur, le soir, pendant un quart d'heure. — Battements de cœur avec élancements dans le côté gauche de la poitrine. — Palpitations de cœur avec grande anxiété et tremblement des doigts et des jambes. — Battements de cœur avec sentiment d'anxiété qui oblige à faire de profondes inspirations, sans influence sur l'humeur, pendant plusieurs jours (au b. de 22 j.). — Interruption des battements du cœur, avec anxiété. — Interruption des battements du cœur, surtout en sortant de table (S. H.).

Dos ET LOMBES. — (1105-1153). — *Mal de reins* (au b. de 5, 16 j.). — Douleur au sacrum en marchant, l'après-midi (au b. de 5 j.). — Douleur de fatigue dans le sacrum. — Douleur de luxation dans le sacrum, au-dessus des hanches, le soir au lit et l'après-midi (au b. de 12 j.). — La marche cause une grande fatigue et une courbature au bas de la colonne vertébrale. — Gargouillements à droite, près du sacrum. — En soulevant un objet on éprouve un élancement subit dans le sacrum; la douleur est telle qu'on ne peut remuer cette région et qu'on est obligé de marcher plié en deux; chaque faux pas provoque un élancement très douloureux. — *Élancements en arrière, au-dessus de la hanche droite, presque continuels pendant 4 jours; on ne peut, à cause de la douleur, se coucher sur le côté droit et la région est le siège d'une douleur brûlante quand on y touche* (chez une femme). — Sensation de chaleur brûlante à la région lombaire, en respirant profondé-

ment (S. H). — Tiraillement pressif à gauche, près du sacrum (au
b. de 28 h.). — Forte pression souvent répétée sur le sacrum et un
peu au dessous. — Pression saccadée juste au-dessus de la hanche
droite, dans la direction de la colonne vertébrale (Grf).

Mal dans le dos, seulement en étant assis, même lorsqu'on est
à peine assis. — Mal dans le dos, qui coupe la respiration, seulement en marchant. — Douleur dans le haut du dos, tous les matins, quand on serre un peu ses vêtements (chez une femme). —
En se baissant, vive douleur subite dans le dos, semblable à un
coup de marteau ; en même temps douleur déchirante et lancinante si forte qu'il semble qu'on va se trouver mal et étouffer ; on
obtient du soulagement en appuyant le dos contre un corps dur.
— Pression brûlante dans la colonne vertébrale (au b. de 13 j.). —
Raideur au bas du dos, qui fait qu'on a de la peine à se redresser.
— *Raideur dans le dos*, qui cesse pendant la marche. — Douleur
tensive sur le côté droit du dos, sous les omoplates, principalement quand on est couché sur le côté gauche. — Pesanteur dans
le dos, le matin au réveil ; il semble qu'on ne peut pas bien se retourner ni se redresser, ou qu'on a eu une fausse position dans le
lit ; la région est comme engourdie (chez une femme). — Douleur
tensive dans l'omoplate gauche, vers le soir. — Douleur tensive
entre les omoplates. — Tiraillements mêlés de secousses dans
l'omoplate (au b. de 19 j.). — Déchirement dans l'omoplate gauche,
comme par un refroidissement (au b. de 4 h.). — Tiraillement
entre les omoplates et dans le haut de la poitrine (au b. de 23 j.).
— Élancements dans l'omoplate gauche. — Élancements entre les
omoplates (au b. de 24 j.). — Pression lancinante entre les omoplates. — Légère douleur lancinante qui descend de l'omoplate
au côté droit du dos, à travers les côtes, à chaque inspiration, seulement pendant la durée de celle-ci, dans toutes les positions ; elle
ne diminue que pendant la marche au grand air. — Léger élancement dans l'omoplate, allant jusque dans le côté et dans un des
seins, seulement quand on est assis et quand on marche vite ; il
cesse quand on marche doucement et quand on appuie la main
sur l'endroit douloureux ; il se fait sentir surtout le soir et dans
l'après-midi. — Douleur brûlante, resserrante, aux omoplates, à la
poitrine et au cou, le soir (S. H.). — Endolorissement de tout le
dos, quand on est assis, penché en avant, en train d'écrire (Hb). —
Pression sur la colonne vertébrale, au-dessus du sacrum, avec tiraillement rhumatismal à la nuque. — Pression tiraillante sous

l’omoplate droite, tantôt sur le dos, tantôt plus sur le côté ; elle se fait sentir surtout quand on est assis et qu’on tient le bras éloigné du corps. — Pression tiraillante près de la colonne vertébrale, non loin de l’omoplate gauche ; elle s’étend quelquefois jusqu’à la nuque. — Pression assez forte sur un petit point en haut du dos, entre les omoplates. — Douleur pressive de luxation juste au-dessous de l’épaule gauche, dans le dos (Grf).

Tiraillement et élancement à la nuque, qui coupe la respiration, même pendant le repos. — Sensation de gonflement à la nuque. — Raideur de la nuque. — Grosseur indolente, du volume d’une noisette, à la nuque. — Tressaillement à la nuque, avec branlement de la tête. — Douleur d’excoriation, pressive, à la dernière vertèbre cervicale, le soir, en marchant au grand air. — Douleur tensive dans une vertèbre cervicale, comme si elle était enflée. — Allongement du cou, efforts des muscles cervicaux, distorsion des muscles de la face (le 11e j.). — La tête se renverse en arrière, le matin quand on se lève (chez une femme) (S. H.).

MEMBRES SUPÉRIEURS. — (1154-1229). — Un ganglion de l’aisselle droite s’engorge et suppure. — Engorgement des ganglions sous-axillaires. — Douleur de luxation, déchirante et sourdement tiraillante, dans l’articulation scapulo-humérale (après le repas de midi). — Vive douleur dans l’articulation de l’aisselle ; en soulevant un léger fardeau, ou même en levant le coude ; c’est une sorte de pression douloureuse, avec tremblement de la main. — Douleur de luxation dans l’articulation de l’aisselle, en appuyant le bras sur la table pour écrire (le 3e j.). — Douleur d’arrachement assez forte pour faire crier, dans l’articulation de l’aisselle ; de nombreuses éructations soulagent pour un quart-d’heure. — Raideur de l’épaule gauche, on ne peut porter la main à la tête (chez une femme, au b. de 13 j.). — *Douleur tiraillante dans l’articulation de l’aisselle*, le matin au lit, persistant 1 heure après le lever. — Serrement et tiraillement à l’aisselle, pendant le repas. — Grande douleur dans les deux épaules. — La nuit, pression sur l’aisselle, qui est comme engourdie et luxée. — Douleur d’excoriation, pressive, aux aisselles, comme par l’effet d’un frottement exagéré. — Douleur à la tête de l’humérus, à l’insertion du grand pectoral, quand on y touche et quand on porte le bras en arrière. — Les bras sont très fatigués et s’engourdissent pendant le repas. — Sensation de froid et de raideur dans le bras, comme s’il était exsangue, mais sans froid perceptible à l’extérieur. — Engourdissement du bras quand la tête repose dessus. — Sensation de paralysie dans le bras gauche, qui conserve pourtant sa mobilité ainsi que les doigts. — Sensation de paralysie avec battements dans le bras. — *Tiraillement de haut en bas dans le bras,* jusqu'aux doigts (au b. de 24 h.). — Tressaillement de bas en haut dans le bras droit, ensuite tremblement de la main qui empêche d'écrire. — Déchirement dans le bras, depuis le poignet jusqu'à l'aisselle, de sorte qu'on a de la peine à faire agir le membre ; quand on le laisse pendre il devient bleu et engourdi ; c'est la nuit qu'on souffre le plus, la douleur est moindre dans la journée pendant le repos. — Douleur fourmillante dans le bras, plus forte pendant le mouvement et quand on se baisse, qui cesse pendant le repos et quand on est couché ; elle s'étend jusqu'à l'articulation de l'épaule et cause de l'agitation dans le bras, pendant 3 jours (au b. de 24 h.). — Tressaillements dans les muscles du bras. — Forte douleur contusive dans le bras gauche. — Douleur contusive dans le bras droit, même pendant le mouvement. — Douleur tiraillante dans un bras, puis dans l'autre (S. H.). — Ardeur pruriteuse dans l'aisselle droite. — Tension et tiraillement dans l'articulation de l'aisselle gauche, qui cessent pendant les mouvements du membre. — Déchirement dans l'articulation de l'aisselle gauche et autour (Grf). — Douleur dans l'épaule pendant l'élévation forcée du bras et quand on y touche (Hb). — Déchirement dans le bras gauche, sur un petit point au-dessus du coude (Grf).

Tension dans les coudes, comme si les tendons étaient trop courts. — Élancements dans les articulations des coudes. — Crampe dans l'avant-bras en marchant. — Tressaillements dans les avant-bras. — Gonflement rouge à l'avant-bras, avec douleur semblable à celle que cause la pression sur un abcès (S. H.) — Déchirement pressif à l'avant-bras gauche, dans le pli du coude et auprès. — Déchirement tiraillant au bas de l'avant-bras. — Déchirement tantôt dans l'avant-bras droit, tantôt dans le gauche, près du poignet. — Tiraillement déchirant à travers l'avant-bras gauche, depuis le côté externe de la main jusqu'au coude (Grf).

Déchirement lancinant dans le poignet gauche (au b. de 5 j.). — Déchirement dans la main. — Engourdissement de la main en serrant ou portant quelque chose. — Tressaillements visibles et secousses avec douleurs lancinantes dans les muscles internes de la main. — Chaleur dans les mains avec excitation mentale, dans la journée. — Le pouce devient immobile et fléchit dans la main, vers le petit doigt. — *Douleur tensive à l'articulation du milieu des doigts,* surtout pendant la flexion. — Tiraillement et élancements dans tous les doigts de la main gauche. — Élancements dans les articulations du milieu des doigts. — Tiraillements arthritiques dans les articulations des doigts. — Fourmillement au bout du petit doigt (au b. de 3 j.). — Engourdissement des doigts de la main droite, le soir. — Flexion de l'index depuis le matin, on ne peut le redresser (S. H.). — Douleur tiraillante dans le poignet droit. — Faiblesse des muscles de la main. — Froid glacial des deux mains dans une chambre chaude, un frisson se répand dans tout le corps. — Déchirement à la première phalange du pouce droit. — Violent élancement dans l'ongle du pouce gauche. — Déchirement sous l'ongle de l'index droit. — Déchirement dans la première phalange de l'index droit (Grf).

Membres inférieurs. — (1230-1380). — Tiraillement depuis la hanche droite jusqu'à la plante du pied, toute la journée (au b. de 8 j.). — Douleur crampoïde dans l'articulation de la hanche, on est obligé d'aller et venir pour obtenir du soulagement (chez une femme). — Douleur de crampe déchirante à la hanche, descendant jusqu'au pied ; elle se déclare subitement pendant qu'on va et vient et elle dure de 8 à 10 minutes. — Douleur contusive dans l'articulation de la hanche droite, seulement quand on est couché sur le côté correspondant. — Douleur contusive et faiblesse dans l'articulation de la hanche, surtout quand on se lève de sa chaise ; on ne peut faire un pas sans appui, mais la douleur diminue quand on continue de marcher (chez une femme). — Douleur telle dans les fesses qu'on peut à peine s'asseoir. — Tressaillement visible, mais indolent, dans une fesse et dans la cuisse (au b. de 8 j.). — Il semble qu'une souris court tout le long de la jambe gauche. — Tressaillement de bas en haut dans la jambe gauche, avant midi, étant assis (au b. de 4 j.). — Tressaillement dans la jambe gauche. — Engourdissement des jambes, étant assis. — Raideur des jambes jusqu'à l'articulation de la hanche. — Quand on est resté assis quelque temps les hanches deviennent toutes raides et s'engourdissent avec des fourmillements. — Raideur, sorte d'engourdissement douloureux dans la cuisse et la jambe, jusqu'à la plante du pied (au b. de 21 j.). — Engourdissement et sensation subite de paralysie dans une jambe, étant debout. — Grande agitation, le soir, dans une jambe, comme si l'on sentait à l'intérieur un prurit incomplet. — Froid glacial aux jambes, depuis le matin jusqu'au moment de se mettre au lit (au b. de 6 j.). — Tremblement des cuisses et des genoux, sans froid, avec tressaillement des muscles et des cuisses. — Les fémurs font mal quand on est assis, on est obligé de changer de chaise continuellement (chez une femme, le 10e j.). — Les muscles postérieurs de la cuisse sont très douloureux quand on est assis. — Tressaillement spasmodique dans les muscles des cuisses, en marchant. — Déchirement dans la cuisse droite, en marchant ; l'endroit est douloureux aussi quand on y touche. — Tiraillement dans les cuisses (au b. de 48 h.). — Douleur tiraillante de bas en haut dans les fémurs. — Douleur déchirante, pressive et lancinante dans l'aine, jusqu'à la cuisse, quand on marche à grands pas (le 4e j.). — *Crampe dans les cuisses* en marchant. — Crampe au côté interne de la cuisse en marchant. — Accès fréquents de fourmillements dans la cuisse, descendant jusqu'aux orteils, durant un quart d'heure, plusieurs jours de suite. — *Douleur contusive à la cuisse quand on y touche*, avec tension en marchant. — Tension paralytique dans la cuisse droite et l'articulation de la hanche, en marchant. — Élancements douloureux dans la cuisse gauche, en marchant (au b. d'11 j.). — En marchant, élancements déchirants dans la cuisse qui enlèvent instantanément toute force aux jambes et les rendent presque paralysées et sensibles au froid. — Élancements déchirants, assez forts pour faire crier, dans la cuisse gauche, pendant le repos ; ensuite l'endroit fait mal comme s'il y avait un abcès. — Courte douleur dans la cuisse droite, le soir après s'être couché ; elle est si forte qu'on est obligé de rester couché sans bouger, 16 jours de suite (au b. de 2 j.)(S. H.). — Pression tiraillante, saccadée, juste au-dessus de la fesse droite. — Pression déchirante au-dessus de la hanche droite, en arrière. — Pression dans l'articulation de la hanche droite, tout auprès du ventre ; elle commence peu à peu, puis augmente et diminue graduellement. — Déchirement brûlant au bord interne de la fesse gauche. — Douleur onduleuse à la partie supérieure du fémur (Grf).

Tiraillement arthritique dans les genoux. — Forte douleur tiraillante dans les genoux, en marchant et en se levant de sa chaise. — Douleur tiraillante dans l'articulation du genou, le soir. — Élancement déchirant entre la rotule et l'articulation du genou. — *Déchirement dans le genou droit* aussitôt qu'il se refroidit ; aucune douleur au toucher. — Déchirement autour du genou et des malléoles, seulement quand on est assis ou couché. — Tension dans les tendons au-dessus du genou, en montant les escaliers. — Tension autour du genou. — Tension dans le genou en marchant au grand air. — Élancements dans le genou. — Élancements et douleur incisive dans le jarret. — Élancements juste au-dessous de la rotule en marchant vite. — Douleur térébrante dans l'articulation du genou gauche pendant le repos. — Craquement dans l'articulation du genou. — Grande faiblesse dans les genoux. — Froid aux genoux, la nuit. — Enflure douloureuse du genou, avec raideur, pendant le repos et le mouvement. — Tumeur molle, indolente, sur la rotule, semblant engourdie quant on y touche; lorsqu'on se met à genoux, l'articulation est raide et sans force. — *Agitation dans les jambes tous les soirs,* avec fourmillement. — Pression et tiraillement dans les jambes, depuis les genoux jusqu'aux orteils, surtout quand on est assis ou couché, moins pendant la marche. — Pesanteur des jambes, jusqu'aux genoux, comme si elles allaient se paralyser. — Douleur contusive à la rotule et au tibia, plus en étant assis qu'en marchant. — Douleur dans le tibia et le péroné, surtout aux malléoles, comme si on les écartait violemment l'une de l'autre. — Douleur contusive au tibia. — Douleur au tibia comme à la suite d'un coup. — Douleur contusive et lassitude dans les jambes; on tombe malgré soi dans un assoupissement troublé par des rêvasseries inquiétantes (chez une femme). — Douleur d'excoriation au tibia, seulement pendant le mouvement. — *Douleurs tiraillantes dans la jambe,* jusqu'au talon, où l'on sent des élancements. — Ardeur à la moitié inférieure des jambes, la nuit au lit; on est obligé de les découvrir (chez une femme). — Douleur tensive dans le mollet (au b. de 14 j.). — Douleur contusive dans les muscles du mollet et les tendons du genou. — Enflure des deux jambes (au b. de 13 j.). — Enflure entre le tibia et le mollet (au b. de 13 j.). — L'enflure des jambes monte jusqu'au genou, quand on est debout ou assis, elle se dissipe pendant la marche. — Crampe dans le mollet, la nuit (après un refroidissement). — Tension tiraillante, semblable à une crampe, depuis les malléoles jusqu'au genou. — Forte crampe dans le mollet, la nuit au lit, en étendant les jambes et, le lendemain, raideur continuelle du mollet comme si les tendons étaient trop courts. — Douleur tensive dans le tendon d'Achille (S. H.). — Douleur tensive dans les genoux. — Léger déchirement entre le genou gauche et le mollet. — Déchirement tantôt au-dessus, tantôt au-dessous du mollet droit (au b. de 14 h.). —

Déchirement en avant, juste au-dessous du genou droit (au b. de 12 h.). — Douleur tiraillante profonde dans la jambe droite, jusqu'au-dessus des malléoles (Grf). — Tension dans les mollets (Gln). — Douleur pressive au bas du mollet droit, comme si l'on allait avoir une crampe. — Un violent élancement pruriteux au bas du tibia droit (Grf).

Douleur comme compressive dans le cou-de-pied, après une marche au grand air. — Douleur tensive au cou-de-pied gauche, qui empêche de marcher sur le pavé (chez une femme). — Pression dans le cou-de-pied gauche, comme si la botte était trop étroite. — En marchant, douleur dans les tendons du cou-de-pied, comme s'ils étaient trop courts. — Tension dans le pli de l'articulation du pied, comme si les tendons étaient trop courts, en marchant (les prem. j.). — Douleur dans le pied, en marchant au grand air, comme si un tendon s'était déplacé au niveau de la malléole. — Enflure des pieds (au b. de 27 j.). — Les pieds enflent quand on a beaucoup marché. — Pesanteur dans les pieds, jusqu'aux genoux, depuis le matin. — Fourmillement dans le pied (au b. de 4 j.). — Fourmillement dans les pieds quand on est debout. — Engourdissement du pied droit (au b. de 2 j.). — *Engourdissement des pieds* fréquemment, quand on est assis, surtout le matin. — Déchirement tout au bas du pied droit (au b. d'11 h.). — Sueur des pieds. — Forte sueur aux pieds, mais sans odeur ni âcreté. — Sueur aux pieds, surtout aux orteils, pendant 2 semaines. — Forte sueur d'une odeur insupportable aux pieds ; les orteils sont excoriés. — Ardeur dans les pieds, la nuit. — Chaleur dans les pieds, la nuit. — Propension à avoir les pieds froids. — Froid glacial aux pieds, l'après-midi et le soir, étant assis. — *Pieds très froids, le soir, surtout au lit ;* puis, lorsque c'est passé, grand froid aux mains. — *Froid glacial aux pieds, surtout le soir, qui persiste encore longtemps dans le lit.* — Fétidité des pieds (qui sont en sueur). — Douleur lancinante à la plante des pieds, même quand on y touche ; on peut à peine marcher (chez une femme). — Élancements dans le cou-de-pied, surtout quand on marche sur le pavé. — Fourmillement à la plante des pieds et douleur dans les cors. — Fourmillement ou élancement fourmillant à la plante du pied et sous les orteils, plus pendant le repos que pendant la marche (au b. de 4 j.). — Élancements à la plante du pied gauche, même étant assis. — Crampes fréquentes au bord interne de la plante du pied. — Crampe prolongée à la plante des pieds, le soir au lit. —

Élancements dans le talon, seulement la nuit (au b. de 41 j.). — *Élancements dans le talon et dans un cor,* dans la journée. — Douleur d'excoriation, brûlante, lancinante et cuisante, au talon, étant assis. — Élancement spasmodique au talon, comme si les tendons étaient trop courts, le soir, en étirant et étendant le pied. — Élancements et déchirements dans le talon, plus douloureux quand on met pied à terre que pendant le repos; ils sont pâles, froids et presque insensibles. — Déchirement au petit orteil droit. — Pression lancinante dans le gros orteil gauche plus pendant le repos que pendant la marche. — Douleur ostéocope dans le gros orteil. — Douleur incisive, comme un coup de couteau, dans les orteils, la nuit, surtout quand on est couché sur le dos, avec rougeur du bout des orteils; le matin, la douleur s'est dissipée (au b. de 41 j.). — Douleur rongeante et d'excoriation sur le haut des orteils. — Crampe dans les orteils, pendant plusieurs jours. — Crampe dans le deuxième orteil (S. H.). — Sueur des jambes, si forte dans la journée qu'elle traverse les vêtements, quoiqu'on se soit couvert doublement (Gr.). — Élancements fréquents dans la plante du pied droit (le prem. j.) (Hb). — Déchirement à la plante du pied droit, tout près des orteils. — Déchirement dans le gros orteil. — Élancement brûlant, tout au bout du gros orteil. — Douleur d'abord pruriteuse, puis cuisante, à la dernière phalange du gros orteil gauche; elle revient souvent (Grf).

Peau. — (1435-1448 et aux diverses subdivisions indiquées). — Tiraillements et déchirements dans une ancienne cicatrice. — Douleur d'excoriation à la peau de tout le corps. — La peau de tout le corps est douloureusement sensible au moindre attouchement. — Élancements comme des coups d'aiguille à la peau, le soir au lit quand on commence à avoir chaud. — *Prurit à la face, aux bras, aux mains, au dos, aux hanches, aux pieds, au ventre et à la vulve* (au b. de 2, 20, 23, 28 j.). — Le prurit se change en ardeur. — Prurit et boutons pruriteux aux articulations, surtout au pli du coude, au jarret et à l'articulation du pied, le soir et le matin plus que dans la journée (au b. de q. q. h.). — Vésicules pruriteuses à la face, aux mains et sur les pieds. — Prurit dans un ulcère. — Ardeur et élancements dans un ulcère, surtout la nuit. — L'endroit malade enfle, devient chaud et cause une douleur brûlante. — L'épiderme se détache, sans douleur, par plaques grandes ou petites, le plus souvent rondes, surtout aux mains et aux doigts (au b. de q. q. h.). — Après une piqûre d'abeille, miliaire rouge, pruriteuse sur tout le corps, inflammation des yeux et gouttes de sueur sur la face, le tout en quelques minutes (S. H.). — Taches d'un rouge vineux au cou et sous le menton, sans aucune sensation. — Boutons lenticulaires, rouges, indolores, disséminés sur les mains ; lorsqu'on les pique ils laissent échapper un peu de sérosité (Hb).

Cuir chevelu. — Le cuir chevelu est douloureux ; il semble que la racine des cheveux elle-même fasse mal (3e j.). — mobilité du cuir chevelu d'avant en arrière, avec serrement des dents l'une contre l'autre. — *Beaucoup de prurit au cuir chevelu* (16e j.). — Prurit au sommet de la tête, avec chute abondante des cheveux. — Prurit à l'occiput, le soir. — Prurit cuisant, à l'occiput. — Fort prurit au cuir chevelu, quand la céphalalgie disparaît. — *Chute abondante des cheveux* (du 1er au 8e j.). — Le cuir chevelu devient humide. — Plusieurs croûtes se forment sur le cuir chevelu (pdt 40 j.). — Petites bulles très pruriteuses au niveau de l'occiput, près de la nuque, se transformant en un vaste ulcère, qui se recouvre d'une croûte rugueuse au-dessous de laquelle le suintement continue. — *Enflure à la tête, au niveau des tempes* (au b. de 48 h.). — *Enflure du front* (4e et 15e j.). — *Petites papules rouges au front, qui rendent la peau rugueuse* (du 1er au 6e j.). — Mucosités douloureuses au front. — Vésicules douloureuses au front (S. H.).

Visage. — Taches jaunes à la face, aussi à la partie supérieure de la joue et au nez (au b. de 20 j.). — Tension et contraction de la peau du visage, surtout au front. — Prurit dans toute la face. — Prurit devenant une cuisson brûlante quand on se gratte, à la partie supérieure des joues. — Vésicules au visage avec prurit léger. — Éruption au visage qui rend la peau rugueuse. — Beaucoup de tannes au visage. — Herpès au visage. — Éruption de vésicules suintantes au bord de la partie rouge des lèvres. — Éruption de vésicules sur le milieu de la partie rouge de la lèvre supérieure. — Éruption donnant lieu à des croûtes épaisses sur la partie rouge des deux lèvres (depuis un voyage accompli par un temps froid.). — Éruption aux commissures des lèvres avec douleur quand on y touche. — Ulcère douloureux à la face supérieure de la lèvre inférieure ; soulagement par l'eau fraîche. — La face interne de la lèvre inférieure est écorchée et couverte de vésicules douloureuses (au b. de 7 j.). — Pustule très douloureuse au milieu de la lèvre inférieure. — Gonflement des lèvres. — La lèvre inférieure est très gonflée, le matin. — Plaques dartreuses autour de la bouche. — Éruption herpétique autour de la bouche. — Éruption vésiculeuse au menton, qui cause, au toucher, une vive douleur d'excoriation. — Éruption de vésicules pruriantes au menton. — Croûte qui persiste longtemps au menton (S. H.).

Anus. — Prurit à l'anus, même dans la journée. — Vif prurit à l'anus et fourmillement dans le rectum (le 1er j.) (S. H.).

Organes génitaux. — Gland chaud et pruriteux, avec excoriation du prépuce. — Chaleur au gland, avec éruption d'un rouge pâle, quelquefois pruriteuse. — Petits points rouges sur le gland. — Le prépuce démange et suppure continuellement. — Des tubercules rouges, presque excoriés, paraissent et disparaissent sur la face interne du prépuce et sur le gland; ils causent une sensation de chatouillement quand on y touche. — Le scrotum sue beaucoup. — Excoriation et rougeur aux grandes lèvres, au périnée et en arrière, entre les cuisses. — Prurit à la vulve (au b. de 21 j.) (S. H.).

Tronc. — Prurit voluptueux dans l'aine gauche, le soir au lit; le frottement le rend insupportable, mais un léger chatouillement du bout du doigt l'apaise promptement. — Prurit à la poitrine (au b. de 4 j.). — Prurit sur le haut du sternum. — Taches rougeâtres, dartreuses, au-dessus des hanches. — Vif prurit à la nuque. — Taches dartreuses, rouges, très pruriteuses, sur les deux côtés du cou. — Un gros furoncle, causant une douleur lancinante au cou, à gauche sous la mâchoire inférieure (S. H.).

Membres supérieurs. — Prurit dans le creux de l'aisselle. — Grosses pustules aux deux bras, avec prurit intense (S. H.). — Ardeur à la peau des bras, au côté externe, juste au-dessous de l'articulation de l'épaule, comme si l'on y avait posé un vésicatoire (Grf). — *Prurit dans le pli du coude.* — Taches brunes, lenticulaires, au coude; la peau est dartreuse tout autour (S. H.). — *Cuisson pruriteuse aux deux coudes, en arrière* (Gln). — Une verrue paraît se former sur le côté externe de la main. — Desquamation de la peau de la face palmaire des mains. — Une cicatrice au bout de l'index se met à saigner spontanément. — Grosse ampoule sur le pouce droit, avec prurit. — Chatouillement presque douloureux sous l'ongle de l'index gauche. — Abcès sous l'ongle de l'index gauche, avec violents battements et élancements (au b. de 23 j.) (S. H.). — Tache ronde, d'un rouge clair, sur l'éminence thénar de la main droite, avec vif prurit que le grattement ne soulage pas, le soir. — Chatouillement douloureux sous l'ongle du pouce droit (Grf).

Membres inférieurs. — Excoriation avec douleur brûlante entre les fesses. — *Furoncles à la cuisse* (au b. de 17 j.). — Vif prurit au tibia. — Beaucoup de boutons pruriteux aux jambes. — Petits boutons pointus et pruriteux sur les mollets, jusqu'aux genoux ; ils causent une douleur lancinante aux endroits en contact avec les vêtements. — Éruption de boutons sur le cou-de-pied ; ils démangent au point qu'on se gratte jusqu'au sang. — Il vient facilement des ampoules au talon. — Un ongle d'orteil, depuis longtemps malade, se met à suppurer et à la place il en vient un nouveau, qui est sain. — Prurit aux orteils. — Douleur brûlante et pressive dans un cor, même avec une chaussure aisée. — Douleur tiraillante dans un cor le soir. — *Élancements dans les cors,* même au repos ; quand on les heurte, les élancements sont assez forts pour faire crier (au b. de 48 h.). — Inflammation d'un cor (S. H.). — Prurit au côté externe de la plante du pied gauche. — Chatouillement au bout du gros orteil droit. — Ardeur et élancements dans un cor (Hb.).

SILICEA

Silice; kieselerde (allem.), flint (angl.), silice (ital. et esp.) (¹).

On prend une demi-once de cristal de roche en petits morceaux, qu'on a réduit en le faisant rougir et l'éteignant dans l'eau à plusieurs reprises, ou une demi-once de sable pur et blanc, lavé avec du vinaigre distillé; on le mêle avec deux onces de soude réduite en poudre et l'on fait fondre le mélange dans un creuset de fer, jusqu'à ce que l'effervescence ait complètement cessé et que la masse soit à l'état de fusion limpide; on la verse alors sur une plaque de marbre. On pulvérise, alors qu'il est encore chaud, ce composé vitreux et limpide comme l'eau de roche et on le met dans un flacon, après y avoir ajouté au moins 4 fois son poids d'eau distillée; il en résulte une solution qui reste limpide lorsque le flacon est plein et bouché immédiatement, mais qui, lorsque le vase est seulement couvert par une feuille de papier, dépose un précipité de silice blanc comme la neige. Celle-ci s'est séparée de la soude, dont la fusion a dégagé le principe caustique (inconnu de la chimie antiphlogistique), qui a formé, avec l'air atmosphérique, l'acide carbonique nécessaire à sa neutralisation et à l'isolement de la silice. Le liquide clair est de la soude pure, qui fait effervescence avec tous les acides. Pour obtenir la silice on emploie de l'eau mêlée avec un peu d'alcool afin qu'elle se décompose plus rapidement au fond du vase. On la fait sécher en la filtrant à travers plusieurs feuilles de papier gris chargées d'un grand poids afin de lui enlever toute son humidité; ensuite on achève la dessiccation à l'air ou dans un endroit chaud. On dynamise ensuite la silice d'après le procédé usité pour toutes les substances sèches.

Ce médicament se montre surtout efficace dans les états morbides où l'on rencontre quelques-uns des symptômes suivants:

Symptômes généraux — Bouillonnement de sang et soif après avoir bu un peu de vin. — Propension à se donner des tours de reins. — Sueur pendant une marche modérée. — *Promptitude à se refroidir* quand on se découvre les pieds. — Frilosité. — Ganglion. — Élancements nocturnes dans toutes les articulations. — Difficulté à apprendre à marcher. — Convulsions dans les membres jour et nuit. — Épilepsie. — Déchirement, crampe dans les bras et les jambes. — Engourdissement des membres. — Paralysie, courbature des membres, le soir. — Faiblesse nerveuse. — Fai-

1. *Traité des maladies chroniques*, V° partie, p. 240, édit. allemande; t. III, p. 426, édit. française.

blesse générale. — Tendance à se trouver mal en restant couché sur le côté.

Sommeil. — Envie de dormir, l'après-midi. — Bâillements fréquents. — Sommeil tardif, le soir au lit. — Sommeil trop léger pendant la nuit. — Rêves nombreux et réveil fréquent. — *Rêves nombreux*, toutes les nuits. — *Rêves inquiétants.* — Ronflement en dormant. — Sursauts, tressaillements du corps, la nuit, pendant le sommeil. — Agitation, la nuit, avec rêves inquiétants. — Bavardage en dormant. — Sueur nocturne. — Hallucinations effrayantes, la nuit. — Sécheresse du nez pendant la nuit.

Fièvre. — Frissons fréquents tous les jours. — La nuit, sueur abondante et âcre.

Moral. — Propension à la colère. — *Mauvaise humeur.* — Aversion pour le travail. — Surexcitabilité. — Contrariété et anxiété à la moindre occasion, par suite de grande faiblesse nerveuse. — Découragement. — Agitation. — Manque de mémoire. — *Malaise en lisant et en écrivant.* — *Incapacité de penser.*

Tête. — Vide dans la tête. — Obnubilation comme par ivresse, le soir. — Vertige qui oblige à chercher un appui. — Chaleur dans la tête. — *Mal de tête qui monte de la nuque au vertex*, qui empêche de dormir la nuit. — *Mal de tête quotidien*, déchirement avec chaleur dans le front, dans la matinée. — Tous les jours, depuis midi jusqu'au soir, pesanteur douloureuse au front avec pression de dedans en dehors — Douleur tiraillante dans la tête, avec pression de dedans en dehors dans le front. — Douleur dans la tête comme si elle allait éclater. — Douleur pulsative dans la tête. — Mal de tête unilatéral. — Déchirements et élancements de dedans en dehors vers les yeux et dans les os de la face. — *Sueur à la tête.*

Yeux et sens de la vue. — *Presbyopie.* — Photophobie. — *Cécité par la lumière du jour.* — Cataracte. — *Taches noires qui voltigent devant les yeux.* — Obscurcissement de la vue, sorte de voile gris devant les yeux. — *Amaurose.* — Étincelles devant les yeux. — Faiblesse des yeux. — Confusion des lettres en lisant à la lumière artificielle. — Pâleur de la face en lisant. — Accès de cécité subite. — Nécessité de mettre des lunettes pour lire et écrire. — Fistule lacrymale. — *Larmoiement au grand air.* — Cuisson dans les yeux. — *Suppuration des yeux, qui sont collés.* — Rougeur des yeux avec douleurs dans les angles. — Inflammation des yeux.

Oreilles et sens de l'ouïe. — Bruit dans les oreilles. — *Obstruction des oreilles*, qui se débouchent quelquefois avec un bruit éclatant. — *Dureté de l'ouïe*, sans bruit dans les oreilles. — Bruit semblable à un battement d'ailes devant les oreilles. — Douleur térébrante dans les oreilles. — Élancements de dedans en dehors aux oreilles.

Nez et sens de l'odorat. — Rougeur du bout du nez. — *Sensation désagréable de sécheresse dans le nez.* — Obstruction des deux narines. — Perte de l'odorat. — *Saignement de nez.* — Éternuements avortés, on ne peut éternuer complètement. — *Éternuements immodérés ou trop fréquents. — Obstruction du nez datant de plusieurs années. — Enchifrènement. — Coryza continuel.* — Fréquents coryzas fluents. — Coryza fluent, qui fait cesser un enchifrènement chronique.

Visage. — Chaleur de la face. — Gonflement osseux à la mâchoire inférieure. — Tiraillement et élancements nocturnes; élancement nocturne dans la mâchoire inférieure. — Impossibilité de fermer les mâchoires à cause d'une raideur dans le cou. — Engorgement des ganglions sous-maxillaires.

Appareil digestif. — Douleur fouillante et élancements dans les dents. — Douleur térébrante dans les dents. — Douleur déchirante dans les dents et dans toute la joue, jour et nuit. — Secousse dans une dent, quand on la suce avec la langue. — Odontalgie déchirante dans la direction de l'oreille, en mangeant. — Saignement des gencives. — Sécheresse dans la bouche. — *Excoriation de la langue. — Perte du goût.* — Mucosités continuelles dans la bouche. — *Amertume de la bouche*, le matin. — Éructations. — Éructations aigres. — Éructations rappelant le goût de ce qu'on a mangé. — Nausées le matin. — *Nausées continuelles et vomissement.* — Nausées après chaque mouvement qui échauffe, après avoir mangé. — Vomissement chaque fois qu'on a bu. — Nausées tous les matins, avec douleur dans la tête et les yeux, en tournant ceux-ci. — Impossibilité de digérer la viande. — *Envie de vomir avec étranglement à la gorge* et frisson. — *Grande soif.* — Répugnance pour toute nourriture, pour les aliments cuits. — *Dégoût de la viande.* — Refus du sein et vomissement de ce que l'enfant a tété. — *Pression à l'estomac*, après avoir bu rapidement. — *Endolorissement de l'épigastre quand on appuie dessus. — Étreinte au creux de l'estomac*, aussi après avoir mangé. — *Pression à l'estomac, datant de plusieurs années, nausées et vomissements* qui se succèdent chaque fois qu'on a mangé. — Plénitude après avoir mangé. — Induration et tuméfaction dans la région du foie. — Dureté et gonflement du ventre, à droite et au milieu, au-dessus du nombril, avec douleur quand on y touche. — Tension et dureté du ventre (chez les enfants). — Gonflement du bas-ventre. — Ardeur dans le bas-ventre. — Borborygmes dans le ventre, pendant les mouvements du corps. — *Déplacements de vents.* — Émission difficile de vents — Hernie inguinale douloureuse. — Pincements dans le ventre. — Tranchées. — *Tranchées dans le bas-ventre sans diarrhée.* — Coliques de constipation. — Mal de ventre avec diarrhée. — Fièvre vermineuse chez les scrofuleux. — Plusieurs selles en bouillie dans la même journée. — Constipation. — Selles retardées. — Constipation avec beaucoup de ténesme.

Appareil urinaire. — Miction fréquente. — *Pissement au lit.*

Appareil génital de l'homme. — Manque d'appétit vénérien et faiblesse des facultés viriles. — Idées lascives fréquentes et involontaires. — Excès d'appétit vénérien.

Appareil génital de la femme. — *Règles trop faibles.* — Interruption des règles pendant plusieurs mois. — Règles en avance et trop faibles. — Écoulement de sang par la matrice pendant la lactation. — Leucorrhée âcre, corrosive. — *Flueurs blanches* en urinant. — Leucorrhée laiteuse, précédée de tranchées à la région ombilicale.

Appareil respiratoire. — *Enrouement.* — Asthme et *haleine courte* pendant le repos. — Haleine courte pendant le moindre travail manuel, en marchant vite. — Respiration bruyante en marchant vite. — Perte de la respiration, quand on est couché sur le dos, en se baissant, en courant, en toussant. — *Toux avec expectoration purulente*, avec crachats muqueux. — Toux suffocante pendant la nuit. — *Oppression de poitrine*, en toussant et en éternuant. — Battements dans le sternum. — Élancements de la poitrine au dos, à travers le corps. — Élancement sous les côtes gauches.

Dos et lombes. — *Mal de reins* spontanément et par l'attouchement. — Traction spasmodique dans le sacrum, qui oblige à se coucher et ne permet pas de se redresser. — Élancements déchirants dans le dos. — Courbature au tronc. — Élancements dans les lombes, au-dessus du bassin, étant assis et couché. — Douleur contusive entre les omoplates. — Faiblesse dans le sacrum, le dos et la nuque. — Engorgement ganglionnaire à la nuque.

Membres supérieurs. — Engourdissement douloureux du bras sur lequel on est couché. — Lourdeur du bras. — Impossiblité de tenir longtemps le bras levé. — Paralysie et tremblement du bras à la suite d'un léger travail. — Douleur tiraillante dans le bras. — Déchirement dans les bras. — Commencement de paralysie de l'avant-bras ; la main laisse tomber les objets qu'elle saisit. — Élancements nocturnes dans le poignet, qui remontent jusque dans le bras. — Fourmillement dans les doigts. — Douleurs dans les articulations des doigts, quand on appuie dessus. — *Raideur, maladresse et faiblesse des doigts.* — Panaris.

Membres inférieurs. — Tiraillement et raideur dans les jambes. — Pression dans les muscles de la cuisse. — Gonflement du genou. — Douleur tiraillante dans les jambes. — Engourdissement des mollets. — Engourdissement des pieds, le soir. — Crampe dans le mollet, le soir, après un travail corporel. — Élancement dans la malléole en appuyant le pied par terre. — *Froid aux pieds. — Sueur des pieds.* — Suppression de la sueur et froid aux pieds. — Fétidité des pieds. — Enflure des pieds.

Peau. — Fétidité des ulcères. — Prurit par tout le corps. — Ulcères à la jambe avec mauvaise mine. — Ulcère pruriteux à la cuisse et à la malléole. — Charbon. — Croûtes humides et pruriteuses à la tête. — Nodosités tuberculeuses sur le cuir chevelu. — *Chute des cheveux.* — Éruption de boutons sur et dans le nez. — Peau du visage gercée et fendillée. — Ulcération dans le rouge de la lèvre inférieure. — Dartre au menton. — *Prurit* à l'anus, au prépuce, *à la vulve.* — Verrues au bras. — Chatouillement voluptueux, à rendre furieux, quand on gratte doucement un petit point de la plante du pied. — Tubercules cutanés, durs et douloureux à la plante des pieds. — Cors. — Élancements dans les cors. — Ulcérations au gros orteil, avec douleur lancinante.

Concordances. — Suivant Bœnninghausen, les médicaments qui se rapprochent le plus de la silice sont : CALCAREA CARBONICA, LYCOPODIUM, SULFUR ; les autres sont : 1º BELLADONNA, HEPAR SULFURIS, MERCURIUS, PHOSPHORUS, PULSATILLA, RHUS, SEPIA ; 2º *ars., bry., caust., china, con., kali, natr. m., nux v., staph ;* 3º acon., arn., asa, aur., bar., carb. v., cham., cocc., graph., hyosc., ignat., nitr. ac., nux mosc., op., petr., phos. ac., sec., spig., stram., veratr.

Antidotes. — Je n'ai trouvé que le foie de soufre calcaire comme antidote de la silice. L'olfaction d'une de ses dilutions est suffisante, on la renouvelle aussi souvent que les circonstances l'exigent. Le camphre ne soulage que d'une façon insignifiante.

Liste des auteurs. — Goullon (Gln), Gross (Gr.), Hartlaub (Hb), Hering (Hg), Nenning (Ng), Stapf (Stf), Wahle (Whl).

SYMPTOMATOLOGIE

Symptômes généraux. — (952-1044). — Inquiétudes telles dans toutes les parties du corps qu'on ne peut rester assis ni continuer d'écrire. — Après être resté longtemps assis agitation dans le corps et mal de tête. — En se levant après avoir été longtemps assis forte douleur dans la poitrine et sorte de paralysie des jambes (au b. de 48 h.). — Le matin, les mains et les pieds sont comme morts. — Tous les changements de temps se font sentir dans la tête et les membres (chez une femme). — Le temps et ses variations prochaines font une grande impression : les forces manquent pendant la marche, on ne peut continuer et l'on est obligé de prendre une voiture ; on devient très faible et a grande envie de dormir, avec lourdeur et chaleur du corps. — *On est très frileux* toute la journée. — On se refroidit facilement, ce qui fait tousser (le 11ᵉ j.). — Déchirement dans les articulations et la plante des pieds, avec secousses involontaires dans les pieds, comme si l'on avait la danse de St-Guy, ce qui fait passer cent nuits sans sommeil. — Quelques secousses non douloureuses par tout le corps. — Tressaillement dans une jambe, suivi de hochements de tête et cheveux hérissés comme dans le frisson, quoique la chaleur du corps soit normale. — Douleur térébrante à l'endroit malade de la cuisse (au b. de 14 j.). — *On se donne facilement des tours de reins* et il en résulte des élancements à l'épigastre et de fréquents vomissements, la nuit, et aussi des tranchées dans le bas-ventre, avec déplacement de flatuosités. — Le cou, la poitrine et la tête font mal, du reste tout le corps est douloureux (au b. de 24 h.). — Endolorissement de tout le corps, le matin, même pendant le sommeil et aussi au réveil (c'est alors le bras droit et l'épaule gauche qui sont le plus endoloris) ; soulagement quand on est levé. — Douleur contusive par tout le corps (au b. de 48 h.). — Douleur contusive par tout le corps, comme si l'on avait été mal couché pendant la nuit. — Douleur dans tous les muscles pendant le mouvement. — Grande excitabilité et sensibilité douloureuse de la peau quand on y touche (au b. de 4 j.). — Tiraillement dans les oreilles, les mâchoires, les mains et les tibias. — Tiraillement en partie crampoïde, en partie aigu, dans les membres. — Battements de cœur et battements dans tout le corps, étant assis. — Accès (chez une femme); après une sensation de grand froid dans tout le côté gauche du corps, fréquents assoupissements et sursauts avec impulsion à sortir sans savoir où, on commence à perdre connaissance, à dire des mots inintelligibles, on ne reconnaît personne et l'on est si faible qu'on ne peut se retourner seul; ensuite violentes convulsions avec yeux hagards, retournés, tressaillements des lèvres, mouvements désordonnés de la langue, extension et torsion de la tête et des membres pendant un quart d'heure; enfin cris effrayants, larmoiement et écume à la bouche; l'accès se termine par une sueur chaude sur tout le corps avec respiration plus libre, assoupissement et retour graduel de la connaissance et de la parole au bout de plusieurs heures (au b. de 46 h.). — Accès (chez une femme); on devient pâle, morose, sans appétit, se plaint en pleurant de violents élancements dans l'oreille, vomit et a les mains si faibles qu'on ne peut porter une tasse à sa bouche (au b. de 5 h.). — Accès : d'abord sensation désagréable dans les organes génitaux, puis douleur incisive qui remonte les deux côtés du tronc, passe dans les aisselles et de là dans les bras, qui sont comme engourdis et raides; cet accès vient pendant le repos, tous les quarts d'heure, surtout quand on est assis ou debout, non pendant la nuit (au b. de 14 j.). — Accès épileptique, la nuit à la nouvelle lune : le corps est d'abord raide, puis a des mouvements convulsifs, mais on ne crie ni ne se mord la langue (au b. de 16 j.). — La plupart des symptômes de la silice se manifestent à la nouvelle lune. — Grande raideur dans les membres. — Après être resté assis, raideur dans le dos et le sacrum. — En marchant au grand air, faiblesse subite et envie de dormir qui obligent à se hâter de rentrer à la maison (chez une femme). — En marchant au grand air, sorte de nausée. — En marchant au grand air sécheresse dans la bouche. — En marchant au grand air pincement dans le ventre (le 20ᵉ j.). — En marchant au grand air, vive douleur picotante dans le tendon d'Achille. — En marchant au grand air, lourdeur des jambes (le 1ᵉʳ j.). — Après s'être promené, grande lassitude et tremblement, le soir. — Les bras et les jambes sont lourds comme du plomb. — Grand accablement (au b. de 28 h.). — Démarche lourde. — Faiblesse dans le dos et sorte de paralysie des jambes, on a de la peine à marcher (le 8ᵉ j.). — Faiblesse dans les articulations, qui fait qu'elles fléchissent. — L'après-midi, paresse, la marche est désagréable (le 14ᵉ j.). — A midi, avant de manger, prostration telle qu'on est obligé de se coucher. — Faiblesse telle qu'on ne peut marcher, cependant pas de douleurs (le 4ᵉ j.). — Lassitude dans les jambes, le matin. — Grande lassitude, le matin après le réveil. — Grande lassitude, le matin quand on se lève. — Grande paresse pour les travaux de tête ; on s'endort presque en étudiant (S. H.).

Tout le côté du corps sur lequel on est couché fait mal comme s'il était à vif ; en même temps frissonnement continuel dès qu'on se découvre, avec soif insupportable et fréquentes bouffées de chaleur à la tête (Ng). — Douleur paralytique à la tubérosité externe de l'humérus et à l'intérieur de la cuisse, pendant le mouvement (Gln). — Douleur dans les os, çà et là, surtout le matin quand on se lève, avant qu'on se mette en mouvement (chez une femme) (Rl). — Défaut d'appétit, pâleur, mauvaise mine ; tous les matins forte sueur par accès ; pesanteur et lassitude dans les jambes qui obligent à se coucher ; nausées, froid tous les soirs avant de se mettre au lit ; élancements parfois assez forts pour faire tressaillir, çà et là dans les côtés de la poitrine, le ventre et les membres ; douleur sous le sternum pendant l'inspiration et prurit avec petits boutons aux bras et aux jambes (Hb). — *Les douleurs sont augmentées par le mouvement.* — *Le matin, tremblement* de tous les membres, surtout *des bras*, qui sont comme paralysés (Gln). — Grand amaigrissement (Whl). — Courbature de tous les membres, on ne peut supporter aucune position à cause de la douleur. — On est comme roué de coups par tout le corps, on ne peut sortir du lit tant on est faible, pendant trois jours. — Grand amaigrissement pour avoir passé 5 jours au lit (Ng).

Sᴏᴍᴍᴇɪʟ. — (1045-1164). — Beaucoup de bâillements. — En bâillant, douleur pressive à l'angle de la mâchoire, jusque dans l'oreille. — Après-midi, sommeil profond et prolongé, suivi de faiblesse (au b. de 5 j.). — Grande envie de dormir, le soir de très bonne heure. — Grande envie de dormir dans la journée, même avant le repas de midi. — La nuit, grande raideur, engourdissement par tout le corps, avec anxiété qui empêche de s'endormir. — On passe.

des nuits entières sans sommeil, en rêvasseries continuelles
(chez une femme). — On passe la nuit entière tout éveillée, sans
que les yeux s'appesantissent (chez une femme). — Insomnie complète pendant 8 ou 10 jours. — *Insomnie pendant la nuit.* — Deux
soirs de suite on reste 1 heure et demie sans pouvoir s'endormir
à cause d'une grande affluence d'idées (au b. de 7 j.). — Sommeil
agité, sans douleur. — On se réveille souvent et, après minuit, on
ne peut plus dormir. — Réveils fréquents avec agitation et froid,
mais sans rêves. — Sommeil agité avec sursauts, on parle en dormant (chez une femme). — On se réveille souvent en sursaut, sans
rêves. — La nuit, on se réveille en sueur, avec envie d'uriner. —
Réveil en sursaut pendant la sieste (le 12ᵉ j.). — Fréquents sursauts, la nuit. — *Fréquents sursauts pendant l'envie de dormir,
l'après-midi.* — Réveil en sursaut la nuit, avec tremblement par
tout le corps. — La nuit, afflux de sang à la tête. — La nuit, bouillonnement de sang, battements dans tous les vaisseaux. — Grande
soif, la nuit, sécheresse continuelle de la bouche (au b. de 48 h.).
— Le soir en s'endormant, d'abord secousse dans la tête, ensuite
battements dans l'oreille droite. — Nausées pendant la nuit (la
1ᵉ n.). — On s'éveille après minuit avec de l'ardeur dans l'estomac
et des envies de vomir ; ensuite éructations rappelant les aliments
qu'on a pris la veille au soir, sans goût désagréable (au b. de 15 j.).
— Plusieurs nuits de suite, étant couché sur le côté droit, âpreté
et grattement dans la gorge, qui font tousser pendant une demi-
heure, avec crachats muqueux (chez une femme). — La nuit, à
chaque inspiration, élancement dans le côté gauche de la poitrine,
qui descend jusqu'à la dernière côte. — La nuit, toux sèche allant
jusqu'à faire vomir, avec sueur d'anxiété ; on est obligé de se lever.
— Le soir en s'endormant, plusieurs tressaillements des bras et de
la jambe droite avec mouvements convulsifs des mains (chez une
femme). — Le soir après s'être endormi, on s'éveille en sursaut
avec frayeur (chez une femme). — Tressaillements du corps, la
nuit, pendant un sommeil sans rêves, durant une heure et demie
(au b. de 4 j.). — Le soir, après s'être couché (et assoupi), on commence à perdre connaissance et à faire des mouvements convulsifs
des mains et des pieds, avec occlusion des yeux et fort ronflement
(sans cris) ; l'écume vient à la bouche, on est étendu sans mouvement, comme mort et tout à fait rigide ; enfin on ouvre les yeux,
qui sont immobiles, et l'on commence à balbutier (accès épileptique, au b. de 16 j.). — La nuit, déplacement de vents, qui cause de

la constriction à la poitrine (au b. de 12 j.). — La nuit, douleur contusive au sacrum. — La nuit au lit, coups à travers la tête qui se terminent par un élancement à l'occiput. — A 2 heures du matin, on est réveillé par un afflux douloureux de sang à la tête, avec chaleur et picotements. — La nuit, céphalalgie pressive, on ne sait où l'on est, on voit tout tourner autour de soi et l'on a des battements de cœur (chez une femme, au b. de 17 j.). — La nuit au milieu d'un rêve, vertige avec nausées. — Vers minuit, vertige même pendant le sommeil, avec chaleur à la tête. — La nuit, le petit doigt devient tout raide et l'on ne peut le fléchir. — La nuit, vives douleurs dans le bas-ventre, avec constriction ; ensuite forte sueur par tout le corps. — La nuit, diarrhée débilitante (le 20e j.). — La nuit, on est réveillé par le besoin d'aller à la selle (au b. de 5 j.). — Douleurs nocturnes dans un ulcère à la jambe. — La nuit, toux pénible jusqu'à 4 heures du matin (au b. de 5 j.). — La nuit, dans un demi-sommeil, on a froid sans s'éveiller. — La nuit, grande faiblesse allant jusqu'à la syncope. — La nuit, douleur au sacrum et à l'aisselle sur laquelle on est couché. — La nuit, on est souvent réveillé par un mal d'estomac d'abord pressif puis resserrant. — Le soir en s'endormant, pulsations dans la tête, battements de cœur et secousses par tout le corps, pendant quelques minutes. — Réveil avec pouls accéléré, battements de cœur, sensation de chaleur, éructations et pression à l'épigastre ; ensuite vomissement de mucus amer. — On se réveille avec de l'anxiété et des déplacements de vents, qui cessent quand on va et vient dans la chambre ; cependant il ne sort pas de flatuosités (au b. de 8 j.). — On s'éveille après minuit, avec agitation, gêne de la respiration et sécheresse de la peau (au b. de 9 j.). — Sommeil agité et réveil fréquent avec froid. — On rêve qu'on va être tué, puis on se réveille dans une grande anxiété avec menace d'étouffement et impossibilité de parler (au b. de 15 j.). — Réveil anxieux vers 3 heures du matin. — Pendant ses rêvasseries nocturnes on croit avoir la tête énorme. — La nuit, quand on se réveille d'un rêve inquiétant, on reste très anxieux et les battements du cœur sont perceptibles à l'oreille (chez une femme). — On se réveille souvent après minuit et quand on se rendort, vers 2 ou 3 heures du matin, on tombe dans des rêvasseries. — On parle souvent en dormant. — On rêve beaucoup la nuit et l'on crie en dormant. — Agitation et cris pendant la nuit (chez un enfant). — On s'éveille la nuit en pleurant beaucoup sans se souvenir de rien, mais on se lamente avec

anxiété et volubilité. — Rêve inquiétant de serpents (au b. de 5 j.).
— Rêve inquiétant : le sujet rêve qu'on veut l'étrangler et qu'il ne
peut crier ; il peut seulement taper des pieds. — Rêve inquiétant
qu'on est accusé de meurtre. — Rêve inquiétant qu'on va se noyer.
— Rêve plein de disputes et de contrariétés (au b. de 4 j.). — Rêve
inquiétant qu'on est poursuivi. — Le sujet rêve qu'on le prend par
le doigt, ce qui l'effraie. — Rêve inquiétant de voleurs contre lesquels on se bat ; on se réveille oppressé et en sueur. — Rêve de
voleurs et de meurtriers ; on se réveille en disant qu'on veut se
battre contre eux. — Rêve plein de cruauté, sans colère. — Rêves
effrayants dans les premières heures de la nuit. — Rêves étour-
dissants la nuit et surtout réveil agité. — *Rêves et idées extra-
vagantes aussitôt qu'on s'endort* (chez une femme). — Rêvasseries
effrayantes aussitôt après s'être endormi, avec tressaillements,
sursauts et cris. — Rêves tourmentants. — On ne cesse de rire
aux éclats en dormant, après minuit. — Tout ce qui est arrivé
dans la journée revient confusément à l'esprit, en rêve. — Dans
une sorte de sommeil somnambulique on voit des contrées très
éloignées, qu'on n'avait jamais vues et des objets qu'on désire (au
b. de 8 j.). — En dormant on se prépare à sortir du lit. — On se
lève tout en dormant, monte sur les chaises, les tables, un piano et
se recouche sans en avoir conscience (chez une femme). — On rê-
vasse beaucoup pendant la nuit, on se lève, et tout en allant et venant longtemps dans la chambre, on ne sait pas où l'on est. — Sommeil plein de rêvasseries, on sort de son lit comme un somnam-
bule. — On rêve qu'on a un accès d'épilepsie qui tourne la tête de
travers (au b. de 13 j.). — Le sujet rêve dans un demi-sommeil
qu'une légion d'esprits veut s'emparer de lui ; quand il est éveillé,
il ne peut remuer aucun membre et reste couché, couvert de sueur,
avec une grande anxiété et des battements de cœur ; ensuite il est
très craintif (au b. de 12 j.). — On rêve, après minuit, qu'on est
poursuivi par des fantômes (au b. de 13 j.). — Dans un demi-sommeil, cauchemar avec grande anxiété ; le sujet rêve qu'un animal
velu, d'un poids énorme, est couché sur lui et qu'il ne peut ni
bouger ni pousser un cri. — Vers minuit on se réveille avec une
grande anxiété, l'on ne peut bouger malgré tous ses efforts et l'on
croit que des voleurs veulent pénétrer ; on se rassure quand on
est levé, mais l'anxiété revient quand on est recouché (au b. de
37 j.). — La nuit beaucoup de rêves historiques et voluptueux. —
Rêves de mariage. — Rêves lascifs et fort appétit vénérien (au b.

de 13 j.). — *Rêves lascifs et pollution* (la 2ᵉ n.). — Rêve lascif,
qui est très désagréable au sujet (une femme). — Rêve lascif : on
rêve qu'on est dérangé dans l'acte du coït ; au réveil érection avec
idées voluptueuses (au b. de 6 j.). — *Pollution nocturne* et sueur
dans le dos avec réveil vers 2 heures du matin (S. H.).

Grande envie de dormir (au b. de 20 j.) (Ng). — *On s'éveille
vers 2 heures du matin et l'on reste longtemps sans pouvoir se
rendormir*, à cause d'une grande affluence d'idées (Gr., Ng). —
Plusieurs nuits, on se réveille à 11 heures après 1 heure et demie
de sommeil ; on se rendort ensuite. — Le soir au lit, douleur pinçante passagère juste au-dessous de l'œil droit. — La nuit, envie
d'uriner avec rigidité de la verge (Gr.). — Réveil avec anxiété et
vertige stupéfiant (Gln). — Sommeil agité avec réveil fréquent et
beaucoup de rêves sans suite (Gr.). — La nuit, rêves incohérents
(*Foissac*). — *Mauvais rêves avec pleurs à chaudes larmes* (Gln).
— On rêve des occupations de la journée et qu'on est poursuivi
par un gros chien. — Fréquents réveils, la nuit, et, à peine ren-
dormi, on rêve des affaires de sa profession. — On rêve d'événements arrivés pendant sa jeunesse. — On est tiré de son sommeil par des rêves ayant trait à sa jeunesse et qui restent présents
à l'esprit avec une telle vivacité que, bien qu'éveillé, l'on a
beaucoup de peine à s'en débarrasser. — Rêves vifs, de temps
passés (Gr.). — Beaucoup de rêves de lointains voyages. — On
rêve qu'on va mourir (Gln). — Rêves dégoûtants, répugnants. —
Les rêves diminuent. — A 4 heures du matin on s'éveille en
train de rêver de guerre et l'on sent une pression rhumatismale
entre les omoplates, surtout pendant les mouvements du bras
gauche. — Pensées lascives, le soir et le matin au lit, avec érections (Gr.).

Symptômes fébriles. — (960-980 et 1165-1193). — Froid interne
continuel avec défaut d'appétit. — Frissonnement même en marchant dans une chambre chaude, mais il devient si fort au
grand air qu'on est tout tremblant (chez une femme, au b. de
32 h.). — *Froid à chaque mouvement,* toute la journée ; le matin,
lassitude au point de s'endormir. — Après avoir marché au grand
air, froid dans les genoux et les bras ; les ongles des doigts en
deviennent décolorés. — Sensation désagréable de frissonnement
surtout aux bras, l'après-midi dans une chambre chaude. — Un
frisson glacial parcourt souvent tout le corps. — Froid pendant
des douleurs lancinantes. — A la suite d'un refroidissement, froid

intérieur continuel, la nuit, avec défaut d'appétit et mal de tête lancinant et brûlant. — Froid spasmodique, qui fait trembler, le soir au lit (le 14ᵉ j.). — Froid pendant une demi-heure plusieurs fois par jour, suivi d'un peu de chaleur, surtout à la tête et à la face. — Grand froid intérieur, continuel, pendant plusieurs jours (S. H.). — Le soir, froid continuel, sensible même à l'extérieur (Gln). — On se refroidit très facilement (Hb). — Grand froid même dans une chambre chaude. — On ne peut sortir une main du lit sans avoir froid immédiatement, la nuit et aussi dans la journée (chez une femme) (Ng). — Frisson, on est obligé de se coucher, le soir, et même au lit on reste longtemps sans pouvoir se réchauffer (chez une femme). — Pendant le froid, élancement douloureux derrière le côté gauche de la poitrine, la nuit et le jour (Ng.). — Le soir, grand froid surtout dans les épaules (Gln).

Chaleur non désagréable par tout le corps, pendant 2 jours. — Courtes bouffées de chaleur, plusieurs fois dans la journée. — Chaleur sans soif (le 22ᵉ j.). — Forte chaleur et rougeur au visage avec grand froid aux mains et aux pieds. — Le matin, chaleur aux joues et à la paume des mains. — Chaleur à la face et au lobule de l'oreille, plusieurs soirs de suite (S. H.). — Grande chaleur (Gln).

Transpiration générale, toutes les nuits au lit (les prem. n.). — Toutes les nuits sueur abondante vers le matin. — Toutes les nuits, sueur abondante avec défaut d'appétit et accablement, comme si l'on allait tomber en consomption. — La nuit, sueur sur la poitrine. — Sueur d'odeur forte. — Sueur matutinale (S. H.). — *Sueur nocturne*, surtout au tronc. — Sueur générale abondante, la nuit. — Transpiration générale, la nuit au lit. — Forte sueur qui ruisselle surtout aux lombes, la nuit (Gr.). — Sueur seulement à la tête, qui coule le long de la face (Whl).

Fièvre : le soir, avant de se coucher, froid si intense qu'on ne peut se réchauffer dans le lit ; à la suite se déclare une douleur d'estomac (chez une femme, au b. de 16 h.). — D'abord quelques frissonnements descendent le long du dos, avec froid glacial aux mains ; ensuite forte chaleur avec tension du ventre. — Fièvre : le soir, chaleur par tout le corps, avec soif, sans sueur ensuite. — Fièvre avec forte chaleur à la tête, rougeur foncée du visage et soif, 4 jours de suite depuis midi jusqu'au soir ; le mal de tête commence une demi-heure avant la chaleur. — Chaleur sèche et soif suivies de mal de ventre et de céphalalgie, plusieurs soirs de suite. — Le sang entre facilement en ébullition et l'on est toujours excité. — Souvent dans la journée, alternatives de froid et de chaud. — Fréquentes bouffées de chaleur à la face et par tout le corps ; ensuite sueur, même pendant le repos ; au moindre mouvement on est couvert de sueur (chez une femme) (S. H.). — L'après-midi, fièvre qui consiste seulement en chaleur, avec soif ardente et respiration très courte. — Chaleur fébrile toute la nuit, avec soif ardente et respiration bruyante. — Pendant la fièvre tout le corps est brûlant, avec face rouge et tuméfiée, ganglions durs, gros comme des pois, le long du cou et des épaules, ballonnement du ventre et diarrhée continuelle (chez un enfant). — La fièvre intermittente de la silice amène peu de sueur ; elle paraît ordinairement de 10 h. du matin à 8 h. du soir ou bien de minuit à 8 h. du matin. — Pendant l'apyrexie les enfants sont très capricieux et pleurent quand on les touche ou qu'on leur parle (Whl).

Moral. — (1-37). — Abattement. — Nostalgie. — Envie de pleurer sans cause, pendant 2 heures. — Le moindre mot qu'on adresse au sujet le fait pleurer (chez une femme). — On est pris souvent d'une telle anxiété qu'on ne peut rester assis. — On est souvent pris d'agitation et d'impatience. — On est très peureux. — Grande anxiété provoquée par une frayeur. — Grande sensibilité au bruit, qui rend très anxieux. — On n'aime pas entendre parler haut. — Inconstance, versatilité. — La mauvaise humeur empêche de rien entreprendre. — Morosité et désespoir. — Lassitude de la vie. — Caprices. — On est fantasque et prend tout en mauvaise part. — Mécontentement, mauvaise humeur. — Tout contrarie et irrite (chez une femme). — *Dépit* (le 9e j.). — Dépit et humeur querelleuse le soir. — Des riens mettent souvent de mauvaise humeur. — Caprices, esprit de contradiction, mauvaise volonté (chez un enfant). — Malgré les meilleures résolutions on se met facilement hors de soi. — On se met facilement en colère. — On est très irritable, quoique de bonne humeur. — Manque de mémoire. — Amnésie et vertiges, tous les matins. — On est très distrait, le matin, avec agitation dans la tête et au creux de l'estomac. — Le travail de tête devient difficile (S. H.).

Abattement et mélancolie (Gln). — On se fait souvent de grands scrupules à l'occasion de choses sans importance (Gr.). — Colère et dépit (Ng). — On se trompe facilement en parlant (Gln). — Distraction : on est presque toujours, en esprit, dans deux endroits à la fois. — Un entretien même de courte durée donne aussitôt de l'embarras dans la tête et un abattement général, de sorte qu'on ne peut continuer (Gr.). — On a bien de la peine à réfléchir (le 1er j.) (*Foissac*).

Symptômes locaux — Tète. — (38-146). — Embarras de la tête avec courbature du corps. — On est toujours comme ivre (chez une femme). — Étonnement dans la tête, il semble qu'on va tomber à droite et à gauche, avec tintement d'oreilles. — Étourdissement et hébétude, on ne peut trouver en parlant l'expression juste et l'on se trompe presque à chaque mot (immédiatem.). — Vertige : en marchant devant soi il semble qu'on va à reculons. — Léger vertige avec quelques nausées, toute la journée. — Vertige continuel, il semble que la tête tombe de côté et d'autre, même étant assis, moins quand on est couché. — Vertige énorme : en marchant il arrive souvent qu'on ne sait où l'on est et l'on croit qu'on va tomber sur le côté (chez une femme). — Vertige avec envie de vomir et régurgitation d'eau. — Sensation de vertige, le matin à jeun. — Vertige, il semble qu'on est enlevé de terre. — Vertige en levant les yeux pour regarder en haut. — Vertige et coryza après avoir fumé comme d'habitude ; quand on ferme les yeux on voit tout tourner autour de soi et cela cesse quand on les rouvre. — Violent vertige, qui ne cesse pas, avec grand embarras de la tête. — Le matin au lit, en se mettant sur son séant, vertige et envie de vomir qui obligent à se recoucher aussitôt (chez une femme). — Vertige stupéfiant, le matin en se levant. — On chancelle, le matin, en sortant du lit. — Les accès de vertige semblent monter douloureusement du dos vers la tête, en passant par la nuque, au point qu'on ne sait où l'on est et qu'on est toujours menacé de tomber en avant (chez une femme). — Vertige où l'on perd subitement connaissance pendant quelques minutes, mais sans obscurcissement de la vue, seulement quand on est assis, surtout en voiture, non en marchant. — Vertige et tournoiement, tous les matins une demi-heure après s'être levé, en marchant et en restant assis, avec mal de tête pendant une ou deux heures ; quand on se baisse il semble qu'on va tomber. — Le matin, violent vertige qui oblige à s'appuyer en marchant ; il entraîne à droite et il est accompagné de nausées, plusieurs jours de suite ; il devient si fort, l'après-midi, qu'on est obligé de se coucher (chez une femme, le 12e j.). — Vertige en déjeunant, il semble que la tête va tomber à droite, avec chaleur à la face et sueur au front. — Le matin en se levant, stupeur vertigineuse dans la tête, avec nausées au point de vomir; elle diminue au grand air, en voiture, mais elle revient quand on est rentré chez soi; il semble au sujet que sa chambre tourne avec lui et il chancelle (chez une femme, au b. de 38 j.). — Vertige, démarche incertaine, titubation. — Vertige et obnubilation dans la tête, de sorte qu'on craint toujours de tomber en se remuant ou en se baissant; on n'est pas solide sur ses jambes, pendant plusieurs semaines. — Étourdissements (au b. de 4 j.). — Mal de tête des plus violents avec perte de connaissance, au point de gémir et de crier (au b. de 46 j.). — Afflux du sang à la tête avec élancements dans l'occiput. — Fort afflux de sang à la tête quand on se lève de son siège, avec sentiment de plénitude dans le cerveau. — Afflux de sang à la tête, qui est lourde, battements dans le vertex et le front. — Afflux du sang à la tempe droite —Lourdeur de tête. — Céphalalgie gravative, comme s'il y avait du plomb dans le cerveau ; elle augmente depuis le matin jusqu'au soir. — *Il semble qu'on ne peut pas porter sa tête.* — Chaleur à la tête. — Chaleur dans la tête avec anxiété. — *Ébranlement dans le cerveau en frappant la terre du pied.* — Pincements dans la tête en marchant. — Secousses sans douleurs dans la tête. — *Mal de tête : secousse pressive au milieu du front, qui se renouvelle quand on tourne brusquement la tête, quand on se baisse et qu'on parle* (au b. de 10 j.). — Mal de tête comme lorsqu'on a faim. — Un léger travail de tête cause une douleur pressive dans le front (au b. de 3 j.). — Céphalalgie pressive avec mauvaise humeur et pesanteur dans tous les membres. — Pression dans l'occiput, bientôt suivie d'élancements dans le front, avec frissonnements à la nuque et dans le dos. — Pression dans la tête avec lassitude du corps. — Pression au-dessus du nez, le matin. — Douleur pressive à l'occiput, qui diminue quand on garnit chaudement la tête. — Pression, le soir, sur le sommet de la tête; elle s'étend jusque dans les yeux (au b. de 18 j.). — Pression dans le front depuis le matin jusqu'au soir.— Sensation pressive comme par un objet pesant sur le front, au-dessus des yeux. — Pression dans la tempe droite, depuis midi jusqu'au soir (au b. de 19 j.). — Douleur pressive dans le front et les yeux comme à l'approche d'un coryza.— Douleur pressive dans le front, le matin peu de temps après s'être levé; le mouvement ne l'augmente pas. — Le matin, vive douleur pressive jusque dans les yeux, en même temps froid intense, l'après-midi, avec nausées et accablement au point de croire qu'on va se trouver mal ; les yeux font mal quand on les tourne de côté et quand on les ferme et, lorsqu'ils sont fermés, ils sont encore plus douloureux au toucher (chez une femme, le 11ᵉ j.). — Pression et tension, soit constrictive, soit diductive, dans la tête. — Forte pression saccadée dans le sommet de la tête, qui pénètre profondément dans le cerveau, par accès d'1 à 2 minutes. — Tension dans les yeux et le front, avec lassitude du corps. — Mal de tête, comme si le cerveau et les yeux étaient refoulés en avant. — Mal de tête comme si le crâne allait éclater. — Violent mal de tête, comme si des élancements perçaient le haut du crâne. — *Mal de tête, qui* semble venir du dos et *remonte de la nuque au sinciput* (au b. de 21 j.). — Sensation désagréable comme si tout était vivant dans la tête et y tournoyait. — Douleur térébrante dans le front, plusieurs jours de suite. — Douleur déchirante comme si la tête allait éclater, et battements de dehors en dedans et de dedans en dehors avec froid ; on est obligé de se coucher et l'on ne fait que se retourner dans son lit, pendant 4 heures ; la douleur diminue quand on serre la tête. — Déchirement dans le devant de la tête, chaque après-midi, de 4 à 7 heures. — Douleur déchirante dans le front, vers les pariétaux, toute la journée ; elle est plus forte le soir et aggravée par le mouvement (au b. de 13 j.). — Déchirement et élancements dans la tête, l'après-midi. — *Élancements dans les tempes.* — Élancements dans l'occiput. — Elancements de bas en haut dans le cerveau. — Douleur lancinante dans le front (au b. de q. q. h.). — Élancements dans la tête avec beaucoup de mauvaise humeur et propension à s'irriter (au b. d'11 j.). — Élancements et battements dans le front, le matin. — Elancements tractifs et pressifs au synciput et au-dessus du sourcil. — Douleur pulsative dans le front pendant une heure, l'après-midi. — Douleur pulsative dans le côté gauche du front (le 4ᵉ j.). — Sensibilité de la tête comme après une forte céphalalgie (au b. de 17 j.). — L'extérieur de la tête est douloureux au toucher. — Douleur contusive sur le sommet de la tête. — La pression du chapeau cause une douleur aux bosses occipitales. — Douleur vulsive dans le front, surtout la nuit. — Le front est comme engourdi (S. H.).

Hébétude dans la tête, sans douleur, comme si elle était congestionnée (Stf). — Impossibilité de lire, d'écrire et de penser, ce qui augmente de midi à 6 heures et qui cesse le soir après qu'on a mangé (le 2ᵉ j.). — Grande facilité de penser et de s'exprimer en style coulant (7ᵉ, 8ᵉ, 9ᵉ j., effet consécutif). — Fatigue dans la tête

(le 1er j.). — Douleur comme par compression de la partie antérieure du cerveau, qui augmente depuis midi jusqu'à 2 heures (le
1er j.). — Compression du cerveau (le 2e j.) (*Foissac*). — Vertige au
point de tomber à la renverse quand on se lève et quand on tra-
vaille le corps penché en avant (Ng). — Vertige étant assis et étant
debout le soir. — Accès de vertige vers le soir, au grand air; la
moindre tension d'esprit aggrave l'accident (Gr.). — Vertige en se
levant (Gln). — Lourdeur, déchirements et élancements dans la
tête, surtout au front; la tête est entraînée de côté (chez une femme).
— Afflux du sang vers la tête, avec rougeur et ardeur de la face
(Ng). — Mal de tête, la nuit. — Pression dans les deux côtés de
l'occiput. — Pression dans la tempe et au-dessus de l'œil droit
après un léger refroidissement. — Pression à l'occiput et à la
nuque, le matin. — Céphalalgie déchirante et pulsative, avec renvois. — Après les maux de tête la vue s'obscurcit (Gln).

Yeux. — (147-182). — Pression et excoriation dans les orbites.
— Douleur aux yeux, le matin, comme s'il étaient trop secs et
pleins de sable. — Pression dans les paupières (au b. de 8 j.). —
Pression dans les yeux, tous les jours à 4 heures de l'après-midi.
— Pression dans l'angle de l'œil gauche. — Déchirement et ardeur
dans les yeux quand on appuie dessus. — Cuisson brûlante à la
paupière inférieure droite, le matin. — Cuisson dans les angles des
yeux, le matin, même quand on n'est pas couché. — Douleur d'excoriation dans les yeux. — Chaleur dans les yeux. — Rougeur
d'abord autour des yeux, puis aux sclérotiques, avec inflammation et larmoiement. — Sensation dans l'œil gauche comme s'il
était plein d'eau. — Larmes dans les angles externes des yeux. —
Larmoiement et sorte d'obscurcissement des yeux. — Beaucoup
de chassie dans les angles internes des yeux. — Les yeux sont
collés, le matin. — *Agglutination des yeux*, la nuit, avec excoriation des paupières. — Tuméfaction dans la région de la glande et
du sac lacrymal droits (au b. de 6 j.). — *Tressaillement des
paupières* (au b. de 4 et 10 h.). — Spasme douloureux dans les
deux yeux, qui sont fermés si obstinément qu'on a beaucoup de
peine à les ouvrir (chez une femme). — Le matin on ne peut ouvrir
les yeux à cause de l'impression douloureuse causée par la lumière (chez une femme). — Photophobie. — On est aveuglé par la
lumière du jour. — On est ébloui par la lumière du jour, qui empêche pour un instant de rien voir, par accès. — Accès de photophobie alternant avec l'inflammation du blanc de l'œil et le lar-

HAHNEMANN, *Mat. méd.*   IV. — 22

moiement (au b. de 10 j.). — Il semble que les yeux sont couverts d'une gaze (le 2ᵉ j.). — On ne peut ni lire ni écrire, tous les objets se confondent ensemble (chez une femme) (S. H.).

Prurit dans l'œil droit, le soir. — *Rougeur de la sclérotique*, avec douleur pressive (Gln). — Les paupières sont collées par des mucosités, le matin (Ng). — Mouches volantes devant les yeux (Gln).

Oreilles. — (183-224). — Battement dans l'oreille qui ébranle les yeux, de sorte qu'on voit les objets danser devant soi. — Douleur tiraillante, névralgique, dans le conduit auditif. — Douleur tiraillante de haut en bas à l'oreille droite et au cou. — *Tiraillement* en forme de crampe *dans l'oreille droite* (au b. de 24 h.). — Douleur vulsive dans l'oreille gauche. — Douleur tressaillante, incisive, dans l'os situé derrière l'oreille. — Pression douloureuse dans le conduit auditif. — Douleur pressive dans l'oreille gauche en se mouchant. — Prurit dans l'oreille surtout en avalant. — Chaleur au lobule de l'oreille et à la tête (au b. de 8 j.). — Gonflement de l'oreille externe avec otorrhée et sifflement qui rend l'ouïe plus difficile. — Écoulement par l'oreille gauche (au b. de 5 j.). — Hypersécrétion de cérumen fluide (au b. de 9 j.). — *Les oreilles sont comme bouchées* (au b. de 8 j.). — L'ouïe est très sensible. — Sensibilité exagérée au bruit, au point de tressaillir. — Sensibilité douloureuse de l'oreille à un bruit intense. — Diminution de l'ouïe causée par un bruissement dans la tête. — On entend moins bien la voix humaine. — Gargouillements dans l'oreille droite. — Glocitation dans l'oreille droite comme si quelque chose heurtait le tympan ; cela retentit dans la tête et donne de l'anxiété. — Craquement dans l'oreille en avalant. — Bruissement saccadé dans l'oreille gauche. — Battement dans l'oreille droite. — Battements dans l'oreille sur laquelle on est couché, la nuit. — Bruit de tonnerre et grondement dans l'oreille (au b. de 36 h.). — Bruissement dans les oreilles semblable à un bruit de cloches ; il est si fort, la nuit, qu'on ne peut rester couché et qu'on est obligé de se lever et de se promener tous les quarts d'heure (au b. de 5 j.). — Bourdonnements dans les oreilles. — Bruissement dans l'oreille gauche avant et après le repas. — Chuchotement ou gazouillement dans l'oreille. — Bruit de battement d'ailes dans les oreilles (S. H.).

Déchirement dans l'oreille et dessus. — Déchirement derrière l'oreille droite (Gln). — Surdité passagère des deux oreilles (Ng).

— Bruissement sourd dans l'oreille, avec dureté de l'ouïe et sensation d'un corps étranger, surtout le matin au lever, pendant
4 jours (Stf).

Nez. — (224-251 et 638-649). — *Éternuements fréquents* (au b.
de 36 h.). — *Fréquentes envies d'éternuer, cependant elles
avortent le plus souvent* (au b. de 28, 48 h.). — Quand on éternue,
la poitrine fait mal comme si elle allait se briser. — *Obstruction
complète du nez*, de sorte qu'on peut à peine parler et qu'on est
obligé, pour respirer, de garder la bouche béante (chez une femme)
(au b. de 12 h.). — *Écoulement abondant de mucosités par le
nez, sans coryza*. — *Coryza fluent* (au b. de 5, 6, 12 j.). — Violent
coryza (au b. de q. q. h.). — On ne se débarrasse pas du coryza, qui
est tantôt sec tantôt fluent (chez une femme). — Violent coryza
pendant des semaines (les prem. j.). — Coryza et toux auxquels
s'ajoutent un engorgement des ganglions sous-maxillaires, une
douleur à la gorge en avalant et un grand froid, qui obligent à se
coucher; au bout d'1 heure, au lit, survient une chaleur brûlante
par tout le corps (chez une femme) (S. H.). — Enchifrènement, le
matin en s'éveillant (Gln). — Enchifrènement avec voix enrouée
(Ng).

Il semble que des parcelles d'aliments ont pénétré dans les ouvertures postérieures des fosses nasales. — Pendant la déglutition
les aliments remontent dans les ouvertures postérieures des fosses
nasales. — Sensation de grande sécheresse dans le fond des fosses
nasales. — Douleur picotante dans les fosses nasales, comme si
elles étaient excoriées; cette douleur rayonne jusque dans le cerveau et cause une douleur pulsative dans le front; le bout du nez
devient le siège d'une douleur d'excoriation quand on y touche;
pendant 2 jours (au b. de 10 j.). — Endolorissement de la cloison
du nez. — Élancement brûlant au côté du nez. — Fourmillement
et fouillement au bout du nez. — Prurit et douleur cuisante
(sans plaie) au front, derrière l'aile du nez. — Douleur d'excoriation en un point sous la cloison du nez, qui élance légèrement
quand on y touche. — Une grande quantité de liquide âcre s'écoule
du nez, en gerce l'intérieur et fait saigner les narines, sans coryza;
en même temps le nez exhale une odeur de sang ou d'animal fraîchement tué, pendant 5 jours. — Saignement du nez après y avoir
introduit le doigt; le nez est sec. — Des gouttes de sang tombent
quelquefois du nez, seulement quand on se baisse. — On mouche
des mucosités sanguinolentes. — Saignement de nez (les prem. j.).

— Fort saignement de nez (au b. de 20 h.). — Sensibilité exagérée de l'odorat (effet curatif) (S. H.).

Léger déchirement tiraillant dans le nez. — Déchirement dans l'aile gauche du nez. — Tiraillement dans la racine du nez et la pommette gauche (Gln).

Visage. — (252-285). — Gonflement de la parotide avec douleur lancinante. —Gonflement dur des deux parotides, avec raideur douloureuse quand on y touche et quand on remue la tête. — Pâleur du visage. — Chaleur et ardeur à la face après s'être débarbouillé à l'eau froide, pendant 2 heures. — Gonflement de la face, des lèvres et des ganglions cervicaux, avec froid glacial aux pieds. — Douleur tiraillante dans l'os de la joue et derrière l'oreille, plus forte quand on y touche. — Douleur contusive au-devant de l'oreille gauche, dans l'articulation temporo-maxillaire, quand on y touche et en mangeant. — Forte enflure de la lèvre inférieure, pendant 2 jours (au b. de 17 j.). — Gonflement très douloureux au toucher de la lèvre supérieure et de la gencive. — Les glandes sous-maxillaires sont douloureuses au toucher, sans enflure. — Élancements dans les glandes sous-maxillaires, qui sont enflées (au b. de 3 j.). — Engorgement des glandes sous-maxillaires, qui sont douloureuses au toucher, avec douleur tiraillante et mal de gorge en avalant, comme s'il y avait un gonflement intérieur (au b. de 24 h.) (S. H.).

Pâleur de la face comme après une longue maladie (Ng). — Déchirement dans les deux joues, pendant 4 heures ; ensuite agacement des molaires gauches (Stf). — Spasme constrictif douloureux dans l'articulation temporo-maxillaire gauche et ensuite dans la tempe (Gln).

Appareil digestif. — (286 — 553).

A. *Bouche.* — Mal de dents, surtout en mangeant des aliments chauds et quand l'air froid pénètre dans la bouche. — Sorte de fièvre de dentition chez un enfant qui a déjà toutes ses dents ; il bave, met ses mains dans la bouche et a la tête chaude le soir. — En mangeant, douleur à travers une dent incisive (au b. de 19 j.). — Mal de dents, le matin en s'éveillant, qui dure jusqu'après la sortie du lit. — Douleur sourde dans les dents, surtout les molaires, après le repas de midi et après avoir bu. — Odontalgie continuelle, qui cesse quand on mange, atteint son apogée pendant la nuit et empêche le sommeil. — Violente pression dans une dent creuse. — Forte odontalgie et aussi mal dans toute la mâchoire inférieure, pression et coups qui empêchent de dormir toute la nuit. — Douleur tensive dans les dents. — Douleur tiraillante dans une dent creuse — Tiraillement dans les incisives inférieures. — Odontalgie déchirante seulement en mangeant; cependant elle persiste encore un quart d'heure après. — Douleur déchirante et lancinante dans une dent creuse, seulement en mangeant (au b. de 10 j.). — Odontalgie lancinante, à cause de laquelle on n'ose introduire dans la bouche rien de chaud ni de froid. — Par un vent violent, élancements dans une bonne dent, qui est ensuite douloureuse au toucher comme si elle était cariée intérieurement; ensuite enflure de la mâchoire inférieure (au b. de 18 j.). — Odontalgie lancinante avec chaleur dans la joue, qui ne laisse pas dormir la nuit; on n'ose introduire rien de chaud dans la bouche. — Élancements brûlants dans plusieurs dents, qui commencent à faire mal quand on a mangé; ils sont au paroxysme pendant la nuit, sont augmentés par l'introduction de l'air froid dans la bouche ; en même temps chaleur dans la tête et ardeur dans la joue. — Douleur dans une molaire, en mordant, comme si elle était cariée intérieurement. — Les dents branlent et sont sensibles pendant la mastication. — Une molaire inférieure fait mal comme si elle était trop longue. — Agacement des dents pendant 4 semaines. — Agacement des dents du haut, comme après avoir pris des acides. — La gencive est douloureuse quand il entre de l'eau froide dans la bouche. — Tuméfaction de la gencive ; les boissons chaudes brûlent et, en mâchant, on sent une douleur d'excoriation. — *Gonflement inflammatoire douloureux de la gencive* (au b. de 6 j.). — *Plaie à la gencive.* — Vésicules qui causent une douleur d'excoriation à la gencive et à la face interne des lèvres. — Petite ulcération à la gencive, qui est gonflée. — Sécheresse de la bouche et des lèvres. — *Sécheresse* continuelle *de la bouche* (au b. de 30 h.). — Beaucoup de salive dans la bouche (au b. de 8 j.). — L'eau vient sans cesse à la bouche, on est obligé de cracher beaucoup. — On a l'haleine très chaude. — Prurit dans le palais, jusqu'au fond, et dans le voile du palais. — Ulcération au palais qui s'étend jusqu'à la gencive. — Élancements dans le voile du palais. — Allongement de la luette avec sécheresse dans la gorge (S. H.). — Gonflement de la luette (Gr.). — Mal de dents après avoir mangé (Gln). — Tressaillement dans une molaire (Ng). — Tiraillement dans une dent creuse, par accès (Gr.). — Inflammation d'une des dernières molaires, avec gonflement et excoriation de la gencive (Gln). — Goût muqueux dans la bouche, le matin au réveil, et malaise à l'estomac (Ng).

Langue. — Sensation à la partie antérieure de la langue comme s'il y avait un poil dessus. — Inflammation de la moitié droite de la langue, sans douleur (au b. de 5 j.) (S. H.). — Langue excoriée avec points douloureux au bout. — Langue chargée. — Engourdissement de la langue (Gln).

B. *Pharynx et œsophage.* — Grande sécheresse de la langue avec enrouement et prurit dans les conduits auditifs. — Beaucoup de mucosités dans la gorge, qu'on est obligé de chasser avec effort (chez une femme). — On détache de la gorge des masses jaunes très fétides. — Angine avec beaucoup de mucosités dans la gorge (au b. de 48 h.). — Douleur de la région du larynx en soulevant un corps lourd. — Douleur pressive au côté gauche de la gorge, en avalant. — Douleur en avalant, comme s'il y avait un tubercule dans le côté gauche de la gorge (au b. de 4 h.). — Le matin, grattement douloureux, le soir, élancements dans la gorge. — Mal de gorge, comme si la déglutition se faisait sur une surface à vif, parfois avec élancements. — Excoriation dans la trachée après avoir chanté. — Mal de gorge lancinant en avalant ; celle-ci est aussi douloureuse au toucher. — Déglutition difficile : les aliments descendent lentement, on sent comme un gargouillement dans le pharynx, qui arrive peu à peu à l'estomac ; c'est alors seulement, au bout de 3 secondes, que les aliments y pénètrent (S. H.).

On détache souvent de la gorge un mucus épais (le 1er j.) (*Foissac*). — On détache de la gorge un mucus salé (Gln).

C. *Estomac, troubles fonctionnels.* — *Mauvaise haleine*, le matin, presque comme dans la salivation mercurielle. — Amertume dans la gorge, semblant provenir de l'estomac. — Goût amer, le matin. — Goût d'huile dans la bouche (au b. de q. q. h.). — Goût de sang dans la bouche, le matin. — Goût acide dans la bouche avec un peu d'amertume. — *Acidité dans la bouche chaque fois qu'on a mangé* (au b. de 3, 10 j.). — Goût désagréable de mucus dans la bouche. — Sentiment de dégoût dans la gorge, l'aprèsmidi. — Grande soif (au b. de 5 j.). — Beaucoup de soif et sécheresse de la gorge (au b. de 10 j.). — Inappétence complète. — Répugnance pour la viande. — On n'a d'appétit que pour les choses froides et crues. — Appétit sans qu'on sache exactement pour quel aliment, avec afflux d'eau à la bouche. — On a grand'faim, mange suffisamment et se plaint que tous les aliments restent dans le haut de la gorge. — Faim canine pendant laquelle l'eau vient à la bouche. — Faim canine qui s'apaise quand on se couche un peu. — On a faim, mais on ne peut rien avaler (chez une femme). — Faim canine avant le repas du soir, avec inappétence complète et tremblement de tous les membres; ensuite froid par tout le corps avec chaleur à la poitrine (le 2ᵉ j.). — Faim rongeante qu'une bouchée de pain blanc apaise pour un instant. — Faim excessive. — Faim, le soir; on mange davantage sans pouvoir se rassasier, mais, au bout d'un quart d'heure, survient de la plénitude de l'estomac (au b. de 15 j.). — On a toujours faim et, après avoir mangé, on sent de la plénitude à l'estomac, quoique la faim continue toujours. — Après avoir mangé, faiblesse qui ressemble à la boulimie et qui cesse quand on a mangé de nouveau (sans appétit, le 1ᵉʳ j.). — Chaque fois qu'on a mangé, éructations, aigreurs et arrière-goût désagréable venant de l'estomac; cela persiste jusqu'à ce qu'on mange encore (chez une femme). — En sortant de table il semble qu'on a une pierre dans l'estomac, avec sentiment de plénitude. — Après le repas du soir, violentes éructations. — En mangeant, à midi, violent vertige sans envie de vomir et avec bon appétit. — *Après avoir mangé, pression à l'estomac.* — Après avoir mangé, accès de douleur spasmodique à l'estomac. — Après le repas de midi, tranchées dans le haut du ventre (au b. de 6 h.). — Pendant le repas de midi, sensation comme si les cheveux se hérissaient. — Après avoir mangé, plénitude pendant 2 heures. on n'est soulagé que par des éructations. — Après avoir mangé on conserve longtemps dans la bouche le goût de ce qu'on a pris. — Après qu'on a mangé, la dureté de l'ouïe augmente. — Sueur en mangeant et en parlant. — Froid après avoir mangé (au b. de 24 h.). — Après le repas de midi, battements de cœur avec anxiété qui durent une demi-heure. — Après avoir mangé, forte chaleur à la face. — Après avoir mangé, obnubilation; on a les yeux comme aveuglés et on ne peut les ouvrir (au b. de 10 j.). — *Après avoir mangé grande envie de dormir* et prostration, on est obligé de dormir. — Après avoir mangé, nausées qui cessent quand on est couché. — Après avoir peu mangé, à midi et le soir, mal de ventre qui se dissipe après une quantité d'éructations. — Après avoir mangé, sentiment de plénitude; il semble que les vêtements sont trop serrés et cependant le ventre est rétracté. — Même après avoir bu un peu de bière chaude, violent mal de ventre qui cesse après des borborygmes et des éructations (au b.

de 2 j.). — Fréquentes éructations (au b. de 48 h.). — Éructations
bruyantes. — *Rapports aigres*, le soir. — Rapports aigres et
amers, le matin, comme dans les maladies d'estomac. — Quelque
chose de chaud remonte de l'estomac jusque dans la gorge. —
Soda qui remonte de l'estomac chaque fois qu'on a mangé; l'eau.
afflue à la bouche et fait cracher beaucoup (chez une femme, au b.
de 7, 20 j.) — Hoquet avant et après le repas. — Hoquet, le soir au
lit. — Nausées comme après avoir pris un vomitif. — Nausées et
envies de vomir, le matin, plusieurs jours de suite. — Nausées
très fréquentes, sans vomissement, même le matin à jeun, elles
semblent remonter de l'estomac ; cependant on a de l,appétit et
on trouve bon goût aux aliments (au b. de 20 j.). — Courte nausée,
le matin, suivie de faiblesse subite et de froid jusqu'à midi. —
Nausées, défaillance et tremblement subits en fumant (comme
d'habitude). — Nausées semblant venir du bas-ventre, tantôt
monter, tantôt descendre, plusieurs jours de suite. — Accès, le
matin, qui atteignent leur maximum lorsqu'on sort du lit: tournoiement au creux de l'estomac, puis nausées avec fortes palpitations de cœur et pression sur le sternum, qui remonte jusqu'à la gorge ; on rend de l'eau amère, mais on ne vomit pas les
aliments et l'action de manger donne du soulagement (chez une
femme). — Les aliments flatulents pèsent sur l'estomac et sont
vomis (chez une femme) (S. H.).

Amertume dans la bouche, le matin après s'être levé. — On
trouve un goût amer à tout, même à l'eau (Ng). — Goût de pourri,
le matin au réveil (Gln). — On boit plus que d'habitude (Gr.). —
Beaucoup de soif, sans désir des boissons, même pendant le froid.
— On mange peu, tout dégoûte, immédiatement (chez une femme).
— Défaut d'appétit avec langue nette (Ng). — Faim canine vers le
soir et, après avoir un peu mangé, sensation de nausée au creux
de l'estomac (Gr.). — Boulimie, le matin — Après avoir mangé,
faiblesse dans l'estomac. — On a bon appétit, cependant l'estomac semble inerte. — Après avoir mangé, mal de ventre, comme
si l'on avait des gaz dans les intestins. — Après avoir mangé,
pression à l'estomac. — Aussitôt après avoir mangé, crachats
muqueux qui viennent de la trachée (Gln). — Chaque fois qu'on
a mangé, renvois ayant le goût des aliments. — Chaque fois qu'on
a mangé, si peu que ce soit, on a des nausées au point de vomir
(Ng). — Éructations à plusieurs reprises (Gr.). — *Rapports aigres*
avec ardeur à la gorge, en sortant de table (Gln). — Hoquet pen-

dant 25 minutes, entre midi et 1 heure et demie (le 3ᵉ j.) (*Foissac*).
Nausées et malaise en mangeant, on est obligé de se coucher (chez
une femme). — Nausées avec mal d'estomac et envie inutile de
faire des éructations. — Nausées avec pesanteur d'estomac et
dégoût de tout. — Vomissement de ce que l'on a mangé (Ng).

Estomac, troubles locaux. — *Pression à l'estomac* (au b. de
14 j.). — *Pesanteur d'estomac*, comme s'il y avait du plomb.—
Sentiment de pesanteur dans l'estomac, avec manque d'appétit.
— Douleur d'estomac, d'abord pressive, puis resserrante, à la suite
d'un renvoi. — Pression à l'estomac et tranchée dans les intestins
toutes les demi-heures. — Pression à l'estomac, aggravée par la
marche au grand air, avec fréquentes éructations. — Douleur
corripiante et pinçante à l'estomac et aux hypocondres, par accès
fréquents, pendant une semaine. — Douleur corripiante à l'estomac (au b. d'1 h.). — Rongement dans l'estomac avec nausées, froid
qui parcourt la nuque et le dos et borborygmes bruyants ; cela cesse
quand on est couché les jambes fléchies. — *Ardeur au creux de
l'estomac.* — Ardeur à l'épigastre, presque comme dans le soda.
— Tiraillement, pincement et élancement dans le creux de l'estomac et autour, ainsi que dans les deux hypocondres jusqu'aux
articulations des hanches (S. H.).

Sensation à la région de l'estomac comme si elle était serrée
par un étau ; ensuite selle molle. — Vive douleur au creux de
l'estomac, qui cesse quand on plie le corps en deux (Ng).

D. *Abdomen, troubles fonctionnels.* — Forts borborygmes dans
le ventre. — Circulation bruyante de vents dans le ventre. — *Vents
très fétides* (le 2ᵉ j.). — *Gargouillements et borborygmes dans le
ventre,* surtout à la région inguinale (au b. de 12 h.). — Mal de
ventre avant l'émission des vents. — Pincements dans le ventre
avant chaque émission de vents. — Constipation le premier jour,
ensuite selle très dure. — Selles nulles (le 1ᵉʳ j.). — *Constipation*
(le 1ʳ j.). — Les selles sont dures les premiers jours, puis elles
redeviennent naturelles. — Constipation pendant 3 jours (au b. de
14 j.), ensuite selle composée de petites boules dures. — Les
matières fécales restent longtemps dans le rectum, comme s'il
n'avait pas la force de les évacuer. — Après un long ténesme et
des efforts tels que les muscles abdominaux en font mal, les
matières fécales rentrent dans le rectum. — Selle normale, mais
avec beaucoup de pression et d'efforts. — Selles molles, très
fréquentes, pendant 2 jours, sans diarrhée (au b. de 14 j.). —

Diarrhée pendant plusieurs jours, nuit et jour, sans coliques (au b. de 7 j.). — Émission fréquente d'une petite quantité de liquide d'odeur cadavérique. — *Selle avec mucosités*, suivie de prurit à l'anus (le 19ᵉ j.). — Selle en bouillie, avec mucosités et matières d'aspect membraneux ; ensuite ardeur cuisante à l'anus (le 6ᵉ j.). — Envies fréquentes d'aller à la selle, mais il ne sort que des mucosités ; en même temps froid du corps et nausées dans la gorge. — Mucus rougeâtre dans la selle. — Selle mêlée de mucosités sanguinolentes, ensuite cuisson à l'anus. — Émission de sang et de mucosités par l'anus, qui cause une vive ardeur (le 11ᵉ, 20ᵉ j.). — Un lombric sort avec la selle. — Après la selle, ardeur dans le prépuce. — Après une selle molle, pression à l'anus. — Après une selle molle, avec efforts, pression à la tempe droite ; plus tard éructations (au b. de 46 j.). — En allant à la selle, élancements douloureux et prurit au rectum. — Après la selle, l'oppression devient plus forte (S. H.).

Borborygmes après la cessation des douleurs de ventre (Ng). — Émission fréquente de flatuosités (Gr.). — *Constipation* pendant 2 jours (Gr , Ng). — Ténesme continuel. — Selle dure, difficile, presque toujours marronnée (le 3ᵉ, 5ᵉ j.) (Ng). — Constipation les trois premiers jours, malgré de fréquentes envies ; les jours suivants, selle très dure, insuffisante, exigeant beaucoup d'efforts (Stf). — Selle difficile, peu abondante (au b. de 24 h.). — La selle devient d'une couleur plus claire que d'habitude. — Après une selle sèche et dure, ardeur à l'anus (Ng). — Après la selle les tranchées cessent un peu, on est totalement épuisé et l'on tombe dans un léger assoupissement dont on est tiré par des coliques des plus violentes (Whl).

Abdomen, troubles locaux. — Une douleur sourde, tiraillante, se déclare peu à peu dans les hypocondres, jusqu'en arrière, à la colonne vertébrale ; elle est moins forte la nuit. — Douleur sous les côtes gauches, comme si quelque chose menaçait de s'y briser. — Douleur sous les côtes droites, en arrière (dans la région rénale), le soir. — Douleur lancinante continuelle sous les côtes gauches, surtout quand on fait de profondes inspirations ; les côtes elles-mêmes sont douloureuses au toucher. — Le ventre est ballonné jusqu'à l'estomac (chez une femme, au b. de 24 h.). — Ventre gros et lourd. — Le ventre est très gros et d'habitude augmente encore après le repas, de sorte qu'il est toujours très tendu. — Ventre très ballonné ; pas d'émission de vents, mais

éructations. — Ventre toujours dur et ballonné, qui rend le sujet
très mal à l'aise (chez une femme). — Mal de ventre comme par
déplacement de flatuosités, avec pression sur le rectum, comme
si les vents allaient sortir. — Déchirement dans le ventre (au b.
de 10 j.). — Douleur tortillante dans le ventre. — Pincements dans
le ventre, 2 heures après avoir mangé ; ils se renouvellent de
temps en temps. — Pincement violent mais court dans le ventre,
presque tous les après-midis. — Tranchées dans la région ombilicale, de temps en temps (au b. de 2 j.). — Douleurs incisives
dans le ventre, par accès, même la nuit. — Fortes tranchées dans
le bas-ventre avec déplacement de vents ; chaque pas retentit
douloureusement (chez une femme), après avoir soulevé quelque
chose de léger. — Tranchées dans le bas-ventre, sans diarrhée. —
Élancements isolés dans le côté gauche du ventre, le soir (le
1ᵉʳ j.). — Ardeur dans les intestins. — Ardeur lancinante dans le
haut du ventre, le matin après le lever, pendant 1 heure, avec
pression dans le rectum ; une selle ne soulage pas complètement. — Douleur pressive dans le ventre. — Pression dans la
région ombilicale. — Violent mal de ventre avec sensation comme
si l'on s'engourdissait, les mains deviennent jaunes et les ongles
bleus, comme morts (chez une femme, au b. de 5 j.). — Mal de
ventre avec beaucoup de tendance aux pandiculations. — Maux
de ventre continuels, même avec la constipation. — Constriction
dans le bas-ventre, à midi et le soir ; elle se dirige tantôt vers le
rectum, tantôt vers les organes génitaux. — L'anneau inguinal fait
mal quand le ventre est ballonné. — Douleur dans l'aine droite. —
Douleur dans une hernie inguinale (au b. de 2 j.). — Douleur à
l'anneau inguinal, comme s'il allait sortir une hernie. — Sensation
d'enflure dans l'aine gauche ou sensation comme si une hernie
allait sortir. — Inflammation des ganglions inguinaux, qui sont
gros comme des pois et douloureux au toucher (S. H.).

Pression continuelle dans l'hypocondre droit (Gln). — Élancements dans les hypocondres (Gln, Ng). — Ventre chaud, tendu,
avec gargouillements et diarrhée continuelle. — Vives douleurs de
ventre, qui font crier jour et nuit (chez un enfant) (Whl). — Tranchées surtout autour du nombril, même la nuit (Ng). — Douleur
lancinante dans le côté gauche du ventre, plutôt à la surface, seulement en marchant (au b. de 6 h.) (Stf). — Pression dans le
ventre, en sortant de table. — Pression dans tout le ventre, le matin, avec borborygmes et émission de vents sans soulagement (Gln).

— Pression au-dessous de la région ombilicale, un peu avant et pendant la selle (Stf). — Des linges chauds soulagent le mal de ventre. — Déchirement dans les aines, le soir (Ng). — Tiraillement et déchirement à travers le canal inguinal droit (Gln).

Rectum et anus. — Douleur vulsive, presque sourdement lancinante dans le rectum. — *Élancements dans le rectum.* — Un fort élancement dans le rectum. — Forts élancements dans le rectum, vers les parties génitales, en marchant (au b. de 30 h.). — Tranchées dans le rectum. — Tension à l'anus. — Douleur constrictive à l'anus, en avant (dans le périnée). — Douleur à l'anus comme s'il était serré par un lien, pendant la sortie des matières fécales. — Prurit à l'anus, le soir. — *Prurit à l'anus* et aux hémorroïdes. — Ardeur à l'anus (le 5e j.). — Ardeur à l'anus en allant à la selle, pendant plusieurs jours. — Les hémorroïdes sortent beaucoup quand on va à la selle, elles rentrent difficilement et un mucus sanguinolent sort du rectum. — Humidité de l'anus. — Les hémorroïdes sorties pendant la selle s'étranglent à l'anus (au b. de 21 j.). — Une veine grosse comme un tuyau de plume paraît à l'anus, avec prurit et pression (au b. de 4 j.). — Les hémorroïdes, quoique peu saillantes, sont sensibles et douloureuses (au b. de 24 h.). — Douleur lancinante dans les hémorroïdes. — Douleur térébrante, spasmodique, depuis l'anus jusque dans le rectum et les testicules. — Fréquente douleur brûlante au périnée, surtout après le coït (S. H.).

Élancements à l'anus (Ng). — Élevures couvertes de croûtes sur le coccyx, dans le pli inter-fessier (Hb).

Organes génito-urinaires de l'homme. — (554-610). — L'urine se trouble rapidement. — Sédiment jaune, graveleux, dans l'urine (les 1ers j.). — Sédiment rougeâtre, sablonneux, dans l'urine. — L'urine dépose du sable jaune. — Envie fréquente d'uriner. — On est obligé, le matin (à 7 heures), d'uriner tous les quarts d'heure, plusieurs jours de suite. — Émission involontaire d'urine après avoir uriné, étant assis. — Envie fréquente mais inutile d'uriner. — Envie pressante d'uriner avec douleur d'excoriation dans l'urèthre. — Douleur d'excoriation dans l'urèthre en urinant. — Urine cuisante (le 16e j.). — Petits élancements de longue durée dans la partie antérieure de l'urèthre. — Ardeur dans l'urèthre en urinant. — En urinant, prurit pénible aux parties génitales (S. H.). — Envie continuelle d'uriner, mais l'urine ne coule que goutte à goutte et cause une vive ardeur dans l'urèthre (Ng). — Envie d'uriner avec

émission peu abondante. — Envie d'uriner avec émission copieuse. — *On est obligé de se lever presque toules les nuits
pour uriner.* — Selles et urines abondantes (Gln). — Miction fréquente mais peu copieuse (Ng). — Urine chaude, brûlante, d'un
jaune pâle. — Pression sur la vessie en urinant, avec ardeur après
avoir uriné (Gln). — Urine peu copieuse, avec douleur brûlante
(Ng).

Douleur au testicule, plus forte la nuit, mais seulement quand
on est couché. — Douleur dans le testicule droit, comme s'il était
induré. — Douleur distensive ou compressive dans le testicule
gauche, comme s'il était très enflé. — Fourmillement au scrotum.
— Sueur du scrotum, le soir. — Pression dans les cordons spermatiques avec testicules pendants (les prem. j.). — L'appétit vénérien
est très excité les 8 premiers jours ; jour et nuit, érections qui durent une demi-heure, avec rétraction des testicules. — Pensées
lascives dans la journée (le 1er, 3e j.). — Pensées lascives, le matin
au lit, avec érections (du 1er au 14e j.). — Fortes érections avec relâchement du scrotum (au b. de 5 j.). — *Fortes érections, la nuit
sans désirs vénériens.* — Fréquentes et fortes érections dans la
journée, sans cause (les prem. j.). — Fortes érections avec douleur
tractive dans les testicules. — Les érections ne se font que lentement (au b. de 23 j.). — Aucune érection, on n'en observe plus aucun indice (au b. de plus. j.). — Appétit vénérien très faible et
presque éteint (les 5 prem. sem.). — Appétit vénérien très faible
(les 3 prem. sem.). — Appétit vénérien plus fort, avec érections
(au b. de 21 j.). — Pollutions abondantes et fréquentes. — *Pollution la première nuit* et ensuite fréquemment. — Pollution avec
rêves désagréables, chez un homme marié (la prem. n.). — Émission de liqueur prostatique à chaque selle. — *Écoulement de liqueur prostatique pendant les efforts de la défécation.* —
Après le coït sensation de paralysie dans le côté droit de la tête.
— Après le coït courbature générale (au b. de 23 j.) (S. H.). —
Pression de la région prostatique à la partie antérieure de l'urèthre
(Gln). — Hydrocèle (Whl).

ORGANES GÉNITO-URINAIRES DE LA FEMME. — (611-637). — Nausées
pendant le coït (au b. de 21 j.). — Chez une femme enceinte le
fœtus s'agite beaucoup. — Dans le vagin, sensation de douleur
comme pour accoucher. — Les règles avancent de 2 jours (au b. de
7 j.), de 3 jours (au b. de 5 j.)— Les règles reparaissent après 3 mois
d'interruption. — Au moment de la nouvelle lune, perte d'un peu

de sang pendant quelques jours, 11 jours avant l'époque ordinaire des règles. — Les règles retardent de 5 jours. — Les règles
retardent de 3, 4 jours (au b. de 18 j.). — La silice, prise pendant
les règles, paraît les supprimer pendant 4 jours ; ensuite elles
reparaissent pendant 4 ou 5 jours et ne reviennent plus qu'au
bout de 6 semaines. — Les règles sont beaucoup moins abondantes. —*Règles plus abondantes* (au b. de 13, 20 j.). — Règles
plus abondantes avec accès répétés de froid glacial par tout le
corps à leur apparition. — Le sang des règles a une odeur très
forte. — Avant les règles forte pression et sensation constrictive
au-dessus des yeux comme s'il se trouvait là un corps pesant. —
Immédiatement avant et pendant les règles constipation extrême. —
Avant les règles froid glacial aux pieds. — Pendant les règles tous
les objets paraissent pâles. — Pendant les règles anxiété mélancolique au creux de l'estomac, qui porte au suicide par submer-
sion. — Pendant les règles vive ardeur et excoration aux parties
génitales, avec éruption à la face interne des cuisses (au b. de
23 j.). — Pendant les règles, tiraillement entre les omoplates, seulement la nuit ; on n'obtient de soulagement qu'en se cambrant en
arrière (chez une femme). — Presque aussitôt après les règles,
écoulement de mucosités sanguinolentes par le vagin. — *Leucorrhée qui cause une douleur cuisante*, surtout après qu'on a pris
des aliments acides. — Il sort beaucoup d'eau blanche de la matrice, avec vif prurit à la vulve (S. H.). — Les règles manquent. —
Écoulement aqueux par le vagin, après des pincements autour du
nombril ou après avoir uriné (Ng.)

Sein. — (732). — Induration dans le sein gauche (Rl).

Appareil respiratoire. (1). — (650-731).

A. *Larynx.* — Grande âpreté à la gorge. — Enrouement avec
petite toux sèche fréquente (au b. de 3 j.). — Sensation d'excoriation au larynx en respirant. (S. H.). — Enrouement (le 1er j.)
(*Foissac*). — Apreté dans la gorge avec excitation à tousser après
le repas de midi. — Apreté et sécheresse de la gorge, surtout en
parlant (Ng).

B. *Poitrine.* — Douleur contusive dans la poitrine en toussant,
même en respirant. — Grattement à la poitrine en respirant. —
Respiration souvent profonde et suspirieuse. — Oppression de
poitrine (au b. de 3 j.). — Oppression de poitrine alternant avec

---

1. Pour les symptômes du coryza voy. *Nez.*

une couleur de dos après un refroidissement (au b. de 19 j.). — Fréquente oppression de poitrine avec gêne dans la tête et anxiété. — Asthme, le matin au réveil (au b. de 17 j.). — Oppression de poitrine, comme si la gorge était serrée dans un étau, surtout après avoir mangé. — Forte oppression de poitrine, mais sans douleur ; on ne peut respirer profondément. — Faiblesse dans la poitrine qui oblige à faire de grands efforts pour parler. — Pression sur la poitrine, plusieurs fois le matin au lit. — Douleur pressive dans le côté gauche de la poitrine, aux fausses côtes (au b. de 10 j.). — Vive pression sur le côté gauche de la poitrine. — Pression et tiraillement dans le côté droit de la poitrine, dans la direction du creux de l'aisselle. — Violente pression sur les deux côtés de la poitrine, pendant une bonne heure. — Secousse pinçante dans les muscles intercostaux gauches, souvent dans la journée, sans rapport avec la respiration ni avec l'attouchement. — Douleur déchirante dans le côté gauche de la poitrine. — Fort élancement à travers le côté droit de la poitrine (au b. de 9 j.). — Élancement sous les côtes droites, en respirant. — *Élancements dans le côté droit* (au b. de 12 h.). — Forte douleur constrictive du dos à la partie antérieure de la poitrine, en marchant ; la poitrine est oppressée, la respiration courte et la douleur d'autant plus forte qu'on se remue davantage ; quand on reste appuyé tranquillement contre un meuble elle cesse tout à à fait et le mouvement ne la fait pas reparaître (le 5e j.). — Afflux du sang à la poitrine (au b. de 10 j.). — Chaleur dans la poitrine avec froid par tout le corps (le 2e j.). — Douleur brûlante dans la poitrine. — Douleur au-dessous du bras droit comme si les vêtements étaient trop serrés, cependant on ne voit rien (S. H.).

Tension pressive dans la poitrine, surtout à gauche. — Pression dans le côté gauche de la poitrine, le matin au lever. — Pression et élancements dans le côté gauche de la poitrine. — *Douleur pressive sur le sternum*, près de l'épigastre. — Élancements dans le côté gauche de la poitrine. — Élancements dans la poitrine, surtout en respirant profondément (Gln). — Élancements sur le sternum, après le repas de midi, surtout pendant l'inspiration. — Élancements derrière et sous le côté gauche de la poitrine, pendant l'expiration et aussi pendant le repas de midi. — Les élancements dans le côté gauche de la poitrine empêchent pendant 3 jours de se coucher sur le côté (chez une femme) (Ng).

Toux. — Toux avec enrouement (le 19e j.). — Toux surtout en sortant de table, avec expectoration de mucosités blanches. — Petite toux sèche fréquente (au b. de 3 j.). — Prurit chatouilleux à la fossette du cou, qui fait suffoquer jusqu'à ce qu'il se déclare une toux profondément ébranlante, qui dure des heures sans interruption et provoque de la douleur dans le bas-ventre et la gorge. — *Douleur d'excoriation dans la poitrine par suite de la fréquence d'une petite toux sèche.* — Toux qui dure 5 semaines. — Forte pression sur la poitrine quand on veut tousser, on ne peut le faire complètement à cause de la douleur (chez une femme). — Sensation comme si l'on avait un cheveu depuis le bout de la langue jusqu'à la trachée; il en résulte un fourmillement qui oblige à tousser souvent (au b. de 10 j.). — Toux sèche après avoir bu froid. — On ne peut parler sans tousser. — Toux seulement quand on est couché, la nuit et le matin. — Petite toux par chatouillement dans la gorge, la nuit. — Toux, surtout le soir après s'être couché et le matin après le réveil, pendant 11 jours. — Toux fatigante, avec râle, le matin au lit. — Toux le matin et après s'être mis au lit. — Toux nocturne (au b. de 15 j.). — Toux deux soirs de suite, durant toute la nuit, avec fièvre; elle cesse quand on chauffe le ventre. — Toux sèche, fréquente, seulement par quintes de courte durée. — Toux spasmodique sèche, qui dure des quarts d'heure entiers, avec forte cuisson dans la poitrine et la gorge. — Toux spasmodique (au b. de 12 j.). — Toux avec vomissement en crachant. — Toux qui provoque le vomissement de mucosités. — Toux énorme, continue, avec expectoration de beaucoup de mucosités transparentes. — Le matin et dans la journée, toux avec beaucoup de crachats tantôt salés, tantôt fétides et brunâtres. — Crachats qui troublent l'eau; la portion qui tombe au fond du crachoir a une odeur fétide. — On crache avec efforts de petites masses fétides, jaune-verdâtre. — On crache des mucosités sanguinolentes. — Hémoptysie, le matin, avec forte toux (au b. de 7 j.). — Crachement de sang pur, clair, vers midi, avec toux creuse; bientôt après, accès de syncope (le 4ᵉ j.). — Pendant la toux et l'expectoration, durant 16 jours, grattement douloureux à la poitrine, avec aversion pour le travail, mauvaise humeur et lassitude générale. — Après une forte toux, douleur à l'épigastre (S. H.).

Toux par irritation dans la gorge (Gln). — Toux sèche, qui réveille, la nuit ou le matin après le réveil, avec douleur à la partie supérieure du sternum (Ng). — Beaucoup de crachats muqueux, sans toux, le matin (Gr.). — Crachats muqueux, épais, purulents,

venant de la trachée (Gln). — Crachats purulents amenés par la
toux. — Sortie de grandes masses de pus pendant les vomissements
que la toux provoque (Whl).

Cou, dos et lombes. — (733-777). — Douleur au coccyx comme
après une longue route en voiture. — *Forte douleur au sacrum*
(au b. de 9 j.). — Sensation au sacrum qui donne envie de s'étirer.
— Paralysie au sacrum (au b. de 15 j.). — Douleur paralytique au
sacrum, le matin en se levant (au b. de 30 j.). — Mal de dos, le matin au réveil, quand on commence à se remuer ; il cesse plus tard.
— Raideur dans le dos. — Grande raideur dans le dos et le sacrum,
après s'être assis ; on ne peut se redresser (au b. de 8 j.). — Douleur dans la colonne vertébrale, quand elle est fléchie. — Pression
dans le dos. — Douleur pinçante dans le côté droit du dos, pendant
1 heure. — Battements dans le dos. — Fort déchirement ou pression picotante dans le dos, avec froid ; il se transforme plus tard
en céphalalgie pressive sourde, avec chaleur à la tête (les prem. j.).
— Ardeur dans le dos, en marchant au grand air, quand on
s'échauffe. — Frissonnements dans le dos. — Douleur incisive dans
le dos, toute la journée (au b. de 8 j.). — Douleur diductive entre
les omoplates. — Douleur déchirante sous les omoplates, en marchant. — Traction tensive dans l'omoplate droite (au b. de 21 j.).
— Douleur tiraillante dans les omoplates, par accès ; elle passe
ensuite dans la nuque et la tête, ce qui donne le vertige (chez
une femme). — Pression sur les omoplates, comme si elles por-
taient un fardeau, plutôt le matin, pendant le repos, que pendant
le mouvement ; il semble que la région est enflée et la douleur
coupe la respiration, quand on a le dos appuyé. — *Élancements
fréquents dans l'omoplate droite* (au b. de 5 j.). — Fourmillement
dans l'omoplate droite. — Douleur brûlante dans l'omoplate gauche
(au b. de 4 j.). — Tension à la nuque (au b. de q. q. h.). — *Raideur de
la nuque ;* en même temps la tête fait mal. — *Engorgements gan-
glionnaires à la nuque.* — Tuméfaction des muscles du côté droit
du cou. — Pression sur le côté gauche du cou, comme si les veines
étaient gonflées. — *Engorgement des ganglions cervicaux* (au
b. de 5, 25 j.). — Engorgement des ganglions du cou et de la nuque
(au b. de 9 j.). — Le cartilage thyroïde se gonfle, la région démange
et l'attouchement y provoque des élancements. — Élancements
dans les ganglions cervicaux (S. H.).

Pression et tension dans le sacrum (Gln). — Élancement effrayant
dans la région du sacrum (Ng). — Élancements entre les omoplates

(Gln). — Raideur de la nuque (le 2ᵉ j.) (*Foissac*). — Forts déchirements dans le milieu de la nuque. — Douleur resserrante dans le côté droit de la nuque, qui n'est soulagée que tant que la main est appuyée dessus (Ng). — Raideur d'un côté du cou, la douleur empêche de tourner la tête (au b. de 46 h.) (Stf).

MEMBRES SUPÉRIEURS. — (778-848). — Douleur tiraillante dans les glandes axillaires (au b. de 19 j.). — Sorte de douleur pressive dans l'aisselle, qui descend jusqu'à la main ; il semble en même temps qu'on ne pourra rien soulever de lourd, cependant on se sert convenablement du membre (immédiatem., chez une femme). — Forte douleur pressive dans l'épaule droite jusqu'au coude, dès que la région est découverte et qu'on se refroidit, surtout la nuit. — Secousse douloureuse dans l'articulation de l'épaule droite, qui soulève fortement le bras, le soir (au b. de 7 j.). — Déchirement dans l'aisselle, pendant le mouvement. — Élancements dans l'articulation de l'épaule, le matin. — Les bras sont lourds comme du plomb. — Lassitude dans les bras, le matin au lit. — Léger tressaillement musculaire dans les bras. — Raideur rhumatismale dans le bras gauche, plus douloureuse pendant le mouvement que pendant le repos. — Déchirement dans les deux bras. — Agitation et *tremblement dans le bras* droit. — Forte pression dans le bras gauche, semblant siéger dans la moëlle des os. — Afflux du sang vers les bras, en travaillant baissé ; ils deviennent comme enflés et tremblants, pendant 1 heure. — Battements dans le bras droit après avoir mangé. — Battements tels dans le bras droit qu'on peut sentir avec l'autre main le tressaillement des muscles, le bras en est comme paralysé ; le même phénomène se reproduit quand on lève le membre (au b. de 10 j.). — Douleur dans le bras quand on appuie dessus. — Douleur vulsive dans le bras droit (au b. de 10 j.) (S. H.). — Fort gonflement des ganglions axillaires (Rl). — Tiraillement dans le bras jusqu'au petit doigt. — Douleur vulsive dans le bras, jusqu'au pouce. — Engourdissement du bras quand on s'appuie dessus (Gln). — *Douleur déchirante dans le bras* (au b. de 13 j.) (S. H., Ng).

Douleur tiraillante dans la moëlle des os du coude (le 3ᵉ j.). — Douleur vulsive dans l'avant-bras gauche. — tressaillement dans les muscles de l'avant-bras gauche (au b. de 10 j.) (S. H.). — Déchirement paralytique dans l'avant-bras gauche. — Douleur paralytique dans les tendons extenseurs de l'avant-bras (Gln).

Tiraillement dans les mains (au b. de 13 j.). — Douleur tiraillante dans la main droite. — Déchirement dans le poignet, qui est aussi très douloureux au toucher et, dans ses mouvements, fait mal comme s'il était brisé. — Douleur de luxation dans le poignet. — Crampe de la main, en écrivant. — *Douleur de crampe et paralysie de la main au moindre effort.* — *Engourdissement des mains, la nuit.* — Engourdissement de la main droite, la nuit. — Fourmillement et engourdissement dans les mains. — Ganglion sur le dos de la main, entre le 3e et le 4e métacarpien, qui cause une douleur de torsion quand on fléchit la main et une douleur contusive quand on la remue (le 13e jour.). — Ganglion entre le 2e et le 3e métacarpien (le 1er j.). — Forte sueur des mains. — Tiraillement paralytique dans les doigts. — Sensation de brûlure sur le dos d'un doigt. — Douleur à la face palmaire d'un doigt comme s'il y était entré une écharde. — Douleur déchirante dans le doigt médius. — Douleur vulsive dans l'index, qui augmente beaucoup pendant 5 minutes. — Sensation d'engourdissement d'un doigt, comme s'il était épaissi et que les os en fussent gonflés. — Faiblesse dans le pouce droit, qui empêche presque de se servir de la main (le 1er j.). — Raideur et tiraillement qui entraîne la rétraction du médius gauche ; quand on le redresse, vive douleur dans toute la longueur du tendon extenseur. — Sensation comme si le bout des doigts était malade. — Douleur dans l'index gauche comme si l'on allait avoir un abcès à l'ongle (au b. de 20 j.). — Douleur picotante, comme par suite d'engourdissement, tantôt dans un doigt, tantôt dans un autre, quelquefois aussi dans les bras. — Élancements vulsifs dans le médius gauche (au b. de 2 j.). — Élancements picotants dans l'annulaire (au b. de 3 j.) (S. H.). — Paralysie des poignets, le matin. — Déchirement dans les doigts (Gln). — Déchirement dans les articulations des doigts et dans les pouces (Gr.). — Élancement dans la pulpe du pouce. — Douleur de crampe dans l'articulation du pouce (Gln). — Grande sécheresse du bout des doigts, l'après-midi. — Élancements dans le petit doigt (Gln).

MEMBRES INFÉRIEURS. — (849-951). — Douleur dans la hanche gauche en se baissant, pendant 1/4 d'heure. — Douleur tiraillante et vulsive dans l'articulation de la hanche droite, qui rend impossibles les mouvements du membre inférieur (au b. de 16 j.). — Quand on se lève de sa chaise les membres inférieurs sont comme paralysés ; cela cesse quand on continue de marcher. — Lourdeur des jambes. — Engourdissement du membre inférieur droit, jusqu'au bas. — Engourdissement des membres inférieurs, le soir étant assis ; il en résulte de la raideur jusqu'à ce qu'on se remette en mouvement (chez une femme). — Tressaillement musculaire dans la jambe gauche. — Douleur contusive dans les fémurs, en marchant, étant assis ou couché, même le matin au lit, quand on se réveille. — Tiraillement dans les cuisses, jusqu'aux pieds. — Douleur vulsive dans les muscles de la cuisse droite. — Élancements comme des coups d'aiguille dans la cuisse gauche, en marchant. — *Élancements dans la cuisse gauche* (S. H.). — Déchirements çà et là dans tout le membre inférieur gauche (Ng). — Faiblesse dans les jambes (Gln). — Agitation et paralysie dans les articulations des jambes et des bras, en marchant et en étant assis. — Paralysie de toute la jambe droite, avec sensibilité douloureuse de l'orteil malade, en se promenant. — Grande lassitude dans les jambes, qui oblige à se reposer, après avoir peu marché (Gr.). — Engourdissement de la cuisse, étant assis (Gln). — Déchirements çà et là dans la cuisse gauche et le genou, qui cessent quand on se lève (Ng). — Déchirement depuis le bassin jusqu'au jarret (Gln).

Le genou fait mal comme s'il était trop serré. — Douleur dans la rotule gauche. — Tiraillement dans le genou gauche (le 12ᵉ j.). — Déchirement dans les genoux, étant assis ; le mouvement le fait cesser. — Déchirement autour du genou droit, jusque dans le pied, pendant le repos et le mouvement, surtout dans la matinée (au b. de 2 j.). — Faiblesse dans les genoux. — Les jambes, des genoux aux pieds, sont glacées, le soir ; elles ne se réchauffent qu'une demi-heure après qu'on s'est mis au lit, plusieurs jours de suite. — Froid aux jambes, jusqu'aux genoux, dans une chambre chaude. — Le soir, douleur tiraillante qui descend le long des jambes et se termine toujours par un tressaillement. — Sorte de tressaillement sans froid dans les jambes, depuis le genou jusqu'aux pieds, de 6 à 7 heures du soir (au b. de 15 j.). — *Sensation en marchant comme si les mollets étaient trop courts ;* cela cesse aussitôt qu'on s'assied. — Crampe douloureuse dans le mollet droit, le matin au lit. — Élancements dans les mollets en appuyant le pied pendant la marche. — Élancement au-dessus du mollet, en marchant au grand air (le 18ᵉ j.). — Douleur pressive dans le tibia gauche, pendant 2 heures. — Douleur pinçante sur le tibia et le genou gauche. — Enflure des jambes, seulement jusqu'aux pieds (S. H.). — Sensation douloureuse de raideur dans les genoux, en marchant et se tenant debout (Gr.). — Déchirement avec froid dans le mollet, puis dans l'aisselle gauche, le soir au lit (Ng).

Les pieds deviennent froids quand on commence à marcher. — Froid aux pieds, qui se réchauffent la nuit, tous les jours. — Froid aux pieds, qui empêche de s'endormir, le soir au lit. — Froid glacial aux pieds dans la journée ; mais, la nuit, chaleur brûlante aux pieds et aux mains, avec douleur tiraillante dans les pieds jusqu'aux genoux. — Ardeur aux pieds. — Ardeur à la plante des pieds. — Ardeur aux pieds, la nuit. — Ardeur à la plante du pied droit, la nuit. — Élancements à la malléole externe droite, même la nuit. — Douleur de luxation au cou-de-pied. — Tension dans l'articulation du pied, même étant assis. — Raideur et lassitude dans le cou-de-pied, avec enflure autour des chevilles. — *Enflure du pied gauche, jusqu'à la cheville.* — Enflure des pieds, surtout le matin en se levant, moindre le soir ; grande tension en marchant. — Enflure des pieds, avec rougeur sur laquelle la pression fait momentanément une tache blanche ; en même temps douleur depuis les orteils jusqu'aux malléoles. — Douleur contusive sur le cou-de-pied. — Sueur fétide aux pieds. — Odeur putride, cadavérique, insupportable, des pieds, sans sueur, tous les soirs (au b. de 3 j.). — Odeur aigre, insupportable, des pieds, sans sueur (au b. de 13 j.). — *Forte sueur à la plante des pieds et entre les orteils, on s'écorche en marchant.* — Élancements dans le talon et dans le gros orteil, étant debout et assis. — *Déchirement dans le talon* (le 12e, 23e j.). — Douleur dans la partie charnue du pied. — Élancements dans la plante des pieds. — Crampe à la plante du pied. — *Crampe douloureuse à la plante du pied droit et surtout au gros orteil,* pendant une longue promenade (au b. de 2 j.). — Les orteils sont raides et on ne peut les fléchir (chez une femme). — Pendant la marche, deux orteils font mal comme s'ils étaient serrés par la botte (au b. de 7 j.). — Douleur violente continue dans le gros orteil, qui permet à peine d'appuyer le pied par terre. — Déchirement dans le gros orteil droit. — Douleur sous l'ongle du gros orteil et élancements dedans. — Douleur incisive, pruriteuse, sous l'ongle d'un orteil. — Élancement incisif dans le gros orteil droit. — Élancement spasmodique dans les orteils. — Vifs élancements dans le gros orteil. — Élancements dans un orteil malade. — Élancements si violents dans le gros orteil qu'ils font tressaillir la jambe (le 6e j.). — Le gros orteil déjà guéri commence à faire grand mal, comme s'il avait une plaie, seulement quand on marche et qu'on appuie le pied par terre (S. H.). — Froid aux pieds toute la journée. — Froid glacial aux pieds, qui persiste même dans le lit (Gr.). — On se donne facilement des entorses (Gln). — Élancement déchirant dans le pied gauche et le talon qui fait tressaillir la jambe ; ensuite même douleur dans l'aisselle droite qui oblige à laisser pendre le bras. — Déchirement dans la plante du pied droit, avec tension à la surface (Ng.). — Douleur incisive à la plante du pied. — Douleur d'excoriation à la plante des pieds, surtout près des orteils. — Douleur de luxation dans l'articulation du gros orteil (Gln). — *Déchirement dans les gros orteils* (le soir) (S. H., Gln, Ng). — Élancement dans l'articulation du gros orteil. — Douleur térébrante fréquente dans le gros orteil (Gln).

Peau. — (985-998 et aux diverses subdivisions indiquées). — Prurit au dos, aux omoplates et aux cuisses. — Prurit fourmillant par tout le corps et aussi à la tête. — Sur tout le corps éruption semblable à la varioloïde, avec vif prurit avant, pendant et après. — Élancements à la peau, çà et là, comme des piqûres de puce. — Douleur cuisante dans l'intérieur d'un ulcère. — Douleur d'excoriation dans des ulcères indolents jusqu'alors. — Douleur pressive dans un ulcère à la jambe. — *Douleur pressive lancinante, à la place d'un ulcère à la jambe.* — Élancements dans un ulcère à la cuisse. — Élancements et ardeur dans un ulcère à la cuisse et tout autour (S. H.). — Après s'être couché, prurit et cuisson par tout le corps, que le grattement ne fait pas cesser (Ng). — Il semble que des puces courent sur divers points du corps et cela cause un prurit qui devient parfois insupportable, toute la journée, mais surtout le soir quand on se déshabille. — De petites lésions de la peau se cicatrisent difficilement et suppurent (Hb). — Prurit lancinant en plusieurs endroits, surtout la nuit (Gln). — Pustules varioliformes au front, à l'occiput, à la poitrine et sur la colonne vertébrale ; elles sont extrêmement douloureuses et finissent par former des ulcères qui suppurent beaucoup (Whl).

Cuir chevelu. — Douleur pruriteuse dans le côté droit de l'occiput. — Frémissement sur le cuir chevelu comme si les cheveux se hérissaient, sans froid. — Prurit à l'occiput. — Vif prurit au côté gauche de la tête (au b. de 14 j.). — *Beaucoup de prurit au cuir chevelu.* — Les endroits pruriteux de la tête cuisent après qu'on s'est gratté. — Boutons pruriteux sur le cuir chevelu. — Boutons pruriteux à la tête et à la nuque (S. H.). — Les cheveux tombent beaucoup pendant qu'on se peigne (Gr.).

Visage. — Prurit à la paupière supérieure. — Prurit dans les sourcils. — Prurit dans l'œil malade, immédiatement. — Ulcération à l'œil gauche (S. H.). — Prurit brûlant aux paupières (Gln). — *Prurit à l'extérieur des oreilles.* — Croûtes derrière les oreilles. — Inflammation et suintement au bord des oreilles. — Prurit au nez (S. H.). — *Prurit dans le nez* (Gln). — Éruption miliaire sous la narine, avec auréole rouge et sans douleur (Gr.). — Vésicules rougeâtres avec croûte sur le nez. — Prurit et petites vésicules autour des ailes du nez (Gln). — Prurit voluptueux autour du nez, qu'on est obligé de se frotter sans cesse. — Boutons pruriteux au côté du nez (Ng). — Éruption de boutons sur le nez. — Croûte causant une douleur d'excoriation profondément dans la narine droite. — De temps en temps taches blanches sur les joues. — Taches rouges sur les joues et rougeur du nez, avec douleur brûlante, au moindre effort, surtout en sortant de table. — Prurit dans la barbe. — Vif prurit au front, qui descend le long du nez. — Éruption à la face. — Éruption de boutons sur le front et sur le nez. — Boutons aux sourcils. — Gros furoncle peu douloureux sur la joue, près du nez (au b. de 9 h.). — *Éruption à la lèvre, vésicules au bord de la lèvre supérieure* qui causent, lorsqu'on y touche, une douleur d'excoriation ou de légers élancements. — *Éruption de vésicules au bord de la partie rouge de la lèvre supérieure :* elle cause d'abord une douleur pruriteuse, puis, lorsqu'elle a formé croûte, une douleur d'excoriation. — Deux gros boutons sur la lèvre supérieure. — Croûte pruriteuse sur la lèvre supérieure, au bord de la partie rouge (au b. de 16 j.). — Ulcération douloureuse au coin de la bouche (au b. de 37 j.). — *Ulcération du coin de la bouche,* avec sensation pruriteuse et croûte, pendant plusieurs jours (au b. de 24 h.). — *Petits boutons très douloureux au bord de la partie rouge de la lèvre inférieure.* — Petit ulcère spongieux à la face interne de la lèvre inférieure. — Vésicules causant une douleur d'excoriation dans la partie rouge de la lèvre supérieure. — Prurit brûlant autour de la bouche, sans éruption (au b. de 2 j.). — Éruption de boutons au menton. — Furoncle au menton, qui cause une douleur lancinante quand on y touche (S. H.). — Tache dartreuse, saillante, rouge et pruriteuse au menton (Hb).

Organes génitaux. — Éruption de boutons douloureux sur le mont de Vénus. — Prurit et taches rouges au gland. — Prurit sous le prépuce. — Rougeur du prépuce, près de la couronne du gland, comme s'il était à vif, avec prurit fréquent. — Gonflement du prépuce avec boutons pruriteux et suintants à la surface. — Tache pruriteuse et suintante au scrotum. — Sueur au scrotum, avec prurit partout (S. H.). — Prurit à la vulve (Gln).

Tronc. — Éruption miliaire pruriteuse sur le sternum. — Prurit dans le dos. — Tressaillement dans la peau des omoplates. — Éruption de boutons à la nuque. — Boutons pruriteux, ressemblant à l'urticaire, à la nuque (au b. de 9 j.). — Furoncle à la nuque (S. H.).

Membres supérieurs. — La peau des mains et des bras se gerce (le 17° j.). — Beaucoup de furoncles, dont plusieurs sont très gros, au bras. — Beaucoup de vésicules dures, grosses comme des pois, avec auréole rouge et prurit brûlant, sur l'avant-bras (du coude au poignet), pendant une nuit seulement. — Vif prurit sous la peau de la paume de la main gauche. -- Pustule sur le dos de la main. — Les ongles des doigts sont rugueux et jaunes. — Une petite égratignure à l'index commence à causer une douleur brûlante, avec angioleucite montant jusqu'au-delà du poignet; sur l'endroit lésé se produit une ampoule avec douleur brûlante, pressive et lancinante. — Ampoule causant un vif prurit sur la première phalange de l'index gauche (S. H.). — Ongles gris, sales, qui tombent en poussière quand on les coupe et sont divisés en plusieurs lamelles superposées. — *Fréquentes ulcérations autour des ongles* (Whl). — Ampoules de chaleur aux doigts, avec prurit fourmillant (Gr.).

Membres inférieurs. — Prurit aux fesses. — Beaucoup de prurit à la jambe gauche. — Quelques furoncles à la face postérieure des cuisses (S. H.). — Fourmillement lancinant en beaucoup d'endroits des membres inférieurs, qui cesse peu à peu quand on se gratte fortement (Gr). — Prurit au côté interne de la cuisse (Gln). — *Prurit aux jambes.* — Miliaire pruriteuse aux mollets. — Furoncles aux mollets. — Tache rouge, très sensible, rongeante, sur le tibia droit, pendant deux jours. — Grosse ampoule au talon, avec vif prurit. — Croûtes suppurantes, pruriteuses, sur des orteils qui ont été gelés. — Un cor se forme sur le gros orteil, avec vive douleur brûlante. — Un cor est extrêmement sensible au toucher. — *Élancements dans un cor,* qui font tressaillir le pied (le 6° j.) (S. H.). — *Vifs élancements dans les cors* (S. H., Gln).

SPIGELIA ANTHELMIA

Spigélie ; Spigélie (allem.), worm-grass (angl.), spigelia (ital.), espigelia (esp.). — Famille des Gentianées (1).

On prépare la teinture en faisant macérer à froid, pendant une semaine, 50 grains de la plante entière pulvérisée dans 500 gouttes d'alcool. Il faut avoir soin de remuer tous les jours le mélange.

Cette plante annuelle, employée d'abord dans l'Amérique du Sud pour chasser les vers lombrics, n'est connue de nos médecins que depuis 80 ans environ. Ceux-ci n'ont pas su, depuis cette époque, lui trouver d'autres usages que celui auquel le consacrent les nègres ignorants des Antilles.

Qn'on réfléchisse cependant que la présence des lombrics dans les intestins est non pas une maladie particulière, idiopathique, mais simplement le symptôme d'une autre maladie fondamentale ; tant que celle-ci ne sera pas guérie, on aura beau évacuer les parasites, ils se reproduiront toujours. Il serait absurde en effet de consacrer un remède aussi actif que la spigélie uniquement à l'expulsion de ces vers si elle ne faisait disparaître en même temps la maladie qui les a fait éclore. Or elle doit avoir ce pouvoir, car beaucoup d'observations semblent attester qu'elle a guéri des malades sans évacuation du moindre helminthe.

Cependant on reste assez aveugle pour ne considérer et n'employer la spigélie que comme anthelminthique. Ne pas faire usage d'un médicament aussi important pour autre chose que ce qu'on peut obtenir facilement d'un peu de semen-contra, ce n'est pas plus raisonnable que de prendre un instrument coûteux pour exécuter un travail sans valeur. Les vertus extraordinaires et variées de ce végétal lui assignent un rang plus élevé dans la thérapeutique, ainsi qu'on peut s'en convaincre en lisant la liste suivante de manifestations morbides. Si l'on ajoute encore que les médecins ne

---

1. *Traité de matière médicale pure*, t. V, p. 238, édit. allemande ; t. III, p. 638, édit. française.

l'ont administré jusqu'à ce jour qu'à la dose de 60 ou 70 grains, on reconnaîtra que les médicaments ne pouvaient tomber en des mains plus inhabiles.

La spigélie a cela de particulier que l'effet primitif d'une seule dose non renouvelée s'accroît journellement un peu pendant les 7 ou 10 premiers jours, de sorte qu'il faut conduire avec circonspection les expérimentations sur l'homme sain, car 60, 80 et 100 gouttes de teinture pourraient agir trop violemment même sur un sujet robuste.

Pour l'usage homœopatique la dilution au décillionième, avec 2 secousses par dilution centésimale, est presque trop forte à moins qu'on n'en donne chaque fois qu'une très faible fraction de goutte.

La durée d'action de la spigélie, même à petite dose, dépasse 4 semaines. Aussi faut-il choisir ce médicament avec grand soin et ne le donner que lorsque les symptômes caractéristiques de la maladie sont exactement semblables à ceux du remède; alors celui-ci peut triompher de maladies très difficiles à guérir.

Concordances. —Selon Bœnninghausen le médicament qui se rapproche le plus de la spigélie est PULSATILLA; les autres sont 1° BELLADONNA, BRYONIA, CALCAREA CARB., LYCOPODIUM, PHOSPHORUS, RHUS, SEPIA, SULFUR; 2° *acon., arn., ars., chin., con., ignat., merc., nux vom.;* 3° aur., carb. v., caust., cham., graph., hep., iod., kali, natr., natr. m., phos. ac., plat., sil., staph., veratr.

Antidotes. — De petites doses de camphre, répétées assez souvent, détruisent peu à peu les effets trop énergiques de ce médicament si actif.

Listes des auteurs. — Becher (Bcr), Franz (Fr.), Gross (Gr.), Gutmann (Gtm), Hartmann (Htm), Herrmann (Hrm), Hornburg (Hbg), Kummer (Kmr), Langhammer (Lgh), Meyer (Mr), Stapf (Stf), Walther (Wlt), Wislicenus (Ws).

SYMPTOMATOLOGIE

Symptômes généraux. — (105-109 et 450-471). — Douleur contusive partout et, lorsqu'on se lève de son siège, on a du vertige et l'on n'est pas solide sur ses jambes. — Grande langueur physique et morale, surtout après s'être tenu debout. — Quand on a faim on est pris d'une grande langueur. — Tous les accidents s'aggravent l'après-midi (S. H.).

Tremblement d'abord des membres inférieurs, puis des membres supérieurs (Hbg). — Grande sensibilité de tout le corps au toucher ; quand on se frappe quelque part, une sorte de fourmillement douloureux remonte rapidement tout le long du corps, jusqu'à la tête (Mr). — Sensibilité douloureuse de tout le corps au toucher ; le moindre choc à une partie quelconque détermine une douleur et une sorte de frisson à l'endroit frappé ; il suffit d'appuyer le pied par terre pour éprouver un ébranlement désagréable du corps (au b. de 3 j.) (Ws). — (Après avoir marché modérément) élancements comme des coups d'aiguille à plusieurs endroits du corps, en montant un escalier (Hrm). — *Malaises dans tous les membres, surtout en marchant ; la colonne vertébrale est comme brisée.* — Malaise par tout le corps, provenant de pesanteur et lassitude dans les membres, avec inaptitude au travail, quoique l'humeur ne soit pas triste (au b. de 6 j.) (Gtm). — Déchirement dans les membres, soit juste au-dessus, soit un peu au-dessous des articulations, sur les os, comme si on les râclait. — Grande lourdeur dans les membres supérieurs et inférieurs ; on a de la peine à respirer en montant les escaliers (Mr). — Grande lassitude sensible surtout en montant les escaliers (au b. de 2 h.) (Kmr). — Grande lassitude le matin, on a tous les membres si lourds qu'on ne se remue pas volontiers (au b. de 7 j.) (Ws). — Lassitude en marchant, se tenant debout et restant couché ; on est presque incapable de faire la moindre chose avec ses mains ou de s'habiller. — On a de la peine à écrire à cause d'une grande lourdeur du bras et à marcher à cause d'une grande lourdeur des membres inférieurs (Mr). — Tremblement des mains avec faiblesse et accablement de tout le corps quand on veut prendre et tenir quelque chose (au b. de 13 j. 1/2). — En faisant des mouvements modérés on est pris d'une chaleur forte et insupportable, qui se manifeste surtout à la face ; sueur par tout le corps quand on se remue davantage (au b. de 14 j.). — On est très sensible à l'air frais. — Grande lassitude du corps après une promenade (Bcr). — En marchant au grand air on se sent d'abord plein de force, mais on ne tarde pas à éprouver de la faiblesse et de la lassitude, surtout dans les muscles de la cuisse, avec pression anxieuse sur la poitrine, qui donne envie d'avoir des éructations, mais on ne peut y arriver ; on éprouve ensuite un soulagement dans le ventre par une envie d'aller à la selle avec émission de vents (au b. de 5 h. 1/2). — Le soir au grand air, on se sent très malade et anxieux, avec chaleur interne ; on est obligé de se hâter de rentrer dans sa chambre, mais on ne s'y trouve guère mieux (au b. d'11 h.) (Fr.). — On est si las et si accablé après s'être un peu remué qu'on se croit près de sa fin (au b. de 24 h.) (Bcr). — Convulsions, mort (*Chalmer*).

Sommeil. — (110-115 et 471-493). — Bâillements presque incessants (**immédiatem.**). — Toutes les nuits, avant minuit, insomnie, mais sans douleurs. — Pendant la nuit agitation continuelle dans tous les membres ; à chaque instant on est obligé de changer l'un ou l'autre membre de position, tantôt de le fléchir, tantôt de l'étendre, de sorte qu'on ne peut dormir une minute (au b. de 10 h.) (¹). — *Sommeil très agité, interrompu par de fréquents réveils*, plein de rêves anxieux, effrayants ; par exemple on rêve qu'on a l'épaule emportée par un éclair. — Lassitude le matin au réveil. — Sommeil non réparateur ; on est plus fatigué le matin qu'on ne l'était le soir en se couchant (S. H.).

Bâillements sans envie de dormir (Mr). — Fréquente envie de dormir, à laquelle on peut cependant résister (Bcr). — Envie de dormir avec bâillements, comme si l'on n'avait pas assez dormi (au b. de 5 h.) (Lgh). — Le soir, envie de dormir irrésistible tant qu'on est levé, mais après qu'on est couché on reste longtemps sans pouvoir s'endormir (Htm). — *Le soir après s'être couché on reste éveillé jusqu'à une heure avancée de la nuit et l'on ne peut s'endormir* (Gr.). — Lassitude le matin, on ne peut s'empêcher de dormir quand on est assis, peu de temps après être sorti du lit (au b. de 7 j.) (Ws). — Pendant toute la matinée, tendance irrésistible au sommeil, avec bâillements (au b. de 2 h.) (Htm). — Si grande envie de dormir, le matin, que la tête tombe en avant et qu'on est obligé de fermer les yeux (au b. de 2 h. 1/2) (Kmr). — A midi, sommeil très long, auquel on n'est pas habitué ; quand on s'éveille on ne peut prendre sur soi de se lever et l'on se rendort toujours (Stf). — Sommeil nocturne avec beaucoup de rêves dont on ne se souvient plus (Fr.). — Sommeil (*Bronner, Wight*). — Sommeil agité (Mr). — Sommeil lourd, stupéfiant (²) (*Bergius*). — Sommeil très agité, troublé par des rêves vifs dont on ne se souvient pas ; on ne s'est endormi que tard à cause d'une trop grande vivacité de l'esprit, on se réveille souvent après minuit, se retourne

1. L'or fait disparaître cet état en peu de jours.
2. Par la plus petite dose, à ce que dit l'auteur.

dans son lit et se trouve comme dans un état de demi-sommeil
(Stf). — *Rêves confus, dans lesquels on est si occupé qu'on se
sent fatigué le matin ; après le réveil on ne se rappelle plus rien
de ses rêves ou l'on n'en conserve qu'un souvenir très vague* (Hrm).
— Rêves vifs de choses connues et passées, roulant longtemps sur
un seul et même objet (Kmr). — La nuit, rêves dont on ne conserve qu'un souvenir confus (Ws). — Sommeil très agité, on se
retourne de côté et d'autre, on rêve vivement de feu, de querelles,
de rixes et à 1 heure du matin on croit qu'il est temps de se lever.
—Rêves vifs, inquiétants, de grands incendies et d'apparitions. —
Rêves lascifs et pollution (la prem. n.). — Rêves voluptueux avec
éjaculation sans érection (Gtm). — Rêves inquiétants, la nuit (Mr).
— Le matin peu de temps avant le réveil, pendant un rêve lascif,
(d'ailleurs inaccoutumé) pollution non suivie d'épuisement (Stf).
SYMPTÔMES FÉBRILES.— (116-127 et 494-526). — Grand froid aux
bras et aux épaules. — Un grand froid parcourt tous les membres,
sans soif, toute la journée, deux jours de suite. — Aussitôt après
le repas de midi, grand froid interne et externe, qui oblige à se
mettre au lit(S. H.). — *Frissonnement tous les matins, après être
sorti du lit* (Hrm). — A de courts intervalles de 2 à 10 minutes, tout
le corps est parcouru par un frisson qui semble partir surtout de
la poitrine. — Parfois le frissonnement ne s'étend de l'épigastre
que jusqu'au ventre et aux membres inférieurs ; parfois aussi il envahit en même temps le dos (au b. de 24 h.). — *Un très léger mouvement du corps provoque le frissonnement* (Gr.). — Le matin, frisson secouant, sans soif, avec assez de facilité dans les mouvements
des doigts et esprit éveillé (Fr.). — *Frissonnement tous les matins,
après être sorti du lit, par intervalles pendant une couple
d'heures. — Frissonnements par tout le corps, sans soif, seulement le matin* (au b. de 2 h.), *plusieurs jours de suite ; ils reviennent par accès et se propagent des pieds vers le haut du
corps* (Hrm). — *Tous les matins, frisson rapide,* tantôt seulement aux pieds, tantôt seulement à la tête et aux mains, tantôt au
dos ou à la poitrine et au ventre, tantôt enfin par tout le corps,
sans soif (au b. de 72 h.) (Gr.). — *Léger frissonnement dans le dos,
qui se dirige vers le ventre jusqu'à la région ombilicale* (au b.
de 2 h.) (Stf). — Frisson qui parcourt tout le corps, sans chaleur
ni soif (au b. d'1 h.) (Lgh). — Sensation à la cuisse droite comme
si l'on y avait la chair de poule, mais sans sensation de froid. —
Sensation de froid et chair de poule aux bras ; on n'ose pas les

rapprocher du corps à cause d'une sensation désagréable de frissonnement (au b. de 4 h.) (Fr.). — Un frisson glacial parcourt tout le corps, à l'exception des bras, avec sensation comme si les cheveux se hérissaient (Htm). — Un frisson parcourt tout le corps, cependant on sent en même temps de la chaleur partout, sans soif (au b. de 7 h.) (Lgh). — Sensation de froid par tout le corps, sans froid réel ; partout on est chaud au toucher, surtout à la poitrine (Hrm). — Le bout des doigts est froid, tandis que le reste de la main a sa chaleur normale (au b. de 3 h.) (Lgh). — Froid aux mains avec chaleur à la face, sans soif (au b. de 5 j.) (Ws).

Sensation de chaleur dans le corps, sans chaleur appréciable à l'extérieur, avant midi. — La nuit, chaleur seulement dans les membres inférieurs, sans sueur ni soif. — La nuit, sensation interne de chaleur avec sécheresse de la bouche, sans soif (S. H.). — Quoiqu'on ait chaud par tout le corps et surtout à la face, on aspire à la chaleur du lit (le soir, au b. de 7 j.) (Ws). — *Les mains semblent froides quand on les applique sur la figure, tandis qu'elles paraissent plus chaudes qu'à l'ordinaire quand on les met l'une contre l'autre ; elles sont un peu visqueuses au toucher, seulement à la face palmaire* (Gr.). — Sensation de chaleur dans la face et les mains, tandis que celles-ci, appliquées sur le visage, semblent froides ; de même celui-ci semble froid aux mains (au b. de 8 h.) (Lgh). — Chaleur avec grande soif de bière (Mr). — Après un petit mouvement, très forte chaleur par tout le corps, avec sueur surtout à la tête, sans soif (au b. d'1 h.) (Htm). — Augmentation de la chaleur dans le dos ; les mains, le ventre, etc., semblent, d'après la sensation qu'on y éprouve, être brûlants et il en est ainsi par tout le corps (Stf). — Chaleur passagère sur le dos, après le repas du soir (Mr). — Sensation de chaleur dans toute la colonne vertébrale (Gtm). — Une chaleur passagère parcourt la face sans la faire rougir (au b. d'1/4 d'h.) (Htm).

Étant peu couvert, on entre aussitôt en sueur. — Forte soif, le soir tard (au b. de 28 h.) (S. H.).

L'après-midi on a d'abord froid, puis très chaud et une grande soif (de bière). — Fièvre : le soir, on est frileux, avec froid aux mains et ballonnement du ventre, sans soif ; ensuite, pendant la nuit, décubitus sur le dos, douleur contusive dans toutes les articulations en restant tranquillement couché, rêves vifs et pleins d'occupations, on parle en dormant et l'on sent une chaleur sèche au corps, avec sécheresse de la bouche, du nez et des yeux, sans soif.

— Quand on se couche, le soir, on a d'abord froid au lit pendant une demi-heure ; chaleur aussitôt après, avec sueur générale pendant presque toute la nuit. — Toute la journée, alternatives de froid et de chaleur, avec rougeur de la face (S. H.). — Fièvre intérieure le matin : frissonnement erratique, qui revient à des intervalles de 5 à 10 minutes, avec chaleur plutôt augmentée, sensible à l'extérieur ; le frissonnement semble partir de l'épigastre et s'étendre au tronc, à la tête et aux membres supérieurs, sans soif (au b. de 24 h.) (Gr.). — Sensations de froid et de chaleur alternant ensemble seulement au côté gauche du front, sans qu'on remarque à l'extérieur aucune variation de température (Mr). — *Cinq jours de suite, à la même heure, d'abord froid, le matin après être sorti du lit ; puis 5 heures après, à midi, chaleur surtout au tronc, mais plus forte encore à la face, avec rougeur, sans soif appréciable* (Hrm). — Alternatives de chaleur et de froid, le froid se faisant sentir surtout dans le dos, la chaleur aux mains et à la face. — Dès qu'on se met au lit, le soir, on est envahi par le froid, puis il survient une sueur de mauvaise odeur et si abondante qu'on est tout trempé (Mr).

Le pouls radial est faible et irrégulier, tantôt accéléré, tantôt lent (au b. de 7 h.). — Le pouls, habituellement de 72 pulsations, tombe à 54 au moment de la fièvre du matin (au b. de 24 h.) (Gr.).

Moral. — (120-130 et 527-542). — Agitation et anxiété, on ne peut rester nulle part. — Tristesse et morosité (avec rougeur de la face). — Mauvaise humeur extrême (on se tuerait volontiers), avec froid au corps (au b. de 8 j.). — Faiblesse de la mémoire, on ne peut se rappeler les choses qu'on sait le mieux (S. H.).

Défaut d'attention (Gtm). — On ne parle pas volontiers (au b. de 7 h. 1/2) (Mr). — On ne peut s'égayer avec les autres, quoiqu'on ne soit pas triste (au b. de 7 h.) (Htm). — Anxiété et préoccupation de l'avenir (au b. de 10 j.) (Ws). — Réflexions profondes sur son sort futur (au b. de 24 h.) (Lgh). — Prévisions anxieuses sur l'avenir, avec propension à la mauvaise humeur, à la morosité (Bcr). — Tristesse et en même temps absence de courage et crainte (au b. d'1/2 h.) (Wlt). — Humeur triste et en même temps très irascible. — On est très irascible et très sensible à tout ce qui déplaît, pendant plusieurs heures (Mr). — Sérieux et taciturne, on se fâche pour la moindre plaisanterie (Gtm). — On se met facilement en colère (Kmr). — D'abord morosité pendant 3 heures, ensuite sérénité ; on redevient morose l'après-midi (Fr.). — On est gai, content de son sort et plein de confiance, mais cet état alterne avec des battements de cœur et une oppression anxieuse de poitrine (Gr.). — Humeur sereine, insouciante, calme et contente, au milieu de toutes les douleurs et de tous les accidents ([1]) (Hrm). — Après le premier jour on a l'esprit plus vif et plus dispos que d'habitude (réaction curative de la vie) (Kmr). — Sérénité presque excessive de l'esprit (Stf). — On est assis, comme plongé dans ses réflexions et regarde fixément un seul et même objet (au b. de 3 h.) (Kmr) — *On oublie très facilement et manque tout à fait de mémoire* (Mr). — Paresse de l'esprit et grande absence de mémoire. — La mémoire semble plus fidèle et meilleure qu'autrefois (au b. de 5 j.) (Bcr). — Ivresse (*Chalmel*). — *On a de la peine à exécuter tout travail qui exige un effort de l'esprit* (Hrm).

Symptômes locaux. — TÊTE. — (1-25 et 1-83). — Vertige : quand on est debout quelques minutes on risque de tomber. — Vertige, quand on regarde en bas on croit qu'on va tomber. — En marchant on est pris de tournoiements, on voit tout tourner en rond avec soi, on est obligé de s'arrêter et se trouve comme ivre. — Embarras de la tête. — Mal à la tête, qui est comme étourdie. — Lourdeur et douleur dans la tête quand on la secoue. — On n'ose secouer la tête parce que cela fait mal dans le cerveau et donne le vertige. — Quand on parle fort ou qu'on tousse, mal de tête si violent qu'il semble que celle-ci va éclater. — On ne peut se baisser, car il semble alors que le cerveau s'étale et menace de sortir en avant. — L'occiput est lourd et entraîne la tête comme un poids. — Sorte de lourdeur douloureuse de la tête ; quand on contracte les muscles de la face il semble que le crâne va éclater en haut. — Grands élancements semblables à des pulsations et assez forts pour faire crier, dans le front, du soir au matin ; en même temps martellement dans les oreilles. — Douleur dans l'occiput comme si les artères avaient à battre contre un obstacle. — Quand on reste quelque temps la tête baissée, on ne peut se redresser à cause d'une douleur dans la nuque. — Vers 3, 4 heures du matin fortes douleurs à (dans ?) l'occiput et sorte de raideur dans la nuque ; le matin, on ne peut toucher à sa tête avant de s'être levé et habillé ; alors tout cesse. — Douleur à la nuque, le matin après être sorti du lit : quand on laisse la région en repos

---

elle semble engourdie, de sorte qu'on est obligé de la remuer sans cesse parce qu'elle ne fait pas mal pendant le mouvement. — Douleur à l'occiput comme après y avoir reçu un coup. — L'occiput surtout est douloureux, on ne peut rester couché dessus. — Tuméfaction de la portion temporale de l'orbite, qui cause spontanément une douleur pressive et, lorsqu'on y touche, une douleur d'excoriation. — Dans les os de l'orbite gauche, près de la tempe et le long de l'os malaire, forte douleur pressive, suivie de gonflement du tissu osseux, qui est douloureux au toucher et au frottement (S.H.).

Vertige (effet de la *Spigelia marylandica, Linning*). — *Vertige en étant assis, debout et en marchant; c'est quand on est couché qu'on le supporte le mieux ; la tête se renverse en arrière, avec nausées au palais et malaise dans le ventre et la poitrine ; dans la cavité abdominale douleur pinçante avec sensation de besoin d'aller à la selle, qui fait perdre les sens* (Hrm). — Vertige : quand on regarde devant soi on risque de tomber tout à coup en avant (Mr). — Vertige quand on tourne la tête en marchant, mais on ne sent rien si l'on regarde droit devant soi (au grand air, au b. de 5 h.) (Fr.). — Vertige ; en marchant on chancelle comme si l'on allait tomber à gauche (au b. de 4 h.). — Vertige comme si l'on était ivre et qu'on n'eût pas la démarche assurée (au b. de 14 h.) (Lgh). — Toute la tête est entreprise (au b. d'1/2 h.). — *Embarras de toute la tête et en même temps pression de dedans en dehors au front* (au b. de 5 j.) (Gtm). — Embarras douloureux de la tête (Stf). — Le soir en marchant au grand air, embarras et traction à l'occiput (au b. de 10 h.). — Le soir, toute la tête est entreprise et étourdie (Fr.). — La tête est stupéfiée, comme après avoir trop fumé (au b. d'1/2 h.). (Wlt). — Sensation de vacuité et de vertige dans la tête, comme après une débauche, étant assis (au b. d'1 h.) (Htm). — *Hébétude continuelle dans la tête, de sorte que tout travail qui demande de l'attention est pénible* (Hrm). — Trouble et douleur de tête dans le front et les tempes ; en même temps sorte de compression des deux côtés en avant (Stf). — Vide dans la tête, au haut du front ; le cuir chevelu est très sensible au toucher et les cheveux semblent se hérisser (au b. de 3 h.) (Fr.). — Douleur dans le front (*Chalmer*). — Douleur pressive dans tout le devant de la tête (Hbg). — Forte pression à la tempe droite, qui peu à peu s'étend de plus en plus (au b. de 2 h. 3/4). — Très forte pression dans les tempes (au b. d'1 h.) (Htm). — Sensation dans le cerveau comme si la tête était fortement serrée ; cette sensation dure longtemps (au b. de 28 h.) (Gtm). — Pression de dehors en dedans à la bosse frontale gauche, à la fois en dehors et en dedans du cerveau (Hrm). — Pression de dedans en dehors à la bosse frontale droite (au b. d'1 h. 1/4). — Forte pression de dedans en dehors dans le front (au b. de 2 h.) (Htm). — Pression dans le cerveau et le cervelet, qui étourdit (Mr). — Douleur pressive dans la moitié gauche du cerveau (immédiatem.). — Céphalalgie pressive de dedans en dehors au côté gauche du front (au b. d'1/2 h.). — *Céphalalgie pressive continuelle, plus forte quand on se baisse* (au b. de 35 h.). — Pression de dedans en dehors au front, en se baissant (au. b. de 3/4 d'h.). — Céphalalgie pressive et diductive au côté droit (au b. de 82 h.). — Céphalalgie pressive et tensive de dedans en dehors au front (au b. de 34 h.) (Gtm). — Pression dans le front, comme si le cerveau allait sortir ; quand on applique la main dessus, la douleur cesse quelques instants (Mr). — *Forte pression de dehors en dedans aux deux tempes, surtout à la droite* (au b. de 56 h.) (Htm). — Douleur comme s'il se trouvait un poids lourd sous la bosse frontale gauche (Gr.). — Forte douleur pressive sur un petit point du vertex (Gtm). — Très violente pression de dehors en dedans au côté gauche de l'occiput, pendant laquelle on ne peut se baisser sans augmenter la douleur à moins qu'on n'appuie fortement avec la main sur le point douloureux (Mr). — *Traction pressive au côté droit du vertex et à l'occiput.* — Pression déchirante dans la tête, de la bosse frontale gauche à l'occiput (au b. de 34 h.) (Hrm). — Pression tiraillante à la tempe gauche, qui revient souvent (Kmr). — Pression déchirante de dedans en dehors à l'os frontal (au b. de 8 j.) (Ws). — Douleur térébrante dans le front. — *Fluctuation dans le cerveau en marchant ; chaque pas y retentit* (Gtm.) — Douleur térébrante à l'occiput et au vertex, comme si l'on faisait effort pour tirer la tête en arrière (Bcr). — Sensation de fluctuation du cerveau en marchant. — En remuant la tête on sent de l'ébranlement et de la fluctuation dans le front (Mr). — En marchant au grand air on sent, à chaque pas, une pression saccadée à la tête, de dehors en dedans, vers le milieu du cerveau et sur un seul point (au b. de 6 h.). — En marchant au grand air, à chaque pas, fortes secousses dans l'occiput, puis dans les tempes (au b. de 28 h.) (Htm). — C'est au grand air que les maux de tête sont le plus forts (Gtm). — Le mal de tête est plus fort quand on est couché et moindre quand on va et vient (effet alternant) (Mr). — Coups et secousses au côté gauche de la tête (au b. de 54 h.). — Coups déchirants dans la tempe droite (au b. de 50 h.). — Douleur déchirante, saccadée, dans le front, plus forte à la bosse frontale droite ; elle détermine aussi la fixation involontaire des yeux sur un seul et même objet, étant debout et assis (au b. de 27 h.) (Htm). — Très fort déchirement dans le front, l'occiput et les tempes (Mr). — Douleur tensive et déchirante dans le front, surtout au-dessous de la bosse frontale gauche, dans la direction de l'orbite (au b. de 6 h.) (Gr.). — *Léger déchirement fouillant dans le cerveau surtout au niveau de l'os pariétal gauche, pendant le mouvement, la marche et principalement quand on fait un faux pas, vers le soir, plusieurs jours de suite* (au b. d'11 h.) (Hrm). — *Douleur fouillante ou fouillante et déchirante à l'occiput, dans l'os pariétal gauche et dans le front, plus forte pendant le mouvement ainsi que par un grand bruit, en parlant très haut et même en ouvrant un peu la bouche ; c'est en restant couché qu'on supporte le mieux la douleur* (au b. de 12 h.). — Élancement déchirant lent sur le côté gauche de la tête (Htm). — Glocitation insupportable dans l'occiput, qui augmente beaucoup d'abord par la marche, ensuite par le moindre mouvement, et qui diminue surtout quand on est assis le dos appuyé ; le décubitus horizontal la rend plus forte (Mr). — Par intervalles, douleur lancinante, constrictive, déchirante, sur un petit point du pariétal gauche ; elle se fait sentir plutôt en arrière et semble plutôt superficielle. — Vif élancement juste au-dessus et en arrière de la bosse frontale droite (Gr.). — Élancement pressif sur un petit point du côté gauche de l'occiput (au b. de 49 h.) (Htm). — Violents mais petits élancements, semblables à des étincelles électriques, dans la tempe gauche (Hbg). — Beaucoup de chaleur dans la tête (Mr). — Douleur brûlante dans le côté gauche de l'os frontal (au b. de 31 h.). — Ardeur à la tempe gauche, extérieurement. — Ardeur dans la peau de la tempe droite, près de l'œil (Gtm). — Douleur brûlante dans la région temporale gauche et dans le front (Hbg). — Douleur brûlante au côté droit du front, qui se propage jusqu'aux yeux, de sorte qu'on ne peut les tourner sans douleur (Mr). — Douleur brûlante dans le sourcil gauche (Gtm). — Douleur comme si l'orbite gauche était comprimé de haut en bas (Gr.). — Forte pression au-dessus de l'orbite droit, avec douleur pressive sourde

dans toute la tête (au b. de 2 h. 1/2) (Htm). — Pression sourde au-
dessus des orbites (au b. de 10 min.) (Ws).

YEUX. — (26-35 et 84-124). — Douleur comme si les paupières
supérieures étaient dures ou immobiles ; on ne peut pas bien les
soulever. — Ulcération et excoriation causant une douleur cuisante
au bord des paupières. — Fort larmoiement des yeux, sans aucune sensation. — Les yeux larmoient abondamment, il en découle
beaucoup d'eau âcre et corrosive. — Douleur dans les yeux comme
s'il s'y trouvait du sable. — Il se forme souvent dans la journée
beaucoup de chassie. — Douleur pressive dans les globes oculaires. — Les yeux sont très languissants et comme gênés par un
obstacle intérieur, ils restent fixés vers le point où on les dirige et
l'on ne sait ce qu'on voit, comme si l'on perdait la vue. — Lorsqu'on dirige ses regards sur un objet, la vue se perd. — Presbytie,
on voit bien de loin mais non de près (S. H.).

Il semble qu'on a toujours des plumes et des poils dans les cils
ou un nuage devant les yeux ; le frottement rend cette sensation
encore plus forte (au bout d' 1 h.) (Htm). — Fourmillement dans
les yeux (*Martin*). — Prurit dans le globe oculaire gauche ; le frottement le fait cesser. — *Élancement pruriteux dans le globe
oculaire droit, qui revient après qu'on s'est frotté* (au b. d'1 h.).
— Douleur lancinante continuelle dans le globe oculaire droit,
même pendant les mouvements de l'œil (au b. de 24 h.) (Gtm). —
Fort élancement fouillant dans le milieu et dans l'angle interne de
l'œil, qui n'empêche pas de voir mais abaisse la paupière supérieure (au b. de 74 h.) (Htm). — Le matin, rougeur et inflammation
dans le blanc de l'œil ; les paupières sont si lourdes qu'on peut à
peine ouvrir les yeux (Fr.). — Rougeur du blanc de l'œil et engorgement des vaisseaux de la conjonctive (*Wright*). — Douleur dans
les yeux (*Chalmer*). — Douleur dans les yeux et au dessus (*Linning*). — On ne peut sans douleur tourner l'œil gauche dans toute
les directions. — Quand on remue les yeux ils font mal comme
s'ils étaient trop grands pour les orbites (Mr). — Douleur tensive
dans le globe de l'œil gauche (au b. de 49 h.) (Gtm). — Sensation
dans les yeux comme s'ils pleuraient, ce qui n'est pas en réalité,
avec faible pression dedans ; en même temps la vue éprouve la
même altération que dans le larmoiement (au b. de 26 h.)
(Hrm). — Douleur pressive de dehors en dedans sur le côté de l'œil
droit (au b. de 3 h.) (Htm). — *Douleur pressive insupportable
dans les globes oculaires, plus forte encore quand on tourne*

les yeux : on est pris de vertige en regardant de côté, ce qui oblige à tourner la tête du côté où l'on veut voir (Mr). — Douleur contractive, brûlante, dans l'œil droit. — Douleur brûlante dans l'œil gauche ,vers la tempe (au b. de 33 h.). — Douleur brûlante dans l'angle externe de l'œil droit (Gtm). — Chaleur sèche dans les yeux, l'après-midi (Kmr). — Douleur brûlante dans les deux yeux,de sorte qu'on les ferme involontairement et qu'on reste 5 ou 6 minutes sans pouvoir les ouvrir, avec anxiété comme s'ils ne devaient plus se rouvrir ; lorsque, après la cessation de la douleur, on veut rouvrir les yeux, des masses de feu rouges comme du sang empêchent la vue ; celle-ci revient pendant du larmoiement et une forte dilatation des pupilles (au b. de 14 j.) (Bcr). — Étincelies devant les yeux, comme avant l'apparition de la variole ou de la rougeole — *Distorsion des yeux (Patrick Browne).* — Nystagmus (*Linning*). — On ne voit pas aussi distinctement que d'habitude et en écrivant on se fatigue beaucoup la vue, comme s'il y avait de l'eau dans les yeux (Hrm). — Amaurose passagère. — Dilatation des pupilles (*Chalmer*). — Dilatation des pupilles (au b. de peu de temps) (Kmr). — Dilatation des pupilles par la moindre dose (*Bergius*). — *Les pupilles ne sont pas changées, elles paraissent seulement ternes et troubles* (Bcr). — Les yeux ont un aspect trouble et terne (au b. de 7 j.) (Ws). — Les yeux sont bordés de jaune (Kmr). — Yeux troubles et ternes sans changement dans les pupilles (Bcr). — Les paupières sont tellement relâchées et paralysées qu'elles sont toutes pendantes et qu'on est obligé de les soulever avec la main : en même temps pupilles très dilatées (*Bergius*). — Sensation sous la paupière supérieure droite comme s'il s'y trouvait un corps dur ; le frottement la fait cesser (au b. de 4 j.). — Douleur brûlante sous la paupière droite (au b. de 3 h. 1/2) (Gtm). — Au bord de la paupière inférieure gauche, légère douleur incisive qui ressemble à un petit coup de couteau (au b. de 9 h.). — Au bord de la paupière supérieure droite, élancement très léger, mais douloureux, semblable à un coup d'aiguille (au b. de 23 h.) (Htm). — Pression lancinante sous les paupières des deux yeux (au b. de 2 h. 1/2) (Bcr). — Élancements isolés et répétés dans la paupière gauche (Mr). — Douleur lancinante dans l'angle interne de l'œil droit (au b. d'11 h. 1/2) (Gtm).

OREILLES. — (36-43 et 135-164). — Crépitation et bruissement continuels dans les oreilles, se propageant jusqu'au front, avec pulsations ondulatoires dedans; pour se soulager on est obligé de tenir sa main sur ses yeux. — Le soir surtout, grand bourdon-nement dans les oreilles. — Bruit dans les oreilles, semblable au battement des ailes d'un oiseau, ensuite un liquide sort des oreilles et l'ouïe devient très fine. — Pendant qu'on parle on entend dans les deux oreilles un bruit de cloches qui retentit dans toute la tête (chez une femme). — Quand on se mouche l'oreille [se bouche et l'on n'entend plus, mais l'ouïe se rétablit si l'on introduit le doigt dans l'oreille. — Les oreilles semblent bouchées même quand on n'écoute ni ne parle (chez une femme). — On a les oreilles comme bouchées (chez une femme). — De temps en temps dans l'oreille interne secousse térébrante et sourdement lancinante, qui se pro-page jusque dans le cou à travers la trompe d'Eustache (S. H.).

Douleur tractive dans le rebord postérieur de l'oreille gauche (Gr.). — *Douleur névralgique au bord de l'oreille gauche* (au b. de 22 h.) — Douleur resserrante à la partie postérieure de l'oreille droite (au b. de 3/4 d'h.) (Htm). — Tressaillement dans l'oreille (ex-terne droite.) — Douleur brûlante à l'oreille externe droite. — Sen-sation brûlante dans toute l'oreille externe gauche (Gtm). — Dou-leur pressive de dehors en dedans qui augmente peu à peu, dans le conduit auditif (au b. de 3/4 d'h.) (Htm). — *Pression de dehors en dedans comme par une cheville dans l'oreille gauche* (au b. d'1/2 h.) (Gr.). — Douleur pressive dans l'oreille gauche (au b. de 13 h.). — Douleur pressive dans l'intérieur de l'oreille droite, qui s'étend dans tout l'os malaire et dans les molaires droites (au b. de 57 h.). — Douleur continuelle faisant l'effet d'une pression di-ductive dans l'oreille droite (au b. de 59 h.) (Gtm). — Douleur tractive dans l'oreille gauche, qui se dirige vers l'os malaire (Stf).— A plusieurs reprises, déchirement violent et ébranlant dans l'oreille droite (Htm). — Douleur vulsive dans l'oreille, qui revient par accès et s'étend jusqu'à l'œil et à la mâchoire inférieure (au b. de 12 h.) (Wlt). — Pulsations dans l'oreille gauche. — Élancement térébrant dans l'intérieur de l'oreille droite (au b. de 49 h.). — Élancement pruriteux dans l'oreille gauche (Gtm).— En marchant vite, sensation sautillante comme par une chute d'eau, dans les oreilles (au b. d'1/4 d'h.) (Fr.). — Bruit dans l'oreille gauche, comme si le vent soufflait avec force dessus (Gtm). — Bruissement dans l'oreille (Mr.) — *Il semble dans les deux oreilles que l'on entend quelque chose tinter de loin, avec sensation comme si l'oreille était légèrement bouchée ou qu'il y eût un épais nuage devant* (Hrm). — Un bruit fort est douloureusement sensible pour

l'oreille interne (au b. de plus. j.) (Ws). — Au grand air, lorsque
le vent entre dans les oreilles, elles sont bouchées comme si l'on
mettait le doigt dedans (au b. de 5, 6 h.). — Le soir, les oreilles se
bouchent, comme s'il y avait quelque chose devant le tympan, qui
semble contracté (au b. de 14 h.) (Fr.). — Dureté de l'ouïe dans
l'oreille gauche, comme si elle était bouchée avec le doigt et en
même temps il semble qu'on y entend un battement d'ailes (au b.
de 2 h.)(Hbg). — *Sensation comme si l'oreille gauche était légère-*
mentbouchée mais sans dureté de l'ouïe (au b. d'1/2 h.) (Hrm).

Nez. — (165-171, 79-80 et 283-292). — Sensation désagréable
d'obstruction à la racine du nez (Mr). — Fourmillement lancinant
dans le nez, qui donne envie de se gratter et cesse ensuite pour
peu de temps (Fr.). — Térébration pruriteuse dans la narine droite,
qui oblige à éternuer (au b. de 78 h.) (Gtm).

Coryza subit : d'abord enchifrènement, puis, au b. de 4 h., coryza fluent qui en dure 24. — Le matin, le coryza étant à peu près
dissipé, il survient un peu de toux (au b. de 48 h.) (S. H.). — Éternuements fréquents (au b. de 4 h.) (Lgh). — Le matin, après le réveil, on éternue une fois et rend du mucus sanguinolent (Stf). —
Obstruction de la partie antérieure du nez, par les ouvertures
postérieures duquel du mucus coule abondamment dans la gorge,
pendant 8 jours (Hrm). — Nez bouché pendant plusieurs jours (Gr.).
— *Toute la journée on rejette de la gorge beaucoup de muco-*
sités qui viennent en grande partie de l'ouverture postérieure
des fosses nasales (au b. de 24 h.) (Hrm). — Le mucus nasal tombe
de lui-même dans la bouche par l'ouverture postérieure des fosses
nasales ; en se mouchant avec force on en fait venir un peu, qui
est extrêmement visqueux et verdâtre ; en outre le devant du nez
est continuellement sec (du 16ᵉ au 26ᵉ j.). — Le mucus nasal passe
souvent des arrière-narines dans la bouche et en si grande quantité qu'on est obligé de le cracher aussitôt pour ne pas étouffer ;
cela réveille, la nuit. — Le tabac qu'on prise ne cause aucune sensation ni aucune excitation dans le nez (Bcr). — *Du mucus tan-*
tôt blanc, tantôt jaune, sort du nez ; il en tombe aussi beaucoup
par derrière dans la bouche (au b. de 7 j.) (Hrm). — Coryza un
peu sec (au b. de 12 h.) (Lgh).

Visage. — (44-49, 125-134 et 172-176). — Douleur tensive dans
l'articulation de la mâchoire. — Déchirement dans la mâchoire
inférieure, qui s'étend vers l'oreille et autour jusque dans la nuque,
de sorte qu'on ne peut remuer la tête sans douleur. — Au côté

gauche du menton, fort gonflement qui démange pendant la sieste (au b. de 12 h.). — Ardeur dans la lèvre supérieure (S. H.).

Le matin, quand on sort du lit, les muscles de la face sont comme contractés et enflés (Fr.). — Quand on se réveille de la sieste, le visage est tout bouffi, pâle et défait comme à l'approche d'une maladie grave, sans douleur ni tension ni aucune autre sensation désagréable ; l'enflure disparaît presque entièrement au bout de 6 heures, mais elle reparaît encore plus forte, surtout autour des yeux, le lendemain matin au réveil (Stf). — Douleur brûlante dans l'os malaire droit (Gtm). — Pression sourde sur les os malaires (au b. de 4 j.) (Ws). — Pression déchirante dans l'apophyse temporale de l'os malaire gauche et sensation sourde semblable à celle d'un gonflement quand la douleur diminue un peu (Gr.). — Déchirement dans l'arcade zygomatique droite (au b. de 30 h.). — Violent élancement tractif depuis la mâchoire supérieure droite jusqu'au sommet de la tête (au b. d' 1/2 h.) (Htm). — Un petit élancement dans la joue gauche (au b. de 4 h.). — Douleur brûlante continuelle dans la joue gauche (au b. de 27 h.). — *Ardeur dans le côté droit de la lèvre supérieure, qui persiste même pendant les mouvements de celle-ci* (au b. de 52 h.). — *Tension brûlante continuelle dans la lèvre supérieure pendant le repos* (Gtm). — Pression douleureuse sur l'angle droit de la mâchoire inférieure (Gr.). — Douleur de luxation dans l'articulation temporo-maxillaire droite, seulement en mâchant ; quand on ne mâche pas on ne sent dans l'articulation qu'une douleur sourde (au b. de 34 h.) (Hrm).

Appareil digestif. — (51-72 et 177-268).

A. *Bouche.* — Douleur brûlante au palais. — Odontalgie déchirante et pulsative, qui est surtout augmentée par l'eau froide, mais qui cesse quand on se couche. — Odontalgie : sorte de pression de dedans en dehors, forte surtout quand on est couché sur le côté droit ; on ne s'en ressent pas en mangeant et en buvant, mais elle revient aussitôt après et réveille souvent pendant la nuit. — Mal de dents qui empêche de dormir pendant la nuit et oblige à sortir du lit ; il n'existe pas dans la journée, si ce n'est aussitôt après avoir mangé, non pendant le repas. — L'action de fumer le soir (dont on a l'habitude) excite le mal de dents (S. H.). — Froid avec vulsion légèrement lancinante dans les dents du haut (Hbg). — Douleurs tractives dans une dent creuse (Stf). — Vulsion par intervalles, à travers les deux rangées de dents, mais surtout dans une dent creuse (au b. d' 1/4 d'h.). — Coups douloureux dans le nerf d'une dent creuse, depuis la couronne jusque dans la racine, à des intervalles d'environ 10 minutes, plus forts l'après-midi ; l'introduction d'eau ou l'entrée de l'air dans la bouche augmente la douleur ; la fumée de tabac paraît la diminuer (au b. de 48 h.) (Ws). — Douleur glocitante dans une des molaires gauches (au b. de 20, 24 h.) (Wlt). — Douleur en forme de crampe dans une des molaires du haut, pendant laquelle la mâchoire inférieure semble tirée en bas par une crampe quand on a la bouche fermée. — Douleur rongeante dans une dent creuse (Fr.).

Odeur désagréable de l'haleine, dont les autres seuls s'aperçoivent, toute la journée (Gtm). — *Le matin au réveil, on a dans la gorge et dans la bouche beaucoup de salive tantôt blanche, tantôt jaunâtre, sans goût particulier* (au b. de 22 h.) (Hrm). — *Il s'amasse dans la bouche beaucoup de salive blanche, mousseuse, ayant son goût normal, qu'on est obligé de cracher souvent* (au b. de 16 j.) (Bcr).

Langue. — Enduit blanc sur la langue (S. H., Mr). — Élancement d'arrière en avant, térébrant, pruriteux, dans le côté droit de la langue, avec goût aigrelet dans la bouche. — Petits élancements dans le côté droit de la langue (Gtm). — Langue toute fendillée, comme si elle allait se desquamer, mais ces fentes disparaissent la nuit suivante (au b. de 5 j.). — Tantôt sur la langue, tantôt au palais, vésicules qui causent une sensation brûlante quand on y touche (au b. de 4 h. 1/2) (Bcr). — Pendant la mastication la langue fait mal comme si elle était enflée en arrière. — Sensation à la partie postérieure de la langue comme si elle était enflée (au b. de 12 h.) (Mr).

B. *Pharynx et œsophage.* — Enflure et légers élancements au côté gauche du gosier, en avalant (Wlt). — D'abord frisson et froid, vers le soir, au grand air, avec douleur tensive au côté gauche du cou, sous l'oreille ; le lendemain, engorgement des ganglions lymphatiques de la région, qui sont durs et douloureux au toucher ; en même temps élancements dans le côté gauche de la gorge en avalant, avec gonflement des gencives et difficulté d'écarter les mâchoires ; les élancements en avalant cessent quand on repousse en dedans les ganglions engorgés ; enfin deux matinées de suite on transpire de cette région. — Dans la gorge, à la région du larynx, on a souvent un élancement pressif, qui, d'abord grêle, devient de plus en plus fort ; il se dissipe pendant la déglutition, mais revient aussitôt après (au b. de 28 h.) (Htm). — Prurit dans le pharynx et sensation d'un corps demi-liquide qui voudrait remonter de là dans la gorge ; le tout accompagné d'une toux creuse et d'engouement nauséeux ; ces accidents sont si violents qu'on redoute avec anxiété de tomber en syncope, pendant 3 minutes (au b. de 4 h. 1/2) (Gtm). — On ne peut avaler la salive parce que chaque fois elle remonte dans la bouche comme par l'effet d'un dégoût ; on est obligé de la cracher (Bcr). — Afflux de salive dans la gorge (Fr.).

C. *Estomac, troubles fonctionnels.* — Goût putride dans la bouche et, à ce qu'il semble, haleine fétide. — Goût putride, fétide, dans la bouche. — Fréquentes éructations chaque fois qu'on a pris de la nourriture. — Aucune envie de manger, mais forte soif. — La fumée du tabac ne plaît pas (S. H.).

Goût désagréable dans la bouche, cependant les aliments semblent bons (Gtm). — Le matin aussitôt après le réveil, énorme sécheresse dans la bouche ; il semble que celle-ci est pleine d'aiguilles et comme collée, sans soif, même avec beaucoup de salive (au b. de 24 h.). — En mangeant des aliments froids on sent de la chaleur dans la bouche (Stf). — Grande soif et aucun appétit (Mr). — Très grande appétence pour les aliments et les boissons, pendant 3 jours et demi (Htm). — Aversion complète pour la fumée de tabac, et coryza. — Aversion pour la fumée de tabac et le café, pendant toute la durée d'action du médicament (Bcr). — Éructations de gaz aériforme (Stf). — Rapports aigres, jusqu'à la langue. — Nausées comme si l'on avait faim depuis longtemps ; sorte de boulimie avec nausées (Mr). — Envie de vomir (*Martin*).

Estomac, troubles locaux. — Pression dans le creux de l'estomac, comme s'il était chargé d'un poids. — Élancements dans le creux de l'estomac pendant l'inspiration, moindres quand on est couché que lorsqu'on est assis ou pendant la marche (S. H.).

Pression dans l'estomac (au b. de 13 h.). — Pression dans le creux de l'estomac, comme si l'on allait avoir des éructations qui dussent procurer du soulagement, mais il n'en survient aucune avant qu'on ait avalé de l'air (Mr). — Pression dans le creux de l'estomac comme s'il y avait là une masse roulée en boule ; l'application de la main la fait cesser et la convertit en pression et tension dans la poitrine (Fr.). — *Élancement sourd dans le creux de l'estomac et oppression,* pires pendant l'inspiration (Gr.).

D. *Abdomen, troubles fonctionnels.* — Selle blanche tous les jours. — Pendant 2 jours il sort par l'anus des masses de mucus épais ; il semble qu'on ne laisse échapper qu'un vent ; la selle ressemble à des crottes de mouton enveloppées de mucosités. — Après une selle complète on conserve encore longtemps du ténesme rectal (S. H.).

Borborygmes dans le bas-ventre, qui ressemblent au coassement des grenouilles (au b. de 4 h.) (Lgh). — Borborygmes bruyants dans le ventre (au b. de 40 h.) (Gtm). — Borborygmes bruyants d'abord dans le côté droit, puis aussi dans le côté gauche du ventre (au b. d'1/4 d'h.) (Kmr). — Borborygmes çà et là dans le bas-ventre, comme par des vents ; ils sont douloureux de temps en temps. — Pendant une émission de vents, sensation comme s'il sortait en même temps une selle diarrhéique, ce qui n'est pas cependant (Stf). — Borborygmes dans les intestins avant d'aller à la selle ; on y va deux fois le matin et une fois le soir et les matières sont toujours en bouillie claire (au b. de 6 j.) (Ws). — Flatuosités sentant les œufs pourris, pendant plusieurs heures (Kmr). — Quand on va à selle et pendant la défécation, sensation contusive douloureuse aux 4 premières côtes du côté gauche, qui cesse après chaque évacuation (Bcr). — Le premier jour, pas de garde-robe ; le deuxième jour, (après une seconde dose), selle dure qui ne sort qu'après une forte pression (Gtm). — Pression spasmodique dans le rectum, comme si l'on ne pouvait pas retenir les matières fécales (au b. de 3 h.) (Kmr). — Envie fréquente d'aller à la selle, mais on ne peut y parvenir (au b. de 4 j.) (Bcr). — Besoin d'aller à la selle, mais il ne sort rien et l'envie se dissipe (Stf). — Selle dont la première moitié est solide et la seconde liquide ; après la sortie de celle-ci on éprouve au front deux coups pressifs de dedans en dehors (au b. de 25 h.) (Gtm). — Pendant 2 jours diarrhée composée de matières liquides, mêlées de muscosités jaunâtres, visqueuses ; on a chaque jour de 2 à 4 selles, à des heures indéterminées (au b. de 3 j.). — Tous les jours 1 ou 2 selles molles et même liquides (au b. de 16 j.) (Bcr).

Abdomen, troubles locaux. — Tous les soirs, sous les côtes gauches, plusieurs élancements qui obligent à se ployer en deux. — Tranchées dans la région ombilicale, pendant plusieurs après-midi (de 5 à 6 heures) avec froid, diarrhée et copieuse émission d'urine. — Mal de ventre comme par une tumeur dure et roulée sur elle-même, dans la région ombilicale, le soir. — Dans le bas-ventre, au-dessus de l'aine, élancements avec oppression picotante de la poitrine. — Douleur tensive dans l'aine droite, quand on y touche. — Tranchées et élancements dans la région inguinale ; l'intestin sort (ce qui arrivait rarement autrefois) et forme hernie ; lorsqu'on y touche, l'endroit fait mal comme s'il était à vif (S. H.).

Sentiment pénible de plénitude dans le ventre après un repas très frugal (Stf). — Sensation dans le bas-ventre comme s'il y tombait quelque chose de lourd ; elle se fait surtout sentir pendant l'inspiration (au b. de 3 h.) (Mr). — *Pression douloureuse dans le bas-ventre comme s'il allait crever de dedans en dehors, surtout le soir, avant une selle molle qui est suivie d'un peu de soulagement* (au b. de 9 j.). (Ws.) — Dans le ventre, pincement presssif, erratique, qui cesse après l'émission de quelques vents, trois après-midi de suite, à 3 heures (Htm). — Douleur pressive et pinçante dans le ventre. — Pincements dans tout le ventre, étant couché ; ils sont si violents qu'on ne peut se remuer (au b. de 44 h.) — Violents pincements dans le ventre et, aussitôt après, selle molle et de plus en plus liquide, qui ne sort cependant pas sans efforts (au b. de 49 h.) (Gtm). — *Pincements dans le ventre comme si tous les intestins étaient liés ensemble, ce qui cause une grande anxiété et rend la respiration difficile* (au b. de 47 j.) (Htm). — Tantôt un pincement, tantôt des borborygmes dans le bas-ventre et, à chaque accès de cette douleur, envie d'uriner ; l'urine n'est pas altérée, mais elle coule en plus grande quantité, pendant 6 jours (au b. de 14, 13 j.) (Bcr). — *Douleur pinçante dans le bas-ventre* (au b. d'11 j.) (Hrm, Gtm). — Pincement dans la région ombilicale, à gauche (au b. de 10 h.) (Mr). — Élancement pinçant dans le ventre, avec émission de vents ; aussitôt après, envie d'aller à la selle (au b. d'1/2 h.). — Pincement dans le ventre, qui, sous forme d'un élancement, s'étend vers la poitrine, avec émission de vents (au b. de 84 h.) (Gtm). — A gauche, près du nombril, un élancement en marchant. — Au côté gauche du nombril, élancements sourds pendant l'inspiration. — Élancements sourds, par intervalles, à deux travers de doigt sur la gauche du creux de l'estomac (au b. d'1 h.) (Gr.). — *Vifs élancements dans la cavité abdominale à la région de l'os iliaque, ressemblant à des élancements spléniques, seulement en marchant, mais ils cessent chaque fois quand on a fait 30 ou 40 pas* (Hrm). — Vifs élancements brûlants, par intervalles, à gauche, près du creux de l'estomac (au b. d'1 h.). — Dans le côté droit, sous les côtes, très profondément, vifs élancements pulsatifs, qui cessent quand on fait une longue et profonde inspiration et qui reviennent pendant l'expiration (Gr). — En marchant vite et en sautant, élancements dans la région hépatique, qui cessent quand on marche plus doucement (Kmr). — Vive douleur incisive partant des deux côtés du ventre et se dirigeant vers le milieu (le matin au lit), avec émission de vents qui ne soulage pas (Bcr). — Les douleurs incisives et fouillantes dans tout le bas-ventre, qui semblent provenir de ce qu'on s'est assis et paraissent causées par des vents incarcérés, deviennent beaucoup moins sensibles quand on se lève de son siège. — Traction déchirante à travers le bas-ventre (au b. de 5 j.) (Gr.). — Légère ardeur dans tout le ventre, avec rapports insipides, accompagnés d'un peu de liquide (au b. de 2 j. 1/2) (Bcr). — Élancement sourd dans l'aine. — Élancement tensif dans l'aine droite, seulement pendant la marche. — Douleur térébrante et fouillante dans l'aine droite (Gtm). — Petit élancement pruriteux et rongeant dans les muscles de l'os iliaque gauche (Hrm). — Élancements sourds, par intervalles, dans le côté gauche, juste au-dessus de l'os iliaque. — En arrière, au bord de l'os iliaque, près du sacrum, élancement brûlant à chaque inspiration (Gr.). — Élancement térébrant dans l'os iliaque (Gtm).

Anus, rectum et périnée. — Élancement térébrant au périnée (au b. de 37 h.). — Pression sourde dans le rectum, hors des moments où l'on va à la selle (Gtm). — Fourmillement dans le rectum et l'anus, comme par des ascarides (au b. d'1 h.) (Mr).

ORGANES GÉNITO-URINAIRES DE L'HOMME. — (73-78 et 269-282). — Pendant la nuit l'urine coule difficilement et l'on éprouve de l'ardeur après l'émission. — On urine dix fois et abondamment dans une nuit, avec douleur pressive sur la vessie, qui cesse chaque fois après la sortie de l'urine (au b. de 12 h.). — (Quand on appuie sur la vessie, l'urine jaillit au-dehors). — L'après-midi, quand on se lève de son siège, on perd goutte à goutte, subitement et involontairement, 5 ou 6 gouttes d'urine ; cela se renouvelle 4 fois de suite et chaque émission est suivie d'ardeur à la partie antérieure de l'urèthre (S. H.). — Envie d'uriner comme par l'effet d'une boisson diurétique (Hbg). — Envie fréquente d'uriner, avec émission abondante, sans douleur (au b. de 3 h. 3/4) (Lgh). — On urine abondamment, 2 fois de suite, quoiqu'on l'ait déjà fait avant de prendre le médicament (au b. d'1 h. 1/2). — On urine souvent et beaucoup (au b. de 3 j.) (Gtm). — Fréquente et abondante excrétion d'urine, pendant 3 jours et demi (Htm). — Urine aqueuse (au b. de 2 h. 1/2) (Mr). — Urine avec sédiment blanchâtre, pendant plusieurs jours.

(Htm). — Élancement brûlant dans l'urèthre avec envie d'uriner (au b. de 39 h.) (Gtm).

Enflure d'une moitié du gland (au b. de 7 j.). — Fourmillement autour du gland, tous les jours (S. H.). — *Érections fréquentes sans excitation interne des organes génitaux, mais avec pensées lascives* (au b. de 17 h.). — *Apparition de liqueur prostatique à l'orifice de l'urèthre* (au b. de 20 h.) (Htm). — Élancement pruriteux dans le testicule gauche (au b. de 51 h.). — *Élancement pruriteux, d'arrière en avant, dans le testicule droit et dans la verge.* — Élancement brûlant dans le testicule droit et dans la verge. — Tressaillement dans le scrotum (au b. de 4 j.) (Gtm).

APPAREIL RESPIRATOIRE ([1]). — (81-86 et 293-330).

Poitrine. — Catarrhe avec fièvre catarrhale ; chaleur perceptible au toucher, jour et nuit, sans soif ni sueur, avec proéminence des yeux, fort coryza fluent, violent mal de tête et humeur pleureuse. — (Après avoir craché avec effort, douleur pressive dans toute la poitrine). — Resserrement lancinant de la poitrine, qui empêche de prendre haleine. — En ne respirant pas, élancement du dedans au dehors de la poitrine, cependant on peut respirer facilement (S. H.).

Sensation sur la poitrine comme celle qu'on éprouve quand on a une faim excessive, avec afflux de salive au fond de la bouche (au b. de 4 h.). — Vers le soir, énorme pression sur toute la poitrine. — Pression sur le cartilage xyphoïde, étant debout. — Pression et en même temps traction dans la poitrine, étant debout (Fr.). — Douleur par intervalles sur la poitrine (Mr). — *Forte pression sur la poitrine, au-dessous de la clavicule gauche.* — *Forte pression resserrante et douloureuse sur le milieu de la poitrine.* — *Constriction déchirante des muscles de la poitrine, étant debout.* — *Constriction déchirante de la partie inférieure de la poitrine, au-dessus du creux de l'estomac, avec oppression ; ensuite douleur semblable à la partie supérieure, sous la fossette du cou, avec battements de cœur* (Gr.). — Vive douleur, semblable à une douleur de luxation, dans le haut du côté gauche de la poitrine, seulement en tournant la tête à droite, en faisant un faux pas ou en tournant le bras gauche, pendant 1 jour (au b. de 7 j.) (Htm). — Douleur déchirante, incisive, qui commence sous le mamelon gauche et se propage jusqu'à la région de l'omoplate et du bras,

---

1. Pour les symptômes du coryza voy. *Nez.*

plus violente seulement pendant l'inspiration et en respirant pro-fondément (au b. d'11 h.). — *Douleur térébrante et déchirante de dedans en dehors sous le mamelon droit; elle s'étend chaque fois vers le sternum et devient vivement pressive et tiraillante* (au b. de 2 h.) (Hrm). — *Constriction incisive de la poitrine avec anxiété* (Gr.). — Douleur rapide, tractive et légèrement lancinante, qui descend le long du sternum (Hbg). — Élancements tensifs dans le côté gauche de la poitrine, plus forts pendant l'expiration (au b. de 27 h.). — Élancement tensif continuel dans le côté droit de la poitrine et du ventre, qui dure pendant l'inspiration et l'expiration et qui atteint son apogée pendant la marche, pendant 2 heures (au b. de 82 h.). — Élancement tensif et tiraillant dans les côtes droites, continuant pendant l'inspiration et l'expiration, aggravé par la pression extérieure. — Élancement tensif continuel dans le côté droit de la poitrine, plus fort pendant l'inspiration et l'expiration. — Élancements térébrants et tensifs dans le côté gauche de la poitrine, qui persistent pendant l'expiration (au b. de 57 h.). — Élancement tensif dans les fausses côtes droites, qui persiste chaque fois pendant l'expiration. — Élancement térébrant dans la région du diaphragme, à droite, qui persiste pendant l'inspiration et l'expiration (Gtm). — En travers de la poitrine, mais surtout dans le sternum, élancements comme de dedans en dehors, dans toutes les positions (Mr). — Vifs élancement de dehors en dedans, qui reviennent à divers intervalles, au-dessus du mamelon gauche, étant penché en avant, en train d'écrire ; mais ils cessent rapide-ment quand on se redresse (au b. de 31 h.) (Hrm). — Élancements semblables à des piqûres d'aiguilles fines, dans le côté droit de la poitrine (au b. de 5 h.) (Lgh). — Dans le côté gauche de la poitrine, vers la clavicule, douleur instantanée, violemment lancinante, qui empêche de respirer, le soir (au b. de 12 h.) (Stf). — En avant dans la poitrine, douleur rapide, légèrement vulsive, comme par une étincelle électrique (Hbg). — Dans le haut de la poitrine, sous le creux de l'aisselle, douleur vulsive et lancinante (au b. de 55 h.). — Vif élancement dans le côté gauche, juste au-dessous du cœur, qui dégénère pendant quelque temps en une sorte de fourmille-ment, puis revient avec la même violence sous forme d'élancement (au b. de 3/4 d'h.) (Htm). — Élancement pinçant à gauche, dans le diaphragme, si violent qu'il empêche la respiration et oblige à rester debout (au b. de 2 h. 3/4). — Élancement pruriteux sous la clavicule (Gtm). — Petit élancement pruriteux, rongeant, à l'aisselle gauche, en avant (au b. d'1 h. 1/2) (Htm). — Un élancement pruriteux dans les muscles du côté gauche de la poitrine (au b. de 10 h.). — Un élancement sourd dans le côté gauche de la poitrine, persistant pendant l'inspiration et l'expiration. — *Élancements sourds dans le côté droit de la poitrine, qui n'ont lieu que pendant l'inspiration* (au b. de 2 h.) (Gtm). — *Douleur pinçante, sourdement lancinante de dedans en dehors, dans la cavité pectorale, sous le mamelon droit, plus forte seulement pendant l'inspiration* (au b. de 8 j.) (Hrm).

Toux. — La nuit, on est pris de toux et de catarrhe (chez une femme). — Violente toux sèche et creuse, provoquée par une irritation profonde dans la trachée, surtout quand on se baisse ; elle coupe la respiration (S. H.).

Violente toux subite, provoquée par de l'eau qui est tombée de la bouche dans la trachée. — Sorte de toux suffocante, qui semble produite par une quantité d'eau tombée dans le larynx (Fr.). — Au grand air on est pris d'une toux courte et sèche, qui cause dans la poitrine une douleur d'écorchure (Bcr).

Appareil circulatoire. — *Cœur.* — (331-339). — *Élancements sourds isochrones au pouls, à l'endroit où l'on sent battre le cœur, seulement un peu plus en dehors* (au b. de 3 h.) (Hrm). — *Élancement sourd à l'endroit où l'on sent battre le cœur* (au b. de 56 h.). — Élancement sourd, resserrant, au cœur, entre l'endroit où on le sent battre et le creux de l'estomac ; on sent aussi des élancements dans le creux de l'estomac et au dessus, avec oppression de poitrine (Gr.). — *Les battements du cœur sont d'une force extraordinaire, à tel point qu'il n'est pas rare qu'on les entende ; on peut aussi les apercevoir à travers les vêtements* (Hrm). — *Battements de cœur et oppression anxieuse de poitrine.* — Battements de cœur et oppression anxieuse, étant assis ; le matin après le lever le cœur paraît animé d'un mouvement tremblotant. — *Les battements de cœur augmentent toujours quand on s'assied et quand on ploie la poitrine en avant.* — L'anxiété augmente quand on fait une profonde inspiration et qu'on retient son haleine ; on a des battements de cœur et de l'oppression, le cœur bat plus fort et l'on sent ses battements en appliquant la main sur le creux de l'estomac. — *Dès qu'on s'est assis, le matin après être sorti du lit, le cœur commence à battre fortement et, à l'endroit où se font sentir ses battements, il semble qu'on supporte un fardeau qui cause une pression dou-*

loureuse et de l'oppression ; en même temps on sent dans le bas-ventre des tranchées et une douleur fouillante, qui semblent causées par des vents incarcérés et durent plus longtemps que les battements de cœur (Gr.).

Cou, dos et lombes. — (46, 50, et 340-355). — Douleur lancinante dans le côté droit du cou ; en avalant, élancements dans la parotide et dans l'intérieur même de l'oreille, sensation intermédiaire entre l'otalgie et le mal de gorge. — Engorgement des ganglions cervicaux (S. H.). — Traction par intervalles dans les muscles postérieurs du cou, qui remonte dans l'occiput (Fr.). — Au côté gauche de la nuque, sensation de paralysie qui ne gêne pas les mouvements de la tête et qui se dissipe rapidement (au b. d'1 h.) (Htm).

Tressaillement dans les muscles du dos et des côtes (Gtm). — On sent des élancements dans le dos, vis-à-vis du cœur (Gr.). — En marchant, élancements comme des coups d'aiguille ; de là ils se propagent au côté gauche (au b. de 12 h.) (Lgh). — Élancement douloureux, comme un coup d'aiguille, dans les vertèbres dorsales supérieures (au b. de 32 h.). — Élancement pruriteux dans les muscles du côté droit du dos. — *Douleur contusive dans l'épine dorsale, même pendant le repos* (au b. de 38 h.) (Gtm). — Sensation dans l'omoplate gauche comme si le sang y pénétrait goutte à goutte à travers une valvule ; sorte de glocitation (au b. d'1/4 d'h.) (Ws). — Elancement sourd, térébrant, dans l'omoplate gauche (au b. de 70 h.) (Gtm). — Vifs élancements sur l'omoplate droite, qui reviennent à intervalles égaux (Hrm). — Vulsions isolées dans les muscles de l'omoplate droite (Gtm).

Elancements dans le sacrum, plus forts pendant l'inspiration et l'expiration, étant assis (au b. de 2 h. 1/4) (Gtm).

Membres supérieurs. — (87-92 et 356-397). — Douleur de luxation dans l'articulation de l'épaule et dans les articulations postérieures du pouce et de l'index. — Pendant qu'on écrit le bras s'engourdit souvent, de sorte qu'on ne peut conduire sa plume (S. H.). — Tressaillement sur l'épaule droite. — Douleur tensive dans le creux de l'aisselle gauche, pendant le repos (au b. de 38 h.). — Douleur brûlante dans le creux de l'aisselle gauche (au b. de 31 h.) (Gtm). — L'épaule et le bras gauches sont lourds et pendants durant la marche avec tension à la partie antérieure du bras (Fr.). — Tremblement des membres (Hbg). — Sentiment de pesanteur dans le bras et l'avant-bras droits quand on est en repos et cependant on peut facilement les soulever (au b. de 3 h.) (Htm). —

Douleur tiraillante dans le muscle triceps du bras gauche, plus vive quand on appuie fortement dessus. — Pression déchirante dans le milieu et le côté interne du bras droit, plus forte quand on y touche (Hrm). — Traction incisive sur le muscle deltoïde (Fr.). — Tressaillement dans les muscles du bras gauche (au b. de 7 h. 1/2) (Gtm).

Vifs élancements dans le pli du coude et dans les doigts (S. H.). — Élancement pruriteux au sommet du coude gauche (au b. d'11 h.) — Douleur pruriteuse, lancinante, dans le pli du coude droit, qui oblige à se gratter (au b. de 35 h.). — *Vulsion dans les muscles de l'avant-bras gauche, juste au-dessus du poignet, seulement pendant le repos* (au b. de 55 h.). — Douleur pressive dans l'avant-bras droit (Gtm). — A l'avant-bras droit, douleur comme si les deux os étaient serrés dans un étau, pendant le repos (au b. de 22 h.) (Htm). — Elancements térébrants dans l'avant-bras-droit (au b. de 52 h,). — *Douleur térébrante au-dessus du poignet droit pendant le repos* (au b. de 34 h.) (Gtm). — Douleurs incisives violemment lancinantes au-dessus du poignet gauche, pendant les mouvements de l'index et quand on tient le bras appliqué contre le corps (au b. de 45 h.) (Htm).

Coups lancinants isolés au-dessus de l'articulation de la main. — Coups lancinants isolés près des articulations postérieures des doigts. — Froid aux mains avec sueur froide, visqueuse, surtout à leur face interne (S. H.) — Déchirement rythmé dans les articulations métacarpiennes de la main gauche ; bientôt après, sorte de déchirement en forme de crampe dans le creux de la main, qui laisse cependant le mouvement plus libre (Gr.). — Douleur en forme de crampe à travers les os du métacarpe gauche, depuis le côté du pouce jusqu'à celui du petit doigt, comme si toute la main était meurtrie (au b. de 6 h.) (Lgh). — Douleur tiraillante en travers des os métacarpiens (Fr.). — Léger déchirement dans les articulations métacarpo-phalangiennes (au b. de 40 h.) (Hrm). — Les mains sont d'un jaune pâle, comme après une longue maladie (Mr). — Engourdissement des mains quand elles restent tranquilles, avec fourmillement au bout des doigts, qui cesse quand on les mouille ou qu'on tient solidement un objet (Bcr). — Fourmillement dans les mains, quand on les serre l'une contre l'autre, comme si elles étaient engourdies (au b. de 12 h.) (Ws). — Fourmillement térébrant sur un petit point de la paume de la main droite (au b. de 79 h.). — Rétraction involontaire des tendons dans la main gauche,

de sorte que tous les doigts sont fléchis, avec douleurs spasmodiques dans le creux des mains (Gtm). — *Traction douloureuse dans
l'articulation postérieure du pouce, à sa jonction avec le premier
métacarpien. — Douleur déchirante dans les phalanges du pouce
droit* (au b. de 7 j.)(Hrm). — Déchirement isochrone au pouls dans
les phalanges des doigts de la main droite (au b. de 12 h.) (Gr.). —
Douleur brûlante sur le dos de la dernière phalange du petit doigt
(au b. de 7 h. 1/2). — Douleur brûlante à l'articulation du pouce
gauche (Gtm). — Douleur paralytique dans l'index droit (Htm). —
Déchirement pressif au bout du petit doigt gauche (au b. de 48 h.)
(Hrm). — Élancement pruriteux au bout des doigts (au b. de 10 min.)
(Ws). — Élancements sourds, glocitants, dans le bout des doigts
comme s'ils avaient été gelés (au b. d' 1/4 d'h.) (Fr.).

MEMBRES INFÉRIEURS. — (93-104 et 397-449). — Douleur contusive
dans les muscles intérieurs de la cuisse, seulement en marchant
(S. H.). — Douleur tensive dans les muscles fessiers gauches, en
marchant (au b. de 5 j.) (Gtm). — Grande lassitude dans les membres
inférieurs, surtout dans les cuisses, jusqu'au-dessous des genoux,
comme si l'on avait couru vite, même étant assis (Hbg). — Douleur
contusive dans l'aine et dans le haut de la cuisse, au côté interne
dans la direction du périnée, comme il arrive à la suite d'une
longue chevauchée lorsqu'on n'est pas cavalier (au b. de 3, 4 h.)
(Kmr). — Douleur tractive dans la hanche et dans les muscles de la
cuisse droite (Hbg). — Sous le col du fémur gauche, dans les
muscles, élancements de dedans en dehors et d'avant en arrière,
vifs, brûlants, intermittents, sur un point peu étendu, étant assis;
ils sont peu diminués par la station debout, mais reviennent plus
forts qu'auparavant quand on se rassied. — Tension dans les muscles
antérieurs de la cuisse, seulement en marchant (Gr.). — Tension
dans la cuisse droite, étant assis (au b. de 36 h.). — *Élancement
pruriteux dans la cuisse gauche. — Élancement tensif continuel
dans la cuisse gauche, en marchant; il cesse quand on est debout et revient plus tard quand on est assis* (au b. de 4 j.) (Gtm).
— *Déchirement tiraillant dans la cuisse droite, étant assis* (au
b. de 29 h.) (Htm). — Déchirement pressif à la cuisse gauche, en
dehors, remontant du genou jusqu'à l'os iliaque et semblant siéger
dans le périoste; la douleur est plus vive aux endroits où l'on peut
appuyer directement sur l'os (au b. d' 11 j.) (Hrm). — Douleur
pressive dans la cuisse droite, plus forte quand on appuie dessus
(au b. de 5 h. 1/2) (Gtm).

Coups isolés sur la rotule. — Douleur compressive, mêlée de tiraillement et d'élancement, dans les genoux ; plus on marche et plus elle devient forte. — Douleur contusive au genou quand on y touche. — Douleur contusive dans l'intérieur de l'articulation du genou, quand on le fléchit. — Fouillement et grande agitation dans le genou gauche ; on ne peut s'endormir et l'on est obligé tantôt de fléchir, tantôt d'étendre le membre, et de le remuer dans tous les sens (au b. de 4 h.). — Fourmillement dans les mollets. — Traction de haut en bas dans les jambes, avec sensation de chaleur ; les pieds sont aussi plus chauds qu'à l'ordinaire. — Coups isolés, lancinants, au-dessus de l'articulation du pied (S. H.). — Douleur pressive au-dessus du genou droit, étant assis ; le mouvement la fait cesser (au b. d'1/4 d'h.) (Htm). — Douleur térébrante au-dessus de l'articulation du genou droit, seulement pendant le repos (Gtm). — Tension déchirante au côté externe de l'articulation du genou gauche, en montant un escalier, à chaque pas (au b. de 76 h.). — Vif élancement profond sur la rotule droite, étant assis (Gr.). — *Douleur déchirante, comme de luxation, dans l'articulation du genou gauche, seulement en marchant, ce qui oblige parfois à boiter parce qu'on ne peut fléchir suffisamment la cuisse* (Hrm). — Vifs élancements qui traversent le milieu du genou, quand on le fléchit ; ils ne cessent que pour un instant pendant la marche (au b. de 5 j.). — Sentiment de lourdeur (qui dure peu) dans la jambe droite, étant assis (au b. de 9 h.) (Htm). — Fouillement pruriteux dans le tibia gauche, sous la rotule, pendant le repos. — Élancement tensif dans le tibia gauche, pendant le repos (au b. de 4 j.) (Gtm). — *Élancements dans le mollet, avec vulsion et pulsations dans les deux rotules, quand on tient les genoux étendus et raides* (au b. de 13 j.) (Bcr). — Sensation dans le mollet droit comme si le sang s'y amassait goutte à goutte à travers une valvule (sorte de glocitation) (au b. d'1/4 d'h.) (Ws). — Douleur fouillante au mollet droit, au côté interne, plus forte pendant la marche. — Crampe dans le mollet gauche (au b. d'11 h.). — Traction tensive dans le mollet gauche, en marchant (Gr.). — L'éternuement produit à travers les cuisses un mouvement de haut en bas, qui ressemble presque à un frissonnement tremblotant (Gr.). — Douleur brûlante au-dessus de la malléole interne droite (au b. de 37 h.). — Petit élancement térébrant dans la malléole interne droite, pendant le repos (au b. de 33 h.) (Gtm).

Au premier pas qu'on fait, le matin, douleur à la plante des pieds, comme si elle était malade intérieurement. — Quand on marche, chaque pas retentit douloureusement dans tous les membres. — Lourdeur des membres inférieurs, vibration dans les jambes, qu'on a de la peine à traîner; la marche est très pénible (S. H.). — En fléchissant et en étendant le pied, douleur comme si les tendons qui entourent l'articulation étaient trop courts; sorte de crampe (au b. de 10 h.) (Htm). — Dans l'articulation du pied, traction cuisante accompagnée d'une sensation d'écorchure (au b. de 4 h.). — Dans l'articulation du pied, forte pression, comme par une pierre dure, accompagnée de tiraillement, étant debout (Fr.). — Déchirement vulsif sur le dos du pied (au b. de 45 h.) (Htm). — Déchirement intermittent dans les os du métatarse gauche (au b. de 12 h.) — Déchirement intermittent dans le pied gauche, immédiatement derrière les orteils (Gr.). — Élancement térébrant, pruriteux, dans le cou-de-pied droit, qui arrache de grands cris (au b. de 79 h.). — Douleur brûlante dans le cou-de-pied gauche (au b. de 56 h.). — Fourmillement pressif dans le pied droit, derrière les orteils, seulement pendant le repos (Gtm). — Léger déchirement dans les muscles des orteils gauches (au b. de 10 j.) (Hrm). — Élancement pruriteux dans le deuxième orteil droit. — Reptation fourmillante au bout des orteils droits, seulement pendant le repos (au b. de 53 h.). — Élancement pruriteux dans la plante du pied droit, qui persiste pendant le mouvement. — Élancement pruriteux, térébrant, dans le gras du deuxième et du troisième orteil. — Fourmillement pruriteux dans la plante du pied droit (au b. de 77 h.) (Gtm). — Violents élancements dans la plante du pied gauche, étant assis (au b. de 4 j.). — A chaque pas, sensation dans la plante du pied gauche comme si elle était trop tendue et trop courte, ce qui occasionne une douleur lancinante (au b. de 29 h.) (Htm).

Peau. — (451 et aux diverses subdivisions indiquées). — Quand on s'est gratté les membres inférieurs il y survient de petits boutons (Gtm).

Cuir chevelu. — A la région du vertex le cuir chevelu est douloureux au toucher et aussi spontanément ; il semble qu'il est ulcéré et l'on sent de temps en temps à la même place une secousse lancinante sourde, qui semble pénétrer profondément dans le cerveau. — *La surface du cuir chevelu fait mal et les cheveux sont douloureux au toucher.* — (Le cuir chevelu est plein de petits boutons miliaires). — Prurit qui court le long du front et oblige à se gratter beaucoup (S. H.). — Fourmillement pruriteux sur le pariétal gauche (au b. de 32 h.) (Gtm).

Visage. — Prurit brûlant dans le sourcil droit, que le grattement fait cesser (au b. de 26 h.). — Douleur mordicante dans la peau du côté gauche du front (au b. de 34 h.) (Gtm). — La peau de la tête semble être contractée et tendue (Kmr). — Sensibilité de toute la tête au toucher, surtout pendant les mouvements du cuir chevelu (Ws). — *Prurit à l'oreille externe droite* (au b. de 36 h.). — Prurit aux deux oreilles à la fois (au b. de 5 j.). — Fourmillement pruriteux dans l'oreille droite. — Sensation fourmillante et pruriteuse dans l'oreille droite (au b. de 77 h.). — Prurit sur tout le côté droit du nez (au b. de 35 h.) (Gtm). — *Prurit à l'aile droite du nez, comme si l'on touchait légèrement aux petits poils qui s'y trouvent ou comme si un léger vent soufflait dessus ; il dure longtemps* (Gr.). — Prurit à l'aile droite du nez (Gtm). — Éruption herpétiforme avec sensation d'écorchure quand on y touche, sur et dans la narine droite (au b. de 12 j.) (Hrm). — Bouton noirâtre, indolent dans le rouge de la lèvre inférieure (S. H.). — Ardeur dans la peau de la tempe, en avant de l'oreille droite (au b. de 75 h.) (Gtm). — Plusieurs pustules au menton, qui ne causent presque aucune sensation, même quand on y touche (au b. de 4 h.) (Mr).

Tronc. — Prurit dans l'aine gauche. — *Pendant plusieurs jours prurit à l'anus et au coccyx, que le grattement fait cesser difficilement.* — Prurit à l'anus, que le grattement fait cesser (au b. de 4 h. 1/2) (Gtm). — Bouton rouge sur le cou, qui cause une douleur d'excoriation quand on y touche (au b. de 10 j.) (Hrm). — Sur le cou, quelques boutons rouges qui causent une douleur d'excoriation quand on y touche (au b. de 5 j.) (Ws). — Prurit dans le dos, à l'omoplate gauche, qui ne cesse pas quand on se gratte (Gtm).

Membres supérieurs. — Prurit dans les deux aisselles, surtout dans la gauche (au b. de 13 h.). — Prurit à l'avant-bras droit (au b. de 5 j.) (Gtm). — Prurit dans le creux de la main et au bout des doigts, comme s'ils avaient été gelés (Fr.). — Prurit brûlant dans le milieu du creux des mains (au b. de 24 h.). — Tubercule dur et rougeâtre sur un point du creux de la main gauche qui, la veille, était le siège d'un prurit brûlant ; il persiste plusieurs jours avec la sensation de prurit brûlant (Ws). — Sur le doigt médius de la main droite bouton qui, indolent par lui-même, rend un pus jaune quand on le presse et disparaît le lendemain (au b. de 17 j.) (Bcr).

Membres inférieurs. — *Prurit à la peau de la cuisse plutôt que de la jambe; il revient souvent après qu'on s'est gratté* (au b. d'11 h.). — Prurit rongeant continuel aux deux cuisses, comme s'il allait y venir une éruption ; le grattement ne le fait pas cesser, mais il n'est pas sensible la nuit, au lit. — Prurit fourmillant à la cuisse droite, qui cesse quand on se gratte. — Prurit au cou-de-pied gauche pendant le repos ; le grattement ne le fait pas cesser (Gtm). — Sur le deuxième orteil du pied gauche pousse une excroissance en forme de verrue, indolente, qui disparaît au bout de 3 jours en laissant une cicatrice blanche (au b. de 3 j.). — Sur le deuxième orteil du pied gauche, excroissance en forme de verrue, qui cause spontanément une douleur cuisante et, sous l'influence de la pression du soulier, une douleur brûlante comme celle d'un cor; elle laisse une cicatrice blanche, épaisse (au b. de 17 j.) (Bcr).

SPONGIA TOSTA

Éponge grillée ; Röst-Schwamm (allem.), spunge (angl.), spugna (ital.), esponja (esp.). — Famille des Spongiaires (1).

On coupe en petits morceaux une éponge, qui n'est autre chose que le poly-pier du *Spongia officinalis* ; puis on met ces fragments dans un brûloir à café, qu'on tourne sur des charbons ardents jusqu'à ce qu'ils deviennent bruns et se laissent mettre en poudre sans trop de peine ; on laisse macérer à froid pendant une semaine 20 grains de ladite poudre avec 400 gouttes de bon alcool, en ayant soin d'agiter le mélange deux fois par jour et l'on obtient ainsi la teinture, dont 20 gouttes contiennent 1 grain de principe actif.

L'éponge brûlée au point d'être convertie en charbon, comme on la prépare assez souvent, est inactive ; au contraire, celle qui n'a été que grillée et portée au brun, conformément au procédé que nous venons d'indiquer, conserve beaucoup d'odeur et com-munique à l'alcool toutes ses puissantes vertus médicinales. L'eau dans laquelle on verse la teinture goutte à goutte devient laiteuse, mais elle en dissout une notable proportion. L'éponge doit contenir une certaine quantité d'iode.

L'hypertrophie du corps thyroïde connue sous le nom de goître, qui est particulière aux habitants des vallées profondes et de leurs aboutissants dans les plaines, dépend de circonstances qui pa-raissent être toujours les mêmes, quoique en vérité elles nous soient à peu près inconnues. Aussi est-ce une maladie qui a presque toujours les mêmes caractères, à laquelle un médicament unique (spécifique), s'il s'est montré une fois efficace, conviendra dans tous les cas.

Mais jusqu'à ce jour, la médecine n'a su découvrir qu'empiri-quement dans quels états morbides les médicaments pouvaient être efficaces, encore employait-elle ceux-ci aveuglément et tou-jours à l'état de mélange, de sorte qu'il lui était impossible de

1. *Traité de matière médicale pure.* — T. VI, p. 195, édit. allemande ; t. II, p. 283, édit. française.

trouver des remèdes certains à des maladies chroniques, même quand elles se présentent toujours avec des caractères identiques. Le vulgaire était donc obligé de chercher lui-même du secours contre ces dernières, mais il ne pouvait y arriver que par la plus longue de toutes les voies, c'est-à-dire en essayant sans fin et au hasard des drogues simples de toutes sortes ; aussi ce n'est qu'après un million d'expériences inutiles qu'il mettait la main sur un médicament propre à. soulager et capable de le faire dans tous les cas. C'est donc à cette expérimentation populaire de toutes les substances imaginables que nous sommes redevables des quelques médicaments d'une efficacité certaine contre les maladies toujours semblables à elles-mêmes ou, en d'autres termes, produites par une même cause. L'ancienne école, tout habile qu'elle croit être, ne pouvait arriver à ce résultat, ainsi qu'il est facile de le voir.

Ainsi des milliers de siècles ont pu s'écouler avant que la médecine domestique trouvât, parmi les innombrables drogues essayées inutilement, l'éponge grillée, qui est le spécifique de cette maladie si incommode qu'on appelle le goître. C'est au xiiie siècle que nous le voyons signalé pour la première fois par Arnaud de Villeneuve.

La médecine récolta donc ce qu'elle n'avait pas semé et s'appropria cette découverte de la pratique domestique ; mais, comme elle trouve la simplicité déshonorante, elle fit entrer l'éponge brûlée dans des mélanges toujours différents (1). Par suite, les mélanges ne servaient à rien, à cause des additions qui en altéraient l'effet et, lorsqu'ils agissaient, on en attribuait l'action aux substances accessoires, de sorte qu'on finissait par ne plus savoir lequel était réellement l'agent actif. A cause de cette addition charlatanesque de toutes sortes de corps étrangers, l'éponge perdit peu à peu son rang et disparut même quelquefois des poudres contre le goître, de sorte que plusieurs traités de matière médicale l'ont complètement passée sous silence, comme une chose tout à fait inutile. Ainsi la médecine dominante, avec son art de compliquer les formules, en vint à anéantir et à faire retomber dans l'oubli une vérité que l'expérience populaire avait découverte au prix d'innombrables et pénibles essais poursuivis pendant des mil-

---

1. Dans la *pharmacopœa augustana*, par exemple, on ajoute à l'éponge 10 autres ingrédients, de sorte que le médicament vraiment actif n'y figure que pour la forme.

liers d'années. Voilà un exemple des services qu'elle a rendus au genre humain.

Même en admettant qu'elle reconnût l'importance de l'éponge brûlée dans la guérison du goître des habitants des vallées, comment aurait-elle pu connaître les remarquables vertus curatives de cette substance dans beaucoup d'autres états morbides qui ne se présentent pas toujours avec des caractères identiques, puisqu'elle ignore ou dédaigne la seule manière certaine de connaître les effets purs des médicaments, c'est-à-dire leur essai sur l'homme sain ?

Les symptômes suivants, que je voudrais voir trois fois plus nombreux, nous indiqueront à quels usages variés et salutaires le médecin homœopathe pourra appliquer ce médicament si actif.

Dans les cas même où la pratique vulgaire employait l'éponge brûlée contre le goître, elle la mélangeait avec du poivre, de la suie, etc., et la donnait à la dose journalière d'un demi-grain ou même d'un grain. Je trouve au contraire qu'une ou deux doses de la plus petite partie d'une goutte de la teinture plusieurs fois diluée est amplement suffisante.

Pour les autres indications homœopatiques, j'ai trouvé nécessaire de diminuer de plus en plus la dose, jusqu'à la limite d'une très petite portion de goutte de la dilution au décillionième.

C'est contre la terrible maladie aiguë connue sous le nom d'*angine couenneuse* que l'homœopathie fait l'emploi le plus remarquable de l'éponge brûlée. Il faut d'abord faire tomber l'inflammation locale à l'aide d'une dose infinitésimale d'aconit ([1]).

On a rarement besoin d'y ajouter une petite dose de foie de soufre calcaire.

Concordances. — Selon Bœnninghausen, les médicaments qui se rapprochent le plus de l'éponge sont : BRYONIA, PHOSPHORIUS et PULSATILLA ; les autres sont : 1° BELLADONNA, CALCAREA, CONIUM, IGNATIA, LYCOPODIUM, MERCURIUS, NUX VOMICA, RHUS, SEPIA, SULFUR ; 2° *caust., hep., sil., staph.;* 3° acon., arn., ars., carb. v., cham., chin., graph., hyosc., iod., ipéc., kali, natr., natr. m., nitr. ac., plat., sabin., spig., stann., stram.

---

1. Plus petite est la dose du médicament dans le traitement des maladies aiguës et même suraiguës, plus rapides et plus complets sont les résultats. Dans le cas présent le meilleur mode d'emploi de l'aconit est l'olfaction d'un globule imbibé de la 30ᵉ dilution.

Antidotes. – L'antidote le plus puissant de l'éponge brûlée est le camphre.

Liste des auteurs. — Gutmann (Gtm), Frédéric Hahnemann (F.H.), Hartmann (Htm), Haynel (Hnl), Hornburg (Hbg), Langhammer (Lgh), Lehmann (Lhm), Stapf (Stf), Wagner (Wgn), Wislicenus (Ws).

SYMPTOMATOLOGIE

Symptômes généraux. — (122-131 et 212-218). — Sentiment d'engourdissement de la moitié inférieure du corps. — Lassitude de tout le corps, surtout des bras. — C'est dans le décubitus horizontal qu'on se trouve le mieux (chez une femme). — Grande prostration du corps et de l'esprit, on voudrait rester à ne rien faire et se reposer (chez une femme). — Courbature dans le haut du corps (au b. de 24 h.). — On s'éveille avec des douleurs contusives dans tout le corps — Pandiculations des membres supérieurs et inférieurs (au b. d'1 h. 1/4). — Pandiculations des bras (au b. de 3/4 d'h.) (S. H.).

Élancements douloureux à plusieurs parties du corps, qui excitent à se gratter (au b. de 49 h.) (Hnl). — Lassitude des membres inférieurs (au b. d'1/2 h.) (Wgn). — Appesantissement tel du corps que, lorsqu'on marche au grand air, on est obligé de s'asseoir par terre, sans envie de dormir (au b. de 9 h.) (Lgh). — Lassitude et courbature continuelles de tous les membres, surtout des muscles des membres inférieurs (au b. de 2 h.) (Wgn). — Grande lassitude et envie de dormir (au b. d'1 h.) (Hnl).

Sommeil. — (132-137 et 219-224). — Insomnie jusqu'à minuit. — On ne peut dormir et, dès qu'on s'endort, on a des rêvasseries et du délire; le front semble enflé et il est douloureux au toucher, on sent une douleur pressive au-dessus de l'œil, plus forte encore quand on se baisse ; il semble que tout va sortir par le front, on est très sensible au froid et l'on a comme froid dans le dos; cet état dure, avec le froid, 24 heures. — La nuit, on parle haut plusieurs fois en dormant, mais sans anxiété (chez une femme). — Rêves tristes. — Rêves qui tendent l'esprit. — Rêves tourmentants, inquiétants, qui font pleurer (S. H.).

Envie de dormir avec bâillements, sans défaut d'activité, l'après-midi (au b. de 8, 33 h.). — *Sommeil interrompu par des rêvasseries.* — La nuit, réveil fréquent comme par une peur (Lgh).

— On passe la nuit presque sans sommeil, avec des rêves terribles de mort et de meurtre (la 6e n.). — Quatre nuits de suite, sommeil très court avec beaucoup de rêves ; on s'éveille à minuit et l'on est trop agité pour se rendormir ; le matin, on ne peut fermer les yeux sans que les images les plus vives se présentent à la vue, quoiqu'on soit toujours éveillé ; tantôt il semble qu'une batterie fait feu, tantôt tout paraît en flammes, tantôt ce sont des sujets scientifiques qui viennent à l'esprit ; en un mot une foule d'objets se croisent dans l'imagination et disparaissent dès qu'on ouvre les yeux, mais ils reparaissent quand on les referme (Hnl). — Le matin, au réveil, on se trouve tout en nage (au b. de 25 h.) (Lgh).

SYMPTÔMES FÉBRILES. — (138-148 et 225-231). — Froid aux mains. — Sensation de froid dans les jambes. — Froid, pâleur et sueur à la face, avec chaleur générale (S. H.). — Violent froid dans le dos, que la chaleur du poêle ne dissipe pas (au b. d'1 h. 1/2). — Frisson et froid par tout le corps, mais surtout dans le dos, quoiqu'on soit devant le poêle, sans soif, pendant 2 heures (au b. de 22 h. 1/2) (Hnl).

Élévation de la chaleur de tout le corps, avec soif. — Chaleur passagère à la face et dans le sang, avec excitation nerveuse. — Tous les jours, plusieurs accès de chaleur avec anxiété, douleur à la région précordiale, pleurs et tristesse inconsolable ; on aimerait mieux mourir sur-le-champ (chez une femme) (S. H.). — Sensation de chaleur brûlante au front, sans chaleur appréciable au toucher, avec pouls dur et accéléré, pendant une demi-heure (au b. d'1/4 d'h.). — Forte chaleur au front, alternant avec des frissons dans le dos, sans soif, l'après-midi (au b. de 10 h.) (Wgn). — Tout à coup on éprouve une chaleur anxieuse par tout le corps, avec chaleur et rougeur à la face et sueur (au b. d'1/2 h.) (Stf).

Le soir, étant assis, sueur fraîche au visage, et en même temps augmentation de la sensation de chaleur par tout le corps (S. H.).

Fièvre : le matin mal de tête et de ventre, suivi d'un violent frisson avec froid et cyanose des mains et un peu de soif, puis, étant couché, chaleur sèche, brûlante, avec un peu de soif et beaucoup d'assoupissement et d'agitation, pendant 36 heures ; pendant la nuit, nausées et vertiges quand on s'éveille et se remue ; de temps en temps, toutes les 12 heures, sueur douce lorsque la chaleur s'apaise ; enfin déchirement et élancements dans l'œil et la joue gauches, avec éruption aux lèvres. — L'après-midi, sorte de pesanteur et élancement dans l'occiput quand on tourne la tête, avec chaleur à la face, aux mains et aux pieds, froid au reste du corps, propension au coryza, lassitude du corps et amertume dans la bouche; le soir, après s'être déshabillé, frisson suivi, au bout d'un quart d'heure, quand on est au lit, de chaleur par tout le corps, à l'exception des cuisses, qui sont engourdies et froides; sueur, la nuit (S. H.). — Sorte de mouvement fébrile dans les membres, on a de la tendance aux pandiculations (au b. de 30 h.) (Gtm). — Pouls accéléré et plus plein (au b. d'1/2 h.) (Wgn).

MORAL. — (149-156 et 232-235). — On est craintif et obsédé par l'image effrayante d'un événement triste du passé (chez une femme). — Anxiété, comme si l'on était menacé d'un malheur et qu'on en eût le pressentiment. — On est très craintif et tressaille à la moindre chose, ce qui donne des secousses dans les pieds, qui restent lourds (chez une femme). — On n'est pas satisfait de son travail (chez une femme). — On ne parle que par monosyllabes et l'on est de mauvaise humeur. — Arrogance, esprit de contradiction. — Humeur espiègle, portée aux plaisanteries. — Humeur alternativement gaie et pleureuse, chagrine, querelleuse (S. H.).

Mal de tête, inappétence, envie de dormir, lassitude générale, mauvaise humeur; tout déplaît (chez une femme) (Stf). — Mauvaise humeur, on ne parle ni ne répond volontiers (Wgn). — Mauvaise humeur et paresse, on désire rester tranquille et se sent peu disposé à parler (au b. de 3 h.). — *Envie* irrésistible de chanter, avec gaieté excessive, pendant une demi-heure (au b. d'1/2 h.); ensuite on est distrait et *ne se sent disposé à aucun travail*, pendant 1 heure (Gtm).

Symptômes locaux. — TÊTE. — (1-11 et 1-32). — Faiblesse de la tête et hébétude qui rend incapable d'aucun travail intellectuel, avec sentiment de lassitude par tout le corps. — La tête est entreprise et atteinte d'un peu de stupeur. — Lourdeur de tête, toute la journée. — Quand on relève la tête après l'avoir appuyée sur la table pour se reposer, on la trouve lourde (chez une femme). — Douleur tiraillante au sommet de la tête (immédiat.). — Forte pression au front et en même temps à l'occiput, comme s'ils étaient refoulés l'un vers l'autre, à midi (au b. de 5 h.). — Battement dans la tempe gauche. — Au lit, on sent, dans la région de l'oreille sur laquelle on est couché, un bruissement qui ressemble à une forte pulsation, chaque fois avec un double battement; si l'on se couche sur l'autre oreille, le même phénomène se reproduit (chez une femme). — Sensation comme si le sang s'amassait dans le front. —

Augmentation de l'afflux du sang à la tête. — Sensation dans la tête comme si tout allait sortir par le front. — Sensation de pression dans la tête plusieurs fois par jour (S. H.).

Vertige, étant assis, comme si la tête allait tomber sur le côté avec sensation de chaleur dans la tête (au b. d'1/4 d'h.) (Wgn). — Sensation vertigineuse, à tomber en arrière (F. H.). — Tournoiement continuel dans la tête, on titube et l'on est obligé de s'appuyer comme un homme ivre (au b. d'1/2 h.) (Htm). — Violent afflux du sang au cerveau, avec chaleur extérieure au front; les battements des artères du cou sont faciles à sentir (au b. d'1 h.) (Wgn). — Embarras de la tête, pendant 1/2 heure (Hnl). — Pesanteur douloureuse dans l'occiput, comme s'il y avait du plomb, en marchant; elle se renouvelle par saccades (au b. d'1 h. 1/2) (Htm). — Lourdeur de tête (au b. d'1/4 d'h.). — Lourdeur et plénitude de la tête, plus forte quand on se baisse (Wgn). — Douleur pressive au vertex (au b. de 5 min.) (F. H.). — Douleur sourdement pressive de dedans en dehors dans la bosse frontale droite (au b. de 30 h.) (Htm). — *Douleur sourde dans la moitié droite du cerveau, quand on rentre du grand air dans une chambre chaude* (au b. d'1 h. 1/2, 35 h.). — Douleur pressive de dedans en dehors au pariétal droit, étant couché (Gtm). — Douleur sourde, pressive d'avant en arrière, depuis le front, au-dessus des yeux, jusqu'à l'occiput et à la nuque, pendant 10 heures, jusqu'au moment de s'endormir (au b. de 3 h.) (Wgn). — Violente douleur déchirante dans la tempe gauche, tout auprès de l'orbite, qui produit aussi une sensation pressive dans la moitié gauche de l'œil correspondant (au b. de 2 h.) (Hbg). — Douleur pressive dans le front (au b. d'1/4 d'h.). — Secousses à travers les deux côtés de la tête, surtout aux tempes, jusqu'à l'occiput, chaque fois qu'on remue le bras et qu'on marche (au b. d'1 h.) (Ws). — Sensation pressive de dedans en dehors dans la tempe droite (au b. d'1 h. 1/4). — Douleur violemment pressive dans le côté gauche de l'occiput, comme s'il allait éclater (au b. de 9 h.1/2) (Htm). — Douleur saccadée dans tout le côté où se trouve un (petit) goître; à la tête, battement qui descend dans les joues et s'étend jusqu'au cou sous la forme d'un déchirement (Stf). — Élancements vulsifs dans le front, qui augmentent pendant la marche (au b. de 5 h.). — Douleur pressive, tiraillante de haut en bas dans le côté droit de la tête et du cou (au b. de 4 h.). — Douleur pressive et finement lancinante tantôt dans le front, tantôt à l'occiput, seulement à chaque mouvement, avec sensation

de chaleur brûlante qui se propage de la région située derrière
l'oreille, au-dessus de l'occiput, jusqu'à la nuque (Wgn). — Élancements comme des coups d'aiguille qui se dirigent en travers du
côté gauche du front (au b. de 4 h.). — En marchant au grand air,
élancements térébrants de dedans en dehors au côté gauche du
front. — *Vifs élancements à la tempe gauche jusque dans le
front extérieurement* (au b. de 6, 14 h.). — Pression sur le côté
gauche du front (au b. de 8 h. 1/2). — Douleur pressive de dedans
en dehors à la partie gauche et supérieure du front, étant assis;
elle cesse quand on est levé (au b. de 6 h. 1/2) (Lgh). — Vive pression à l'extérieur des deux tempes (au b. d'1/2 h.). — Douleur
rongeante à l'extérieur du sommet de la tête (au b. d'1 h.) (Ws).

Yeux. — (14-23 et 36-46). — Pression en cercle autour des paupières. — Tension à l'œil gauche, près de la tempe (au b. d'1/4
d'h.). — Le matin au lit, les paupières de l'œil gauche se ferment,
de sorte qu'on a de la peine à les ouvrir (chez une femme). —
Quand on regarde fixement un objet, on a mal à la tête et du larmoiement. — On ne peut reconnaître qu'avec de grands efforts les objets
éloignés (chez une femme). — Ardeur dans l'œil gauche et autour
du globe oculaire. — Élancements à l'œil. — Les yeux suppurent.
— Les yeux sont enfoncés dans les orbites (S. H.).

Les yeux ont une apparence terne et les paupières sont gonflées
comme après l'ivresse ou après une nuit passée en débauche; en
même temps lassitude, accablement et envie de dormir (au b. de
3 h. 1/4) (Htm). — Tiraillement lancinant, subit, à l'angle externe
de l'orbite gauche, qui se propage au-dessus et au-dessous de l'œil
vers l'angle interne (au b. d'1 h. 1/2) (Ws). — Douleur tensive et
lancinante dans l'angle externe de l'œil, plus forte pendant les
mouvements de celui-ci; elle cesse quand on y touche (au b de
4 h. 1/4) (Gtm). — Lourdeur des paupières. — Pesanteur pressive
dans les paupières, comme si elles allaient se fermer (au b. d'1/4
d'h.). — Douleur lancinante et finalement pressive dans les deux
yeux, le soir (au b. de 9 h.) (Wgn). — Pression et élancements
dans l'œil droit (F. H.). — Douleur brûlante à la face externe de la
paupière inférieure gauche (Gtm). — Rougeur du blanc de l'œil. —
Fort larmoiement (F. H.).

Oreilles. — (25-28 et 48-57). — Pression et douleur dans les
oreilles. — Otalgie, douleur constrictive (au b. de 3 h.). — Dureté
de l'ouïe (S. H.).

Tintement sourd dans les oreilles (au b. d'1/2 h.). (Wgn). — Tintement dans l'oreille droite (au b. de 10 h.) (Lgh). — Dans le pavillon de l'oreille gauche, juste à l'entrée du conduit auditif, bouton inflammatoire qui finit par se couvrir d'une croûte et reste plusieurs jours douloureux au toucher (Hnl). — Formation sur l'oreille gauche de tubercules douloureux au toucher (au b. d'1 h.) (Lhm). — Ardeur à l'orifice de l'oreille droite (Gtm). — Douleur spontanée d'excoriation dans les cartilages de l'oreille ; l'attouchement ne la modifie pas (au b. d'1/4 d'h.). — Petits élancements de dedans en dehors dans l'oreille droite ; ils semblent traverser le tympan (imméd.) (Ws). — Douleur tensive, fourmillement et gonflement à l'entrée du conduit auditif, comme s'il allait s'ulcérer ; parfois élancements dedans (au b. de 15 h. 1/2) (Hnl). — Douleur de crampe dans l'oreille gauche, en allant au grand air (au b. de 24 h. 1/2) (Htm). — Douleur tiraillante dans l'intérieur de l'oreille droite (au b. de 9 h.) (Wgn).

Nez. — (34-36, 33, 34-62 et 141-142). — Déchirement dans le nez. — Rétention de mucus dans le nez (S. H.). — Pendant le repas de midi, après s'être mouché doucement, saignement de nez abondant et prolongé (au b. de 3 j.) (Hnl). — Sensation de tension et de constriction au-dessus de la racine du nez (au b. d'11 h. 1/2) (Htm). — Élancements fourmillants dans l'os nasal gauche (au b. d'1/2 h.) (Ws). — *Eternuement et coryza fluent* (Lgh). — *Enchifrènement* (au b. de 25 h.) (Gtm).

Visage. — (12, 13, 24, 29-33 et 47, 58-67). — Forte chaleur d'un côté de la face, qui se renouvelle même quand on y pense. — Douleur pressive au-dessus de l'œil droit, principalement à la surface (au b. d'1/2 h.). — Pâleur de la face. — Élancement à la joue. — Fluxion à la joue. — *Gêne en forme de crampe, qui descend de l'articulation temporo-maxillaire gauche à la joue, le soir en mangeant* (pend. 5 j.). — La mâchoire inférieure est douloureuse au toucher (S. H.).

On a les joues rouges et cependant la face n'est pas plus chaude qu'à l'ordinaire. — Sensation de pression et de déchirement dans l'arcade zygomatique droite (au b. d'1/4 d'h.) (Htm). — Petit élancement vulsif en arrière, du côté droit de la mâchoire inférieure à l'intérieur de l'oreille droite, le soir au lit (Hnl). — Douleur de crampe au côté gauche de la mâchoire inférieure (au b. d'1 h. 1/2). — *Élancements comme des coups d'aiguille en travers du côté gauche de la mâchoire inférieure* (au b. de 2 h. 3/4, 3 h. 1/2) (Lgh). — Petits élancements sous la lèvre inférieure (au b. de 7 h.). —

Le côté gauche du menton, jusqu'à la commissure des lèvres, est douloureux au toucher, comme s'il y avait une lésion interne (au b. de 4 j.) (Ws). — Ardeur vive et continuelle au menton, sous le coin droit de la bouche, comme s'il allait sortir une éruption ; la douleur augmente quand on tend la peau (au b. de 6 h.) (Hnl). — Engorgement de beaucoup de ganglions sous-maxillaires, qui gêne les mouvements du cou et cause une douleur tensive quand on y touche (au b. de 38 h.). — Engorgement des ganglions sous-maxillaires qui fait mal quand on touche le cou (au b. de 73 h.) (Lgh).

APPAREIL DIGESTIF. — (44-72 et 89-134).

A. *Bouche.* — Vésicules sur le bord de la langue, avec douleur brûlante. — Sur la face interne de la joue et sur le bord de la langue, vésicules qui causent une douleur laucinante et brûlante et empêchent de manger aucun aliment solide. — Prurit dans les dents supérieures et inférieures. — Douleur dans les dernières molaires inférieures droites, comme si les gencives et les dents étaient enlevées et ces dernières soulevées, pendant 2 jours. — En mâchant, douleur dans la gencive, qui est enflée. — Douleur comme si l'on s'était mordu la joue. — Salivation (au b. d'1/4 d'h) (S.H.).

Élancements dans les incisives supérieures (Hbg). — En mâchant les aliments, sensation douloureuse comme si les molaires étaient agacées et branlantes (au b. de 6 h. 1/2). — Douleur (brûlante) dans les molaires supérieures gauches (au b. de 12 h.) (Lgh).

B. *Pharynx et œsophage.* — Ardeur dans la gorge, la trachée et ensuite dans les oreilles. — Surtout après avoir mangé, élancement à l'intérieur de la gorge et, à l'extérieur, sensation comme si quelque chose pressait là de dedans en dehors, matin et soir. — Goût amer continuel dans le fond de la gorge, non dans la bouche (S. H.).

C. *Estomac.* — Goût douceâtre dans la bouche. — Éructations (au b. d'1/2 h.). — Nausées continuelles. — Augmentation de l'appétit. — Faim dévorante, on ne peut se rassasier (S. H.). — Éructations fréquentes (au b. de 2 h.) (Wgn). — Régurgitation de matières aigres (au b. de 5 h.) (Htm). — *Hoquet* (au b. de 8 h. 1/4, 33, 37, 57 h.) (Lgh). — Hoquet répété (au b. d'1/4 d'h.). — Éructations amères (au b. d'1 h.) (Wgn). — Goût amer dans la gorge (au b. d'1/4 d'h.) (Htm). — Soif d'eau froide, le soir (au b. de 38 h.). — Nausées en fumant (comme d'habitude, au b. de 30 h.) (Lgh). — Diminution de l'appétit (F. H.). — Afflux d'eau à la bouche, avec

nausées (au b. de 24 h.) (Hnl). — Envie de vomir, sans vomissement (Stf). — Le tabac (auquel on est habitué) cause, en fumant,
une sensation de grattement et d'amertume dans la bouche et la
gorge (au b. d'1/2 h.). — Soif ardente chaque fois qu'on fume
(comme d'habitude) (Htm). — En fumant (comme d'habitude) on
éprouve aussitôt de la chaleur dans le ventre, qui remonte ensuite
dans la poitrine, sans chaleur du reste du corps, qui au contraire
est pris de frissonnements (au b. de 3 h.) (Ws).

Pression dans le creux de l'estomac, l'après-midi. — Douleur
pressive dans la région de l'estomac, qui dure toute la matinée
(au b. d'1/4 d'h.). — On ne peut supporter aucun vêtement qui
serre le tronc, surtout le creux de l'estomac (chez une femme)
(S. H.). — Sensation extrêmement désagréable d'atonie dans l'œsophage et l'estomac, comme si l'on avait bu beaucoup d'eau tiède,
pendant plusieurs heures (au b. de 23 h.) (Hnl). — Sensation intérieure de froid dans le creux de l'estomac, avec plénitude dans cette
région (au b. d'1/4 d'h.) (Htm). — Étant assis, contraction douloureuse à gauche, au-dessous du creux de l'estomac, surtout quand
on est couché sur le côté droit (au b. de 17 h.) (Hnl).

D. *Abdomen.* — Après avoir mangé, gêne et plénitude dans le
ventre, comme si la digestion ne pouvait s'accomplir. — Borborygmes et éructations (au b. d'1/2 h.). — Tous les jours on rend
beaucoup d'ascarides et tous les soirs on a des fourmillements
dans le rectum. — (La première partie de la selle est dure et la
seconde est molle). — Diarrhée blanche (au b. de 48 h.). — Ténesme
à chaque selle. — Avant chaque selle, élancement à l'anus et borborygmes (S. H.). — Sensation nauséeuse dans le bas-ventre, avec
selles fréquentes et liquides comme dans la diarrhée (Lhm). —
Émission de vents et selle molle, sans douleurs (au b. de 6 h.)
(Gtm). — Selle dure, retardée de 7 heures (au b. de 9 h.) (Wgn).
— En allant à la selle, pression causée par des vents dans la région
lombaire (au b. de 36 h.). — En allant à la selle, ténesme à l'anus
comme si on allait avoir la diarrhée (au b. de 4 j.) (Ws). — En
allant à la selle, douleur d'excoriation, pendant quelques jours (au
b. de 2 j.) (Hnl).

Tension du ventre (au b. de 24 h.). — Spasmes dans le ventre
(au b. de 6 j.). — Douleur à l'anneau inguinal, comme s'il y avait
une hernie. — Douleur contusive à l'anus, presque comme s'il était
écorché (S. H.). — Élancements dans le côté droit du ventre, à la
région hépatique (au b. d'1 h.) (Wgn). — Pincements dans le bas-

ventre, avec borborygmes bruyants (au b. de 5 h.) (Gtm). — Pincements fréquents dans le ventre, qui cessent après une émission de
vents (au b. de 14 h.) (Lgh). — Après avoir mangé, tranchées dans
le haut du ventre, le matin (au b. de 26 h.). — Le soir après avoir
mangé, tranchées dans le bas-ventre, qui se dirigent vers le côté
gauche de la poitrine (au b. de 4 j.). — Le matin après avoir mangé,
violentes tranchées qui obligent à plier le corps en deux ; en même
temps forte envie d'aller à la selle, avec évacuation naturelle, mais
peu abondante (au b. de 5 j.) (Hnl). — Mal dans le ventre, pincement dans tout le ventre (Stf). — Étant assis, pincements profonds
dans le ventre, qui obligent à se lever, parce qu'on croit avoir
envie d'aller à la selle ; cependant, aussitôt qu'on est debout, la
douleur diminue et elle cesse tout à fait quand on reste debout,
penché en avant (au b. de 10 h.) (Htm). — Petit élancement superficiel au nombril (au b. de 2 h.) (Ws). — Douleur tensive dans le haut
du ventre en marchant, plus forte encore quand on se baisse (au b.
d'1 h.). — Douleur tensive dans le haut du ventre, étant assis. —
Elancement fouillant dans le bas-ventre, à gauche, seulement pendant l'expiration ; c'est quand on se baisse qu'il est le plus violent
(au b. de 10 h. 1/2) (Gtm). — Sensation pareille à un léger
fourmillement, comme s'il y avait un être vivant sous la peau du
ventre, au-dessus de la hanche, dans le côté gauche, sur lequel on
est couché, le matin (au b. de 22 h.) (Ws). — Sur le côté gauche
du ventre sensation de constriction, qui devient plus terrible quand
on appuie la main dessus (au b. d'1/2 h.). — Dans la profondeur
du ventre sensation de constriction qui est soulagée par l'émission
de quelques vents, mais qui ne tarde pas à reparaître plus forte
(au b. de 7 h.). — Douleur en forme de crampe dans la région
inguinale gauche, étant assis (au b. d'1 h. 1/2) (Htm). — Engorgement ganglionnaire dans l'aine gauche, qui cause une douleur tensive pendant la marche (Lgh.) — Douleur déchirante, pressive, dans
la région de l'anneau inguinal, des deux côtés, à différentes
époques, seulement quand on est assis (Hnl). — Douleur tensive
de dedans en dehors depuis le milieu du bas-ventre jusqu'à l'anus
(au b. d'11 h. 1/2) (Gtm).

ORGANES GÉNITO-URINAIRES DE L'HOMME. — (73-82 et 135-139). — (Douleur au col de la vessie, comme un avertissement d'uriner). — Jet
d'urine très grêle. — (Incontinence d'urine.) — (L'urine est mousseuse). — L'urine dépose un sédiment épais, blanc-grisâtre (S. H.).
— *Emission fréquente de l'urine* (au b. d'1 h. 1/2). — L'urine, claire

et d'un jaune intense, dépose, quand elle est en repos, un sédiment jaune (au b. de 23 h.) (Gtm).

Simple douleur dans le testicule, même quand on y touche. — Douleur serrante, constrictive et d'étranglement dans les testicules. — Grands élancements un peu sourds, qui vont des testicules dans les cordons spermatiques. — Gonflement des testicules, qui cause une douleur pressive (au b. de 10, 24 h.). — Tuméfaction douloureuse du cordon spermatique (S. H.). — Prurit voluptueux à l'extrémité du gland, qui excite à se frotter, pendant plusieurs heures (au b. de 52 h.) (Lgh). — Ardeur pruriteuse dans le scrotum et le corps de la verge, à plusieurs reprises. — Élancements tiraillants, douloureux, partant du corps et traversant le gland (au b. de 4 j.) (Hnl).

ORGANES GÉNITAUX DE LA FEMME. — (83-84 et 140). — Avant l'apparition des règles, douleur de dos suivie de battements de cœur, toute la journée. — Pendant l'écoulement des règles, tiraillement dans les cuisses et les jambes (S. H.). — Les règles paraissent beaucoup trop tôt et sont trop abondantes (immédiatem.) (Stf).

APPAREIL RESPIRATOIRE (1). — (85-99 et 143-159).

A. *Larynx.* — *Enrouement* (S. H.). — Ardeur grattante constrictive au larynx (Lhm). — Sécheresse dans la région du larynx, augmentée par les efforts d'expectoration (au b. d'1/2 h.) (Wgn). — Dyspnée, comme par la présence d'un corps étranger dans le larynx ; il semble que celui-ci est rétréci et que l'air ne peut le traverser (au b. d'1/2 h.) (Lhm).

B. *Poitrine.* — (Forte oppression, au b. de 10 j.). — Inspiration lente, profonde, comme si l'on était épuisé, pendant plusieurs minutes (au b. d'1/2 h.). — Après quelques efforts on devient las tout à coup, la poitrine surtout est affectée; on ne peut presque plus parler et on a de la chaleur à la face avec des nausées ; lourdeur de tête au bout de quelques heures (chez une femme). — Après avoir dansé respiration très rapide et bruyante. — Après les moindres mouvements du corps entier on se sent faible, le sang bouillonne dans la poitrine, la face devient chaude, le corps commence à devenir brûlant, les veines sont turgescentes et la respiration s'arrête; ce n'est qu'après un long repos qu'on peut se remettre (chez une femme). — Après un mouvement modéré au grand air on devient faible tout à coup et chancelle sur sa chaise ;

---

1. Pour les symptômes du coryza voy. *Nez.*

en même temps grande anxiété, nausées, pâleur de la face, respiration courte et sifflante, battements violents du cœur dans la poitrine comme s'il allait sortir par le haut ; les yeux se ferment involontairement, d'une manière presque spasmodique et les larmes se font jour à travers les paupières ; on a sa connaissance, mais on est incapable de faire agir sa volonté sur ses membres (chez une femme). — Légers élancements à l'extérieur de la poitrine et aux bras, pendant plusieurs jours (S. H.).

Elancement térébrant dans les muscles intercostaux droits, continuant pendant l'inspiration et l'expiration (au b. de 7 h.) (Gtm). — Forts élancements de dedans en dehors dans le côté droit de la poitrine (au b. de 56 h.) — Elancements violents, saccadés, au côté gauche de la poitrine (au b. d'1 h. 3/4). — Élancements douloureux passagers, sur le côté de la poitrine ; si l'on frotte l'endroit douloureux, il semble qu'un corps lourd y descend sous la peau (au b. de 50 h.) (Lgh). — Elancements tiraillants dans le côté gauche de la poitrine, quand on est assis le dos un peu courbé, mais surtout pendant une inspiration lente et profonde (au b. de 5 j.). — Élancements tiraillants sous la deuxième côte gauche, seulement en marchant (au b. de 8 h.) (Hnl). — Douleur pressive et incisive dans le côté gauche de la poitrine pendant les iuspirations profondes ; on la sent peu en d'autres moments (au b. de 3 j.). — Fourmillement pinçant, lancinant, dans le côté gauche de la poitrine, à la région de la sixième et de la septième côte ; la pression extérieure le rend plus douloureux (au b. de 10 h.). — Douleur subite à la fois dans les muscles du côté gauche de la poitrine et du dos, comme s'il en sortait un large corps hérissé de pointes ; c'est comme une large pression avec beaucoup de petits élancements (au b. de 3 j.) (Ws). — Pression et parfois plusieurs élancements dans le côté gauche de la poitrine, pendant le mouvement et le repos (Hnl). — Coup pinçant de dehors en dedans au côté gauche de la poitrine (au b. de 20 min.) (Ws).

Toux. — *Toux et coryza* très forts. — En toussant, douleur dans la poitrine et la trachée, avec âpreté dans la gorge. — Toux irrésistible provenant d'un point profond dans la poitrine, où elle cause de la douleur comme si elle avait rendu l'endroit écorché et saignant (au b. d'1/2 h.). — Toux sèche (au b. d'1/4 d'h.). — Toux sèche, jour et nuit, avec ardeur dans la poitrine, comme s'il y avait à l'intérieur quelque chose de chaud ; la toux cesse quand on a bu et mangé. — (Toux fréquente, durant deux minutes, la nuit ; on a l'air

fâché en toussant) (S. H.). — Toux creuse avec un peu d'expectoration, jour et nuit (F. H.). — En toussant, pression douloureuse
sous les fausses côtes (au b. d'1 h.) (Htm). — Petite toux qui détache
des mucosités (au b. de 25 h.) (Lgh).

COU, DOS ET LOMBES. — (38-43, 100-101, 68-88 et 160-167). — Pendant
l'inspiration, sensation dans le corps thyroïde et les ganglions cervicaux comme si l'air y entrait et en sortait. — Sensation comme
si les ganglions cervicaux étaient engorgés (au b. de 14 h.). —
Douleur comme si les ganglions cervicaux voisins du larynx et de
la trachée étaient enflés (au b. de 3 h.). — Élancements continuels,
semblables à des coups d'aiguille, à l'extérieur, au-dessus de la
fossette du cou (S. H.). — Douleur lancinante dans le goître en
avalant ; quand on n'avale pas la douleur est légère. — Élancements
dans le goître, même en n'avalant pas (Stf). — Raideur du cou
quand on se baisse et quand on tourne la tête (Lhm). — Pression
lente, intermittente, sur le côté droit du cou, comme si l'on pre-
nait la peau entre les doigts ; cette région, en descendant le long
de la veine jugulaire, est douloureuse aussi à l'extérieur quand
on y touche, — Pression douloureuse au-dessus du cartilage thyroïde, augmentée par l'attouchement (immédiat.) (Hbg). — En
chantant, pression douloureuse dans la région du larynx (au b. de
6 h. 1/4) (Htm). — Tension des muscles du cou, surtout du côté
droit, en renversant la tête en arrière (au b. de 3 j.) (Ws). — Sensation dans le goître comme si un être vivant y remuait et y tournait en rond, surtout quand on avale. — Sensation dans le goître
comme s'il s'y opérait un travail et comme si tout son contenu
allait sortir (Stf). — Tension douloureuse au côté gauche du cou,
près de la pomme d'Adam, en tournant la tête du côté droit (au b.
d'1 h. 1/2). — La région du corps thyroïde est comme indurée (au
b. de 4 j.). — Un élancement passager au côté gauche du cou (au
b. d'1 h. 1/4) (Ws). — Vulsion des muscles droits du cou, étant
couché (au b. de 24 h.) (Gtm). — A différents moments, petits
élancements vulsifs à l'extérieur de la région du larynx (Hnl.). —
Grands élancements lents dans les muscles droits du cou, dès
qu'on se réveille ; ils cessent quand on avale et reviennent aussitôt
après (au b. de 23 h.) (Htm). — Fourmillement passager au cou
(au b. d'1 h. 1/2). — Élancements tiraillants à travers le côté
gauche du cou (au b. de 60 h.) (Ws). — Après avoir ouvert largement la bouche et l'avoir ensuite fermée avec force, spasme douloureux dans les muscles du cou, qui tire violemment en bas la

mâchoire inférieure, avec lourdeur dans l'articulation temporo-maxillaire, comme si elle était luxée. — Craquement dans la nuque en se baissant (au b. de 16 h.) (Hnl). — *Sensation douloureuse de raideur au côté gauche de la nuque quand on tourne la tête à droite* (au b. d'1/2 h.). — Douleur pressive, crépitante, qui revient souvent, au côté de la nuque, juste à l'omoplate ; aucun mouvement ne la modifie (au b. de 7 h. 1/2) (Htm).

Vif élancement au sacrum. — Le sacrum et les fesses sont très engourdis (S. H.). — Élancement sourd dans les muscles droits des lombes (au b. de 6 h.) (Gtm). — Douleur sourde à l'articulation sacro-iliaque droite, étant debout (au b. de 27 h.). — Douleur pressive au sacrum seulement en marchant et surtout en s'appuyant sur le pied gauche (au b. d'1/4 d'h.). — Léger déchirement au sacrum, du côté droit au côté gauche et de bas en haut, seulement quand on est assis (au b. de 5 j.) (Hnl). — Sensation de pression qui monte et descend à travers la colonne vertébrale, quand on est assis droit (au b. de 6 h.) (Htm). — Sensation de froid au dos, à la hauteur des dernières côtes (au b. de 3/4 d'h.) (Ws). — Élancement passager, extrêmement douloureux, à l'omoplate droite (au b. de 17 h.) (Hnl). — Douleur sur les omoplates, comme si l'on y enfonçait un corps pointu ; c'est une douleur lancinante continuelle, associée à une douleur d'écorchure (au b. d'1/4 d'h.) (Ws).

Membres supérieurs. — (102-115 et 168-184). — Élancements dans l'articulation du coude, pendant le mouvement. — En pliant le bras, élancement à la pointe du coude, puis déchirement dans l'articulation tant qu'on tient le bras fléchi. — Douleur pressive à l'extrémité du coude gauche (au b. de 3/4 d'h.). — Douleur dans l'avant-bras gauche, comme si les os étaient fortement serrés l'un contre l'autre (au b. d'1 h.). — Douleur tiraillante dans les avant-bras. — (Ardeur dans les bras et les mains.) — Plusieurs élancements dans le poignet droit, pendant le repos (au b. d'1/4 d'h.). — Douleur tensive dans le poignet gauche, pendant le repos et le mouvement (au b. d'1/4 d'h.). — Forte traction dans l'articulation de la main gauche (au b. de 3 j.). — Enflure des mains, on ne peut plier les doigts (chez une femme). — L'articulation médiane du médius gauche est enflée, rouge et raide quand on plie le doigt. — Douleur pressive dans l'articulation postérieure des doigts de la main droite (au b. d'1/4 d'h.) (S. H.).

Tressaillement musculaire autour de l'articulation scapulo-humérale gauche (Gtm). — Ardeur sur l'épaule gauche (au b. de

16 h.) (Hnl). — Petits élancements dans le creux de l'aisselle, étant assis (au b. d'1 h.). — Traction lancinante à travers le bras (au b. d'1/4 d'h.). — Sous l'articulation du coude, au haut de l'avant-bras, douleur en forme de crampe avec glocitation lente, surtout quand on s'appuie sur le bras (au b. de 3 j.). — Pesanteur dans les avant-bras (au b. d'1/2 h.). — Tremblement des avant-bras et des mains (au b. de qq. min.) (Ws). — Vifs élancements térébrants de dedans en dehors dans les muscles internes de l'avant-bras droit (au b. d'1/2 h.) (Lgh). — Douleur tiraillante et pressive au-dessus du poignet droit (au b. de 6 h.) (Htm). — Sensation de brisure dans et derrière les poignets (au b. de 3/4 d'h.). — Pincement tractif de dehors en dedans sur un point du milieu du creux de la main (au b. de qq. min.). — Le bout des index perd la sensibilité, sans pâlir (au b. de 3/4 d'h.). — Élancement continuel et accompagné d'une douleur d'écorchure à l'articulation antérieure du pouce (au b. d'1 h. 1/2) (Ws). — Douleur en forme de crampe dans l'éminence thénar gauche, seulement quand on remue la main, toute la journée (au b. de 6 h.). — *Douleur en forme de crampe dans l'éminence thénar droite, qui dure toute la journée et s'étend aussi dans le pouce quand on remue la main* (au b. d'1, 14 1/2, 25 h.) (Lgh). — Traction douloureuse dans l'articulation postérieure du pouce gauche, qui s'étend jusque dans l'avant-bras (au b. d'1 h. 1/2 (Hnl).

Membres inférieurs. — (116-121 et 185-211). — Douleur pressive d'avant en arrière à la partie interne de la cuisse, au-dessus du genou droit (au b. d'1/4 d'h.). — Forte traction dans le genou gauche; ensuite sueur abondante, la nuit. — Les jambes sont toutes raides. — Déchirement dans le tibia, tout l'après-midi. — Déchirement dans les malléoles, les pieds sont lourds comme du plomb et la pesanteur remonte dans les jambes. — (Après une longue marche, élancements semblables à des coups d'épingle dans les talons, étant assis, pendant 1 heure) (S. H.).

Vulsions rapides d'une partie musculaire à la fesse droite. — Surtout en marchant, élancements tiraillants continuels au haut de la cuisse, juste au-dessous de l'aine gauche (au b. de 2 h. 1/2) (Hnl). — Forts élancements térébrants de dedans en dehors à la partie antérieure de la cuisse droite, près de la hanche (au b. de 8 h.) (Lgh). — A l'extrémité supérieure de la cuisse, à chaque pas, tension comme si un muscle était trop court; elle est accompagnée chaque fois d'un élancement (au b. d'1/4 h.). — Le matin au lit, vifs élancements pulsatifs à travers la cuisse droite, au-dessus du genou (au b. de 22 h.). — Lourdeur dans les articulations des genoux, sensible en marchant (au b. d'1 h.) (Ws). — Douleur lancinante, pressive, au-dessus du genou droit (étant assis, au b. de 4 h.). — En marchant, lassitude dans les genoux, comme s'ils allaient ployer, quoiqu'on soit solide sur ses jambes (au b. de 4 h.). — Au jarret gauche, pression tiraillante par saccades, qui ne survient que lorsqu'on fléchit le genou et qui alterne avec une sensation semblable dans le creux de l'aisselle (au h. de 6 h.) (Htm). — Le soir, étant couché, élancement sourd dans le genou gauche (qui persiste aussi pendant le mouvement), pendant 1/4 d'heure (au b. de 41 h.) (Lgh). — Douleur pressive dans les tendons des muscles fléchisseurs externes du jarret droit, plus forte pendant la marche que lorsqu'on est assis (au b. de 7, 9 h.). — Après une courte sieste, engourdissement d'abord de la jambe droite, puis de la gauche ; quand on essaie de marcher, la jambe gauche se retire spasmodiquement vers la cuisse et, même étant assis, on ne peut la tenir étendue, elle reste rétractée (au b. de 5 j.). — Grande excitation et agitation dans les deux jambes, on est obligé de changer souvent de place (au b. de 16 h. 1/4). — Déchirement tiraillant de l'articulation du pied droit jusque vers le genou (au b. de 8 h. 1/2). — Douleur tiraillante depuis la jambe droite jusque dans la cuisse (au b. d'11 h. 1/2) (Hnl). — Vifs élancements au mollet droit en marchant (au b. d'1 h. 1/2). — En marchant vite, sensation à la partie inférieure du tibia gauche comme si un boulet y était attaché (au b. de 3 j.). — Fourmillement dans la jambe gauche, qui commence pendant la marche et ne cesse pas quand on est assis (au b. de 3 h.) (Ws). — Sensation de déchirement et de pesanteur dans le tibia gauche, juste à la naissance du pied (au b. de 34 h.) (Htm). — Forts élancements saccadés, de dedans en dehors, au talon gauche, étant debout ; ils disparaissent pendant le mouvement (au b. d'1 h.). — Élancements comme des coups d'aiguille, dirigés de bas en haut, dans le talon droit, étant assis (au b. de 6 h.). — Étant debout, fort élancement de dedans en dehors au talon droit (au b. d'1/2 h.). — Douleur pressive au talon droit, qui augmente pendant la marche (au b. d'1 h. 1/2) (Lgh).

Peau. — (122-125 et 212-213 et aux diverses subdivisions indiquées). — A tout moment de la journée, sur un point quelconque du corps, parfois très peu étendu, et souvent pendant une minute seulement, sensation de reptation dans la peau ; ensuite l'endroit devient rouge et chaud, on y sent du rongement et du prurit, comme si une puce courait sur la peau (sans piquer) ; enfin il se forme une vésicule miliaire. Le grattement ne fait pas diminuer le rongement pruriteux qui paraît durer plus longtemps (au b. de 2 h.). — L'éponge détermine sur la peau une éruption pruriteuse et des taches rouges qui démangent. — Quand on gratte un endroit qui démange, le prurit passe à beaucoup d'autres parties du corps. — Surtout quand on se sent froid, il se déclare un rongement pruriteux à la poitrine, à l'épigastre, au dos, sous les bras (quelquefois aussi aux pieds) ; le frottement fait rougir l'endroit et augmente momentanément le rongement, puis il se forme des vésicules qui ne tardent pas à disparaître (chez une femme) (S. H.). — Prurit par tout le corps, comme si l'on allait transpirer ; il excite à se frotter et revient toujours, le matin au réveil (au b. de 48 h.) (Lgh). — Élancements pruriteux continuels, comme des coups d'une aiguille très fine, çà et là sur tout le corps ; ils donnent envie de se frotter, mais cela ne sert à rien (Ws).

Cuir chevelu. — Sensibilité désagréable des téguments de la tête, surtout pendant les mouvements du cuir chevelu (au b. d'1/4 d'h.). — Sensation comme si les cheveux de la tête se hérissaient ou comme si quelqu'un les remuait, plus forte pendant les mouvements du corps (au b. d'1 h.) (Ws). — Ardeur dans le côté droit du cuir chevelu (au b. de 15 h.) (Gtm).

Visage. — Prurit aux paupières (S. H.). — Prurit lancinant au-dessous de l'œil gauche, que le frottement adoucit un peu (au b. de 5 h.) (Ws). — Gonflement rouge de la partie antérieure de l'ourlet du pavillon de l'oreille droite, avec un petit bouton qui suinte pendant 9 heures comme un ulcère ; l'oreille est douloureuse à la pression (au b. de 24 h.). — Eruption sur le bout du nez et les lèvres. — Prurit à la joue gauche (au b. d'1/2 h.). — Prurit lancinant à la joue gauche (au bout de 3/4 d'h.) (S. H.). — Éruption croûteuse jaune au sourcil gauche, qui ne fait mal que lorsqu'on y touche (F. H.).

Tronc. — Prurit lancinant au côté gauche de la poitrine, vers l'aisselle (au b. d'1/4 d'h.). — Plusieurs gros boutons au cou, sous le menton ; ils font mal quand on appuie dessus (au b. de 12 h.) (S. H.). — La nuit, prurit brûlant qui excite à se gratter, surtout au dos ; on ne fait que sommeiller et l'on se retourne sans cesse, avec chaleur par tout le corps, sans soif, surtout vers le matin (Ws).

Membres. — Grosses vésicules à l'avant-bras droit. — Prurit dans l'éminence thénar gauche, que le frottement ne fait pas cesser (au b. de 3/4 d'h.) (S. H.). — Prurit fourmillant continuel dans le creux de l'aisselle gauche étant assis (au b. de 5 h.) (Hnl).

Petit élancement extrêmement sensible dans la peau du côté interne de la cuisse droite (au b. de 54 h.) (Hnl). — Prurit à la cuisse gauche, tout près de l'aine, qui oblige à se frotter (au b. de 2 h. 1/2) (Lgh). — En marchant, prurit fourmillant continuel dans les jarrets, qui oblige à se gratter (au b. de 5 h.) (Hnl). — Le matin, au réveil, prurit voluptueux sur le dos des orteils du pied droit, qui oblige à se gratter (au b. de 24 h.) (Lgh).

STANNUM

Étain ; Zinn (allem.), Tin (angl.), Stagno (ital.), Estano (esp.) (¹).

L'étain réduit en feuilles très minces, tel que le préparent les batteurs d'or,
est l'étain le plus pur et le plus convenable aux usages de l'homœopathie ; on
le dyuamise d'après le procédé que nous avons recommandé pour toutes les
substances sèches.

Les médecins n'ont pas encore fait usage de l'étain dans le traitement des maladies parce qu'ils ne lui supposaient aucune vertu curative. Alston seul a donné la recette d'un remède domestique écossais contre le tænia, qui consiste en un sirop additionné d'étain anglais en poudre ; celui-ci n'est pas pur et contient $\frac{1}{20}$ d'alliage. Ce tænifuge doit être pris à forte dose et suivi d'un purgatif. Depuis on lui a substitué la limaille d'étain. Le tænia n'était pas tué, il était seulement engourdi, de sorte que le purgatif pouvait bien le chasser quelquefois, mais n'y réussissait que rarement. Après un usage prolongé de cette préparation l'helminthe paraît se développer encore davantage dans les intestins et le mal augmente ; aussi les ouvriers en étain sont très souvent atteints du ver solitaire. Ce métal paraît donc exercer une action palliative en faisant cesser les mouvements du ver, qui sont pénibles dans un intestin très sensible, mais son effet consécutif est plus nuisible qu'utile au malade.

Les symptômes suivants, observés chez l'homme sain, montrent quel parti bien plus avantageux l'homœopathe peut tirer des remarquables vertus curatives de l'étain.

Dans les cas où il était indiqué homœopathiquement il a fait disparaître les accidents suivants : Douleur pressive au front. Mal de ventre pendant les règles. Pression et élancements dans l'hypo-

---

1. Hahnemann a publié deux pathogénésies de l'étain, l'une dans le *Traité de matière médicale pure*, t. VI, p. 280, édit. allemande ; t. II, p. 310, édit. française ; l'autre dans le *Traité des maladies chroniques*, V⁰ partie, p. 292, édit. allemande ; t. III, p. 475, édit. française.

condre gauche. Douleur brûlante dans la région du foie. Surexcitation nerveuse. Agitation insupportable.

Concordances. — Suivant Bœnninghausen, le médicament qui se rapproche le plus de l'étain est PULSATILLA ; les autres sont : 1° BELLADONA, BRYONIA, CALCAREA, LYCOPODIUM, PHOSPHORUS, RHUS, SEPIA, SULFUR ; 2° *ars., chin., cocc., ignat., kali. merc., sil.* ; 3° acon., anac. arn., carb. v., caust., cham., con., graph., iod., natr., natr. mu., nux v., op., ac. phos., staph., veratr.

Antidotes. — Suivant Bœnninghausen, l'antidote de l'étain est la pulsatile.

Liste des auteurs. — Franz (Fr.), Gross (Gr.), Gutmann (Gtm), Hartmann (Htm), Haynel (Hnl), Hermann (Hrm), Langhammer (Lgh), Stahl (Stl), Wislicenus (Ws).

SYMPTOMATOLOGIE

Symptômes généraux. — (169-177 et 393-410 *m. m.*, 575-598 *m. c.*). — Lourdeur dans tous les membres, lassitude de la poitrine et alternativement beaucoup d'anxiété. — Douleur contusive dans les membres et surtout au-dessus du sacrum. — Vive ardeur aux pieds et aux mains. — Par l'effet de la peur, paralysie du bras et de la jambe gauches, qui se dissipe la nuit. — Après avoir marché au grand air, chaleur interne surtout dans la poitrine et le ventre, sans soif. — Lassitude par tout le corps, surtout après avoir monté un escalier, pendant 7 jours. — Grande lassitude dans la journée ; on est obligé de se coucher, mais on ne peut dormir ; dès qu'on s'assoupit on est pris de vertige et de stupeur, pendant une demi-heure. — Accablement et somnolence qui empêchent de rien faire (S. H.).

Pincement lancinant en divers points du corps, alternativement. — Élancements brûlants, pruriteux par tout le corps, surtout au tronc et le matin au lit, pendant quelques jours (Gr.). — Pesanteur et pression tantôt dans un os, tantôt dans l'autre (Htm). — Petits élancements comme des coups d'aiguille dans tout le côté gauche du corps, le lendemain dans le côté droit seulement (Hnl). — Beaucoup de douleurs, surtout celles qui sont pressives et tiraillantes, commencent doucement, augmentent lentement et s'apaisent aussi avec lenteur. — Les accidents semblent disparaître pendant la marche et reviennent dès qu'on est en repos ; la lassitude seule est plus prononcée pendant la marche (Gr.). — L'étain détermine le marasme et la phtisie (Stl) (1). — *Prostration extrême de l'esprit et du corps;* on ne s'arrête longtemps à aucun travail, une irrésistible envie de dormir oblige à se coucher et l'on tombe dans un sommeil dont on se réveille souvent au milieu de rêves indifférents (Hrm). — Faiblesse comme si les jambes étaient brisées. — Énorme accablement, on veut toujours être assis ou couché et, en s'asseyant, on se laisse tomber sur sa chaise parce qu'on n'a pas la force de se poser doucement. — Grande lassitude avec envie continuelle de s'asseoir; on la sent surtout en marchant lentement, de sorte qu'on hâte le pas involontairement. — On sent moins la faiblesse en marchant vite, mais on la sent d'autant plus après. — Tremblement et défaut de soutien dans tout le corps et les membres; cependant la main tremble plus quand elle est simplement posée qu'en tenant fermement un objet. — Après avoir descendu un escalier, lassitude telle qu'on peut à peine respirer; en le montant on ne sent rien (chez une femme) (Gr.). — (Véritable épilepsie) (*Meyer Abraham*) (2).

SOMMEIL. — (178-188 et 410-431 *m. m.*, 599-631 *m. c.*). — Pandiculations et bâillements (au b. de qq. min.). — En marchant au grand air, beaucoup de bâillements avec de l'oppression comme si l'on avait un cordon autour de la poitrine. — Quelque envie qu'on ait de bâiller, on ne peut la satisfaire, même en ouvrant la bouche autant que possible. — Envie de dormir après une marche au grand air; c'est surtout la musique qui la fait naître et, dès qu'on ferme les yeux, on a un rêve très lucide (chez une femme). — Assoupissement, le soir, gêné par une agitation continuelle dans les jambes. — A 1 h. du matin, après le réveil, agitation par tout le corps avec fouillement dans les tibias. — Sommeil profond

1. Lorsqu'on compare cette observation de Stahl avec les effets de l'étain sur le larynx, les poumons et la santé générale, on comprend comment certaines phtisies pulmonaires ulcéreuses ont pu être guéries homœopathiquement à l'aide de ce métal. On en trouve des exemples dans Mulratus, Fr. Hoffmann, Thierry, Ettmüller et R. A. Vogel, sans compter mes observations personnelles en faveur des vertus curatives de ce médicament dans les maladies de ce genre.

2. Chez un enfant de 7 ans, qui était sujet aux convulsions le matin à jeun l'étain fut pris mélangé avec de la poudre de jalap. Si cet effet doit être attribué en propre à l'étain, on comprend comment Monro et Fothergill ont guéri des affections semblables avec ce métal et comment Quincy a pu dire : « Il n'y a pas de plus puissant antiépileptique que l'étain. »

pendant plusieurs nuits. — (On parle en dormant et discute sur l'inutilité d'un traitement externe contre un mal intérieur, comme dans l'état de somnambulisme). — En dormant on se plaint, on pleure, on mord et manifeste de la frayeur (chez un enfant). — Rêves inquiétants, très vifs, le matin. — On entend en rêve une forte détonation. — Le matin au réveil, chaleur et douleur dans la tête (S. H.).

Bâillements fréquents comme si l'on n'avait pas assez dormi. — Fréquents sursauts de frayeur, la nuit au lit. — Réveil fréquent, la nuit, comme si l'on avait assez dormi (Lgh). — Envie de dormir et propension aux bâillements; on ne peut tenir les yeux ouverts (Hrm). — Rêves inquiétants de querelles et de coups (Gtm). — Rêves inquiétants d'affaires manquées, roulant deux nuits de suite sur le même sujet (Fr.). — Rêves confus, dont on ne se souvient pas. — Rêves vifs, confus, dans lesquels beaucoup de choses vont de travers et l'on parle quelquefois tout haut; on se retourne dans son lit, se réveille souvent et chaque fois on se retrouve assis sur son lit (chez une femme). — Rêves vifs, confus, dont on ne se souvient qu'à moitié (Gr.). — Rêves d'incendie (Hnl). — Rêve vif, plein de cruautés (au b. de 2 n.). — Rêves lascifs avec pollution, sans érection. — Érections nocturnes sans rêves lascifs (Lgh). — Rêves lascifs avec érections, sans pollution (Gtm). — Rêves agréables, dont l'influence exhilarante persiste après le sommeil (chez une femme). — La nuit on se réveille couché sur le dos, la jambe droite étendue, la gauche fléchie et à demi-découverte. — La nuit, après le réveil, coups tiraillants, onduleux, profonds, dans la main; ils semblent siéger dans les nerfs et feraient presque crier. — On s'endort de bonne heure, le soir après s'être couché, et l'on se réveille tard le matin (effet curatif) (Gr.). — Étourdissement, le matin en s'éveillant d'un long sommeil, comme si l'on n'avait pas assez dormi (Gtm). — Le matin, quand on se lève, douleur contusive dans le dos et les jambes; on est extrêmement las, comme si on n'avait pas assez dormi et que le corps ne fût pas assez reposé; cela se passe un peu au bout de quelques heures (chez une femme). — Au sortir du lit, en s'habillant, on est pris d'une faiblesse telle qu'on peut à peine respirer (chez une femme) (Gr.).

S ${}$ YMPTOMES FÉBRILES. — (189-197 et 432-439 *m. m.*, 632-648 *m. c.*). — Frisson seulement dans le bras gauche, qui a en même temps des tressaillements. — Frisson, le soir, seulement dans le pied gauche, jusqu'à la moitié de la cuisse. — Frisson avec froid aux mains et engourdissement des doigts, dont le bout est insensible, plusieurs jours de suite à 10 heures du matin. — Légère sensation de froid, frisson modéré avec chair de poule et claquement de dents continuel ; sorte de convulsion des muscles masticateurs (S. H.). — *Frissonnement de tout le corps* pendant une demi-heure. — Frissonnements passagers, surtout le long du dos (Hrm).

Grande chaleur dans la tête avec front brûlant, rougeur de la face et chaleur générale mais modérée, plus forte le soir, avec beaucoup de soif, 5 soirs de suite (au b. de 5 j.) (S. H.). — Sensation de chaleur, surtout à l'intérieur. — Sensation de chaleur par tout le corps, surtout aux cuisses et au dos. — Forte chaleur par tout le corps, surtout à la poitrine et au dos, avec sensation comme si une chaleur brûlante coulait sur le corps, sans chaleur perceptible à l'extérieur (Htm). — Chaleur anxieuse, par moments, comme si l'on allait transpirer. — Chaleur anxieuse et sueur au moindre mouvement (Gr.). — Sueur chaude par tout le corps et épuisement complet au moindre mouvement (Hrm).

Forte sueur nocturne, 2 nuits de suite (au b. de 48 h.). — Forte sueur tous les jours, après 4 heures du matin. — Sueur matutinale, surtout au cou, à la nuque et au front. — Chaleur et sueur sur tout le corps, l'après-midi (de 4 à 5 heures) et frissonnement ensuite ; pendant et après la chaleur, soif qui revient plusieurs jours de suite à la même heure (S. H.).

Moral. — 198-204 et 440-456 *m. m.*, 1-25 *m. c.*). — Disposition à la tristesse, à l'hypocondrie. — Anxiété indescriptible et mélancolie, pendant plusieurs jours. — Misanthropie. — Aversion pour la conversation. — Rien ne plaît, cependant on n'est pas morose. — Découragement. — Irritation avec chaleur à la face ; on entreprend toutes sortes de choses, mais n'en termine aucune. — Agitation et distraction, aucune persévérance dans le travail (immédiat.). — Mécontentement. — Défaut de mémoire, le matin au réveil (S. H.).

Agitation, on ne peut rester longtemps nulle part. — On n'est apte à aucun travail ni capable de penser (Hrm). — Activité sans résultat ; il semble que si l'on s'arrête à réfléchir à son travail on ne pourra le terminer à temps ; l'abondance des idées empêche de rien terminer (Gr.). — Mauvaise humeur, rien ne va à son gré. — Concentration en soi-même, on se préoccupe de l'avenir (Lgh). — Lourdeur d'esprit, indifférence aux choses extérieures, inapplication avec pâleur de la face et trouble de la vue (Gtm). — Mauvaise humeur qui se calme au grand air, toute la journée (Fr.). — *Morosité taciturne, on répond à regret et par monosyllabes*, se fâche et s'emporte facilement (Hrm). — Morosité avec grand malaise de tout le corps (Gtm). — Mauvaise humeur et sensibilité passagère (les 3 prem. j.). — Emportement et propension aux accès de colère (le 4e j.). — Colère violente, mais qui dure peu (Gr.). — Taciturnité avec bonne humeur (au b. de 14 h.). — On est loquace et sociable (Lgh). — Gaieté excessive (effet alternatif) (Gtm).

Symptômes locaux. — TÊTE. — (1-21 et 1-55 *m. m.*, 26-95 *m. c.*). — Embarras et stupeur dans la tête comme si l'on allait avoir un coryza, qui cependant ne se déclare pas; en même temps éternuements. — Lourdeur et embarras de la tête, plus forts le soir. — *Lourdeur de tête, pendant le repos et le mouvement, le soir, durant 2 heures* (au b. de 9 h.). — Mal de tête, surtout le matin, avec anorexie, nausées et mauvaise humeur. — Pression dans le front. — *Douleur pressive aux tempes, toute la journée.* — Compression aux tempes et à l'occiput. — Douleur comme si le cerveau était distendu. — Céphalalgie spasmodique, comme si la tête était serrée par un lien. — Douleur comme d'écrasement au front. — Douleur térébrante dans la tempe gauche, toute la journée. — Douleur lancinante dans le front, même pendant le repos, durant plusieurs jours; quand on se baisse il semble que tout va sortir par le front. — Élancement pulsatif dans la tempe, avec chaleur à la tête, froid au corps et faiblesse telle de la tête qu'on en perd presque l'intelligence; en même temps assoupissement et perte de connaissance. — *Douleur pulsative* dans les tempes. — Chaleur au front, sensible même à l'extérieur. — Douleur brûlante dans la moitié du devant de la tête et aussi dans le nez et les yeux, avec chaleur extérieure de ces régions; elle est la même pendant le repos que pendant le mouvement et oblige à se coucher; en même temps nausées et engouement comme si l'on allait vomir, depuis le matin jusqu'au soir. — Bourdonnement dans la tête, les bruits du dehors y retentissent. — Sorte de lassitude dans la tête et sommeil. — Douleur d'ulcération à l'intérieur de la tête (S. H.).

Engourdissement de toute la tête. — Vertige comme si le cerveau tournait sur lui-même; on perd la faculté de penser, ne peut plus lire et s'assied presque sans connaissance (Hrm). — Vertige stupéfiant, seulement en marchant au grand air; on chancelle et menace de tomber (Lgh). — Vertige étant assis, il semble qu'on va tomber (Gtm). — Accès subit de vertige en s'asseyant. — Vertige comme si tous les objets étaient trop éloignés (Ws). — Pression de dedans en dehors dans le côté gauche de l'occiput (Hnl). — Lourdeur pressive avec sentiment de vacuité dans la moitié gauche du cerveau (Htm). — Douleur pressive de dedans en dehors au côté droit de la tête. — Douleur pressive de dedans en dehors à la tempe droite, presque à l'extérieur. — Pression depuis le milieu du front jusqu'au milieu du cerveau. — Pression à la tempe droite quand on est couché dessus ; elle cesse quand on se redresse (Gtm). — Pression dans la tempe droite, qui commence faiblement, va en augmentant et diminue peu à peu ; il semble que le front est comprimé (¹). — Pression dans le front, la tempe et le vertex, soulagée par une pression extérieure. — Pression dans le front, aggravée par la flexion de la tête en arrière, soulagée par l'application de la main. — Pression vive, subite, au vertex, avec sensation comme si les cheveux remuaient. — Pression de dedans en dehors au front, avec envie de dormir; l'application de la main soulage. — Pression de dedans en dehors aux bosses frontales (Gr.). — Pression sourde de dedans en dehors au front. — Pression étourdissante à travers toute la tête (Hrm). — Douleur pressive et stupéfiante dans le cerveau, juste au-dessus des sourcils, pendant le repos et le mouvement (Lgh). — Pression douloureuse du cerveau contre le vertex et l'occiput le soir; elle persiste encore après qu'on s'est couché (Hnl). — Compression à l'occiput, au-dessous du vertex (Fr.). — Compression soudaine sur tout le haut de la tête ; elle augmente et diminue faiblement. — La tête est souvent comme serrée dans un étau, avec coups lents ou pression tiraillante çà et là, de temps en temps. — Secousse pressive, soudaine dans le côté gauche du front et dans la tempe, au point de crier (Gr.). — Douleur constrictive au côté droit de l'occiput (Gtm). — Violentes secousses à travers le devant de la tête, alternant avec une pression sourde. — Douleur pressive, térébrante, dans la tempe droite, soulagée par la pression de la main. — Douleur pressive, térébrante, stupéfiante, dans la moitié gauche du cerveau, à la surface. — Douleur térébrante dans l'os occipital, avec pesanteur douloureuse

---

1. Après avoir trituré 5 grains d'une feuille d'étain pur avec 100 grains de sucre de lait, deux personnes prirent une partie du mélange 4 jours de suite, en ayant soin d'augmenter la dose chaque jour ; à la fin de l'expérience l'homme avait pris en tout 3 grains et la femme 2.

(Htm). — Tiraillement à travers le front et le vertex, avec sensation de pression. — Pression tiraillante allant de l'os pariétal droit vers l'orbite. — Pression tiraillante sur le bord supérieur de l'orbite gauche (1). — Tiraillement pressif, stupéfiant, dans une tempe et une moitié du front. — Long élancement sourd sur la bosse frontale gauche. — Sensation douloureuse en secouant la tête, comme si le cerveau y était mobile et frappait les parois du crâne. — Élancements sourds, rapides, au côté droit du vertex (Gr). — Déchirements à gauche, dans le pariétal et le front. — Pression déchirante dans la moitié droite de la tête. — Déchirement pressif dans le front, dans le côté gauche du vertex, dans le côté gauche de l'occiput (Hrm). — Déchirement pressif à travers le côté droit de la tête (Ws). — Déchirement pressif dans la moitié droite du front, par accès, plus fort quand on se baisse. — Déchirement pressif dans le côté gauche de l'occiput (Htm). — Déchirement tiraillant, saccadé, superficiel, au-dessus du sourcil gauche. — Mal de tête lancinant, surtout au côté gauche du front, avec coryza fluent (Lgh). — Petits élancements au milieu du front. — Élancement brûlant au vertex (Fr.).

YEUX. — (23-34 et 65-82 *m. m.*, 96-124 *m. c.*). — Douleur aux yeux comme si on les avait frottés avec une étoffe de laine, qui diminue quand on remue les paupières. — Pression dans les yeux. — Ardeur dans les yeux. — Agglutination des paupières, la nuit, et faiblesse des yeux dans la journée. — Abcès de l'angle interne de l'œil gauche, comme si l'on avait une fistule lacrymale. — Contraction des paupières avec rougeur du blanc de l'œil et sensation brûlante (au b. de 5 j.). — Tressaillement de l'œil gauche, pendant une semaine. — Convulsion des yeux. — Les yeux sont hors de la tête et douloureux comme si l'on avait pleuré. — Yeux troubles. — A la lumière artificielle on voit un arc-en-ciel (S. H.).

Pression dans l'œil gauche comme si l'on avait un orgelet à la paupière (Fr). — Pression comme par un orgelet dans l'angle in-interne de l'œil gauche, avec larmoiement. — Douleur pressive dans l'angle interne de l'œil droit (Hrm). — Pression dans les deux paupières supérieures. — Sensation comme si l'on avait un corps dur sous la paupière de l'œil droit. — Élancement tensif dans le globe oculaire gauche, surtout quand on le remue. — Élance-

---

1. La pression tiraillante ou le tiraillement pressif paraît être la principale forme de douleur de tête que provoque l'étain.

ment brûlant à l'œil droit, dans la direction de l'angle externe. — Ardeur légèrement lancinante dans le coin de l'œil gauche. — Douleur brûlante dans la paupière inférieure gauche. — Prurit dans le globe oculaire gauche, que le frottement fait un peu cesser (Gtm). — Coups subits au bord supérieur et à d'autres parties de l'orbite droit, avec engourdissement douloureux de la tête. — Coups sourds, rapides, au côté externe du bord supérieur de l'orbite gauche (Gr.). — Petits élancements violents et brûlants dans les paupières de l'œil droit, surtout près de l'angle externe (Htm). — Cuisson dans les yeux comme si on les avait frottés avec une étoffe de laine (Fr.). — Tressaillement à l'angle interne de l'œil droit (Hnl). — Yeux ternes, troubles, abattus (au b. de 2 j.) (Hrm). — Pupilles d'abord resserrées, ensuite dilatées (Lgh).

Oreilles. — (35-39 et 88-98 *m. m.*, 125-140 *m. c.*). — Pression à la surface de l'apophyse mastoïde. — Douleur térébrante dans l'oreille droite, avec froid aux pieds. — Cri dans l'oreille en se mouchant (S. H.).

Douleur tiraillante dans l'oreille externe. — Tiraillement fréquent dans l'oreille gauche (Gr.). — Déchirement dans le conduit auditif droit (Hrm). — Tiraillement dans toute l'oreille droite, intérieurement et extérieurement, plus douloureux pendant les mouvéments de la mâchoire inférieure. — Douleur de crampe dans toute l'oreille droite, pendant 8 heures. — Élancement tiraillant à la partie supérieure du pavillon de l'oreille gauche (Gtm). — Déchirement pinçant à travers le cartilage du lobule de l'oreille gauche, parfois avec sensation comme si un air frais soufflait dessus (au b. de 4 h.) (Ws). — Tintement dans l'oreille gauche (Lgh). — Bruissement dans l'oreille comme si le sang y affluait. — Grincement comme celui d'une porte devant et dans l'oreille gauche, le soir (Fr). — Sensation d'obstruction de l'oreille gauche avec dureté de l'ouïe, qui diminue quand on se mouche, le matin après le lever, pendant 4 jours (Hnl).

Nez. — (40, 99-100, 119-120 et 217-219 *m. m.*, 141-143 et 346-349 *m. c.*) — Fort saignement de nez, dès le matin, au réveil (S. H.). — Sensation de pesanteur et d'obturation dans le haut des fosses nasales (Hrm). — Saignement de nez, le matin, dès qu'on sort du lit (Hnl).

La narine gauche est bouchée, enflée, rouge et douloureuse au toucher. — Violent coryza (au b. de 4 j.) (S. H.). — Fréquents éternuements sans coryza (Lgh). — Fort enchifrènement, l'air ne passe que par la narine droite ; le nez redevient libre le 4ᵉ jour à midi (Gr.).

VISAGE. — (41-46, 56-64 et 83-87 *m. m.*, 144-163 *m. c.*). — Élancements brûlants pruriteux, sur les os malaires. — Douleur et enflure de la mâchoire supérieure ; les joues sont rouges et l'on y sent des élancements. — Enflure douloureuse de la joue gauche avec ulcération à la gencive ; les douleurs empêchent de dormir (chez une femme). — Douleur déchirante et lancinante sur un petit point de la lèvre inférieure. — Engorgement douloureux des ganglions sous-maxillaires (au b. de 8 h.) (S. H.).

Face pâle et abattue, traits maladifs et tirés (Hrm). — Bouffées de chaleur à la face, sensibles à l'intérieur et à l'extérieur. — Douleur constrictive dans les os de la face et les dents du côté droit (Gr.). — Pression en forme de crampe dans les muscles de la joue gauche (Ws). — Douleur stupéfiante à la face, surtout au front (Lgh). — Constriction et pression en dedans, sous la joue gauche (Fr.). — Pression tiraillante, saccadée dans les os du côté droit de la face, surtout dans l'os malaire et l'orbite. — Déchirement qui descend depuis l'os malaire jusqu'à la mâchoire inférieure, près du coin de la bouche (Gr.). — Rongement pressif au côté gauche de la face, surtout à l'os malaire (Ws). — Douleur brûlante dans la joue droite, au-dessous de l'œil (Gtm). — Douleur crampoïde brûlante dans la joue gauche, le soir, et bientôt après fluxion à la joue, qui cause, seulement pendant les mouvements des muscles de la face, une douleur pressive et incisive, comme s'il y avait un éclat de verre entre la joue et les dents (Fr.). — Larges élancements incisifs au menton, en avant (Ws).

APPAREIL DIGESTIF. — (47-104 et 140-208 *m. m.*, 164-322 *m. c.*).

A. *Bouche.* — Les dents semblent trop longues. — Douleur vulsive dans toutes les dents peu de temps après avoir mangé (froid ou chaud), en même temps chaleur à la face ; on ne va mieux qu'au grand air. — Branlement des dents. — Mucus visqueux dans la bouche. — Le matin au réveil, une salive aigrelette coule de la bouche. — Il devient fatigant de parler (S. H.).

Afflux de salive à la bouche (Fr). — Langue chargée de mucus jaunâtre (au b. de 5 j.) (Gtm). — On a de la peine à parler, on n'en a pas la force (Gr.).

B. *Pharynx et œsophage.* — Mal dans la gorge, comme si elle était enflée, avec sensation de sécheresse et douleur tensive et tiraillante. — Douleur dans la gorge comme si elle enflait, avec sensation d'excoriation, sans rapport avec la déglutition ; quand on a craché avec efforts beaucoup de mucosités, la voix devient plus haute que d'habitude. — Grattement dans la gorge, le soir. — Grattement dans la gorge, le matin. — Beaucoup de mucosités dans la gorge. — Le soir, excitation à faire des efforts d'expectoration suivie d'une forte douleur d'excoriation dans la gorge (S. H.).

Douleur incisive comme un coup de couteau dans la gorge, en avalant. — Élancements dans la gorge, en dehors de la déglutition. — Sensation de sécheresse et élancements dans la gorge, à l'amygdale droite ; cela excite à tousser et cesse un peu sous l'influence de la toux et de la déglutition (Fr.). — Grattement à la fossette du cou, intérieurement (Gr.).

C. *Estomac, troubles fonctionnels.* — Goût aigre et amer dans la bouche (au b. d'1-3 j.). — On trouve un goût amer à tous les aliments (solides ou liquides) à l'exception de l'eau ; pas d'amertume quand on ne mange pas. — Un goût douceâtre monte à la gorge (chez une femme). — On trouve à la bière un goût aigre et amer. — Le tabac qu'on fume a un goût âcre et sec. — Mauvaise odeur de la bouche. — Fétidité venant de la gorge. — Un nourrisson renonce au sein de sa mère, qui a pris de l'étain, et ne veut plus téter. — Hoquet de temps en temps. — Renvois amers, souvent, après avoir mangé. — Nausées et dégoût, plusieurs fois, avec plénitude au creux de l'estomac. — Nausées après avoir mangé. — Engouement portant à vomir, le soir ; ensuite goût d'abord aigre, puis amer, dans la bouche (le 1er j.). — Engouement portant à vomir avec fortes nausées et sensation de malaise et d'amertume dans l'estomac (le 1er, 3e j.). — Nausées et vomissement amer, bilieux, après avoir pris un peu de soupe. — Vomissement aigre. — Vomissements d'aliments non digérés, après de violents efforts (au b. de 2 h.). (S. H.)..

Goût pâteux dans la bouche. — La bière a un goût herbacé. — Défaut d'appétit, mais on trouve aux aliments leur goût naturel (Gtm). — Défaut d'appétit avec vacuité de l'estomac, un matin seulement. — Grand appétit et faim, on ne peut se rassasier (Gr.). — *Accroissement de l'appétit et de la faim.* — Accroissement de la soif (Hrm). — Quand la bouchée est arrivée près du cardia, il se produit un sourd gargouillement dans le ventre (Gr.). — Hoquet peu de temps après avoir mangé, en fumant comme d'habitude (Fr.). — Hoquet fréquent. — Fréquentes éructations (Lgh). —

Eructations avec goût fade et beaucoup de salive dans la bouche (Fr.). — Rapports aigres, suivis de grattement au pharynx, en marchant au grand air (Gtm). — Dès le matin, rapports ayant d'abord le goût d'œufs pourris, puis insipides (Gr.). — Nausées et amertume dans la bouche (Fr.). — Nausées et étranglement au pharynx. — Nausées comme si l'on allait vomir ; elles se font sentir dans la gorge et le pharynx (Gr.). — Vomissement de sang (*Geisschläger*). — Le vomissement de sang a été arrêté comme par enchantement au moyen de l'étain (*Alston*).

Estomac, troubles locaux. — Pression à l'estomac, dans la matinée. — Pression dans l'estomac et malaise après avoir pris un peu de soupe. — Violente pression à l'estomac. — Douleur incisive autour de l'estomac. — Étreinte spasmodique dans l'estomac et autour du nombril, avec nausées continuelles et sensation anxieuse qui monte vers le creux de l'estomac (S. H.).

Pression à l'estomac (*Geisschläger*). — *Pression* au creux de l'estomac, qui, lorsqu'on y touche, fait mal comme s'il était à vif intérieurement. — Sensation au creux de l'estomac comme si ce viscère était malade. — Sensation de gonflement sous la peau de la région épigastrique, avec pincements dans le ventre en marchant (Fr.). — Étant couché, pression anxieuse au creux de l'estomac, comme si l'on allait avoir une hématémèse, pendant quelques heures ; elle cesse quand on appuie dessus. — Pression tensive au creux de l'estomac (Gtm). — Pression sourde, dure, à gauche, près du creux de l'estomac, juste au-dessous des derniers cartilages costaux ; la pression de la main soulage un peu. — Petit élancement prolongé au cartilage xyphoïde, peu de temps après avoir mangé. — Plénitude et ballonnement de l'estomac, quoi qu'on ait faim (Gr.). — L'étain donne des douleurs dans l'estomac et les intestins (Stl).

D. *Abdomen, troubles fonctionnels.* — Déplacement de vents. — *Ténesme rectal.* — Envie fréquente d'aller à la selle, mais il sort peu de matières et parfois seulement des mucosités. — Selles peu abondantes. — Constipation pendant quelque temps, chez une mère et son nourrisson. — Selle sèche, marronnée. — Selle accompagnée de mucosités vermiformes. — Petite selle verdâtre. — Après la selle, douleur brûlante dans la région hépatique. — Après la selle, pression sourde dans le rectum. — Après la selle, évacuation de mucosités (S. H.).

Borborygmes bruyants chaque fois qu'on a mangé, seulement

quand on est couché (Gtm). — Beaucoup de borborygmes dans le ventre. — Gargouillements dans le ventre (Gr.). — Gargouillements dans le ventre, comme s'il était vide, en étendant le corps. — Mouvements fourmillants dans le côté droit du ventre, comme à la suite d'une purgation (Lgh). — Borborygmes dans l'hypogastre (Hrm). — Accumulation fréquente de flatuosités dans le ventre (Fr.). — Absence de selles pendant 25 heures (Hnl.). — Selle 6 heures de plus que d'habitude (Gtm). — Fréquentes envies d'aller à la selle. — Ténesme fréquent. — Envie subite d'aller à la selle, avec évacuation d'abord naturelle, puis en bouillie, enfin liquide; en même temps frisson de haut en bas à travers le corps et tiraillements du sacrum dans les cuisses; quand on veut se lever, il semble toujours qu'on ne le pourra pas (Gr.). — Envie fréquente d'aller à la selle, l'évacuation est d'ailleurs naturelle (Hrm). — Peu de temps après une garde-robe, nouveau besoin (Fr.). — Selle sèche, épaisse, avec vives douleurs incisives (Hnl). — Évacuation d'une selle dure, avec beaucoup d'efforts (Lgh). — Évacuation difficile d'une selle ferme, mais non dure; il semble que les intestins n'ont pas la force de la pousser (au b. de 24 h.) (Ws). — Selle ferme (Fr.). — Selle molle le matin, liquide dans l'après-midi (Gtm). — Envie fréquente et continuelle, comme dans la diarrhée, le soir, avec pincements et gargouillements douloureux dans le ventre comme à la suite d'un refroidissement; en même temps coups dans le côté gauche, semblables aux mouvements du fœtus dans l'utérus, avec ballonnement du ventre; ensuite selle liquide après laquelle le besoin persiste, et mal de ventre continuel jusqu'à ce qu'on se mette au lit (Gr.). — Aussitôt après la selle, sensation d'excoriation à l'anus et petits élancements (Ws).

Abdomen, troubles locaux. — (Spasmes hystériques et hypocondriaques à la région du diaphragme et au bas-ventre). — Mal de ventre par accès fréquents. — Douleur dans le ventre, jusqu'à l'estomac et aux deux côtés, sous les côtes, en appuyant la main sur la région ombilicale. — Pression à la région hépatique. — Plénitude dans le ventre après avoir mangé. — Gonflement douloureux du ventre, avec sensibilité à la pression. — Ballonnement du ventre. — Douleur spasmodique au-dessus et au-dessous du nombril; quand on est couché sur une table, la douleur cesse bientôt, sans émission de vents. — Tranchées pinçantes dans la région ombilicale, presque toute la journée. — *Fouillement dans le ventre* avant chaque selle. — Douleur d'excoriation dans le ventre. —

Élancements dans le côté droit du ventre, suivis de tiraillements
dans l'épaule droite ; on est obligé de se coucher et l'on a de la
sueur à la face et aux bras, ensuite un frisson parcourt le corps
(chez une femme). — Plusieurs élancements successifs, violents,
dans le côté droit du ventre, surtout en toussant et en respirant. —
Douleur brûlante dans le ventre. — Ardeur dans le bas-ventre. —
Douleur contusive dans le côté gauche, sous les côtes. — Pression
dans les ganglions inguinaux, qui sont un peu gonflés (S. H.).

Pression brûlante dans le côté droit du ventre. — Ardeur momen-
tanée au-dessous du diaphragme. — Pression au foie (Fr.). — Tranchées dans l'hypocondre droit, plus fortes quand on est assis, le
corps plié en deux (Ws). — Douleur pressive, crampoïde, dans
l'hypocondre gauche, tantôt plus, tantôt moins forte (Htm). —
D'abord une simple douleur dans les deux hypocondres, puis des
coups sourds du côté gauche au côté droit, qui paraissent plus
forts quand on appuie sur ce dernier. — Constriction douloureuse,
subite, dans les deux côtés, sous les vraies côtes (Gr.). — Pression
çà et là dans le bas-ventre avec envie d'aller à la selle. — Pression
tiraillante çà et là dans le ventre (Hrm). — Pression sourde et
lente, à droite, près du nombril. — Pincement entre l'épigastre et
le nombril, comme si l'on pinçait les muscles. — Pincement à la
région ombilicale, comme par un refroidissement (Gr.). — Douleur
tensive dans le ventre, dans la direction du sacrum, surtout quand
on se baisse (Gtm). — Douleur pinçante juste au-dessus de l'os
iliaque, comme si un tendon s'était rompu, quand on se baisse
(Htm). — Pincements dans le ventre, parfois avec borborygmes,
comme si l'on allait avoir la diarrhée. — Le ventre est douloureux
au toucher, comme s'il y avait une plaie à l'intérieur ; en même
temps on a l'haleine courte (Fr.). — Mouvements pinçants dans le
ventre, comme si des vents s'y déplaçaient (Lgh). — Pincements
et pression dans le ventre, surtout à la région ombilicale, avec
envie d'aller à la selle. — Tranchées, comme des coups de couteau,
en travers du bas-ventre (Hrm). — Tranchées tiraillantes dans le
bas-ventre, tout près de l'os iliaque droit (Htm). — Fouillement
douloureux dans le ventre, au-dessus de la région ombilicale ;
quand on appuie dessus, douleur comme si l'on touchait un endroit
à vif. — *Sensation d'excoriation* dans tout le ventre, plus forte
quand on y touche. — Pendant l'inspiration, élancement subit
comme un coup de couteau du côté gauche au côté droit du ventre ;
il cause un sursaut de frayeur (Gr.). — Élancement térébrant dans

le côté gauche du haut du ventre, en marchant. — Douleur picotante dans le bas-ventre (Gtm). — Petits élancements à la symphyse pubienne, à gauche. — Douleur déchirante dans les muscles abdominaux droits, au-dessus de l'épine iliaque (Fr.). — Grand sentiment de vacuité dans le ventre (sans faim); on trouve le manger bon, on mange beaucoup et se sent mieux après ; en même temps faiblesse générale (Gr.). — *Sentiment de vacuité dans le ventre* après avoir mangé (Hrm). — Léger pincement dans l'aine gauche (Ws). — Élancement dans l'aine droite comme si l'on s'était donné un coup de fouet, en se baissant ; la douleur cesse quand on se redresse (Lgh). — Sensation dans l'aine gauche comme s'il allait y avoir une hernie (Fr.).

Rectum et anus. — Ardeur à l'anus, en dehors de la défécation et aussitôt après avoir été à la selle. — Douleur rongeante autour de l'anus en marchant et en restant assis (S. H.). — Douleur pressive au rectum. — Élancement pruriteux au rectum. — Prurit continuel autour de l'anus (Gtm). — A gauche de l'anus, bouton qui ressemble à une hémorroïde et qui cause une douleur d'excoration quand on y touche (Gr.).

Organes génito-urinaires de l'homme. — (105-113 et 209-214 *m. m.*, 323-338 *m. c.*). — Rétention d'urine. — Envie d'uriner comme si la vessie était pleine ; l'urine est peu abondante et fétide, mais ne cause pas de douleurs. — Ardeur à la partie antérieure de l'urèthre, surtout en urinant ; on a envie à chaque instant et l'on urine beaucoup. — Vésicule au bord du méat urinaire. — Excoriation au bout de l'urèthre (S. H.). — Envie fréquente d'uriner, qui oblige même à se lever la nuit, pendant 3 jours : ensuite on urine plus rarement et moins copieusement qu'à l'état normal (Lgh). — Après la miction, pression douloureuse au col de la vessie et le long de l'urèthre ; il semble toujours que l'on a encore de l'urine à évacuer et, s'il sort quelques gouttes, la pression augmente encore (Htm).

Secousses dans la verge, jusqu'à la racine, presque comme si l'on allait éjaculer du sperme. — Ardeur dans les organes génitaux internes, comme une violente excitation à éjaculer du sperme (au b. de 24 h.). — Absence d'appétit vénérien et impuissance, qu'aucune excitation ne modifie (effet consécutif?). — Sensation voluptueuse insupportable dans les organes génitaux et dans tout le corps, jusqu'à l'éjaculation (au b. de 40 h.). — Érection immédiatement, mais on n'en a plus aucune les jours suivants (S. H.). — Douleur

brûlante dans le gland et envie d'uriner aussitôt après. — Elancement brûlant dans le gland. — Sensation picotante comme par des
aiguilles dans le gland (Gtm). — *Pollutions* sans rêves lascifs
(Lgh, Gtm.).

Organes génitaux de la femme. — (114-118 et 215-216 *m. m.*,
339-345 *m. c.*). — Prolapsus du vagin, qui gêne beaucoup pendant
une selle dure. — Une semaine avant les règles, grande anxiété et
mélancolie qui cessent à l'apparition du sang. — Avant les règles,
douleur à l'os malaire quand on y touche ; pendant les règles
douleur à la même place comme si l'on y avait reçu un coup,
même pendant les mouvements des muscles de la face. — Écoulement, par le vagin, de mucosités transparentes. — Cessation de
la leucorrhée (S. H.).

Pression dans le bas-ventre comme si l'on allait avoir ses règles,
elle est augmentée par la pression de la main. — Règles plus
fortes que d'habitude (le 12e j.) (Gr.).

Sein. — (409 *m. c.*). — Vif prurit au mamelon (S. H.).

Appareil respiratoire (¹). — (121-136 et 220-258 *m. m.*, 350-400
m. c.).

A. *Larynx*. — Apreté au larynx. — Fourmillement et chatouillement à la gorge (au larynx ?) avec sensation de sécheresse, qui
excite à tousser (S. H.).

Enrouement, lassitude et vacuité dans la poitrine quand on
commence à chanter, de sorte qu'à chaque instant on est obligé
d'interrompre et de faire une profonde inspiration; quelques
secousses de toux enlèvent parfois l'enrouement pour un instant
(chez une femme). — Dans la matinée mucosités dans la trachée
qui sont facilement chassées par la toux, avec grande faiblesse de
la poitrine, comme si elle était vidée, et lassitude du corps et de
tous les membres, plusieurs matins de suite (chez une femme)
(Gr.).

B. *Poitrine*. — Accès d'asthme, respiration courte et anxiété, le
soir. — La respiration devient plus courte le soir, avec anxiété; on
est obligé de l'accélérer longtemps avant de pouvoir faire une
inspiration profonde, qui dissipe tout. — Tension et pression sur
le haut de la poitrine, le matin en se levant. — Constriction de la
poitrine, le soir, avec anxiété. — Douleur constrictive à la poitrine,
sous le bras droit; elle devient lancinante pendant le mouvement.

1. Pour les symptômes du coryza voy. *Nez*.

— En respirant, élancement dans la poitrine et l'articulation scapulo-humérale. — Violents élancements dans la poitrine et les côtés, qui empêchent de respirer, plusieurs matins de suite; l'après-midi, ballonnement du ventre. — Douleur incisive dans le côté droit de la poitrine. — *Douleur contusive dans la poitrine,* pendant le repos et le mouvement (S. H.).

Asthme et *manque de respiration* en montant les escaliers et au moindre mouvement. — Dyspnée comme si les vêtements étaient trop serrés, on est obligé de les ouvrir pour respirer convenablement (chez une femme). — Oppression accablante sur le haut de la poitrine, qui oblige à faire souvent de profondes inspirations; en même temps sensation de vide au creux de l'estomac. — Oppression de poitrine comme s'il remontait dans la gorge quelquechose qui coupât la respiration. — En respirant profondément on éprouve souvent dans la gorge un sentiment agréable de légèreté. — Quelquefois, pendant le repos, il semble que la poitrine s'élargit, mais on a un sentiment d'anxiété comme dans les battements de cœur. — Respiration courte, pénible, par faiblesse des organes respiratoires, avec grande vacuité de la poitrine, mais sans perte d'haleine (Gr.). — Oppression à la poitrine comme si elle était contractée en dedans; il semble en même temps que l'haleine est très sèche. — Pression profonde dans la poitrine comme par un fardeau (Fr.). — Serrement pressif dans la poitrine, étant assis ; il augmente beaucoup pendant l'inspiration (Htm). — Élancement tensif dans le sternum, qui continue pendant la respiration. — Élancement tensif dans le côté gauche de la poitrine qui continue pendant la respiration et qui est fort surtout quand on se baisse. — Élancement tensif dans le côté droit de la poitrine, qui coupe presque la respiration (Gtm). — On sent tout à coup un élancement long et effrayant dans le côté gauche de la poitrine, à un travers de main au-dessous du creux de l'aisselle. — Élancements vifs et subits, comme des coups de couteau, dans le côté gauche de la poitrine. — Vifs élancements pénétrants à la clavicule (Gr.). — Élancements incisifs, fréquents, à travers la poitrine, de bas en haut et d'arrière en avant, vers les côtes supérieures, sans rapport avec la respiration (Ws). — Élancements brûlants dans le côté gauche de la poitrine, surtout pendant l'expiration, en marchant au grand air (Hnl). — Élancements comme des piqûres d'insecte dans les dernières vraies côtes droites et dans les fausses côtes gauches (Fr.). — Douleur incisive et déchirante

dans le côté gauche de la poitrine, en marchant et se tenant debout
(Lgh). — Étreinte incisive dans les côtes droites en marchant,
seulement pendant l'inspiration (Htm). — Pression de dedans en
dehors dans la poitrine, sous le mamelon droit (Hrm). — Douleur
dans la poitrine, surtout au-dessus de l'épigastre, plus forte pendant
l'inspiration. — *Douleur d'excoriation dans toute la poitrine,* à
partir du cou. — Douleur fouillante dans la poitrine, qui descend de là dans le ventre, avec envie d'aller à la selle. — Pression tiraillante à la réunion des cartilages des dernières côtes
gauches. — Tiraillement depuis les clavicules jusqu'au creux de
l'aisselle gauche. — Tiraillement subit sous le sein gauche en se
redressant sur son lit; ensuite vifs élancements, comme des coups
de couteau, de là jusqu'à la clavicule, vers l'aisselle, où la douleur
reste et descend le long du côté gauche, jusqu'au bas-ventre; elle
est plus forte quand on se plie en deux, quand on appuie et surtout pendant l'inspiration et la défécation, qui détermine chaque
fois une secousse douloureuse (Gr.). — Tressaillement musculaire
au haut de la poitrine, près de l'aisselle gauche. — Tressaillement
dans les muscles des fausses côtes (Gtm).

Toux. — Toux chatouillante comme par l'effet d'une excoriation profonde dans la trachée; le grattement remonte jusque dans
la gorge. — Beaucoup d'excitation à tousser avec peu d'expectoration, plusieurs nuits de suite avant minuit. — Toux violente, ébranlante, profonde. — Quintes de toux fatigantes, qui provoquent une
vive douleur contusive à l'épigastre. — On est toujours très oppressé
en toussant. — Toux grattante avec crachats verdâtres, d'un goût
sucré désagréable, plus forte le soir avant de se coucher; en même
temps enrouement; après chaque quinte (qui paraît provoquée par
une excitation au bas de la trachée), sensation d'excoriation dans
la poitrine et la trachée. — Toux terrible avec expectoration et
crachement de sang. — Il vient de la trachée des crachats jaunes,
qui ont un goût putride. — Expectoration d'un goût salé (S. H).

Excitation à tousser dans la trachée-artère, en respirant, comme
si l'on avait des mucosités, mais la toux n'est ni grasse ni sèche ;
on l'éprouve plus étant assis penché en avant que pendant la marche. — Toussotement composé de trois secousses de toux. — Excitation continuelle à toussoter, comme si l'on avait beaucoup de mucosités dans la poitrine, avec sensation intérieure de sifflement et
de ronflement. — Excitation continuelle à tousser causée par une
sensation de constriction à la trachée (Fr.). — Toux courte de temps

en temps, comme par faiblesse de la poitrine, avec voix faible et enrouée (Gr.).

Dos et lombes. — (137, 103-108 et 259-277 *m. m.*, 410-435 *m. c.*). — Violent fourmillement au sacrum. — Coups sourds à la région lombaire avec sensation de froid à la surface. — Déchirement tiraillant dans l'omoplate gauche, en partie vers le dos, en partie vers l'aisselle. — Élancements sourds, lents, intermittents, entre les omoplates, vers le milieu, près de la colonne vertébrale (S. H.).

Élancements sourds de dehors en dedans à la région des reins. — Ardeur pressive au sacrum, un peu à droite (Fr.). — Douleur pressive de haut en bas dans le côté gauche du dos, au-dessus des hanches. — Coup onduleux dans le dos, au-dessus du côté gauche du sacrum, qui fait tressaillir (Gr.). — Pincement lancinant sur le dos, aux fausses côtes (Ws). — Violent déchirement dans les vertèbres lombaires, depuis les deux côtés jusque dans la région des reins, plus fort à chaque mouvement du tronc (Hrm). — Petit élancement brûlant sur un point peu étendu du milieu du dos (Htm). — Vif élancement vulsif dans le côté gauche du dos et en même temps dans la cuisse gauche. — Petits élancements de dedans en dehors dans le dos. — Élancement fouillant dans les muscles du côté droit du dos, qui persiste pendant la respiration (Gtm). — Déchirement lancinant de bas en haut sur le côté gauche du dos, étant debout (Lgh). — Tiraillement pressif dans la colonne vertébrale, sous et entre les omoplates, plus fort pendant le mouvement, surtout quand on tourne le corps (Hrm). — En soulevant un fardeau, douleur subite entre les omoplates, principalement à gauche, comme si l'on s'était donné un tour de reins ; en même temps vifs élancements comme des coups de couteau au moindre mouvement, en respirant ou en bâillant ; douleurs insupportables quand on se renverse en arrière (chez une femme) (Gr.). — Élancements vifs et larges, de dedans en dehors, à la colonne vertébrale, entre les omoplates (Ws). — Vifs élancements brûlants à la partie supérieure de l'omoplate ; le frottement ne les fait cesser que peu de temps (Hnl). — Élancement brûlant au sommet de l'épaule droite. — Élancements térébrants, sourds, depuis l'intérieur de la gorge jusqu'aux muscles de la nuque (Gtm). — Élancements pruriteux dans la nuque, le matin au lit (Ws). — Tiraillements de bas en haut à la nuque, avec sensation de raideur qui gêne les mouvements de la tête (chez une femme). — Douleur à la nuque en penchant la tête en avant. — Élancement douloureux et subit au bas de la nuque.

— Faiblesse des muscles de la nuque, qui ne semblent pas pouvoir soutenir la tête, avec douleur pendant les mouvements de celle-ci (chez une femme). — Craquement des vertèbres cervicales qu'on peut entendre même à distance, quand on remue brusquement la tête (chez une femme) (Gr.).

MEMBRES SUPÉRIEURS. — (138-152 et 287-329 *m. m.*, 436-498 *m. c.*). — Sensation de compression à l'aisselle. — Sensation de luxation dans les articulations des bras, qu'on ne peut fléchir sans une grande douleur (chez une femme). — Il est presque impossible de remuer les bras et les doigts. — Douleur contusive au bas du bras gauche. — Douleur pénétrante par accès dans l'humérus gauche, comme s'il était serré et écrasé, pendant le repos et le mouvement (S. H.). — Déchirement sur l'épaule gauche (Gtm). — Pression et tiraillement, comme par un poids, sur l'épaule gauche, à l'extérieur du bras et dans les muscles profonds de l'avant-bras, à partir du coude; cela se dissipe peu à peu dans la chambre (Fr.). — Déchirement paralytique dans l'articulation de l'aisselle droite et au-dessous, plus fort pendant le mouvement (Hrm). — Coups durs, soudains et sensibles, sur l'aisselle droite. — Lassitude dans les membres supérieurs et inférieurs, on est obligé de laisser pendre les bras. — Grande faiblesse dans les bras et les jambes, qui semblent ne pouvoir soutenir le corps. — Tressaillement sensible tantôt dans le bras, tantôt à la main, tantôt à un doigt, comme si l'on y recevait un grand coup (Gr.). — Élancements pruriteux dans le creux de l'aisselle et au-dessous (Ws). — Douleur paralytique et de luxation juste au-dessous de l'articulation de l'aisselle, seulement pendant le repos ; le mouvement ne la fait cesser que peu de temps (Htm). — Faiblesse paralytique dans les bras, pour peu qu'on soulève un fardeau même léger (Ws). — *Lassitude paralytique et pesanteur pressive dans les membres supérieurs*, surtout dans le droit, mais de préférence dans les bras et les articulations, *aggravées par chaque mouvement* et parfois accompagnées d'étouffement. — Les bras se fatiguent facilement au moindre effort, de sorte qu'on laisse tomber ce qu'on tenait à la main. — Déchirement paralytique dans le bras gauche, surtout dans le poignet, plus fort pendant le mouvement. — Déchirement profond dans le membre inférieur gauche, surtout dans le bras (Hrm). — Tiraillement comme par faiblesse dans le deltoïde gauche (Fr.). — Tiraillement passager, qui remonte du coude vers le bras (Gr.). — Déchirement à la partie supérieure et antérieure du bras droit. — Déchirement pressif dans

le milieu du bras droit ; il vient et se dissipe vite. — Pression déchirante en arrière et en dedans au milieu du bras gauche. — Déchirement pressif, saccadé, dans les deux bras (Hrm). — Tressaillement musculaire dans le bras gauche, en l'appuyant sur la table ;
il cesse quand on change de position, mais il revient quand on
reprend la première attitude (Hnl). — Tressaillement dans les
muscles du bras, au-dessus de l'articulation du coude, pendant le
repos (au b. de 5 et 26 h.). — Élancement fouillant dans le muscle
triceps droit (Gtm).

Tension et sensation d'excoriation au bout du coude, surtout
quand on fléchit le bras (Ws). — Raideur en forme de crampe
dans l'avant-bras. — Douleur de luxation au-dessus du poignet
gauche, à l'apophyse styloïde du radius (Fr.). — Déchirement
paralytique à l'avant-bras droit. — Pression en avant et en dehors
à l'avant-bras droit (Hrm).

Tremblement et sensation de chaleur à la main gauche. —
Enflure des mains, le soir. — Élancement tiraillant dans la première phalange de l'index gauche, vers le bout. — Crampe dans
les doigts, qui restent longtemps contractés. — Élancements au
bout de tous les doigts (S. H.). — Douleur de luxation dans le
poignet gauche. — Douleur en forme de crampe sur le dos de la
main gauche, entre l'index et le médius. — Contraction en forme
de crampe de la paume de la main gauche (Fr.). — Déchirement
pressif dans le poignet droit, plus fort pendant le mouvement (Hrm).
— Tressaillement passager sur la main gauche, au-dessus de l'articulation. — Pincement juste au-dessus du poignet, du côté du
radius. —Tiraillement, par saccades rapides, depuis le côté radial
de l'articulation du poignet jusqu'à la main. — Déchirement saccadé dans la main, à partir des doigts (Gr.). — Déchirement
pressif, saccadé, dans les os de la main et du poignet ainsi que
dans les premières phalanges des doigts. — Ardeur pressive et
lancinante au bord externe du dernier métacarpien gauche. —
Faiblesse et tremblement des mains, surtout quand on les pose
(sur la table) et en écrivant, ce qui coûte beaucoup (Hrm). — Petits
coups sourds, douloureux, sur le deuxième métacarpien gauche
et à d'autres endroits de la main, comme si l'on frappait avec un
marteau sur un nerf tendu (Gr.). — Déchirement pressif dans les
premières phalanges des doigts de la main droite, plus fort pendant
le mouvement (Hrm). — Douleur incisive dans la pulpe du petit
doigt gauche, plus forte quand on le fléchit (Htm). — Petits élan-

cements comme des coups d'aiguille dans le bout du médius gauche. — Tiraillement dans la première phalange du pouce gauche et au-dessous du poignet (Fr.). — Douleur tiraillante spasmodique dans le médius gauche, avec secousses qui le font trembler. — Douleur vulsive entre le pouce et l'index quand on tient sa plume pour écrire ; on ne sent rien quand on la lâche et qu'on cesse d'écrire, mais le tressaillement reparaît bientôt et dure longtemps (Gr.). — Déchirement à la première phalange de l'index, que le mouvement de la main dissipe peu à peu. — Douleur de luxation dans tout l'index gauche, pendant la flexion, l'extension et le repos ; elle revient souvent, pendant 5 jours (Lgh).

MEMBRES INFÉRIEURS. — (153-168 et 330-392 *m. m.*, 499-574 *m. c.*). — Vive douleur dans les muscles qui entourent l'articulation de la hanche, en levant la cuisse (S. H.). — Élancement pruriteux, prolongé à la fesse gauche, près de l'anus. — Tressaillement dans les muscles de la fesse gauche. — Douleur paralytique dans l'articulation de la hanche en marchant. — Douleur de luxation juste au-dessous de l'articulation de la hanche, à la cuisse, seulement en marchant (Gtm). — Pression sourde, passagère, dans les ischions, étant assis (Gr.). — Douleur de luxation dans la hanche droite, qui fait presque boîter, pendant plusieurs heures (Lgh). — Tiraillement dans la hanche droite (Fr.). — Impatience dans les membres inférieurs, qu'on est obligé de changer de place continuellement, le soir. — Faiblesse du membre inférieur droit, surtout à la cuisse, au fémur, de sorte qu'on souffre en se tenant debout et qu'on est obligé de s'appuyer sur la jambe gauche (Hnl). — *Lourdeur paralytique et lassitude des membres inférieurs, surtout aux cuisses et aux articulations des genoux ;* on peut à peine marcher et l'on est obligé de rester assis ou couché (Hrm). — Sentiment de faiblesse dans les membres inférieurs, comme après une grande fatigue. — Grande lassitude et lourdeur des membres inférieurs, après 2 heures de marche. — Grande lourdeur des membres inférieurs, on peut à peine monter un escalier et l'on est obligé de s'asseoir aussitôt (chez une femme). — Lassitude douloureuse des membres inférieurs, étant debout ; on ne peut les lever, on chancelle et ils ne peuvent supporter le poids du corps. — Douleur contusive dans les membres inférieurs en montant les escaliers ; faiblesse telle, en descendant, qu'on court le risque de tomber (Gr.). — Faiblesse dans les cuisses. — Élancements comme des coups d'aiguille au côté interne de la cuisse gauche. — Douleur incisive au côté interne de la cuisse gauche (Fr.). — Elancement pruriteux tout au haut du côté interne de la cuisse (Gtm). — Douleur lancinante dans les muscles de la cuisse droite, seulement quand on est debout (Lgh). — Tiraillement pressif au côté interne de la cuisse gauche, dans l'aine, depuis la branche ascendante de l'ischion jusque derrière la cuisse, ensuite depuis la hanche, au-dessus du sacrum, jusque vers le côté droit; en même temps tressaillement dans l'ischion. — Pression sourde, pulsative, au milieu du côté interne de la cuisse. — Douleur de luxation, à la cuisse, au-dessous de l'articulation de la hanche, en marchant (Gr.). — Déchirement tiraillant dans la cuisse gauche, pendant le repos et le mouvement. — Tiraillement pressif au côté externe de la cuisse droite, qu'on a croisée sur la gauche, étant assis (Lgh). — Déchirement tiraillant dans le fémur, depuis le genou jusqu'au milieu de la cuisse, étant assis (Htm).

Douleur tensive dans le jarret gauche. — Raideur dans le jarret droit. — Raideur subite du genou, qu'on ne peut fléchir sans de grandes douleurs (chez une femme). — Douleur contusive dans les jarrets et les mollets, comme après de longues marches, le soir, pendant le repos et le mouvement. — Grand froid aux genoux et aux pieds. — Forte crampe dans le mollet, presque toute la nuit. — Sensation à la jambe comme si elle était fortement serrée par un lien (S. H.). — Pression déchirante dans l'articulation du genou droit, en avant, en dedans et sous la rotule (Htm). — Déchirement dans les ligaments internes du genou gauche (Lgh). — Élancement sourd dans le côté externe du genou droit, seulement en se tenant debout; il cesse quand on remue le membre et quand on est assis (Lgh). — Petits élancements douloureux au genou et au jarret droit, étant assis (Hnl). — Lassitude dans l'articulation du genou, qui permet à peine de marcher, avec propension à l'assoupissement (Fr.). — Frémissement pruriteux sous la rotule (Gtm). — Déchirement dans la jambe, étant assis. — Déchirement en forme de crampe dans la jambe droite, en marchant. — Tiraillement douloureux au côté externe du mollet, pendant le repos et le mouvement (Lgh). — Tension dans la jambe gauche (Gtm). — Tiraillement allant du jarret droit vers le mollet (Fr.). — Grande lassitude des jambes, surtout de la gauche, causant un tiraillement saccadé qui remonte des pieds aux genoux, surtout quand on est debout, avec douleur d'excoriation à la plante des pieds (Ws). — Pendant la marche, surtout au soleil, les genoux fléchissent, avec

lassitude de tout le corps et sueur à la face. — Raideur douloureuse au côté interne du mollet gauche, étant debout (Gr.). —
Pression dans tout le mollet droit. — Pression au-dessous du
mollet gauche, pendant le repos et le mouvement (Gtm). — Pincement au haut de la jambe, dans les muscles internes du mollet.
— On éprouve souvent une sensation douloureuse de pesanteur
dans les muscles externes du mollet gauche, en marchant (Htm).
— Étant assis, sensation douloureuse comme si un poids lourd
pendait à la jambe, qui est croisée sur la droite et pendante. —
Pression pulsative sur le tibia droit (Gr.).

Chaleur passagère dans les pieds. — Enflure rougeâtre des pieds,
surtout autour des chevilles, avec sensation comme si les pieds
étaient serrés. — Enflure subite autour des malléoles, le soir. —
Douleur au-dessous des malléoles, comme si les talons étaient arrachés, le soir, étant couché (S. H.). — Les pieds font mal, depuis
les malléoles jusqu'à la plante, étant assis, moins quand on est
debout et pendant la marche. — Chaleur désagréable aux pieds,
peu sensible à l'extérieur. — Déchirement avec secousses dans les
deux malléoles du pied droit et de là jusque dans les orteils, étant
assis ; la douleur paraît moindre quand on est debout, mais elle
se dirige de bas en haut, à partir des orteils. — Fourmillement dans
les pieds, qui remonte peu à peu le long des jambes, comme après
une longue marche ou comme si les extrémités allaient enfler
(Gr.). — Élancement pruriteux au-dessous de la malléole interne
gauche et à la malléole externe (Gtm). — Pression déchirante dans
le talon droit. — Déchirement tiraillant entre les métatarsiens des
deux derniers orteils. — Quand on s'appuie sur le côté externe
du talon droit, on sent une pression sourdement lancinante qui
remonte jusque dans le mollet, seulement pendant la marche ; elle
cesse quand on lève le pied (Htm). — Douleur de crampe à la
plante du pied droit, étant assis (Lgh). — Vive pression en travers
de la plante du pied droit, étant assis (Gr.).

Peau. — (174 *m. m.*, 582, 584 *m. c.* et aux diverses subdivisions
indiquées). — Éruption pruriteuse sur tout le corps (S. H.). —
Prurit rongeant par tout le corps, en se déshabillant on est obligé
de se gratter (Lgh). — Tension brûlante à la partie antérieure du
cuir chevelu, juste au-dessus du côté droit du front (Gtm). — Prurit dans l'angle interne de l'œil. — Prurit dans l'oreille gauche. —
Ulcération du trou de la boucle d'oreille. — Boutons pruriteux à
la face, qui causent une douleur d'ulcération quand on y touche

ou qu'on se débarbouille. — Bouton dans le sourcil gauche, qui cause spontanément une douleur brûlante ; celle-ci devient pressive quand on y touche. — A l'angle droit de la mâchoire inférieure bouton rouge avec douleur tiraillante qui augmente quand on y touche, pendant 8 jours (S. H.). — A la partie antérieure du cou, tache rouge, un peu saillante, ayant au milieu un bouton blanc, tout à fait indolent (Ws). — Prurit brûlant, comme par des piqûres de mouche, sur le dos des mains ; le frottement ne le fait pas cesser, pendant 8 heures. — Petites taches rouges, indolentes sur le dos des deux mains. — Petits boutons au-dessous du poignet, qui démangent toute la journée ; le frottement rend le prurit plus fort. — Engelure à la main, par un temps doux. — Envie très douloureuse aux doigts. — Prurit lancinant au côté externe de la cuisse, que le frottement ne dissipe pas pour longtemps (au b. d'1/2 h.). — Bouton pruriteux à la cuisse gauche. — Petites taches rondes, jaunes, à la jambe gauche, pendant 2 jours. — Petite enflure, avec un point rouge, sur le tibia ; quand on y touche, elle fait mal comme si la chair était détachée de l'os (S. H.). — Grattement brûlant au côté externe du genou gauche (Gr.). — Prurit sur le cou-de-pied gauche (Gtm).

DELPHINIUM STAPHYSAGRIA

Staphysaigre ; Stephans korner (allem.), Stavesacre (angl.), Stafisagra (ital.), Estafisagria (esp.). — Famille des Renonculacées (1).

Pour préparer la teinture on pulvérise un gros de semences qu'on mêle avec un poids égal de craie, destinée à s'emparer de leur huile ; puis on laisse la poudre macérer à froid, pendant une semaine, dans 600 gouttes d'alcool ; il faut avoir soin d'agiter le mélange tous les jours.

Les anciens paraissent avoir assez grossièrement employé cette semence comme vomitive ou sialagogue, ainsi qu'on le voit d'après Dioscoride, qui cependant parle aussi de son usage contre les maux de dents en général, usage emprunté sans doute à la médecine domestique.

J.-H. Schulze (*Theses de materia medica*, éditées par Strumpff, à Halle, 1746, p. 435), souffrant lui-même du mal de dents, se mit dans la bouche un peu de staphysaigre et éprouva une aggravation telle qu'il pensa en devenir fou. Quelle force énorme doit résider dans cette substance !

Employée pour détruire la vermine de la tête, cette semence était nommée par les Grecs φθειροκοκκον et elle figure encore à ce titre dans un onguent officinal (*unguentum pediculorum*).

Notre médecine moderne, la seule vraie, nous enseigne d'après l'expérience que toute drogue est d'autant plus médicinale qu'elle agit avec plus de force sur l'organisme et que les maladies naturelles ne peuvent être vaincues par elle qu'en vertu du pouvoir qu'elle a de provoquer une affection analogue. Il s'ensuit qu'un médicament triomphe de maladies d'autant plus graves qu'il trouble plus dangereusement l'état normal de l'homme et qu'on n'a qu'à connaître ses propriétés toxiques pour savoir le parti bienfaisant qu'on en pourra tirer dans l'art de rétablir la santé.

1. *Traité de matière médicale pure*, t. V, p. 291, édit. allemande ; t. III, p. 680, édit. française.

Quelque violente que soit son action, il ne faut pas pour cela le rejeter; au contraire il n'est que plus précieux. D'une part, en effet, il n'est que plus facile, grâce à son énergie, de découvrir les accidents spéciaux qu'il a le pouvoir de faire naître chez l'homme sain et par conséquent on déterminera d'autant plus sûrement les états morbides analogues qu'il est appelé à guérir. D'autre part, on peut aisément, par la dilution et la petitesse des doses, modérer assez sa violence pour le mettre dans l'impossibilité de nuire et le rendre seulement salutaire. C'est ainsi qu'on peut attendre des plus petites doses du médicament le plus violent un secours inappréciable contre les maladies les plus graves auxquelles il est approprié, à l'exclusion de tout autre.

Telles sont les raisons irrécusables qui m'ont fait espérer de trouver dans la staphysaigre un trésor de ressources contre les maladies les plus spéciales; c'est pourquoi je l'ai expérimentée avec beaucoup de circonspection sur l'homme en santé. Aussi ai-je découvert en elle des propriétés beaucoup plus utiles que celle de détruire la vermine, la seule qu'on connût jusqu'à ce jour. Le médecin homœopathe saura appliquer ces propriétés avec un succès merveilleux à des maladies rares contre lesquelles il n'y a pas d'autre remède.

La dose que je recommande est un globule de la trentième dilution. J'ai vu l'effet d'une dose plus forte durer au-delà de trois semaines.

Concordances. — Suivant Bœnninghausen, le médicament qui se rapproche le plus de la staphysaigre est PULSATILLA ; les autres sont : 1° CALCAREA CARBONICA, LYCOPODIUM, MERCURIUS SOLUBILIS, SULFUR ; 2° *asa, bell., bry., carb. v., caust., chin., graph., ignat., nux v., phos., phos. ac., rhus, sep., sil.* ; 3° acon., arn., ars., bar., cham., cocc., con., hep., kali, lach., mezer., natr., natr. m., nitr. ac., oleand., plat., ruta, sabad., spig., spong., thuj., veratr., zinc.

Antidotes — Le camphre dissipe les effets trop violents de ce médicament, dont il est le principal antidote.

Liste des auteurs. — Franz (Fr.), Gross (Gr.), Gutmann (Gtm), Hartmann (Htm), Haynel (Hnl), Herrmann (Hrm), Hornburg (Hbg), Kummer (Kmr), Stapf (Stf), Teuthorn (Thn).

SYMPTOMATOLOGIE

Symptômes généraux. — (225-237 et 370-384). — Avant midi, après s'être levé de sa chaise, on devient pâle, on a du vertige tournoyant et l'on tombe sur le côté, comme en syncope ; nouvel accès le lendemain à la même heure. — Courbature dans tous les membres ; les muscles font mal quand on y touche, les articulations quand on remue, plutôt avant qu'après midi. — *Douleur dans tous les os.* — Le matin quand on sort du lit, raideur de toutes les articulations, surtout de l'aisselle, du sacrum et de la hanche. — Le matin au lit, grande lassitude sans envie de dormir, douleur contusive dans tous les membres, qui semblent n'avoir aucune force, pendant 1 heure (chez une femme). — Le matin, au réveil, grande lassitude qui ne tarde pas à se dissiper (S. H.).

Douleur tiraillante et déchirante çà et là dans les muscles de tout le corps, étant assis (au b. de 8 h. 1/2, 34 h.) (Hnl). — Douleur tiraillante (?) dans les articulations de l'aisselle, du coude, de la main, des doigts, du dos, du genou, quand on les remue, moindre pendant le repos, surtout le soir (Stf). — Le matin, tremblement intérieur dans les membres quand on les tient longtemps dans une direction quelconque (au b. de 24 h.) (Fr.). — Tiraillement paralytique en divers points du corps, surtout dans les articulations, quand on laisse longtemps les membres dans une position insolite et incommode. — *Vifs élancements pruriteux en divers points du corps* (Gr.). — Élancements semblables à des piqûres de puce aux membres inférieurs, aux mains, à la nuque, à la tête, etc. (au b. d'1 h. 1/2) (Kmr). — Sensation brûlante tantôt sur un point, tantôt sur un autre, mais toujours aux membres seulement, jamais au reste du corps (Htm). — Vifs élancements, qui pénètrent profondément et reviennent à de longs intervalles, en divers points des membres (au b. d' 1/4 d'h.) (Gr.). — Au-dessous des articulations des épaules et des hanches les membres sont courbaturés et douloureux comme après une longue marche (Fr.). — Courbature générale, plus forte pendant la marche, moindre quand on est assis ou couché ; énorme douleur de lassitude, surtout dans les mollets comme si l'on avait reçu des coups de poing ; on peut à peine traîner les jambes (chez une femme). — Endolorissement de tout le corps, qui est comme brisé, avec sensation de lassitude extraordinaire, plus forte pendant le mouvement ; quand on marche un peu après avoir été assis, cette sensation douloureuse revient plus forte chez une femme (au b. de 40 h.) (Stf). — Le matin, aussitôt qu'on est levé, grande lassitude dans les articulations des genoux, qui oblige à s'asseoir ; il est pénible de marcher et de rester debout (au b. de 24 h.) (Hrm). — *Lassitude par tout le corps, surtout dans les genoux, en marchant* (Gtm). — Lassitude et langueur dans le corps, le matin (au b. de 4 h. 1/2) (Hnl).

SOMMEIL. — (238-252 et 385-405). — *Grande envie de bâiller* et pandiculations, on ne saurait trop s'étirer (chez une femme). — Le soir, on a de la peine à gagner son lit sans s'endormir et l'on s'endort dès qu'on est couché. — Envie de dormir dans la journée ; on s'endort dès qu'on s'asseoit. — Grande envie de dormir de 2 à 4 heures de l'après-midi. — On ne peut s'endormir avant 11 heures du soir et l'on se réveille dès 4 heures, plusieurs nuits de suite (chez une femme). — Dès qu'on commence à dormir on rêve de ses occupations journalières. — Rêves extrêmement vifs et logiquement enchaînés. — Rêve de meurtre. — Le sujet (un enfant) est très agité pendant la nuit et appelle sa mère à chaque instant. — A partir de 2 heures du matin on s'éveille toutes les heures, sans cause. — Nuit agitée ; toutes les heures on s'éveille à moitié et l'on s'assoupit de nouveau, mais on ne dort ni ne s'éveille complètement. — On ne dort pas la nuit tout entière, quoiqu'on ait les yeux fermés. — Plusieurs nuits de suite, sursauts fréquents de tout le corps, surtout des bras et des jambes, comme si l'on était chatouillé à l'improviste ; c'est une sorte de vulsion spasmodique, mais non douloureuse ; en même temps, quoique légèrement couvert, ou a trop chaud, mais sans soif ni sueur (S.H.).

Grande lassitude et envie de dormir, l'après-midi, étant assis (au b. de 3 j.) (Hnl.) — *Violents bâillements qui font venir les larmes aux yeux* (au b. d'1/4 d'h., 1/2 h.) (Kmr). — *Bâillements fréquents, comme si l'on n'avait pas assez dormi* (au b. de 2 h.) (Lgh). — Grande lassitude et envie de dormir après avoir mangé ; on éprouve le besoin de se coucher, s'endort vite, mais se réveille avec la tête étourdie, de la pesanteur dans les membres et la crainte de marcher ; la marche en effet, et surtout l'ascension des pentes, est pénible. Cependant, si l'on continue de marcher, on redevient leste et gai, on gagne même des forces en prolongeant sa promenade (Stf.). — On est très éveillé le matin, puis survient l'envie de dormir avec frissons dans le dos (Br.) — On s'éveille vers le matin comme si l'on avait déjà dormi suffisamment, mais on se rendort tout aussitôt (au b. de 46 h.). — On ne peut s'endormir avant minuit, mais, à peine endormi, on a des rêves vifs de disputes et de querelles (Lgh). — *Envie de dormir dans l'après-midi, les yeux se ferment.* — On s'endort, mais on est aussitôt réveillé en sursaut par un rêve dans lequel on combat contre un animal, ce qui effraye beaucoup (au b. de 30 h.) (Hrm). — Rêves qui agitent et mettent dans l'anxiété. — Sommeil agité, on ne fait que se retourner dans son lit (Glm). — Agitation pendant plusieurs nuits, on ne peut rester couché sur aucun côté; avant minuit on est troublé par une grande affluence d'idées (Thn). — Rêves vifs mais désagréables, vers le matin (Kmr). — La nuit, rêves vifs, mais dont on ne se souvient pas. — Rêves pleins de désagréments (Lgh). — Rêves agités : tantôt on s'occupe d'un objet. tantôt d'un autre; tantôt on s'éveille en sursaut, mais sans reprendre complètement ses sens (Hrm). — *Rêves voluptueux et pollution* (Glm). — Rêves voluptueux sans pollution (Fr.). — Le soir au lit, on ne peut s'endormir à cause d'une douleur dans les mollets; on ne sait où mettre ses jambes et l'on est obligé de les changer de place à chaque instant pour obtenir du soulagement ; même après s'être levé une fois pendant la nuit et s'être recouché on éprouve la même sensation dans les mollets (chez une femme, au b. de 37 h.) (Stf). — On rêve dès qu'on s'endort : tantôt on se bat contre quelqu'un, tantôt on voit des images inquiétantes qui réveillent, puis on recommence à rêver (Gr.). — Rêve de meurtre, la 2º nuit (Hnl).

Symptômes fébriles. — (253-269 et 406-421). — Le soir, fièvre qui consiste en froid. — Toute la nuit, frisson sans soif et sans chaleur ensuite. — Pendant plusieurs jours à 3 heures de l'après-midi, frisson intérieur avec soif ardente, sans chaleur à la suite. — Pendant plusieurs jours à 3 heures de l'après-midi, frisson avec chair de poule, qui cesse au grand air et n'est pas accompagné de soif. — Le matin au lit, froid non suivi de chaleur. — Le matin au lit, froid suivi de chaleur ; on ne veut pas se lever (chez une femme) (S. H.). — Froid aux pieds, seulement le soir au lit (Thn). — Le soir avant de s'endormir, frisson si violent qu'on tremble dans le lit et qu'on ne peut se réchauffer (au b. de 20 h.) (Lgh). — *On est souvent réveillé, la nuit, par une sensation de froid, mais on ne reprend pas complètement ses sens. — Frisson et sensation de froid en mangeant, sans soif*, 2 heures avant la chaleur (Hrm). — Frissonnement avec envie de dormir et sécheresse de la bouche (au b. de 3 h.) (Fr.). — Froid dans le dos même auprès du poêle (au b. d'1/4 d'h.) (Hnl). — Quoiqu'on soit auprès du poêle, on ne peut se réchauffer le dos ni les bras ; en même temps frissons fréquents dans ces deux régions, vers la nuque, à la tête et à la face, le matin après le lever. — Après avoir mangé, frisson passager qui descend le long du dos (Stf). — Frisson qui secoue tout le corps, avec chaleur au front et aux joues, mais froid aux mains, sans chaleur ensuite et sans soif (au b. d'1 h. 1/2) (Lgh). — *Frisson par tout le corps, sans soif et sans chaleur immédiatement après* (au b. de 30 h.) (Hrm).

Un peu de chaleur après le frisson. — Le matin au lit, chaleur autour de la tête avec sueur au front. — Au grand air on est pris d'un peu de chaleur et de mal de tête (vers le soir). — Grande sensation de chaleur, comme si on avait la peau brûlante, avec soif (le sang étant vraiment en ébullition), sans froid auparavant (chez une femme). — La nuit grande sensation de chaleur dans les pieds et les mains, qu'on est obligé de tenir découverts. — La nuit, chaleur surtout autour du front, de sorte qu'on ne peut plus dormir à partir de 3 heures ; ensuite froid et frisson vers 9 heures du matin (S. H.). — Sensation de chaleur et chaleur réelle au visage, sans soif, 1 heure après le froid (Hrm). — Sensation de chaleur non désagréable dans le dos, 3 heures après avoir mangé. — Par moments une forte chaleur parcourt la partie inférieure du dos, le reste du corps étant seulement chaud, sans sueur ensuite. — Sensation de chaleur au front, comme s'il était continuellement exposé à un vent chaud (parfois aussi à un vent froid), avec rougeur des joues et chaleur extérieure au corps (au b. de 4 j.) (Stf).

Propension à la sueur. — Plusieurs nuits de suite, beaucoup de sueur après minuit. — La nuit, sueur d'odeur putride (au b. de 8 j.). — Vers minuit, sueur ayant l'odeur d'œufs pourris (au b. de 4, 6 j.). — Fortes sueurs nocturnes (au b. de 10 j.) (S. H.). — Quand on s'éveille la nuit, on est couvert d'une sueur chaude sur le ventre, les pieds, les organes génitaux, quoiqu'on soit modérément couvert, sans soif, mais si l'on se découvre, on éprouve un grand froid, la sueur s'arrête et l'on croit s'être refroidi (au b. de 72 h.) (Gr.). — La nuit, sueur extraordinaire avec chaleur par tout le corps, sans soif, quoiqu'on se tienne assis très tranquille (Fr.).

MORAL. — (270-283 et 422-438). — Il vient à l'esprit des idées inquiétantes de choses passées, qui semblent présentes et qui font naître de l'anxiété et une sueur froide ; en même temps on a comme un voile noir devant les yeux, on ne sait si ce qu'on pense est vrai ou imaginaire, car on prend tous les objets pour autre chose que ce qu'ils sont et l'on perd le goût de la vie. — On ne sait si les faits qui viennent à l'imagination, et qu'on croit retrouver dans sa mé-

moire, sont réellement arrivés ou si on les a rêvés (l'après-midi, de
5 à 7 h.). — (Quand on marche vite il semble qu'on est suivi par
quelqu'un, ce qui donne de l'anxiété et de la crainte et oblige à se
retourner constamment). — Humeur hypocondriaque, tout est
indifférent et l'on voudrait mourir. — Les choses les plus attrayantes
ne font aucune impression. — Morosité extrême (le matin), on
voudrait rejeter tout ce qu'on tient à la main. — On ne veut
entendre parler de rien ni de personne ; on se cache la figure et
sanglotte sans cause (chez une femme). — Le sujet (une femme) se
fâche au moindre mot et se met à pleurer dès qu'on lui adresse la
parole. — Morosité, on pleure plusieurs fois pour rien (chez une
femme). — Grande propension à pleurer. — On a du chagrin toute
la journée, on ne fait que pleurer sur son sort et n'a de goût pour
rien au monde (chez une femme au b. de 50 h.). — On a l'esprit
comme mort et l'on est triste, mais pas au point de pleurer. —
Grande anxiété intérieure, qui fait qu'on ne peut rester nulle part,
mais on ne s'en plaint pas. — Anxiété et timidité. — Quand le
sujet veut saisir une idée, elle lui échappe. — Engourdissement de
l'esprit, qui l'éloigne de tout travail (S. H.).

Abolition de la pensée : quand le sujet parle ou réfléchit sur une
chose et qu'on l'interrompt ou qu'on attire son attention sur une
autre chose, il oublie aussitôt la première et ne peut plus revenir
dessus. — Abolition de la pensée (mémoire troublée par l'imagination) : quand on pense à quelque chose, il vient à l'esprit tant
d'idées confuses qu'on ne peut plus s'y reconnaître et qu'on oublie
ce dont on voulait s'occuper (Gr.). — *Faiblesse de la mémoire :
quelques minutes après avoir lu une chose on ne s'en souvient
plus que vaguement ; bientôt après avoir pensé à un objet, on l'oublie et le souvenir n'en revient que difficilement* (Hrm). — Sérieux,
tranquille, concentré en soi-même, on parle peu. — Morose et irritable toute la journée, on ne sait où se mettre et l'on est extrêmement mélancolique (au b. de 37 h.) (Lgh). — Phlegmatique, abattu
et triste, on ne prend part à rien et l'on est indifférent à tout, sans
être morose ni languissant. — On a l'esprit abattu, ne parle pas
volontiers, n'est pas apte à réfléchir et a de l'indifférence pour les
choses extérieures. — *Inaptitude à un travail sérieux.* — Morosité et aversion pour le travail intellectuel (au b. de 2 h.) (Gtm). —
Morosité silencieuse, le sujet se fâche de tout, même de ce qui ne
le concerne pas. — Grande anxiété, on redoute l'avenir (Hrm). —
Morosité et agitation toute la journée, on ne trouve de repos nulle

part (Lgh). — Tristesse; on craint que le moindre événement ait les suites les plus fâcheuses et l'on ne peut se tranquilliser. — Morosité et tristesse. — Morosité et propension à pleurer (Stf). — Tristesse, sans qu'on puisse en donner une raison plausible (Gtm). — Humeur querelleuse et en même temps gaie (Thn). — Humeur changeante : d'abord sérénité (1), puis anxiété, enfin calme et satisfaction. — On devient d'humeur plus gaie et plus sociable. — Bonne humeur : on est gai, parle volontiers en société et se félicite de son état (au b. de 13 h.). — Ce symptôme et le précédent sont dus à la réaction curative de l'organisme chez une homme d'un caractère tout opposé (Lgh).

Symptômes locaux. — TÊTE. — (1-23 et 1-58). — Vertige et sorte de stupeur dans la chambre, non au grand air. — Vertige en se baissant et en tournant la tête ; tout tourne en demi-cercle (une fois seulement). — Vertige ; en marchant on se heurte contre une porte. — Vertige étant couché le soir au lit ; on voit tout tourner en rond autour de soi. — Embarras de la tête, sorte de stupeur, seulement en avant au milieu du front, sur un point large comme le bout du doigt; dans la rue on ne sait si l'on va à droite ou à gauche et l'on est obligé de faire grande attention. — Mal de tête alternativement stupéfiant et térébrant. — Le matin après le réveil, violent mal de tête, comme si le cerveau était déchiré; il se dissipe ensuite au milieu de fréquents bâillements spasmodiques. — Mal de tête en se remuant, comme si le cerveau allait sortir du cerveau ; aussi pendant le repos, comme si le cerveau était comprimé et ne remplissait pas la boîte crânienne. — Quand on secoue la tête, petit point dans le milieu du front, où il semble qu'un corps lourd, comme une balle de plomb, est fixé dans le cerveau. — La tête est entreprise, seulement par moments; parfois elle est très libre et dégagée. — Déchirement dans le front, le soir, étant assis ; en se baissant on y éprouve des élancements que la marche soulage. — Céphalalgie lancinante, toute la journée (au b. de 17 j.). — Élancements dans la tempe gauche. — Grands élancements sourds, isolés, qui pénètrent dans le cerveau, non loin du vertex ; l'endroit est aussi très douloureux à la surface, surtout quand on y touche. — Déchirement à l'extérieur de la tête et dans les dents (S. H.).

---

1. Commencement de réaction peu durable de l'organisme chez un sujet d'un caractère craintif et abattu ; plus tard l'effet primitif du médicament s'est manifesté sous forme d'anxiété ; mais la réaction de l'organisme a fini par triompher et donner définitivement le calme et la satisfaction.

Vertige tournoyant, surtout quand on est assis ; il diminue quand on marche en rond (au b. d'1 h.) (*Cubitz*). — Vertige (au b. de 8 h. 1/2) (Gtm). — En se tenant debout et en parlant, embarras de la tête comme si l'on allait avoir le vertige ; cet état dure longtemps (au b. de 14 h.). — La tête est entreprise, comme hébétée et lourde (au b. d'1/2 h.) (Hnl). — Tournoiement dans le front et hébétude dans la tête (au b. de 5 h.). — Vide dans la tête, comme pendant le coryza (Stf). — La tête est toujours entreprise et l'esprit abattu (Kmr). — Endolorissement, sorte de bourdonnement dans toute la tête. — Bourdonnements et élancements dans toute la tête, plus forts quand on se penche en avant et pendant la marche, le soir, pendant plusieurs heures (au b. de 36 h.) (Stf). — Le matin, la tête est tout à fait vide, avec pression constrictive au vertex (au b. de 4 j.). — Douleur au sommet de la tête, comme si elle était comprimée de tous côtés. — Pesanteur dans la tête, sur l'ethmoïde, au-dessus de la racine du nez, comme s'il y avait là une masse roulée en boule (Fr.). — *Céphalalgie pressive et stupéfiante surtout dans le front*, plus forte pendant les mouvements de la tête et quand on est debout (Lgh). — En se baissant, douleur dans la tête, comme si le cerveau allait sortir par le front (au b. de 5 h.) (Stf). — *Mal de tête, comme si le cerveau était comprimé, surtout au front, avec bourdonnements d'oreilles intermittents, qui cessent bien avant le mal de tête* (Gr.). — *Il semble que l'occiput est comprimé, en dedans comme en dehors* (Hrm). — Le cerveau, surtout à l'occiput, appuie sur les parois du crâne, avec pression intérieurement, comme s'il contenait trop de sang, le soir avant de se coucher ; cet état persiste après qu'on s'est mis au lit (au b. de 39 h.) (Hnl). — Pression diductive et de dedans en dehors dans la moitié gauche du front (au b. d'1/2 h.). — Pesanteur diductive et pressive à l'occiput, en marchant au grand air (au b. d'1/2 h.). — Lourde pression sur l'orbite droit, au grand air (au b. de 3 h. 1/2) (Htm). — Pesanteur dans la tête (au b. de 72 h.). — *Lourdeur de tête, qui diminue quand on appuie celle-ci sur la main* (au b. d'1 h.) (Gtm). — *Forte pression dans la tête, à la région de l'os temporal droit et du vertex.* — Forte pression dans le front, à droite (Hrm). — Pression au-dessus de l'œil droit et traction de bas en haut. — Pression comme par un corps dur au-dessus de l'œil droit, derrière le sourcil (Fr.). — *Douleur pressive à la tempe gauche, en dehors et en dedans, comme si l'on appuyait fortement dessus avec le doigt* (au b. d'1 h. 1/2) (Hrm).

— Pression tiraillante dans le front, de temps en temps (Hnl). — Forte pression déchirante à travers la moitié gauche du cerveau, surtout dans le front ; elle augmente et diminue peu à peu (au b. de 54 h.)(Htm). — Pression de dedans en dehors, sourde, douloureuse, parfois lancinante, d'abord dans tout le front, puis seulement dans la bosse frontale gauche; elle cesse pendant le repos, mais revient plus forte pendant le mouvement (au b. de 4 h.) (Hnl). — Parfois forte pression sur le vertex (Fr.). — Douleur pressive, picotante et tiraillante dans le côté gauche du front (au b. de 2 h.) (Lgh). — Céphalalgie pinçante, sourde dans le front, avec élancements aux tempes ; elle cesse pendant la marche, mais revient quand on est assis ou debout (au b. de 4 h.) (Thn). — Élancements rapides, qui font tressaillir, dans le haut de l'os frontal (Fr.). — Élancement térébrant de dedans en dehors au vertex (au b. de 56 h.) (Gtm). — *Élancement pressif, térébrant de dedans en dehors, qui dure 1 minute, dans toute la moitié gauche du front; il réveille violemment, 2 fois de suite, le matin* (au b. de 22 h. 1/2) (Htm). — *Vifs élancements brûlants, comme des coups d'aiguille, dans la tempe gauche* (Gr.). — Élancements brûlants (passagers) à l'occiput; les premiers jours ils vont de droite à gauche, les suivants, de bas en haut (*Cubitz*). — *Élancement sourd dans la tempe droite, à l'intérieur et à l'extérieur, comme si les os étaient repoussés en dehors; l'attouchement augmente la douleur* (Hrm). — Déchirement tiraillant, incisif, au côté du front (Lgh). — Douleurs brûlantes et lancinantes à l'os pariétal gauche (Hrm). — Élancements brûlants à la surface de l'os frontal. — Petits élancements brûlants, comme des coups d'aiguille, à la surface du sommet de la tête. — Tiraillement pressif, rhumatismal, qui remonte le long de l'occiput à partir de son articulation, quand on penche la tête en avant (Fr.). — Douleur brûlante, pressive de dehors en dedans, à l'os pariétal gauche, juste au-dessus de l'oreille (au b. de 2 h. 1/2) (Htm). — *Tiraillements douloureux, superficiels, sur plusieurs points de la tête, plus forts quand on y touche.* — Tiraillement douloureux à la bosse occipitale et au-dessous, à chaque mouvement de la tête (au b. de 10 min.) (Hrm). — Élancement déchirant et tiraillant dans la tempe gauche, qui semble siéger dans l'os et qui est isochrone au pouls (au b. de 40 h.) ; le lendemain, il revient de temps en temps, mais moins fort, tantôt à la tempe gauche, tantôt à la droite, tantôt aussi à la bosse frontale gauche, pendant plusieurs jours (Hnl).

— Sensation d'écorchure sur l'os pariétal droit, seulement quand on y touche ; la nuit, on ne peut rester couché sur le côté droit à cause de cette douleur (au b. de 80 h.) (Gr.). — Douleur raidissante au côté gauche de la nuque et de l'occiput, seulement la nuit ; elle réveille souvent et empêche de rester couché soit sur le côté droit, soit sur le gauche (Lgh). — Déchirement brûlant, pressif, à la tempe droite, tout auprès de l'œil (au b. de 7 h.) (Htm). — Quand on baisse la tête, étant assis, elle tombe en avant presque involontairement (au b. de 10 h.) (Fr.).

YEUX. — (26-50 et 66-88). — Dilatation des pupilles. — Pendant qu'on regarde un objet, il semble qu'une gaze blanche s'étale au devant et le rend invisible. — Pendant qu'on lit il semble que de petites taches noires s'interposent entre les lettres et des lignes entières disparaissent. — Quand on regarde, au grand air, des taches noires passent quelquefois devant les yeux comme des éclairs. — Pendant une nuit obscure, au lit, on voit une colonne de feu devant ses yeux (chez une femme). — La vue se trouble et les yeux sont si chauds que les lunettes se mouillent. — Vue trouble, comme si les yeux étaient pleins d'eau, avec prurit et petits élancements dans l'angle interne ; on est obligé de se frotter. — Pendant qu'on écrit (surtout l'après-midi) les yeux se mettent bientôt à faire mal : cuisson et ardeur, puis écoulement de quelques larmes cuisantes ; on est obligé d'éviter la lumière parce qu'elle fait mal. — *Douleur cuisante d'excoriation dans l'angle interne des yeux* (chez un homme qui jamais de sa vie n'avait souffert des yeux). — Dans l'angle interne de l'œil gauche, douleur plutôt cuisante que pruriteuse. — Des larmes cuisantes coulent des yeux, le matin. — Vif prurit dans l'angle interne de l'œil gauche, surtout au grand air ; on est obligé de se frotter. — On aperçoit une auréole autour de la lumière de la bougie. — La nuit, il s'amasse beaucoup de pus sec aux cils et dans l'angle externe des yeux ; la chassie se dessèche aussi au grand air et il en résulte de la tension. — Il s'amasse toujours dans l'angle interne de l'œil une matière sèche qu'on est obligé d'enlever souvent dans la journée. — Le matin, les yeux sont collés par du pus dans l'angle interne. — Sensation dans les yeux comme si l'on avait grand sommeil. — Les yeux sont si secs, le soir, qu'on y sent de la pression. — Pression dans l'œil, qui oblige à cligner souvent. — Les yeux sont très secs, le matin au réveil ; on y sent de la pression et l'on ne peut les ouvrir avant de les avoir humectés (chez une femme). — Sensation de contraction dans la paupière supérieure, qui fait sortir les larmes. — *Pression à la paupière supérieure,* toute la journée, plus forte quand on ferme l'œil. — Prurit au bord des paupières (au b. de 2 h.). — *Inflammation du blanc de l'œil, avec douleur.* — Boutons autour de l'œil enflammé (S. H.).

Sensation pressive, brûlante, autour de l'œil (au b. de 4 h.) (Htm). — Les pupilles se rétrécissent beaucoup au bout d'une demi-heure, puis elles se dilatent beaucoup (Thn). — Dilatation des pupilles, les premiers jours. — *Pupilles très dilatées, pendant plusieurs heures* (Stf). — Rétrécissement des pupilles (au b. d'1/2, 1 h.). — Dilatation des pupilles (au b. de 26 h.) (Lgh). — Forte douleur incisive aiguë au-dessous de la paupière supérieure gauche (au b. de 75 h.). — Sous la paupière supérieure gauche, douleur comme s'il s'y trouvait un corps dur (au b. de 13 h.) (Gtm). — A la partie supérieure de l'orbite droit, juste en arrière du globe oculaire, douleur qui comprime l'œil de dedans en dehors ; elle dure longtemps et revient souvent (au b. de 10 j.) (Hnl). — Douleur pressive dans la partie supérieure du globe oculaire droit (au b. de 3 h. 1/2) (Htm). — Forte pression dans l'angle interne de l'œil droit (Hrm). — Élancement tensif dans l'angle externe de l'œil droit (au b. de 3 h. 3/4) (Gtm). — Sécheresse des yeux, qui dure toute la journée (au b. de 13 h.) (Hnl). — Ardeur non désagréable dans l'angle externe de l'œil droit, qui s'étend assez loin derrière l'œil, vers l'oreille, et revient par accès (au b. d'1 h. 1/2). — *Yeux extrêmement enfoncés, avec bords bleus et saillants, comme après une grande débauche,* pendant 4 jours (Stf). — Prurit au bord de la paupière supérieure, au grand air (au b. de 3/4 d'h.) ; deux heures après, même sensation à l'autre œil ; le frottement la fait cesser (Kmr). — Grands élancements dans les yeux quand on les fatigue. — Coups lancinants dans le globe de l'œil, comme s'il allait éclater (au b. d'1 h. 1/2). — L'œil droit est beaucoup plus grand (plus ouvert) qu'à l'ordinaire (au b. de 78 h.) (Fr.). — Vue trouble de près et de loin (au b. de 10 h.) (Hnl). — Hallucination de la vue : quand on se lève de sa chaise, on se croit beaucoup plus grand que d'habitude et l'on s'imagine voir tous les objets beaucoup au-dessous de soi (au b. de 26 h.). — Pression déchirante dans l'angle externe de l'œil, à la région de la glande lacrymale (au b. de 72 h.). — Les yeux se ferment quelquefois, quoiqu'on n'ait pas envie de dormir (Fr.).

Oreilles. — (51-55 et 89-96). — Élancements sourds, mais profonds, dans l'intérieur d'abord de l'oreille gauche, puis de la droite. — (Douleur tractive à l'oreille). — Pincement dans l'oreille gauche (S. H.).

A la partie postérieure de la conque de l'oreille gauche, douleur crampoïde, pressive, brûlante (au b. de 8 h.) (Htm). —Élancement dans l'oreille gauche (au b. de 31 h.). — *Élancement tensif dans l'oreille gauche* (au b. de 8 h. 1/2, 36 h.) (Gtm). — Élancement sourd, douloureux, profond, dans l'oreille droite, le soir (au b. de 48 h.). — Tintement dans l'oreille gauche (au b. de 4h. 1/2)(Kmr). — Sensation de froid qui pénètre dans le conduit auditif **droit** comme un vent frais, pendant quelques heures (Stf). — Pendant les mouvements de la tête, tintement dans l'une ou l'autre oreille, qui cesse pendant le repos (au b. de 2 h. 3/4) (Lgh). — Parfois légère détonation dans les deux oreilles, comme si le vent s'y introduisait tout à coup, sans diminution de l'ouïe (Fr.).

Nez. — (57-58, 106-107, 165-168 et 239-242). — Douleur d'excoriation à l'une des narines, comme si elle était ulcérée. — Mal dans le nez avec croûte à l'intérieur (S. H.). — Dans la narine gauche, au cartilage de la cloison du nez, se déclare, lorsqu'on y touche, une douleur d'excoriation comme s'il allait s'y former un ulcère (Gr.). — Prurit dans l'aile gauche du nez, qui cesse quand on y touche (au b. de 78 h.) (Gtm).

(Le soir obturation du nez, que l'air peut à peine traverser, de sorte qu'on parle difficilement). — Éternuements avec coryza. — Coryza fluent, qui survient rapidement, avec voix nasillarde, pendant 1/4 d'heure (à 2 h. de l'après-midi). — Violent coryza, sans toux. — Coryza et toux, pendant plusieurs semaines (S. H.). — *Éternuements fréquents, sans coryza* (au b. de 2 et 10 h.) (Lgh). — *Coryza : d'abord on ne mouche que du mucus épais, puis celui-ci devient liquide* (au b. de 4 j.) (Hrm). — Fort coryza fluent : une narine est bouchée, l'autre ne l'est pas, avec éternuements fréquents, larmoiement et gerçures aux lèvres (au b. de 3, 4 j.) (Kmr). — Violent coryza : au milieu de chatouillements dans le nez et d'éternuements, il coule du nez tantôt une sérosité abondante et douce, tantôt un mucus épais ; plus tard il ne sort plus que des mucosités épaisses (Stf).

Visage. — (59-60 et 97-116). — Douleur pulsative et pressive dans toute la face, depuis les dents jusqu'à l'œil, pendant 16 jours. — L'articulation temporo-maxillaire droite, en avant de l'oreille, se luxe facilement, avec douleur lancinante, quand on bâille (S. H.).

Hanemann, *Mat. méd.*   29

Figure bouffie, comme par l'effet d'un coryza. — Les yeux sont creux, largement ouverts, la figure est allongée et maladive, comme après une débauche nocturne ou comme après une émotion morale pénible (Stf). — Tout petits élancements, comme des coups d'aiguille, à la face et au reste du corps (Fr.). — Tiraillement aux deux os malaires (Hrm). — Déchirement pressif dans l'os malaire gauche, auquel les dents participent (au b. d'1 h.). — Traction incisive dans l'os malaire gauche (au b. de 22 h.) (Gr.). — *Déchirement qui descend de la tête jusque dans les dents, à travers la joue* (au b. de 36 h.) (Stf). — Élancement brûlant dans l'os malaire droit (au b. d'1/2 h.). — Élancement sourd dans l'os malaire gauche (au b. de 22 h.) (Gtm). — *Vif élancement brûlant dans la joue gauche, qui excite à se gratter.* — Élancements comme des coups d'aiguille, pruriteux (rongeants), qui excitent à se gratter, sur les deux joues (Gr.). — Douleur d'ulcération à la joue gauche, en bâillant. — Sensation comme de petites coupures dans la lèvre, comme si elle était gercée (Fr.). — Ardeur qui dure une minute, presque au milieu de la lèvre supérieure, sur son bord externe (Stf). — Vifs élancements pressifs de dedans en dehors à la lèvre supérieure (Gr.). — En avant, sous le menton, sous le bord de la mâchoire inférieure, sensation tensive comme s'il allait venir un bouton (Fr.). — *Sous le menton, en avant, à la réunion des deux moitiés de la mâchoire inférieure, il semble qu'on a un ganglion engorgé; on y sent quelque chose de dur comme du cartilage, gros comme une noisette; en avalant, en y touchant ou par le frottement de la cravate on y éprouve une forte douleur pressive* (au b. de 28 h.) (Hrm).

Appareil digestif. — (61-138 et 128-218).

A. *Bouche.* — Tuméfaction des gencives avec chaleur dans la joue. — La gencive est douloureuse au toucher. — *La gencive saigne quand on appuie dessus et quand on se nettoie les dents, pendant plusieurs jours.* — La gencive devient pâle et blanche. — La face interne des gencives est douloureuse et enflée, elle fait mal même quand on avale. — Vésicule qui dégénère en ulcère sur la face interne des gencives, avec beaucoup de douleurs lancinantes et tiraillantes. — Sur la gencive, tubercule indolent par lui-même, mais qui fait mal quand on appuie dessus avec un corps dur (au b. de 17 j.). — Ulcérations à la gencive. — Les dents noircissent vite, on est obligé de les nettoyer deux fois par jour et cependant elles restent toujours striées de noir en travers. — L'entrée de l'air dans la bouche provoque le mal de dents. — Douleur rongeante dans les 4 incisives inférieures, surtout la nuit. — De temps en temps douleur passagère dans les dents, suivie de battements dans la gencive. — Douleur tiraillante et pressive dans les dents de devant, comme si l'on avait pris du mercure, surtout la nuit, vers le matin. — Traction pénétrante dans une dent qui se creuse et dans celle qui lui correspond de l'autre côté, le matin. — Forte odontalgie tiraillante, avec enflure de la joue, céphalalgie pressive du même côté et chaleur à la face. — Enflure de la joue, à la mâchoire inférieure. — Les ganglions sous-maxillaires sont douloureux au toucher et aussi spontanément. — *Les ganglions sous-maxillaires font mal, comme s'ils étaient enflés et contus.* — Enflure des amygdales et des ganglions sous-maxillaires. — Vésicule dans la bouche. — Élancements au palais, qui s'étendent jusque dans le cerveau. — Afflux de salive à la bouche. — Salivation (S. H.).

Douleur tiraillante, compressive dans les dents de droite, excitée par l'eau froide. — Le matin, douleur tiraillante seulement dans une dent creuse (au b. de 72 h.). — Une dent, qui pendant longtemps n'était que peu attaquée, se creuse rapidement en l'espace de 8 jours (Fr.). — Violent déchirement dans les racines des dents qui fait contracter les muscles de la face, tantôt d'un côté, tantôt de l'autre (Hbg). — Une portion de la face interne d'une incisive s'exfolie (au b. de 28 h.). — Traction douloureuse dans la gencive des dernières molaires et dans leurs racines. — Traction douloureuse dans la gencive et dans la racine des incisives et de la canine du côté droit ; elle se propage jusque dans les muscles de la mâchoire inférieure (au b. de 26 h.) (Hrm). — La gencive des dents du haut et du bas, à droite, se contracte spasmodiquement et douloureusement, de sorte que la douleur empêche d'écarter les mâchoires (Hbg). — Déchirement dans toutes les dents, qui paraissent agacées quand on les appuie les unes sur les autres (au b. de 40 h.) (Stf). — *En mangeant déchirement dans la gencive et les racines des molaires inférieures* (au b. de 72 h.). — *Odontalgie en mangeant ; les dents ne sont pas solides et branlent quand on y touche ; on ne peut broyer suffisamment les aliments parce qu'en mâchant il semble que les dents s'enfoncent dans la gencive ; même on éprouve cette sensation dès que les mâchoires se touchent ; en même temps la gencive est blanche* (au b. de 56 h.) (Hrm). — Les dents creuses sont sensibles au

moindre attouchement et lorsque, àprès avoir mangé, il y reste la
plus petite parcelle d'aliments, on éprouve une violente douleur
qui s'étend jusque dans la racine, et la gencive qui les entoure fait
mal comme si elle était à vif (Htm). — Aussitôt après avoir mangé
et mâché, ainsi qu'après avoir bu froid, odontalgie déchirante,
qui cesse en l'espace d'une demi-heure, mais qui revient aussitôt
qu'on recommence à mâcher; elle n'est pas provoquée par les
boissons qui ne sont pas froides ni par les aliments liquides; le
mouvement ne la fait pas naître, mais, quand elle existe déjà, il
l'aggrave, surtout au grand air. — Aussitôt après avoir mangé,
traction rongeante dans une dent creuse (dans les incisives c'est
une pression), qui augmente extraordinairement au grand air,
même quand on garde la bouche fermée ; à la chambre elle cesse
peu à peu; cela dure plusieurs jours (au b. de 5 j.). — Les dents
commencent à devenir douloureuses même pendant qu'on mâche.
— Déchirement d'abord dans la racine d'une dent creuse, puis en
avant jusque dans les couronnes des dents, seulement aussitôt
après avoir mangé et mâché, avec forte aggravation au grand air ;
en même temps pression sur la couronne des dents douloureuses,
vers leurs racines ; les autres dents commencent aussi à devenir
douloureuses quand on les touche avec le doigt (au b. de 9 j.) (Fr.).
— Quand on boit quelque chose de froid, douleur dans les dents
comme si elles étaient creuses (chez une femmme) (Stf). — Élance-
cement chatouillant dans les molaires inférieures droites (au b.
d'1/4 d'h.) (Gr.). — Gonflement de la glande sublinguale, qui empêche d'avaler, pendant 4 heures (au b. de 3 h.) (Thn). — Grattement brûlant dans le palais en avalant, et aussi sans avaler (Hrm).
— Apreté et grattement sans sécheresse au palais (Stf). — Pression
et excoriation au fond du palais, seulement quand on n'avale pas
(au b. de 4, 5 h.). — Élancement au palais quand il est sec, le
soir (au b. de 12 h.) (Fr.). — Salive sanguinolente (immédiat.)
(Gtm).

Langue. — Élancements au bout de la langue, sans que rien y
touche. — Douleur lancinante au bord de la langue, quand on
l'appuie contre le palais, comme s'il y avait une épine dedans ; elle
cesse quand on mange. — Douleur d'écorchure à la partie antérieure de la langue (S. H.). — Langue chargée d'un enduit blanchâtre (au b. de 46 h.) (Stf). — Langue chargée d'un enduit blanc
(au b. de 27 h.) (Lgh). — Sécheresse de la langue et en même temps
mucus épais dans les arrière-narines, qui les bouche. — On

parle très bas à cause de la faiblesse des organes de la parole, quoiqu'on ait du reste de la vivacité. — Sensation de sécheresse de la langue, afflux d'eau aigrelette à la bouche et en même temps mucus épais, qui bouche les arrière-narines (Fr.).

B. *Pharynx et œsophage.* — *Apreté dans la gorge,* douleur comme d'excoriation en parlant et en avalant. — Sécheresse dans la gorge, surtout le soir avant de s'endormir; élancements dans la gorge en avalant (S. H.). — Traction douloureuse dans le fond de la gorge, depuis l'os hyoïde jusqu'au dessous de la mâchoire inférieure ; elle est plus forte quand on touche le côté du cou (au b. de 48 h.) (Hrm). — Sensation de grattement dans le fond de la gorge, derrière l'orifice postérieur des fosses nasales, comme si l'on avait reniflé du tabac (Gtm.).

C. *Estomac, troubles fonctionnels.* — Goût fade, pâteux, dans la bouche, cependant les aliments semblent bons. — Goût aqueux dans la bouche quoiqu'on trouve aux aliments leur saveur naturelle. — On ne trouve aucun goût aux aliments, cependant on a de l'appétit. — On trouve au pain un goût aigre. — Grande appétence pour le lait. — (Après avoir bu de la bière on conserve dans la gorge un goût âpre, désagréable). — On trouve à la fumée de tabac un goût mordicant. — Soda en fumant (comme d'habitude). — Rapports grattants, qui affectent le larynx et forcent à tousser. — Quand on est sur le point d'avoir des renvois, on éprouve de la pression et des élancements jusque dans la poitrine (chez une femme). — Hoquet chaque fois qu'on a mangé. — Beaucoup de hoquets une demi-heure après le repas du soir. — État nauséeux pendant 3 jours. — Tous les matins, nausées au point de vomir. — Envie de vomir. — Sensation de faim et de délabrement dans l'estomac quoiqu'on n'ait aucun appétit. — Faim canine, même quand l'estomac est plein d'aliments; si l'on se remet à manger, on trouve bon ce qu'on prend (S. H.).

On trouve au pain un goût aigre (Fr.). — Goût un peu amer et désagréable dans la bouche spontanément. — On trouve aux aliments un goût amer, désagréable (au b. de 46 h.) (Stf). — *On a continuellement des mucosités qui s'amassent dans la bouche, sans mauvais goût* (Hrm). — La bouche est toujours pleine d'eau, comme si l'on mourait de faim (Stf.) — Le matin, sensation nauséeuse (au b. d'1 h.). — Afflux d'eau à la bouche après avoir mangé (Fr.). — En mangeant on a des nausées dans la bouche et le pharynx, comme si l'on allait vomir (au b. de 9 h.) (Lgh). — Mal de cœur (immédiat.) ; l'eau afflue à la bouche, avec rapports courts, isolés, comme après avoir pris un vomitif qui ne veut pas sortir. — Sorte de rapport : il afflue dans la bouche une quantité de mucosités qui viennent de la partie supérieure de la gorge (au b. d'1/2 h.). — Rapports insipides, mais il ne vient ni air ni aucune autre chose. — Régurgitation d'un liquide insipide, après avoir mangé. — Rapports ayant le goût des aliments. — Éructations fréquentes (Stf). — Rapports à plusieurs reprises (au b. d'1/4 d'h.) (Kmr). — *Hoquet fréquent* en fumant (comme d'habitude). — Hoquet fréquent avec nausées et stupeur de la tête (au b. de 3/4 d'h.) (Lgh). — *Adipsie, on boit moins que d'habitude* (Hrm). — Peu d'heures après un repas très copieux et nourrissant, on est pris d'une faim canine avec afflux d'eau à la bouche (Stf).

Estomac, troubles locaux. — Douleur fouillante dans l'estomac. — Plénitude dans le creux de l'estomac, avec pression et élancements. — Le matin au lit, après le réveil, pression comme par un poids dans l'estomac ; on n'est soulagé par aucun changement de position (au b. de 6 h.) (S. H.).

Douleur tensive dans la région de l'estomac (au b. de 13 h.) (Stf). — Douleur pinçante, resserrante, dans le creux de l'estomac, qui ne cesse que lorsqu'on est assis, le corps penché en avant (au b. d' 1 h.) (Htm). — Pression resserrante au-dessous du sternum, à gauche du cartilage xyphoïde (Gr.).

D. *Abdomen, troubles fonctionnels.* — *Les vents se fixent dans le bas-ventre* (les 8 prem. h.). — *Il se forme beaucoup de vents,* qui sortent en grande quantité et sont très fétides, pendant 36 heures. — Borborygmes bruyants dans le ventre. — Borborygmes et tranchées, pendant plusieurs jours. — Le matin, après des tranchées et des nausées, survient de la diarrhée ; la dernière selle n'est composée que de mucus (1). — Tranchées, selles diarrhéiques, dont la dernière est muqueuse (au b. de 42,84 h.). — *On laisse échapper une selle liquide, croyant ne rendre qu'un vent* (au b. de 2 h.). — Selle diarrhéique, mêlée de vents (au b. de 3 h.). — Plusieurs jours de suite on a des selles nombreuses, habituel-

---

1. Les 4 symptômes suivants paraissent provenir d'une dose trop forte, qui rend tous les médicaments purgatifs ; car l'effet primitif de la staphysaigre paraît consister en un mal de ventre qui donne envie d'aller à la selle en constipation, en selles très peu abondantes et dures ou, plus rarement, en selles liquides, ainsi qu'on peut le constater dans les observations de mes collaborateurs.

lement liquides. — Les selles, quoique naturellement solides, sortent avec des vents. — On a souvent envie d'aller à la selle, sans mal de ventre ; il sort chaque fois des matières peu abondantes et très dures, avec douleur à l'anus comme s'il allait se déchirer. — Après avoir été à la selle, on éprouve de nouveau le besoin d'évacuer, mais inutilement. — Après une selle dure, sorte de douleur contusive profonde dans le rectum, pendant 3 quarts d'heure. — Longtemps après une selle, douleur d'écorchure dans le rectum. — *Constipation pendant plusieurs jours* (les prem. j.) (S. H.).

Forts borborygmes dans le bas-ventre, sans douleur et sans émission de vents (au b. d'1 h. 1/2) (Stf). — Borborygmes dans le côté gauche du haut du ventre (au b. d'1 h.) (Hnl). — Après le repas de midi, borborygmes dans le bas-ventre, on entend un bruit semblable à celui que font des bulles qui crèvent (Kmr). — Borborygmes dans le bas-ventre et traction dans le canal intestinal (Hrm). — Forte émission de flatuosités (Gtm). — *Flatuosités chaudes* (au b. de 36 h.) (Gr.). — Émission de vents d'une indicible fétidité (Stf). — Grande quantité de vents très fétides, pendant plusieurs jours (Kmr). — Le matin, la selle se fait attendre longtemps, par défaut de mouvement péristaltique du gros intestin (Fr.). — Selle dure, qui sort par petits morceaux, 12 heures plus tard que d'habitude (au b. de 14, 15 h.) (Hnl). — Le premier jour, selle dure ; le deuxième, pas d'évacuation ; le troisième, nouvelle selle dure ; le quatrième, selle naturelle (Kmr). — Tranchées, douleur fouillante et tournoyante dans l'épigastre et l'hypogastre, avec envie d'aller à la selle, suivie d'une évacuation liquide mais peu abondante ; après celle-ci on éprouve, au milieu de tranchées plus fortes, un nouveau besoin, mais sans garde-robe, malgré les plus grands efforts ; c'est une sorte de ténesme qui, ainsi que les douleurs de ventre, ne cesse que lorsqu'on a quitté la chaise percée. — Tranchées avec forte envie d'aller à la selle, suivie d'une évacuation de matières tout à fait liquides mais peu abondantes, avec frissonnement intérieur dans la tête ; une sorte de ténesme survient aussitôt après la selle (Gr.). — Selle dure, peu abondante, avec douleur incisive et brûlante à l'anus (au b. de 10 h.) — Petite selle dure et grêle qui sort au milieu de douleurs pressives à l'anus (au b. de 26 h.) (Hnl). — Selle difficile ; il sort d'abord des matières dures, suivies de matières molles, mais qui exigent de grands efforts, comme si le rectum était resserré ; on voudrait évacuer, mais on ne le peut pas ; ensuite ténesme (Thn). — Le matin, aussitôt après

une selle ferme, autre selle très abondante, liquide et jaunâtre
(Stf). — Selle molle, mais qui sort difficilement parce que l'anus
est resserré comme par des hémorroïdes (Fr.). — Selle molle (au
b. de 49 h.) (Gtm).

Abdomen, troubles locaux. — Le matin à jeun (au lit), tension
angoissante et gênant la respiration, en travers du haut du ventre,
dans les hypocondres (douleur semblable à celle dont se plaignent
les hypocondriaques). — Pression et en même temps pesanteur et
tension dans le bas-ventre. — Le ventre est comme comprimé, ce
qui gêne la respiration. — Pression tensive douloureuse dans le
bas-ventre, comme si l'on avait trop mangé et qu'on appuyât ensuite
sur son ventre, avec nausées et afflux de salive à la bouche. —
Douleur tiraillante en travers du bas-ventre. — Traction de haut
en bas dans les côtés du bas-ventre, comme si les règles allaient
venir (au b. de 4 j.). — Douleur tiraillante dans le bas-ventre, comme
par des vents. — Douleur lancinante continuelle dans le ventre,
sous les côtes droites, seulement quand on commence à marcher,
au grand air. — A la région ombilicale, douleur incisive, qui
semble être extérieure, le soir au lit, à trois reprises. — Tranchées
surtout chaque fois qu'on a bu et mangé ; en même temps nausées
telles que l'eau afflue à la bouche, avec grande langueur ; après les
tranchées survient une grande chaleur à la face, le sang monte à
la tête et les veines des mains deviennent turgescentes (chez une
femme). — Tranchées spasmodiques dans le bas-ventre avec tremblement des genoux, dans la journée, au moindre mouvement, surtout après avoir uriné ; le soir, tranchées même sans mouvement,
avec soulagement quand on plie le corps en deux. — Le matin,
tranchées avant d'aller à la selle. — Tuméfaction indolente des
ganglions inguinaux, qui est surtout visible quand on marche et
qu'on est debout, et qui dure plusieurs jours (au b. de 36 h.)
(S. H.).

Douleur pressive passagère sous les dernières côtes, comme par
des vents incarcérés (Stf). — Constriction dans la région des hypocondres, qui oppresse la poitrine et gêne la respiration (au b. de
2 j.), pendant 3 jours (Kmr). — Pression resserrante sous les fausses
côtes droites (au b. d'1 h. 1/4) (Htm). — *Forte pression douloureuse, à droite, au-dessous du nombril.* — A gauche, au-dessus
du nombril, élancements resserrants, qui sont vifs et rythmés (Gr.).
— *Elancement pinçant dans les viscères du bas-ventre à gauche*
(au b. de 3 h.). — Élancement sourd, qui dure longtemps, dans la

région qui entoure le nombril, plus fort pendant l'expiration et quand on appuie dessus (au b. de 8 h.). — Élancement tensif dans les muscles du côté gauche du ventre (au b. de 32 h.) (Gtm). — Douleur contusive dans le ventre (au b. de 48 h.) (Stf). — Élancement sourd dans l'aine gauche, plus fort quand on appuie dessus ; il cesse pendant l'inspiration et l'expiration (au b. de 84 h.). — Pincement dans les intestins avec émission de vents (au b. de 13 h.) (Gtm). — *Violente douleur pinçante, tournoyante, dans tout le bas-ventre, tantôt à une place, tantôt à l'autre* (au b. de 2 h. 1/2) (Htm). — Pincement en travers du ventre et traction sur les côtés, dans les muscles abdominaux, comme si l'on allait avoir la diarrhée. — Le matin, pincement dans le haut du ventre, comme si l'on allait avoir la diarrhée ; cependant on ne peut pas aller à la selle. — Sensation tremblotante et mouvement diarrhéique dans le bas-ventre (Fr).

Rectum et anus. — Vif prurit avec boutons à l'anus (S. H.). — Douleur pressive continuelle dans le rectum, quand on est assis. — Prurit à l'anus, étant assis, non pendant la défécation (au b. de 7 h.) (Gtm).

ORGANES GÉNITO-URINAIRES DE L'HOMME. — (139-158 et 219-238). — Sécrétion de l'urine très peu abondante le premier jour (¹). — *Miction abondante et très fréquente pendant plusieurs jours* (au b. de 24, 40 h.). — Urine abondante, rouge. — En urinant, douleur incisive qui devient encore plus forte après. — Fourmillement mordicant et brûlant à l'orifice de l'urèthre, sans uriner. — Ardeur profonde à la partie postérieure de l'urèthre, seulement quand on n'urine pas et quand on est assis. — *Chaque fois qu'on urine, ardeur dans tout l'urèthre, pendant plusieurs jours.* (S. H.). — Émission fréquente d'urine d'abord aqueuse, puis d'un jaune foncé au bout de quelques jours (Stf). — Les 4 premiers jours, l'urine coule tous les quarts-d'heure, en petite quantité ; les jours suivants, il en sort une quantité convenable, mais elle est de couleur foncée et coule encore toutes les heures (Gr). — On urine souvent, mais peu à la fois ; le deuxième jour, on urine davantage mais moins souvent. — On urine un peu plus souvent qu'à l'état normal et peu à la fois (au b. de 7 j.) (Hrm). — *Envie fréquente d'uriner, pendant laquelle il sort très peu d'urine foncée, pendant trois jours. — Envie d'uriner ; il coule à peine une*

---

1. Les symptômes de l'urine ont de l'analogie avec ceux des selles.

cuillerée d'urine, la plupart du temps rougeâtre ou d'un jaune foncé, en un jet grêle, parfois goutte à goutte ; après l'émission il semble toujours que la vessie n'est pas vidée, car on laisse encore échapper quelques gouttes (Gr.). — Envie fréquente d'uriner avec émission abondante (au b. de 6 h.) (Lgh). — On urine souvent mais peu à la fois ; on rend environ une tasse d'urine foncée (au b. de 24 h.). — On urine moins souvent que le premier jour, mais plus cependant qu'à l'état normal et un peu plus que le premier jour (au b. de 3 jusqu'à 7 j.) (Hrm). — Aussitôt après avoir uriné, douleur de luxation au-dessus de l'urèthre, derrière le pubis (Lgh). — L'urine coule, la nuit, pendant une érection et finit par ne plus sortir que goutte à goutte, avec ardeur au col de la vessie ; en même temps ténesme rectal, on est soulagé quand on reste couché le corps plié en deux (Thn). — Sorte d'ardeur dans le milieu de l'urètre, sans uriner (au b. de 6 h.) (Kmr).

Pendant la sortie d'une selle dure écoulement de liqueur prostatique. — Chez un vieillard, pollution pendant la sieste, ce qui ne lui était pas arrivé depuis 30 ans (au b. de 12 h.). — Pollution 3 nuits de suite. — 5 nuits de suite pollution avec rêves lascifs. — Après une pollution nocturne lassitude et lourdeur des deux bras, comme s'ils étaient de plomb. — L'effet primitif de la staphysaigre est une excitation de l'appétit vénérien, mais la réaction consécutive de l'organisme (au b. de 5, 6 j.) est l'indifférence et la froideur aussi bien des organes génitaux que de l'imagination. — Glocitation indolente dans le scrotum. — Humidité à la couronne du gland, sous le prépuce. — Excroissance molle, suintante, dans le sillon glando-préputial et une autre semblable sur la couronne elle-même : toutes deux causent des démangeaisons par le frottement de la chemise (S. H.). — Toute la nuit, énorme rigidité de la verge, sans éjaculation (au b. de 16 h.). — Toute la nuit, érections sans idées érotiques et sans pollutions. — La nuit, rêves érotiques avec deux pollutions (Lgh). — La nuit une pollution sans rêves (Fr.). — *Violents élancements tractifs et brûlants, qui partent de l'anneau inguinal droit, où ils semblent siéger dans le cordon et s'étendent jusque dans le testicule* (qui n'est cependant pas douloureux au toucher), étant assis ou debout et en marchant, mais surtout en se baissant (au b. de 33 h.) (Hnl). — Tiraillement pressif dans le testicule droit, comme s'il était violemment comprimé (Gr.). — *Douleur pressive au testicule gauche, en marchant et aussi chaque fois qu'on le frotte ; l'attouchement la rend plus forte*

(au b. de 8 h.) (Hrm). — Douleur lancinante au côté droit du gland
en se tenant debout et en marchant (Lgh).

Organes génito-urinaires de la femme. — (159-164). — En s'éveillant, *pression sur la vessie ;* on urine beaucoup et cependant au
bout d'une heure on éprouve une nouvelle envie d'uriner, avec
pression. — Quand on tousse l'urine échappe involontairement
(S H.). — Sensibilité douloureuse des parties sexuelles de la
femme, qui lui font mal quand elle s'assied. — Douleur spasmodique dans les parties génitales de la femme et dans le vagin. —
Apparition des règles qui avaient cessé depuis un an, avec tranchées et forts borborygmes, à la nouvelle lune (1).

Appareil respiratoire (2). — (169-191 et 243-261).

A. *Larynx.* — Excitation continuelle à toussoter parce qu'on a
dans le larynx du mucus gluant qu'on ne peut parvenir à détacher.
(Gr.).

B. *Poitrine.* — *Un mucus adhérent s'amasse dans la poitrine,*
les 6, 8 premières heures et plusieurs jours de suite, le matin ;
plus tard et dans la journée on détache facilement les mucosités de
la poitrine. — On se sent la poitrine faible et l'on a quelque chose
d'adhérent dans la poitrine qui oblige à toussoter (chez une femme).
— Étant assis, pression et pesanteur dans la poitrine, qui cessent
pendant la marche. — Pression dans le côté gauche de la poitrine,
sur laquelle la respiration n'a pas d'influence. — L'après-midi,
oppression sur la poitrine et sentiment d'agitation qui pousse à
changer continuellement de place et ne permet de rester nulle part.
— *Oppression vers la fin du coït.* — Agitation dans la poitrine. —
Douleur continuelle dans le milieu du sternum, comme si on y
avait une ulcération, surtout quand on se dresse et qu'on étend
le corps ; on éprouve aussi, au toucher, une tension et une pression qui coupe quelquefois la respiration. — Douleur contusive
dans les muscles de la poitrine, le matin, quand on se remue
dans son lit et, dans la journée, quand on croise les bras ; l'endroit
n'est pas douloureux au toucher ni pendant la respiration (chez une
femme). — La surface de la poitrine est douloureuse au toucher.
— En se baissant, douleur pressive, sourdement lancinante, aux
cartilages des dernières côtes ; et aussi douleur comme par une
plaie quand on y touche (S. H.).

1. Mais, comme ce n'était qu'un effet primitif, les règles ne revinrent pas
le mois suivant.

2. Pour les symptômes du coryza, voy. *Nez.*

Élancements douloureux sur la poitrine, qui rendent l'expiration difficile (Lgh). — Elancement sourd dans le côté gauche de la poitrine, qui revient au bout de quelques minutes (Gtm). — En pliant le haut du corps à droite et obliquement en avant, violent élancement dans le côté droit de la poitrine, quand on est assis (au b. de 2 h. 1/4) (Hnl). — Elancements tensifs dans le côté gauche de la poitrine, étant couché et pendant le mouvement, plus forts pendant l'expiration que pendant l'inspiration, violents surtout quand on monte un escalier ; alors ils se terminent par un élancement continu, qui coupe presque la respiration'(au b. de 16 h.). — Elancement térébrant, sourd, continuel, dans le côté gauche de la poitrine (au b. de 37 h.). — Elancements sourds dans les muscles intercostaux des deux côtés, étant assis, plus forts quand on s'appuie sur le dos de sa chaise et qui durent pendant l'inspiration et l'expiration (au b. d'1/2 h.) (Gtm). — Sensation d'excoriation derrière le sternum. — Pression au-dessus du creux de l'estomac, comme s'il était à vif, avec nausées au même endroit (Gr.). — Oppression comme si la poitrine était contractée; elle rend l'inspiration lente et très difficile, l'expiration soulage ; en même temps agitation et anxiété, surtout quand on est assis, moins en marchant, pendant 5 heures (au b. de 6 h.) (*Cubitz*). — Douleur incisive et lancinante aux cartilages costaux du côté gauche ; il semble qu'on fait là une incision accompagnée d'élancements. — Vifs élancements, qui commençent à la partie postérieure des côtes droites et s'étendent en serpentant en avant jusqu'aux cartilages. — *Vifs élancements dans la région du 4ᵉ cartilage costal des deux côtés ; ils sont séparés par des intervalles de plusieurs secondes et durent plus longtemps qu'à l'ordinaire, pénètrent lentement de dedans en dehors, sans aucun rapport avec l'inspiration ni avec l'expiration* (au b. de 14 h.) (Hrm).

Toux. — Toux avec crachats muqueux. — Toux provoquée par un chatouillement, seulement dans la journée. — Le soir et à midi, après s'être couché, forte toux avec crachats muqueux et gluants. — Toux avec crachats contenant chaque fois de 5 à 8 gouttes de sang et précédée d'une sensation de grattement dans la poitrine. — Toux avec crachats jaunes comme du pus, surtout dans la matinée, de 9 heures à midi, moins le matin (au b. de 5 j.). — En toussant, douleur derrière le sternum, comme s'il était à vif (S. H.).

Excitation continuelle à tousser parce qu'on a dans le larynx un mucus visqueux qu'on ne peut parvenir à détacher (Gr.). — On détache facilement par la toux uue grande quantité des mucosités (Kmr). — Forte toux, qui menace de déchirer le larynx, comme si la trachée était continuellement rétrécie ; elle n'est pas précédée d'une irritation particulière (au b. de 4 h.). — Aussitôt après avoir mangé, on éprouve dans le larynx une forte excitation à tousser, quoiqu'on tousse peu (au b. de 4 j.). — Peu de temps après avoir mangé, on a chaque fois une forte toux avec afflux de salive à la bouche ; il semble que çette eau est chassée avec force dans l'œsophage et qu'elle y cause une douleur incisive (au b. de 26 h.) (Fr.).

APPAREIL CIRCULATOIRE. — *Cœur,* — (183-185). — Battements de cœur en marchant et en écoutant de la musique. — Battements de cœur tremblotants au moindre mouvement. — On se réveille de la sieste avec de très violents battements de cœur (S. H.).

COU, DOS ET LOMBES. — (192-201, 117-227 et 262-268). — Raideur dans la nuque. — Pression et tension dans les muscles de la nuque et de l'épaule gauche (au b. d'1/2 h.). — Le matin, douleur rhumatismale, sorte de tiraillement dans la nuque et entre les omoplates ; au sortir du lit et pendant toute la matinée, la douleur empêche de remuer les bras et de tourner la tête, avec lassitude générale jusqu'à midi, plusieurs matins de suite (chez une femme). — Douleur dans le dos, la nuit, depuis le soir jusqu'à 5 heures du matin ; ce sont des coups et des secousses qui coupent la respiration (pendant le sommeil). — Forts élancements qui remontent le long du dos (au b. de 7 j.). — Dans le sacrum élancements et douleur comme si l'on s'était donné un tour de reins, pendant le repos ; ils cessent pendant la marche. — Le matin au lit, douleur au sacrum comme s'il était brisé ; quand on est sorti du lit, on ne peut rien soulever de terre, jusqu'à 8 ou 9 heures ; ensuite on a faim, puis tranchées accompagnant une diarrhée qui finit par être muqueuse (chez une femme). — Douleur tiraillante de haut en bas dans le sacrum, plus forte quand on se baisse que lorsqu'on se tient droit ; c'est quand on est assis qu'on la sent le moins. — Toute la nuit, pression sur le sacrum comme s'il était brisé ; on est réveillé par la douleur, qui atteint son summum d'intensité vers 4 heures du matin ; elle cesse quand on se lève (chez une femme) (S. H.).

Lourdeur de tête et faiblesse des muscles du cou ; on est obligé d'appuyer la tête en arrière ou sur l'un des côtés (au b. de 12 h.).

(Hnl). — Sensation de pression de haut en bas à la nuque. — Pression tensive dans le côté du cou. — Quand on plie le cou en avant, douleur tiraillante et pressive (rhumatismale) dans un de ses côtés. — Quand on se baisse, douleur rhumatismale dans le cou, à sa jonction avec l'épaule ; c'est une sorte de traction, de pression, de raideur (Fr.). — Traction paralytique dans l'articulation de la nuque, à l'apophyse épineuse de la première vertèbre dorsale (Gr.). — Élancements saccadés au côté du cou, presque derrière l'oreille, le soir (Stf). — Élancement tensif dans les muscles du côté gauche du cou (Gtm.). — Traction pressive sur le côté droit du cou, sans aucun rapport avec le mouvement ni avec l'attouchement (au b. de 32 h.). — Léger déchirement dans les muscles du cou (au b. de 5 min.) (Hrm). — Douleur au sacrum, qui gêne moins pendant la marche que lorsqu'on se lève de son siège, qu'on tourne le corps dans le lit, et à chaque mouvement latéral ; elle dure plusieurs jours (au b. de 10 h.) (Kmr). — Vive ardeur à l'extérieur, à la partie inférieure du sacrum (au b. d'1/2 h.). — Étant assis, élancement tiraillant et parfois vulsion dans le sacrum (Hnl). — Douleur contusive au-dessus des hanches, dans les lombes, qui se porte au-dessous du nombril, se fait sentir surtout quand on se baisse et aussi quand on y touche (au b. de 18 h.) (Kmr). — Forte pression dans les muscles dorsaux, à gauche, le long de la colonne vertébrale (au b. de 4 j.) (Hrm). — Pression tiraillante, accompagnée d'une sensation d'excoriation dans les deux premières vertèbres dorsales (au b. d'1 h. 3/4) (Fr.). — Douleur brûlante, pressive, sous l'omoplate droite, tout près de l'épine dorsale, avec une sensation douloureuse de pesanteur sur le côté droit de la poitrine (au b. de 2 h.) (Htm). — Entre la dernière vertèbre cervicale et la première dorsale, douleur comme si l'on y plongeait un couteau (Fr.).

Membres supérieurs. — (202-208 et 269-322). — Douleur dans les os des bras, qui ne naît pas spontanément pendant le repos ni sous l'influence de l'attouchement ; elle ne se fait sentir que pendant le mouvement. — Douleur à l'humérus droit : pression insupportable dans le périoste, pendant le repos et le mouvement ; l'endroit est plus douloureux encore quand on y touche (au b. de 36 h.). — Tiraillement pressif dans le bras droit, le soir au lit (S. H.). — Élancements dans le creux de l'aisselle gauche (Gtm). — Élancements pruriteux dans le creux de l'aisselle droite (au b. de 3 min.) (Hrm). — *Élancements pruriteux dans les deux aisselles* (au b. de 5 min.) (Gr.). — Douleur pressive sourde dans le creux de l'aisselle droite (Stf). — Élancement tiraillant dans l'articulation de l'épaule gauche, surtout quand on ramène le bras vers la poitrine (Hnl). — Élancement pressif de bas en haut dans l'épaule droite (au b. de 4 h. 1/2) (Gtm). — Pression molle sur l'aisselle, qui est douloureuse au toucher comme si la chair était détachée des os, pendant la marche. — Pression de haut en bas sur l'aisselle, comme si l'on avait un fardeau sur l'épaule, étant assis (Fr.). — *Douleur de luxation dans l'articulation de l'épaule droite, seulement pendant le mouvement. — Douleurs lancinantes sourdes dans l'articulation de l'épaule, plus fortes pendant le mouvement et quand on y touche.* — Traction pressive dans les articulations scapulo-humérales, le matin au lit et aussitôt après qu'on s'est levé, plus forte pendant le mouvement (au b. de 5 j.). — Léger déchirement à la tête de l'humérus gauche, plus fort pendant le mouvement (Kmr). — Traction paralytique dans l'articulation de l'épaule, parfois aussi dans tout le bras, quand on le met sous sa tête, étant couché (au b. de 90 h.) (Gr.). — Douleur déchirante dans le bras gauche, au muscle triceps, étant assis; le mouvement la fait cesser (Fr.). — Douleur déchirante dans les muscles du bras gauche, tout près du coude. — Déchirement lancinant dans les muscles du bras droit, près de l'articulation du coude (Lgh). — *Forte douleur pressive dans l'articulation de l'épaule gauche, qu'aucun mouvement ne fait disparaître* (au b. de 36 h.) (Htm). — Douleur pressive paralytique au bras gauche, plus forte quand on y touche (au b. de 72 h.). — Forte pression de dehors en dedans au bras droit, plus forte quand on y touche (au b. de 2 h.). — *Douleur pressive paralytique au bras gauche, augmentée par l'attouchement et le mouvement ; le bras est affaibli* (au b. de 36 h.). — Traction pressive çà et là dans les membres supérieurs, plus forte quand on y touche (au b. de 7 h.). — *Pression paralytique aux deux bras et aux deux avant-bras, augmentée par le mouvement et l'attouchement* (au b. de 5 j.) (Hrm). — Traction pressive dans les muscles triceps (Fr.).

Douleur tiraillante et déchirante dans l'avant-bras , surtout pendant les mouvements du bras et de la main (S. H.). — Élancements sourds, semblables à une pression, au milieu de l'avant-bras (Gr.). — Faiblesse paralytique autour de l'articulation du coude (au b. de 2 h.) (Fr.). — Près du pli du coude, plus cependant du côté de l'avant-bras, sensation comme s'il était venu une éruption ou comme si l'on s'était égratigné avec une aiguille ; c'est une sorte de fourmillement un peu pruriteux ; cependant on ne voit rien à cet endroit, qui est douloureux surtout quand on y touche (Stf). — Au-dessous du coude gauche, au côté externe du radius, traction pressive qui ressemble à un serrement (Gr.). — Déchirement lancinant dans l'avant-bras gauche (au b. d'1 h.) (Kmr). — Traction pressive dans les muscles de l'avant-bras et sur le dos de la main (Fr.). — Vulsion dans l'avant-bras gauche, pendant le repos (au b. de 75 h.) (Gtm).

Douleur crampoïde autour du poignet droit, qui cesse quand on étend les doigts, mais qui revient quand on les ferme et produit alors un élancement déchirant à travers tout le bras, jusque dans l'épaule (au b. de 24 h. 1/2) (Htm). — Pression tiraillante dans le poignet, en travers, surtout pendant le mouvement. — Douleur tiraillante à travers les os du dos de la main, surtout pendant le mouvement (Fr.). — Déchirement lancinant dans le poignet droit (au b. d'1 h.) (Kmr). — Traction douloureuse dans l'articulation médiane de l'index droit. — *Douleur tiraillante paralytique dans les articulations postérieures des doigts, à leur jonction avec les métacarpiens, plus forte pendant le mouvement.* — Forte pression au deuxième métacarpien, plus forte quand on y touche et quand on remue le doigt (au b. de 4 min.). — Douleur pressive, par intervalles, au premier métacarpien gauche, plus forte pendant le mouvement. — Traction douloureuse dans les phalanges des doigts de la main droite (au b. de 5 h.). — *Léger tiraillement vulsif dans les muscles du pouce, surtout au bout* (au b. de 45 h.). — *Léger déchirement vulsif dans les muscles de plusieurs doigts, surtout à leur extrémité* (Hrm). — Douleur déchirante dans les muscles du pouce gauche, qui cesse quand on remue le doigt (Lgh). — Quand on étend les doigts, ceux-ci ont des mouvements convulsifs d'élévation et d'abaissement (Fr.). — Fourmillement dans les doigts, comme s'ils allaient s'engourdir (au b. de 4 h. 1/2) (Hnl). — Douleur pressive, crampoïde, à la pulpe du petit doigt gauche, pendant les mouvements de la main (Lgh). — Douleur pressive continuelle qui, de l'articulation médiane du médius droit, se porte en avant ; elle persiste aussi pendant le mouvement (au b. de 77 h.). — Élancements tensifs dans le bout du pouce gauche (au b. de 52 h.). — Douleur picotante dans la phalange médiane de l'index droit et dans l'articulation voisine ; elle persiste pendant le mouvement (au b. de 53 h.) (Gtm). — *Vifs picotements profonds, qui causent un prurit brûlant, dans le pouce gauche ; ils excitent à se gratter.* — Crampes dans les doigts et dans diverses parties des membres (Gr.). — Sensation de chaleur plutôt que chaleur réelle de la main droite, qui est aussi plus rouge que l'autre, avec léger déchirement dans l'articulation médiane de ses quatre doigts (Hnl). — Vifs élancements pruriteux dans le creux de la main (au b. d'1 h.) (Gr.).

MEMBRES INFÉRIEURS. — (209-224 et 323-369). — La fesse fait mal quand on est resté quelque temps assis. — Étant debout, sensation d'engourdissement dans la hanche gauche, jusqu'au ventre. — Douleur pressive autour de l'articulation de la hanche, en marchant et en étant assis. — Douleur d'excoriation à la partie supérieure et interne de la cuisse. — Douleur contusive dans tous les muscles de la cuisse, en marchant vite, pendant 2 jours. — Fourmillement dans les cuisses et les jambes, qui, depuis plusieurs années, sont le siège d'un gonflement dur et élastique, avec sensation comme si ces parties étaient chaudes intérieurement, très distendues et très lourdes (S. H.). — Douleur térébrante dans les muscles fessiers gauches, étant assis (au b. de 12 h.) (Gtm). — *Prurit lancinant aux muscles fessiers et sur plusieurs points du corps.* — Douleur comme de luxation dans le milieu de la cuisse gauche, surtout en marchant (au b. de 8 h.) (Hrm). — Étant couché, douleur de lassitude et de brisement en travers des cuisses ; en même temps sensation de rigidité avec un peu de tremblement et d'agitation dans les articulations, de sorte qu'on ne peut les laisser en repos. — Tension dans le muscle vaste externe droit, en marchant (Fr.). — Douleur paralytique, sorte de traction, en avant, au milieu de la cuisse, pendant le repos et le mouvement. — Vif élancement brûlant à la face postérieure de la cuisse gauche. — Élancement sourd, pénétrant profondément au milieu de la cuisse gauche, vers son côté externe. — *Léger élancement pruriteux au côté interne de la cuisse, qui excite à se gratter* (au b. de 3 h.) (Gr.). — Petits élancements extrêmement douloureux, pénétrant profondément, en dedans de la cuisse gauche, juste au-dessus du genou (au b. de 38 h.) (Hnl). — Pendant plusieurs jours faiblesse des membres inférieurs, surtout à l'articulation du genou, ce qui fait traîner la jambe ; en même temps déchirement lancinant dans le mollet et maux de reins (au b. de 10 h.) (Kmr). — Sensation grossièrement lancinante, presque grattante, à la cuisse droite, en dedans, au-dessus du genou (au b. de 8 h.) (Fr.). — *En marchant,*

HAHNEMANN, *Mat. méd.*   IV. — 30

endolorisssement dans les cuisses (plus dans la gauche) qu'on est presque obligé de traîner (chez une femme) (au b. de 51 h.) (Stf).

Douleur pressive et lancinante au côté externe du genou, en y touchant et en appuyant le pied par terre. — Lourdeur et tension dans les mollets. — On est réveillé au milieu de sa sieste par une crampe insupportable dans le mollet et la plante du pied du membre sur lequel on est couché (au b. de 24 h.). — Crampe surtout dans le haut et le bas du mollet, quand on se réveille ; elle n'est soulagée ni par l'extension ni par la flexion de la jambe ; elle augmente quand on y pense alors qu'elle a déjà diminué (au b. de 9 h.) (S. H.). — Douleur picotante au bord interne du genou (Lgh). — Vulsion au-dessus de la rotule droite (au b. de 9 h.) (Hnl). — Déchirement tiraillant au-dessous de la rotule gauche, qui ne cesse pas par le mouvement (au b. de 54 h.) (Htm). — *Élancement tiraillant dans le genou droit, plus fort pendant le mouvement.* — *Élancements sourds à l'articulation du genou, près de la rotule ; l'attouchement les transforme en douleur pressive.* — *Le matin, aussitôt après le lever, élancements sourds dans l'articulation du genou droit, plus forts pendant le mouvement* (au b. de 5 j.) (Hrm). — Dans l'articulation du genou droit et dans les têtes des muscles jumeaux, en marchant, traction paralytique, sorte de faiblesse qui persiste encore longtemps après la marche, même quand on est assis, et ne se dissipe que peu à peu (Gr.). — Douleur (comme après un faux pas ?) dans le genou droit, durant une minute, pendant la marche et le mouvement du pied (Stf). — En se levant de son siège, sensation comme si les jarrets fléchissaient ; traction tremblotante dans les jarrets. — Dès qu'on se couche, sensation de traction de bas en haut dans les jarrets ; sorte de surexcitation et d'agitation voluptueuse dans cette région, qui empêche de rester couché et oblige à se lever (Fr.). — Élancement tiraillant et parfois vulsion dans l'articulation du genou gauche, étant assis (Hnl). — *Élancement brûlant, quelquefois intermittent, au-dessous du genou gauche, au côté externe* (Gr.). — *Élancement térébrant dans le tibia droit, pendant le repos* (au b. d'1/2 h., 35 h.) (Gtm). — Pression paralytique aux muscles du mollet droit, en dehors, plus forte quand on y touche (Hrm). — *Douleur déchirante dans les muscles de l'une ou l'autre jambe, étant debout et étant assis* (au b. de q.q. min.) (Lgh). — *Déchirement lancinant sous et dans le mollet droit et au-*

dessus du talon gauche (au b. d'1, 10 h.) (Kmr). — Élancement pruriteux continuel dans le mollet droit; il persiste quand on est debout et pendant la marche et le grattement le fait cesser (au b. de 78 h.) (Gtm). — Traction pressive sur le tibia, étant assis (au b. de 6 h.) (Fr.).

Gonflement du 5⁰ métatarsien droit, douloureux quand on y touche. — Gonflement indolent et de longue durée des deux cous-de-pied (au b. de 13 j.) (S. H.). — Pression tiraillante, en travers, dans le tarse, surtout pendant le mouvement (Fr.). — Déchirement pressif dans les os du pied gauche, juste au tarse (au b. de 5 h. 1/2). — Sensation constrictive d'appesantissement dans les os du pied gauche, juste à l'articulation (au b. de 3 h. 1/2) (Htm). — Ardeur pressive dans le bout du gros orteil droit, pendant le repos (au b. de 4 h 1/2 (Htm). — Fourmillement à la face inférieure des orteils, qui n'excite pas à se gratter; il semble que ceux-ci ont été engourdis (Gr.). — Douleur pressive au côté interne de la plante du pied gauche, pendant le repos (au b. de 29 h.) (Gtm). — Fourmillement, sorte d'engourdissement, dans la plante du pied qu'on croise sur l'autre, étant assis (au b. de 17 h.) (Hnl).

Peau. — (225-231 et 376 et aux diverses subdivisions indiquées). — Prurit à la tête et par tout le corps, surtout le matin; c'est un prurit et un fourmillement semblables à la reptation d'une puce qui courrait d'un point à un autre. — Éruption sur tout le corps et les cuisses, de boutons gros comme des pois, qui démangent, puis suintent lorsqu'on les a grattés, enfin causent une douleur brûlante. — Matin et soir, déchirement et vulsion autour des ulcères pendant le repos; cela cesse pendant la marche. — Élancement déchirant dans un ulcère. — Cuisson, comme par du sel, dans un ulcère. — Prurit cuisant comme du sel dans un ulcère. — La peau d'une cuisse ulcérée se couvre, au milieu de douleurs vulsives et picotantes, d'une croûte mince à travers laquelle s'échappe une sérosité jaunâtre. — Violentes douleurs brûlantes dans les ulcères, pendant des heures, le soir après s'être couché; elles empêchent de s'endormir. — Les dartres ne démangent que la nuit (S. H.). — Ardeur lancinante çà et là dans la peau (Hnl).

Cuir chevelu. — Prurit au cuir chevelu. — Éruption pruriteuse et croûteuse au cuir chevelu ainsi que sur et derrière l'oreille. — Le cuir chevelu démange beaucoup, se couvre de croûtes et suinte une sérosité aqueuse. — Les cheveux tombent abondamment. —

Boutons pruriteux à la nuque (S. H.). — Prurit rongeant à tout l'occiput ; il excite à se gratter, mais cela l'augmente plutôt que de le diminuer (au b. de 14 h.). — Sur le haut de l'occiput, prurit rongeant avec douleur d'excoriation, qui revient le soir à la même heure et à la même place. — Prurit rongeant au cuir chevelu, aggravé par le frottement, pendant plusieurs jours (Hnl). — Prurit semblable à des piqûres d'aiguille, au cuir chevelu, avec une éruption de petits boutons en avant, vers le front (Fr.). — En tirant légèrement, on peut, sans faire souffrir, arracher beaucoup de cheveux (au b. de 4 h.) (Gtm).

Visage. — Éruption sur le visage de petits boutons (pruriteux ?), éloignés les uns des autres. — Ulcère croûteux au milieu de la lèvre supérieure. — Sur le rouge de la lèvre supérieure, bouton couvert d'une croûte, qui cause une douleur brûlante (S. H.). — Sur la figure, au front, aux joues et près des coins de la bouche, éruption de petits boutons qui causent un prurit lancinant et qui, lorsqu'on y touche, font mal comme s'il y avait un abcès intérieurement (au b. de 9 h.). — A la face, au front, aux joues, autour de la bouche et au poignet, éruption de boutons qui causent un prurit tiraillant, lequel cesse un instant quand on s'est gratté, mais ne tarde pas à revenir, accompagné d'élancements. — L'éruption au visage cause parfois une douleur tensive d'excoriation ; quand on y touche elle fait mal comme s'il y avait un abcès intérieurement (Fr.). — Vésicule sur le bord du rouge de la lèvre inférieure ; quand on y touche, elle cause une douleur brûlante et lancinante (Thn). — Ulcère au bord du rouge de la lèvre inférieure ; il est rouge vif, cause spontanément une douleur tiraillante, sourdement lancinante, parfois accompagnée d'un prurit qui n'est pas désagréable et qui excite à se gratter, après quoi survient un élancement sourd (au b. de 6 h.). — Ulcère à la lèvre, avec douleur rongeante et tiraillante (au b. de 37 h.) — Ulcère à la lèvre, dont il coule d'abord du pus, puis (au b. de 3 j.) une sérosité verdâtre (Hrm).

Organes génitaux. — Prurit dans l'intérieur du scrotum, qui ne diminue que lorsqu'on presse l'organe ou le frotte entre les doigts. — Prurit voluptueux (dissipé par l'olfaction de l'ambre) autour du scrotum ; le frottement l'augmente toujours, puis il se transforme à la surface en douleur d'écorchure, tandis qu'il persiste à l'intérieur et finit par provoquer une pollution (au b. de 5, 6, 8 j.). — Excroissance molle, suintante, dans le sillon glando-préputial et une autre semblable sur la couronne elle-même ; toutes deux causent des démangeaisons par le frottement de la chemise. — Léger prurit lancinant aux parties génitales de la femme. — En arrière, à la face interne de la grande lèvre droite, vésicule qui cause spontanément une douleur cuisante et une douleur d'écorchure quand on y touche (au b. de 9 j.) (S. H.).

Tronc. — Éruption miliaire sur la poitrine, qui devient rouge et pruriteuse quand on s'échauffe. — Sur les côtes inférieures éruption herpétiforme, composée de petits boutons rouges et serrés, avec petits élancements pruriteux et brûlants comme dans les piqûres d'ortie ; quand on s'est frotté l'endroit est douloureux ; en même temps un frisson parcourt cette région et le haut du ventre (S. H.). — *Sur le haut du sternum, juste au-dessous de la fossette du cou, petits élancements pruriteux aigus qui obligent à se gratter* (Gr.). — *Prurit lancinant* entre les cartilages costaux (Hrm). — Dans l'enfoncement situé derrière le lobule de l'oreille, gros tubercule indolent surmonté d'un petit bouton blanc. — *Boutons pruriteux à la nuque.* — Éruption de quelques boutons sur la surface du cou. — Prurit à la nuque (S. H.) — *Élancements pruriteux dans la région rénale* (Gr.).

Membres. — Éruption de boutons pruriteux au coude et vers les mains. — A l'avant-bras, saillie rouge au milieu de laquelle se trouve une pustule, avec douleur brûlante pendant le repos et spontanément ; quand on y touche elle cause plutôt une douleur semblable à celle d'un abcès. — Dartres sur les mains, qui démangent le soir et brûlent quand on s'est gratté (S. H.). — Prurit au creux de la main gauche, qui excite à se gratter (Lgh). — *Il semble qu'une peau dure est tendue sur le bout des doigts de la main gauche, la sensibilité en est émoussée et l'on ne peut rien distinguer nettement par le toucher* (Hrm).

Dartres aux cuisses et aux jambes (S. H.). — Rongement pruriteux et brûlant aux fesses, comme par le frottement de la laine sur la peau, le soir au lit ; cette sensation cesse à l'endroit qu'on graisse et passe à un autre (Thn). — Sorte de chair de poule sans froid sur les deux membres inférieurs ; on y voit beaucoup de boutons rouges et blancs, remplis de pus blanchâtre au sommet, sans la moindre sensation (au b. de 10 j.) (Hnl). — A la jambe, boutons qui causent une douleur brûlante pruriteuse. — Le soir au lit, prurit à la jambe ; quand on s'est frotté, il survient des ulcères plats qui font beaucoup souffrir (S. H.). — Prurit au tibia droit, au-dessus de la malléole externe ; le frottement ne le fait pas cesser (au b. de 2 h. 1/2) (Gtm). — Dans l'intérieur de deux orteils prurit brûlant, douloureux, comme s'ils avaient été gelés (au b. de 4 h.) (S. H.). — *Prurit lancinant juste au-dessus de la malléole externe droite ; on est obligé de se gratter,* après quoi il ne reste aucune sensation particulière. — Prurit brûlant à la malléole interne droite (au b. de 4 j.). — Prurit lancinant au gros orteil droit (Hrm). — Prurit au-dessus du talon, au tendon d'Achille (Fr.). —Le soir prurit brûlant aux petits orteils, comme s'ils avaient été gelés ; ils sont douloureux au toucher et les endroits douloureux sont rouges, pendant 4 jours (au b. de 12 h.) (Kmr). — Le soir, ardeur pruriteuse au petit orteil droit, comme s'il avait été gelé ; il est douloureux même à une pression légère (Hnl).

DATURA STRAMONIUM

Pomme épineuse ; Stechapfel (allem.), thorn-apple (angl.), stramonio (ital.), estramonio (esp.). — Famille des Solanées ([1])

Pour préparer la teinture on exprime le suc de la plante fraîche et on le mêle avec parties égales d'alcool.

Cette plante stupéfiante ne produit, par son action primitive, aucune douleur proprement dite en dehors de sensations désagréables auxquelles l'expérimentateur lui-même ne donne pas le nom de douleur. On ne constate des sensations ayant véritablement ce caractère que pendant l'action consécutive, par la réaction de l'organisme qui produit non seulement un effet opposé à l'influence stupéfiante de la pomme épineuse, mais qui provoque une exaltation maladive de la sensibilité, comme il arrive aussi après de fortes doses du médicament. Son effet primitif est aussi d'accroître la mobilité des muscles soumis à la volonté et de supprimer toutes les sécrétions et évacuations ; l'effet secondaire consiste en un état contraire, c'est-à-dire la paralysie des muscles et la surabondance des sécrétions et excrétions. Aussi, lorsqu'il est donné à dose convenable, guérit-il quelques spasmes musculaires et rétablit-il les évacuations supprimées dans plusieurs cas où prédomine l'absence de douleurs.

La pomme épineuse ne peut donc guérir homœopathiquement que les états morbides correspondant à ses effets primitifs propres.

Les symptômes consécutifs, qui sont bien plus nombreux et plus prononcés après tous les narcotiques qu'après les autres médicaments, servent au médecin attentif à ne pas employer ces moyens dans les cas où le malade présente déjà des symptômes analogues à ces effets consécutifs. Aussi un médecin intelligent ne donnera jamais la pomme épineuse dans les paralysies complètes, ni dans

1. *Traité de matière médicale pure*, t. III, p. 287, édit. allemande ; t. III, p. 283, édit. française.

les paralysies invétérées, non plus que dans les cas où predominent de violentes douleurs.

Mais quelle incomparable puissance curative (j'en parle par expérience) dans l'emploi homœopathique des troubles intellectuels provoqués spécialement par la pomme épineuse contre les maladies mentales naturelles analogues et combien ce médicament est efficace contre les affections convulsives analogues aux spasmes qu'on doit attendre de lui !

J'ai trouvé le datura très utile dans quelques fièvres épidémiques présentant des symptômes analogues à ses effets sur le moral et sur le physique.

De même que la morsure des animaux enragés produit des formes diverses de rage, de même on ne peut pas guérir tous les cas de cette intoxication avec un seul et même médicament. Nous employons tantôt la belladone, tantôt la jusquiame, tantôt la stramoine, selon qu'il y a homœopathicité entre les symptômes présentés par le malade et les propriétés de l'un ou l'autre de ces trois végétaux.

Les doses moyennes n'agissent que 36 à 48 heures, la durée d'action des petites doses est encore plus courte. Les quantités considérables peuvent produire des effets nuisibles, qui durent plusieurs jours et qui sont tantôt primitifs, tantôt secondaires.

Une goutte et souvent une petite fraction de goutte de la dilution au trillionième est une dose homœopathique suffisante lorsqu'on a soin d'éloigner toute influence médicinale étrangère.

Concordances. — Suivant Bœnninghausen les médicaments qui se rapprochent le plus de la stramoine sont BELLADONNA et HYOSCYAMUS; les autres sont : 1° ARSENICUM, BRYONIA, LYCOPODIUM, OPIUM, PULSATILLA, SULFUR; 2° *acon.*, *calc.*, *cham.*, *merc.*, *nux vom.*, *phosph.*, *rhus*, *sil.*, *veratr* ; 3° carb. veg., chin., cic., con., cupr., hep., ignat., natr. mur., nitr. ac., ac. phos., plat., sec., sep.

Antidotes. — Les accidents primitifs trop violents sont calmés par l'acide citrique et les fruits qui en contiennent (groseille, épinevinette, etc.) plus efficacement que par le vinaigre. La fumée de tabac modère beaucoup l'obnubilation d'esprit causée par la pomme épineuse. L'alcool, d'après Falck, et les bains de pieds froids, d'après Plehwe, sont aussi de puissants antidotes.

Liste des auteurs. — Bœrhaave (Bve), Franz (Fr.), Greding (Gdg), Frédéric Hahnemann (F. H.), Kellner (Kln,), Lobstein (Lbs), Auteur

anonyme cité dans le Magasin de Baldinger (M.), Pfennig (Pfg),
Swaine (Sw.).

SYMPTOMATOLOGIE

Symptômes généraux. — (64-74, 278-304 et 335-357). — *Tremblement d'un membre ou de plusieurs.* — Convulsions des membres.
— Tous les membres font mal. — *Engourdissement des membres.*
— Sensation comme si chaque portion des membres était séparée
de l'autre dans l'articulation et qu'elles ne pussent se rejoindre. —
Immobilité des membres ; on ne peut se remuer (sorte de catalep-
sie, chez une femme). — Faiblesse du corps, lassitude des pieds.
— Forte envie de se coucher. — Après s'être couché, la nuit, douleur incisive dans le sternum, qui cesse après une émission de
vents, mais qui revient ensuite (S. H.).

On aspire après le grand air (Sw.). — On court très vite, de
toutes ses forces, quand on veut se rendre d'un point à un autre.
— Excitabilité extraordinaire, on se meut si rapidement (pendant
la 1ʳᵉ h.) qu'à la fin tous les mouvements s'arrêtent et que la vue
s'obscurcit. — On exécute tous les mouvements avec une anxiété
et une force telles qu'on est pris d'anxiété quand on ne peut pas
les accomplir sur-le-champ. — Quoique la démarche soit chancelante, les jambes obéissent si facilement à la volonté qu'il semble
qu'on n'en ait pas ; les jambes paraissent plus longues, de sorte
qu'en marchant on croit toucher le sol alors qu'on en est encore
très éloigné, et par suite on abaisse chaque fois le pied très rapidement. — En descendant un escalier, on descend deux marches
à la fois, croyant n'en franchir qu'une et l'on ne s'en aperçoit qu'en
tombant (Fr.). — Syncope. — Syncope dans la matinée, avec
pâleur extrême de la face et ensuite défaut d'appétit. — Syncope
avec grande sécheresse de la bouche. — Ronflement pendant la
syncope. — Après une syncope, spasme de la tête seulement, des
deux côtés, avec rougeur de la face. — Lourdeur des membres.
— Lenteur des mouvements des membres avec fourmillement. — Fourmillement dans les membres, dont les mouvements sont difficiles, avec larmoiement (Gdg). — Lassitude
des membres (au b. de 2 h.) (Lbs.). — Au moindre mouvement,
chaleur de tout le corps et sueur (au b. de 24 h.) (Fr.). — Sensation
dans les bras et les jambes comme si les membres étaient déta-

chés du corps. — Il semble que les mains et'les pieds sont détachés dans leurs articulations et cette sensation rend inconsolable (F. H.) — Engourdissement des membres (*Dœderlin*). — Difficulté de se mouvoir avec pouls presque insensible (Sw.). — Impossibilité de se mouvoir (*Duguid*). — Abolition des mouvements volontaires et des sens, cependant la déglutition reste intacte (Bve). — Raideur de tout le corps (au b. d'1 h.) (*Unzer*). — Paralysie des membres (Sw., *Vicat*), des cuisses (*Vicat*). — Diverses parties du corps deviennent paralysées (*King*). — On reste assis immobile et sans intelligence, comme une statue (chez une femme) (*Fowler*). — Obtusion de tous les sens (*du Guid*). — Insensibilité extrême de tous les sens (Pfg). — Insensibilité (Sw., *Vicat*). — On est obligé de se mettre au lit (*Duguid*, Sw., Lbs.). — Immobilité et raideur du corps, on ne peut faire mouvoir ni bras ni jambes (chez un enfant, au b. d'1 h.) (*Heim*). — Crampe continuelle aux deux mains et aux deux pieds (Gdg). — Les poings sont fermés mais les pouces ne sont pas pliés sous les doigts ; on peut les ouvrir sans peine (*Kaaw*). — Violents mouvements des membres. — Mouvements continuels des mains et des bras, comme si l'on tissait (au b. de 8 h.) (Pfg). — Convulsions (Bve, *Dœderlin*, *Büchner*). — Au lit, convulsions des plus violentes, qui rendent le sujet fou à lier (au b. de 6 h.). — Convulsions effrayantes à la vue de la lumière, d'un miroir ou de l'eau (*Brera*). — Les convulsions et le délire sont surtout excités par l'attouchement et suivis aussitôt de faiblesse. — Il reste encore des convulsions avec dilatation des pupilles, alors que le pouls est déjà devenu plus lent, la respiration plus libre et que la tension du ventre a cessé (au b. de 18 h.) (Lbs). — Mouvements spasmodiques (*de Witt*). — Spasmes d'abord au bras gauche, puis à la jambe droite, ensuite spasmes très rapides de la tête dans toutes les directions (Gdg). — On remue ses membres dans tous les sens (Kln). — Muet, tranquille, sans pouls, avec les membres paralysés, on reste couché 6 ou 7 heures, privé d'intelligence ; on s'agite avec fureur dans son lit et fait aux autres une foule de signes qu'ils ne peuvent comprendre ; puis on redevient tranquille (*du Guid*). — Convulsions, vulsions saccadées. — Vulsions spasmodiques des membres (Fr.). — Contractions alternatives des mains et des pieds (Lbs). — Contraction et extension lentes des membres, par accès (Bve). — Tremblement des membres (*Busch*, Kln). — Tremblement par tout le corps (Fr.). — On erre dans sa chambre et on paraît chercher quelque chose (Fr.). —

Hydrophobie (en rapport avec les symptômes suivants : agitation,
convulsions des plus violentes pendant lesquelles on est fou à
lier ; on ne dort pas et ne fait que se remuer dans son lit avec une
agitation extrême et l'on pousse un cri perçant ; on est en délire,
privé de mémoire et de connaissance ; pupilles très dilatées ; forte
envie de mordre et de tout déchirer avec les dents, sécheresse
extrême de la bouche et de la gorge ; convulsions effrayantes à
l'aspect d'une lumière, d'un miroir ou de l'eau ; aversion insurmontable pour l'eau avec constriction convulsive du pharynx, bave
à la bouche et crachotement) (*Brera*). — Crainte ou horreur de
l'eau et de tout autre liquide, avec mouvements spasmodiques (*de
Wit*). — Horreur des liquides, comme dans la rage, qui fait
entrer en fureur dès qu'on a les lèvres mouillées (Lbs).

SOMMEIL. — (75-78 et 311-334). — Sommeil agité. — Difficulté
de s'éveiller, le matin. — Rêves vifs, historiques. — On s'endort
souvent et quand on s'éveille on prend un air comiquement
majestueux (S. H.).

Envie de dormir et démarche chancelante (*Brera*). — Sommeil
(*Schrœr*). — Sommeil qui dure peu d'heures (au b. de q. q. min.)
(*Sauvages*). — Envie de dormir dans la journée. — Sommeil calme
(Gdg). — On s'endort dans la journée et s'éveille avec un air grave
et fier (F. H). — Sommeil calme après la cessation des convulsions
(Lbs). — Sommeil pendant 24 heures (*Grimm*). — Quelques sujets (des femmes) dorment pendant 24 heures d'un sommeil si profond qu'ils restent étendus comme morts (*Garcias ab Horto*).
— Après un sommeil profond, plein de rêves (au b. de 24 h.), dans
lequel on a eu aussi une pollution, on est encore tout étourdi et ne
voit les objets que comme à travers une gaze. — Sommeil profond, pendant lequel on fait de très profondes inspirations, avec
de grands efforts, et l'on ronfle pendant l'inspiration et l'expiration
(Fr.). — Sommeil profond avec ronflement (*Unzer*). — Sommeil
profond, ronflant, rarement avec les jambes pliées (Bve). —
Assoupissement avec râle, écume sanguinolente à la bouche, face
d'un brun foncé, mort (¹) (*Heim*). — On est couché sur le dos,
avec les yeux ouverts et hagards (Bve). — Sommeil agité, et violent
mal de tête et flux d'urine abondant. — Sommeil très agité, plein

1. Au bout de 6 heures, chez un enfant de dix-huit mois qui avait avalé des
graines. Après la mort on observa beaucoup de vergetures brunes sur le corps
et, à l'autopsie, on trouva beaucoup de sérosité jaune dans la cavité abdominale ; les intestins étaient distendus par des gaz ; le foie, la rate et les poumons

de rêves avec jactitation. — Après un sommeil agité, violent mal de tête, vertige, larmoiement et salivation. — Le sommeil est interrompu par des cris. — La nuit, cris et hurlements. — On s'éveille en criant (Gdg). — Rêves de toutes sortes (*Ray*). — On reste éveillé toute la nuit, ne fait que se retourner dans son lit et pousse un cri aigu (*Brera*). — Insomnie (Sw., Gdg).

Symptomes fébriles. — (78-89 et 358-396). — Froid des membres. — Froid de tout le corps. — Froid pendant 8 heures. — Le matin, les pieds sont très froids et cependant très sensibles au moindre courant d'air froid (S. H.). — Frisson secouant par tout le corps, avec vulsions isolées tantôt du corps entier, tantôt d'un membre seulement, des coudes et des genoux, sans soif. — Chaque fois qu'on prend de la pomme épineuse, un froid frissonnant désagréable parcourt tout le corps, exactement comme si l'on avait peur (au b. de 3, 4, 5 h.) (Fr.). — Grand froid par tout le corps, aux membres et au tronc (Sw.). — Froid, insensible et sans force, on est étendu par terre, avec respiration faible (au b. de 2 h.) (Pfg). — L'après-midi, froid qui descend le long du dos. — La nuit, froid et frisson aux membres. — L'après-midi, tremblement des genoux et des pieds, en pleine connaissance, comme par l'effet d'un violent frisson secouant (Gdg).

Chaleur à la face. — Sensation de chaleur à la face quand le froid est passé. — Le corps devient très chaud. — On se couvre avec soin pendant la chaleur ; dès qu'on met seulement un doigt hors du lit, on est pris de violentes douleurs (S. H.). — Vers midi, grande chaleur, rougeur à la face, vertige et larmoiement (Gdg). — Grande chaleur avec pouls petit, accéléré et visage d'un rouge de cinabre (M.). — Le soir, ardeur au-dessus du genou en marchant et chaleur par tout le corps avec soif des plus ardentes (au b. de 12 h.) (Fr.). — Chaleur de tout le corps (Pfg). — Grande chaleur du corps (*Gardane*). — Grande chaleur, sueur douce, pouls fréquent et mou. — Grande chaleur et babil pendant le sommeil (Lbs).

Légère sueur pendant la nuit. — Chaleur et sueur par tout le corps, sans soif (au b. de 5 h.) (S. H.). — Sueur abondante (*Grimm*). — Sueur avec diminution de l'appétit. — Très forte sueur la nuit. — Sueur après une soif ardente. — Sueur dans le dos. — Sueur

étaient striés de vergetures brunes ; il y avait beaucoup d'eau dans le péricarde, le cœur était flasque et contenait, ainsi que tous les vaisseaux sanguins, du sang tout à fait liquide.

abondante avec bon appétit, diarrhée, ballonnement de l'abdomen et mal de ventre. — Forte sueur avec grande soif. — Forte sueur avec mal de ventre. — Sueur grasse avec augmentation de la soif (Gdg). — Sueur froide sur tout le corps (*Brera*).

Fièvre : d'abord chaleur à la tête, puis froid par tout le corps, ensuite chaleur générale, avec anxiété ; sommeil pendant la chaleur et, après le réveil, soif telle qu'on a des picotements au palais jusqu'à ce qu'on boive (S. H.). — Forte fièvre (*Rush*). — Fièvre l'après-midi. — A midi, forte fièvre, qui revient avec la même violence vers minuit. — Après le vomissement du soir, violente fièvre continue, avec forte sueur. — Fièvre quotidienne, vers midi. — Fièvre le soir, pendant 2 jours (Gdg).

Pouls tremblant, faible, inégal, quelquefois intermittent (Kln). — Pouls petit, fréquent (Sw.). — Pouls accéléré, intermittent (Bve). — Pouls fréquent, accéléré, petit, irrégulier (*Brera*). — Pouls petit, fréquent, finalement à peine perceptible. — Pouls éteint. — Pouls fort, plein, à 80 pulsations. — Pouls fort, plein à 90 pulsations (Pfg).

MORAL. — (92-96 et 406-473). — La perte des sens paraît être accompagnée d'une agitation intérieure et dépendre d'elle. — Délire loquace, on se plaint d'avoir la poitrine mordue et déchirée par un chien. — On croit qu'on va mourir et qu'on ne passera pas la soirée ; on est content de mourir et règle les préparatifs de son inhumation ; à part cela l'esprit est lucide et l'on ne se sent aucun mal. — Le soir, après s'être couché, grande tristesse avec pensées de mort et pleurs abondants. — Désespoir. — Mauvaise humeur poussée jusqu'à la violence et aussitôt après propension à rire aux éclats. — Diminution de la mémoire (S. H.).

Agitation (Sw., *Brera*). — Délire (*Rush*, Pfg). — En sommeillant on entend deux personnes qui causent, mais on ne sait qui elles sont. — On ne paraît pas remarquer et ne remarque réellement pas les objets qu'on a autour de soi (Fr.). — Obtusion des sens : quelques-uns rient toujours, mais n'entendent et ne voient rien de ce qu'ils ont sous les yeux ; ils parlent et répondent bien, comme s'ils étaient en pleine connaissance, mais pour eux ce n'est qu'un rêve (*Garcias ab Horto*). — Après le réveil on ne reconnaît rien autour de soi ; on prend son livre et se rend à l'école, mais on se trompe de porte (au b. de 6 h.). — Après le réveil, tout semble nouveau, même les amis, comme si on ne les avait jamais vus de sa vie. — On se croit très grand et tous les objets qu'on voit autour de soi paraissent très petits (Fr.). — Absence d'esprit (au b. de 24 h.); léger délire (Kln). — On n'est pas tout à fait dans son bon sens (*Crüger*). — On craint de perdre ses sens. — Démence (Sw.). — Perte de l'entendement (Bve). — Aliénation mentale (*Fowler*). — Hébétude, perte de l'intelligence (Pfg). — Confusion dans la tête (*Odhelius*). — Imaginations bizarres (*Ray*). — Des images variées passent dans la tête (*Crüger*). — Loquacité délirante, bavardage incohérent (Sw.). — On a le délire et perd la mémoire et les sens (*Brera*). — On parle avec un inconnu et on lui répond comme si l'on avait son bon sens, mais on ne peut se souvenir de la conversation quand on est revenu à soi (*C. a Costa*). — Dans les intervalles de demi-connaissance on se souvient bien de ce qu'on a rêvé étant éveillé, mais on a perdu le souvenir de ce qu'on a dit et fait dans les intervalles de lucidité. — Le sujet parle à des personnes imaginaires comme si elles étaient présentes et s'adresse à des objets inanimés auxquels il donne les noms de ces personnes, mais il ne reconnaît aucun de ceux qui l'entourent. — On se promène dans la chambre, toujours concentré en soi-même, avec les yeux hagards, étincelants et cernés ; on ne remarque pas les objets extérieurs et ne s'occupe que d'objets imaginaires. — Le sujet rêve les yeux ouverts, se met à dire des absurdités, et, lorsque ses amis le lui reprochent, il s'excuse en disant que ceux-ci l'y ont excité ; puis il recommence à rêver éveillé et à parler des mêmes choses (Fr.). — Le sujet a le délire et s'occupe à mille fantaisies imaginaires ; il exprime sa volonté par signes, sans parler, et reste plusieurs jours occupé des produits de son imagination ; il est d'humeur gaie. — La nuit, on danse dans le cimetière (*Sauvages*). — Délire (au b. de 3 h.) ; on danse, gesticule, rit aux éclats et chante (*Grimm*). — On chante et tient des propos inconvenants (*Bve*). — On est comme en extase et hors de soi (*Crüger*). — On cherche avec les mains, rit et remue sans cesse dans le lit (*Schrœr*). — On fait des gestes qui dénotent l'aliénation mentale ; on s'agenouille et étend les bras, comme si l'on cherchait quelque chose (*du Guid*, Sw.). — Ayant les yeux fixes et les pupilles dilatées et immobiles, on ne voit rien, ne reconnaît personne des siens ; on promène sans cesse ses mains autour de soi, comme si l'on voulait prendre quelque chose et l'on frappe du pied (M.). — Aliénation mentale, rire, gémissements (*A Costa*). — On a des accès pendant lesquels on bavarde sans cesse, on entre en fureur, éclate de rire ou bien fait des mouvements comme si l'on tendait quelque chose. — Querelle sans motif. — Continuelle et forte envie de quereller. — On bat les assistants en poussant des cris effrayants et l'on entre en fureur (Gdg). — On mord un assistant à la main (chez une femme) (*Fowler*). — Fureur (*Vicat*). — Délire furieux (*Kramer*). — Fureur que rien ne peut calmer (*Schrœr*). — On ne peut maintenir le sujet (une femme) au lit qu'en employant la violence (*Fowler*). — Tension des forces ; un homme vigoureux a de la peine à tenir le sujet (Pfg). — Rage effrénée ; on a de la peine à tenir le sujet, il se jette sur les hommes, les frappe et cherche à s'en saisir (Sw). — Grande envie de mordre et de déchirer avec les dents tout ce qu'on trouve à portée de sa bouche, même ses propres membres (*Brera*). — Alternatives de convulsions et de fureur ; le sujet (un enfant) a des spasmes tels que sa mère ne peut plus le tenir sur ses genoux et, lorsqu'ils cessent, il devient furieux, frappe autour de lui et cherche à mordre ceux qui le retiennent (M.). — Rage, désir de mordre les hommes. — Rage, désir de se mordre soi-même. — Idée délirante : le sujet s'imagine qu'on le tue, qu'on le fait rôtir et le mange. — La nuit, le sujet saute à bas du lit et s'écrie que sa maladie va lui sortir par la tête. — Délire effrayant, le sujet s'imagine qu'un chien se jette sur lui. — Hallucinations effrayantes, on croit voir des spectres (Gdg). — Le sujet (une femme) s'écrie de temps en temps que des chats, des chiens et des lapins s'approchent de lui, venant du haut, du côté et du milieu de la chambre (*Fowler*). — On a souvent des sursauts, comme si l'on était effrayé (M.). — Tristesse (*Vicat*). — L'imagination est troublée et envahie par la crainte. — Des idées effrayantes s'emparent de l'âme et les traits expriment la frayeur (*King*). — On croit voir une quantité de personnes, qui en réalité n'y sont pas et l'on tend les bras pour les saisir (chez une femme) (*Fowler*). — Dans ses moments de lucidité le sujet demande qu'on le tienne, de peur qu'il ne tombe (M.). — Il se présente sans cesse à l'imagination des objets étrangers, qui effraient. — Ceux qui entourent le sujet lui paraissent tout autres qu'ils ne sont : quoiqu'il sache, au premier moment, que ses amis sont auprès de lui, il l'oublie dans la minute suivante et, se croyant seul, abandonné dans un désert, il a peur ; il voit des animaux sortir tout à coup de terre à ses côtés et il les fuit, mais ces hallucinations le poursuivent et il court en avant. — On voit plus d'êtres imaginaires à ses côtés que devant soi et ceux-ci causent toutes sortes d'angoisses (entre la 3ᵉ et la 4ᵉ h.). — On se croit toujours seul et l'on a peur. — On n'a de repos nulle part ; même ayant les yeux ouverts, on a des hallucinations effrayantes ; le sujet croit voir sortir de terre à ses côtés de grands chiens, des chats et autres animaux terribles ; on se jette de côté d'un air tout effaré et l'on ne sait où se sauver. — Frayeur, irritation (au b. de 32 h.) (Fr.). — Alternatives de raison et de fureur (Sw.). — Stupidité (*Fowler*). — On murmure entre ses dents (*du Guid*, Pfg). — Murmures continuels (Pfg). — Le malade crie jusqu'à s'enrouer. — On crie jusqu'à perdre la parole (Gdg). — On parle peu et ne fait que balbutier des mots entrecoupés sur un ton de voix plus élevé (Fr.). — On est muet et ne répond pas (Pfg).

Symptômes locaux. — TÊTE. — (1-8 et 1-48). — *Ivresse* (au b. de 8 h.). — Hébétude dans la tête. — Ivresse et pesanteur dans le corps (au b. d'1 h.). — Vertige : la tête est toujours comme tirée en arrière, en même temps on a une envie extrême de dormir. — Légèreté désagréable avec sentiment de faiblesse dans la tête. — Mal de tête constrictif (S. H.).

Vertige (*King, Vicat*, Gdg). — Vertige (imméd.) (*du Guid*, Sw.). — Vertige avec rougeur de la face. — Vertige avec mal de ventre et vue trouble comme s'il y avait une gaze devant les yeux. — Vertige avec diarrhée. — Vertige, mal de tête, trouble de la vue, soif ardente, mucus visqueux dans la bouche, borborygmes et douleur dans l'épigastre (Gdg). — Vertige pendant 8 jours (Pfg). — Vertige qui fait tituber à droite et à gauche comme un homme ivre (*Crüger*). — On est pris de vertige étant assis et étant debout, à la chambre ; on chancelle. — (Quatre matins de suite) après être sorti du lit, vertige et défaut d'idées ; faiblesse de la mémoire et vue trouble comme si l'on avait une gaze devant les yeux, pendant 2 heures (Fr.). — Titubation comme dans l'ivresse (Pfg, *du Guid*). — On chancelle en marchant (F. H.). — On se heurte contre la porte chaque fois qu'on sort (Fr.). — Ivresse (Bve, *Brera*). — Ivresse avec soif et flux d'urine brûlante. — Chaleur à la tête et yeux étincelants. — Faiblesse de la tête. — Stupeur de la tête avec trouble de la vue (Gdg). — Afflux de sang à la tête (*Schrœr*). — Apoplexie (*Büchner*). — Pesanteur dans la tête (*Wedenberg*). — Stupeur de la tête (*King*, Gdg). — Hébétude dans la tête (F. H.). — Mal de tête (Gdg, *Fowler*). — Violent mal de tête (Gdg, *Dœderlin, Fowler*). — Mal de tête sourd (*Stœrck*). — Douleur dans la tête et le bassin. — Mal de tête avec anorexie — Alternatives de mal de tête et de gonflement du ventre. — Mal de tête pulsatif dans la tempe droite, avec diarrhée. — Mal de tête vertigineux avec syncope et soif. — Douleurs dans la tête et les yeux. — Fort mal de tête et de dents, avec larmoiement abondant. — Convulsions de la tête et des bras, avec hoquet. — Tiraillement spasmodique seulement de la tête, avec ronflement. — Traction spasmodique seulement de la tête et des yeux, avec grincement de dents. — Traction spasmodique seulement de la tête, sur les deux côtés, avec cris et élévation des bras sur la tête. — Le matin, mouvements de la tête à droite et à gauche, avec soif énorme. — Mouvements de la tête à droite et à gauche, qui sont interrompus par le hoquet (Gdg). — On lève souvent la tête de dessus l'oreiller (Pfg).

Yeux. — (9-18 et 63-112). — Les lettres noires semblent grises et l'on croit en voir à côté d'autres qui sont d'un gris clair (sorte de diplopie) (1). — Les objets paraissent toujours avoir une situation oblique. — Il semble qu'on ne voit les objets qu'à travers une toile grossière et seulement en partie ; par exemple on ne voit dans un visage que les yeux, comme si le champ visuel était très étroit et qu'on ne pût voir qu'un point à la fois. — Les objets blancs, par exemple une feuille de papier, paraissent entourés d'une bande gris-rougeâtre. — En lisant on ne peut saisir aucune syllabe ; les lettres semblent se mouvoir et courir les unes après les autres. — La faculté visuelle est émoussée ; on a comme un nuage devant les yeux et l'on voit les objets comme à travers un verre d'eau trouble, ceux-ci paraissent confus et trop éloignés. — Cécité presque complète pendant 6 heures ; le lendemain (pendant la réaction) pression qui part du centre de l'œil et se porte au dehors, à chaque changement de lumière, soit qu'on aille au soleil, soit qu'on passe tout à coup dans l'obscurité. — Vue très distincte, plus que dans l'état ordinaire (réaction curative au b. de 24 h.). — Gonflement et inflammation des paupières (*Larmoiement involontaire*) (S. H.). ¡

Pupilles tout à fait contractées et ne se dilatant presque pas dans l'obscurité ; on voit tous les objets plus petits et plus éloignés, comme lorsqu'on est ébloui par la lumière (au b. d'1/2 h.). — Pupilles extrêmement dilatées (au b. de 3 h. 1/2). — Après qu'on a bu du vinaigre les pupilles redeviennent extrêmement rétrécies (Fr.). — Dilatation des pupilles (*King, Boe, Vicai*). — Pupilles

---

1. En voulant retracer ce phénomène on écrit une lettre et, pour marquer la seconde, on repasse sur les mêmes traits, croyant écrire à côté.

extrêmement dilatées avec obscurcissement de la vue (*Brera*). — Pupilles dilatées, immobiles (Pfg, *Schrœr*). — Regard vague et triste (*du Guid*). — Yeux étincelants ; on se plaint d'être ébloui par les rayons du soleil, avec défaut d'appétit. — Ardeur des yeux avec trouble de la vue et forte sueur (Gdg). — Yeux brillants (Bve). — Yeux hagards (Pfg). — Yeux fixes, assoupis (Sw.). — Pression et tension dans les deux yeux, pendant 9 jours (au b. de 2 h.) (F. H.). — Pression dans les paupières, qui sont enflées, comme si l'on avait envie de dormir ; il s'ensuit une grande propension au sommeil, mais dont on triomphe cette fois (au b. de 3 h. 1/2) (Fr.). — Ulcération des paupières. — Agglutination des paupières, la nuit (Gdg). — Enflure des yeux (*Fowler*). — Gonflement des yeux, avec grande dilatation des pupilles et distorsion des yeux de tous les côtés (Lbs). — Les yeux se ferment, un voile noir s'étend devant eux. — Chute de la paupière supérieure, qui semble produite par un spasme du muscle orbiculaire. — Le blanc des yeux et le bord des paupières sont rouges, les yeux pleurent beaucoup. — Les yeux sont extrêmement sensibles à la lumière du jour, ils pleurent (au b. de 24 h.) (Fr.). — Larmoiement de l'œil gauche, de l'œil droit, des deux yeux. — On verse des larmes sans avoir sa connaissance. — Larmoiement des deux yeux avec obscurcissement de la vue. — Trouble de la vue (Gdg). — Le sujet n'ouvre les yeux que quand on lui adresse la parole (Pfg). — Obscurcissement de la vue (Gdg, *Odhelius*). — Obscurcissement extrême de la vue. — Obscurcissement de la vue tous les matins. — Ordinairement, le matin, trouble de la vue comme si les yeux étaient couverts d'une gaze. — Trouble de la vue avec grande soif. — Soif et sueur en même temps que le trouble de la vue. — Après le trouble de la vue, lippitude. — Après le trouble de la vue, vertige suivi de mal de tête. — Presbyopie de longue durée, on ne peut lire que de loin (Gdg). — Pendant le rétrécissement des pupilles (qu'on a ramené en buvant du vinaigre), tous les objets paraissent très petits et l'on ne voit presque pas ceux qui sont éloignés ; mais, si l'on regarde le soleil, les pupilles restent immobiles et un voile noir s'étend devant les yeux (Fr.). — On ne peut distinguer les petits objets, par exemple une pointe d'aiguille. — Vue confuse, peu distincte. — On voit les objets multiples et de couleurs diverses. — On croit voir dans la chambre des objets qui n'y sont pas (*King*). — Erreurs de la vue : tous les objets paraissent de travers. — Diplopie (Gdg). — Diplopie : on aperçoit les petits objets à leur place, mais on en voit une seconde image plus haut et de côté. — Les objets noirs semblent gris (F. H.). — On voit comme des flammes devant les yeux (chez une femme) (*Johnson*). — Extinction des sens de la vue et de l'ouïe (Kln).

Oreilles. — (113). — Il sort du vent des deux oreilles (Gdg).

Nez. — (48 et 254-255). — Le nez semble bouché et sec quoique l'air le traverse (S. H.). — Le nez est bouché. — Le nez semble bouché quoiqu'il passe assez d'air au travers (F. H.).

Visage. — (49-62 et 114-116). — Face bouffie, gorgée de sang (Kln). — Enflure de la face avec vive rougeur des joues et des lèvres (Lbs). — Enflure de la face. — Enflure de la face, des yeux et de la langue. — Enflure et rougeur des yeux et de la face (*Fowler*). — Rougeur de la face (Bve, Pfg, *Dœderlin*). — La peau du front est ridée, le regard fixe, la face défigurée, effrayante. — La physionomie est d'abord aimable, quoique les yeux soient hagards ; mais elle finit par être entièrement défigurée par le froncement des sourcils et par des plis profonds qui descendent de l'angle interne des yeux vers les joues et des ailes du nez vers les coins de la bouche ; les yeux étincelants lui donnent un air effrayant ; au bout d'une heure les yeux deviennent troubles (au b. d'1/2, 2 h.). — La physionomie est d'abord aimable, malgré la dilatation des pupilles ; mais ensuite elle s'altère, se creuse de sillons profonds, de rides au front et prend une expression d'angoisse. — Les joues sont rouges et bouffies, mais le haut de la figure est tiré et sombre (Fr.). — Rougeur fréquente de la face avec yeux hagards. — Pâleur de la face. — Très fréquente sueur au visage et au front (Gdg). — Frisson au menton (*Van Ems*). — Tremblement des lèvres, des mains et des pieds (Bve). — Les lèvres ont, comme dans les fièvres malignes, une bande jaune sur leur partie rouge et s'agglutinent fortement ; on craint qu'elles ne deviennent adhérentes l'une à l'autre (Fr.).

Appareil digestif. — (19-43 et 117-233).

A. *Bouche.* — Odontalgie pulsative, comme si une partie des dents allait tomber. — Sensation comme si l'intérieur de la bouche était à vif (au b. de 24 h.). — Sécheresse telle de la bouche qu'on peut à peine manger une bouchée de pain, auquel on trouve le goût de paille. — Sécheresse telle de la bouche qu'on ne peut pas cracher ; cependant la langue est nette et paraît humide. — Salivation. — Prolapsus du voile du palais ; les aliments et les boissons ne le franchissent qu'avec peine et en causant une sensation de grattement (S. H.).

Mal de dents. — Grincement de dents avec frisson par tout le corps. — Grincement de dents pendant lequel on lève les mains sur la tête et les remue comme si l'on dévidait du fil. — Grince-ment de dents avec obnubilation dans la tête. — Grincement de dents, torsion des mains et frisson (Gdg). — Grincement de dents (Kln, *Kaaw*). — Trismus avec occlusion des lèvres (Bve). — Le malade balbutie (*King, du Guid,* Sw., Bve). — Bégaiement (*Brera*). — La voix n'a plus la modulation ordinaire ; elle est beaucoup plus haute et plus grêle et l'on ne peut prononcer une parole intel-ligible ; le sujet s'en aperçoit lui-même et s'en inquiète. — Sorte de paralysie des organes de la parole ; on est obligé de faire de longs efforts avant de pouvoir dire un mot, on ne fait que balbu-tier et bégayer (au b. de 4, 5 h.) (Fr.). — Mutisme (Sw., *Vicat,* Gdg). — Muet en grande partie, on exprime ses désirs en montrant les objets du doigt (*Sauvages*). — La langue est paralysée et, quand on veut la tirer, elle tremble comme dans une fièvre ner-veuse (*King*). — Gonflement de la langue (*Fowler*). — La langue est enflée dans toute son épaisseur (Gdg). — La langue, très enflée, est pendante hors de la bouche (Lbs).

Écume sanguinolente à la bouche (*Unzer*). — Sécheresse de la langue et du palais, qui sont rudes au toucher, d'abord sans soif (au b. d'1/2 h.) (Fr.). — Énorme sécheresse de la bouche et manque de salive ; on ne peut cracher quoique la langue soit humide et nette. — Aridité telle du palais qu'on ne peut manger une bouchée de pain (F. H.). — Sécheresse extrême de l'intérieur de la bouche (*Brera*). — Sécheresse extrême de la langue et de la bouche (*du Guid*). — Sensation de sécheresse de la langue et de la gorge (Sw.). — Grande sensation de sécheresse dans la bouche et manque de salive, tandis que la langue est humide et nette (*Michler*). — Grande sécheresse dans la bouche et la gorge. — Sécheresse de la bouche, soif ; vue trouble, yeux étincelants, sueur et diarrhée (Gdg). — Pendant la sécheresse de la bouche, soif ardente (au b. de 6 h.), et en même temps perte telle du goût qu'on avale d'un trait près d'une livre de vinaigre sans le sentir (Fr.). — Crachotement fréquent. — Bave à la bouche (*Brera*). — Salivation fréquente. — Salivation prolongée avec flux d'urine. — Forte salivation avec soif toujours croissante. — Forte salivation, on rejette de 3 à 4 livres de salive dans les 24 heures. — Salivation avec enrouement. — Salivation visqueuse. — Bon appétit avec mucus très visqueux dans la bouche (Gdg). — Amertume continuelle dans la bouche, les aliments aussi semblent amers (F. H.).

B. *Pharynx et œsophage.* — Sécheresse dans la gorge. — Constriction dans la gorge. — Le voile du palais est très pendant ; les aliments et les boissons le franchissent avec peine et causent une sensation de grattement par derrière. — Impossibilité d'avaler. — Déglutition difficile avec douleur lancinante dans le pharynx. — Déglutition difficile avec douleur (pressive) dans les glandes sous-maxillaires (S. H.).

Impossibilité d'avaler à cause de la sécheresse de la gorge. — Sécheresse de la gorge avec émission fréquente d'urine. — Soif avec grande sécheresse de la gorge (Gdg). — Il semble que la gorge est serrée par un lien (*Crüger*). — On essaie de prendre du pain et du lait, mais on ne peut avaler ni l'un ni l'autre (chez une femme) (*Fowler*). — Sensation de constriction dans la gorge après avoir mangé (au b. de 2 h. 1/2) (Fr.). — La gorge est comme serrée par un lien, comme si l'on allait étouffer ou avoir une attaque de nerfs (Lbs). — Constriction et spasme du pharynx (*Brera*).

C. *Estomac, troubles fonctionnels.* — Perte de l'appétit. — Augmentation de l'appétit. — Nausées, dégoût. — Vomissement de bile après un peu de mouvement, même après s'être mis sur son séant, dans le lit. — Amertume continuelle dans la bouche, les aliments aussi semblent amers (S. H.).

Soif (¹) (*Odelius*). — Forte soif. — Soif avec mal de tête. — Forte soif et émission fréquente d'urine avec sensation de brûlure. — Soif qui dure longtemps (Gdg). — Soif extrêmement pénible avec bave à la bouche (*Commentarii de rebus in med. et sc. nat. gestis*). — Hoquet (*Fowler*). — Violent hoquet. — Rapports aigres (Gdg). — On ne trouve un peu de goût qu'au tabac ; les aliments sont comme du sable et s'amassent dans l'œsophage, de sorte qu'on craint d'étouffer (au b. de 3 h.). — Le pain beurré semble comme du sable à cause de la sécheresse de la bouche ; il reste dans l'œsophage et menace d'étrangler (Fr.). — On trouve à tout un goût de paille (F. H.). — On trouve un mauvais goût aux aliments. — Diminution de l'appétit. — Conservation de l'appétit avec mal de ventre, diarrhée et vomissement (Gdg). — (Pendant le vomissement provoqué les membres entrent en convulsions) (Bve) — Envie de vomir (*Fowler, Brera*). — Le soir, envie de vomir

---

1. Pour l'*hydrophobie*, voy. les *symptômes généraux*.

avec forte sialorrhée. — Nausées avec écoulement d'une salive très salée. — Vomissement la nuit. — Le soir, vomissement de bile verte. — On vomit, le soir, de la bile avec des mucosités. — Vomissement de mucosités vertes, avec soif. — Vomissement de mucosités d'odeur aigre. — Le soir, vomissement de mucosités (Gdg).

Estomac, troubles locaux. — Douleur cuisante à l'estomac (*Dœderlin*). — Douleur pressive à l'estomac. — Anxiété autour du creux de l'estomac. — Anxiété autour du creux de l'estomac avant midi. — Anxiété autour du creux de l'estomac avec chaleur sèche du corps. — Grande anxiété autour du creux de l'estomac. — Anxiété autour du creux de l'estomac et respiration difficile (Gdg). — L'abdomen est ballonné surtout à la région du creux de l'estomac (Pfg).

D. *Abdomen, troubles fonctionnels.* — Constipation pendant 6 jours sans qu'on souffre de plénitude ou de tension du ventre. — Suppression de toutes les évacuations (S. H.). — Borborygmes et gargouillement dans le ventre (Kln). — Borborygmes dans le ventre avec diarrhée. — Borborygmes dans le ventre avec coliques. — Borborygmes dans le ventre avec obscurcissement de la vue. — On se plaint de gargouillements dans le bas-ventre, comme si des animaux vivants criaient et se remuaient dans tous les intestins. — Mal de ventre, borborygmes et diarrhée (Gdg). — Violente fermentation dans le ventre pendant 7 jours (F. H.). — Mal de ventre et diarrhée. — Mal de ventre suivi de diarrhée. — Mal de ventre, vomissement aqueux et diarrhée. — Constipation (Gdg). — On a envie d'aller à la selle, mais on ne peut en venir à bout qu'après 24 heures (Fr.). — Douleur tortillante dans les intestins avant chaque évacuation ; toutes les heures on a une selle diarrhéique noirâtre (au b. de 36 h.). — Diarrhée 6 jours de suite (F. H.). — Diarrhée qu'une forte sueur arrête. — Diarrhée avec augmentation de l'appétit. — Diarrhée avec pâleur de la face. — Selles d'une fétidité cadavéreuse. — Sortie d'une grande quantité de vents (Gdg).

Abdomen, troubles locaux. — Fort mal de ventre, comme si celui-ci était enflé ; il suffit d'y toucher sur le côté pour provoquer de la douleur. — Douleur déchirante dans le ventre, comme si l'on arrachait le nombril ; la douleur s'étend ensuite dans la poitrine. — Sensation comme si le ventre était tendu au plus haut point. — *Ballonnement du ventre sans qu'il soit dur.* — Bubon inguinal (S. H.).

Mal de ventre. — Gonflement du ventre, le soir, avec chaleur du corps et anxiété au creux de l'estomac (Gdg). — Ballonnement du ventre (*Fowler*). — Le ventre est ballonné mais pas dur (Lbs). — Les enfants ont le ventre très gonflé par les graines de datura, avec anxiété au creux de l'estomac, sueur froide, froid aux membres, trouble de l'intelligence, demi-assoupissement, stupeur et évacuations anxieuses par le haut et par le bas (*Alberti*). — Ventre extrêmement gonflé, non douloureux au toucher (Pfg). — Le haut du ventre est tendu, dur et douloureux (Gdg). — Coliques (*Wedenberg*).

Rectum et anus. — *Écoulement par l'anus de sang caillé.* — Flux hémorroïdal, pendant plusieurs jours (S. H.).

ORGANES GÉNITO-URINAIRES DE L'HOMME. — (44 et 234-244). — L'urine sort sans qu'on fasse aucun effort ; on pourrait bien la retenir, mais il semble toujours qu'on n'a pas la force de maintenir fermé le col de la vessie ; en même temps il semble que l'urèthre est trop étroit et hors d'état de se dilater (S. H.). — On a très souvent envie d'uriner, mais il se passe chaque fois une minute avant que l'urine ne vienne et quoique celle-ci ne coule que goutte à goutte on en émet une grande quantité dans la matinée (au b. de 4 et 5 h.). — Pendant la miction et malgré un besoin fréquent et de grands efforts il ne se forme pas de jet d'urine ; celle-ci ne coule que goutte à goutte et elle est plus chaude qu'à l'ordinaire ; on ne peut en hâter la sortie ni pousser les dernières gouttes ; cependant on n'éprouve aucune sensation douloureuse daus l'urèthre, il semble seulement qu'un corps cylindrique passe par le canal ([1]) (Fr.). — Suppression de l'urine et des selles (Sw.). — Rétention d'urine. — Flux d'urine avec frisson et gargouillement dans le ventre. — Abondant flux d'urine. — Flux abondant d'urine, sans soif (Gdg). — Forte émission involontaire d'urine (*de Witt*). — Lasciveté, incontinence (Bve). — Inaptitude complète au coït. — Impuissance (*Sauvages*).

ORGANES GÉNITAUX DE LA FEMME. — (46, 47 et 245-253). — Augmentation du flux menstruel, le sang sort en gros caillots. — Flux menstruel beaucoup trop abondant, métrorrhagie avec douleurs tiraillantes dans le ventre, les cuisses et autres parties des membres (S. H.).

---

1. Après qu'on a bu du vinaigre il se forme un jet mince et l'on a moins souvent envie d'uriner.

Odeur lascive du corps pendant les règles. — Trop grande loquacité pendant les règles. — Règles aqueuses. — Sortie de sang noir par la matrice. — Règles abondantes. — Règles insuffisantes. — Retour des règles après une interruption de quatre ans. — Aussitôt après les règles, érysipèle sur la joue gauche. — Après les règles, hoquet et gémissements (Gdg).

APPAREIL RESPIRATOIRE ([1]). — (49-52 et 256-264). — Respiration difficile, oppressée. — L'action de parler provoque une douleur pressive dans la poitrine et le sternum. — Sensation comme si quelque chose se retournait dans la poitrine ; ensuite chaleur à la face (S. H.).

Fréquents soupirs (Pfg). — Il semble que la poitrine est fortement serrée en travers par un lien (Sw.). — Forte pression en avant sur les cartilage de la 3e et de la 4e côte, avec difficulté de respirer, sans grande anxiété (au b. d'1/2 h.) (Fr.). — Oppression et douleurs extraordinaires (*de Witt*). — Respiration difficile avec anxiété autour du creux de l'estomac. — La respiration s'arrête de plus en plus et la face devient cyanosée. — Crachement de sang (Gdg). — Sensation de sécheresse dans la poitrine (Sw). — Inspiration lente et expiration très rapide (Bve).

APPAREIL CIRCULATOIRE. — *Cœur*. — (35). — Pression au cœur (S. H.).

COU, DOS ET LOMBES. — (53-60 et 265-266). — Douleur contusive dans le dos et le ventre, facile à provoquer par le mouvement (au b. de 12 h.). —Douleur contusive dans le dos et l'épaule (au b. de 12 h.). — Douleurs tiraillantes et déchirantes dans le dos et le haut du ventre (au b. d'1 h.). — *Douleur tiraillante dans le milieu de l'épine dorsale, avec même douleur en face dans la partie postérieure de l'estomac. — Douleur tiraillante au milieu de l'épine dorsale. — Douleurs tiraillantes dans le sacrum* (S. H.).

Douleur tiraillante (rhumatismale) qui s'étend depuis le côté du cou jusque dans les membres. — Douleur rhumatismale dans le côté et le dos. — Forte douleur dans les lombes (Gdg).

MEMBRES SUPÉRIEURS.— (61, 66 et 267-269). — Tremblement des bras en marchant. — Tremblement d'une main saine en mangeant (S. H.). — Petits élancements aigus dans l'avant-bras et douleur rhumatismale, constrictive dans le muscle deltoïde (au b. de 32 h.).

1. Pour les symptômes du coryza, voy. *Nez*.

— Tremblement des mains quand on saisit un objet. — On empoigne avec précipitation, on croit avoir saisi un objet avant de l'avoir encore touché et, quand on le tient, on ne sent pas qu'on l'a dans la main (au de 4, 5 h.) (Fr.). — Tremblement de la main saine en mangeant (F. H.).

MEMBRES INFÉRIEURS. — (62-63 et 270-287). — *Douleurs tiraillantes dans les cuisses.* — Les jambes chancellent pendant la marche et quand on se tient debout (S. H.). — Tension spasmodique de tous les membres inférieurs (Fr.). — Lourdeur des pieds et lassitude des membres inférieurs (Gdg). — On manque de tomber en se levant de sa chaise (d. les 8 prem. h.). — Les membres inférieurs vacillent pendant la marche (Fr.). — On ne peut marcher seul, car on tombe quand on n'est pas soutenu (M.). — Faiblesse en marchant (*Sauvages*). — On ne peut se tenir sur ses jambes (*Schrœr*). — Contraction spasmodique, saccadée, de bas en haut et de dehors en dedans, des muscles antérieurs de la cuisse. — Vulsions dans la jambe gauche qui commençent par des secousses et qui tirent le membre en dedans (Fr.). — Douleur dans le fémur droit (Gdg). — Quelques vifs élancements sur le tibia droit. — Traction rhumatismale (pression) dans le tarse du pied gauche, le soir (au b. de 36 h.). — Ardeur tantôt plus, tantôt moins forte sur le cou-de-pied (au b. de 24 h.) (Fr.). — Tremblement continuel des pieds (Gdg).

PEAU. — (90-91, 397-404 et aux diverses subdivisions indiquées). — Sur plusieurs parties du corps et même à la paume des mains, une foule de petits boutons ou tubercules, qui causent spontanément un prurit lancinant comme par des piqûres d'ortie; le frottement augmente cette sensation. — Éruption d'une miliaire rouge sur la peau. — Taches informes, semblables à des piqûres de puce, sur le bras (au b. de 3 h.) (S. H.).

Éruption sur tout le corps, avec enflure, inflammation et prurit [1] (*Rush*). — Vésicules sur la peau après que les accidents violents ont cessé (*de Witt*). — Pustules inflammatoires, douloureuses, sur la cuisse droite, qui laissent échapper une sérosité âcre (au b. de q. q. sem.) (Pfg). — Eruption pruriteuse (*Vicat*). — La poitrine et le dos sont couverts d'une miliaire rouge, qui est plus pâle le matin, plus rouge et plus abondante l'après-midi, plus apparente à

---

1. Toutes les éruptions (et le prurit) consécutifs à l'absorption de la pomme épineuse paraissent appartenir à la catégorie des effets secondaires.

la chaleur, pendant 11 jours; ensuite desquamation. — Le matin après le réveil, prurit par tout le corps. — Fourmillement dans tous les membres. — Fourmillement sous la peau. — Fourmillement qui descend du côté gauche dans la cuisse ou les orteils du même côté, puis remonte dans le ventre, d'où il redescend dans la cuisse et dans le pied droit. — Après l'obscurcissement de tous les sens, avec anxiété, miliaire rouge sur le dos, avec sueur. — Érysipèle sur le côté droit des joues, du nez et de la face (Gdg). — Une tache dans le dos, qui est douloureuse spontanément et quand on y touche. — Petite tache sur le dos, qui cause une douleur tiraillante quand on y touche. (S. H.). — Divers furoncles aux pieds. — Ardeur et prurit aux pieds (Gdg).

SULPHUR

Soufre (Franç.), Brimstone (Angl.), Schwefel (All.), Azufre (Esp.), Solfo (Ital.)

Préparation. Hahnemann recommande le procédé suivant : on prend, dit-il, des fleurs de soufre et on les lave avec de l'esprit de vin, en secouant le mélange, afin d'enlever l'acide qui pourrait y rester adhérent. Quant aux fleurs de soufre, on peut se les procurer en sublimant à feu doux du soufre en bâtons.

Pendant longtemps, ajoute le maître, j'ai cru qu'il était suffisant de recourir à la teinture de soufre (*tinctura sulfuris*), mais de nombreuses expériences comparatives me permettent d'établir que le soufre, dynamisé tout d'abord par voie de trituration, est la seule préparation sur laquelle on puisse compter (¹).

Weber (²) recommande de délayer les fleurs de soufre dans de l'eau distillée bouillante, de manière à en faire une pâte, que l'on délaye ensuite également dans de l'eau bouillante. On laisse passer, on décante, on lave à plusieurs reprises, jusqu'à ce que l'eau qui surnage ne rougisse plus le papier de tournesol. On met alors le soufre à sécher, et dès qu'on est ainsi parvenu à se débarrasser de l'acide sulfureux et de l'acide sulfurique qu'il peut contenir, on procède par voie de trituration, puis de dilution.

Quoiqu'il y ait bien des siècles qu'on emploie le soufre dans le traitement de la gale des ouvriers en laine, aucun médecin n'avait remarqué, ni même soupçonné, que l'efficacité de cette substance tenait à l'action homœopathique qu'elle exerce. La gale occasionne, en effet, une sorte de *rongement pruriteux, fourmillant, insupportable et cependant agréable*, que les auteurs ont désigné sous le nom de *prurit voluptueux*. Cette sensation cesse dès qu'on a écorché les pustules en se grattant, et fait place à un sentiment

---

1. *Mal. chron.*, T. V. *matière méd*. T. IV, p. 276. *Mal. chron.*, édit. allemande, T. III, p. 7. *Matière méd.*, édit. française, p. 585. *Traité des maladies chroniques*, T. III, p. 507.
2. *Codex des méd. homœop.*, p. 371.

d'ardeur qui persiste même si l'on continue à se gratter. De son côté, le soufre pris par une personne en santé, fait naître des vésicules analogues à celles de la gale, ayant aussi la plupart du temps leur siège au niveau des articulations, et causant un *prurit ardent*, qui se fait sentir la nuit surtout. Il convient d'ajouter que cette vertu spécifique, du soufre contre la gale, n'a été employée dans le cours des siècles, que pour chasser l'exanthème de la peau par des applications externes, laissant debout la maladie psorique interne, qui se manifeste ultérieurement sous la forme d'une foule de maladies chroniques fort différentes les unes des autres par leur forme, mais non par leur état diathésique.

Il s'est bien rencontré des médecins qui ont administré le soufre à l'intérieur, en même temps qu'ils l'employaient à l'extérieur, mais d'abord ces praticiens se servaient de soufre réduit en poudre grossière, ce qui le rendait purgatif, ou sous forme d'onguent qui ne manquait jamais d'amener la rétrocession de l'exanthème, et laissait, pour l'avenir, le malade exposé à une foule de manifestations morbides, aiguës ou chroniques.

Si les eaux sulfureuses, prises en boisson, procurent souvent la guérison sans qu'on les prescrive en même temps en bains, c'est parce que la nature fait subir au médicament, dans le sein de la terre, un traitement analogue à celui que nous appliquons en homœopathie, c'est-à-dire, qu'elle les dynamise par une sorte de désagrégation des molécules.

Revenant sur l'homœopathicité du soufre dans le traitement de la gale, à propos des symptômes 621 à 626 de la *Matière médicale* (¹), Hahnemann ajoute : « Ces symptômes mettent en évidence les particularités de l'éruption pruriteuse que le soufre a la puissance de faire naître, et qui constitue une maladie *analogue* mais non *semblable* à la gale. Or, l'homœopathie prescrit de n'employer comme remèdes que des moyens aptes à provoquer des maux *analogues,* et non *identiques,* à ceux que fait naître la maladie. Elle n'est point assez insensée pour opposer aux états morbides la cause même qui les engendre ; par exemple, le virus chancreux aux chancres vénériens, ou le virus psorique à la gale ; aussi ne peut-elle attendre des médicaments expérimentés sur l'homme sain que le développement de maladies artificielles analogues aux états pathologiques que ces médicaments peuvent combattre. Jamais je

---

1. *Traité de mat. médicales pures*, p. 613, T. III.

n'ai prétendu que mon but fût de produire des maladies identiques aux maux naturels, pas plus que Canova, en faisant la statue
du prisonnier de Sainte-Hélène, n'a eu la prétention de créer
un Napoléon. Quand donc voudra-t-on comprendre la différence
qui existe entre l'*identité* et la *ressemblance ?* Le soufre dans son
action physiologique produit des vésicules qui ressemblent à celles
de la gale par leur forme, par leur siège et par le prurit qu'elles
engendrent, mais il ne détermine pas la gale elle-même.

Ce n'est pas seulement cette dernière maladie contre laquelle
le soufre a été employé. On a parfois aussi guéri avec ce médicament des affections hémorroïdales, sans se douter qu'on agissait homœopathiquement. D'un autre côté, lorsqu'on avait recours
à ce médicament pour combattre d'autres maladies du rectum ou
de l'anus, on aggravait ces affections parce que le médicament
n'était pas homœopathique, et aussi parce qu'on le faisait prendre
à des doses de cinq, dix, vingt et trente grains à la fois, tandis
qu'à peine aurait-on dû administrer un dix-millième de grain.

Lorsque le soufre était indiqué homœopathiquement, il a souvent fait disparaître les symptômes suivants :

Irritabibilité ; mauvaise humeur et abattement ; timidité ; propension à s'effrayer ; propension à pleurer ; regrets inconsolables à
l'égard de toutes les actions commises, qui lui semblent mauvaises ; idées religieuses fixes ; *accès d'anxiété ;* anxiété qui
force d'ouvrir les vêtements et de chercher le grand air ; violence ;
mal de tête et difficulté de penser ; faiblesse de la mémoire ; accès
fréquents de vertige ; vertige en se tenant assis ; pesanteur de tête
en se baissant ; vertige en sortant de table ; afflux du sang vers la
tête, avec bouffées de chaleur ; mal de tête ; pesanteur à l'occiput ;
céphalalgie tiraillante, comme si la tête allait éclater, tous les
jours ; céphalalgie lancinante ; céphalalgie pulsative au synciput ;
fourmillement et bruissement dans la tête ; froid à la tête ; place
froide sur la tête ; occlusions des paupières, le matin ; presbytie ;
gaze devant la vue ; *myopie ;* douleur tiraillante dans les oreilles ;
obturation des oreilles en mangeant ; *dureté de l'ouïe ;* bruit dans
les oreilles ; *bourdonnements d'oreilles ;* sécheresse dans le nez ;
obturation d'une narine ; gonflement inflammatoire du bout du nez ;
mouchement de sang ; saignement du nez ; teint pâle, maladif ; rugosité de la peau du visage ; chaleur à la face ; taches hépatiques
sur la lèvre supérieure ; mal de dents, le soir ; déchaussement des
dents ; gonflement de la gencive, avec douleur pulsative ; mal de

gorge, qui gêne la déglutition ; insipidité des aliments ; appétit trop fort ; le matin, goût putride dans la bouche ; goût aigre dans la bouche ; répugnance pour les corps gras ; répugnance pour les choses sucrées ou acides ; *faim canine ;* oppression de poitrine après avoir mangé ; rapports acides, brûlants ; rapports amers ; éructations de mauvaise odeur, la nuit, pendant le sommeil ; régurgitation des aliments et des boissons ; malaise avant le repas ; *nausées après avoir mangé;* nausées le matin ; gastralgie constrictive, étreignante, aussitôt après avoir mangé ; fouillement au creux de l'estomac, élancement à l'estomac ; *élancements dans le côté gauche du ventre,* en marchant ; élancements au côté gauche de l'ombilic, en marchant ; élancements dans le bas-ventre ; douleur constrictive au-dessous de l'ombilic ; pression chronique à la partie supérieure du ventre ; douleur pressive dans le côté du ventre, à crier, avec constipation ; mal de ventre après avoir bu ; hypogastre douloureux au toucher ; endolorissement, le matin, des muscles du bas-ventre, comme s'ils étaient trop courts ; déplacement des vents ; borborygmes dans le ventre ; selle dure ; selle tous les deux ou trois jours seulement ; selle involontaire en urinant ; chute du rectum pendant une selle laborieuse ; élancements à l'anus en allant à la selle ; *prurit à l'anus ;* pissement au lit, la nuit ; peu de puissance génitale ; *éjaculation trop précipitée pendant le coït ;* sueur fétide aux parties génitales ; prurit et ardeur à la vulve ; avance des règles ; sang menstruel peu coloré ; pression sur les parties génitales ; prurit à la vulve avant les règles ; mal de tête avant les règles ; flueurs blanches.

Coryza ; enchifrènement ; âpreté dans le larynx ; fourmillement dans le larynx, qui excite à tousser ; toux pendant la nuit ; *toux* continuelle, avec fièvre, *crachement de sang* et point de côté ; difficulté de respirer ; asthme, avec sifflement et ronflement dans la poitrine et palpitations de cœur ; accès de suffocation pendant la nuit ; plénitude dans la poitrine ; pesanteur dans la poitrine, le matin ; lassitude de la poitrine par l'effet du chant ; élancements au sternum ; élancements à travers la poitrine, jusque dans l'omoplate gauche, ardeur dans la poitrine ; pression sur le sternum ; prurit aux mamelons ; mal de reins ; craquement au sternum ; douleur dans le dos après un travail manuel ; *tiraillement dans le dos;* tension à la nuque ; tressaillements dans l'articulation du bras ; tiraillements dans les articulations du coude, de la main et des doigts ; gonflement des bras ; *sueur à la paume des mains ;* tremblement des mains en exécutant un travail délicat ; *engourdissement de quelques doigts ;* fourmillement au bout des doigts et des orteils ; taches rouges aux jambes ; élancements dans la cuisse, en marchant vite ; *pesanteur des jambes ;* froid aux cuisses, avec sueur aux jambes, le matin, dans le lit ; faiblesse dans les genoux et les bras ; fourmillement dans les mollets et les bras ; douleur de luxation à l'articulation du pied ; raideur de l'articulation du pied ; sueur aux pieds ; inquiétudes dans les pieds, érésypèle à la jambe ; *froid aux pieds ;* froid et raideur aux orteils ; froid aux pieds et aux mains ; ampoules aux orteils ; engelures aux pieds ; *sueur aux pieds ;* secousses dans les membres en se tenant assis ou couché ; douleur dans le genou et les autres articulations ; éruption ortiée ; prurit par tout le corps ; *taches jaunes sur le corps ;* ecchymoses à la suite de légers coups ; sensibilité à l'air et au vent ; bouffées de chaleur ; engourdissement des membres ; douleurs lancinantes ; tremblement intérieur ; tressaillements musculaires ; propension à contracter des efforts ; syncopes et spasmes ; inclinaison de la tête en marchant ; *somnolence dans la journée ;* sommeil trop prolongé la nuit ; sommeil non réparateur ; envie de dormir après le dîner ; coliques pendant la nuit ; *soubresauts pendant le sommeil ;* sursauts pendant le sommeil ; insomnie ; sommeil trop léger ; insomnie, la nuit, à cause de fourmillements dans les mollets et les pieds ; *rêvasseries inquiétantes ;* rêves effrayants et parler pendant le sommeil ; hallucinations, le matin, en s'éveillant ; soif, pendant la nuit ; sueur pendant la nuit ; sueur, jour et nuit ; sueur, pendant la nuit ; sueur aigre, toutes les nuits ; sueur, le matin ; forte sueur pendant le travail.

Concordances. — Suivant Bœnninghausen les médicaments qui se rapprochent le plus du soufre sont CALCARA CARBONICA, LYCOPODIUM, PULSATILLA, RHUS ; les autres sont : 1° ARSENICUM, BELLADONNA, BRYONIA, MERCURIUS, PHOSPHORUS, SEPIA, SILICEA ; 2° *acon., caust., cham., chin., con., graph., hep., ignat., kali, natrum. m., nitri acid., nux v., veratr.* ; 3° ant., arn., asa, carb. v. cocc., ferr., hyosc., natr., op., petr., phos. ac., sec., spig., staph., stram.

Antidotes. — Suivant Bœnninghausen le principal antidote du soufre est la *pulsatille* ; viennent ensuite : chin., merc., sep., acon., camph., cham., rhus. Hahnemann recommande le CAMPHRE

Liste des auteurs. — Samuel Hahnemann (S. H.). — Frédéric Hahnemann (Fr. H.). — Wahle (Whl.). — Anonyme (Ng.).

SYMPTOMATOLOGIE

Symptômes généraux. — (1691-1759 *m*. *c*.-620-651 *m*. *m*.). Quelques secousses dans une main et au pied (1ᵉʳ jour). — Secousses musculaires çà et là, comme celles que produit l'électricité. — Fréquentes secousses crampoïdes dans tout le corps, après le repas du soir, avec douleurs dans le dos, puis au côté droit du ventre. — Accès d'épilepsie après une frayeur, aussi après avoir couru trop vite. — Accès d'épilepsie, qui part du dos ou du bras où l'on croit sentir courir un animal ; la bouche est déviée à gauche, puis à droite, des douleurs envahissent le ventre, puis le bras gauche se tord, le pouce étant fermé dans la paume de la main ; ensuite tremblement du bras droit, qui envahit tout le corps et s'accompagne d'une respiration très courte, qui le devient plus encore après l'accès. Pendant l'accès la malade crie, mais ne peut parler (chez une femme) (12ᵉ jour). — Accès en marchant dans la rue : d'abord mal de tête subit, obscurcissement de la vue, puis on recule d'une quinzaine de pas et on s'asseoit tout à coup, pour mieux dire on se laisse tomber sur le pavé et l'on perd connaissance ; on se laisse reconduire à la maison sans être revenu à soi ; ensuite raideur de toutes les articulations (chez une femme). — L'enfant après avoir été débarbouillé, penche tout à coup la tête d'un côté, et, quand on la lui redresse, il l'incline du côté opposé, le visage et les lèvres pâlissent, les yeux deviennent fixes pendant deux minutes, puis il éternue, contracte pendant un moment la bouche et les paupières, rejette par la bouche des mucosités ; après quoi survient un sommeil très calme (au b. de 3 j.). — Accès d'obscurcissement de la vue, en marchant au grand air ; en même temps, pression et battement dans la tête, nausées et abattement (au b. de 6 j.). — Accès composés d'élancements au sacrum, élancements assez aigus pour couper la respiration, douleurs à la nuque, alternatives de froid et de chaleur, anxiété au creux de l'estomac ; cet état dure jusqu'au soir. — Le soir, accès composés de renvois fréquents, accompagnés de nausées, d'accablement, de borborygmes nombreux et d'émission de gaz intestinaux. — A la réception d'une nouvelle désagréable, froid de tout le corps, après lequel on peut à peine se réchauffer dans le lit pendant la nuit. — Parler fatigue beaucoup et cause des douleurs (chez une femme). — Frissson secouant par tout le corps et qui semble courir sous la peau, le soir au lit. — Sensation de tremblement dans les bras et les jambes. — Tendance des mains et des orteils à s'étendre et à se fermer. — Grande agitation, qui ne permet pas de rester longtemps assis et oblige, quand on se couche, à remuer les pieds constamment. — Violent afflux de sang et chaleur intense aux mains. — Suractivité de la circulation, avec gonflement des veines des mains. — Incertitude de la marche et tremblement des mains. — Tremblement des membres, surtout des mains. — Dans la matinée, violent tremblement de l'omoplate gauche, du bras et de la main. — Sensation de tremblement par tout le corps, le matin, avec chaleur. — Grande tendance à se refroidir. — L'enfant devient très sensible à l'action de l'air extérieur et ne veut pas sortir (1er j.). — Le moindre mouvement augmente l'excitabilité physique et morale. — Après une promenade faite l'après-midi, céphalalgie et lassitude qui font place, le soir, à l'odontalgie et à l'envie de dormir. (3e j.). — Après la promenade, nausées, abattement et tremblement des membres. — En marchant au grand air, toux sèche et courte. — L'air libre rend tellement frissonnant qu'on se hâte de rentrer. — Sueur abondante en marchant au grand air. — Sueur abondante en se tenant assis, mais la nuit aucune transpiration. — Sueur abondante au moindre mouvement, et pendant un travail manuel. — Tendance à transpirer au moindre mouvement. — En étant assis, en lisant, en causant, en écrivant et en marchant, grande tendance à transpirer. — Au moindre effort la sueur coule sur le visage. — Le matin, au lit, sueur au visage et à la nuque, courbature dans tous les membres en se levant. — Douleur des membres et fatigue, depuis le matin jusqu'au soir. — Lassitude pendant toute la journée. — Perte des forces des bras et des jambes, comme dans une syncope, on est sur le point de perdre connaissance (7e j.). — Syncope qui dure un quart-d'heure. — — Douleur et faiblesse dans tous les membres. — On est constamment faible et abattu. — Faiblesse, comme à la suite d'une maladie. — Lassitude des pieds. — Lassitude qui se dissipe en marchant. — Froid intérieur comme si la vie allait s'éteindre, pâleur de la face et cercle bleu autour des yeux ; pendant la période de froid on redoute la chaleur, et pendant la chaleur on a peur de voir survenir le froid. — En marchant (après avoir fumé) abattement et tremblement général. — Grande fatigue après la moindre promenade. — A la suite d'une fatigue légère, on se sent oppressé

et accablé, le ventre se gonfle et les pieds enflent. — Après-midi,
syncope et vertiges, avec vomissements fréquents et sueur. — Pesanteur des pieds, en marchant au grand air ; en continuant la
promenade, cette sensation diminue peu à peu. — La marche est
pénible ; il semble que les pieds ne veulent pas vous porter, et
qu'un poids soit attaché à chaque jambe ; ensuite tension à
la poitrine. — Faiblesse et abattement, l'après-midi. (Chez une
femme). — La voiture fatigue tellement qu'il semble qu'on ne peut
la supporter ; on dort ensuite toute la journée. — Grand abattement l'après-midi ; on est obligé de rester assis, on ne se sent
aucune force pour marcher. — *Les membres. s'engourdissent.* —
Les membres s'engourdissent dès qu'on est couché. — Engourdissement léger des membres, du bras, des muscles du cou,
du cuir chevelu, de la nuque et des pieds, surtout quand on est
couché. — Douleur pressive aux bras et aux cuisses, comme si ces
parties allaient s'engourdir. — Douleur de tiraillement dans tous les
membres, le soir. — Sorte de tiraillement dans les membres. —
Une douleur contusive passée depuis six semaines, et qui avait
la poitrine pour siège, reparaît avec un caractère pressif plus déterminé, et se fait sentir surtout le soir. — Tiraillements par moment,
ils se font sentir aux genoux, au bras et à l'épaule. — Douleur déchirante au dos, aux genoux et aux jambes, le soir au lit. — Douleur
tiraillante dans le ventre et tous les membres, dans les bras pendant quelques heures, dans les jambes durant toute la journée. —
Violents tiraillements et déchirements à travers les genoux et le
tibia, surtout le soir ; on ne sait où poser la jambe. — Les douleurs tiraillantes et déchirantes dans les membres augmentent et
deviennent insupportables quand on est couché sur un lit de
plumes. — Les douleurs, surtout celles de la tête et de l'estomac,
se calment quand on marche au grand air. — Courbature dans
les membres, le matin, aussitôt après s'être levé. — Douleurs osté-
ocopes, se faisant sentir au toucher, et qui semblent alors siéger
dans les muscles. — Craquement dans les genoux et aux coudes.
— Pincements çà et là dans les muscles. — Sensation de malaise
général, il semble que tout le corps soit brisé. — Sensation
extraordinaire de pression par tout le corps. — Tension dans
les membres comme s'ils étaient trop courts ; on est forcé de les
étirer. — Douleur de tension dans les membres, et dans les tendons des pieds, après une courte promenade. — Après une courte
promenade faite vers midi, palpitations et tremblement des mains.

— Sensation de brûlure aux mains et aux pieds, avec faiblesse et fatigue de tout le corps (S. H.).

Secouses et tressaillements dans tous les membres, avec grincement des dents et pleurs faciles, pendant cinq minutes, puis sommeil d'un quart-d'heure, après quoi reparaissent ces secousses et ces tiraillements crampoïdes dans les membres, ce qui cause un grand abattement. — Le corps est soulevé comme par une violente convulsion. (Fr. H.). — Grand abattement, grande lassitude et répugnance pour le travail, tout effort, même de parler, lui est désagréable. — La faiblesse des membres disparait après qu'on a un peu marché, mais on se sent encore plus faible qu'auparavant dès qu'on rentre dans la chambre. — Faiblesse des membres qui donne du tremblement après le moindre mouvement. — Tremblement des mains et des pieds, avec grand abattement (Ng). — La chaleur extérieure soulage les douleurs, le froid les augmente. — La plupart des douleurs naissent seulement pendant le repos, et se dissipent par le mouvement de la partie malade, ou en marchant. — C'est surtout en se tenant debout qu'on se sent le plus mal (chez une femme) (Ng).

SOMMEIL. — (1760-1894.) *m. c.* 655-699 *m. m.*) — Bâillements spasmodiques incessants, le soir avant de s'aller coucher. — Il se sent faible et somnolent pendant toute la journée. — *Beaucoup de bâillements avec envie de dormir, toute la journée.* — Bâillements fréquents avec chaleur des mains. — *Envie de dormir insurmontable pendant toute la journée*, elle ne peut éviter de s'endormir dès qu'elle s'asseoit pour travailler. — On ne peut éviter de dormir pendant plusieurs heures de la journée. — Forte envie de dormir dans la journée, dès que l'on s'asseoit on s'endort. — *Envie de dormir dans l'après-midi.* — Grande faiblesse et somnolence de 2 à 3 heures de l'après-midi. — *Grande envie de dormir le soir ;* on s'endort dès que la lumière est posée sur la table (chez une femme). — Le soir, pendant une heure, bâillements presque continuels, et abattement dont on ne peut triompher. — Sommeil prolongé, on est obligé de faire effort, le matin, pour se lever. — Le matin jusqu'à 8 heures, somnolence et répugnance pour le travail. — Le matin, envie de dormir, yeux gonflés et besoin de s'étendre. — Plusieurs matins de suite, pendant une demi-heure, on se sent très las, on éprouve des douleurs dans le dos et les jambes, ce qui oblige à s'asseoir souvent (chez une femme). — Le matin, il lui est très pénible de se lever. —Sommeil profond le matin, avec respiration à peine perceptible. — Le matin, au réveil, chaleur au visage et nausées. — Le matin, en se levant, pesanteur au dos et aux membres inférieurs. — La nuit, envie de dormir, pesanteur des yeux et des paupières, et cependant on ne peut s'endormir complètement, bien qu'on ne ressente aucune douleur (chez une femme). — On ne peut s'endormir avant minuit, puis on se réveille à chaque instant, et on se retourne sans cesse (chez une femme). — *On ne peut s'endormir le soir qu'une heure après s'être couché,* et cela sans éprouver aucune souffrance. — On se réveille la nuit, à peu près toutes les demi-heures ; c'est à peine si l'on peut dormir deux heures de suite vers le matin. — On s'endort difficilement ; en même temps, grande tendance à transpirer. — Insomnie et vivacité, pendant toute la nuit. — La nuit, on est souvent à demi-éveillé, mais non tout à fait ; cependant on peut penser et on a froid dans le lit. — On se réveille vers 3 heures du matin et on ne peut se rendormir. — Insomnie causée par une grande excitabilité et agitation. — On ne peut dormir la nuit, pendant plus d'un quart d'heure de suite, bien qu'on se sente très fatiguée (chez une femme). — *Insomnie toute la nuit, on se sent éveillé comme en plein jour.* — Agitation la nuit : on change à chaque instant de place dans le lit. — *Fréquente agitation la nuit, sans qu'on soit cependant tout a fait éveillé.* — Trop grande excitation le soir, le sang lui monte à la tête et la nuit se passe sans sommeil. — Des idées se rapportant à des faits passés lui reviennent, le soir, involontairement à l'esprit. — Trop grande excitation le soir, le sang lui monte à la tête, et la nuit se passe sans sommeil. — Le souvenir de faits passés depuis longtemps l'obsède le soir ; on y revient involontairement. — Le soir, pour une affaire de peu d'importance, elle est prise de sueur qui ne dure pas longtemps, puis elle rêve tout éveillée ; il lui semble qu'elle doive prendre très grand soin d'un vêtement et surtout éviter qu'il ne soit taché. — Elle parle tout haut, pendant son sommeil, de choses qui se sont passées dans la journée. — Sommeil agité, rempli de rêves ; vers minuit on parle à tort et à travers, comme il arrive dans une vision remplie d'angoisse. — Les choses dont elle a rêvé, la nuit, lui paraissent avoir existé réellement. — Elle rêve la nuit de choses qu'elle retrouve réellement le lendemain. — Sursauts au moment de s'endormir, ceci se reproduit deux fois. — Le soir, en s'endormant, on est réveillé en sursaut par un bruit imaginaire, la peur qui en résulte, cause un tressaillement qui parcourt tout le corps. —Elle s'éveille souvent en sursaut et éprouve alors une vive anxiété. — Sursaut violent en s'endormant. — Réveil en sursaut, pendant la sieste. — Le matin, au réveil, la tête est entreprise, on éprouve du vertige. — La nuit, en se réveillant, tête entreprise. — On est souvent réveillé la nuit par des secousses dues à l'afflux du sang vers la tête; la même sensation se produit ensuite à la poitrine. — La nuit, en se retournant dans le lit, forts battements de cœur. —La nuit, épistaxis. — La nuit, sensation de térébration dans le front. — La nuit, chaleur à la bouche avec soif. — La nuit, en se réveillant, douleur constrictive à l'estomac, qui se dissipe lorsqu'on se replie sur soi-même. — *La nuit, douleur pressive à l'estomac, pendant une heure, les renvois soulagent.* — La nuit, pression anxieuse au creux de l'estomac, avec battement de cœur; ce symptôme dure une heure et se reproduit plusieurs nuits de suite. — Après minuit, pression au creux de l'estomac et battements dans la tête. — La nuit, en s'éveillant, vertiges. — La nuit, pendant une transpiration, vertiges et nausées; il semble que tous les objets tournent autour de lui; cet état dure jusqu'au matin. — La nuit, douleur dans les dents incisives. — La nuit, on se réveille souvent en ayant des nausées, mais sans vomir jamais. — Des élancements et des tranchées réveillent vers minuit. — La nuit, coliques venteuses, avec efforts de vomissements, anxiété et tête entreprise. — La nuit, violents picotements dans le ventre, et, à la suite, fréquente émission de vents. — La nuit, pression crampoïde dans le bas-ventre. — La nuit, tout à coup, coliques constrictives. — La nuit, étant couché, pression dans le ventre, de haut en bas, ce qui réveille (chez une femme). — La nuit, en étant couché, saillie de la région ombilicale, chez une femme enceinte, comme si on allait accoucher; l'accès dure quelques minutes (au b. de 14 j.). — La nuit, sueur au ventre jusqu'aux aines, avec froid des pieds jusqu'à la cheville, et douleurs déchirantes sourdes à la plante des pieds. — La nuit, pendant le sommeil, émission par l'anus d'abord d'une sorte d'humidité, puis de matières fécales. — Le soir, au lit, accès d'asthme. — La nuit, accès de suffocation. — La nuit, oppression, il semble qu'un poids très lourd écrase la poitrine, cette sensation arrive dès qu'on se remue; on est obligé de s'asseoir. — On se réveille le matin avec beaucoup d'irritation dans la poitrine. — La nuit, secousse dans le côté gauche de la poitrine, à la région du cœur, ce qui coupe la respiration, ensuite soif intense (3° j.). — Le soir, aussitôt après s'être couché, petite toux qui dure une heure, et cause une chaleur générale ; cette même toux la réveille vers 3 heures du matin (chez une femme). — La nuit, crachement de sang, avec goût douceâtre et de graisse dans la bouche. — Le soir, au lit, battements de cœur, qui surviennent après qu'on s'est retourné plusieurs fois. — Pendant plusieurs nuits de suite, vives douleurs dans le dos, avec courbature au sacrum ; ces douleurs empêchent de dormir et sont suivies d'un afflux de sang vers ces régions. — La nuit, vives douleurs à l'articulation coxo-fémorale, qui est sensible au toucher ; cette douleur empêche de marcher. — Le soir, au lit, secousses non douloureuses au sacrum. — Toute la nuit, douleur pressive aux cuisses. — La nuit, au lit, douleur déchirante dans la cuisse et la jambe ; on ne peut se réchauffer dans le lit (chez une femme). — *La nuit on est obligé de tenir les jambes hors du lit, pour éviter les douleurs.* — La nuit, déchirement dans les deux pieds ; cette douleur empêche tout sommeil. — La nuit au lit, élancements dans un cor. — La nuit, crampes dans les mollets, dès qu'on étend les jambes. — Le soir au lit, chaleur des pieds avec sensation de brûlure telle qu'on est obligé de les tenir découverts pendant plusieurs heures, ensuite agitation, prurit et fourmillement qui obligent à se gratter. — La nuit, grande agitation avec pieds brûlants. — Le soir, au lit, pendant deux heures, fourmillements pruriteux au bras et à la jambe du côté droit, ce qui oblige à les remuer sans cesse. — La nuit, pandiculations incessantes. — On dort les bras posés au-dessus de la tête. — Ronflement en dormant. — Battement de cœur la nuit au lit. — La nuit, pendant qu'on est dans un demi-sommeil, on sent tout trembler en soi. — Le soir, au lit, grande anxiété (pendant la pleine lune). — La nuit, on se réveille avec un sentiment d'anxiété et une sensation de chaleur qui vont toujours croissant ; en même temps, sensation crampoïde par tout le corps. — Après minuit, sommeil agité, mêlé de rêves ; la fièvre arrive et on se réveille en sueur, avec une chaleur générale, qui se fait sentir surtout au visage, de sorte qu'on ne peut souffrir de rester au lit ; en même temps, soif ardente, et frissonnement qui augmente par le mouvement au point d'amener le claquement de dents. — On gémit et on se lamente en dormant. — La nuit, chaleur intense alternant avec frisson. — Rêves effrayants, on croit avoir été mordu par un chien. — Rêves vifs, remplis d'anxiété. — Pendant toute la nuit, rêves effrayants d'incendie. — *Rêves remplis d'anxiété,* on croit voir le feu tomber du ciel. — Rêves pleins d'anxiété, il semble que quelque chose l'étouffe (cauchemars). — Toutes les nuits, rêves tantôt effrayants, tantôt indifférents. — Rêves pleins d'anxiété, toutes les nuits, après minuit. — *Rêves effrayants, pleins d'angoisses toutes les nuits.* — Rêves effrayants, il semble qu'on tombe de très haut. — Rêves remplis de contrariétés et d'anxiété. — Rêves pleins de dégoût, nausées au réveil. — Pendant les trois premières nuits, on se lève en état de somnambulisme, en criant : ma tête, ma tête, je suis fou, et l'on se comprime le front à deux mains ; tout se passe après qu'on a fait quelques tours dans la chambre. — Rêves pleins d'anxiété, pendant lesquels on se lève sans en avoir conscience, ensuite violente céphalalgie (3e et 4e j.). — Rêves anxieux avant minuit ; on se lève en état de somnambulisme, et on croit voir le feu autour de soi, on se précipite à la fenêtre et l'on crie ; on s'aperçoit alors que ce n'est rien. On reste ensuite abattu et courbaturé pendant 3 jours (chez une femme). — *Rêves nombreux, vifs,* la nuit, avec réveil fréquent. — Avant de s'endormir images plaisantes qui semblent exister dans un demi-état de rêve ; on rit très haut ; plusieurs soirs de suite (chez une femme). — Trois nuits de suite, on est poursuivi par des rêvasseries dont on parle très haut, ce qui fait dissiper ces images ; tout cela ce passe les yeux étant ouverts. — Dès qu'on ferme les yeux, il se forme des images comme pendant un rêve. — Le soir, au lit, dès qu'on ferme les yeux, on aperçoit des fantômes horribles, dont il paraît impossible de se débarrasser (au b. de 4 h.). — La nuit, en se réveillant, vision d'un nombre dont les chiffres s'étendent indéfiniment ; en se retournant pour changer de côté, la vision disparaît (S. H.).

Fréquents bâillements et pandiculations, sans envie de dormir. — Sommeil lourd avec réveil toutes les heures. — On s'endort difficilement, à cause de l'affluence des idées. — On s'éveille souvent au milieu d'un sommeil excellent et cela sans cause appréciable. — Une grande agitation empêche de dormir avant minuit (Ng). — Sommeil, les yeux étant à demi-ouverts. — Murmures continuels en dormant (Whl). — Sommeil agité, réveils fréquents, la nuit, avec frissons qui ne sont pas suivis de chaleur. — Pendant le sommeil, cris dont on n'a pas conscience. — *Cris pendant le sommeil.* — Rêves effrayants de morts et de danger de morts (Ng.).

FIÈVRE (1895-1969 *m. c.*, — 700-735 *m. m.*). — Crainte de se refroidir en s'exposant au grand air, on ne peut dire si ce sentiment prend sa source dans l'imagination ou s'il est le résultat d'une sensation physique. — Le soir au lit, avant de s'endormir, frissonnement suivi de chaleur. —Beaucoup de froid, la nuit. — Frissonnement au lit, au moindre mouvement. — Frissonnement de courte durée, toutes les après-midi, ensuite chaleur avec soif, puis froid aux pieds et sueur au visage et aux mains ; enfin toux nocturne sèche, qui commence dès qu'on se couche. — Frisson fourmillant qui parcourt la peau, sans soif. — Frisson passager se faisant sentir à la poitrine, aux bras et au dos. — Froid au nez, aux mains et aux pieds. — Sensation de froid qui dure pendant plusieurs heures, sans frisson ; ensuite chaleur avec soif modérée, sueur peu abondante avec céphalalgie, enrouement, grand abattement et perte de l'appétit. — Sensation de froid dans tous les membres, non suivie de chaleur, dans la matinée. — Froid dans le dos, le soir, pendant une heure, sans chaleur consécutive. — *Froid interne* fréquent, sans soif. — Froid, la nuit au lit, pendant quatre heures, ensuite tranchées ; en même temps que ces dernières, chaleur non suivie de sueur ; la nuit suivante sueur abondante. — Tous les soirs, froid que la chaleur extérieure ne calme pas ; une fois au lit forte chaleur, et sueur aigre tous les matins. — Frisson secouant le soir, avec grande pâleur du visage. — Souvent le soir, frisson secouant. — Le soir, de 7 à 8 heures, frisson secouant sans soif, avec froid des mains, et forte douleur pressive et sensation de pesanteur à l'estomac ; la chaleur normale reparaît plus tard avec soif. — Le soir, tout d'abord frisson, ensuite chaleur au visage et aux mains avec soif. — La nuit, on est réveillé par un frisson fébrile pendant lequel la chaleur extérieure du corps se maintient ; ensuite chaleur modérée. — Beaucoup de sensation de froid, l'après-midi ; ensuite léger excès de chaleur, mais les pieds restent froids. — Frissonnements dans la matinée, et sensation de chaleur dans l'après-midi, bien que la surface du corps reste froide. — Secousse par tout le corps comme un frisson qui parcourrerait la peau, le soir au lit (1705). — Frissonnement. — Frissons fréquents (1720-1721). — Frissonnement le matin, vers 8 heures, qui dure de 5 à 8 minutes. — Frissonnement qui dure pendant plusieurs heures, vers 10 heures du matin, ensuite repos jusqu'à 3 heures de l'après-midi, où il s'établit de la chaleur à la tête et aux mains, cette chaleur dure pendant 2 heures, avec soif de bière ; de pareils accès se reproduisent pendant plusieurs jours de suite. — Après midi froid intense des mains et des pieds, ensuite frisson secouant avec cyanose du visage ; puis chaleur et sueur jusqu'à 9 h. 1/2 du soir. — Le soir frissonnement ;

la nuit, sueur modérée. — Frisson violent le soir au lit ; ensuite rêvasseries, enfin chaleur et sueur peu abondante. — Frisson violent le soir à partir de 4 heures ; ce frisson continue pendant toute la nuit et le jour suivant (au bout de 33 jours.) — Froid vers 5 h. 1/2 du soir, ensuite chaleur, puis retour du froid accompagné d'une soif modérée, cet état dure jusqu'à 8 heures. — Chaleur passagère au visage, ensuite froid et sensation de froid par tout le corps, puis lassitude dans les jambes, surtout en étant assis, comme si la force lui manquait. — Chaleur sèche générale ; on a trop chaud dans l'appartement. — Chaleur interne, sans soif. — Vive chaleur passagère qui dure peu. — Sensation de chaleur interne générale, la poitrine brûle sans soif ; mais on est obligé de boire. — Forte chaleur au visage le soir, puis sensation de froid au dos et au cuir chevelu. — Chaleur passagère au visage, avec frisson au reste du corps. — Après midi, mélange de froid et de chaleur avec palpitations continuelles. — Le jour, chaleur au visage, puis tous les soirs entre 5 et 6 heures, frisson qui dure une demi-heure, enfin chaleur qui augmente peu à peu pendant une heure. — Fièvre vers midi ; vive chaleur interne avec rougeur au visage et frisson concomitant ; tous les membres sont faibles et courbaturés, puis soif intense ; cet état dure jusqu'à minuit, heure à laquelle le frisson et la chaleur disparaissent, pour faire place à une sueur qui augmente peu à peu, pendant 3 heures. — Chaleur fébrile qui se fait sentir d'abord au visage, et sensation qui porte à croire qu'une maladie grave va se déclarer ; après la chaleur il survient quelques frissons accompagnés de soif (4ᵉ j.). — Fièvre : tous les matins froid interne qui devient chaque jour plus fort, avec vertiges pendant lesquels il semble que la tête va tomber en avant, sans soif ; ensuite faiblesse telle qu'on ne peut monter l'escalier ; le tout est accompagné de sueurs qui durent le jour et la nuit, mais existent seulement à la tête, laquelle semble gonflée. — Froid pendant deux heures tous les soirs à 8 heures, non accompagnée de chaleur ; mais la nuit suivante, en se réveillant, chaleur sans soif. — Grande soif le matin. — Soif vive dans la journée. — Depuis midi jusqu'au soir, chaleur fébrile avec soif. — Chaleur avec soif vive toute la journée, mais non la nuit. — *Chaleur sèche, le matin au lit.* — Chaleur passagère, le matin au réveil. — Le matin, étant au lit, chaleur désagréable avec anxiété, puis sueur et sécheresse de la gorge. — Chaleur vers le matin, il semble que la sueur va venir. — Le matin, pendant le sommeil, sueur qui cesse dès qu'on est éveillé.

— Le matin, sueur aux mains et aux pieds. — Sueur tous les matins en s'éveillant, vers 6 ou 7 heures. — Sueur abondante le matin, ou seulement après qu'on est éveillé. — *Sueur nocturne,* qui survient seulement quand on s'éveille. — Sueur nocturne, d'odeur acide. — Sueur abondante, d'odeur acide, qui commence dès le soir. — Le soir, avant de se coucher, sueur principalement aux mains ; puis, dès qu'on est couché, chaleur avec difficulté pour s'endormir. — Sueur le soir, au lit. — Le soir, sueur accompagnée d'anxiété et de tremblement des membres, ensuite vomissements ; pendant l'anxiété, besoin d'aller à la selle ; ensuite pesanteur de la tête et faiblesse des bras (S. H.).

Froid qui dure pendant quelques heures, et est accompagné de diarrhée (F. H.). — Froid mêlé de chaleur se faisant sentir par tout le corps, le soir, de 5 à 6 heures et de midi jusqu'au soir. — Le matin, frisson qui dure de 9 heures du matin à 5 heures de l'après-midi.— Frisson qui courre le long du dos et qui est calmé par la chaleur extérieure, le soir. —Frisson avec soif, se faisant sentir même dans une chambre chaude, *depuis le déjeuner jusqu'à 4 heures du soir.* — Frisson puis tremblement par tout le corps, sans chaleur ni soif consécutives, de 4 à 6 heures de l'après-midi. — Frisson avec céphalalgie le soir, se dissipant après qu'on est couché. — Froid qui courre le long du dos et du sacrum, sans chaleur consécutive, le soir de 6 à 8 heures. — Frissonnement la nuit au lit, se faisant sentir surtout au ventre ; on ne peut se réchauffer (chez une femme). — Froid, puis chaleur manifeste avec frissons fréquemment répétés, presque toutes les demi-heures. —Froid et frisson secouant, tous les jours, de 5 à 6 heures de l'après-midi ; ensuite, une fois couché, chaleur passagère aux mains et à la plante des pieds, sans soif. — Frisson et sensation de froid par tout le corps, de 10 heures du matin à 6 heures du soir; il fallait se coucher, ce qui arrêtait le frisson ; ensuite chaleur brûlante dans la paume des mains ; enfin, pendant une heure, chaleur par tout le corps, excepté à la tête (sans soif). — Frissonnement avec soif, sans chaleur consécutive, l'après-midi.— Frisson qui part des pieds, passe au dos, puis aux bras, à 6 heures du soir, et dure une demi-heure. — Frissons par tout le corps, le soir de 8 à 9 heures, se prolongeant jusqu'à ce que l'on soit couché, sans chaleur consécutive et sans soif. — Sensation semblable à celle que produirait un courant d'air chaud frappant sur les membres inférieurs ; cette sensation, tantôt augmente, tantôt diminue, mais dure jusqu'à 8 heures du soir (1er j.) (Ng.).— Le matin sueur

fréquente seulement sur des points qui démangent (F^r Walther).—
La nuit, sueur qui existe seulement à la nuque, mais qui est assez
abondante pour que l'oreiller et le traversin soient trempés. —Pouls
à 84, tombant au bout de 1/2 heure à 73. (au b. de 1 h.) (Ng.). —
Anxiété, délire fébrile, grande oppression, pyrrosis, vomissements, convulsion générale, mort (Morgagni).

MORAL ET INTELLECT. — (1-74 *m. c.*, 735-755 *m. m.*) — *Abattement.*
— Abattement, indifférence. — Tristesse, découragement. — Plusieurs fois dans la journée, accès de mélancolie qui durent quelques
minutes : elle se sent très malheureuse, sans cause aucune, et
désire mourir. — Pleurs et plaintes, avec agitation, le jour et la
nuit ; en même temps, soif intense, appétit très faible, bien qu'on
avale les aliments avec précipitation (chez une femme). — Inquiétude au sujet de sa maladie et tristesse. —Hypocondrie profonde,
tristesse et soupirs incessants, tels qu'on ne peut parler tout haut
(la première semaine). — Tristesse, sans cause, pendant toute la
journée (le 2e jour). — Elle trouve son état très pénible et s'inquiète beaucoup de l'avenir. — Grande anxiété et humeur variable. — Grande anxiété, le soir après s'être couché, qui dure
une heure et empêche de s'endormir, sans battement de cœur.
— Anxiété et timidité (le 2e jour). — Angoisse, il semble qu'on
va perdre la vie. — Frayeur extrême. — Frayeur extrême, même
quand on s'entend appeler par son nom. — Après-midi, étant
bien éveillé, on éprouve un sursaut violent, et immédiatement
après un frisson parcourt tout le corps. — Grande tendance
à pleurer sans cause. — Grande impressionnabilité et pleurs faciles
à propos du moindre désagrément. — Grande tendance à pleurer.
— On est porté tantôt à pleurer, tantôt à rire. — A la suite d'un
accès de toux survenu la nuit, l'enfant pleure pendant longtemps
et se montre très agité. — On croit donner aux autres des choses
capables de les faire mourir (chez une femme). — Crainte et anxiété
pour les autres (au b. de q. q. heures). — Anxiété avec chaleur à la
tête et froid aux pieds, on ne sait plus ce que l'on doit faire ; à
chaque moment on oublie ce que l'on voulait entreprendre. —
Précipitation involontaire en saisissant les objets et en marchant. —
Agitation et précipitation, on ne peut se contenir. — On sent un
grand besoin de reposer son esprit, qui est toujours en activité. —
Grande distraction : on ne peut fixer son attention sur rien, ni
diriger exactement sa pensée. — Lenteur et irrésolution. — Répugnance pour toute occupation. — Lenteur et, en même temps,

surexcitation, comme si l'on avait pris du café. — Il semble qu'on ait maigri. — On est de très mauvaise humeur, contrarié, *très disposé à pleurer,* surtout le matin et le soir. — *Grande anxiété* et mauvaise humeur, on ne trouve rien de bien (au b. de 1/2 heure). — On se fâche à propos de tout, on prend chaque parole en mauvaise part, et on se croit obligé de répliquer en se fâchant. — On se laisse emporter par le dépit. — *Mauvaise humeur,* engourdissement et trouble dans la tête, comme au début d'un coryza. — Mauvaise humeur, on se fâche contre soi-même. — *Mauvaise humeur, propension à tout blâmer.* — L'enfant devient d'une nature insupportable ; il est très difficile de le calmer. — *Irritabilité, grande facilité à s'emporter et toujours disposé à se concentrer en soi-même.* — *Paresse de l'esprit et du corps: pendant le jour, on n'a aucune aptitude pour la moindre occupation et pour le mouvement* (pendant 7 jours). — On fait avec impatience tout ce qu'on entreprend (chez une femme). — On ne prend de plasir à rien. — Le moindre travail répugne. — On reste pendant des heures entières paresseux et immobile, sans pensées précises, bien qu'on ait beaucoup de sujets de préoccupation. — Le *soir on n'est bon à rien,* ni au travail, ni au plaisir, on ne peut ni parler ni agir : on éprouve un grand malaise sans savoir exactement ce qu'on éprouve. — On est tellement morose et ennuyé qu'on ne veut répondre à personne, et qu'on ne peut ni ne veut supporter quelqu'un auprès de soi ; en même temps, on trouve qu'on n'obtient jamais assez vite ce que l'on demande. — Morosité et emportement. — On ne peut se débarrasser d'une tristesse intérieure, de soi-même on ne peut penser à rien ; en même temps, opiniâtreté et inflexibilité, sans que l'on sache absolument pourquoi (chez une femme). — On a l'esprit aigri comme si on avait reçu quelque offense. — Humeur querelleuse, on se fâche à propos de tout. — En marchant au grand air, on se sent pris de tristesse, on est assailli de pensées anxieuses, tristes, déprimantes dont on ne peut se débarrasser, ce qui rend soucieux, impatient et porte à pleurer. — On est assailli par une foule d'idées maladives, désagréables, pénibles (ayant cependant quelquefois rapport à des sujets moins tristes ou à des souvenirs plus gais), le plus souvent à des faits passés depuis longtemps : ces pensées se succèdent l'une après l'autre, sans qu'on puisse s'arrêter à aucune, le jour pendant qu'on essaye de s'occuper; mais cet état s'aggrave beaucoup le soir au lit et empêche de s'endormir (chez une femme) (au b. de 4 h.). — Les choses indifférentes et les événements ordinaires de la vie, font naître des idées pénibles se rattachant à des faits passés, ces idées se lient de plus en plus à de nouvelles difficultés, de telle sorte qu'on ne peut s'en débarrasser ; en même temps, serrement de cœur et trouble de l'esprit qui le conduisent à tirer de ces pensées maladives des conséquences importantes. — Disposition à se livrer à des méditations sur des sujets philosophiques ou religieux. — Perte de la mémoire, surtout pour ce qui regarde les noms propres. — Elle oublie le mot au moment de le prononcer. — Perte notable de la mémoire. — Perte de la mémoire telle qu'on ne conserve qu'un vague souvenir des faits accomplis depuis très peu de temps. — On est comme stupide, on comprend mal, ce qui porte à fuir toute société. — Quand on lui parle, elle semble sortir d'un rêve, et il lui faut faire un véritable effort pour comprendre ce qu'on lui dit et répondre exactement. — Les mots qu'on a entendus et ses propres réponses lui reviennent involontairement à l'esprit. — Sensation dans la tête comme s'il y avait un nuage de vertiges, ce qui rend triste ; en même temps idées vagues et irrésolution. — Elle se promène pendant 5 minutes dans sa chambre, sans savoir où elle est, mais en ayant les yeux ouverts. — Elle ne pouvait lier deux idées ensemble, et se trouvait stupide (S. H.).

Tristesse, pusillanimité, dégoût de la vie. — Tristesse et disposition aux pleurs (Ng.). — Elle n'a de repos nulle part, ni le jour ni la nuit (Whl). — Désespoir, irritabilité ; on n'a aucun désir de parler. — Colère et mauvaise humeur (Ng.). — Elle se figure avoir de beaux habits, et prend pour tels des haillons, confond une robe avec un manteau, un bonnet avec un chapeau. — Démence; elle brise les objets qui lui appartiennent, les rejette se figurant avoir tout en superflu, et devient maigre comme un squelette. — Elle divague constamment, jour et nuit (Whl).

Symptômes locaux. — TÊTE. — (75-220 *m.c.*, 1-60 *m.m.*). — Tête entreprise comme si l'on n'avait point assez dormi. — *Tête entreprise,* le matin, et pression au front jusqu'à midi. — Tête entreprise le soir. — Tête entreprise après avoir marché, au grand air. — Sensation d'un grand vide dans la tête et étourdissement. — Élancements dans la tête avec vertige. — Lourdeur de la tête, comme par le fait d'une congestion, surtout après avoir monté un escalier. — Étourdissements, il semble qu'un bourdonnement se fait sentir au niveau du front, quand on marche vite ou lorsqu'on tourne

brusquement la tête (chez une femme). — Vertiges. — Vertiges,
obnubilation et grand abattement, avant midi ; vers 11 heures, on
est obligé de se coucher et on reste plongé dans un sommeil
agité jusqu'à 3 heures ; mais, pendant ce sommeil, on entend tout.
— Faiblesse stupéfiante dans la tête, après s'être promené au grand
air, avec idées sombres et incompréhensibles ; cet état dure pendant plusieurs minutes, tantôt plus fort, tantôt moindre. — Vertiges
en étant assis, on chancelle en se levant de son siège. — Vertiges
tournoyants le soir, lorsqu'on est couché depuis un quart d'heure ;
il lui semble qu'il va se trouver mal et que tout lui tourne dans la
tête, deux soirs de suite. — Vertiges, la nuit, quand on se couche
sur le dos (chez une femme). — *Vertiges le matin avec légère
épistaxis.* — Vertiges avec faiblesse à tomber, le matin en se
levant. — Vertige violent le matin, en se levant ; chaque fois qu'il
essaye de se tenir debout, il doit aussitôt s'étendre de nouveau
sur le lit ; cet état passe au bout de 1/2 heure (le 10e jour). —
Vertige de courte durée, qui porte à tomber de côté. — Vertige en
marchant comme un tournoiement. — Vertige qui porte à tomber en
avant lorsqu'on se lève brusquement de son siège. — Vertige
en marchant, il semble qu'un nuage passe devant les yeux et l'on
est porté à tomber du côté gauche, cet état dure pendant quelques
minutes (7e jour). — Incertitude vertigineuse de la tête et du corps,
le matin, pendant 3 heures, il lui semble marcher sur un sol mou-
vant (3e jour). — *Vertige à tomber.* — Vertige en allant au grand
air (après le repas du soir), elle ne pouvait ni se baisser,
ni regarder en bas, et devait se tenir constamment droite pour
ne pas tomber. — Vertige pendant 8 minutes ; en marchant au
grand air, sur une élévation, elle ne pouvait avancer sûrement à
cause du trouble de la vue (4e jour). — Accès de vertige en marchant et anxiété en regardant devant soi, à cause du nuage qui lui
passe devant les yeux. — Vertiges en marchant au-dessus d'une
eau courante, il lui semble qu'elle va tomber et qu'elle est en proie
à une paralysie générale. — Vertige, le soir, en se tenant debout
avec afflux de sang au cœur. — Vertige avec envie de vomir. —
Vertige avec nausées et tendance à tomber de côté, en marchant
au grand air. — *Céphalalgie avec nausées.* — Céphalalgie qui
semble causée par un déplacement des gaz intestinaux. — Céphalalgie sus-orbitaire, tous les matins, comme celle que cause le
coryza ; il est obligé d'éternuer sans cesse. — Céphalalgie pendant
laquelle les yeux se ferment. — Céphalalgie seulement en montant

les escaliers.—Céphalalgie violente, comme fébrile, se faisant sentir au vertex, revenant plusieurs matins de suite, et durant 12 heures. — Douleur au sommet de la tête en mâchant, en toussant et en se mouchant. — Forte douleur au milieu de la tête, en toussant et en éternuant. — Céphalalgie intense surtout en se baissant. — *Céphalalgie qui se fait sentir* à chaque pas. — Céphalalgie occipitale, à partir de midi, qui augmente et amène du vertige en marchant, ce qui oblige à rester tranquillement assis pendant quatre heures (chez une femme). — Céphalalgie au vertex, il semble qu'on appuie sur le cerveau (9e jour). — Douleur pressive à la partie antérieure de la tête, comme il arrive après une orgie nocturne ; au bout de quelques jours, cette douleur se transforme en un déchirement aigu qui se fait sentir au côté droit de la tête, s'étend jusqu'aux dents et s'aggrave sous l'influence de lotions d'eau froide. — Douleur pressive au front, surtout avant midi. — Pression à la tête le matin, aussitôt après s'être levé. — Céphalalgie pressive : chaque pas retentit douloureusement au front, ensuite sueur sur cette région. — Céphalalgie pressive, au-dessus de l'œil gauche, après-midi. — Céphalalgie pressive au front, s'aggravant par le mouvement. — Pression à la tête allant d'une tempe à l'autre, le matin après s'être levé. — Violente hémicrânie pressive se faisant sentir au niveau du pariétal gauche, aussitôt après le souper. — Douleur dans toute la tête comme si celle-ci était comprimée par un chapeau trop étroit. — Céphalalgie pressive semblable à celle que causerait une coiffure trop étroite ; cette douleur se fait sentir surtout dans la chambre et se dissipe quand on se découvre la tête. — Pression à la tête tous les deux jours, le matin de 8 à 9 heures, et qui dure jusqu'à ce qu'on aille se coucher. — Pression violente au front. — Pression aux tempes et pression dans le cerveau en réfléchissant et en se livrant à un travail intellectuel. — Compression douloureuse se faisant sentir de temps en temps, s'étendant de la région pariétale profondément dans le cerveau, surtout le soir tard et la nuit quand on est au lit ; la douleur force à plisser la peau du front et à contracter les paupières. — Céphalalgie nocturne se composant d'une douleur pressive insupportable, laquelle part de l'occiput et s'étend à la région temporale, avec pression sur les yeux, qu'on est forcé de fermer ; en même temps frisson, qu'aucune couverture ne peut calmer, puis sueur de mauvaise odeur, pendant laquelle on est obligé de se lever et de marcher dans la chambre (5e jour). — Céphalalgie surtout avant midi ; il semble que la tête soit tirée en avant et en bas. — Sensation de plénitude dans la tête, comme si le cerveau était plein de sang. — Sensation de plénitude et de pesanteur de la tête. — Sensation de pesanteur au sommet de la tête. — *Pesanteur de la tête*, le moindre mouvement est insupportable. — *Pesanteur de la tête*, en étant assis, couché, par le mouvement, et quand on se baisse. — Céphalalgie ; il semble qu'un poids pèse sur le cerveau ou qu'un cercle entoure la tête. — Céphalalgie, il semble qu'une planche comprime le cerveau. — Tension au niveau du front. — Douleur de tension dans toute la tête. — Céphalalgie tensive se faisant sentir surtout au-dessus des yeux, quand on soulève les paupières, surtout le matin au lit, au moment où l'on se réveille. — Mal de tête ; il semble que le front et la partie supérieure du crâne soient serrés dans un étau. — Douleur constrictive aux tempes, plusieurs matinées de suite. — Sensation de constriction du cerveau, allant d'une tempe à l'autre, revenant souvent et durant une minute. — Tiraillement très douloureux à travers le front et les tempes, comme si un ver perforait ces parties (les 1ers jours). — Tiraillements dans la tête, s'étendant jusqu'aux oreilles. — Déchirement dans la tête, comme celui que produirait un rêve. — Déchirement et pression à la tempe gauche, s'étendant jusqu'à l'œil de ce côté. — Déchirement au front. — Déchirement dans la tête, plutôt après midi qu'avant midi, avec abattement et chaleur générale, sans soif; on se soulage en appuyant la tête sur une table. — Céphalalgie nocturne, il semble que les os du crâne vont se briser. — En se réveillant après la sieste et en ouvrant les yeux, hémicrânie qui se développe très rapidement; il semble que le cerveau soit déchiré et contusionné (au b. de 36 h). — Déchirement lancinant revenant à des intervalles inégaux, mais assez longs, et se faisant sentir tantôt dans les diverses parties de la tête, tantôt à travers les os des joues, la région de l'oreille, la mâchoire inférieure et les autres parties de la face. — Élancement isolé dans la tête. — Céphalalgie temporale lancinante. — Douleur lancinante au front, seulement pendant la marche. — Élancements au front et au-dessus de cette région. — Élancements au front, le soir, qui deviennent plus tard de plus en plus aigus. — Élancements au front, de dedans en dehors, en parlant haut et en toussant, ce qui oblige à comprimer le front avec la main ; ils se font sentir le soir surtout et reviennent plusieurs jours de suite. — Élancement au front à chaque pas, tous les jours, survenant aussi quand on parle haut, quand on tousse, ce qui oblige à comprimer le front. — Élancement au front, s'étendant jusqu'aux yeux. — Élancement au front tous les jours, de 11 heures du matin jusqu'au soir. — Quelques élancements au sommet de la tête. — Tournoiement douloureux et fourmillement aux tempes. — Douleur de tressaillement dans la tête. — Tressaillement au-dessus de l'œil droit. — Battement dans la tête, le matin. — Battement dans la tête (aux tempes), au cœur et au cou ; tout semblait battre et trembler en lui. — Quelques coups violents dans toute la tête. — Céphalalgie martelante en parlant avec vivacité. — Martèlement très douloureux dans la tête. — Pulsations au côté gauche de l'occiput, qui se transforme peu à peu en tressaillement. — Battements isochrones au pouls, perceptibles même à l'extérieur de la tête. — Afflux du sang vers la tête, même pendant une selle molle et en allant en voiture. — Afflux du sang vers la tête; pression sur ce point et vers les yeux; en même temps, surdité presque complète (chez une femme). — Afflux du sang vers la tête, avec chaleur fugace. — Afflux du sang vers la tête, causant comme une légère pression. — Douleur au côté gauche de l'occiput, comme par l'effet d'une congestion sanguine, en se réveillant après avoir dormi. — Chaleur à la tête, le matin. — Chaleur à la tête, le soir, avec froid aux pieds. — Forte chaleur sèche à la tête, avec ardeur au visage, le matin au réveil. — Bruissement au sommet de la tête. — Bruissement et tintement à travers la tête, paraissant sortir par les oreilles. — Chaque fois que l'on baisse la tête, il semble que le cerveau frappe contre les parois du crâne. — Sensation de choc du cerveau contre les os du crâne, à chaque mouvement de la tête, avec douleur pressive. — Une place sur le sommet de la tête est sensible au toucher (S. H.).

Obnubilation telle qu'on croit avoir perdu la faculté de comprendre (Morgagni). — Céphalalgie pressive (même le matin, en se levant), se faisant sentir surtout au vertex; il semble que les yeux soient tirés vers le bas (Ng.). — Céphalalgie pressive de dedans en dehors, au front (Fr. H.). — *Sensation de pesanteur* à la tête comme ci celle-ci allait tomber en avant, avec stupidité ; cette sensation est soulagée par la marche, mais se transforme alors en petits élancements aigus. — Douleur de constriction au côté gauche de la tête. (Ng.). — Douleur tiraillante à l'occiput, cette sensation devient si violente par la mastication qu'on est obligé de cesser de manger. (Fr. H.). — Déchirements dans la tête, surtout au vertex et au front souvent accompagnés de tiraillements, d'élancements et d'une douleur de plaie, surtout quand on remue la tête ; ces sensations sont soulagées par la pression, à l'air libre, où elles disparaissent souvent tout à fait. — Céphalalgie lancinante se faisant sentir à plusieurs places, durant souvent toute la nuit, avec sensation de déchirement à la mâchoire inférieure, ou, plus tard, douleur de courbature dans un côté de la tête ; cet état est souvent soulagé pour un moment en comprimant la partie malade, mais la douleur force souvent à se coucher (Ng.). — Coups douloureux au côté droit de la tête, le soir, en étant assis. — Brûlure et élancement au côté droit de l'occiput (Ng.).

YEUX. — (221-304 *m. c.*, 61-75 *m. m.*). — Pesanteur des paupières, le soir. — Pression sur les paupières, le soir. — Sensation de poids sur les paupières supérieures et inférieures. — Pression sur la paupière supérieure. — Pesanteur des yeux. — Pression sur le globe de l'œil, en marchant à l'air libre. — Pression sur les yeux, tous les soirs, comme celle que cause l'envie de dormir, mais sans qu'on soit pour cela porté au sommeil. — Pression douloureuse au niveau des arcades sourcilières et sur le globe de l'œil. — Pression et prurit aux yeux, et vertiges en se baissant. — Douleur dans les yeux en les remuant. — Douleurs tiraillantes dans les os de l'orbite. — Yeux douloureux en touchant les paupières closes. — Cuison brûlante dans les angles internes (au b. de 6 h.). — *Cuison dans les yeux,* comme celle que cause le sel ammoniac. — Cuison dans les yeux tous les soirs, ensuite larmoiement. — Élancement à l'œil droit, comme un coup de couteau. — Douleur de courbature dans les yeux, en appuyant dessus. — Sensation de sécheresse aux yeux, quand le globe frotte contre la paupière. — Cuison des yeux avec sensation de larmoiement. — Cuison des yeux, le soir ; la lumière lui paraît entourée d'un cercle rouge, ce qui empêche de distinguer les objets. — Sensation de chaleur aux yeux. — Sensation de congestion sanguine aux yeux. — *Sensation de brûlure aux yeux.* — Brûlure et fatigue prompte des yeux, en lisant. — Sensation de brûlure aux yeux, sans rougeur. — Sensation de brûlure et de pression aux yeux ; le matin les paupières sont collées et enflées. Tout le visage est également gonflé. — Sensibilité des yeux quand on presse sur les paupières, celles-ci étant fermées. — Gonflement et rougeur de la conjonctive, avec vésicules sur les paupières. — Pustule sur la conjonctive, tout près de la cornée. — Larmoiement le matin, ensuite sécheresse des yeux. — Mucosités purulentes à la surface de la conjonctive (3e jour). — Contraction

très marquée des pupilles. — Contraction de la pupille gauche. —
Obscurcissement de la vue, en lisant. — *Il existe comme une gaze
devant les yeux*, ce qui rend la vue trouble aussi bien pour les
objets rapprochés que pour ceux qui sont plus éloignés. — Les
objets paraissent plus éloignés qu'ils ne le sont réellement. —
Points et taches sombres devant les yeux. — Vision de mouches
noires qui semblent voltiger devant les yeux (au b. de 12 h.). —
Tache blanche devant les yeux, en lisant au grand air. — Étincelles
devant les yeux (au b. de 48 h.). — Éblouissement en fixant longtemps un même objet. — Les yeux sont comme aveuglés, le matin. — Impossibilité de supporter la lumière solaire. — Douleur
aux yeux en fixant la lumière d'une bougie (S. H.).

Pression aux yeux, surtout en travaillant à la lumière solaire,
(Fr. H.). — Brûlure aux yeux avec grande sensibilité à la lumière
du jour. — Brûlure aux yeux, avec rougeur des angles internes et
écoulement de larmes corrosives (Ng.). — Douleur de brûlure au-
dessus et au-dessous de l'arcade sourcilière, chaque après-midi. (Fr.
H.). — Sécheresse des yeux. — Larmoiement et brûlure aux yeux
le matin (Ng.). — Trouble de la vue, comme par un nuage, avec
céphalalgie. — Hallucinations, sa peau lui paraît jaune (Ng.).

OREILLES. — (305-343 *m.c.*, — 107-115 *m.c.*) — Otalgie du côté
gauche. — Forte douleur pressive dans les oreilles, en avalant et en
éternuant. — Tiraillement dans l'oreille gauche, en renvoyant des
rapports d'estomac. — Déchirement dans l'oreille gauche, s'étendant jusqu'à la tête. — *Élancements à l'oreille gauche* (le 6ᵉ j.).
— *Douleur lancinante dans les oreilles, s'étendant jusqu'au
pharynx.* — Sensation d'engourdissement de l'oreille externe pendant 8 jours. — *Violent prurit à l'extérieur des oreilles.* — Chatouillement dans les oreilles. — Prurit à l'oreille interne (aussitôt après
avoir pris le médicament) ; ensuite prurit et chaleur à l'oreille externe.
— L'intérieur du conduit auditif est douloureux quand on le
nettoye. — *Gargouillement dans l'oreille, comme si cette dernière était remplie d'eau,* avec hyperesthésie de l'ouïe. — Surexcitation de l'ouïe. — Surexcitation de l'ouïe chez une personne habituellement dure d'oreilles, de sorte qu'en jouant du piano, on éprouve
des nausées. — Le moindre bruit est désagréable. — Sensation pénible d'obturation des deux oreilles, pendant plusieurs jours. —
Surdité des deux oreilles qui se dissipe promptement (au b. de
9 j.). — *Il lui semble avoir quelque chose devant l'oreille gauche,*
de sorte que tout en percevant tous les bruits extérieurs, il ne peut

comprendre la voix humaine. — L'oreille se bouche chaque fois qu'on se mouche. — En se mouchant, sensation d'une pénétration violente de l'air dans les oreilles. — Bruissement dans les oreilles avec dureté de l'ouie, les deux oreilles paraissent ne pas percevoir le son, au moins celui-ci paraît-il très assourdi par un bruit interne. — Bruissement dans les oreilles, pendant plusieurs jours. — *Bourdonnement d'oreilles* tantôt dans l'une, tantôt dans l'autre et ensuite dureté de l'ouïe, les sons étant perçus seulement à travers le bourdonnement. — Bruissement et pulsations dans les oreilles. — Bruissement dans les oreilles, le soir au lit, avec afflux de sang vers la tête. — *Tintements nombreux dans les deux oreilles,* étant assis. — Violents tintements d'oreilles, le matin au lit, pendant cinq minutes. — Tintement et bruissement dans les oreilles comme celui que produirait le vent, surtout après s'être couché. — Claquement dans les oreilles, il semble qu'une vessie remplie d'air vient d'éclater. — Craquement dans les oreilles, au niveau de l'articulation temporo-maxillaire, en mâchant. — Gros furoncle au tragus. — Gonflement de la glande parotide avec élancements aigus pendant plusieurs jours (S. H.).

Douleur déchirante dans l'oreille gauche, s'étendant jusqu'à la tête. — Prurit à l'oreille gauche. — Fourmillements douloureux et douleur rongeante dans le conduit auditif externe gauche. — Bruit dans l'oreille droite. — Tintement dans les oreilles, avec surdité, après le repas de midi (Ng.).

Nez. — (344-374 *m. c.* 115-125 *m. m.*). — Sorte de crampe dans le nez.—Douleur perforante au-dessus de la saillie du nez.—Pression dans les os du nez du côté droit, le soir. — Craquement, comme si une vessie pleine d'air avait éclaté à la partie supérieure du nez. — Sécheresse des narines. — Sensibilité de l'extrémité du nez au toucher. — Prurit au nez. — Inflammation du nez (le 9e jour). — Gonflement du nez.—Sensibilité et gonflement du nez avec excoriation de la face interne des narines. — Inflammation et gonflement des ailes du nez. — Taches noires sur le nez et la lèvre supérieure, aussi au menton. — Sensation de congestion sanguine au nez, surtout à l'air libre . — Écoulement par les narines, soir et matin, d'un liquide jaunâtre, visqueux et sentant mauvais, sans coryza. — *Mouchement de sang.* — Chaque fois qu'on se mouche il vient du sang caillé. — *Épistaxis,* 7 jours de suite (après le 11e jour). — Epistaxis abondante le matin, en se mouchant. — Epistaxis deux après-midi de suite (à 3 heures) ; ensuite sensibilité du nez au toucher. — Perte de l'odorat. — On ne peut supporter la moindre odeur. — Odeur de lentilles cuites dans le nez. — Odeur âcre dans le nez avec cuisson, comme par la fumée. — Odeur de corne brûlée. — Odeur dans le nez semblable à celle qu'engendre un vieux coryza. — On mouche un mucus de mauvaise odeur. — Émoussement de l'odorat (S. H.).

Douleur déchirante dans le nez, après le repas de midi ; cette sensation passe en appuyant sur la partie souffrante pendant un peu de temps. — Rougeur et douleur brûlante aux narines, qui semblent excoriées (Ng.) — Epistaxis en se mouchant. — Epistaxis de temps à autre, pendant plusieurs jours (Fr. H.)

Très fréquents éternuements, le soir et le matin. — Éternuements fréquents. — *Violents éternuements,* pendant plusieurs jours. — Très fréquents éternuements toujours précédés de nausées. — Sensation douloureuse de sécheresse dans les fosses nasales avec fort coryza. — Chatouillement dans le nez, comme si un coryza allait survenir. — Coryza (au b. de 14 jours). — *Violent coryza* (5e et 17e j.). — Fréquents accès de coryza de courte durée. — Coryza qui coule comme de l'eau. — Coryza, et mouchement de mucus sanguinolent. — Écoulement d'eau, goutte à goutte, venant des fosses nasales. — Obstruction des deux narines, avec fréquents éternuements. — Coryza, dont les mucosités tombent dans la gorge. — *Fort enchifrènement, pendant plusieurs jours;* quand on se mouche, il vient des caillots de sang. — Coryza avec frissonnement, catarrhe et toux. — Coryza aigu avec douleur de grattement dans la poitrine et toux suivie d'une expectoration abondante (S. H.).

Écoulement par les narines d'une eau brûlante. — Avec une sensation d'obstruction du nez, à sa partie supérieure, écoulement nasal causant une excoriation brûlante, puis écoulement d'une eau cuisante, en même temps, voix rauque et sourde, après midi et le soir. — Écoulement nasal, composé d'uu mucus épais, jaune, d'apparence purulente, pendant plusieurs jours (Ng.).

VISAGE. — (375-419 *m. c.,* 96-128 *m. m.*). — Pâleur du visage. — Cercle bleuâtre autour des yeux. — Les yeux sont profondément enfoncés et entourés d'un cercle bleu. — Rougeur foncée et chaleur au visage, surtout en marchant au grand air. — Chaleur passagère à la joue gauche, avant midi et après midi, pendant une heure. — Chaleur et sensation brûlante au visage, avec apparition de quelques taches rouges entre les yeux et aux oreilles. — Chaleur au visage tous les après-midi de 5 à 9 heures. — Chaleur brûlante et douloureuse au visage et au cou, et plaques rouges sur la figure. — Sensation de brûlure au visage et au cou, sans rougeur. — Rougeur et forte sensation de brûlure au niveau des pommettes. — Chaleur au visage, toute la journée, avec sensation de brûlure au niveau des pommettes et rougeur de tout le nez. — — Sensation de froid, comme si on lui versait de l'eau froide sous la peau du visage ; ce froid est perceptible au toucher. Ce malaise arrive par accès, lesquels durent pendant quelques minutes. — Sensation de reptation à la face. — Tressaillement tantôt au niveau des pommettes, tantôt au menton. — Pression et ardeur aux joues; cette sensation paraît s'étendre jusqu'à l'os malaire. — Sensation de pression douloureuse au niveau de l'os malaire et autour des yeux. — Douleur tiraillante au côté gauche du visage, comme dans la peau ; la douleur s'étend à l'œil, à la tempe, et à l'os malaire de ce même côté, même au pavillon de l'oreille, surtout le matin. — Déchirement dans tout le côté droit du visage (S. H.).

Teinte blême du visage, comme après une longue maladie, avec un grand malaise général. — Sensation de déchirement à l'os malaire, et, à un autre moment, à la mâchoire inférieure, comme si ces parties avaient été arrachées. — Douleur de brisement à l'os malaire droit, même la nuit. — Douleur de rongement dans les os au-devant de l'oreille, en avalant (Ng.).

Appareil digestif. — (420-939 *m. c.*, 149-530 *m. m.*).

A. *Bouche.* — Tiraillements crampoïdes dans les mâchoires. — Secousse tiraillante au côté gauche de la mâchoire inférieure. — Déchirement au côté droit de la mâchoire supérieure, le soir. — Élancement à la mâchoire inférieure, s'étendant jusqu'à l'oreille. — Gonflement douloureux de la mâchoire supérieure, au-dessus de la gencive (au b. de 3 jours). — Gros tubercule indolent à la mâchoire inférieure, avec douleur tensive pendant la mastication. — *Gonflement des glandes sous-maxillaires.* — Sensation d'une piqûre d'aiguille aux glandes sous-maxillaires, et sensibilité au toucher. — *Odontalgie à l'air libre.* — Une dent molaire fait mal quand on y touche. — *Odontalgie au moindre courant d'air.* — Odontalgie qui se renouvelle chaque fois qu'on se rince la bouche avec de l'eau froide. — Odontalgie qui amène une fluxion. — Odontalgie venant par accès de 2 à trois heures, suivie d'une douleur de fourmillement ; le froid est mieux supporté que le chaud. — Odontalgie pressive avec sensibilité des glandes sous-maxillaires. — *Odontalgie tiraillante*. — Vives douleurs tiraillantes dans une incisive, jusqu'à 11 heures du soir, après quoi insomnie jusqu'au matin. — Douleur tiraillante dans les molaires avec aggravation en aspirant l'air froid. — Douleur tiraillante dans les dents, quand on est au grand air. — Odontalgie tiraillante et déchirante, tantôt dans les dents du côté droit, tantôt dans celles du côté gauche, pendant des heures entières, avec soulagement de temps à autre pendant une demi-heure, une heure au plus ; la douleur revient, la nuit, quand on se réveille. — picotements et tiraillement dans les dents. — Secousses dans quelques dents. — Secousses et élancements dans les dents, périodiquement après minuit et le matin, en mangeant et en dehors du repas ; en aspirant l'air froid, la gencive devient douloureuse, puis elle se ramollit et la douleur cesse. — Odontalgie lancinante dans toutes les dents, jour et nuit, aggravée par la mastication. — Odontalgie lancinante, jour et nuit. — Odontalgie lancinante, la douleur s'étend jusqu'à l'oreille, et réveille la nuit. — Un violent élancement traverse les dents, quand on boit froid. — Élancement, sensation de brûlure et battement dans les dents ; la douleur s'étend à l'orbite et à l'oreille. — Odontalgie pulsative et tiraillante. — Douleur pulsative et perforante dans les dents. — *Douleur perforante dans les dents,* comme si on y introduisait un fer rouge. — Douleur pressive et perforante dans les dents, s'étendant jusqu'à la partie extérieure du crâne, mais ne durant que pendant quelques minutes, après le repas. — Douleur incisive fréquente qui traverse toutes les dents du côté droit, comme par un courant d'air froid. — Odontalgie tous les après-midi. il semble qu'on lui arrache les dents, en même temps froid général. — La douleur passe quand on est au lit. — Sensation d'ébranlement des dents, le soir. — Les dents semblent manquer de solidité quand on mange, et comme engourdies. — Dents molles et saignement des gencives, pendant trois semaines consécutives. — Une dent molaire semble trop molle et trop longue, et devient douloureuse quand on expulse des renvois et en mâchant. — Les dents paraissent trop longues et sont douloureuses, sans qu'on y touche. — Les dents sont trop longues, ce qui empêche de mâcher. — Les dents paraissent trop longues. — Les dents font souffrir comme si elles étaient trop longues et comme si elles remuaient ; on y ressent des vibrations. — Agacement des dents. — Agacement et douleur aux dents, seulement en mangeant; la douleur empêche de mâcher le pain (au b. de 5 jours). — Un mucus brun s'attache aux dents (fuliginosités). — Saignement des dents. — *Saignement des gencives*, on crache le sang. — *Gonflement des gencives* avec douleur pulsative. — Gonflement de la gencive autour d'une vieille racine gâtée (S. H.).

Sensation de constriction dans la bouche. — Dans la bouche éruption de vésicules, qui causent une douleur brûlante. — Dans la bouche, vésicules qui deviennent douloureuses pendant le repas. — Dans la bouche petites vésicules qui causent une douleur d'excoriation, avec sensation cuisante même en mangeant des aliments qui sont peu salés. — Exfoliation de la muqueuse qui tapisse la face interne des joues. — Bouche remplie de mucosités, le matin. — Bouche sèche, après le repas. — Sécheresse de la bouche et grattement dans la gorge ; il semble que la déglutition des aliments ne peut se faire. — Sensation brûlante dans la bouche ; le matin, sans soif. — Sécheresse de la bouche et goût de sang. — Sensation brûlante dans la bouche qui est entourée d'éruptions. — Sensation brûlante dans la bouche, comme celle que cause le poivre, avec soif, mais sans que l'on soit soulagé par les boissons, jour et nuit. — Beaucoup de chaleur dans la bouche et soif vive, la nuit. — Chaleur dans la bouche, sans soif (19e jour). — Contraction spasmodique de la bouche à la première bouchée. — Salive sanguinolente. — Salivation abondante, même après le repas. — *Salivation* acide et amère. — Mauvaise odeur de la bouche, après le repas. — Mauvaise odeur de la bouche, le matin en s'éveillant ; mauvaise odeur de la bouche, le soir. — Très mauvaise odeur de la bouche, le matin, aussi plus tard. — Odeur aigre de la bouche. — *Douleur brûlante à la langue.* — Cuisson à la langue, comme si celle-ci était couverte de vésicules. — Vésicule cuisante au côté droit de la langue. — Langue rouge, avec une multitude de petites taches blanches, qui la font ressembler à la surface d'une éponge. — Langue blanche. — Langue blanche le matin, rouge et nette dans l'après-midi. — Langue chargée. — Langue très sèche, le matin. — Tous les matins, langue couverte d'un mucus salé. — Tressaillement à la langue. — La langue s'embarrasse souvent en parlant (S. H.).

Visage blême et souffrant, comme à la suite d'une longue maladie, avec malaise extrême. — Douleur déchirante au niveau de la pommette ; cette douleur passe ensuite à la mâchoire inférieure, il semble que les tissus soient arrachés. — Gerçure brûlante à la

lèvre inférieure. — Sécheresse et rugosités à la lèvre supérieure
et au bord des ailes du nez, avec douleur brûlante: — Tache rouge
et pruriante au milieu de la lèvre supérieure. — Grande sensibilité
de l'extrémité des dents de la mâchoire supérieure du côté gauche,
aggravée par le contact de l'eau froide, avec douleur vive, le
matin. — Tiraillement et déchirement dans les dents avec secousse
à leur extrémité. Ces douleurs sont aggravées par le contact de
l'eau froide, et parfois soulagées par celui de l'eau chaude. — Les
incisives semblent trop longues, et sont sensibles à la pression et
au contact de l'air, où la douleur devient secouante ; en même
temps, déchirements dans la tempe gauche, qui est également douloureuse à la pression. — Un liquide rougeâtre et salé s'écoule d'une
molaire cariée, du côté gauche. — Saignement des gencives. — Le
matin, bouche sèche et pâteuse. — Crachement de sang avec goût
aigre dans la bouche. — Expultion d'une salive sanguinolente avec
goût acide dans la gorge. — Salive salée. — Écoulement par la
bouche d'eau qui semble venir de l'estomac ; soulagement après le
repas. — Accumulation de mucosités dans la bouche après minuit,
avec chatouillement qui oblige à cracher souvent (Ng.).

B. *Pharynx et œsophage.* — Sécheresse de la gorge ; la langue
colle au palais, mais elle reste humide et gluante (6e j.). — Gorge
très sèche, le matin, avec goût salé de la bouche, le tout disparaît
après le repas. — Sécheresse de la gorge, la nuit ; au réveil la
langue est couverte d'un enduit muqueux. — Sécheresse de la
gorge. — Sécheresse du palais avec soif vive, qui force à boire
beaucoup. — Sécheresse du pharynx. — Expectoration de mucus,
sans toux. — Cuison à la partie supérieure du palais, qui diminue
en parlant et en mangeant. — Mal de gorge avec engorgement des
ganglions cervicaux. — Douleur pressive dans la gorge en avalant,
comme si le voile du palais était gonflé. — Pression dans la gorge
comme par une cheville, en avalant et en dehors de la déglutition.
— Douleur pressive au pharynx, s'étendant au cou, par accès, la
nuit jusqu'au matin, sensible même en respirant, — Pression à la
partie supérieure de la gorge, en avalant, et douleur à la partie supérieure de la poitrine. — En mangeant, il semble qu'un corps dur
s'arrête dans l'œsophage et cause une pression ; cette sensation
passe bientôt. — *Mal de gorge en avalant à vide, il semble qu'on
ait avalé un gros morceau de viande,* ou bien que la luette soit
très allongée. — En avalant, douleur dans les oreilles comme si les
trompes d'Eustache étaient excoriées. — Il semble qu'une boule dure

existe dans l'œsophage, empêchant la déglutition et la respiration.
— Sensation dans la gorge comme si cette dernière était distendue. — Sensation d'un rétrécissement spasmodique au milieu
du pharynx, empêchant la déglutition. — Contraction du pharynx :
il semble qu'aucun aliment ne peut passer, et cependant elle
avale. — Sensation de gonflement de la gorge, avec élancements
après avoir mangé ; ce gonflement est perceptible au toucher et se
trouve au niveau de l'angle de la mâchoire inférieure. — Élancements dans la gorge, en avalant. — Élancements dans la gorge
en avalant à vide plutôt que pendant la déglutition des aliments ; en
dehors du moment ou on avale, douleur comme par une cheville.
— Grattement dans la gorge : besoin de la râcler et d'expectorer.
— Chute de la luette. — Rougeur et gonflement des amygdales. —
Douleur de brûlure dans la gorge, le soir, avec chaleur de la
langue. — Sensation d'aigreur à la partie supérieure de la
gorge. — Serrement et douleur de plaie à la gorge ; les amygdales
paraissent gonflées, avec élancements jusque dans les oreilles
chaque fois que l'on avale. — Sensation de gonflement dans la
gorge, avec expectoration de grosses masses de mucus blanc et
compact. — Contraction dans la gorge comme celle que produiraient des aliments d'un goût âcre, avec élancements légers ;
aggravation quand on avale. (S. H.) — Grattement et âpreté dans la
gorge avec soif, le soir. (Ng.). — *Brulures au pharynx avec renvois
acides* (B. Wattner). — Apreté à la gorge, comme dans le pyrosis,
en avalant et surtout quand on comprime la trachée (Ng.).

C. *Estomac.* — *La région de l'estomac est très douloureuse au
toucher.* — Le poids des couvertures est même insupportable ;
néanmoins le manger ne détermine aucune douleur de pression. —
Pression à l'estomac avec nausées (aussitôt après avoir pris le
médicament). — Pression à la partie inférieure de l'estomac, très
forte quand on est étendu. — Pression causant de l'anxiété à l'estomac. — Pression insupportable aux creux de l'estomac et à la
partie supérieure du ventre, venant pas accès, surtout le matin ;
on est soulagé en appuyant la main sur l'épigastre (au b. de 6 j.).
— *Violente pression à l'estomac*, une couple d'heures après le repas ;
cette douleur s'étend jusqu'au dos. — Pression et pesanteur à l'estomac. — Pesanteur à l'estomac. — *Sensation de plénitude à l'estomac, comme si celui-ci était distendu*, sans gonflement. — Sensation de plénitude à l'estomac. — L'estomac semble creux. — Gonflement de l'épigastre. — Tension, le soir, à l'estomac, dans la poi-

trine, s'étendant jusqu'au dos, comme si l'on avait trop mangé ; en même temps, l'épigastre est sensible à la pression, même au simple toucher. — Sensation de grattement à l'estomac, s'étendant jusqu'à la gorge. — Douleur contractive à l'estomac. — Douleur contractive à l'estomac, empêchant de respirer. — Contraction crampoïde à l'estomac, avant le déjeuner, avec gêne de la respiration. — Violente crampe d'estomac, la nuit, pendant plusieurs heures. — Violente crampe d'estomac avant de déjeuner, ensuite sueur abondante qui dure jusqu'au soir. — Douleur corripiante à l'estomac, le matin, au réveil. — Douleur cuisante à l'estomac. — Tranchées à l'estomac, après midi. — Élancements à l'estomac. — *Élancements à l'estomac*, le matin, en se tenant debout. — Élancements à l'estomac, le matin, en respirant profondément. — Picotements fréquents à l'estomac, comme des piqûres d'aiguilles. — Sensation de froid dans la région de l'estomac. — Sensation de froid à l'estomac. — L'épigastre est froid au toucher. — Sensation de chaleur à l'estomac et de térébration, en se tenant tranquillement assis. — Douleur de brûlure à l'estomac et au ventre, augmentant par la marche et quand on se tient debout. — Brûlure au creux de l'estomac et aux parties environnantes. — Brûlure à l'estomac, plusieurs fois par jour. — Brûlure à l'estomac, comme un violent pyrosis (S. H.).

Douleur d'estomac, comme si celui-ci était ulcéré. — L'estomac semble plein et distendu, avec soif vive, l'après-midi. — Douleur de contraction dans l'estomac, toute la journée, avec douleur térébrante à la nuque ; ces sensations augmentent après le repas, et s'accompagnent d'une grande sensibilité du cuir chevelu (la veille des règles). — Douleur compressive et contusive à l'estomac, et, en même temps, au côté droit, au niveau des fausses-côtes et à la hanche. — Douleur corripiante à l'épigastre, s'étendant vers la partie externe de ce viscère. — Rongement douloureux à l'estomac, ensuite au ventre, suivi de deux selles. — Élancements sourds et fréquents au côté droit de l'estomac, s'étendant jusqu'aux lombes, et se faisant sentir à chaque inspiration, le soir. — Brûlure à l'estomac, puis borborygmes suivis de selles diarrhéiques. — Battement au creux de l'estomac avec sensation d'évanouissement, puis, en étant assis, afflux de sang à la poitrine : il semble que la respiration va s'arrêter (Ng). — Douleur pressive à l'estomac avec anxiété (Walther). — Pression au-dessous du creux de l'estomac (Fr. H.).

Goût pâteux de la bouche, le matin. — Bouche pâteuse, tous les jours. — *Empâtement de la bouche* et défaut d'appétit. — Goût putride dans la bouche, le matin. — Goût de graisse dans la gorge, paraissant venir de l'estomac. — Acidité de la bouche, le matin, en s'éveillant, avec écoulement de beaucoup de mucus. — Goût douceâtre continuel dans la bouche, avec expulsion de mucosités. — Goût douceâtre qui donne des nausées, pendant toute la matinée. — Goût douceâtre et putride. — Mauvais goût douceâtre, pendant toute la journée. — Goût douceâtre. — Goût douceâtre, le matin, qui dure jusqu'après le premier déjeuner. — Goût très amer, le soir, avant de s'endormir. — *Goût acide comme du vinaigre*, pendant toute la journée. — Goût amer avec mauvaise humeur et embarras de la tête. — Goût amer, désagréable, tous les matins. — *Goût amer à jeûn ;* cependant les aliments semblent bons. — Goût amer et pâteux, surtout le matin. — Goût amer au palais et dans la gorge, le matin en s'éveillant, mais qui diminue après avoir craché des mucosités. — Goût amer aussitôt après avoir mangé. — Goût amer de tous les aliments, par exemple du pain. — Goût amer de tous les aliments, avec langue très chargée. — Goût amer et acide, à midi après le repas. — Goût salé et aigre dans la bouche, pendant le repas. — Goût très salé de tous les aliments. — Ce qu'il mange lui paraît sans goût ; il lui semble manger du bois pourri. — La fumée de tabac le dégoûte, bien qu'il ait l'habitude de fumer. — Les aliments lui paraissent avoir une odeur de chaux, mais il leur trouve bon goût. — Au déjeuner, les aliments lui paraissent avoir une odeur putride, tout en ayant bon goût. — *Perte complète de l'appétit ;* les acides seuls lui paraissent agréables. — Manque d'appétit, rien ne semble bon. — Absence complète d'appétit ; il semble que l'épigastre soit noué. — Sensation de vacuité de l'estomac, avant midi. — *Répugnance pour la viande,* qui donne envie de vomir. — Répugnance aussi bien pour les acides que pour les sucreries. — Répugnance subite pour les aliments sucrés et ceux dans lesquels il entre du lait. — Le lait semble lourd, on le vomit tout caillé. — *Après avoir bu du lait,* goût aigre de la bouche et renvois acides. — Après avoir bu du lait, goût aigre de la bouche. — Le lait donne des rapports aigres avec grattement à la gorge. — Le lait donne de violents rapports, qui amènent des vomissements muqueux. — Les acides causent de l'anxiété ; on ne peut les supporter (chez une femme). — Les farineux donnent des douleurs dans le bas-ventre. — Appétence irrésistible pour le sucre. — Sensation de vide dans l'estomac, mais sensation aussi rapide de plénitude, même après avoir pris une petite quantité d'aliments. — On a de l'appétit, mais dès qu'on aperçoit les aliments la faim disparaît et on éprouve dans l'abdomen une sensation de plénitude ; le dégoût revient dès que l'on commence à manger. — Soif avec grand désir de boire de la bière ; cette soif se fait sentir surtout une heure après le repas. — Soif vive sans chaleur ; les boissons lui semblent avoir bon goût, mais elles ne calment pas l'altération et paraissent charger l'estomac. — Désir d'eau sucrée. — Aucun appétit, mais soif continuelle. — Une petite quantité de bière suffit pour exciter la circulation. — La bière laisse un arrière-goût prolongé. — Boulimie, qui oblige à manger souvent ; si on ne le fait pas, il survient des maux de tête et une grande lassitude qui oblige à se coucher (au b. de 10 jours). — On ne peut supporter, le soir, ni la viande, ni les aliments gras, lesquels causent une douleur pressive à l'estomac, le ballonnement du ventre, et amènent la constipation. — Après le repas, céphalalgie et pression au-dessus des yeux. — Après le repas, douleur au-dessus des yeux avec nausées ; ensuite pesanteur de la tête. — Après le déjeuner de midi, faiblesse et tête entreprise ; cet état dure jusqu'au soir. — Après le repas, sueur au visage et rougeur du blanc de l'œil. — Après le repas, rougeur du visage avec sueur. — Après le repas de midi, douleur dans presque toutes les dents. — Aussitôt après avoir mangé, fortes tranchées. — Après le repas, borborygmes dans les intestins. — Après le repas, borborygmes. — *Après avoir très-peu mangé, sensation de plénitude dans le ventre, avec gêne de la respiration. — Aussitôt après le repas, pression à l'estomac.* — Une heure après le repas, douleur pressive à l'estomac avec nausées comme par des vers. — Une heure après le repas de midi, grand malaise, comme si on avait longtemps jeûné. — Après le repas de midi, fatigue dans tous les membres, surtout dans les cuisses. — Aussitôt après le déjeuner de midi, besoin d'aller à la selle.—Plusieurs heures après le repas de midi, grande oppression et ensuite bâillements. — Après le repas, grand malaise et abattement. — Après le repas de midi, frisson violent. — Après le repas de midi, renvois acides.— Si elle mange seulement un peu trop, elle éprouve le lendemain un goût acide et mauvais dans la bouche. — Au commencement du repas, salivation. — Surtout après le repas, fatigue, tête lourde et enchifrènement. — Tandis qu'on est à table, froid des pieds, prurit aux ailes du nez, coryza aqueux, puis impatience telle

que tout lui est à charge. — Après le déjeuner de midi, froid aux
pieds et palpitations. — Après le repas, frissonnement et sensation de
froid. — *Après le repas* (aussi le matin) *frissonnement.* — Après
avoir mangé, froid dans le ventre. — Après le repas, chaleur dans
les mains. — Après le repas, il semble que le gosier soit bouché.
— Après le repas, hoquet en marchant au grand air. — Aussitôt
qu'on a bu ou mangé quelque chose, on doit vomir (chez une
femme). — *Impossibilité de digérer* (7e jour). — *Érutaction,
aussitôt après avoir mangé.* — *Érutactions tous les matins*
(10e jour). — Renvois incomplets, en se couchant, — Hoquets et
renvois, accompagnés de douleur à l'extrémité postérieure du palais. — Avant les renvois, douleur dans la région splénique. —
Rapports, comme si on avait mangé de l'oignon. — Renvois dou-
ceâtres, le matin. — Renvois acides et beaucoup d'aigreurs dans
l'estomac. — Renvois acides après le repas (le 2e jour). — Rapports
acides avec goût de plomb. — *Renvois acides*, plusieurs fois par
jour, avec pression au creux de l'estomac. — Rapports amers et
causant une sensation de grattement. — Renvois avec sensation de
grattement dans l'œsophage, après avoir bu de la bière blanche. —
Renvois ayant le goût des aliments. - Régurgitation des aliments,
une heure après le repas. — Régurgitation des aliments pris au
repas du matin (au b. de 3 h. 1/2). — Régurgitation d'aliments non
digérés. — *Pyrosis toute la journée.* — Pyrosis le matin. — Fourmillement et ardeur au niveau de la partie antérieure de la poitrine. — *Nausées tous les matins.* — Nausées allant jusqu'à la syncope. — Nausées avant le repas. — Nausées avec salivation, après
le déjeuner. — Nausées avec régurgitations composées d'abord de
mucus, puis d'un liquide amer et grattant la gorge. — Nausées et
vomiturition. — *Nausées trois matins* de suite. — Envies de vomir
fréquentes, même sans avoir mangé. — Envies de vomir, durant
peu de temps, mais revenant souvent, toute la journée. — Envies de
vomir, la nuit, et tournoiements au creux de l'estomac, comme ceux
que causerait un ver. — Nausées aussitôt après le repas ; on ressent des vertiges et des malaises, ensuite écoulement abondant
d'eau venant de l'estomac. — Nausées après le repas de midi et du
soir ; puis pression au creux de l'estomac. — Nausées avec constriction à la gorge et écoulement aqueux venant de l'estomac, le
matin, avec salivation et excrétion de mucosités. — Nausées deux
fois par jour, tournoiement à l'estomac et régurgitation ; une grande
quantité d'eau remonte de l'estomac à la bouche. — Nausées le

soir, elle rendait beaucoup d'eau par la bouche, ce qui l'empêchait de parler ; puis vomissement d'aliments pris 7 heures avant. — Nausées deux heures après le repas ; soulèvements de cœur, l'eau lui coule de la bouche, puis il vomit ses aliments, au milieu de fortes nausées et de frissons. — Vomissements d'une eau claire et très salée. — Vomissements aigres. — *Vomissements des aliments*, le matin, avec tremblement des mains et des pieds. — Le soir, vomissement des aliments pris à midi (le 1ᵉʳ jour). — Vomissements muqueux, avec constriction à la gorge et nausées, le matin. — Vomissements amers, l'après-midi, avec nausées. — Vomissements de sang et d'un liquide noirâtre, sans mauvais goût, au milieu d'une faiblesse allant jusqu'à la syncope, au début des règles (S. H.).

Goût de cuivre, le matin, en s'éveillant (Ng.). — Goût amer le matin ; il passe quand on mange. — Les aliments ne lui paraissent avoir aucun goût, il lui semble mâcher de la paille (chez une femme) (Fr. H.). — On mange sans faim et sans appétit, seulement par habitude, et cependant on trouve aux aliments leur goût naturel (Ng.). — Faim exagérée. — Beaucoup de soif dans la journée. — Forte soif de bière (Fr. H.). — Soif pendant plusieurs heures (Walther). — Augmentation de l'appétit, pendant les premiers temps. — Forte soif, et toujours plus de soif que de faim (Ng.). — Fréquents renvois acides, dans la journée (Fr. H). — *Pyrosis toute la journée.* — Apreté de la gorge, comme dans le pyrosis, en avalant, et surtout quand on presse sur la trachée (Ng). — Nausées avec tremblement de tout le corps (Ng.). — Vomissements (Walther). — Vomissements avec sueur abondante (au b. de 24 h.) (Fr. H.).

D. *Abdomen.*

A. *Foie.* — La région du foie est sensible au toucher. — *Pression à la région du foie,* aussitôt après le déjeuner. — Pression à la région du foie, qui réveille la nuit, puis teinte jaune de la conjonctive. — Forte douleur pressive et constrictive à la région du foie. — Douleur tensive et brûlante à la région du foie. — Douleur tiraillante à la région du foie, qui coupe la respiration et oblige à marcher courbée en deux, pendant toute la journée (chez une femme). — Le foie lui semble gonflé, ce qui gêne la respiration. — *Fréquents élancements à la région du foie* et dans l'aine droite. — *Élancements passagers,* de dedans au dehors, *à la région du foie.* — Élancement à la région du foie, surtout en marchant au grand air. — Douleur lancinante dans les fausses côtes droites. — Pincement dans l'hypocondre droit, en marchant. — Douleur perforante à la région du foie, après le déjeuner. — Battements et frémissements à la région hépatique, de temps en temps (S. H).

Élancement et picotement à l'hypocondre droit. — Douleur tensive et battement au niveau d'une fausse-côte du côté droit, soulagée momentanément par la pression. — Douleur de brûlure, et, en se tenant assis et courbé, élancements aigus et brûlants à l'hypocondre droit (Ng).

Dans l'hypocondre gauche principalement, gargouillements dûs à des vents et causant une douleur lancinante. — *Élancements au côté gauche du ventre en soupirant profondément*, et en marchant à l'air libre. — Élancements tantôt au côté gauche, tantôt au côté droit du ventre. — Engourdissement du côté gauche du ventre, avec sensation de froid. — Sous les côtes (au diaphragme ?), douleur en se mouchant et en toussant. — Le matin, sensibilité aux deux hypocondres, et douleur d'écorchure au toucher. — Douleur à la partie supérieure du ventre, immédiatement au-dessous de la poitrine (région épigastrique) ; il semble que tous les viscères vont sortir, et qu'ils se congestionnent ; ces sensations se développent pendant le mouvement et quand on respire un peu fort. — Mal de ventre la nuit, comme une contusion ou une congestion interne. — Hyperesthésie douloureuse du ventre, comme si tous les viscères étaient excoriés et ulcérés, ainsi qu'il arrive après une couche, et comme s'ils remuaient, ou bien élancements qui surviennent tout-à-coup et s'étendent jusqu'à la tête. — Mouvements dans le ventre, semblables à ceux que produirait le poing d'un fœtus. — Douleur de ventre qui oblige à se courber en deux. — Pression au-dessus du nombril, avec appétit très faible, et insomnie la nuit. — Pression au bas-ventre. — Pression au côté gauche du bas-ventre, comme s'il y avait un corps dur à cet endroit ; la douleur cause un tel tiraillement, qu'on doit marcher courbé et penché de côté (Chez une femme). — Douleur pressive au côté droit de l'hypogastre, en se tenant debout ou en marchant contre le vent, et aussi en se couchant sur le côté gauche après l'avoir été sur le dos. — Douleur pressive à l'hypogastre, après le repas, avec des renvois. — Sensation de plénitude et de pesanteur dans le ventre, après avoir mangé, comme s'il y avait surcharge d'aliments. — Sensation de plénitude du ventre, après avoir très peu mangé. — Fréquent gonflement du ventre. — Ballonnement et dureté du ventre, surtout le soir. — Sensation de gonflement et de distension du ventre, tous les matins en s'éveillant. — Tension du bas-ventre. — Tension du ventre, comme si des vents y étaient incarcérés.—Tension et pression à la région ombilicale. — Sensation de tension et de pression dans tout le ventre, surtout au niveau des hypocondres, avec anxiété et tristesse, pendant plusieurs heures, après le déjeuner (6e jour). — Sensation dans le ventre comme si quelque corps traversait violemment l'intestin.— Contraction crampoïde dans le ventre, s'étendant à la poitrine, aux aines et aux organes génitaux. — Coliques très douloureuses dans les côtés du ventre, après minuit.—Violentes tranchées et tension dans le ventre, de midi jusqu'au soir. — Tranchées lancinantes immédiatement au-dessus des hanches et dans les dernières fausses-côtes. — Tranchées à la partie supérieure du ventre, qui paraissent exister dans la poitrine. — Violentes tranchées, qui passent rapidement. — Tranchées, le soir, et même difficulté à monter les escaliers que si les règles allaient venir. — Tranchées le matin, au lit (3e jour). — Tranchées autour du nombril (aussitôt après avoir pris le médicament). — Tranchées abdominales, aussitôt après le déjeuner. — Fortes tranchées avec grande envie de vomir et sueurs tellement abondantes que le linge et le lit étaient transpercés. — Tranchées dans le bas-ventre, après avoir fait des efforts pour aller à la selle, ou en pressant sur l'hypogastre, ou en se couchant sur le dos, mais non quand on est assis comme à l'habitude. — Élancements passagers dans le ventre.—Élancements dans le ventre et tranchées, le matin. — Élancements brûlants sur une petite place auprès du nombril, pendant un quart-d'heure. — Élancements et violente sensation de brûlure au bas-ventre, avec douleur de crampe dans la jambe droite. — Fourmillement continuel dans le ventre, bien qu'il n'ait qu'une selle par jour ; pendant plusieurs semaines. — Chaleur au côté gauche du ventre. — Sorte d'anxiété dans le ventre, suivie d'un sentiment de faiblesse aux pieds et au-dessus des chevilles, comme un tremblement interne. — Douleur dans les deux côtés du ventre, comme ceux que causent les vents incarcérés, le matin, au réveil ; l'expulsion des vents ne soulage pas. — Les vents s'accumulent dans l'hypocondre gauche, et causent de l'anxiété. — Quand elle reste quelque temps sans avoir de selle, les vents s'arrêtent et causent une vive douleur de pression dans le flanc gauche ; la douleur est si vive au moindre mouvement qu'elle arrache des cris. — *Borborygmes dans le bas-*

ventre, avec sensation de vide. — Borborygmes et grondement dans le ventre (aussitôt après avoir pris le médicament). — Violents gargouillements dans le flanc gauche. — Gargouillements dans le ventre. — Beaucoup de vents. — *Vents de très mauvaise odeur, pendant un grand nombre de jours* (S. H.).

Violentes tranchées à l'hypogastre, de sorte qu'on peut à peine marcher, et qu'on pourrait pleurer; la douleur cesse souvent quand, après être rentré dans l'appartement, on éprouve des borborygmes suivis d'expulsion de vents. — Tranchées, se faisant sentir à divers moments, même après le repas, et alors avec borborygmes, ou avec salivation qui semble partir de l'estomac, ou le soir avec émission de vents, ce qui soulage. La douleur passe après une selle liquide. — Tranchées qui s'étendent jusqu'à la région lombaire, et qui réveillent après minuit, ensuite diarrhée, avec ténesme; cet état se représente trois fois le lendemain dans la matinée (Ng.).—Élancements dans le ventre, survenant tout à coup, et s'étendant ensuite à tout le corps. (F. H.). — Élancements dans l'intestin grêle, comme ceux que causeraient des aiguilles, pendant 3/4 d'heure (Fr Walther). — Borborygmes, comme si on avait bu de la bière très mousseuse, pressant besoin d'aller à la selle et évacuation, au milieu de fortes tranchées, de matière d'abord dures. puis liquides, mais sans glaires le matin et le soir (Fr Walther). — *Borborygmes et gargouillement intestinaux,* la nuit, pendant deux heures. — Expulsion de beaucoup de vents de mauvaise odeur, surtout le soir et la nuit. — Élancements dans l'aine droite, ils coupent la respiration. — Élancements brûlants dans l'aine gauche, le soir (Ng.). — Gonflement douloureux des ganglions inguinaux (Whl.).

Les muscles du ventre semblent courbaturés et sont sensibles au toucher. — Distension des muscles abdominaux telle qu'on peut à peine se tenir droit. — Le ventre est sensible au toucher et en marchant; en même temps, douleur sourde à l'intérieur de l'abdomen. — Les vêtements causent une douleur de pression. — Après le déjeuner, prurit au ventre, et quand on se gratte, forte contraction crampoïde des intestins et compression surtout vers les aines et au milieu de l'abdomen; aggravation en se baissant et en respirant profondément, soulagement par la marche. — Pression dans les aines et surtout la région sus-pubienne, comme si l'on était fortement sanglé (chez une femme). — Douleur pressive et tiraillante à l'aine droite et au flanc gauche. — Douleur déchirante dans les ganglions inguinaux. — Pression à l'anneau inguinal, comme si une hernie allait se former. —*Une hernie inguinale en voie de formation, sort tout d coup avec violence au milieu de douleurs contusives et se laisse réduire avec la main.* — La place d'une ancienne hernie se gonfle de nouveau, et on est obligé de remettre un bandage (S. H.).

Ulcération des intestins (Andoynus).

· *Selles.* — Constipation fréquente. — Selle dure et difficile, tous les 2, 3 ou 4 jours. — Selle très dure, ensuite douleur à l'anus. — Selle dure, avec douleur de brûlure à l'anus et dans le rectum. — Selle dure, comme récuite. — Selle maronnée, qui n'est cependant pas dure. — Selle maronnée, recouverte de glaires. — *Selle insuffisante, pas assez abondante.* — Selle après laquelle il semble être resté des matières dans l'intestin, et qui paraît incomplète. — *Fréquents besoins inutiles d'aller à la selle.* — Envie pressante d'aller à la selle ; celle-ci n'arrive qu'après beaucoup d'efforts, quoique les matières soient molles et de consistance naturelle. — Ténesme avant et après la selle. — Pression pendant la selle comme si l'intestin allait sortir : en même temps, pression sur la vessie, on est obligé, la nuit, de se relever trois fois. — Violente pression sur l'intestin et ténesme ; ces douleurs persistent encore une heure après la selle ; on ne peut, pendant ce temps, s'asseoir à cause des douleurs qui se font sentir. — Besoin continuel d'aller à la selle, la nuit ; on est obligé de se relever au moins dix fois, et on ne peut ni se recoucher, ni rester assis, à cause des élancements et de la douleur d'excoriation qu'on éprouve à l'anus ; il lui semble que l'intestin est poussé de dedans en dehors, et on souffre surtout en comprimant l'anus. — Quatre selles par jour, avec tranchées avant et après l'évacuation. — Selle molle et très mince. — Souvent selle molle et à demi-liquide. — Selle liquide, tous les matins, avec tranchées à l'hypogastre, pendant 20 jours. — Deux selles liquides et ensuite douleur pressive à l'estomac, avant midi. — Selle féculente et bilieuse, partant involontairement au moment où l'on croit expulser un vent. — Diarrhée pendant 4 jours (au b. de 48 h.). — Diarrhée aqueuse, toutes les demi-heures, toujours précédée de borborygmes, sans douleur (3ᵉ j.). — Six selles avec faiblesse allant jusqu'à la syncope, d'abord avec chaleur et sueur chaude, puis avec sueur froide au front et aux pieds, avec langue blanche. — Selle de couleur pâle. — Selle d'odeur acide. — Les selles contiennent des aliments non digérés. — Selles mêlées de glaires. — Trois fois par jour, selles glaireuses. —

Selles très glaireuses. — Selles muqueuses et rougeâtres, avec fièvre, perte de l'appétit, abattement et tranchées. — Selles composées de mucus, sans matière fécale, plusieurs fois par jour, et mêlées de stries muqueuses et sanguinolentes ; pendant plusieurs jours (5ᵉ jour). — Selle mêlée de sang, le soir. — *Selles mêlées d'ascarides qui sortent à la suite des matières.* — Expulsion fréquente d'ascarides. — Les ascarides causent du prurit à l'anus. — Tranchées avant les selles. — Douleur dans les intestins avant les selles. — Tranchées avant la selle du matin. — Pendant la selle, battements de cœur qui passent ensuite. — Pendant la selle du matin, humeur capricieuse et envie de pleurer. — Pendant la selle, le soir, nausées, il semble qu'on va vomir (chez une femme). — Pendant une selle molle pression douloureuse sur le rectum. — Pendant une selle molle, afflux du sang vers la tête. — Pendant la selle, sensation d'une contraction intérieure. — Pendant une bonne selle tranchées dans le rectum. — Pendant la selle, sensation brûlante au rectum. — Pendant la selle, sensation de brûlure à l'anus, qui est rouge, enflammé et entouré d'hémorroïdes. — Pendant la selle, chute du rectum. — Après la selle, tranchées. — Après la selle, sensation de courbature dans les intestins. — Après la selle, grand abattement. — Après une selle molle, pression à l'anus et au rectum, comme il arrive après une selle dure. — Après une selle difficile, mais qui n'était pas dure, élancement si violent allant de l'anus au rectum, qu'on est sur le point de perdre connaissance par le fait de l'intensité de la douleur ; ensuite froid et abattement. — Après la selle, battement dans le rectum, pendant tout le reste de la journée. — Après une selle liquide, douleur de brûlure à l'anus. — Après une selle molle, mais formée, brûlure à l'anus pendant quelques minutes. — Après la selle, douleur constrictive à l'anus (S. H.).

Constipation, pendant deux jours, puis une selle par jour, sans douleur, mais sortant à l'improviste (Fr. H.). — Selles intermittentes. — Selle dure, peu abondante, causant une sorte de grattement ; il semble en même temps que l'intestin va sortir (Ng.). — Ténesme (Walther). — La selle arrive promptement et presque involontairement, à peine a-t-il le temps de sortir du lit (Fr. H.). — Fréquentes selles en bouillie, avec tranchées (Walther). — Selle molle mêlée de glaires sanguinolentes, précédée de tranchées. — Selle molle, avec ténesme, le soir, précédée de gonflement du ventre, et suivie de l'expulsion de vents brûlants et de mauvaise odeur, et de tranchées dans la région lombaire. — *Fréquentes selles diarrhéiques mousseuses*, avec ténesme, même la nuit. — Selles diarrhéiques, avec ténesme et tranchées ; celles-ci passent par l'application de linges chauds, le matin, de 4 à 6 heures. — Sortie de lombrics avec une selle dure précédée de violentes coliques. — Sortie de fragments de tœnia, avec une selle dure. — Avant une selle diarrhéique, pincements dans le ventre avec tranchées, émission souvent douloureuse d'une grande quantité de vents, et de nouveau besoin d'aller à la garde-robe et ténesme après l'évacuation (Ng.).

Pression vers l'anus. — Pression sur le rectum. — Violents élancements au rectum, surtout le soir. — *Violents élancements au rectum qui coupent la respiration, et se font sentir même au dehors des selles.* — Brûlement à l'anus, après être resté assis pendant quelque temps. — Violente douleur de brûlure à l'anus. — Douleur corripiante d'excoriation au rectum, en étant couché. — Douleur de plaie entre les fesses. — Prurit à l'anus. — *Prurit au rectum.* — Violent prurit au rectum, souvent dans la journée. — Fourmillement et cuison au rectum comme s'il y avait des vers, le soir en étant assis. — Gonflement au rectum. — Sensation de plénitude dans le rectum. — Gonflement de l'anus, avec prurit brûlant. — *Hémorroïdes suintantes,* même après une bonne selle. — Nodosités suintantes à l'anus, avec gerçures et élancements, en marchant et en étant assis. — Élancements sourds dans les hémorroïdes, qui font tressaillir. — Écoulement involontaire par l'anus, suivi de prurit. — Sensation de constriction au périnée (S. H.).

ORGANES GÉNITO-URINAIRES DE L'HOMME. — (9401-026 *m. c.*, 333-376 *m. m.*) — Forte envie d'uriner, avec brûlure dans l'urèthre. — Besoin intense d'uriner, quelques gouttes s'échappent involontairement. — Violent besoin d'uriner bien qu'on n'ait pas bu depuis longtemps (au b. de 2 heures). — Après une pollution, il est réveillé par un violent besoin d'uriner, qui ne cesse pas même après avoir rendu une grande quantité d'urine, et cela à cause de l'irritation du méat urinaire, mais non de la vessie. — Violent et fréquent besoin d'uriner ; on est obligé d'uriner souvent. — Besoins fréquents et instantanés d'uriner. — Sensation dans le canal de l'urèthre comme s'il fallait uriner à chaque instant. — Violent besoin d'uriner qu'il faut satisfaire de suite, autrement l'émission est involontaire. — Besoin continuel d'uriner avec émission peu abondante. — L'urine est expulsée avec une grande force. — Fréquents besoins d'uriner, qui ne souffrent pas un moment de retard. — *Violent besoin d'uriner, la nuit.* — *Émission fréquente des urines* (6e jour). — *Il faut se relever souvent pour uriner ; après minuit,* on laisse passer beaucoup d'urine. — Il faut se lever deux fois par nuit pour uriner. — La nuit deux émissions lentes d'urine. — L'urine s'échappe pendant l'émission d'un vent. — L'urine s'échappe quand on tousse. — Le jet d'urine est très mince. — Jet d'urine intermittent. — Émission fréquente d'urine claire comme de l'eau. — Urine d'une couleur brun foncé· — L'urine se trouble au bout de quelques heures. — Urine trouble. — Urine blanchâtre même au moment de la sortie. — Dépôt blanc dans l'urine. — Dépôt rouge dans l'urine. — *Une pellicule graisseuse se forme à la surface de l'urine,* pendant sept jours de suite. — Urine de très mauvaise odeur. — L'urine a une odeur analogue à celle de la sueur des pieds. — Urine muqueuse et sanguinolente. — L'urine, dès sa sortie, est trouble comme du petit lait, et dépose un sédiment blanc (au b. de 12 h.). — Au moment de l'émission, l'urine est pâle et claire ; en la laissant au repos elle devient trouble, épaisse, et forme un dépôt blanc. — Urine d'un jaune foncé, causant une douleur de brûlure au moment de l'émission. — Les dernières gouttes d'urine sont teintes de sang. — Émission copieuse d'urine (au b. de 4 j.). — Si on n'urine pas la nuit, du moins s'éveille-t-on avec ce besoin. — Dysurie : on est obligé d'attendre longtemps avant que l'urine sorte, encore coule-t-elle lentement (pendant plusieurs jours). — L'urine excorie les parties génitales externes, ronge et ulcère la face interne du prépuce. — Méat rouge et enflammé. — Élancement au frein et au prépuce. — Douleur lancinante au prépuce. — Prurit à la verge et au frein. — Avant d'uriner, tranchées dans le ventre. — Forte pression sur la vessie. — Élancements à la vessie ou au bas-ventre. — Douleur déchirante au canal de l'urèthre en finissant d'uriner, comme si l'urine était âcre et brûlante. — Brûlure à la partie antérieure et dans la longueur de l'urèthre, en dehors de l'émission de l'urine. — Prurit au milieu de l'urèthre. — Élancements à la partie antérieure de l'urèthre. — Douleur lancinante fugitive dans l'urèthre. (9e jour). — Élancements et douleurs incisives dans l'urèthre et au bas-ventre. — Élancements et douleurs déchirantes dans l'urèthre. — Douleur dans le canal de l'urèthre comme au début d'une blennorrhagie. — Rougeur et inflammation du méat urinaire. — Prurit fréquent avec suintement à la région pubienne. — Élancements

dans la verge. — Prurit au gland. —Froid glacial du gland et du prépuce. —Chaleur et rougeur du prépuce. —Chaleur et gonflement du
prépuce. — Douleur sourde aux testicules et aux parties génitales.
— Pression et tension aux testicules et aux cordons spermatiques. —, Elancements comme des piqûres d'aiguilles aux testicules. — *Flaccidite des bourses,* pendant plusieurs semaines. —
Les testicules et les bourses sont très flasques, le soir au lit. —
Froid des parties génitales, le matin. — Impuissance même en
évoquant des images lascives. — Les parties génitales ne se prêtent
pas à une émission complète de sperme.— Augmentation de la
puissance génitale, après 56 heures. — Grande disposition à éjaculer, sans érection. — Excitation voluptueuse dans les organes
génitaux externes, le matin en s'éveillant, puis érection faible qui
se transforme en douleur de brûlure, laquelle ne cesse peu à peu
qu'après l'éjaculation (au b. de 24 h.). — Excitation de l'appétit vénérien. — Plusieurs pollutions (les premières nuits).
— Éjaculation abondante d'un liquide spermatique aqueux. —
Pollution avec douleur brûlante dans le canal de l'urèthre. —
Pollution chez un homme âgé, qui n'en avait pas eu depuis plusieurs années (au b. de 5 h.). — Pollution chez un homme de
70 ans, pendant une sieste faite sur une chaise; le sujet n'en avait
pas eu depuis 20 ans. — Emission de liqueur prostatique. — Le
liquide prostatique sort en longues trainées et par gouttes du
canal de l'urèthre, après avoir uriné et en allant à la selle. —
Sensation de faiblesse des parties génitales (S. H.).

Urine peu abondante (les premiers jours). — *Augmentation
de la quantité des urines surtout la nuit* (Ng.). — Très fréquents
besoins d'uriner, toutes les demi-heures, avec pression voluptueuse jusqu'à l'anus (Whl). — *En urinant, douleur de brûlure
à la partie antérieure du canal de l'urèthre.*—Après avoir uriné,
pression sur la vessie, le matin après s'être levé (Ng.). — Douleur
déchirante dans le canal de l'urèthre, avant et pendant la selle
(Walther). — *Sensation de brûlure dans le canal de l'urèthre,* en
dehors de la miction (Ng.). — Élancement dans la verge, le matin,
en urinant, surtout au gland ; il semble que le canal soit perforé ;
l'urine coule d'abord goutte à goutte, plus tard, elle s'arrête complètement (Fr. H.). — La verge a une mauvaise couleur bleuâtre ;
elle est froide et le prépuce est retiré en arrière. —Phymosis et
sécrétion d'un pus de mauvaise odeur sous le prépuce ; ce liquide
tombe par goutte. — Le prépuce pend au-devant du gland, et se

trouve divisé par des gerçures en 4 ou 5 lambeaux. — Le prépuce est raide et dur ; il est à sa face interne d'un rouge vif et secrète un ichor liquide et de mauvaise odeur. — Il n'éprouve presque plus de désir vénérien (Whl).

Organes génito-urinaires de la femme. — (1027-1078 *m. c.*, 375-381 *m. m.*). — Fréquente et pressante envie d'uriner, il faut y céder très souvent. — Fréquents besoins d'uriner, et douleur sécante dans le bas-ventre avant la miction. — Gerçures à l'orifice du canal de l'urèthre (chez une femme). — Prurit fréquent et suintement au mont de Vénus. — Sensation de brûlure dans le vagin, ce qui permet à peine de s'asseoir. — Brûlure sans prurit, à la vulve. — Inflammation d'une grande lèvre, avec douleur de brûlure en urinant. — Une plaque excoriée se forme à la vulve, une seconde au périnée (10° j.). — Violent prurit au clitoris. — Pendant le coït, sensation de plaie dans le vagin. — Presque chaque jour perte de sang, pendant plusieurs semaines, après le rétablissement des règles, qui avaient été longtemps interrompues (3° j.). — Apparition des règles aussitôt après avoir pris le médicament, ce qui fait sept jours d'avance. — Règles sept jours trop tôt, et peu abondantes (15° j.). — Règles 2 jours trop tôt (au b. de 34 h.). — Règles en retard de 3 jours. — En retard de 2 jours, et alors beaucoup de malaise et oppression. — En retard de 2 jours, avec constipation et battement dans le ventre. — Règles très abondantes ; le sang a une odeur aigre. — La veille des règles, agitation et anxiété. — Immédiatement avant les règles, toux le soir, en étant couché ; il lui fallait se lever pour éprouver du soulagement, et faire passer cette toux. — Avant les règles, crampe au-dessous de l'hypocondre gauche. — Pendant trois matins de suite, avant les règles, élancement dans une dent creuse, de bonne heure (de 7 à 8 heures). — Aussitôt avant les règles, sensation de brûlure à la gorge, comme par le fait du pyrosis. — Aussitôt avant les règles et peu de temps après, épistaxis. — Avant les règles, sensation de plénitude dans la poitrine, ce qui l'oblige à respirer souvent profondément. — Pendant les règles, le troisième soir, épistaxis. — Pendant les règles, envie de dormir le jour. — Pendant les règles, douleur crampoïde dans le bas-ventre, comme si les intestins étaient serrés par une corde et réduits en une petite masse ; elle ne pouvait ni se coucher, ni marcher, mais il lui fallait rester assise droite le plus possible. — Pendant les règles, douleur tiraillante dans le ventre. — Pendant les règles, pression sur le front, surtout après midi. — Pendant les règles, pression au cardia. — Pendant les règles, violent afflux de sang vers la tête. — Pendant les règles, violente douleur hypogastrique, avec augmentation de la température du corps, puis froid et une sorte d'attaque épileptiforme ; tout le corps était raide, la commissure des lèvres était fortement déviée ; il y avait des mouvements désordonnés, perte de la parole, froid au front et aux mains. — Après les règles, prurit à l'extérieur du nez, pendant plusieurs jours. — Leucorrhée très âcre (2ᵉ j.). — Leucorrhée jaunâtre précédée de tranchées dans le bas-ventre. — Leucorrhée semblable à du mucus nasal, 14 jours après les règles, et durant pendant 2 jours. — Leucorrhée qui cuit comme du sel. — Leucorrhée qui excorie les parties génitales et y cause une sensation de brûlure (3ᵉ j.). — Leucorrhée précédée de tranchées (13ᵉ j.). — Au moment où l'enfant commence à remuer, violentes palpitations, chaleur au visage, puis douleur de brûlure dans l'abdomen.

A l'arrivée des règles, elle vomit du sang mêlé à un liquide noir et sans goût ; en même temps, faiblesse allant jusqu'à la syncope (700). — Tranchées dans le ventre, le soir, avec fatigue extrême en montant les escaliers, comme si les règles allaient venir (803) (S. H.).

Règles en avance d'un jour, très fortes, avec violentes douleurs abdominales et douleurs lombaires ; avant froid par tout le corps. — Les règles durent deux jours de plus qu'à l'habitude et sont plus abondantes qu'à l'ordinaire. — Règles plus abondantes, sang épais, noir et tellement âcre qu'il excorie la face interne des cuisses. — Les règles retardent de 10 jours, et durent 8 jours, avec douleur le premier jour. — Règles en avance de 11 jours, précédées de tranchées hypogastriques. — Les règles s'arrêtent complètement, au milieu de leurs cours, elles n'avaient duré que 2 jours 1/2. — Pendant les règles, le matin, la perte étant très modérée, vives douleurs de ventre et de reins avec météorisme ; dans l'après-midi, la perte augmente et les douleurs diminuent ; en général ces souffrances sont soulagées par des mouvements violents. — Pendant les règles, tranchées dans le bas-ventre, douleurs de reins, et froid par tout le corps. — Leucorrhée deux jours avant les règles. — Leucorrhée claire, le matin, en se levant, avec pincement dans le ventre (Ng.). — Le jour qui précède les règles, douleur constrictive à l'estomac, pendant toute la journée, avec douleur térébrante à la nuque, douleur qui augmente après le repas, et en même temps, grande sensibilité du cuir chevelu (721) (Ng.).

Seins. — Douleur de tension dans un des seins, lequel se gonfle comme si le lait allait s'y former (S. H.).

Appareil respiratoire (1100-1253 *m. c.* — 382-445 *m. m.*)[1].

A. *Larynx.* — Apreté dans la gorge. — Tiraillements et sensation de sécheresse au larynx, souvent. — *Vive sensation d'âpreté dans la gorge* (16e j.). — Enrouement, puis perte complète de la voix (au b. de 24 h.). — Enrouement le soir. — Sensation de froid dans la gorge, pendant l'inspiration. — Haleine chaude. — Lorsqu'on mange quelque aliment sec, celui-ci reste dans la gorge, ce qui coupe la respiration et force à tousser pour déplacer cet obstacle. — Le larynx lui semble gonflé. — Pendant la toux, choc douloureux dans le larynx. — Les mucosités s'y s'accumulent, pendant la nuit. — Fourmillement dans le larynx, parler amène la toux. — Enrouement le matin (Fr. H.). — Enrouement et voix rauque, avec sécheresse de la gorge et sensation de brûlure en avalant. — Voix sourde, avec sensation d'obstruction à la racine du nez, le matin. — Expectoration de masses muqueuses dures. — Grattement dans la gorge avec excitation à tousser, le soir au lit (Ng.).

Toux sèche avec enrouement, sécheresse de la gorge, et écoulement d'eau claire par les narines. — Petite toux courte avec sensation de brûlure dans la gorge, augmentant au grand air, se dissipant quand on est couché. — Toux sèche le soir, aussi la nuit, et, vers le matin, expectoration et sensation comme si des petites vésicules avaient crevé à l'intérieur du larynx. — Toux plus grasse, avec sensation de plaie et pression sur la poitrine, puis expectoration d'un mucus épais ; en même temps, bruit de râle dans la trachée et enrouement. — Pendant la toux, la gorge et la poitrine semblent déchirées (Ng.).

B. *Poitrine.* — Accumulation constante de mucosités dans la poitrine, ce qui donne une petite toux. — Accumulation de mucosités dans la poitrine et dans la gorge. — Les mucosités qui s'accumulent pendant la nuit dans la poitrine, causent, au réveil, des vomituritions. — Asthme. — La respiration manque par accès, tantôt pendant le mouvement et la marche, tantôt en étant assis ou couché ; il faut alors faire un effort pour respirer profondément, après quoi l'accès d'asthme cesse. — Oppression après avoir été à la promenade ; on est alors, jusqu'au soir, obligé de respirer

---

[1] Pour les symptômes du coryza, voyez Nez.

profondément (au b. de 20 heures). — Respiration courte après
avoir beaucoup parlé. — Gêne de la respiration causée par une
douleur de pression à la poitrine. — Arrêts fréquents de la respiration, allant jusqu'à la suffocation, pendant la journée. — Suffocation après avoir parlé. — Manque de respiration survenant tout
à coup, la nuit au lit, quand on se couche sur le côté gauche ; l'oppression disparaît en s'asseyant. — Oppression fréquente pendant
le sommeil ; on est obligé de la réveiller pour qu'elle n'étouffe pas.
— Accès de suffocation, la nuit, pendant le sommeil, mais sans
douleur. — A peine endormie, la nuit, elle perd respiration, et
semble sur le point d'étouffer, elle se lève en poussant des cris, et
ne peut reprendre sa respiration ; vers le matin, violentes palpitations et sueur affaiblissante. — Après avoir fait à peine vingt pas
dehors, sensation de constriction de la poitrine, il lui fallait s'arrêter et rester debout, pour pouvoir reprendre haleine. — Bien
qu'elle ne soit pas asthmatique, il lui est presque impossible de
respirer profondément. — Quand on veut respirer profondément,
il semble que la poitrine soit serrée dans un étau. — Oppression
le matin, à jeûn, qui dure jusqu'à ce qu'on ait mangé quelque
chose ; il lui semble que l'obstacle réside au niveau du cardia. —
Sensation de gêne et de constriction pressive, qui paraît extérieure, par tout le corps, surtout à la poitrine, après midi et le soir ;
une fois couché, on transpire et on est complètement soulagé. —
Serrement de poitrine, comme si le thorax était serré par quelque
chose. — Gêne de la respiration en se penchant en avant. — Accélération involontaire de la respiration, en montant dans le lit, se
continuant après. — Oppression qui oblige à respirer profondément, plus forte en étant assis qu'en marchant. — Sensation de
fatigue à la poitrine, on ne peut respirer qu'avec effort. — Faiblesse de la poitrine après avoir parlé. — Sensation d'angoisse à
la poitrine. — Toute la poitrine semble distendue. — Tension au
côté droit de la poitrine et à l'épaule. — Sensation de pression à la
partie supérieure du sternum, en marchant à l'air libre, ce qui
empêche d'aller plus loin. — Sensation de pression en travers du
milieu de la poitrine, comme si on avait avalé une trop grosse
bouchée. — Le matin, au lit, sensation de pression à la poitrine,
cette douleur force à se lever, mais disparaît une fois qu'on est
debout. — Douleur de pression au niveau du sternum, en marchant ; au toucher on ne sent rien. — *Pression à la poitrine*, avec
anxiété. — Crampe à la poitrine, le soir, étant dans une chambre

trop chaude, on est obligé de faire de violents efforts pour respirer, mais sans parvenir à faire pénétrer assez d'air dans les poumons ; en même temps, violents battements de cœur ; aggravation par le mouvement ; tout disparaît dès qu'on est couché. — Violentes crampes de poitrine, très souvent. — Violentes douleurs à la poitrine, le soir ; il semble que l'on pénétrait profondément dans le thorax, y tordait tous les organes, ou qu'on voulait les déchirer et les arracher. — *Élancements dans la poitrine*, pénétrant jusqu'au dos (au b. de 46 j.). — Élancements au côté gauche de la poitrine, en respirant pendant plusieurs jours de suite. — Crampes violentes à la poitrine. — Le soir, violentes douleurs dans la poitrine, il semble que quelqu'un y fouille profondément, tord ou arrache les organes, les déchire ou les comprime.— *Douleur lancinante dans la poitrine, s'étendant jusqu'au dos* (au b. de 10 h.). — Élancements dans la poitrine, du côté gauche, en respirant, pendant toute la journée. — Élancements à la région précordiale ou au côté droit du thorax, la nuit en étant couché sur le dos, augmentant au moindre mouvement. — Élancements au sternum. — Élancements violents qui partent du côté droit de la poitrine et s'étendent à la région précordiale et à l'estomac. — Élancements au côté droit du thorax, s'étendant jusqu'à l'omoplate (4e j.). — Douleur lancinante et tiraillante dans les muscles de la poitrine, avec grande sensibilité de ces parties au toucher. — Élancements dans le dos à chaque effort de respiration. — Douleur lancinante au sternum à chaque aspiration. — Élancements dans la poitrine et dans les muscles du dos. — Craquements au sternum pendant le mouvement. — Le matin, en s'éveillant, sensation de chaleur dans la poitrine. — Sensation de brûlure à la gorge et haleine brûlante, le matin, au réveil. — Sensation de brûlure à la poitrine et forte chaleur au visage. —Sensation de froid à la poitrine, comme une sorte de tension. — Battements au niveau du sternum, comme s'il allait se former un abcès. — Sorte de craquements au côté gauche de la poitrine, en étant assis ou couché ; cette sensation passe quand on retient sa respiration. — Afflux du sang à la poitrine le matin, en s'éveillant. — Violent afflux du sang à la poitrine. — Violent afflux de sang à la poitrine, comme un bouillonnement, avec faiblesse allant presque jusqu'à la syncope et tremblements du bras droit. —Douleur de cuison dans la poitrine, avec oppression. — La poitrine est douloureuse dans les mouvements du bras. — Les côtes droites sont douloureuses, surtout au toucher.

— Douleur au sternum. — Élancements limités au sternum, plus forts quand on touche à cet endroit. — Élancements dans les muscles de la poitrine, pendant le mouvement des bras. — Douleur à la partie supérieure de la poitrine, comme si on était tombé dessus. — Douleur de courbature à la partie supérieure de la poitrine, comme si la malade était tombée de ce côté. — Douleur de courbature à la partie supérieure de la poitrine, au toucher (S. H.).

Violent accès d'asthme, convulsion, mort (Morgagni). — *Respiration courte en marchant au grand air.* — Serrement à la poitrine, avec élancements dans le côté gauche, sans difficulté pour respirer. — Sensibilité douloureuse à la partie supérieure du sternum, même au toucher, avec dyspnée. — Sensation de pesanteur sur la poitrine, pendant plusieurs jours, avec toux sèche. — Douleur constrictive à la poitrine. — La poitrine semble souvent douloureusement serrée comme dans un étau, pendant le mouvement. — Douleur de déchirement profondément ressentie dans la poitrine, avec sensation de brûlure, après avoir marché au grand air. — Douleur incisive effroyable au milieu de la poitrine, s'étendant jusqu'à l'épigastre. — Battements profonds dans la poitrine, la nuit. — Brûlure au côté droit de la poitrine, venant vite et passant de même. — Brûlure et douleur constrictive sur une petite place du sternum, paraissant surtout extérieure. — Sensation de froid à la poitrine et au ventre. — Douleur de brûlure profonde, partant du milieu de la clavicule droite et s'étendant jusqu'au sternum (Ng.).

C. *Toux.* — Excitation à tousser, après le repas, si forte qu'on ne peut tousser assez vite ; en même temps, contraction crampoïde dans la poitrine, et vomituritions allant presque jusqu'au vomissement. — Il veut tousser et ne le peut pas, les efforts qu'il fait amène l'obscurcissement de la vue. — A chaque respiration, envie de tousser 2 ou 3 fois ; aggravation dans l'après-midi. — Toux sèche et courte, seulement en allant au grand air. — Toux courte, le soir, quand on s'endort sur sa chaise. — Toux à chaque instant, causée par un grattement dans le larynx. — Toux fréquente en se couchant, avec chaleur à la tête et au visage, et froid aux mains. — Toux sèche, le soir au lit, longtemps avant de s'endormir ; cette toux est alors plus forte que dans la journée. — Une toux sèche réveille la nuit. — Toux, la nuit seulement. — Toux sèche qui empêche de dormir, et vient la nuit seulement. — Toux sèche, le jour, avec élancements dans le côté droit de la poitrine, ensuite coryza. — On est réveillé vers minuit par une toux qui dure une demi-heure avant que l'expectoration arrive ; cette toux reparaît le matin tandis qu'on s'habille, mais alors avec expectoration ; on ne tousse pas pendant le reste de la journée. — Toux sèche, courte, violente, avec douleur au niveau du sternum, ou avec élancements dans la poitrine. — Expectoration venant de la poitrine, et ayant le goût d'un vieux coryza. — Expectoration de masses verdâtres, ayant un goût sucré. — Excréation à chaque inspiration profonde. — Pendant la toux, douleur de constriction et de déchirement dans la tête. — Pendant la toux, vive douleur à l'occiput, comme celle que causerait un abcès (aussitôt après avoir pris le médicament). — Avec une toux (courte) douleur au synciput et aussi sous les fausses côtes. — Pendant la toux, douleur à la tête et au ventre. — Pendant la toux, élancements dans la région pariétale et la région occipitale. — Pendant la toux, élancements au front, qu'on est obligé de comprimer avec la main (chez une femme). — Pendant la toux, secousse douloureuse dans la tête. — Pendant la toux, vomissements. — Pendant la toux, ébranlement du ventre et de la poitrine. — Pendant la toux, élancement au niveau du cartilage xiphoïde. — Pendant la toux, nausées et goût putride. — Pendant la toux, élancements au-dessous du sein droit. — Pendant la toux, douleur au côté droit de la poitrine, qui est sensible au toucher. — Pendant la toux, douleur au niveau des omoplates. — En toussant, même sensation que si les poumons heurtaient les parois de la poitrine. — Pendant une toux sèche, sensation de vacuité dans la poitrine. — Pendant la toux, douleur lancinante dans la hanche gauche, s'étendant jusqu'aux lombes. — Asthme. — Accès d'oppression, tantôt pendant le mouvement et la marche, tantôt en étant assis ou couché ; lorsqu'on parvient à faire des inspirations profondes celles ci mettent fin à l'asthme. — Oppression après avoir été à la promenade ; on est obligé jusqu'au soir de faire effort pour obtenir une respiration profonde (au b. de 28 h.). — Respiration courte après avoir beaucoup parlé. — Gêne de la respiration causée par la moindre pression exercée sur la poitrine. — Ronflement et râles dans la poitrine, soulagés par l'expectoration. — Pendant la journée, oppression telle qu'on croit étouffer. — On perd la respiration en parlant. — La respiration manque tout à coup la nuit au lit, lorsqu'on se met sur le côté gauche ; cet état cesse dès qu'on s'asseoit. — La respiration manque souvent tout à coup pendant le sommeil ; on est obligé de l'éveiller pour qu'elle n'étouffe pas. —

Accès de suffocation, la nuit, pendant le sommeil, mais sans douleur. — A peine endormi, la nuit, la respiration manque tout-à-coup, il semble qu'on va étouffer, on se réveille en poussant un grand cri, mais sans pouvoir reprendre sa respiration ; forts battements de cœur le matin et sueur abondante et affaiblissante (chez une femme). — A peine a-t-on fait vingt pas, que la poitrine paraît serrée dans un étau, et on est obligé de s'arrêter et de se tenir debout, pour retrouver la faculté de respirer. — Bien que la respiration ne soit pas courte, on se trouve dans l'impossibilité de faire une inspiration profonde. — Quand on essaye de respirer profondément, on éprouve une violente constriction de la poitrine. — Asthme le matin à jeun ; l'oppression continue jusqu'à ce qu'on ait mangé ; la gêne de la respiration paraît avoir son siège à l'épigastre. — L'après-midi et le soir, sensation de gêne et constriction par tout le corps, surtout à la poitrine, avec anxiété. Cette sensation paraît être surtout extérieure. Après s'être couché, transpiration qui amène la disparition de ces symptômes. — Constriction de la poitrine, comme si celle-ci était serrée par quelque lien. — Oppression en se penchant en avant. — La respiration devient involontairement plus rapide, dès qu'on se met au lit. — Difficulté de respirer, on est obligé de faire des inspirations profondes, plus en étant assis qu'en marchant. — Sorte de faiblesse de la poitrine, on ne peut reprendre que difficilement sa respiration. — Faiblesse de la poitrine en parlant. — Anxiété qui paraît avoir la poitrine pour siège. — La poitrine semble distendue. — Tension dans le côté droit de la poitrine et à l'épaule. — Pression au niveau du sternum, en marchant au grand air, ce qui empêche d'aller plus loin. — Pression au niveau du milieu de la poitrine, comme si l'on avait avalé une bouchée trop grosse. — Le matin, au lit, pression à la poitrine qui va toujours croissant, qui oblige à se lever, ce qui fait disparaître cette douleur. — Douleur pressive au niveau du sternum, en marchant ; dès qu'on s'arrête on ne sent plus rien. — *Pression sur la poitrine* avec anxiété. — Crampe de poitrine le soir, dans une chambre chaude ; on est obligé de respirer profondément, et il semble qu'on ne puisse jamais prendre assez d'air ; en même temps, violents battements de cœur ; cet état s'aggrave par le mouvement et disparaît dès qu'on se met au lit.

CŒUR. — (1225-1237 *m. c.*, 430 *m. m.*). — Mouvements inaccoutumés à la région précordiale. — Coups violents au côté gauche de la poitrine, vers le cœur, avec suspension de la respiration, soif ardente. — Battements du cœur forts et violents, le soir, en s’endormant. — *Battements de cœur* à tout moment de la journée, *sans oppression.* — *Battements de cœur sans motif et sans anxiété,* par exemple en étant couché pour la sieste. — Violents battements de cœur au moment où l’on se redresse. — Battements de cœur tous les matins. — Battements de cœur avec anxiété. — Pression à la région du cœur, vers le soir. — Sensation comme si le cœur n’avait point assez de place. — Sensation de vacuité à la région du cœur. — Afflux du sang vers le cœur. — Mouvements étranges à la région du cœur. — Palpitations bruyantes dans le côté gauche de la poitrine, en se tenant assis et couché, mais qu[i] cessent quand on retient sa respiration. — Le soir, en · s’endormant, palpitations fortes et précipitées. — Battements de cœur, sans anxiété, venant presque sans cause, par exemple en se couchant pour faire la méridienne. — Palpitations de cœur avec anxiété. — Le sang afflue violemment vers le cœur.

Cou, dos et lombes. — (1254-1332 *m. c.,* 171-178 *m. m.*). — Raideur du cou. — Douleur du cou, du côté droit, en inclinant la tête de ce côté. — Douleur tiraillante au côté droit du cou. — Douleur de pression au cou, après avoir beaucoup parlé (chez une femme). — Battements dans un vaisseau du côté gauche du cou. — *Raideur de la nuque,* et douleur de luxation des vertèbres et sentiment de paralysie. — Craquements dans les vertèbres du cou, en renversant la tête en arrière et en l’appuyant sur l’oreiller. — Craquements dans les articulations des vertèbres. — Douleur tiraillante à la nuque et au niveau des omoplates. — Sueur continuelle à la nuque, pendant presque toute la journée ; cette sueur est souvent accompagnée d’une sensation de froid et de frissons (pendant 14 j.). — Douleurs de courbature dans le dos comme il arrive à la suite d’un faux pas. — Douleur de luxation au côté gauche du dos et entre les omoplates, tandis qu’on est au repos, avec secousses très douloureuses et insupportables au moindre mouvement. — Douleur au dos et au sacrum, comme si on y avait reçu des coups de poing. — Douleur dans le dos en se baissant. — Violente douleur à la région rénale, après être resté longtemps baissé. — Douleur dans le dos, comme si on était resté longtemps couché. — Sensation de faiblesse au côté gauche du dos, pendent le mouvement du bras, comme si l’on avait fait un grand effort. — Sensation de pesanteur au dos, comme si l’on avait été mal couché, et faiblesse comme si l’on n’avait pas assez

dormi. — Raideur dans le dos et dans les côtés du thorax, comme
après un refroidissement. — Raideur tantôt au cou, tantôt à la
hanche ; cette raideur devient douloureuse quand on se retourne
dans le lit; en même temps, grande difficulté pour respirer. —
Raideur du dos en étant assis. — Raideur du dos, après être resté
longtemps assis, se dissipant par la marche. — Le soir, douleur
de pression au dos, entre les omoplates. — Tiraillement dans la
colonne vertébrale, en se baissant. — Élancements dans le dos
pendant la marche. — Élancements pruriteux au dos. — Sorte de
grondement qui paraît exister à l'intérieur de la colonne vertébrale.
— Sensation de brûlure et de cuisson au dos. — Douleur déchirante au dos. — Douleur de brûlure entre les omoplates. — Douleur de tension entre les omoplates, en étant couché et pendant le
mouvement. — Douleur de tension entre les omoplates et à un
côté du cou. — Douleur tensive dans le côté gauche du thorax et
à l'un des côtés du cou. — Douleur de brûlure entre les omoplates.
— Douleur tensive au côté gauche du dos, pendant le mouvement
du bras. — Douleur tiraillante à l'omoplate droite, le soir, après
s'être couché. — Douleur de luxation à l'omoplate droite, pendant
le mouvement des bras. — Douleur lancinante à l'omoplate
gauche, après s'être servi du bras gauche. — Plusieurs élancements
sous les omoplates, qui gênent la respiration et ne permettent pas
de se baisser. — Douleur au sacrum, qui empêche de se tenir
droit et force à marcher courbé en deux (chez une femme). — Douleur tensive à la région lombaire, seulement en se baissant; il
semble que tous les muscles soient trop courts ; la douleur s'é-
tend au ventre, remonte jusqu'au creux de l'estomac et descend
jusque dans le genou. — Élancements au sacrum. — Élancements
sourds au sacrum. — Élancements et battements à la région lombaire et à la région rénale. — Vive douleur de déchirement à la
région lombaire, du côté gauche, pendant le mouvement. — Douleur
de brûlure au sacrum, tout près de l'anus. — Pression comme
celle qu'exercerait un corps dur, au sacrum ; soulagement par la
marche. — Douleur pressive aux lombes, qui disparaît par la
marche, mais revient dès qu'on s'asseoit. — *Douleur au-dessus
du sacrum. — Douleur au-dessus du sacrum*, en marchant, non
en étant assis. — Douleur pressive au sacrum en se baissant
quand on est debout. — Raideur douloureuse au sacrum; on peut
difficilement se lever de son siège. — Douleur au sacrum en se
redressant après avoir été assis. — Tout à coup douleur de luxa-

tion qui se fait sentir au sacrum et à la partie inférieure du dos. — Tiraillements et faiblesse au sacrum. — *Douleur tiraillante au sacrum.* — Craquements au niveau du sacrum, se faisant sentir jusqu'à l'anus. — Tout à coup violente douleur de luxation au sacrum, ensuite douleur tiraillante qui se fait sentir profondément dans la colonne vertébrale, s'étend de là à l'aine gauche et aux testicules, et augmente quand on se lève de son siège et pendant la marche (S. H.).

Douleur tiraillante et contraction dans les muscles de la nuque. — Tension et élancements à la nuque, quand on se baisse étant assis, et qui se dissipent quand on se redresse. — Déchirements et tension au côté gauche de la nuque, avant minuit. Quand on vient à se réveiller, il semble que les muscles soient trop courts ; quand on remue la tête la douleur augmente au point d'arracher des cris ; mais elle diminue pendant le repos. — Élancements à la nuque en se baissant. —Douleur de vive brûlure entre les omoplates, au-dessous de la région axillaire, s'étendant aux lombes et au sacrum, le soir après s'être couché. — Douleur de brûlure dans le dos, au-dessous de la région axillaire. — Douleur déchirante à l'omoplate gauche, étant assis. — Douleur de déchirement, aussi douleur lancinante entre les omoplates. — Tension et douleur de brisement entre les omoplates et la nuque ; pendant les mouvements de la tête, cette douleur s'étend jusqu'à l'aisselle (Ng.).

MEMBRES SUPÉRIEURS. — (1332-1447 *m. c.*, 170, 178-193 *m. m.*). — Gonflement des glandes axillaires. — Gonflement et suppuration des ganglions axillaires. — Bubon de l'aisselle. — Sueur sous les aisselles. — *Sueur de très mauvaise odeur sous les aisselles.* — Douleur passagère dans l'aisselle. — Douleur rhumatismale dans l'aisselle gauche. — *Pression dans l'aisselle, semblable à celle que causerait un poids comprimant cette partie, en marchant au grand air.* — Douleur tiraillante dans l'articulation de l'épaule et le bras. — Douleur déchirante partant de l'articulation scapulo-humérale et descendant le long de l'humérus. — Élancements sous l'aisselle, s'étendant jusqu'à la poitrine pendant le mouvement. — Élancements qui partent de l'articulation scapulo-humérale et s'étendent dans le bras, lorsqu'on est couché sur celui-ci, aussi pendant l'inspiration et l'expiration. — Douleur dans l'articulation scapulo-humérale, comme si on était tombé, surtout la nuit, quand on est couché. — Les bras semblent courbaturés. — Engourdissement du bras, pendant 24 heures. — Fréquent engourdissement des bras, pendant des quarts d'heure, surtout après un travail manuel ; on est obligé de se coucher. — Crampes dans les bras, après minuit. — Pression et tiraillement à la partie interne des bras, surtout en les étirant ou en les levant en l'air. — Tiraillements et déchirements dans les bras et les mains. — Tiraillements secouants, la nuit au lit, allant d'une articulation du bras à une autre, plus forts quand ils attaquent plusieurs articulations. — Secousse lente et déchirante partant de l'aisselle ou du coude, et descendant le long du bras ; cette douleur est plus vive au niveau des articulations, et souvent devient tellement aiguë qu'on ne peut s'empêcher de froncer le sourcil et de contracter les yeux. — Déchirement et paralysie au bras droit. — Déchirement dans le bras, avec crainte de remuer le membre. — Sensation au bras, comme si un corps lourd y était suspendu. — Faiblesse telle au bras qu'on ne peut le soulever. — Gonflement dur et chaud au bras gauche, avec élancements. — Au niveau du pli du bras douleur brûlante qui se transforme en engourdissement quand on comprime la partie malade. — Douleur de brisement à l'articulation du coude droit, en soulevant le bras et en fermant la main. — Tiraillements très aigus, très douloureux au coude droit. — Pression au coude pendant le mouvement. — Déchirement au coude remontant vers le bras et descendant vers l'avant-bras, même quand on est au repos. — Les tendons qui passent au niveau du coude sont tendus. — Déchirements à l'articulation du poignet. — Douleur déchirante au poignet. — Tiraillements sur la main alternant avec des élancements. — Elancements douloureux qui traversent le poignet et paraissent en faire le tour. — Elancements brûlants se faisant sentir tout-à-coup sur le dos de la main. — *Douleur de brisement au poignet. — Raideur du poignet,* surtout le matin, qui se dissipe dans la journée ; mains brûlantes. — Gonflement des veines sur le dos des mains. — Gonflement fréquent des mains. — *Fourmillement dans les mains,* comme par un insecte. — Engourdissement des mains, avec fourmillement, aussitôt après les avoir trempées dans de l'eau froide ou de l'eau chaude. — Faiblesse de la main droite, avec douleur déchirante dans le pouce. — Faiblesse des mains, le matin, après s'être levé, on ne peut rien tenir sans faire un effort violent. — Tremblement des mains, en écrivant. — Tremblement de la main droite, le matin. — Sensation de tremblement dans les deux mains. — Sorte d'anxiété dans les mains, qui oblige à saisir quelque chose. — Transpiration des mains. — Les tendons qui traversent la paume de la main et qui s'insèrent aux phalanges des deux premiers doigts, semblent raccourcis, durs, tendus, de telle sorte que la main n'est point assez souple pour qu'on puisse l'étendre à plat en l'appuyant sur une table. — Douleur tiraillante saccadée, après midi. — Crampe dans les trois doigts du milieu. — Crampe et pression à l'extrémité du petit doigt de la main gauche, toutes les cinq minutes ; cette douleur remonte jusque dans le bras quand on appuye le coude sur quelque chose ; en même temps, sensation de froid ; pendant la journée cette douleur se transforme en élancements violents, toujours avec froid ; celui-ci s'étend à tous les membres, comme après une grande fatigue. — Elancements déchirants continuels à la face dorsale du doigt du milieu. — Secousse brûlante au médius de la main gauche. — Sensation de brûlure à l'extrémité des doigts (avant midi). — Sensation de brûlure au bout des doigts. — *Douleur de luxation* au niveau de la première articulation du pouce. — Douleur à la face palmaire du médius droit, comme celle que causerait une écharde. — Elancements à l'extrémité des doigts. — Fourmillement à l'extrémité des doigts ; cette sensation, très pénible, augmente quand on laisse pendre le bras. — Engourdissement des deux derniers doigts de la main, le soir au lit. — Engourdissement du petit doigt, se continuant pendant longtemps. — Engourdissement des deux auriculaires. — *Les doigts sont comme morts,* le matin ; ils deviennent blancs, comme si le sang n'y circulait plus ; en même temps, engourdissement et fourmillement, chair de poule à l'extrémité des doigts, pendant 2 heures, trois jours de suite. — Les doigts sont comme morts, avant midi. — Les articulations des doigts sont gonflées, raides et rouges, comme si elles avaient été gelées ; elles sont le siège de fourmillements continuels. — Gonflement des doigts, le matin. — Sueur abondante entre les doigts. — Douleur à l'extrémité des doigts, le matin, il lui semble que les ongles ont été coupés trop courts (S. H.).

Une glande gonflée et suppurante se forme sous le bras droit. — Douleur crampoïde tantôt à l'épaule gauche, tantôt aux pieds (Ng). — Douleur dans l'aisselle droite, en respirant (Fr. H.). — Douleur déchirante sous les aisselles ou à l'articulation scapulo-humérale, surtout la nuit, avec douleur de rongement, de brisement et d'élancement ; cette douleur augmente tout d'abord par le mouvement du bras et diminue ensuite. — Elancements dans le creux axillaire droit. — Douleur déchirante dans l'articulation scapulo-humérale pendant le repos, se dissipant par le mouvement. — Battement dans l'épaule gauche; ils paraissent exister dans les os. — Élancements constrictifs au bras droit. — Douleur de cuison au bras gauche, qui augmente par la pression de la partie malade. — Déchirement dans l'articulation du coude droit et au-dessus, dans le repos, se dissipant par le mouvement du bras. — Déchirements dans les os de l'avant-bras, soulagés souvent par la pression de la partie malade et par le mouvement. — Engourdissement et sensation de pesanteur de l'avant-bras droit. — L'avant-bras droit est comme paralysé et privé de sensibilité; cet engourdissement disparaît par le frottement; il se fait sentir la nuit, quand on est couché sur le côté. — Déchirements sur le dos de la main droite; cette douleur semble exister dans les os, et souvent aussi dans les tendons extérieurs. — Douleur de brisement dans le poignet droit, pendant le repos et durant un mouvement modéré; mais se dissipant par un mouvement violent (Ng.). — Mouvements involontaires qui portent à saisir un objet avec les mains. — Secousses involontaires des doigts (Fr. H.). — *Douleur déchirante aux doigts* (Fr. H., Gg). — Douleur déchirante à la dernière articulation du pouce de la main gauche, s'étendant jusqu'à l'articulation moyenne et jusqu'au milieu du dos de la main. — Élancements déchirants à la racine de l'ongle de l'annulaire gauche, comme si une aiguille avait pénétré sur ce point, aggravation le soir. — Douleur de crampe et de brisement avec sensation d'enflure à l'articulation moyenne du troisième et du quatrième doigt (pendant les règles) (Ng.). — Froid des doigts. — Gonflemeut notable de l'annulaire des deux mains (Fr. H.).

Membres inférieurs. — (1448-1691 *m. c.*, 194-724 *m. m.*). — Douleur à la fesse droite. — Quand on reste longtemps assis, tout le siège devient douloureux. — Rongement pruriteux aux fesses. — Douleur tensive à la hanche droite, en marchant. — Douleur violente à l'articulation coxo-fémorale droite; douleur de brisement au moindre mouvement qu'on fait dans le lit; le matin on ne peut ni se tenir droit, ni marcher; le frottement cause aussi de la douleur. — Douleur à la hanche droite, seulement pendant le mouvement, et, au toucher, il semble qu'il existe une ecchymose due à un coup ou à une chute. — Douleur aux ischions; cette douleur empêche de se tenir assis ou couché, elle s'oppose aussi à tout attouchement, celui-ci déterminant une sensation d'écorchure; en se levant de son siège, sensation d'engourdissement de la cuisse,

avec crampe dans les ischions.—Secousse crampoïde très-douloureuse, mais passagère, au niveau de l'articulation coxo-fémorale.
— *Douleur tiraillante à la hanche gauche.* — *Douleur tiraillante aux cuisses,* le matin et le soir, au lit. — Le soir, en marchant, déchirements saccadés et violents à la cuisse droite et à
l'articulation coxo-fémorale ; cette douleur empêchait aussi de se
relever d'un siège un peu bas sans étendre la jambe et sans res-
sentir une vive souffrance. — *Courbature dans les cuisses* après
avoir marché au grand air. — Agitation dans les membres inférieurs, telle qu'on ne peut rester dans l'appartement ; cette sensation revient deux soirs de suite, et dure jusqu'au moment où
l'on va se coucher. — Chaleur sèche aux membres inférieurs. —
Froid à la jambe gauche. — La jambe droite semble engourdie,
même quand on est couché. — Étant couché, il semble qu'on ne
puisse soulever la cuisse, bien qu'on y parvienne réellement.
— En étant assis, il arrive souvent qu'on ne sente plus sa jambe,
c'est une sorte d'engourdissement. — Engourdissement de la
jambe gauche, pendant une heure, deux soirs de suite. — La
jambe droite est engourdie même lorsqu'on est couché. — *Engourdissement des deux jambes, le matin au lit,* avec sentiment
de pesanteur. — *Pesanteur des jambes* et douleurs tensives dans
les genoux et les cuisses, plus la nuit que le jour. — Pesanteur
douloureuse des jambes. — Pesanteur et faiblesse des jambes
le matin au lit, se dissipant dès qu'on est levé. — Pesanteur
et faiblesse des jambes après une courte promenade. — Pesanteur extrême des jambes ; en marchant, celles-ci semblent presque
paralysées. — Tressaillement interne dans les jambes, comme
celui que produit la lassitude. — Anxiété et sensation de faiblesse dans toute la jambe droite, en marchant. — Faiblesse
dans les jambes telle qu'on peut à peine marcher, et douleur comme s'il n'y avait pas de force dans les os. — Faiblesse
soudaine dans les jambes, surtout dans la jambe droite, après une
courte promenade. — Sorte de paralysie de la cuisse gauche,
paraissant partir de la hanche et s'étendre à la région lombaire. —
Crampe dans la cuisse. — *Chaleur sèche des cuisses, s'étendant
au sacrum, avec sensation de froid dans le dos.—Douleur dans
les muscles postérieurs de la cuisse en s'asseyant.* — Les cuisses
semblent serrées par un lien. — Secousses aux cuisses et aux
jambes. — Douleur tiraillante aux cuisses. — Violent déchirement
à la cuisse droite, s'étendant du genou à la crête iliaque, ensuite

affaissement de tout le corps. — Douleur de courbature au côté externe de la cuisse, se faisant sentir même au toucher. —Violente douleur à la cuisse la nuit, comme si on avait reçu un coup. —Douleur de plaie à la partie interne de la cuisse droite, le soir. —*Douleur de plaie entre les cuisses*, surtout après avoir marché au grand air. — *Sensation de raideur des genoux*, en se levant de son siège. — Raideur dans les jarrets. — Raideur des genoux. — *Douleur de tension dans les genoux*, en se levant de son siège, en marchant, surtout en montant les escaliers. — Douleur de tension au genou droit ; cette douleur empêche d'étendre la jambe. — Raideur dans les jarrets, en se tenant debout ; il semble que les tendons soient trop courts. — Les tendons des muscles des jambes semblent être trop courts quand on essaye de se tenir debout. — Tension allant du jarret jusqu'au pied. — Violente pression crampoïde allant du jarret à la cheville, surtout en étant assis, deux fois par jour, et durant chaque fois pendant une heure, après midi, ensuite faiblesse générale et céphalalgie tiraillante. — Pression sur la rotule gauche, en étant assis et en marchant. — Pression à l'articulation du genou, en essayant de mouvoir celui-ci. — Pression lancinante sourde, sur un très petit coin, au côté externe de la pointe du genou. — Élancement au genou droit. — Élancements au genou droit, seulement en se tenant debout ; cette douleur passe ensuite au poignet gauche. — Douleur lancinante aux genoux. — Élancement prolongé au genou, amenant le frisson et un sentiment de crainte. — Élancements dans les genoux au moindre mouvement (ce qui fait boiter), aussi en montant un escalier, mais presque nuls en marchant sur un terrain plat. — Sensation de faiblesse paralytique dans les genoux, en montant un escalier. comme si l'articulation était luxée. — Faiblesse des genoux, surtout avant midi et sensation brûlante dans l'articulation après avoir monté un escalier. — Douleur de brisement dans les genoux, en se levant de son siège et en fléchissant l'articulation. — Douleur de lassitude dans les genoux. — Sensation de fatigue dans les genoux, le matin au lit. — Faiblesse dans les genoux qui paraissent sur le point de fléchir. — Craquements dans les genoux (3e j.). — La jambe semble engourdie au moment où on se lève de son siège, et on y ressent un fourmillement brûlant. — Sensation de froid aux jambes, le soir. — Gonflement des veines des jambes. — Tremblement, faiblesse, élancement et douleur déchirante dans les deux jambes, allant du genou au pied ; quand on est assis la douleur devient surtout déchirante, tandis qu'elle est tensive et lancinante pendant la marche; en même temps, froid des orteils. — Déchirement dans les jambes, du genou au pied, en marchant et en étant assis. — Douleur déchirante allant du genou jusqu'aux orteils, avec sensation de pesanteur des pieds, qu'on a peine à soulever (chez une femme). — Douleur de courbature à la partie interne de la jambe, au toucher, cette douleur s'étend le long du tibia, il semble que sur ce point la chair soit détachée des os, le soir. — Tendance aux crampes des mollets, quand on étire fortement la jambe. — Les mollets sont très douloureux quand on monte un escalier. — Douleur lancinante au mollet droit. — Tiraillements se faisant sentir alternativement au mollet, le long du tibia et à la plante des pieds. — Déchirements et élancements, çà et là, depuis le mollet jusqu'aux orteils, le soir; les pieds se contournent en dedans; puis sensation de tremblement dans tout le corps, pesanteur et douleur déchirante dans le dos, froid sans soif, rougeur des joues sans chaleur du visage, ensuite tension et contraction à l'épigastre avec sensation de constriction des côtes, grande gêne de la respiration, élancements fréquents dans la poitrine et la partie supérieure du ventre. — Douleur constrictive dans les mollets. — Douleur de tiraillement, de tension et de constriction dans les mollets, comme si ceux-ci étaient liés ensemble. — Crampes dans les mollets, même en marchant, il semble que les muscles soient trop courts. — Violente crampe dans les mollets, le matin au lit. — Crampe dans les mollets, en dansant. — Sensation de tremblement dans les mollets, en se tenant debout. — Gonflement des mollets. — Froid glacial des pieds, le soir, jusqu'à ce qu'on aille se coucher. — Froid des pieds, pendant toute la journée, et le soir jusqu'à ce qu'on soit couché. — Froid à la plante des pieds. — Froid continuel des pieds; on ne peut même pas les réchauffer le soir au lit. — La plante des pieds devient molle, sensible et douloureuse pendant la marche. — La plante des pieds est douloureuse et semble écorchée, quand on se tient debout et pendant la marche. — Douleur légère à la plante des pieds. — Douleur violente, mais passagère aux orteils du pied gauche. — Tiraillement à la plante des pieds qui semble trop courte, en se tenant debout. — Douleur de tension dans le creux de la plante des pieds. — Raideur autour des malléoles, en marchant. — Tension au pied droit pendant le mouvement des orteils. — *Crampe à la plante des pieds, à chaque pas.* — Raideur de l'articulation tibio-tarsienne. — Tiraillement dans les pieds, s'étendant jusqu'à la hanche, avec craquements des articulations à chaque mouvement. — Douleur tiraillante à la plante des pieds, le matin, au lit, cette douleur augmente quand on se met debout. — Douleur déchirante au pied droit. — Déchirement au talon droit, pendant une demi-heure. — Déchirements et élancements dans le pied malade, la nuit. — Élancement au pied droit. — Forts élancements au niveau du tendon d'Achille, presque toutes les 5 minutes. — Élancement au-dessous de la malléole gauche, même pendant le repos, mais surtout quand on étire les pieds, puis au moindre mouvement, ce qui empêche de marcher. — Élancement à la plante des pieds. — Élancements au pied droit. — Élancement au talon droit, comme celui que produirait une écharde. — Élancement constrictif au cou-de-pied droit, plus fort pendant le mouvement. — Élancements fourmillant au talon droit. — Élancement brûlant qui survient tout à coup sur le cou-de-pied gauche. — Douleur sécante au talon droit, s'étendant jusqu'au creux de la plante du pied. — Douleur de brûlure au cou-de-pied. — Brûlure et prurit à la plante des pieds, surtout en marchant, non quand on s'arrête. — Brûlure à la plante des pieds, en se levant après être resté longtemps assis. — Sensation de constriction et de brûlure à l'articulation tibio-tarsienne, aggravée par le frottement et se transformant alors en brûlure simple. — Gonflement des pieds à la chaleur du lit, se dissipant dès qu'on se lève. — Gonflement du pied droit en marchant au grand air. — Gonflement des chevilles avec douleur de brisement pendant le mouvement. — Douleur de luxation à la cheville gauche, en se tenant debout et en marchant. — Craquement des pieds en marchant. — Léger craquement à la cheville, en montant les escaliers. — Craquement à l'articulation tibio-tarsienne en remuant le pied. — Grande pesanteur des pieds, surtout au niveau des chevilles. — Battement à la plante des pieds, le soir, avec forte douleur de brûlure, pendant une heure. — Sueur à la plante des pieds. — Sueur froide à la plante du pied gauche. — Sueur froide des pieds. — *Crampe aux orteils* en étendant le pied. — Élancements à l'extrémité des orteils, en étant assis et couché. — Élancements aigus au troisième orteil et aux deux gros orteils. — Douleur pressive au côté interne de l'ongle du gros orteil. — Douleur aux angles des gros orteils. — Douleur sourde à la partie charnue des orteils du pied gauche. —

Inflammation, gonflement et douleur aux gros orteils. — Gonflement des orteils (S. H.).

Fréquentes secousses douloureuses, se faisant sentir profondément à la hanche gauche. Cette douleur disparaît par le mouvement. — Douleur de courbature à la hanche droite, en s'asseyant et en inclinant le corps de ce côté. —Violentes douleurs de déchirement dans les membres inférieurs, du talon à la cuisse, s'étendant même à l'articulation coxa-fémorale ; cette douleur devient très aiguë dans le genou pendant qu'on se tient debout, se trouve soulagée par la marche, qui finit par la faire disparaître entièrement. — Douleur vulsive aux deux cuisses ; cette douleur paraît siéger dans le fémur (Ng.). — Douleur déchirante dans les cuisses, même dans les fémurs, souvent aussi dans les genoux ; cette douleur est fort améliorée par la marche. — Élancement et douleur de brûlure à la face interne de la cuisse droite, soulagés par le frottement. — Sensation dans les genoux, comme si ceux-ci étaient fortement comprimés par les deux mains, le soir (Ng.). — Quand on est couché, il semble, à plusieurs reprises, que les genoux sont fléchis, puis étendus par une contraction crampoïde des muscles (Fr. H.). — Douleur déchirante dans le genou gauche, seulement en marchant. — Déchirement extérieur au niveau de la rotule gauche, se dissipant par des marches répétées. — Le soir, déchirements et douleur de luxation au genou gauche, seulement en posant le pied à terre ; cette douleur disparaît quand on se couche, mais revient le lendemain matin. — Élancement brûlant dans l'articulation du genou gauche, qui fait tressaillir (chez une femme). — Douleur déchirante dans les deux jambes, remontant jusqu'au milieu de la cuisse. — Tiraillements crampoïdes dans les mollets, en étant assis ; soulagés par la marche. — Douleur brûlante et perforante dans le mollet droit, le soir. — Sensation de lassitude dans les mollets, la nuit, seulement quand on est couché. — Il semble que des gouttes d'eau tombent le long des mollets. — Tiraillements superficiels au talon gauche, le soir, après s'être couché. — Douleur tiraillante à la plante des pieds, le matin, au lit ; cette douleur devient plus vive encore quand on se lève. — Vulsion indolore à la plante des deux pieds, qui passe par le mouvement. — Déchirements à la plante du pied droit, le soir ; cette douleur passe par le frottement. — Battement, comme par la reptation d'une souris au bord externe du pied droit. — Vive douleur de brûlure à la plante du pied gauche, le soir. — Engourdissement

et fourmillements à la plante des pieds; cette sensation se dissipe
par le frottement. — Engourdissement à la plante du pied gauche,
le soir. — Crampes et contraction des orteils, avec douleur de brisement ; amélioration par une forte pression, pendant les règles. —
Déchirement à l'articulation métatarsienne du gros orteil droit.—
Élancements à la partie antérieure du gros orteil gauche (Ng.).

PEAU. — (1661-1691 — *m c.*; 225-236 *m. m.*) Fourmillement sur
toute la surface de la peau. — Fourmillement picotant à la surface de la peau de tout le corps, le soir, après qu'on s'est réchauffé
dans le lit. — Cuisson, comme celle que produiraient des puces,
le soir, après s'être couché, et la nuit, ce qui empêche de s'endormir ; quand on se gratte, cette sensation passe de suite à une
autre place. — Prurit fourmillant très désagréable suivi d'une douleur assez vive après qu'on s'est gratté. — Prurit brûlant sur différentes parties du corps, lesquelles deviennent douloureuses quand
on se gratte. — La partie sur laquelle existait le prurit saigne et
cuit après qu'on s'est gratté. — Prurit pénible surtout la nuit, et
le matin, au lit, après le réveil. — Prurit dans le creux axillaire
et dans le jarret. — Après qu'on s'est gratté la partie devient
chaude et brûlante. — Éruption miliaire générale, causant du prurit
lancinant. — Éruption miliaire générale, avec prurit intense
suivi de desquamation. — Éruption miliaire causant un fourmillement pénible; cette éruption se produit au visage, aux bras et aux
jambes. — Éruption cutanée avec fièvre (26e j.). — Tubercules
pruriteux sur tout le corps, aux mains et aux pieds (35e j.). —
Éruption causant un prurit brûlant. — Éruption semblable à la
vaccine. — Taches hépatiques au dos et à la poitrine, accompagnées
de prurit le soir. — Une ancienne verrue (qui se trouve au-dessus
de l'œil), commence à causer des fourmillements et des élancements
(5e j.). — La peau se gerce çà et là surtout à l'air libre. — Furoncles. — Forte hémorragie à la surface d'un ancien ulcère. — Douleur tensive dans les ulcères. — Un ulcère, qui entoure un ongle,
commence à répandre une très mauvaise odeur. — Le pus qui se
forme sous les croûtes qui recouvrent un ulcère, prend une odeur
aigre. — Une petite blessure cause d'abord de la cuisson, puis une
douleur brûlante, s'enflamme ensuite et donne lieu à des douleurs
pulsatives. — De petites plaies et des contusions légères suppurent
et s'ulcèrent. — *L'ulcère saigne même quand on l'essuie légèrement.* — L'ulcère devient, la nuit, le siège d'une sensation de
brûlure et de battement. — Une verrue s'enflamme ; on y éprouve

des douleurs comme si elle allait suppurer. — Élancements aigus dans les ulcères (en riant) (au b. de 4 h.). — *Douleur rongeante dans les ulcères.* — Rongement pruriteux dans les ulcères. — La partie douloureuse s'enflamme. — (Léger prurit picotant). — Prurit ardent sur toute la surface du corps, le matin en se levant; après qu'on s'est gratté, il se forme des vésicules blanches, qui laissent échapper une sérosité qui tombe par gouttes incolores, les vésicules disparaissent bientôt après. — Éruption de papules grosses comme des pois se formant çà et là sur la surface du corps. — Cuisson comme celle que causeraient des puces, le soir, après s'être couché, et la nuit; cette sensation empêche de s'endormir, et quand on se gratte, elle passe de suite à un autre endroit. — Prurit sur divers points de la surface de la peau ; ce prurit passe quand on se gratte, mais revient souvent tantôt accompagné d'élancements, tantôt d'une douleur lancinante et brûlante (Ng.). — Éruption à la peau (Hufel. *Journal*). — Petits boutons rouges (pruriteux), qui deviennent le siège d'une douleur brûlante ; après qu'on s'est gratté ; ces boutons se développent sur le nez, à la lèvre supérieure, autour du menton et à l'avant-bras. — Vésicules indolentes sur le dos, qui causent, le soir, un très violent prurit (Ng.). — Une éruption squameuse, qui avait été répercutée à la suite d'applications externes, reparaît de nouveau, causant un violent prurit brûlant après qu'on s'est gratté (Whl.).

Cuir chevelu et front. — A l'extérieur de la tête, du côté gauche. — Sensibilité de la tête au toucher, comme une écorchure. — Au sommet de la tête, une place est sensible au toucher. — Douleur aiguë au sommet de la tête, le soir, comme si on arrachait les cheveux, qui se hérissent sur le point le plus douloureux. — Sensibilité du cuir chevelu après s'être gratté. — *Douleur à la racine des cheveux, surtout au toucher.* — *Chute des cheveux.* — Chute abondante des cheveux. — Douleur pressive, extérieurement, au sommet de la tête, s'étendant vers le front. — Douleur perforante au sommet de la tête ; cette place est douloureuse au toucher. — Douleur brûlante sur une petite place, à la nuque, quand on se couche sur cette partie, et surtout après s'être gratté. — Sensation de froid à la tête. — Une petite place, au sommet de la tête, est toujours froide. — Prurit au cuir chevelu, avec impatience. — Prurit à l'occiput. — Prurit au front. — *Violent prurit au front.* — Élancements au front, paraissant exister dans les os. — Vésicules pruriantes au cuir chevelu (pendant 14 jours). — Vésicules pruriantes au front, causant des élancements quand on les frotte. — Nodosités au front, sensibles au toucher. — Mouvement du cuir chevelu s'étendant de la nuque au vertex, de là au front. — Grande sensibilité du cuir chevelu au toucher, au niveau du vertex (Ng.).

Visage. — Gonflement des joues avec douleurs lancinantes et sensibilité au toucher, pendant 8 jours. — Rougeur et gonflement indolent des joues. — Tache blanche et pruriteuse sur les joues. — Violent prurit au visage, avec éruptions de petites vésicules indolentes, qui suintent quand on se gratte. — Lèvres toujours chaudes, brûlantes et lancinantes. — Sensation de brûlure aux lèvres. — Sécheresse des lèvres. — Sécheresse de la partie rouge de la lèvre inférieure, avec croûtes et douleur tensive. — Gerçures aux lèvres. — *Gonflement douloureux de la lèvre supérieure,* même le soir. — Tremblement des lèvres. — Contraction spasmodique des lèvres. — Une ampoule se forme au milieu de la lèvre inférieure. — Nodosité rouge sur le bord de la partie rouge de la lèvre inférieure, causant, au toucher seulement, une douleur lancinante. — Ulcération croûteuse, causant une douleur de brûlure, sur le bord de la partie rouge de la lèvre inférieure. — Éruption d'herpès à la commissure des lèvres, s'étendant vers la joue. — Prurit au menton. — *Éruption douloureuse au menton* (S. H.).

Gerçures brûlantes à la lèvre inférieure. — Sécheresse et rugosité de la lèvre supérieure et des bords des narines. — Un point rouge et pruriteux se forme au milieu de la lèvre supérieure (Ng).

Ventre. — La nuit, prurit fréquent à l'épigastre et au bas-ventre.

Organes génétaux de la femme. —Prurit fatigant aux parties génitales externes, avec éruption vésiculeuse. — Vésicules indolentes aux parties génitales externes.

Poitrine. — Prurit à la poitrine. — Érysipèle à la poitrine : la peau s'enflamme, devient rouge, brûlante, dure, est parsemée de stries rouges qui partent d'un mamelon ; douleurs lancinantes. — Deux boutons se forment au niveau du sternum, ils causent une douleur d'ulcération et leur sommet devient purulent. — Un autre bouton à la dernière côte droite ; ce bouton cause des élancements et est très douloureux au toucher (S. H.).

Cou. — Prurit au cou. — Vésicules brûlantes au cou. — Inflammation et engorgement d'un ganglion de la nuque, ganglion profondément situé au niveau de l'origine du cuir chevelu ; en même temps, sensation de prurit. — Un ganglion situé en avant du cartilage lhyroïde se gonfle et devient douloureux (S. H.).

Inflammation et gonflement douloureux à la partie antérieure du cou (Fr. H.).

Membres supérieurs. — Gonflement des glandes axillaires. — Bubon axillaire (S. H.). — Une glande axillaire se tuméfie et suppure (Ng.). — Des taches rouges, brûlantes se développent sur le bras et sur l'avant-bras (après s'être lavé avec de l'eau de savon). — Gonflement dur et brûlant au bras gauche, avec élancement. — Pustules au niveau du pli du coude, causant un violent prurit. — Prurit au coude et au poignet, surtout aux mains, principalement le soir; il se développe sur ce point de petites vésicules remplies d'une sérosité jaunâtre (S. H.). — Tension au niveau d'une place limitée à l'avant-bras droit, comme si sur ce point la peau était soulevée par une aiguille; en frottant la partie souffrante, la douleur se transforme en prurit (Ng.). — Prurit à la paume des mains. — Prurit à la paume des mains, obligeant à se gratter, ce qui transforme la démangeaison en douleur de brûlure. — Prurit brûlant et lancinant à la paume des mains; on est forcé de se gratter. — Éruption de vésicules pruriantes à la paume des mains (4e j.). — Éruption suintante à la paume des mains. — Rougeur et gonflement des mains et des doigts, comme si ces derniers avaient été gelés, avec prurit le soir et douleur tensive pendant le mouvement. — La peau des mains est dure et sèche. — Gerçures de la peau des mains (S. H.). — Gerçures indolentes aux mains, surtout dans les intervalles des doigts (Fr. H.). — Chaleur et cuison à la peau des mains, surtout au niveau des articulations, avec douleur d'excoriation. — Gerçure et rudesse de la peau des mains surtout au niveau des phalanges des doigts. — Une petite plaie d'un doigt s'envenime, amène des douleurs pulsatives; plus tard des vésicules se forment et toute la main enfle, sans douleur, si ce n'est sous l'influence de la pression (S. H.). — Gonflement, raideur et rougeur au niveau des articulations des doigts, comme si ceux-ci avaient été gelés, avec fourmillement. — *Engelures aux doigts, causant un violent prurit sous l'influence de la chaleur.* — Desquamation de l'épiderme formant des plaques arrondies sur les doigts. — Sueur abondante entre les doigts. — Douleur à l'extrémité des doigts, le matin, il semble que les ongles aient été coupés trop courts. — *Envies nombreuses aux doigts.* — Panari au doigt; cet accident se reproduit deux fois de suite (S. H.).

Membres inférieurs. — Deux furoncles se forment sur une fesse. — Tubercule rouge et pruriteux, à la fesse gauche. — Rongement

pruriteux aux fesses. — Éruption ortiée au-dessous de la hanche
(S. H.). — Prurit fourmillant à la face interne de la cuisse (Fr. H.).
— Éruption pruriteuse au côté interne de la cuisse. — Intertrigo
dans le pli qui sépare la cuisse du scrotum. — Prurit aux genoux.
— Éruption vésiculeuse au niveau de la cheville. — Taches bleues
et veines variqueuses autour de la cheville. — Ampoules qui
donnent lieu à des ulcères, à la plante des pieds. — *Prurit à un
orteil qui avait été gelé* (les premiers jours). — Vésicules blanchâtres et douloureuses entre les orteils. — *Douleurs aux cors
des pieds ; il semble que ces parties aient été comprimées par
une chaussure trop étroite.* — *Violents et fréquents élancements dans les cors.* — Brûlure lancinante dans les cors, même
avec une chaussure trop large. — L'ongle du gros orteil droit cause
une douleur violente (simple ou d'ulcération), par une légère
pression. — Prurit ardent aux orteils. — *Rhagades aux mains et
aux pieds.*

SYMPTOMES DU GAZ HYDROGÈNE SULFURÉ DANS LES EAUX MINÉRALES

Ophthalmie violente (Hufeland, eaux de Noundorf), — selles
noires, semblables à de la poix (*id.*). — Douleur passagère tiraillante dans les pieds (*id.*). — Pouls d'abord ralenti (Kortum, eaux
d'Aix-la-Chapelle). — Pouls d'abord plus lent de 8 à 10 pulsations
(Waig, eaux de Noundorf). — Fièvre chaude (au bout d'1 heure)
(Kortum, eaux de Noundorf). — Ophthalmie avec fièvre (Hufeland,
eaux d'Aix-La-Chapelle). — Érysipèle par tout le corps avec
fièvre (*id.*).

TARAXACUM DENS LEONIS

Pissenlit ; Lœwenzahn (All.), Dandelion (Angl.), Macerone (Ital.), Diente de
Léon (Esp.). — Famille des Composées (1).

On exprime le suc de la plante entière, avant qu'elle soit complètement
fleurie, et on le mêle avec parties égales d'alcool.

Ne s'appuyant que sur des suppositions théoriques, on a fait
dans les maladies un abus énorme de cette plante ainsi que de
beaucoup d'autres et on l'emploie journellement comme une
panacée.

Dans toutes les maladies où ceux qui se disent praticiens ne
voyaient pas ce qu'ils devaient faire, malgré leur prétention de
tout voir, même l'intérieur de la nature malade ; dans celles également auxquelles ne correspondait exactement aucun des noms de
la pathologie, la théorie admettait des épaississements d'humeurs
et des obstructions de vaisseaux capillaires, profonds, innommés,
que personne n'avait vus. Le résultat de ces suppositions fantas-
tiques était qu'on prescrivait le bien-aimé pissenlit, qu'à cause de
son suc laiteux on croyait devoir agir comme un savon. De même
que ceux-ci dissolvent un grand nombre de substances dans les
éprouvettes du chimiste, de même le pissenlit devait, dans le corps
vivant, dissoudre les viscosités, épaississements et obstructions
qu'on avait trouvé bon d'imaginer, chez l'homme malade.

Mais il aurait fallu expérimenter les effets purs du pissenlit, c'est-à-
dire les modifications qu'il apporte à l'état de santé et, par suite, savoir
quels états morbides particuliers il a le pouvoir de faire naître. Il
aurait fallu ensuite faire des recherches thérapeutiques et, employant
cette plante toute seule, voir quelles maladies elle aurait guéries
d'une façon prompte et durable. Alors, en comparant l'ensemble
des symptômes des états morbides guéris par le pissenlit avec les

1. *Traité de matière médicale pure*, t. V, p. 166, édit. allemande; t. III,
p. 252, édit. française.

symptômes qu'il fait naître chez l'homme sain, on se serait convaincu qu'il ne guérit qu'en raison de l'analogie existante entre ces deux ordres de symptômes et qu'en vertu de la loi homœopathique, qui est une loi éternelle de la nature, il ne pouvait manquer de produire la guérison. De même on aurait reconnu qu'il ne peut rien contre les états morbides dans lesquels cette analogie n'existe pas. En présence de ce phénomène, des esprits non prévenus auraient renoncé à cette indication imaginaire de résoudre de prétendues obstructions internes.

Quoique le pissenlit n'ait pas encore été suffisamment expérimenté, les effets pathogénétiques suivants contribueront puissamment à détruire ces préjugés pathologico-thérapeutiques. Ils pourront plus encore : ils nous feront connaître à l'avance dans quels états morbides ce suc végétal aura une action curative certaine. Ainsi, l'on ne sera plus exposé, comme on l'a fait jusqu'à ce jour, à en donner inutilement ou à faire du mal en le prescrivant à des malades auxquels il ne convenait pas.

Dans les cas où le pissenlit est homœopathique il faut donner à peine une goutte de teinture par dose pour obtenir la guérison. Il ne faut employer que la teinture parce que l'extrait préparé en grand contient du cuivre provenant des vases dans lesquels il a été préparé.

Concordances. — Suivant Bœnninghausen, le médicament qui se rapproche le plus du pissenlit est RHUS ; les autres sont : 1° LYCOPODIUM, NUX VOMICA, PULSATILLA, SEPIA ; 2° *bell.*, *bry.*, *ign.*, *phos.*, *staph.*, *sulf*; 3° *arn.*, *asa*, *calc.*, *caust.*, *cham.*, *chin.*, *cycl.*, *kali*, *merc.*, *natr.*, *op.*, *sabad.*, *sil.*, *spig.*, *spong.*, *zinc.*

Antidotes. — Suivant Bœnninghausen l'antidote du pissenlit est le camphre.

Liste des auteurs. — Franz (Fr.), Gutmann (Gtm), Kummer (Kmr), Langhammer (Lgh).

SYMPTOMATOLOGIE

Symptômes généraux. — (235-238). — Tous les membres se meuvent aisément, cependant il semble que les forces motrices soient enchaînées. — Sensation de faiblesse dans tout le corps ; abattement tel des forces qu'on voudrait toujours rester couché ou assis, situation dans laquelle on se trouve dans un état intermédiaire entre la veille et le sommeil, comme lorsqu'on s'endort. — Sentiment intérieur comme si l'on était très malade ; tous les membres sont douloureux quand on y touche et quand ils se trouvent dans une fausse position (Fr.). — Presque toutes les souffrances se déclarent seulement quand on est assis ; la plupart disparaissent pendant la marche (Gtm).

SOMMEIL — (239-251). — Étant assis, bâillements fréquents comme si l'on n'avait pas assez dormi (au b. de 5 h. 1/2). — Envie de dormir dans la journée (en lisant) ; les yeux se ferment, à tel point qu'on est obligé de se coucher ; le mouvement fait passer l'envie de dormir (au b. de 5 h.) (Lgh). — Insurmontable envie de dormir en sortant de table ; quand on se réveille on a envie d'uriner avec un peu d'ardeur, mais seulement avant et après la sortie de l'urine. — En écoutant une conversation scientifique on s'endort malgré toute sa résistance et l'on a aussitôt des rêves très vifs. — Rêves inquiétants, vifs, dont on ne se souvient pas (Kmr.) — *Rêves vifs, dont on ne se souvient pas.* — La nuit, rêves pleins de querelles. — Rêves voluptueux. — Réveils fréquents avec grande agitation dans le lit ; on ne trouve de repos nulle part. — Réveils fréquents, comme si l'on avait assez dormi. — En se réveillant, un peu de sueur sur tout le corps, qui excite une cuisson générale à la peau, laquelle oblige à se gratter (au b. de 23 h.). — Le soir au lit, dès qu'on s'endort, et toute la nuit, on transpire de tout le corps ; le matin, on se trouve dispos. — Dès qu'on s'endort on commence à transpirer de tout le corps, ce qui réveille souvent ; alors on éprouve chaque fois une chaleur générale, mais elle est plus accentuée et plus brûlante aux joues ; on est tout à fait trempé par la sueur, mais, le matin, on est dispos (Lgh).

SYMPTÔMES FÉBRILES. — (252-258). — Frissonnement par tout le corps (au b. de 26 h.). — En marchant au grand air, violent frisson par tout le corps, comme dans un accès de fièvre, sans soif ni chaleur à la suite (au b. de 2 h. 1/2) (Lgh). — Froid pendant quelques heures, avec douleur pressive continuelle dans la tête (Gtm). — En marchant au grand air, chaleur subite de la face et aussi du reste du corps, sans soif (au b. de 57 h.). — *Sensation de chaleur et chaleur à la face, avec rougeur* (au b. d'1 h. 1/2). — La face, les mains et le reste du corps sont chauds, sans soif (au b. de 6 h. 1/2). — Légère sueur par tout le corps (au b. de 22 h.) (Lgh).

MORAL. — (259-264). — Irrésolution et aversion pour le travail, quoiqu'on puisse continuer sans peine dès qu'on a commencé (chez une femme). — Quand on n'a pas d'occupation on est comme perdu ; on ne sait où se mettre et cependant on ne peut se résoudre à rien (Fr.). — Le matin, on est mécontent et n'est disposé ni à s'occuper ni à parler (au b. de 25 h.). — Grande propension à rire. — Loquacité et bavardage qu'on ne peut arrêter. — Confiance religieuse, gaieté, contentement de soi-même et de sa position (Lgh).

Symptômes locaux. — TÊTE. — (1-32). — En marchant au grand air, vertige comme dans l'ivresse ; la tête tombe tantôt à droite, tantôt à gauche (au b. de 2 h. 1/4). — En allant au grand air, démarche incertaine et vertige avec crainte de tomber en avant (au b. de 10 h.) (Lgh). — Quand on marche au grand air, la tête est très entreprise et étourdie ; on a comme le vertige et croit chanceler. — Tantôt une sensation de constriction et de tournoiement dans le front, au-dessus du nez, avec vertige ; tantôt sensation comme si le cerveau était distendu dans un point ou dans un autre, sans douleur. — Sensation dans la tête comme si le cerveau était mollement comprimé de tous les côtés (Fr.). — En marchant au grand air, douleur pressive, fourmillante, dans le front, qui s'étend à partir du milieu de ce dernier, comme s'il s'y trouvait un être vivant (au b. de 4 h.) (Lgh). — Sensation composée de pression et de prurit dans la tête. — *Pression profonde et pesanteur au bas de l'occiput* (au b. de 9 h. 1/2). — Lourdeur de tête avec chaleur et rougeur de la face. — Douleur pressive de dedans en dehors, au front (Gtm). — Douleur pressive, stupéfiante, au front, comme après l'ivresse (au b. d'1 h.) (Lgh). — *Douleur pressive dans la tempe droite* (au b. de 35 h.). — Céphalalgie pressive, brûlante, qui se dirige de bas en haut. — Douleur pressive de dedans en dehors, dans la tête (au b. de 2 h. 1/2). — Pesanteur à l'occiput, qui cesse chaque fois qu'on se baisse et revient plus forte encore quand on se redresse et tient la tête droite (Gtm). — Étant assis, douleur pressive, stupéfiante, dans tout le front, de sorte qu'en lisant on perd presque connaissance et ne sait plus où l'on est ; la douleur est accompagnée de nausées ; ce n'est qu'au grand air qu'on se trouve mieux (au b. d'1 h. 3/4) (Lgh). — Douleur pressive continuelle sur le front (au b. de 4 h.) (Gtm). — Douleur tiraillante, pressive dans la tempe. — Étant debout, douleur tiraillante, pressive, sur l'os frontal (Fr.). — *Étant assis, douleur tiraillante à la tempe gauche, qui cesse pendant la marche et quand on est debout* (au b. de 5 h.) (Lgh). — En marchant, douleur déchirante à l'occiput, qui cesse quand on s'arrête. — En marchant, déchirement à la surface de l'occiput. — Déchirement lancinant à l'occiput, derrière l'oreille droite (Fr.). — Élancements déchirants, qui se succèdent rapidement, au côté gauche du front (Lgh). — Douleur lancinante continuelle dans le côté gauche de la tête (pend. 6 h.) (*Rosazewski*). — *Étant assis, élancements comme des coups d'aiguille dans la tempe gauche, qui cessent quand on est debout* (au b. d'1 h. 1/2). — En marchant au grand air, élancement violent et continuel dans la région de la tempe gauche, qui cesse quand on est debout (au b. de 3 h.). — *Vifs élancements à gauche, à la surface du front; l'attouchement ne les fait pas cesser* (au b. de 13 h.) (Lgh). — Pression lancinante sourde sur le front (au b. d'1/2 h.) (Gtm).

Yeux. — (33-44). — Rétrécissement des pupilles (au b. de 4 h.). — Dilatation des pupilles (au b. de 26 h.) (Lgh). — Le matin, au réveil, les paupières sont agglutinées par du pus, pendant plusieurs jours. — Espèce d'ophthalmie : les yeux ne peuvent supporter la lumière et sont continuellement pleins d'eau, avec pression à la paupière supérieure, comme s'il y avait là quelque chose qu'on s'efforce en vain d'essuyer. — Chassie aux yeux, plus le matin que dans la journée (Kmr). — *Ardeur dans le globe oculaire gauche* (au b. d'11 h. 1/2). — Vive ardeur dans l'œil droit, vers son angle interne. — Léger picotement brûlant dans les deux paupières de l'œil gauche (au b. d'1/2 h.). — Douleur lancinante, brûlante, dans le globe oculaire gauche (au b. de 20 h.). — *Élancement brûlant dans le globe oculaire gauche*, dans la direction de son angle interne (au b. d'1/2 h.). — Douleur vivement lancinante dans l'œil droit (Gtm). — Vive pression, comme par un grain de sable, dans l'angle interne de l'œil droit, avec sensation comme si les paupières étaient enflées en ce point (Fr.).

Oreilles. — (45-52). — (Le soir, dureté de l'ouïe) (Fr.). — Pression de dehors en dedans à l'intérieur de l'oreille gauche (Gtm). — Bruit comme un chant de cigale dans l'oreille gauche (au b. de 33 h.) (Lgh). — Déchirement dans le conduit auditif externe et forte pression derrière la branche montante du maxillaire inférieur. — Élancements derrière l'oreille, avec déchirement qui descend le long du cou (Fr.). — Élancement de dedans en dehors dans l'oreille droite; chaque fois il revient en dedans. — Élancement brûlant et pruriteux dans l'oreille droite (Gtm). — *Douleur tiraillante à l'oreille externe* (au b. de 5 h.) (Lgh).

Nez. — (56-57 et 126). — Deux saignements de nez par la narine gauche, à midi, avant de manger (au b. de 30 h.). — Éternuements fréquents en marchant au grand air (au b. de 4, 28 h.) (Lgh).

Visage. — (53-61). — Vive pression dans la joue droite (au b. d'1/2 h.). — Élancement pressif dans la joue (Gtm). — A la région de la parotide gauche, dans les muscles du cou et depuis le sternum jusqu'à l'apophyse mastoïde, douleur assez vive pendant les mouvements de la mâchoire et du cou (Kmr).

Appareil digestif. — (67-416).

A. *Bouche.* — Douleur pressive, comme celle que causeraient des coups, dans deux incisives, principalement dans la couronne (Gtm). — Il sort du sang (d'un goût aigre) des dents creuses du côté droit. — Douleur tiraillante dans les dents creuses du côté droit; elle remonte le long de la joue jusqu'au sourcil (Kmr). — En mâchant les aliments, sensation dans les dents comme si elles avaient été agacées par des fruits aigres (au b. de 37 h.). — *Afflux de salive à la bouche et sensation de constriction au larynx* (au b. de 31 h.) (Lgh). — La bouche s'emplit d'eau d'un goût aigrelet (Kmr).

Élancement brûlant dans le côté gauche de la langue (au b. de 9 h.) (Gtm). — Langue chargée d'un enduit blanc (au b. de 2 h. 3/4). — Langue chargée d'un enduit blanc, qui se dépouille peu à peu par places (au b. d'11 h. 1/2). — *La langue est couverte d'une pellicule blanche, avec sensation d'âpreté; ensuite elle se dépouille par places, qui sont d'un rouge foncé et très sensibles* (au b. de 34 h.) (Lgh). — Le matin, au réveil, langue toute sèche, couverte d'un enduit brun (Kmr). — La viande, surtout le bouillon gras, semble tout à fait aigre quand elle touche le bout de la langue (Kmr).

B. *Pharynx et œsophage.* — Déglutition difficile; sorte de pression comme par un gonflement à l'intérieur de la gorge (Gtm). — Vive pression à la paroi antérieure du pharynx et du larynx, quand on n'avale pas; elle excite à tousser, mais elle cesse pendant la déglutition (Fr.). — Le mucus qu'on détache de sa gorge a un goût très aigre et agace les dents (au b. de 3, 4 h.) (Kmr). — Sécheresse et élancements dans la gorge. — Sensation de sécheresse et mucus amer dans la gorge, qui enroue la voix (Fr.).

C. *Estomac.* — Sur le bout de la langue le beurre a un goût aigre et salé, désagréable; mais au palais il a son goût habituel (Kmr). — Avant de manger goût amer dans la bouche, mais on trouve aux aliments leur goût naturel (Lgh). — Un goût amer remonte du pharynx jusque dans la bouche. — Éructations amères et hoquet (Fr.). — La fumée de tabac ne plaît pas ; elle brûle la gorge et arrête la respiration ; cela se passe quand on boit. — Éructations qui durent plusieurs jours et se produisent surtout après qu'on a bu (au b. d'1/2 h.) (Kmr). — Nausées accompagnées d'anxiété, quand on est assis ; elles cessent quand on est debout (au b. de 2 h. 1/2). — Nausées comme par surcharge d'aliments gras ; on craint de vomir et l'on a une douleur pressive, stupéfiante, dans le front ; on ne se trouve mieux qu'au grand air (au b. d'1 h. 3/4). — Affadissement et nausées dans le pharynx (au b. de 2 h. 3/4) (Lgh). — On est très frileux après avoir mangé, surtout après avoir bu. — Tension dans le creux de l'estomac et pression sur le cartilage xyphoïde en se baissant (Fr.).

D. *Abdomen.* — Mouvements non douloureux et borborygmes dans le ventre (Kmr). — Borborygmes dans la région ombilicale, vers le côté gauche (Gtm). — *Mouvements rapides et continuels dans le bas-ventre, comme si des bulles s'y formaient et y crevaient* (au b. de 5 h. 1/2). — Pour la 2e fois, le 1er jour, selle qui n'est pas dure, mais qui sort difficilement avec beaucoup d'efforts (au b. de 8 h. 1/2). — Pour la 3e fois, le 1er jour, selle peu dure, qui sort avec de grands efforts (au b. de 16 h.) (Lgh). — Selle en bouillie, de meilleure heure que d'habitude ; l'envie d'évacuer dure encore après, mais il ne sort rien de plus (Fr.).

Pression sous les côtes du côté gauche. — Douleur pressive dans le côté gauche du ventre. — Pincement dans le ventre (au b. d'1 h. 1/4) (Gtm). — Colique : pincement dans le ventre, suivi d'émission de vents (au b. de 3, 16 h.) (Lgh). — *Élancements pressifs continuels dans le côté gauche du ventre* (au b. de 24, 30 h.). — Douleur térébrante de dedans en dehors à la région ombilicale, vers le côté droit. — Élancements pressifs et tensifs dans le côté droit du ventre. — *Élancements isolés, violents et aigus en partie dans le côté gauche du haut du ventre, en partie dans le côté droit ou le côté gauche de l'abdomen, en partie aussi dans le bas-ventre* (au b. de 14, 31 h.) (Gtm). — Un fort élancement dans le côté du ventre ; il dure 1 minute (*Rosazewski*). — Élancements brûlants dans le côté gauche du bas-ventre, dans la direction des parties génitales (au b. de 25 h.). — Douleur lancinante, pruriteuse, dans les muscles abdominaux du côté droit. — Glocitation indolente dans les muscles du côté gauche du bas-ventre

(Gtm). — Sensation douloureuse de luxation dans l'aine gauche en marchant ; elle diminue un peu quand on est debout et quand on y touche (au b. de 6 h.) (Lgh).

ORGANES GÉNITO-URINAIRES. — (117-125). — *Envie d'uriner, sans douleur* (au b. d'1 h.). — *Fréquentes envies d'uriner, avec émission abondante* (au b. de 3 h.). — Envie fréquente d'uriner, avec émission peu copieuse (au b. de 25 h.) (S. H.) [1].

Douleur térébrante continuelle dans le gland. — Un petit élancement dans le testicule gauche. — Élancement brûlant dans le testicule droit (Gtm). — Pollution nocturne, toutes les deux nuits. — Érections involontaires, qui durent longtemps (au b. de 9 j.) (Kmr).

APPAREIL RESPIRATOIRE [2]. — (127-147). — Chatouillement à la fossette du cou, qui excite à tousser ; chaque fois on sent venir les quintes quelques secondes à l'avance, mais on ne peut les empêcher (au b. de 40 h.) (Lgh). — Douleur térébrante et fouillante dans le côté droit de la poitrine, plus forte et plus soutenue en marchant (au b. de 3 h.). — Pression dans le côté gauche de la poitrine, sous le creux de l'aisselle (Gtm). — Dans le côté droit, depuis la région hépatique jusque dans la poitrine, sur une étendue plus large que la main, pression de dedans en dehors sur les côtes, pendant l'expiration et quand on est debout (Fr.). — Pression brûlante dans le sternum, plus forte pendant l'inspiration que pendant l'expiration (au b. d'1/2 h.). — Élancement pressif dans le côté droit de la poitrine, qui cesse quand on inspire et expire avec plus de force ; mais quand on appuie sur la partie il revient plus fort et s'étend plus loin, comme un point de côté continuel (au b. de 2 h.). — Élancement dans le côté droit de la poitrine (au b. de 4 h.). — Élancement sourd dans le côté gauche de la poitrine (au b. d'1 h.). — Élancements dans le côté gauche de la poitrine, qui se dirigent vers le dos (Gtm). — Étant debout élancements de dehors en dedans à la poitrine, pendant l'inspiration (Fr.). — En marchant, élancements continuels dans le côté

1. Ces deux derniers symptômes, dont l'un est l'effet primitif, l'autre l'effet consécutif, ou la réaction durable de l'organisme, prouvent combien peu est fondée la pratique vulgaire, qui veut guérir avec le pissenlit les hydropisies chroniques avec diminution de la sécrétion urinaire. Par son effet naturel, ce médicament augmente d'abord cette sécrétion, mais celle-ci est diminuée d'autant plus par la réaction, qui est plus durable. Au contraire le pissenlit serait utile contre des polyuries qui répondraient à l'ensemble de ses symptômes et ne dépendraient pas d'une maladie miasmatique, comme c'est souvent le cas.
2. Pour les symptômes du coryza, voy. *Nez*.

droit de la poitrine. — Violents élancements dans le sternum (au b. de 6 h.). — Élancement dans le côté droit de la poitrine, juste au-dessous du creux de l'aisselle (au b. d'1 h. 1/2) (Gtm). — Sous la dernière côte gauche, trois violents élancements dirigés en arrière, un à chaque inspiration. — Un fort élancement dans la région de la 6ᵉ côte (Kmr). — Violent élancement dans le côté gauche de la poitrine, à la dernière côte. — Élancements dans le côté droit du diaphragme, étant couché sur ce côté (Gtm). — Traction lancinante et térébrante à l'extrémité humérale de la clavicule droite (Fr.). — Vulsion dans les muscles costaux du côté gauche. — *Vulsion dans les muscles costaux du côté droit* (au b. de 14 h.). — Pendant une inspiration plus forte, douleur tensive dans la région du diaphragme (au b. d'11 h.) (Gtm).

Cou, dos et lombes. — (62-66 et 148-154). — *Vulsion sur le côté du cou, en bas* (au b. de 15 h.). — Vifs élancements térébrants de dedans en dehors au côté gauche du cou, pendant quelques minutes (immédiat.) — Vulsion pressive dans les muscles de la nuque, derrière l'oreille gauche (au b. de 3 h. 1/2). — Élancement pressif à la nuque (Gtm). — Élancements comme par une aiguille un peu émoussée à gauche de la nuque, en se tenant debout; ils cessent quand on s'assied (au b. d'1 h. 1/2) (Lgh). — Pression de dedans en dehors à la région lombaire, à gauche (Gtm). — Pression molle au sacrum, étant debout (Fr.). — Reptation indolente dans le sacrum. — Élancement tensif dans le dos, vers le côté droit. — Douleur pressive, lancinante, dans toute la colonne vertébrale, vers le côté droit, étant couché, avec difficulté de respirer; la douleur est vive surtout dans le sacrum. — Élancement sourd continuel, de dedans en dehors, dans l'omoplate droite (au b. de 21 h.). — *Glocitation et palpitation dans l'omoplate droite* (Gtm).

Membres supérieurs. — (155-180). — Battement pulsatif dans l'aisselle gauche, pendant quelques minutes. — Vulsion sur le sommet de l'épaule. — Palpitation non douloureuse sur l'épaule gauche, avec froid par tout le corps. — Vulsion dans les muscles du bras gauche, au côté externe (au b. de 4 h.). — Tressaillement dans le bras (Gtm). — Battement pulsatif dans l'intérieur du bras, par intervalles (Kmr). — Douleur pressive dans les muscles du bras gauche (au b. de 30 h.). — Douleur pressive au côté interne du bras gauche. — Douleur semblable à une commotion électrique au côté externe du bras gauche. — Douleur lancinante au côté interne du bras gauche. — Vif élancement au côté externe du bras gauche (Gtm). — A la partie postérieure du bras, série de picotements sensibles, en partie violents, que le frottement fait cesser (Kmr). — Élancements par intervalles au côté externe, entre le coude et le milieu du bras droit, pendant le repos (Fr.).

Élancements dans l'articulation du coude droit (Gtm). — Petits élancements dans l'avant-bras gauche, pendant le repos et le mouvement (au b. de 13 h.). — Vifs élancements dans l'avant-bras droit, qui cessent pendant le repos (au b. de 13 h.) (Lgh). — *Vulsion dans les muscles de l'avant-bras gauche* (au b. de 10 h.). — Ardeur dans l'avant-bras droit. — Douleur pressive sur le côté interne de l'avant-bras droit (Gtm). — Douleurs tiraillantes, qui reviennent souvent, dans l'avant-bras (Kmr). — Traction déchirante dans le poignet gauche, qui s'étend jusque dans les 3 derniers doigts (Kmr). — Douleur brûlante dans le 3e et le 4e doigt de la main gauche. — Douleur lancinante dans le 4e doigt de la main gauche. — *Douleur pressive dans les 3 derniers doigts de la main droite* (Gtm). — *Froid glacial au bout des doigts* (au b. de 6 h.) (Lgh).

MEMBRES INFÉRIEURS. — (181-234). — Vulsion de haut en bas dans les muscles fessiers gauches. — Tressaillement dans les muscles du haut de la cuisse (au b. de 2 h.). — *Douleur lancinante dans toute la cuisse gauche* (au b. de 9 h. 1/2, 10 h. 1/2) (Gtm). — Étant assis, élancement térébrant au côté interne de la cuisse (Fr.). — Tout en haut de la cuisse, en avant, douleur contusive sur un point, plus quand on y touche que pendant la marche (Kmr). — Pression au côté interne de la cuisse droite, étant assis et debout, mais non pendant la marche (au b. de 2 h.) (Gtm). — Déchirement dans le jarret, au côté interne, étant assis (Fr.).

Douleur tiraillante et lancinante au côté externe du genou droit, pendant le repos et le mouvement (au b. de 3 h.) (Lgh). — Vive pression au côté externe du genou, quand on plie la jambe (Fr.). — Douleur lancinante qui s'étend dans toute l'articulation du genou. — Douleur brûlante dans la rotule gauche. — Douleur brûlante continuelle dans le genou droit, en avant. — Douleur brûlante au côté externe de la jambe droite. — Douleur brûlante au bas de la jambe droite. — Ardeur à la partie antérieure du tibia (Gtm). — Dans la jambe droite, petits élancements violents, qui tirent de bas en haut, quand on est debout ; ils cessent quand on est assis (au b. de 30 h.). — Au côté externe de la jambe gauche, élancements

de bas en haut, semblables à des coups d'aiguille, étant debout ;
ils cessent quand on est assis (au b. de 31 h.) (Lgh). — Douleurs
tiraillantes dans les jambes, étant assis et pendant la marche. —
Lassitude des jambes, surtout en montant les escaliers. — Pendant
la marche la jambe droite est plus faible que la gauche et cependant il semble que les muscles en sont plus tendus (Kmr). — Douleur rongeante à la jambe droite (étant debout, au b. d'1 h. 1/2).
— Douleur déchirante au bord externe de la jambe gauche (étant
debout, au b. de 2 h.) (Lgh). — Élancements pulsatifs, sourds, au
mollet droit, juste au-dessous du jarret (Fr.). — Élancements dans
le mollet droit. — Élancements brûlants continuels dans le mollet
(étant assis). — *Douleur pressive dans le mollet gauche* (au b. de
3/4 d'h.) (Gtm). — *Douleur vulsive dans le mollet droit, qui
cesse rapidement quand on met la main dessus* (au b. d'1 h.) (Lgh).

Un élancement au cou-de-pied gauche, dans la direction du gros
orteil (au b. de 37 h.). — Un élancement dans la malléole interne
du pied droit, étant assis (au b. de 32 h.). — Élancements pruriteux
à la malléole interne (Gtm). — *Étant debout, douleur tiraillante
sur le cou-de-pied droit, qui cesse quand on est assis* (au b. d'1 h.).
— Étant debout, douleur tiraillante et pressive dans le cou-de-
pied gauche (au b. de 3/4 d'h.) (Lgh). — Traction déchirante dans
l'articulation du pied gauche (Kmr). — Douleur brûlante dans le
pied droit, en dehors. — Traction brûlante sur le dos du pied
gauche (au b. de 37 h.). — *Pression sur le dos du pied droit,
étant assis* (au b. de 22 h.). — Élancements de dehors en dedans,
du cou-de-pied à la plante (au b. d'1 h. 1/2). — Douleur térébrante
dans la plante du pied droit. — Douleur térébrante et brûlante dans
la plante du pied gauche, dans la direction du petit orteil. — *Douleur lancinante* de dedans en dehors, *en partie violente, en
partie picotante*, dans la plante du pied droit, étant assis (au b. de
10, 21 h.). — Élancement pruriteux dans la plante du pied droit
(au b. de 32 h.). — Douleur brûlante, pressive, à la plante du pied
droit, dans la direction des orteils, étant assis (Gtm). — Traction
continuelle, qui remonte du petit orteil au tibia, étant assis (Fr.).
— *Accès d'ardeur dans les orteils*, surtout à la face supérieure du
gros orteil droit. — Élancements dans le gros orteil droit, dans la
direction du 2e orteil. — Élancements brûlants dans le gros orteil
droit, en marchant (au b. de 9 h.) (Gtm). — Élancements déchirants dans les orteils (Fr.). — Sueur abondante entre les orteils,
surtout au pied droit (Kmr).

Peau. — Boutons sur le cuir chevelu, à droite, au-dessus de la tempe ; quand on y touche il fait mal comme si la région était malade intérieurement (au b. de 15 h.). — Bouton sur le milieu du sourcil gauche, qui cause une douleur pressive quand on y touche (au b. de 27 h.) (Lgh). — La partie antérieure du cuir chevelu est tendue, comme si elle était solidement fixée sur le vertex (Kmr). — Pustule dans le coin de l'aile droite du nez (au b. de 8 h.) (Lgh). — Sur le haut de la joue gauche, pustule entourée d'une auréole rouge, qui cause une douleur rongeante quand on y touche (au b. de 24 h.). — Pustule au coin droit de la bouche (au b. de 49 h.). — Prurit soudain sous le menton (au b. d'1 h.) (Lgh). — La lèvre supérieure se gerce dans le milieu (au b. de 6 h.) (Kmr). — Prurit au périnée, entre l'anus et les parties génitales ; il excite à se gratter (au b. de 14 h.). — Prurit voluptueux au périnée, qui excite à se gratter ; ensuite il survient au même endroit une douleur rongeante, qui dure plusieurs heures (au b. de 32 h.). — Prurit au gland, qui excite à se gratter (au b. de 7 h. 1/2) (Lgh). — Éruption de boutons aux mains, surtout au côté des doigts, et aussi sur le dos des mains, avec un peu de prurit (Kmr). — Prurit dans les muscles fessiers gauches (Gtm). — Prurit rongeant à la cuisse gauche, qui excite à se gratter (au b. de 7 h. 1/2) (Lgh). — Vif prurit au mollet gauche, le soir, étant couché ; il oblige à se gratter, mais persiste après ; ensuite l'endroit devient rouge et suintant (au b. de 17 h.) (Lgh). — Prurit sur le cou-de-pied droit, qui cesse quand on se gratte (au b. d'1 h. 3/4) (Gtm). — Quelques vésicules pruriteuses sur le cou-de-pied (Kmr). — Vif prurit sur le 4e orteil des deux pieds (au b. de 25 h.) (Lgh).

THUJA OCCIDENTALIS

Thuja ; Lebensbaum (All.), thuja (Angl.), thuja (Ital.), thuja (Esp.). — Famille
des Conifères ([1]).

On prend les feuilles vertes et on les pile d'abord seules jusqu'à ce qu'elles
forment une masse homogène ; ensuite on les délaie avec les deux tiers de
leur poids d'alcool et l'on en exprime ensuite le suc.

Avant moi, personne en Europe n'avait employé sérieusement comme remède cette plante, qu'on substituait quelquefois
à la sabine dans les topiques. Ce qu'en disent Parkinson et Hermann n'est qu'un tissu de conjectures théoriques, d'après la coutume admise dans la thérapeutique générale. Selon Boerhaave
l'eau distillée de thuja aurait été utile dans les hydropisies. Suivant Kalm ce végétal, employé à l'extérieur, est un remède populaire dans l'Amérique du Nord contre des douleurs indéterminées
dans les membres.

La liste suivante de symptômes purs, provoqués par ce médicament d'une puissance extraordinaire, enrichit la matière médicale
d'un trésor que le médecin homœopathe saura utiliser dans le
traitement de maladies très graves contre lesquelles on ne connaissait pas encore de remède. Il apprendra, par exemple, que le
suc de thuja doit guérir spécifiquement les condylomes vénériens lorsqu'ils ne sont pas compliqués d'un autre miasme et
l'expérience confirme aussi que c'est le seul remède efficace. Il
guérit aussi avec certitude la blennorrhagie consécutive à un coït
impur, lorsqu'elle n'est pas compliquée d'un autre miasme.

Je me suis servi de la dilution au décillionième et à la dose
d'une très petite fraction de goutte, même dans les cas les plus
graves.

Comme la gonorrhée condylomateuse est une des rares maladies
miasmatiques toujours semblables à elles-mêmes, j'ai pu expéri-

1. *Traité de matière médicale pure*, t. V, p. 122, édit. allemande ; t. III,
p. 734, édit. française.

menter de la manière la plus certaine le degré d'efficacité de dilutions de plus en plus élevées du suc de thuja. J'ai reconnu ainsi que les dilutions très élevées, par exemple la 30° et même la 60°, lorsque chaque flacon avait reçu 10 fortes secousses et plus, n'étaient guère plus faibles que les premières dilutïons ; au contraire je les ai trouvées de plus en plus propres à développer l'énergie curative du médicament (1).

J'ai constaté invariablement ce phénomène (pour toutes les hautes dilutions préparées de la même façon) dans des expériences innombrables et concluantes, de sorte que je peux l'affirmer avec une entière conviction.

Quand j'ai affaire à des malades d'une sensibilité excessive, pour ne pas les priver de préparations efficaces et en même temps assez atténuées, j'ai depuis longtemps l'habitude de ne donner que deux secousses à chaque flacon.

La durée d'action des doses, même les plus faibles, atteint près de 3 semaines.

Concordances. — Suivant Bœnninghausen, les médicaments qui se rapprochent le plus du thuja sont MERCURIUS SOLUBILIS et SULFUR ; les autres sont : 1° CALCAREA CARBONICA, PHOSPHORUS, PULSATILLA, RHUS, SILICEA ; 2° *ars.*, *bell.*, *bry.*, *kali*, *lyc.*, *nux v.*, *sep.*, *staph.* ; 3° acon., arn., asa, bar., canth., carb. an., carb. veg., caust., cham., chiñ., cocc., con., dros., graph., hep., ign., natr., natr. mur., nitr. ac., phos. ac., rut., spig., veratr., zinc.

Antidotes. — Le camphre paraît être la substance qui remédie le mieux aux effets exagérés des fortes doses de thuja.

Liste des auteurs. — Franz (Fr.), Gross (Gr.), Frédéric Hahnemann (F. H.), Hartmann (Htm), Haynel (Hnl), Hempel (Hpl), Langhammer (Lgh), Teuthorn (Thn), Wagner (Wgn), Wislicenus (Ws).

---

1. On ne saurait contester ce fait que j'ai découvert, à savoir que les substances médicinales brutes (solides ou liquides) déploient de plus en plus leur force curative sous l'influence de la trituration ou de la succussion avec un corps inerte, et la déploient d'autant plus que la trituration et la succussion ont été plus prolongées et plus énergiques, de telle sorte que leur matière semble se dissoudre et se transformer à mesure que la force se dégage. Cette découverte est d'une telle valeur et si incontestable que les faits réduisent au silence les sceptiques qui, dans leur ignorance des ressources inépuisables de la nature, ne voient dans les dilutions homœopathiques autre chose qu'une division mécanique et une réduction à rien (avec anéantissement de la vertu curative).

SYMPTOMATOLOGIE

Symptômes généraux. — (283-297 et 256-260). — Sueur aux mains et aux pieds. — Douleur tiraillante de bas en haut qui part des jambes, traverse les cuisses et remonte jusqu'à la tête ; de là elle descend jusqu'à l'épigastre ; en même temps on a comme un voile noir devant les yeux et des nausées (chez une femme). — Craquement dans les articulations du coude, du genou et du pied, en étendant les membres. — Engourdissement des bras et des jambes, la nuit quand on s'éveille. — Pression accompagnée d'une sensation de grattement et de picotement dans diverses parties du corps, même sur les os. — C'est après 3 heures, l'après-midi comme le matin, que les douleurs sont le plus fortes ; elles empêchent aussi de s'endormir, le soir. — Accès : en marchant au grand air on est pris de nausées et de tournoiements, comme si on était ivre ; en même temps, chaleur à la face, sueur anxieuse et respiration difficile ; les pieds sont si lourds qu'on chancelle (pend. 1 h., au b. de 20 h.). — Grande lassitude dans l'aisselle et les cuisses ; ces parties sont courbaturées comme si elles avaient supporté une grande fatigue. — Faiblesse du corps, l'esprit étant libre. — Sursaut du haut du corps dans la journée (S. H.).

Raideur et pesanteur dans tous les membres (Ws). — Grande lassitude et courbature du corps, avec aversion pour le mouvement, l'après-midi (au b. d'11 h.) (Wgn). — Grande lassitude dans tous les membres, l'après-midi, étant assis (au b. de 13 h.). — Envie de dormir plusieurs fois, étant assis, sans lassitude (au b. de 4 h. 1/2) (Lgh). — Hallucination du toucher : il semble que le corps est très mince et que le moindre choc peut le briser comme si ses diverses parties menaçaient de se disjoindre (Hpl.).

Sommeil. — (298-318 et 261-271). — Envie de dormir de bonne heure, mais sommeil agité, avec rêves ; on se réveille de grand matin, de mauvaise humeur et sans aucun désir de se lever. — En dormant, avant minuit, on ne fait que se retourner dans son lit pendant 1 heure (chez une femme). — Le soir au lit, agitation pendant 2 heures avant de pouvoir s'endormir. — Sommeil agité, on ne fait que se retourner parce qu'on a trop chaud. — Beaucoup de chaleur sèche pendant la nuit et sommeil agité. — Agitation et anxiété pendant la nuit ; on ne peut dormir et l'on a froid aux deux jambes, qui sont couvertes d'une sueur froide. — On ne peut s'endormir avant minuit et l'on s'éveille dès 4 heures du matin. — Grande agitation avant de s'endormir, on ne fait que se retourner et ne peut trouver de repos nulle part. — Insomnie la nuit, avec grande agitation et froid du corps ; quand on s'assoupit un instant *on rêve d'hommes morts.* — On rêve dès qu'on s'assoupit. — La nuit, sommeil plein de rêvasseries et de sursauts. — On ne dort que jusqu'à minuit, puis on reste complètement éveillé, sans souffrir ; on n'a pas non plus envie de dormir le matin. — Envie de vomir toute la nuit, on ne rend que des mucosités. — On parle tranquillement en dormant. — Rêves anxieux, dans lesquels on appelle à haute voix. — On pleure en dormant, la nuit (chez une femme). — La nuit, quand on est couché sur le côté gauche, on rêve de dangers et de mort. — On rêve qu'on accomplit le coït, mais sans perte de sperme ; au réveil, érection douloureuse. — Le matin au réveil on peut à peine reprendre ses sens, pendant une demi-heure. — Grande lassitude, le matin en se levant. — Le matin, quand on se réveille après avoir dormi profondément pendant la nuit, violent mal de tête comme si le cerveau avait augmenté de volume ; en même temps on a des nausées et trois vomissements d'eau amère, avec froid, pendant 5 heures ; on n'a pas chaud dans le lit et l'on n'a ni faim ni soif (S. H.).

Énorme envie de dormir dans l'après-midi ; les yeux se ferment quand on est assis (au b. de 14 h.). — On a sommeil, vers le soir, sans pouvoir s'endormir (au b. de 9 h. 1/2). — Sommeil réparateur (au b. de 24 h., réaction de l'organisme, effet curatif). — *Sommeil agité, avec rêves* (au b. de 68 h.) (Lgh). — Le matin on n'a pas assez dormi, on ne peut se décider à se lever et l'on est de mauvaise humeur et las (au b. de 38 h.) (Fr.). — Rêves longs, occasionnés par la conversation du soir précédent ; on rêve qu'on est accusé d'un crime et l'on invoque le témoignage de sa conscience (Ws). — Rêves effrayants, qui réveillent, avec sensation de chaleur dans le corps. — Nuit agitée : on se réveille souvent et tombe d'un rêve dans un autre, avec éjaculation (Wgn). — En s'endormant rêvasserie anxieuse ; on sent quelques coups sourds dans le côté gauche, se réveille et aspire l'air (au b. de 18 h.) (Ws). — Sommeil agité, avec sueur inodore (au b. de 48 h.) (Lgh). — Dès qu'on s'endort, la nuit, une sueur chaude, agréable, se répand sur toutes les parties couvertes et cesse au réveil ; cet état recommence souvent dans la nuit (Gr.).

SYMPTOMES FÉBRILES. — (319-327 et 272-293). — Tous les matins, froid sans soif. — Froid sans soif, avant midi. — Le soir au lit, frisson secouant sur le côté gauche seulement, qui est aussi froid au toucher. — Tous les soirs (de 6 à 7 h. 1/2), froid avec chaleur extérieure du corps, sécheresse dans la bouche et soif (S. H.). — Le bout des doigts est glacé, comme mort, tandis que le reste de la main, la face et le reste du corps sont chauds au toucher, sans soif (au b. d'1/4 d'h.) (Lgh). — Frisson secouant par tout le corps, sans froid sensible à l'extérieur (au b. de 2 h.) (Htm). — Un frisson court de temps en temps le long du dos (au b. de 32 h.) (Ws). — Froid dans le dos, que la chaleur du poêle ne fait pas cesser (Hnl). — *Quand on se découvre* (un peu) *le corps à l'air chaud, frisson général* avec ou sans chair de poule ; en même temps les mains et la figure sont chaudes (au b. d'1 h. 3/4). — Étant habillé, on a souvent un frisson par tout le corps, sans chair de poule (au b. de 2 h. 1/4) (Lgh). — *Frisson secouant avec beaucoup de bâillements ; l'air chaud paraît froid et le soleil ne semble pas avoir la force de réchauffer le sujet* (au b. de 3 h.) (Ws). — Nausées et vomissement suivi de frisson secouant à plusieurs reprises, avec pesanteur dans les quatre membres et déchirement à l'occiput (F. H.).

Deux soirs de suite, chaleur à la face avec ardeur et rougeur des joues. — Vers le matin, chaleur halitueuse (S. H.). — La face devient promptement rouge et chaude (au b. d'1 h.). — *La chaleur augmente au visage, sans soif ;* en même temps les mains et le reste du corps ne sont que modérément chauds (au b. d'1/2 h.). — Chaleur et rougeur de la face, sans soif, étant assis (au b. de 3 h.). — Sensation continuelle de chaleur dans toute la face, sans changement de couleur et sans soif, tandis que le bout des doigts est froid, le reste de la main tiède et tout le reste du corps très chaud au toucher (au bout de 3/4 d'h.) (Lgh). — *Sensation de chaleur brûlante à la face, qui ne produit ni véritable chaleur, ni rougeur, ni sueur, avec mains glacées et chaleur modérée du reste du corps* (au b. de 2 h.) (Htm). — Toute la soirée, chaleur agréable par tout le corps, avec froid aux doigts, surtout à ceux de la main gauche, sans soif ; en même temps sensation de chair de poule et léger frisson qui parcourt tout le corps (au b. de 3 h. 1/2) (Fr.). — Chaleur aux mains avec turgescence des veines, tandis que la face est froide et le front très chaud (au b. de 12 h.) (Lgh). — *Chaleur avec soif, sans froid avant ni après ; en même temps liberté de l'esprit* (au bout d'1, 4 h.). — Pendant la chaleur fébrile les idées sont plus nettes et l'on est apte à tout (au b. de 3 h. 1/2) (Fr.).

Forte ébullition de sang vers le soir ; battements de tous les vaisseaux à chaque mouvement ; on est plus tranquille étant assis. — Rougeur et ardeur dans la joue gauche et en même temps, chaque fois qu'on se remue, quand on se lève et qu'on s'asseoit (non quand on est debout ou assis tranquillement), froid qui remonte le long du dos ; les doigts deviennent comme morts (chez une femme). — A 3 heures du matin, violent frisson pendant un quart d'heure ; ensuite soif suivie de forte sueur par tout le corps excepté à la tête, qui est seulement chaude (S. H.). — Soif sans chaleur, le matin en se levant. — Le pouls est faible et tombe au-dessous de 60 pulsations (au b. de 4 j.) (Ws). — Turgescence des veines des tempes et des mains (pendant le repos), sans chaleur (au b. de 18 h.). — Même étant déshabillé, afflux de sang à la tête, avec sueur au visage et soif de boissons froides (au b. d'11 h. 3/4) (Lgh). — Après une douce chaleur, froid qui parcourt le corps, avec froid glacial aux mains, le soir (au b. de 5 jusqu'à 6 h.) (Fr.).

MORAL. — (328-334 et 294-300). — (En marchant vite agitation et mauvaise humeur). — Agitation de l'esprit pendant plusieurs jours ; tout paraît difficile et déplaît. — Grande morosité et abattement. — Dégoût de la vie. — Mécontentement. — La moindre bagatelle rend *très soucieux*. — Tout est désagréable, on est anxieux et s'inquiète de l'avenir. — Lenteur de la pensée et de la parole, on cherche ses mots en parlant (au b. de 3 j.). — Obsession de l'esprit, on ne peut se débarrasser d'une idée qu'on vient d'avoir (S. H.).

Morosité, propension à se fâcher de plaisanteries innocentes. — Mauvaise humeur quand tout ne marche pas à souhait (Ws). — La marche est extrêmement facile ; il semble que le corps soit porté par des ailes et l'on parcourt plusieurs lieues en très peu de temps (immédiat.) (F. H). — Distraction, irrésolution, propension à faire tantôt une chose tantôt une autre (au b. de 6 h.). — Bonne humeur (au b. de 15 h.). — Humeur gaie, sans joie excessive (au b. de 7 h.). — On a du plaisir à parler (au b. de 16 h.) (Lgh) (1).

Symptômes locaux. — TÊTE. — (1-20 et 1-43). — On trébuche après s'être baissé. — Vertige tournoyant, même étant assis ; on chancelle en marchant (chez une femme). — Vertige fréquent ;

1. Ces trois derniers symptômes sont des effets de réaction curative de l'organisme.

même au lit, étant couché. — Étant assis, beaucoup de vertige oscillatoire ; il est plus fort encore quand on est couché. — Vertige, surtout quand on est assis et qu'on a les yeux fermés ; il cesse quand on est couché. — La tête est entreprise et l'on est incapable de penser. — Faiblesse dans l'intérieur de la tête ; le cerveau est comme engourdi et mort. — Mal de tête le matin : tantôt il semble qu'elle est serrée dans un étau au niveau de l'os malaire et de la mâchoire supérieure ; tantôt il semble qu'on enfonce un clou dans le vertex, tantôt que le front va tomber ; en même temps froid interne ; tout cela diminue pendant la marche au grand air. — Le matin, mal de tête comme si l'on avait trop dormi ou comme si l'ont s'était baissé; pulsations ou secousses brèves, pressives dans le front, avec rougeur de la face. — Pression térébrante dans la tête. — Douleur tiraillante dans la tête. — Déchirement dans le côté droit de la partie antérieure de la tête et de la face, en travers au-dessus du nez, jusque dans l'os malaire et au-dessus des yeux ; c'est le matin et le soir que la douleur est le plus forte. — Céphalalgie lancinante. — Mal de tête : fourmillement légèrement lancinant dans la tête, le matin. — Traction dans les muscles temporaux, céphalalgie superficielle, plus forte en mâchant. — Douleur picotante aux tempes (S. H.).

Sensation de vertige comme après avoir longtemps tourné en rond (au b. de 3/4 d'h.) — Hébétude dans la tête, avec nausées. — On est comme ivre, surtout le matin (F. H.). — Obnubilation dans le front (immédiat.). — Obnubilation telle autour de la tête qu'on ne sait où l'on est, étant debout (au b. de 3/4 d'h) (Fr.). — Le matin, hébétude de la tête (au b. de 6 h.). — On ne fait pas attention à ce qui se passe autour de soi (Ws). — On a la tête étourdie, étant assis et en marchant (au b. de 6 h. 1/2). — Douleur sourde dans toute la tête, sorte de stupeur (au b. d'1 h.) (Lgh). — Sensation d'engourdissement et bourdonnement dans la moitié gauche du cerveau et dans l'oreille gauche (au b. de 3 h.) (Htm). — Sensation crampoïde dans le côté gauche de la tête, suivie d'une sensation de chaleur. — Traction non douloureuse dans l'os pariétal droit, avec légère pression, tandis qu'une chaleur presque agréable se répand sur tout le corps (au b. de 4 h.) (Fr.). — Pression tiraillante, sourde, en travers sur le front, comme si un poids y descendait (au b. de 4 h. 1/2) (Lgh). — Pression profonde dans la tempe droite (au b. d'1 h. 3/4). — Pression saccadée dans la bosse frontale gauche (au b. de 4 h.) — Pression saccadée dans la bosse frontale droite, qui descend vers l'œil (au b. de 4 h. 1/2) (Htm). — Pression avec douleur sourde dans l'os pariétal gauche (au b. de (2 h.) (Fr.). — Douleurs pressives sourdes dans l'occiput, pendant 6 heures (au b. d'1 h.) (Wgn). — Douleur pressive en travers sur le front (au b. d'1/2 h.) (Lgh). — Terrible pression de dehors en dedans dans les deux tempes, comme si l'on pressait la tête pour faire jaillir le cerveau. — Pression forte, douloureuse dans la tête, tantôt sur un point, tantôt sur un autre, seulement pendant un instant (au b. de 2 h.). — Déchirement vulsif dans l'occiput, surtout à droite. — Pesanteur dans la tête, comme si un poids refoulait le cerveau en dedans (au b. d'1 h. 1/2) (Htm). — Traction pressive dans la tempe gauche (Fr.). — Douleur tiraillante, déchirante, dans la tête, depuis le vertex jusqu'au milieu du cerveau (Hnl). — Sensation de pesanteur dans la tête, surtout à l'occiput, plus forte à chaque mouvement (au b. d'1/2 h.). — *Lourdeur de tête avec mauvaise humeur et aversion pour la conversation* (au b. de 3 h.) (Wgn). — Douleur composée de pression, contusion et brisement, depuis le front jusqu'à l'occiput, au réveil ; elle cesse quand on se rendort (F. H.) — Sensation à la partie supérieure du crâne comme si elle était défoncée. — Sensation dans l'os pariétal droit comme si l'on y enfonçait un clou ; elle cesse quand on touche l'endroit douloureux (au b. d'1/2 h.) (Fr.). — Élancement en forme de coup à travers toute la tête, qui laisse après lui une sensation pressive (au b. d'1 h.). — Violent élancement déchirant à travers la moitié droite du cerveau, de l'occiput au front (au b. d'11 h.).—Violente pression constrictive à l'extérieur, sur la bosse frontale gauche ; elle semble en même temps abaisser la paupière supérieure (au b. d'1 h. 1/2) (Htm). — Élancements comme des coups d'aiguille, surtout dans le front (au b. de 5 h. 1/2) (Lgh). — Douleur comme si la tête était comprimée de dehors en dedans, avec pulsations et élancement dans les tempes ; ces douleurs cessent par une pression extérieure et quand on se renverse en arrière, mais elles reviennent quand on se penche en avant (au b. de 4 h.) (Thn). — Douleur à la partie postérieure du crâne, comme s'il était serré des deux côtés (Fr.) — Turgescence des veines des tempes, sans chaleur, pendant le repos (au b. de 18 h.). — *Forts élancements superficiels à la région temporale gauche* (au b. de 8, 12 h.) (Lgh). — On n'aime pas, la nuit, être couché sur le côté, parce que, dans cette position, ainsi que sous l'influence de l'attouchement, on éprouve une douleur dans un point de la tête, près de la tubérosité occipitale ; les cheveux mêmes, en cet endroit sont douloureux au toucher (Gr.). — Douleur pressive sourde derrière l'oreille gauche (au b. d'1/2 h.). — Forte douleur brûlante et pressive derrière l'oreille droite (au b. de 9 h.) (Wgn).

YEUX. — (21-37 et 49-61). — *Myopie.* — Vue trouble comme si l'on avait une gaze devant les yeux, et pression comme s'ils étaient poussés hors de la tête ou qu'ils fussent enflés. — Au grand air, trouble de la vue, de loin et de près, comme si l'on avait une gaze devant les yeux, avec étourdissements, pendant une demi-heure.— Quand on lit, les objets s'obscurcissent, avec sensation autour des yeux comme si l'on n'avait pas assez dormi. — L'œil non enflammé voit trouble. — Faiblesse des yeux, pression dedans comme s'il y avait du sable fin. — Élancements dans les yeux (à un air vif) le matin. — Quelques élancements dans l'œil chaque fois qu'on est exposé à une lumière vive. — Le blanc des yeux est rouge de sang. — Le blanc des yeux est très-enflammé et rouge, avec cuisson et pression comme par du sable. — *Pression dans les yeux*, pendant 2, 3 jours. — Le bord de la paupière inférieure est garni d'un tubercule rouge. — Élancements dans les yeux quand l'air est vif (le matin). — De temps en temps, élancement aigu, violent, qui pénètre profondément dans l'angle interne de l'œil droit (au b. de 2 h). — Pression brûlante dans l'angle externe de l'œil gauche, sans rougeur (au b. de 9 j.). — Larmoiement de l'œil· gauche en allant au grand air (au b. de 9 j.) — De la chassie se dépose dans l'angle interne des yeux, le 2e jour (S. H.).

Élancement pressif au dessus de l'œil gauche, qui se porte vers le droit et disparaît là (Thn). — Douleur térébrante au-dessus de l'angle interne de l'œil droit (au b. de 3 j.) (Ws). — Dans l'angle externe de l'œil gauche sensation de chaleur et de sécheresse comme s'il allait s'enflammer (au b. de 29 h.) (Hnl). — Forte dilatation des pupilles (au b. de 6 h.) (Lgh). — Fort rétrécissement des pupilles qui restent pendant 5 jours plus petites qu'à l'état sain (au b. d'1 h.) — Hallucination de la vue : pendant qu'on écrit, tous les objets qu'on a autour de soi semblent trembler (aussitôt après qu'on a mangé) (Thn). — Points noirs devant les yeux, même en les fermant ; ces points ne sont pas fixes, mais semblent s'entremêler; en même temps l'occiput est entrepris (Fr.). — Le matin, rougeur sans aucune sensation dans le blanc de l'œil gauche, près de la cornée (au b. de 74 h.). — Enflure des paupières supérieures (au b. de 76, 127 h.) (Lgh). — Violent élancement dans l'angle interne de l'œil gauche ; il fait jaillir des larmes qui troublent la vue (au b. d'1 h. 1/4). — Pression considérable au-dessus de l'œil droit, à l'extérieur (au b. de 3 h. 3/4) (Htm.) — Sensation de sécheresse dans les yeux (Hnl).

Oreilles. — (38-41 et 66-73). — Le soir au lit, martellement terrible et déchirement dans l'oreille jusqu'après minuit ; en même temps on urine toutes les demi-heures, avec froid aux jambes jusqu'aux genoux. — Spasmes dans l'oreille interne, sorte de névralgie et de compression, suivies d'un élancement fulgurant qui fait trembler ; cela se produit plus souvent le soir. — Douleur pressive dans le conduit auditif (à midi). — (Hypersécrétion de cérumen) (S. H.).

Légère douleur crampoïde dans le conduit auditif externe droit, plus forte quand on tire de haut en bas la peau du sommet de la tête (au b. de 4 j.) (Ws). — Violents élancements en forme de secousses dans le côté droit du pharynx ; ils passent rapidement dans l'oreille où ils déterminent, quand on ouvre et ferme la bouche, une sensation comme s'il s'y trouvait un trou par lequel l'air peut pénétrer (au b. de 6 h. 1/2). — Douleur pinçante dans l'oreille droite (Htm). — Douleur pressive et lancinante dans le conduit auditif droit (au b. de 5 h.). — Tintement d'oreilles (au b. d'1 h.). — Bourdonnement d'oreilles, bruit comme d'un poêle qui tire (au b. d'1 h.) (Wgn). — Tension à la partie inférieure de l'oreille externe, comme si elle était tirée en bas par un lien (au b. de 6 h.) (Ws). — Sensation de crampe dans l'oreille externe droite (au b. de 4 h. 1/2 (Fr.).

Nez. — (47-50 et 75-79, 196-201 et 170-180). — Légère ulcération à un demi-pouce de profondeur dans le nez, où il s'est formé une croûte. — Fourmillement rongeant sur le nez. — Mucus nasal mêlé de sang altéré. — Saignement de nez tous les jours, 2 ou 3 fois (S. H.) — Sensation de tension au-dessus de l'aile droite du nez, qui cesse quand on s'est frotté (au b. de 24 h.). — Enflure et induration à l'aile gauche du nez, avec douleur tensive (Hnl). — Au-dessous de la narine droite, sensation comme si un point allait s'y indurer (au b. de 3 h. 1/2.) (Fr.). — Douleur tiraillante entre la bouche et le nez, comme si le périoste était très tendu ; puis cette douleur se propage aux os du nez, comme si une selle était posée dessus (Hpl).

Fourmillement dans le nez, comme si l'on allait avoir un coryza. — Sensation d'enchifrènement dans le haut du nez, plus forte le soir ; cependant le nez est comme bouché. — Violent coryza, qui survient rapidement. — Violent coryza et catarrhe comme on n'en a pas eu depuis bien des années. —Fort coryza avec toux nocturne (au b. de 13 j.) (S. H.). — Éternuements (au b. de 28 h.). — Saignement de nez en se mouchant doucement, le matin après s'être levé, pendant 2 jours (Hnl). — *On mouche souvent du sang.* — Saignement de nez, surtout quand on s'échauffe (au b. de 70 h.) (Gr.). — Enrouement et coryza (vers le soir, au b. d'11 h.). — Enchifrènement avec maux de tête continuels, comme on en éprouve habituellement dans ce cas là (au b. de 48 h.). — Enchifrènement sans éternuement, avec mucosités dans le pharynx, qu'on essaie en vain de renâcler (au b. de 26 h.). — Enchifrènement qui, au grand air, se transforme en coryza fluent avec éternuements (au b. de 10 h.). — Coryza fluent, le matin (au b. de 70 h.). — Fréquent coryza (au b. de 2 h.) (Lgh).

Visage. — (42-54 et 62-90). — Fourmillement et tressaillement qui se dirigent vers le bas des pommettes. — Douleur vulsive, légèrement lancinante, dans les muscles de la joue, seulement pendant la marche au grand air. — Engorgement ganglionnaire au côté de la joue gauche. — Chaleur brûlante seulement à la face et aux joues, qui dure toute la journée. —(Élancements dans la lèvre). — Tressaillement à la lèvre supérieure. — Ardeur à la partie rouge des lèvres et au palais. — Élancements dans la mâchoire inférieure, jusqu'à l'oreille (S. H.).

Douleur térébrante à l'os malaire gauche, soulagée par le mouvement (au b. de 7, 29 h.). — *Douleur déchirante à l'arcade sourcilière gauche, que l'attouchement fait cesser* (au b. d'11 h.) (Lgh). — Douleur crampoïde dans la joue droite quand elle est en repos (au b. d'1/2 h.) (Htm). — *Sensation de tressaillement dans la lèvre supérieure, près du coin de la bouche* (Hnl). — Sécheresse des lèvres, sans soif (au b. d'11 h.) (Lgh). — Raideur des muscles masticateurs gauches, douloureuse quand on écarte les mâchoires (au b. de 4 j.) (Ws). —Violent déchirement dans le maxillaire supérieur gauche, dans la direction de l'œil (au b. de 2 h.) (Htm). —Déchirement, tiraillement dans le côté droit de la mâchoire inférieure, le soir (Hnl). — Douleur rongeante, térébrante, qui revient souvent, dans le maxillaire supérieur gauche (au b. d'1 h. 1/2) (Lgh).

Appareil digestif. — (59-130 et 91-149).

A. *Bouche.* — En se mouchant, douleur pressive dans une dent creuse (de côté). — Vive douleur tiraillante de bas en haut dans les dents de la mâchoire inférieure, souvent sans interruption, atteignant d'habitude son maximum d'intensité quand on mange. — Douleur lancinante dans une incisive. — Douleur vulsive dans une dent creuse, le matin. — Odontalgie depuis le soir jusqu'à minuit, douleur sourde comme si l'on touchait légèremeut au nerf; vulsion de temps en temps. — Gonflement de la gencive, avec douleur d'excoriation. — Forte enflure de la gencive et de la langue, qui sont douloureuses au contact d'un corps dur et quand on mange (chez une femme). — L'intérieur de la bouche est très affecté, comme rempli d'ampoules, exactement comme si l'on s'était brûlé, avec beaucoup de soif pendant la nuit. -- En avalant la salive, sorte de douleur d'excoriation dans tout le palais, comme si un courant d'air passait sur une plaie; la douleur se dirige vers l'oreille gauche, en dedans. — Pression et comme pesanteur au voile du palais. — La salive est un peu sanguinolente. — Les glandes salivaires sont très gonflées, on crache beaucoup de salive (S. H.). — Après chaque tasse de thé (dont on a l'habitude) il se déclare aussitôt dans la première molaire inférieure gauche une violente douleur pressive comme si la dent se brisait, douleur qui se communique ensuite à la totalité des deux mâchoires et disparaît peu à peu (au b. d'1 h.). — Déchirement violent et subit dans la première molaire inférieure gauche, qui se propage rapidement dans toute la mâchoire inférieure (au b. de 3/4 d'h.) (Htm). — Douleur rongeante continuelle dans une dent creuse, qui envahit tout le côté de la tête et qui est aggravée par le contact de tout ce qui est froid (boisson ou air) ainsi que par la mastication (au b. de 4 j.). — Vulsion lancinante à travers la gencive des dernières molaires inférieures du bas (au b. de 34 h.) (Ws). — Fort élancement tiraillant dans l'angle gauche de la mâchoire inférieure; l'attouchement le fait cesser (au b. de 8 m.). — Élancements comme des coups d'aiguille dans le côté gauche de la mâchoire inférieure (au b. d'1 h. 1/2) (Lgh). — Douleur d'excoriation sous les dents postérieures du côté droit (Hpl). — Sensation d'excoriation dans la gencive inférieure gauche, quand on y touche (au b. de 48 h.) (Ws). — Odontalgie : sorte de coups de hache ou violents battements dans la gencive (F. H.). — Sensation de sécheresse au palais, sans soif (au b. d'11 h.). — Goût amer de la salive dans la bouche (au b. de 2 h.) (Lgh).

Langue. — Douleur d'excoriation au bout de la langue quand on y touche. — Vésicule blanche sur le côté de la langue, tout près de sa base, qui cause une vive douleur d'excoriation. — Sensation d'âpreté et de grattement sur la langue, qui est couverte d'un enduit-blanc ; en avant de sa partie moyenne se trouve une vésicule blanche, oblongue, un peu douloureuse (S. H.). — Elancement pressif à droite, sous la langue ; il augmente peu à peu, comme si l'on avait enfoncé là une aiguille ; parfois il devient plus fort pendant la déglutition (au b. de 4 h.) (Htm). — Langue chargée d'un enduit blanc, sans soif (Thn).

B. *Pharynx et œsophage.* — Les amygdales et l'intérieur de la gorge sont enflés. — Sensation dans la gorge comme si des mucosités empêchaient d'avaler et comme si le pharynx était contracté ; après des efforts de toux, sensation d'âpreté dans la gorge. — Mal de gorge semblable au gonflement consécutif à un refroidissement. — En avalant, pression dans le fond de la gorge. — Elancements dans la gorge. — Excitation à avaler (S. H.). — On détache de la gorge des mucosités d'un rouge de sang (Gr.).

C. *Estomac, troubles fonctionnels.* — Sécheresse dans le fond de la bouche et soif, même le matin. — Eructations rances. — Soda en se baissant. — Grattement dans la gorge. — Apreté dans la gorge comme s'il y était tombé du tabac à priser. — Goût pâteux, douceâtre, dans la gorge, plusieurs soirs de suite. — On ne trouve pas ses aliments assez salés. — (En fumant on trouve un goût de moisi au tabac). — Pendant qu'on mange il vient dans la gorge beaucoup de mucosités qu'on est obligé d'arracher ; sans cela on ne pourrait pas avaler (chez une femme). — (Tout ce qu'on mange inspire du dégoût). — Appétit, mais rien ne plaît ; après avoir mangé on éprouve de la langueur, de l'anxiété et des palpitations de cœur. — Après avoir mangé, goût muqueux, douceâtre, dans la bouche. — Après avoir mangé, goût nauséeux dans la bouche, plusieurs jours de suite. — Après qu'on a mangé le ventre devient très gros. — Peu de temps après avoir mangé hoquet, puis pression au creux de l'estomac, enfin tympanite et éructations, comme dans la dyspepsie. — (Eructations amères après avoir mangé). — Rapports putrides, le soir tard (au b. de 12 h.). — Après avoir mangé, douleur au creux de l'estomac en remuant le corps et en touchant la région épigastrique (au b. d'11 j.). — Aussitôt après avoir mangé, pression dans le creux de l'estomac. — Aussitôt après avoir mangé, endolorissement du creux de l'estomac, qui ne peut supporter la pression de la main (S. H.).

Forte soif de boissons froides, toute la journée, sans chaleur (au b. de 8 h.) (Lgh). — Défaut d'appétit, ce qu'on mange ne semble pas bon (Gr.). — On trouve au pain un goût amer (Thn). — Renvois ayant le goût des aliments, pendant qu'on fume comme d'habitude (au b. de 8 h.). — Eructations nombreuses en fumant comme d'habitude (au b. de 17 h.). — Nausées et affadissement à la région de l'estomac (au b. d'1/2 h.) (Lgh). — Il monte à la gorge une vapeur rance, désagréable, qui frappe l'odorat (Fr.). — Nausées et vomissement fréquent d'aliments et de liquide amer (au b. de 3 h.) (F. H.). — Envie de vomir après avoir fumé (comme d'habitude), avec sueur par tout le corps, sans soif; nausées et sueur cessent après une garde-robe (au b. de 2 h.). — Avant l'heure de se mettre à table et quelque temps après le repas, soif de boissons froides (au b. de 10, 11 h.) (Lgh). — Dès qu'on sort de table, douleurs énormes causées par des vents ; fort ballonnement du ventre avec élancements comme des coups d'aiguille, pression et efforts, mais il ne sort que peu de vents. — En sortant de table, grande lassitude et paresse ; le moindre mouvement est pénible et donne des nausées qui obligent à se coucher (Gr.). — Pendant le repas de midi, pincements fréquents dans la région épigastrique (Htm).

Estomac, troubles locaux. — Anxiété au creux de l'estomac, qui monte à la tête et redescend ; en même temps envie de vomir. — Douleur spasmodique à la région épigastrique. — Spasme d'estomac, qui augmente énormément le soir (S. H.). — Léger battement non douloureux, presque comme une pulsation d'artère, au milieu du creux de l'estomac (au b. de 3/4 d'h.) (Hrm).

D. *Abdomen, troubles fonctionnels* — Borborygmes dans le ventre. — Mouvement comme celui d'un être vivant dans le bas-ventre ; il semble que les muscles abdominaux sont repoussés par le bras d'un enfant, mais sans douleur. — D'abord pression comme si l'on avait besoin d'aller à la selle, mais sans résultat ; ensuite (le 1ᵉʳ j.) selle peu abondante ; le lendemain, selle sans pression ; le 3ᵉ jour, pas de selle (chez une femme). — On a 3 fois envie d'aller à la selle, avec érection. — La selle ne s'effectue presque jamais qu'avec une constriction douloureuse de l'anus. — Diminution des selles (au b. de 5 j.). — (Anéantissement à la suite d'une selle, au b. de 5 j.). — En allant à la selle, violente douleur dans le rectum, qui oblige à s'arrêter (chez une femme) (S. H.).

Borborygmes bruyants dans le bas-ventre (au b. d'1 h.) (Hnl). — Borborygmes dans le côté droit du bas-ventre, après avoir été à la selle (au b. de 10 h.). — *Emission de flatuosités, sans bruit* (au b. d'1/2 h.) (Lgh). — Avant d'aller à la selle, pression dans le bas-ventre, surtout vers les côtés, comme s'il y avait des flatuosités (au b. de 9 j.). — Selle molle (immédiat.). — Selle molle plusieurs jours de suite, le matin (Ws). — *Plusieurs selles ordinaires* (au b. de 13, 16 h.). — *Plusieurs selles molles* (au b. de 2, 10, 12, 14 h.) (Lgh). — Évacuation fréquente de matières fécales abondantes, en bouillie, qui soulage beaucoup. — On évacue des matières dures, épaisses, brunes, marronnées et striées de sang (au b. de 14 j.) (Gr.). — Selle dure, qui sort difficilement, surtout l'après-midi (au b. de 8 h.) (¹). — Fréquents besoins d'aller à la selle sans qu'il sorte rien (au b. de 16 h.) (Ws.). — Après une forte pollution nocturne, constipation pendant plusieurs jours (Hpl.)

Abdomen, troubles locaux. — Spasme constrictif dans le haut du ventre. — Tension dans le ventre (au b. de 3 j.). — Tension dans le bas-ventre, comme si l'on était trop serré (au b. de 12 h.). — Ballonnement dans le bas-ventre, avec douleurs constrictives qui ressemblent à des spasmes. — Grosseur du ventre. — Pression par plénitude dans le côté droit du ventre, à la région lombaire ; elle gêne la respiration, après minuit (vers 2, 3 heures du matin), quand on est couché. — (Ardeur dans le ventre, mais plus encore dans la poitrine, les hypocondres et l'épigastre ; toutes ces parties sont chaudes au toucher). — (Ardeur surtout dans la région hépatique). — Douleur comme à la suite d'un effort dans les muscles du ventre, quand on se renverse en arrière. — Déchirement de bas en haut dans le bas-ventre, à partir de l'aine droite, par saccades (au b. de 7 j.). — Gonflement dans l'aine, qui n'est cependant douloureux ni pendant la marche ni quand on y touche. — Douleur tiraillante dans l'aine quand on est debout et pendant la marche, non quand on est assis (chez une femme) (S. H.).

Pincement dans le côté gauche du ventre (au b. de 2 h. 1/2). — Élancements dans le côté gauche du ventre, qui rendent la marche très pénible (Lgh). — Pression au foie, comme par une pierre, en marchant (au b. d'1/2 h.). — Pendant l'inspiration et pendant la marche, douleur incisive dans le côté, au-dessus du foie ; elle cesse quand on appuie dessus et quand on reste debout tranquillement (Fr.). — Douleurs dans les muscles abdominaux du côté gauche

---

1. Ce n'est qu'un effet primitif ; le contraire arrive pendant la réaction, au bout de 12 à 14 jours.

comme si l'on tirait de bas en haut un crochet qui y serait fixé (Ws).
— Compression brûlante en travers du ventre, en quelque sorte à
l'extérieur (au b. de 3/4 d'h.) (Lgh). — Tension du bas-ventre,
comme si les intestins étaient attachés par un lien dans la région
ombilicale (Hpl). — Douleurs lancinantes, pulsatives, dans l'aine
droite (au b. d'1 h.) (Wgn). — Pression de dehors en dedans dans
l'aine droite (au b. de 4 h.) (Fr.). — *Douleurs incisives dans le
bas-ventre* (au b. d'1/2, 9 h.) (Wgn).

Rectum, anus et périnée. — *Petits élancements dans des condylômes à l'anus*, en marchant. — Des condylômes à l'anus causent
une douleur d'écorchure, même quand on y touche. — Dans le
rectum et l'anus, contraction douloureuse et déchirement qui
semblent remonter dans les intestins, par intervalles. — Ardeur
à l'anus. — Elancement brûlant dans le rectum, non quand on va à
la selle. — Une hémorroïde à l'anus est douloureuse au moindre
attouchement. — (A l'anus tubercules rouges, indolents, qui ressemblent à des condylômes) (S. H.). — Élancements douloureux comme
des coups d'aiguille de dedans en dehors, isolés, dans le périnée;
ils cessent quand on rétracte l'anus (au b. de 8 h.) (Ws).

ORGANES GÉNITO-URINAIRES DE L'HOMME. — (131-167, 179-195 et 150-
169). — On urine très souvent, presque toutes les heures, mais sans
douleur. — Emission copieuse d'urine, on est même obligé de se
lever la nuit pour uriner (au b. de 12 h.). — Emission fréquente
d'une grande quantité d'urine. — On est obligé de faire effort quand
on veut uriner; on a envie à chaque instant, mais il ne vient un peu
d'urine que par saccades : alors seulement on éprouve une douleur brûlante dans l'urèthre. — L'urine s'arrête cinq ou six fois avant
de couler à plein jet et avant que la vessie soit vide. — Sensation
dans l'urèthre comme s'il y coulait un liquide, surtout le soir. —
Après avoir uriné, sensation comme s'il sortait encore quelques
gouttes de l'urèthre, pendant un quart d'heure. — Après la miction
il reste encore dans le canal un peu d'urine qui n'en sort plus
tard que goutte à goutte; elle sort de l'urèthre non de la vessie.
— Ardeur dans l'urèthre tout le temps que l'urine sort. — Ardeur
dans l'urèthre en urinant et encore un peu après. — Ardeur dans
l'urèthre non en urinant. — Douleur incisive pendant la miction.
— Douleur d'excoriation et de brûlure dans l'urèthre en urinant
(au b. de 48 h.). — En urinant, prurit brûlant au bout du gland. —
Douleur d'excoriation et de cuisson dans les parties génitales, surtout en urinant. — Quelques élancements d'arrière en avant dans

l'urèthre quand on n'urine pas, non pendant la miction. — Enorme élancement qui part du rectum et s'étend en avant dans l'urèthre, jusque sous le rein. — Un fort élancement dans l'urèthre le soir (au b. de 3 j.). — La nuit, élancements dans l'urèthre au milieu de fréquentes érections à tel point qu'on ne peut dormir. — Elancements déchirants dans la partie antérieure de l'urèthre. — Elancement vulsif et incisif dans l'urèthre en n'urinant pas (au b. de 30 h.) (S. H.). — Envie fréquente d'uriner et émission d'urine sans douleur (au b. d'1 h. 3/4) (Lgh). — Forte émission d'urine (au b. de 20 h.) (F. H.). — *On est obligé d'uriner souvent et l'on émet chaque fois une grande quantité d'urine* (au b. de 4 h. 1/4). — *A sa sortie l'urine est tout à fait aqueuse, mais il s'y forme un léger nuage quand elle est restée longtemps en repos* (Htm). — Envie fréquente d'uriner, même la nuit, suivie d'une émission copieuse d'urine claire comme de l'eau (au b. de 36 h.). — Urine rouge dans laquelle il se forme, par le repos, un épais sédiment briqueté (Gr.). — Immédiatement avant d'uriner et pendant la miction, mais aussi en n'urinant pas, douleur incisive dans la région vésicale, derrière le pubis; c'est pendant la marche qu'elle est le plus forte (au b. de 12 j.). — Élancements brûlants, pénétrants, au voisinage de l'orifice de l'urèthre, en n'urinant pas (au b. de 9 h.). — Douleur tiraillante et incisive dans l'urètre en marchant (au b. de 10 h.) (Hnl). — Forte enflure du pépuce. — Suintement du gland, posthite (au b. de 8 j.) — Élancements isolés au bout du gland, en n'urinant pas, surtout quand l'organe est comprimé. — Elancements sensibles à l'intérieur du prépuce. — Prurit lancinant au côté du gland. — Elancements et prurit au gland. — Le matin, dans un demi-sommeil, érection pendant plusieurs heures. — La nuit, érection prolongée. — Elancements comme des coups d'aiguille dans le scrotum. — Sensation de tiraillement dans les testicules. — Forte rétraction du testicule gauche vers le bas-ventre, avec engorgement des ganglions inguinaux. — (Dégénérescence variqueuse de l'épididyme). — Sueur du scrotum. — Sueur sur une moitié du scrotum. — Fortes sueurs aux parties génitales de l'homme (S. H.). — Ecoulement de liqueur prostatique, en filaments ductiles, le matin après le réveil. — Pollution nocturne, avec douleur à l'orifice de l'urèthre comme s'il était trop étroit (Hpl). — *Pollution nocturne*, qui réveille (au b. de 23, 48 h.) (Lgh). — Vifs élancements dans le gland, près de l'urèthre, qui sont toujours accompagnés d'envie d'uriner;

l'urine coule goutte à goutte et, pendant cette émission, tantôt les élancements augmentent, tantôt ils cessent complètement ; mais l'envie d'uriner persiste jusqu'à ce qu'ils aient tout à fait disparu (au b. de 7 h. 1/4) (Htm). — Elancements brûlants fréquents dans la verge : ils rayonnent dans les testicules et la région ombilicale, sont plus forts quand on est assis, disparaissent pendant la marche et reviennent quand on se rassied (au b. de 24 h.) (Wgn). — Douleur vulsive dans la verge, comme si un nerf était tiré rapidement et douloureusement (Hpl). — En marchant et en étant assis, douleur pressive dans les testicules comme s'ils étaient contus ; elle augmente pendant la marche (au b. de 2 h.) (Lgh). — Sensation pruriteuse entre le prépuce et le gland (au b. d'1/2) h.). — Plusieurs élancements brûlants dans le gland (au b. de 8 h.). — Elancements pressifs, brûlants le long du scrotum et du cordon spermatique, de bas en haut. — Elancements aigus réitérés, dans le testicule gauche (au b. de 7 h.) (Wgn).

Organes génito-urinaires de la femme. — (168-176). — Ecoulement de mucosités par l'urèthre de la femme. — Cuisson et prurit dans les parties génitales de la femme, surtout dans l'urèthre, en urinant et encore un peu après. — Douleur d'excoriation et de cuisson aux parties génitales. — Enflure des deux lèvres qui ne causent une douleur brûlante que pendant la marche et quand on y touche (au b. de 15 j.). — Ardeur et cuisson dans le vagin en marchant et en étant assise. — Elancements dans les parties génitales quand on marche (beaucoup). — Etant assise, douleur comme pressive et constrictive dans les parties génitales. — Douleur de crampe dans les parties génitales et dans le périnée en se levant de son siège. — Douleur de crampe aux parties génitales de la femme, jusqu'au bas-ventre (au b. de 10 h.) (S.H.).

Appareil respiratoire (¹). — (202-215 et 181-191).

A. *Larynx*. — Enrouement comme par l'effet d'une constriction du gosier. — Elancements dans la trachée, à la région de la fossette du cou, en respirant, pendant 2 jours (S. H.). — Elancement pressif sur le côté gauche de la trachée, juste au-dessous du larynx ; il augmente pendant la déglutition (au b. de 3 h. 1/2). — Le matin en se levant, toux comme après avoir pris quelque chose d'âcre (au b. de 25 h.) (Htm).

B. *Poitrine*. — Dans les muscles du cou, la nuque et la poitrine,

____

1. Pour les symptômes du coryza, voy. *Nez*.

agitation ou lentes alternatives de resserrement et de relâchement, accompagnées d'une sorte de nausée. — Resserrement de la poitrine comme s'il y avait des adhérences dedans (au b. de q. q. h.). — Oppression qui oblige à faire souvent de profondes inspirations. — Resserrement tantôt dans le côté gauche de la poitrine, tantôt dans l'hypocondre gauche, qui excite une petite toux. — Respiration difficile, gênée, avec grande soif d'eau et beaucoup d'anxiété. — Sensation comme si la poitrine était gonflée en dedans. — Pression sur la poitrine, qui se manifeste après qu'on a mangé. — Douleur de poitrine, semblable à une pression, plus forte après avoir mangé. — Accès de pression à la poitrine, autour du creux de l'aisselle (S. H.).

Sur le milieu de la poitrine, forte pression comme par un corps lourd, qui ne fait pas obstacle à la respiration (étant assis, au b. d'1/2 h.) (Htm). — Tension depuis la première fausse côte jusqu'au creux de l'aisselle gauche, surtout en levant le bras (au b. d'1 h.) (Ws). — Élancement fourmillant dans le côté droit de la poitrine (au b. de 3 h.) (Fr.). — Élancements sourds, pressifs, dans le côté gauche de la poitrine, autant pendant l'inspiration que pendant l'expiration (au b. d'1 h.). — Plusieurs élancements pulsatifs dans le côté gauche de la poitrine (au b. de 2 h.) (Wgn). — Forts élancements sourds, par intervalles, dans la poitrine, à partir du creux de l'aisselle (au b. de 12 h.) (Gr.). — Douleur pinçante dans la région de la 5e et de la 6e côte. — Pression térébrante au-dessus du creux de l'estomac (au b. de 40 h.) (Ws). — Dans le côté gauche de la poitrine, tout près de la région épigastrique, sensation comme si l'on s'était donné un effort en soulevant un trop lourd fardeau (au b. de 6 h. 1/2) (Htm). — Douleur contusive dans le côté droit de la poitrine, sous le bras (au b. de 3 h. 1/2) (Fr.).

Appareil circulatoire. — *Cœur.* — Palpitations de cœur visibles, sans anxiété. — Douleur dans la région du cœur. — En montant un escalier, fort bouillonnement de sang ; le cœur bat violemment et l'on est obligé de se reposer (chez une femme) (S. H.).

Cou, dos et lombes. — (216-226 et 192-203). — (Élancement dans le dos, qui remonte à travers la poitrine). — Douleur pressive çà et là sur de petits points du dos, étant assis. — Douleur térébrante sur un petit point du dos. — Sensation d'écorchure sur le dos (au b. de 4 j.). — *Douleur tiraillante dans le dos, étant assis.* — Douleur tensive dans le sacrum. — *Traction dans le sacrum.* —

Le matin après être sorti du lit, douleur pressive, sourde, comme contusive, dans le sacrum et la région hépatique, plus forte quand on est debout et quand on tourne le tronc, mais elle diminue pendant la marche (au b. de 15 j.). — Vive ardeur dans la rainure interfessière, en marchant (au b. de 9 j.). — Déchirement dans l'omoplate gauche (au b. de 3 j.). — Douleur contusive sous l'omoplate, pendant plusieurs heures. — Douleur dans le côté gauche du cou, comme après avoir couché dans une fausse position. — Pendant les mouvements du cou, un court élancement dans les muscles cervicaux, qui effraie. — Douleur dans les ganglions cervicaux (engorgés), qui empêche de se coucher la nuit. — Les veines du cou sont gonflées et de couleur bleue (S. H.).

En se tenant debout, penché de côté, on éprouve au-dessus de la hanche, à la région lombaire, tout auprès de la colonne vertébrale, une douleur sourdement lancinante, semblable à celle que causerait une aiguille émoussée (au b. d'1/4 d'h.) (Htm). — Douleur pressive de dedans en dehors à la région rénale gauche, étant assis (au b. de 2 h.). — Douleurs tiraillantes et pressives dans la région lombaire gauche (au b. d'1/2 h.). — Sensation de chaleur brûlante dans la région lombaire (au b. d'1 h.) (Wgn.). — Étant assis, traction douloureuse dans le sacrum, le coccyx et les cuisses, qui, lorsqu'on est resté longtemps assis, empêche de se tenir debout (au b. de 4 h.). — Douleur crampoïde subite dans le sacrum, lorsqu'on change ses jambes de place après être resté longtemps debout dans la même position ; il semble que le corps va s'affaisser (au b. de 6 j.) (Ws). — Étant assis, sensation dans la colonne vertébrale comme si une grosse artère y battait (au b. de 6 h. 3/4). — Sensation de raideur dans la colonne vertébrale comme après être resté longtemps baissé (au b. de 13 h.) (Htm). — Douleur pressive dans le sacrum en se baissant (Fr.). — Élancements pressifs depuis le sacrum jusque dans le côté du bassin (au b. de 7 h.) (Wgn). — Sur le côté droit, tout près du sacrum, élancement brûlant, par intervalles, qui cesse complètement après qu'on a frotté l'endroit avec force (au b. de 3 h. 3/4) (Htm). — En marchant, vives douleurs picotantes dans le côté gauche du dos, aux vertèbres lombaires ; elles ne changent pas quand on s'assied (au b. de 10 h.) (Lgh). — Élancements pressifs dans le dos (au b. de 3 h.). — Douleurs brûlantes et lancinantes dans le dos, entre les omoplates, étant assis (au b. de 13 h.) (Wgn). — Le soir aussitôt après s'être couché, douleurs dans le dos comme après être resté longtemps baissé (au b. de 66 h.) (Lgh). — Élancements aigus entre les omoplates (au b. d'1/2 h.) (Hnl). — Sensation à la nuque comme si elle était brisée en deux (au b. de 3 h.) (Fr.). — *Sensation de raideur dans la nuque et le côté gauche du cou, qui remonte jusqu'à l'oreille, même pendant le repos ; elle n'empêche en aucune façon les mouvements du cou* (et ceux-ci ne l'augmentent pas, au b. de 2 h. 1/4) (Htm). — Douleur pressive et tiraillante de bas en haut au côté droit du cou, même pendant le repos (au b. de 2 h.). — Douleur lancinante au-devant du cou, au-dessous du larynx (au b. de 9 h.) (Wgn). — Élancement pinçant sur le côté droit du cou, qui cesse quand on remue et quand on tourne la tête (au b. de 3 h. 1/4) (Htm).

MEMBRES SUPÉRIEURS. — (227-253 et 204-224). — Battements dans l'articulation de l'épaule. — Craquement de l'articulation de l'épaule quand on plie le bras en arrière ; ensuite on ne peut remuer le membre à cause de la douleur, il est comme luxé (chez une femme). — Forte sueur dans le creux de l'aisselle. — Lourdeur dans le membre supérieur gauche, depuis le milieu du bras jusqu'aux doigts ; elle se fait sentir pendant le repos comme pendant le mouvement. — *Tressaillements involontaires du bras dans la journée.* — Douleur comme d'engourdissement dans les deux bras, depuis 3 heures du matin jusqu'à 6 heures, au moment du lever. — Forte traction, pendant plusieurs heures, qui semble exercée sur les os des bras. — Dans tout le bras, dans le périoste des os, douleur fouillante et tiraillante jusqu'aux doigts, avec pression de dedans en dehors ; une forte pression détermine jusqu'au périoste une douleur comme si les chairs ne tenaient plus à l'os. — Quand on appuie sur le bras, douleur dans l'humérus comme si les chairs en étaient détachées. — Quand on a écrit pendant une demi-heure le bras tremble et devient le siège d'une douleur tiraillante. — Difficulté douloureuse de mouvoir les deux bras, comme si leurs articulations étaient privées de synovie (S. H.). — Élancement douloureux sur le devant de l'épaule droite, près de la clavicule ; il est accompagné d'un déchirement sourd (au b. de 5 h.) (Fr.). — Élancements tiraillants dans l'articulation de l'épaule droite et dans le pli du coude du même côté (Hnl). — Sensation de paralysie dans les bras, comme si l'on avait soulevé un fardeau trop lourd (au b. de 8 h.) (Ws). — Fréquente douleur paralytique dans le milieu des muscles du bras gauche, pendant le repos et le mouvement (au b. d'1 h. 1/4). — Élancements sur le bras droit, perceptibles dans toutes les positions ; l'attouchement les fait cesser (au b. d'1 h. 1/4) (Lgh). — Douleur contusive dans les bras, comme s'ils avaient été frappés au point d'avoir des ecchymoses (Hpl). — Douleur lancinante comme par une pointe mousse dans le muscle deltoïde droit, en marchant au grand air (Hnl).

(Douleur lancinante dans l'articulation du coude). — Battements et pulsations dans l'articulation du coude, pendant la journée ; le soir, tiraillement dans le bras jusqu'aux doigts. — Douleur tiraillante dans l'avant-bras gauche, en avant (S. H.). — Élancements comme des coups d'aiguille, surtout au côté externe du coude gauche, également dans toutes les positions ; l'attouchement les fait vite disparaître (au b. d'1/2 h.) (Lgh). — Douleur térébrante aux articulations huméro-cubitales (au b. de 5 j.). — Lourdeur dans les avant-bras (au b. de 5 h.) (Ws). — Douleur d'excoriation à l'avant-bras droit (Fr.). — Elancement déchirant, de temps en temps, au côté externe de l'avant-bras droit (au b. de 3 h. 1/2). — Déchirement lancinant au côté interne de l'avant-bras gauche, depuis la main jusqu'à l'articulation du coude (au b. de 3 h. 1/2) (Htm). — Douleur contusive dans les articulations du coude et du poignet, comme si elles avaient été broyées (au b. de 42 h.) (Ws). — Douleur brûlante et lancinante juste au-dessus du poignet droit (au b. de 6 h.) (Wgn).

Déchirement dans l'articulation du poignet gauche. — Douleur de luxation dans l'articulation du poignet droit. — La pulpe des deux index devient rouge et enflée. — Douleur légèrement lancinante dans les articulations postérieures des doigts. — Léger élancement dans le bout des trois doigts du milieu de la main gauche (l'après-midi). — Tous les doigts sont comme engourdis (chez une femme). — Vif élancement dans l'ongle du pouce gauche (au b. de 48 h.). — Les phalanges antérieures des trois doigts médians de la main gauche deviennent rouges et enflées, avec de petits élancements jusque dans le bout des doigts (vers 5 heures de l'après-midi) (S. H.). — Sensation de sécheresse aux mains (au b. de 26 h.). — Élancements derrière l'articulation médiane du doigt médius, comme si l'on s'y était enfoncé une épine ; ils sont douloureux surtout quand on plie les doigts (au b. de 16 h.) (Ws). — Forte pression crampoïde à la main gauche, entre l'annulaire et l'auriculaire, à leur côté interne, avec sensation de chaleur de tous les doigts de la main, tandis que tout le métacarpe gauche et la main droite tout entière sont glacés (au b. de 2 h. 1/2). — *Fourmillement dans le bout des doigts du milieu de la main gauche, comme s'ils étaient engourdis* (au b. de 14 h.) (Htm). — Déchirement lancinant au petit doigt (F. H.).

Membres inférieurs. — (255-282 et 225-255). — Tension de dehors en dedans de l'articulation de la hanche à l'aine, et de haut en bas de la partie postérieure de la cuisse au jarret, même quand on est assis tranquillement, mais plus encore pendant la marche, moins quand on est debout. — Douleur tiraillante depuis les ganglions inguinaux jusqu'au genou, à travers la cuisse ; elle est plus forte quand on va se coucher et suivie de paresse dans les membres. — Élancements qui descendent de l'aine à travers la cuisse, seulement quand on se couche, non quand on est debout ni pendant la marche. — La cuisse et la jambe s'engourdissent, quand on est assis. — Élancement tout au haut de la cuisse. — Sueur sur le haut des cuisses, près des parties génitales, étant assis. — Douleur contusive au-dessus du milieu des deux cuisses, en marchant au grand air. — Lassitude par accès dans les muscles internes des deux cuisses (S. H.). — Élancements brûlants, passagers, aux membres inférieurs, qui se répandent toujours dans leur intérieur (au b. de 28 h.) (Lgh). — Relâchement douloureux dans les articulations des deux hanches, comme si les capsules articulaires étaient trop faibles pour supporter le poids du corps, seulement quand on est debout (non pendant la marche), avec faiblesse de tout le corps (au b. de 12 j.) (Hnl). — (Le soir) douleur dans la cuisse gauche, en marchant, comme si elle allait se briser (au b. de 10 j.) (Ws). — Sensation de grattement, d'excoriation, au côté interne de la cuisse droite (Fr.). — Douleur de luxation dans la cuisse et la jambe droites, quand le membre se trouve en arrière pendant la marche et qu'on cherche à la ramener en avant (F. H.). — Élancements brûlants, cuisants, interrompus, près du tendon interne du jarret (Hnl).

Élancements isolés dans les genoux, seulement au commencement de la marche et surtout en se levant de sa chaise. — Mouvements involontaires dans le genou (au moment d'une douleur plus forte). — La jambe est raide et lourde pendant la marche. — Douleur tiraillante de dedans en dehors, par saccades, à la jambe droite. — Tension dans toute la jambe, comme par suite de lassitude. — Pression de dedans en dehors au tibia. — (Le tibia gonfle) (S.H.). — Élancement brûlant et cuisant, continuel, au côté antérieur du genou gauche (au b. de 25 h.). — Ardeur persistante dans le jarret gauche, comme s'il allait y venir une éruption (au b. de 25 h.) (Hnl). — Douleur pressive et resserrante sous et près la rotule, pendant la flexion et l'extension de la jambe droite (au b. de 7 h. 1/2) (Htm). — Douleur pressive sourde au côté externe du genou, étant assis, plus forte pendant la marche (au b. de 6 h.). — Pression douloureuse de dehors en dedans au côté interne du genou, étant assis (au b. de 2 h. 1/4) (Wgn). — Douleur crampoïde au-dessus du genou gauche, étant assis (au b. de 46 h.) (Ws). — Sensation au-dessous du genou comme si l'on y plongeait un petit couteau ; c'est un gros élancement (Fr.). — Douleur contusive dans la jambe (Hpl). — Pincements saccadés dans les mollets (au b. de 4 j.) (Ws). — *Lassitude de la jambe gauche ; pendant la marche elle dégénère en une douleur incisive dans les muscles du mollet*, laquelle se renouvelle ensuite par intervalles quand on est assis (au b. de 3 h.) (Htm). — Douleur vivement tiraillante à la malléole interne gauche, qui s'étend de là peu à peu jusque dans le mollet (au b. de 21 h.). — Fréquente douleur stupéfiante à la malléole interne droite (au bout d'1 h. 1/2) (Lgh). — Petits élancements sur la malléole externe droite (au b. de 4 j.) (Ws). — Élancement brûlant continuel près de la malléole externe droite, pendant le repos (au b. de 28 h.) (Hnl).

Le dos du pied et les orteils sont gonflés, enflammés et rouges, et causent spontanément une douleur comme s'ils étaient brûlés ; quand le pied touche terre et pendant le mouvement ils causent une douleur tensive. — Le pied tressaille involontairement (pendant une douleur plus forte). — Douleur comme d'engourdissement au talon, le matin en sortant du lit. — Vif élancement dans le tendon d'Achille, au-dessus du talon (au b. de 2 h.). — Traction dans tous les orteils, qui remonte jusqu'à la jambe. — Traction dans le gros orteil. — Élancements déchirants des deux côtés de l'ongle du gros orteil de chaque pied. — Sueur aux pieds, surtout aux orteils (S. H.). — Petits élancements extrêmement sensibles, comme des piqûres de cousin, qui se succèdent rapidement dans le pli du cou-de-pied droit (Hnl). — Pendant la marche, sorte de douleur incisive au cou-de-pied gauche ; à l'articulation elle est suivie d'une sensation de chaleur (Fr.). — Traction crampoïde dans les parties tendineuses de la phalange antérieure du gros orteil droit, avec sensation de chaleur, moins sensible pendant la marche que lorsqu'on est assis (au b. de 3 h.) (Fr.). — Pincement intermittent près de l'os métatarsien du petit orteil (au b.

de 3 j.). — Tressaillement fourmillant dans la plante des pieds, comme après avoir beaucoup marché (au b. de 4 j.) (Ws). — En étant assis et en marchant, sensation de lassitude dans la plante du pied droit, comme après une longue marche ou comme par l'effet de la courbature (au b. de 6 h.). — Violent élancement, qui passe rapidement, dans la plante du pied gauche près du gros orteil (au b. de 2 h. 1/4) (Lgh).

PEAU. — (285-293, et aux diverses subdivisions indiquées). — Sur divers points des cuisses, des coudes et des avant-bras se forment des pustules entourées d'une large auréole rouge. — *Prurit semblable à celui de piqûres de puce, sur le ventre, le dos, les bras et les jambes,* principalement le soir et la nuit. — Prurit picotant par tout le corps, la nuit jusqu'à 1 heure ; le frottement ne laisse après lui aucune sensation. — Prurit fourmillant par tout le corps. — Les endroits pruriteux du corps deviennent, quand on les a frottés, le siège d'une douleur brûlante. — (Éruption ortiée, au b. de 20 j.). — Sensibilité douloureuse de la peau de tout le corps quand on y touche. — Trois tubercules rouges, douloureux, aux deux tempes. — Prurit à l'occiput. — Cyanose de la peau autour de la clavicule (S. H.). — Rongement brûlant dans la peau de l'occiput, avec sensation comme si un insecte rampait dans les cheveux, pendant une demi-heure (au b. de 13 h.). — Cuisson et rongement brûlant au côté droit du cuir chevelu, le soir (Hnl). — Éruption de pustules un peu pruriteuses entre les sourcils (au b. de 6 h.) (Lgh). — Bouton rouge dans le sillon situé derrière l'aile gauche du nez ; il est plein de sérosité et démange un peu (au b. de 6 h.) (Lgh). — Éruption crouteuse et pruriteuse à la joue, non loin de la commissure des lèvres (S. H.). — Prurit fouillant, douloureux, à l'os malaire gauche (au b. d'1/2 h.). — Éruption de boutons sur toute la face (au b. de 17 h.) (Lgh). — Prurit à la face, qui oblige à se gratter. — Léger prurit au côté interne de la lèvre supérieure (Fr.). — Boutons pruriteux au bord de la lèvre supérieure, vers le milieu (au b. de 6 h.) (Lgh). — Pustules rouges sur la lèvre, qui saignent quand on les gratte (au b. de 56 h.) (Ws). — Boutons pruriteux au menton (au b. de 5 j.) (Lgh).

Organes génitaux. — Prurit au côté gauche du scrotum (le soir). — Fourmillement et prurit dans le scrotum ; l'endroit devient le siège d'une douleur brûlante quand on l'a frotté. — Prurit dans les organes génitaux de la femme, en marchant. — A la couronne du gland, ulcère à peu près rond, plat, sale, entouré d'une auréole

rouge et causant une douleur brûlante ; élancements à la même
place au bout de quelques jours. — (En dedans de la grande lèvre,
ulcère blanchâtre, qui cause d'abord une douleur d'excoriation et
fait mal quand on y touche ; ensuite il démange et dure longtemps).
— Bouton suintant au scrotum. — A la face externe du prépuce,
tache rouge et saillante, qui se convertit en ulcère couvert d'une
croûte, avec du prurit et parfois avec une douleur brûlante. —
A l'intérieur du prépuce, petites pustules qui se creusent dans le
milieu, suintent et suppurent ; elles ne sont douloureuses qu'au
toucher (au b. de 16 j.). — Derrière le gland, sous le prépuce,
quelques végétations rouges et lisses causent une sensation de
fourmillement ; elles durent 10 jours (au b. de 22 j.). — A l'intérieur du prépuce, végétation rouge semblable à une verrue humide.
— Au gland, petite vésicule peu élevée, qui cause une douleur
lancinante quand on urine (au b. de 24 j.). — Chatouillement dans
les végétations. — Élancements pruriteux dans les végétations. —
Élancements brûlants et douloureux dans les végétations. — Forts
élancements dans des condylômes aux parties génitales. — Les
condylômes causent une douleur brûlante quand on y touche. —
Saignement abondant des condylômes (S. H.).

Tronc et membres. — Furoncle pruriteux, avec une grande
auréole rouge, près du sacrum (S. H.). — Tension de la peau de
la nuque en remuant la tête (au b. de 16 h.) (Ws). — Sur les deux
côtés du cou, d'arrière en avant, rangée de petits boutons rouges,
serrés les uns contre les autres, avec sensation d'écorchure quand
on y touche (au b. de 26 h.). — Prurit à la face antérieure du cou,
qui excite à se gratter (Ws). — Prurit fourmillant au bras, et ensuite
élancement sur un point peu étendu. — Tache marbrée, rouge et
indolente, sur l'avant-bras gauche. — Sensation de sécheresse de
la peau, surtout aux mains. — Éruption de boutons sur la fesse
droite ; ils démangent et causent de l'ardeur quand on y touche et
après qu'on s'est gratté — Boutons au genou, ressemblant à ceux
de la variole ; ils suppurent sans démanger et disparaissent en
18 heures. — Boutons pruriteux sur les deux genoux, qui brûlent
quand on y touche et après qu'on s'est gratté. — Au mollet, nodosités blanches, grosses comme des noisettes, qui causent de vives
démangeaisons assez loin autour d'elles, et deviennent, quand on
les a frottées, le siège d'une douleur lancinante et brûlante (S. H.).
— Élancements brûlants continuels dans la peau qui couvre la
rotule droite, avec tressaillement de la peau pendant l'élancement

(au b. d'1/2 h.) (Hnl). — Tache rouge, marbrée, indolente, sur le cou-de-pied droit. — Élancements déchirants dans un cor. — Les orteils sont tout enflammés, d'un rouge luisant et enflés ; ils démangent et, quand on les a frottés, ils brûlent (S. H.). — Prurit voluptueux au côté interne du cou-de-pied droit (au b. d'1 h.). — Prurit voluptueux sous les orteils du pied droit, dans toutes les positions (au b. de 10 h. 1/2) (Lgh). — Ardeur dans les cors (au b. de 5 j.) (Ws).

VALERIANA OFFICINALIS

Valériane ; Baldrian (Allem.), Valerian (Angl.), Valeriana (Ital. et Esp.). —
Famille des Valérianées (¹).

On ne se sert que de la racine, dont on prépare la teinture-mère par macé-
ration dans l'alcool à 67° centigrades ; puis on obtient les dilutions par le procédé recommandé par Hahnenann pour la dynamisation des substances liquides.
Weber (²) recommande de ne pas employer la valériane qui croît dans les
environs de Paris ; il ne se sert que de la racine sèche qui a crû dans des bois
secs et sablonneux, surtout de celle qui vient des montagnes de la Suisse.

Concordances. — Les médicaments qui se rapprochent le plus
de la valériane sont : MERCURIUS SOLUBILIS et SULFUR ; les
autres sont : 1° CALCAREA CARB., PHOSPHORUS, PULSATILLA, RHUS,
SILICEA ; 2° *arsen., bell., bry., kali, lycopod., nux vom., sep.,
staph.*

Antidotes. — Suivant Bœnninghausen, les antidotes de la valériane sont : *merc. sol., camph., puls., sulf.*

Liste des auteurs. — Carminati (Crm), C. Hoffmann (Hfm).

SYMPTOMATOLOGIE

Symptômes généraux. — (4, 25). — Agitation. — Douleurs erra-
tiques, pongitives, dans les dents, à l'extérieur du cou, au-dessus
des orbites, à l'épigastre et au nombril (S. H.). — Ivresse causée
par les odeurs (*Hill*).

SOMMEIL. — (24). — Insomnie (S. H.).

SYMPTÔMES FÉBRILES. — (1, 10, 23). — Propension à avoir froid.
— Synoque. — Élévation de la température (S. H.). — Augmentation de la chaleur. — Pouls plus fréquent (Crm). — Sueur abondante (*Marchant*).

---

1. *Fragmenta de viribus medicamentorum positivis*, p. 198.
2. *Codex des médicaments homœopathiques*, p. 396.

Moral. — Anxiété (*Tissot*).

Symptômes locaux. — Tête. — (17, 18). — *Céphalalgie lanci-nante*. — Céphalalgie pressive et lancinante durant 8 heures (S. H.).

Yeux. — (5). — Étincelles devant les yeux (S. H.).

Appareil digestif. — (2, 3, 7-9, 11-14).

Troubles fonctionnels. — Nausée comme si l'on avait un fil dans l'œsophage ; elle monte de l'ombilic au pharynx et provoque une salivation abondante. — Envie de vomir. — Vomissement. — Diarrhée (S. H.). — Vomissement. — Flux de ventre (*Ray*). — Affaiblissement de l'estomac (*Andrée*).

Troubles locaux. — *Odontalgie*. — Douleur pressive dans l'abdomen. — Douleur fourmillante dans l'abdomen. — Sensation de tension excessive dans l'abdomen, comme s'il allait éclater. — Dureté du ventre (la 4e h.) (S. H.).

Appareil urinaire. — Diurèse (Hfm).

Poitrine. — (6, 22). — Palpitations. — Douleur vulsive dans la poitrine (S. H.).

Dos. — (19-21). — Douleurs rhumatismales dans les omoplates.— Douleur constrictive dans le dos (S. H.).

Membres. — (15, 16, 20). — Torpeur paralytique des membres.— Douleur contusive, douleurs rhumatismales dans les membres (S. H.).

VERATRUM ALBUM

Hellébore blanc; Weissniesswurzel (All.), white hellebore (Angl.). — Famille des Amaryllidées (¹).

On emploie la teinture alcoolique de la plante.

Quoique les symptômes suivants démontrent quelle action ce médicament exerce sur l'homme, avec quelle puissance il modifie son état et, par suite, quels résultats nous pouvons attendre de son emploi judicieux, nous sommes encore loin de connaître à fond ses vertus médicinales et ce qui suit ne doit être considéré que comme un exposé partiel de ses effets.

J'ai voulu cependant publier tout ce que l'expérimentation m'a révélé sur son compte, parce qu'on peut déjà en tirer parti.

J'aurais pu comparer les symptômes signalés par les anciens médecins de la Grèce avec ceux observés par moi, mais je m'en suis abstenu pour ne pas avoir l'air de vouloir faire étalage d'érudition.

Il est certain cependant que les anciens n'auraient pas acquis autant de célébrité par leurs guérisons avec l'hellébore blanc à Anticyre ou en d'autres villes grecques, s'ils n'avaient réellement guéri un grand nombre de malades à l'aide de cette plante.

Nos médecins d'aujourd'hui ne savent tirer aucun parti de ce médicament si utile et ne s'en servent pas parce qu'ils ne peuvent le donner à leurs doses favorites, c'est-à-dire par gros et par demi-onces, sans mettre la vie en danger. Aussi sont-ils impuissants contre les maladies qui ne peuvent guérir sans le secours de ce végétal.

Ils n'ont pas soupçonné que le veratrum serait efficace (au moins comme remède homœopathique intercurrent) chez un tiers

1. *Traité de matière médicale pure*, t. III, p. 325, édit. allemande; t. II, p. 435, édit. française.

des aliénés enfermés dans les maisons de santé, parce qu'ils ignorent à quelle sorte de délire on doit l'opposer et à quelle dose il est efficace et sans danger.

De même que les altérations dynamiques de la santé ne peuvent être guéries d'une façon rapide et durable que par l'action dynamique des médicaments qui produisent des états morbides analogues, de même on ne peut savoir quelles formes de manie le veratum guérira homœopathiquement, sans connaître les formes de délire décrites plus loin ; il ne faut pas non plus perdre de vue les autres symptômes.

Pour le choix des doses nous ne devons pas imiter les Anciens. Certes, beaucoup de leurs malades guérissaient, mais aussi beaucoup étaient tués par les énormes doses qu'on leur avait prescrites. Alors comme de nos jours régnait en médecine le préjugé que les maladies sont causées par la présence dans le corps d'une matière morbifique et que les malades ne peuvent guérir que par l'évacuation de cette matière. Aussi n'espérait-on triompher des maladies chroniques à l'aide du veratrum que par des doses (d'un gros et plus, en poudre grossièrement tamisée) capables de provoquer d'énormes vomissements et évacuations alvines. On était tellement aveuglé par la théorie que, même lorsque ce médicament guérissait les malades sans les avoir purgés ni fait vomir, on ne pouvait se persuader que la guérison se produit par un tout autre mécanisme que l'évacuation par le haut ou par le bas.

Il est faux que les aliénés aient besoin de doses énormes et qu'ils les supportent, comme le croient encore les médecins d'aujourd'hui. A la vérité, les médicaments allopathiques, mal choisis, semblent, même à forte dose, attaquer peu la partie grossière de l'organisme et l'état général de ce genre de malades. Mais chez ceux-ci la santé générale n'est d'ordinaire que très faiblement atteinte et la plupart sont, sous ce rapport, des sujets très robustes ; il n'y a d'atteint que les organes de l'esprit et du sentiment, organes si délicats, invisibles, inaccessibles à l'anatomie, qui servent d'intermédiaire à l'âme pour régir le corps. Ces organes sont ceux qui souffrent le plus en pareil cas, ceux sur lesquels porte le plus la maladie.

Si l'on donne à de tels malades de fortes doses d'un médicament allopathique non approprié, la masse du corps en souffre peu (on a vu souvent 20 grains de tartre stibié ne pas produire de vomissements), mais ce que nos médecins modernes n'ont pas remarqué parce qu'ils ne se donnent guère la peine d'observer, c'est que l'esprit et le moral n'en sont que plus fortement atteints. La manie et la mélancolie s'aggravent, sous l'influence de ces médicaments perturbateurs, au point de devenir incurables.

Au contraire il est incontestable, quoiqu'on ne s'en soit pas douté jusqu'à présent, que les maladies mentales, aussi bien que les autres, peuvent être radicalement guéries par de très petites doses d'un médicament homœopathique bien choisi.

Je n'ai jamais eu besoin d'employer la teinture de veratrum à la dose de plus d'une goutte de la dilution au quatrillionième ; souvent même je n'en ai donné qu'une très faible fraction de goutte, qu'on peut faire prendre au malade à son insu, en la mêlant avec sa boisson ordinaire, par conséquent sans avoir recours à la violence, qui nuit toujours en pareil cas. Mais j'avais soin de régler le genre de vie du malade de façon à le maintenir dans les conditions les plus favorables à la santé, et d'écarter tous les aliments et médicaments incompatibles ainsi que les influences physiques et morales nuisibles, sur lesquelles il est inutile de s'étendre davantage en ce moment.

Les paroxysmes de douleur analogues à ceux que l'hellébore blanc provoque par lui-même et qui, chaque fois, mettent le malade dans un état passager de délire ou de folie, cèdent souvent à une dose minime de ladite dilution.

Souvent, ce médicament s'est montré efficace contre les fièvres intermittentes qui ne consistaient qu'en froid extérieur ou seulement en chaleur interne avec urine foncée, surtout lorsqu'il y avait de la sueur froide au corps ou au front. Il est également utile comme intercurrent dans plusieurs accidents hypocondriaques, de même que dans certaines espèces de hernies inguinales.

Parmi les symptômes qui suivent, quelques-uns semblent être des effets consécutifs, c'est-à-dire des effets de réaction de l'organisme succédant à l'action primitive du médicament. Mais il n'y a que des observations répétées qui puissent élucider ce point.

J'ai constaté que les effets positifs du veratrum, même aux plus petites doses, durent 5 jours et plus.

Concordances. — Le médicament qui se rapproche le plus de l'hellébore blanc est PULSATILLA ; les autres sont : 1° BELLADONNA, BRYONIA, CALCAREA, LYCOPODIUM, MERCURIUS SOLUBILIS, NUX VOMICA, PHOSPHORUS, RHUS, SEPIA, SULFUR ; 2° *acon., ars., cham., chin.,* *cupr.*, *op.*, *phos. acid.*, *sil.*, *stap.*, 3° arn., carb., caust., cocc., con., hep., hyosc., ign., ipec., natr. m., plat., rut., spig., stram.

Antidotes. — Quelques tasses de café fort sont le meilleur antidote des accidents subits d'intoxication par le veratrum. Mais si les symptômes prédominants sont un mal de tête pressif avec froid du corps et assoupissement lourd, il faut préférer le *camphre*. Se manifeste-t-il un délire anxieux, accompagné de froid au corps ou bien d'une sensation de chaleur brûlante dans le cerveau, le vrai remède est l'*aconit*. Mais c'est à *l'écorce de quinquina* que cèdent le mieux les maux chroniques provoqués par l'abus de l'hellébore blanc, entre autres la fièvre intermittente quotidienne avant minuit.

Liste des auteurs. — Becher (Br), Franz (Fr.), Greding Gdg), Frédéric Hahnemann (F. H.), Reimann (Rmn), de Rodder (Rdr), Stapf (Stf), Teuthorn (Thn), Vicat (Vic.).

SYMPTOMATOLOGIE

Symptômes généraux. — (246-270 et 290-309). — *Dans les parties musculeuses du corps, douleur à la fois pressive et contusive.* — Sensation dans les os comme s'ils étaient brisés (au b. de 2 h.). — Élancements passagers çà et là dans le corps. — Douleur tiraillante dans les membres. — En marchant vite douleur tiraillante dans les membres, qui cesse quand on continue de marcher. — Étant assis, douleur déchirante dans les muscles extenseurs. — (Douleur dans les membres sur lesquels on est couché, comme si le lit était aussi dur que la pierre). — Raideur des membres, surtout avant midi et après s'être tenu debout. — *Engourdissement des membres.* — *Douleur dans tous les membres comme s'ils étaient épuisés par une trop grande fatigue.* — Faiblesse chronique. — Le sujet supporte mal l'air libre, qui lui est désagréable comme à un convalescent. — On transpire facilement au moindre mouvement. — Accablement comme par l'effet d'un air trop chaud. — *Syncope.* — Mouvements lents du corps. — Les muscles sont flasques. — *Faiblesse extrême* (que le fer parut guérir). — Épuisement des forces, on s'affaisse sur soi-même. — Affaissement paralytique des forces. — Chute rapide des forces, qui porte au sommeil, avant midi. — Lassitude dans tous les membres. — Propension à se coucher. — Le matin, lassitude somnolente, qui empêche de se lever (S. H.).

En marchant, sentiment de faiblesse et de pesanteur dans les pieds et les genoux (Stf). — Les bras et les pieds sont toujours comme engourdis, même quand on est couché (au b. de 8 h.). — Chaleur et fourmillement dans tout le corps, jusqu'au bout des doigts et des orteils (Gdg). — Sensation de chaleur brûlante (*Kalm*). — Extension des membres (*Ledelius*). — Traction spasmodique des membres, au-dessus des articulations, pendant le mouvement (au b. de 10, 12 h.) (Fr.). — Vulsion dans les membres et forte sueur, ensuite mal de tête, vertige et grande soif (Gdg). — Spasmes, convulsions (*Muralto, Winter, Rdr. Ledelius, Lorry*). — Convulsions épileptiques ([1]) (*Lentilius*). — Tremblement de tous les membres, anxiété cruelle au cœur et tendance à la syncope (*Alberti*). — Lassitude par tout le corps, comme si l'on avait beaucoup marché (au b. de 2 h.) (Thn). — *Faiblesse de tout le corps*, surtout des bras et des mains, de sorte qu'on ne peut pas tenir devant soi même un livre léger (Br.). — Pendant 8 heures on ne peut pas se tenir debout; on est obligé de rester assis ou couché; si l'on se lève on est pris d'une effrayante anxiété, pendant laquelle le front se couvre de sueur froide et l'on a des nausées qui vont jusqu'au vomissement (au b. de 3 h.). — Quand on est couché toutes les souffrances s'apaisent, mais non la lassitude; elles ne se renouvellent que lorsqu'on est debout; elles s'apaisent encore quand on est assis, le mal de tête seul persiste (Thn). — Faiblesse extrême (*Benivenius, Smyth*, Vic.). — On craint de se trouver mal (*Lorry*). — Syncope (*Forest*). — Apoplexie (*Dobolewski*). — Perte presque complète des sens (Vic.).

Sommeil. — (271-284 et 313-327). — Stupeur somnolente, coma vigil. — Coma vigil : un œil reste ouvert, l'autre à demi-fermé et l'on a de fréquents sursauts comme si l'on était effrayé (au b. d'1/2 h.). — Après être allé se coucher, le soir, jusque vers minuit, anxiété et coma vigil avec mouvements dans le ventre qui provoquent des bourdonnements dans la tête. — Envie de dormir avec sursauts de frayeur qui empêchent le sommeil; ensuite accidents fébriles. — Le soir, quand on veut s'endormir, sueur par tout le corps. — Le soir au lit, chaleur et sueur aussitôt, mais la chaleur domine. — Pendant le sommeil on met les bras sur la tête

---

1. Le vératrum ne paraît provoquer de spasmes généraux que peu de temps avant la mort et ceux-ci semblent indiquer l'impuissance de l'antagonisme de la nature.

(les prem. h.). — Sanglots pendant le sommeil. — Rêves vifs et inquiétants de voleurs ; on s'éveille tout effrayé et l'on croit encore que son rêve dure. — On rêve qu'on est chassé à outrance. — (Sommeil trop profond). — *Bâillements.* — (La nuit on se réveille avec un fort tremblement de froid dans le bras droit) (S. H.). — Bâillements et pandiculations après la sieste (Stf). — Bâillements souvent si forts qu'il en résulte des bourdonnements d'oreilles (Br). — Bâillements et pandiculations répétés avec faiblesse et douleur contusive dans les articulations comme si l'on n'avait pas assez dormi (le matin). — Faiblesse générale du corps, comme si l'on n'avait pas assez dormi, mais l'esprit est d'ailleurs éveillé (le matin) (Fr.). — La vivacité extrême de l'esprit empêche de s'endormir avant minuit, deux nuits de suite; en même temps sensation insupportable de chaleur dans le lit (on cherche à se découvrir) avec agitation continuelle. — On s'endort tard (Stf). — Sommeil long, ininterrompu. — Sommeil durant 3 jours, même pendant les accès d'épilepsie (chez un épileptique). — Sommeil calme avec soif et flux d'urine. — Interruption du sommeil par l'anxiété et le trouble de l'esprit ; on se plaint que le sang brûle dans tous les vaisseaux, surtout ceux de la tête, et de ce qu'il remonte des spasmes de la poitrine dans la gorge ; mais chaleur et anxiété se dissipent au grand air et de fréquents bâillements leur succèdent. — Rêves effrayants, suivis de vomissement de mucosités vertes, très visqueuses (Gdg). — On s'endort sur sa chaise sans perdre entièrement connaissance (Stf). — Rêves confus ; le matin, on s'éveille plus tôt que d'habitude (Fr.). — La nuit, rêves causant une effroyable anxiété ; on rêve entre autres choses qu'on est mordu par un chien auquel on ne peut échapper (Br). — La nuit, rêves de disputes (Thn).

SYMPTÔMES FÉBRILES. — (285-295 et 328-360). — Frisson qui fait frémir la peau, par exemple à la face (au b. de 2 h.). — *Froid de tout le corps* (S. H.). — Froid de tout le corps (Vic.). — Froid et sensation de froid par tout le corps (au b. d'11 min.). — *Du froid parcourt tout le corps peu de temps après l'ingestion du veratrum. — Une sensation de froid intérieur parcourt tout le corps depuis la tête jusqu'aux orteils des deux pieds simultanément, avec soif* (aussitôt après l'ingestion) (Br). — Froid par tout le corps (Rdr). — Froid et frisson, le matin. — Toute la journée, froid et frisson avec douleur tiraillante au cou et dans le dos. — Froid dans les membres et douleur tiraillante (Gdg). —

Frisson continuel dans le dos et sur les bras (Stf). — Froid fébrile
le matin aussitôt après s'être levé, en s'habillant (Br).

Le soir, chaleur et rougeur à la face (et frisson au corps); le
matin aussi, dans le lit, chaleur de la face. — A la partie antérieure
de la tête et au front, chaleur qui fait place à une sueur d'abord
chaude, puis continuellement froide, au front. — Rougeur et
chaleur de la face avec léger frisson fébrile. — *Chaleur et rougeur
à la face* et chaleur des mains, avec insouciance et propension à
la frayeur; le sujet ne s'occupe que des choses qui l'entourent (au
b. d'1 h.) (S. H.). — Chaleur, ardeur brûlante et rougeur des joues,
avec rétrécissement des pupilles et froid aux pieds (au b. de 10 h.)
(Fr.). — Chaleur interne, cependant on refuse les boissons
(*Grassius*). — Chaleur par tout le corps et sueur générale, sans
soif, avec pâleur de la face (au b. de 2 h.) (Thn). — Le soir, en
marchant lentement au grand air, chaleur dans le dos, comme si
l'on allait transpirer (Stf).

Le matin, un peu de sueur surtout à la face; dans la journée
on a encore de la propension à transpirer de la face. — *Sueur
froide* (S. H.). — Sueur seulement aux mains (Gdg). — Sueur très
abondante sur tout le corps, vers le matin. — Sueur d'odeur amère
vers le matin (F. H.). — Sueur froide (Rmn, Rdr). — Dès qu'on se
lève de sa chaise le front se couvre de sueur froide (Thn). — Sueur
froide par tout le corps (Vic.). — Une sueur froide se montre sur
toute la tête et au tronc (*Benivenius*). — Forte sueur aigre (Gdg).
— Pendant la sueur, ardeur à la peau (*Müller*). — Sueur qui dure
longtemps pendant la nuit. — Forte sueur continuelle pendant un
long sommeil. — Forte sueur avec grande soif et bon appétit. —
Soif énorme pendant la sueur (Gdg).

Mouvements fébriles. — Fièvre qui revient pendant plusieurs
jours et dure quelquefois longtemps (je l'ai observée tantôt le soir,
tantôt le matin). — Fièvre quotidienne avant minuit (S. H.). — De
temps en temps alternatives de froid et de chaleur, avec vertige,
anxiété perpétuelle et envie de vomir. — Alternatives subites de
pâleur complète et de chaleur et rougeur de la face (Gdg). — Le
matin. froid fébrile avec soif pendant une demi-heure; il n'est pas
suivi de chaleur; en même temps lassitude dans les membres
surtout aux cuisses (au b. de 24 h.). — Grande soif l'après-midi et
le soir (Br). — Grande soif de boissons froides (immédiat.) (F. H.).

Le pouls est très lent et presque imperceptible (au b. de 4 h. et
plus) (S. H.). — Disparition presque complète du pouls (Vic.). —

Pouls imperceptible (Rdr). — Le pouls a le même nombre de pulsations qu'à l'ordinaire, mais il est très faible et presque imperceptible (au b. de 8 h.) (Br).

MORAL. — (296-315 et 361-401). — *Taciturnité.* — On ne parle que quand on y est excité, alors on dit des choses désagréables. — *On se chagrine pour la moindre cause* (au b. de 4 h.). — On recherche les défauts des autres (et on les leur reproche). — Envie de travailler. — Agitation inquiète. — Activité et mobilité, avec diminution des douleurs et des passions. — Excès de sensibilité, exaltation des facultés de l'esprit. — On est excentrique et d'une gaieté exagérée. — Tremblement de tout le corps. — Frayeur. — Découragement, désespoir. — Mélancolie avec froid, comme si l'on avait été inondé d'eau froide ; en même temps fréquentes envies de vomir. — Morosité, abattement, mélancolie avec pleurs involontaires et propension à baisser la tête. — On est inconsolable d'un malheur imaginaire, se promène en hurlant dans la chambre avec les yeux tournés vers la terre, ou bien on s'asseoit en sanglotant dans un coin ; c'est le soir qu'on est le plus mal ; on ne dort que jusqu'à 2 heures (chez une femme). — On gémit, on est hors de soi et ne sait où se mettre (au b. de 2, 3 h.). — Anxiété, comme par le fait d'une conscience bourrelée, comme si l'on avait fait quelque chose de mal. — Anxiété comme si l'on prévoyait un malheur et qu'on fût menacé de quelque événement fâcheux. — On éprouve dans tout son être une sensation comme si l'on allait bientôt mourir, cependant on est résigné. — Douce mélancolie allant jusqu'à pleurer (au b. de 24 h.). — Défaut d'idées. — Perte de l'intelligence. — Anxiété (*Muralto, Belman, Lorry, Rdr*). — Anxiété et vertige. — Le soir et après le repas de midi, anxiété extrême, telle qu'on ne sait où se mettre. — Grande anxiété toute la nuit. — Le matin, grande anxiété (Gdg). — Léger délire (*Grassius*). — Le sujet fait beaucoup de bruit, veut s'enfuir et l'on a de la peine à le retenir. — Délire calme : froid par tout le corps, avec yeux ouverts, visage gai, parfois souriant ; on bavarde sur des sujets religieux et des vœux à accomplir ; on prie, et se croit ailleurs que chez soi (au b. d'1 h.). — On perd la mémoire (S. H.).

On n'avance pas dans les travaux d'esprit ; les idées ne tardent pas à manquer (Stf). — La mémoire est presque entièrement anéantie, on oublie les mots au moment de les dire (Gdg). — On jure et crie toute la nuit, se plaint d'hébétude avec mal de tête et salivation. — On frappe du pied (avec défaut d'appétit). —

Grande chaleur du corps au milieu d'une fureur continuelle. — Fureur : on déchire ses vêtements et on ne parle pas. — On déchire ses souliers avec les dents et en avale les morceaux. —On avale ses propres excréments. — On ne reconnaît plus ses proches. — Aliénation mentale : on se donne pour un chasseur. — On se donne pour un prince et on en tire vanité. — On croit être sourd et aveugle et avoir un cancer. — On croit être en mal d'enfant. — On se vante d'être enceinte. — On prédit qu'on accouchera bientôt. — On embrasse toutes les personnes qu'on rencontre (avant l'apparition des règles). — Forte rougeur et chaleur de la face avec rires continuels. — Rire alternant avec des gémissements. — On chante très gaiement et fredonne la nuit. — On claque des mains au-dessus de sa tête et chante; en même temps, toux avec mucosités très visqueuses dans la poitrine (chez une femme). — Accès fréquents : on tourne en courant dans la chambre jusqu'à ce qu'on tombe. — On crie et tourne partout, avec couleur bleu foncé de la face (Gdg). — Agitation de l'esprit, oppression et anxiété (au b. d'1 h.). (Br). — On est anxieux, crie et court partout. — On crie et court partout, avec pâleur de la face et timidité. — Timidité qui se termine par de fréquentes éructations. — Propension à s'effrayer et timidité. — Loquacité. (Gdg). — Taciturnité : il répugne de parler, et on ne le fait que d'une voix basse et faible. — On est très impatient et se met hors de soi pour la moindre bagatelle (au b. d'1 h.) (Stf). — Le sujet ne supporte pas qu'on lui adresse la parole (Gdg). — Irritation pour la moindre cause, en même temps anxiété et battements de cœur avec respiration accélérée et bruyante. — Certaine indifférence toute la journée, de sorte qu'on est obligé de se frotter le front pour rassembler ses idées (Br). — Hilarité, sagacité (*Gesner*). — Quand on est occupé, on a la tête libre, mais quand on n'a rien à faire, on a de la peine à diriger ses pensées, on est taciturne et concentré en soi-même (au b. de 2 h. 15) (Fr.). — Agitation affairée ; on entreprend beaucoup de choses, mais on s'en dégoûte aussitôt et on n'en finit aucune (Stf).

Symptômes locaux. — TÊTE. — (1-23 et 1-27). — Vertige, on voit tout tourner autour de soi. — Étourdissement ; il semble que rien ne tient dans la tête. — On est très étourdi le matin. — *Il semble qu'on est dans un état de rêve.* — Étourdissements continuels pendant 3 jours. — Mal de tête pulsatif, par intervalles (au b. de 6 h.). — Mal de tête pulsatif au-dessus de l'œil gauche,

pendant 1/4 d'heure (au b. d'1 h.). — Céphalalgie pressive et pulsative. — *Le matin après le réveil, pression sourde au sommet de
la tête.* — Hémicrânie pressive et, en même temps, mal d'estomac
(au b. de 4 h.). — Mal de tête, comme si le cerveau était brisé. —
*Douleur à la fois pressive et contusive çà et là dans le cerveau,
par accès.* — Céphalalgie constrictive comme par l'effet d'un lien,
avec douleur constrictive dans le pharynx. — Le sang se porte
avec force à la tête, quand on se baisse (au b. de 8 h.) — (Sensation
à la tempe comme si une goutte d'eau coulait dessus, mais sans
aucune sensation de fraîcheur). — Sensation de chaleur et de
froid simultanés à la tête, pendant laquelle les cheveux sont sensibles. — Froid au sommet de la tête et, en même temps, aux pieds
(au b. d'1 h.). — *Sueur froide au front* (S. H.).

Vertige (*Smyth, Ledelius*). — Vertige : tout tourne dans la tête
(Gdg). — Énorme vertige (Rmn). — Ivresse et vertige (au b. de
24 h.) (F. H.) — Pendant la marche le mal de tête augmente
jusqu'au vertige, mais il cesse quand on se rassied (au b. de 2 h.)
(Thn). — Hébétude dans la tête avec nausées, pendant 2 jours
(F. H.). — Mal de tête (*Ledelius*). — Mal de tête avec un peu de
raideur. — Mal de tête avec vomissement de mucosités vertes. —
Céphalalgie et douleur dans le dos, avec mal de ventre et envie de
vomir (Gdg). — Embarras douloureux de la tête avec pression
tensive, tantôt dans les tempes, tantôt davantage au vertex, plus
violent quand on est assis droit ou debout, moindre quand on se
baisse ou qu'on est couché sur le dos, avec rétrécissement des
pupilles (Stf). — Mal de tête sourdement pressif, qui s'étend des
tempes vers le front, augmente quand on se penche en avant et
cesse quand on se renverse en arrière et par la pression de la
main ; il revient après qu'on s'est redressé (au b. de 3 h.) (Thn).
*Céphalalgie pressive au vertex, qui devient pulsative pendant le
mouvement* (Br). — Douleur incisive intérieure au vertex (au b. de
4 h.) (Fr.). — Élancements isolés dans le front, même étant assis
(au b. de 4 h.) (Thn.). — La tête est très lourde et tout tourne dedans
(*Ledelius*). — Bruissement dans le front avec céphalagie interne
sourde (au b. de 4 h.) (Fr.). — Douleur tiraillante dans la tête et le
sacrum. — Violent mal de tête avec flux d'urine. — Énorme mal
de tête, qui cesse à l'apparition des règles. — Ébranlement dans
la tête et vulsion dans le bras gauche, avec pâleur des doigts.
(Gdg). — Pendant le mal de tête raideur douloureuse à la nuque.
(Stf).

Yeux. — (24-42 et 28-51). — Les pupilles ont tendance à se rétrécir. — Rétrécissement des pupilles (au b. d'1 h. 1/2) avec douleur compressive continuelle dans les yeux. — Dilatation des pupilles. — Pupilles très dilatées (au b. de 4 h.). — Sensation de faiblesse dans les yeux. — Yeux ternes et *cernés de bleu*. — Distorsion et proéminence des yeux. — *Diplopie*. — Sorte de paralysie des paupières, qui semblent trop lourdes ; on peut à peine les soulever malgré les plus grands efforts. — Sensation de sécheresse des paupières. — Les paupières sont sèches, surtout quand on a dormi ; douleurs comme si on les avait frottées jusqu'à les écorcher ; elles sont immobiles et agglutinées. — *Sécheresse extrême des paupières*. — Il coule beaucoup d'eau des yeux, avec douleurs incisives et, en même temps, sensation de chaleur et de sécheresse dedans (au b. d'1/2 h.). — Forte sensation de chaleur dans les yeux, qui dure longtemps. — Les paupières s'agglutinent ensemble pendant le sommeil (au b. de 2 h.) — Chaleur dans les yeux et la face, avec rougeur des joues, comme par l'effet d'une vapeur chaude. — Ophtalmie douloureuse avec énorme mal de tête, qui empêche de dormir la nuit (au b. de 6 j.). — Ophtalmie avec douleur déchirante. — Inflammation du blanc de l'œil avec douleur déchirante (S. **H.**).

Contraction des pupilles (imméd. et au b. de 6 h.) (Br). — Pupilles très rétrécies pendant les 6 premières heures (Stf). — Pupilles très dilatées (au b. de 4 h.) (Thn.) — Pupilles énormément dilatées avec faiblesse très notable de la vue; on ne reconnaît pas ou on ne reconnaît que très lentement les personnes qui sont tout près (le soir à 7 h., au b. de 8 h.) (Stf). — Douleur dans les yeux. — On se plaint d'une douleur dans les deux yeux et on remue les mains au-dessus de sa tête. — Douleur pressive dans l'œil avec manque d'appétit (en même temps on trouve dans le sang une couenne inflammatoire) (Gdg). — Après une courte sieste, pression dans les paupières, comme si elles étaient trop sèches ; ensuite les yeux se remplissent d'eau (au b. de 6 h. 1/2). — Sensation douloureuse de sécheresse dans la paupière supérieure, comme s'il y avait du sel entre elle et le globe de l'œil, sans grande rougeur de celui-ci, à midi, en sortant de table (Stf). — Élancement pressif, douloureux, dans la paupière supérieure, à l'angle externe (au b. de 10 h.). — Petits et vifs élancements dans les angles des yeux. — Prurit légèrement lancinant à l'intérieur des téguments de l'œil (au b. de 2 h.). — Douleur contusive à l'angle externe de l'œil droit, par accès répétés ; celui-ci cesse de faire mal quand on appuie dessus (au b. de 3 h.) (Fr.). — *Larmoiement fréquent avec rougeur des yeux, comme dans le coryza* (au b. de 6 h.) (Br.) — Chaleur dans les yeux avec mal de tête. — Rougeur de la conjonctive droite. — Inflammation de l'œil droit. — Inflammation de l'œil droit avec chaleur fébrile. — Forte inflammation de l'œil (Gdg). — Les yeux paraissent tout mouillés, comme s'ils étaient tapissés de blanc d'œuf (Thn). — Teinte bleue de l'œil gauche avec fréquents rapports. — Étincelles devant les yeux (Gdg). — Torsion des yeux en arrière, de sorte qu'on n'en voit que le blanc, pendant 1 heure (*Borrichius*). — Quand on se lève de sa chaise, on aperçoit des taches noires et des étincelles devant les yeux, de sorte qu'on reste 8 heures sans pouvoir se mettre debout ; on est obligé de rester assis ou couché (au b. de 3 h.) (Thn).

OREILLES. — (48-55 et 65-69). — Le matin, pression dans l'oreille droite (au b. de 2 j.). — Tintement d'oreilles. — Bruit comme celui du vent ou d'un ouragan dans les oreilles. — Sensation comme si l'on avait une peau tendue devant l'oreille. — Dureté de l'ouïe, l'une ou l'autre oreille est bouchée. — Douleur pressive dans le conduit auditif. — Déchirement dans le lobule de l'oreille. — Vifs élancements immédiatement derrière l'oreille gauche et la mâchoire (S. H.).

Élancements isolés, profonds dans l'oreille gauche. — Quand on se lève de son siège, on a aussitôt des bruissements dans les oreilles et l'on croit voir du feu devant les yeux, pendant 8 heures (au b. de 4 h.) (Thn). — D'abord sensation d'un souffle froid, ensuite forte sensation de chaleur dans l'oreille droite ; puis la sensation de froid reparaît et ainsi de suite alternativement à plusieurs reprises (au b. de 26 h.) (Stf). — On se plaint de surdité et de douleur à la poitrine (Gdg).

NEZ. — (56-60 et 70-72 ; 153 et 227-228). — On a comme une odeur de fumier dans le nez (au b. de 16 h.). — *Sensation de grande sécheresse dans le nez comme lorsqu'on est sur une route couverte de poussière* (au b. de 3 h.). — (Saignement de nez, la nuit, en dormant). — Sensation comme si l'intérieur du nez était ulcéré. — Sensation de compression et de pression aux os du nez (S. H.). — Saignement par la narine droite (Gdg).

Coryza (au b. de 8 h.) (S. H.). — Sensation de sécheresse et de chaleur dans le nez, comme dans l'enchifrènement (au b. de 6 h.) (Stf). — Éternuements violents et très-fréquents (*Muralto*).

Visage. — (43-47, 61-68 ; 53-64 et 73-79). — Face froide, hippocratique — Cyanose de la face. — (Sensation vulsive, pinçante, dans les parties musculeuses de la face, au b. de 3 h.). — Douleur tiraillante et tensive dans tout le côté droit de la face et l'oreille droite. — (Sueur à la face et dans les creux axillaires, en marchant). — Ardeur à la partie rouge de la lèvre supérieure et un peu au-dessus. — Écume à la bouche. — *On ne peut parler.* — Occlusion des mâchoires. — Pression sourde dans les muscles gauches de la mâchoire ; c'est comme une forte pression causée par un morceau de bois mousse. — Douleur dans les ganglions sous-maxillaires comme si on les pinçait (au b de 3 h.). — Pression sourde et forte, comme par un morceau de bois mousse, dans les muscles maxillaires gauches (S. H.).

Pâleur de la face. — Face chaude, rouge foncé. — Rougeur de la face avec grande soif et flux d'urine. — Rougeur et chaleur extraordinaires de la face (Gdg). — Ardeur à la face et à la tête (*C. Gesner*). — Bouffissure du visage pendant plusieurs jours. — A midi, vulsion dans la joue, étincelles devant l'œil gauche, pâleur de la face et syncope, puis vomissement d'une quantité d'écume blanche, accident qui revient pendant 3 jours. — Élancements dans la joue droite et le côté droit de la poitrine, avec salivation (Gdg.). — Le soir, sécheresse des lèvres et de la bouche, non sans soif (au b. de 13 h.) (Fr.). — En écartant les mâchoires, douleur lancinante dans leur articulation, qui empêche d'abaisser suffisamment le maxillaire inférieur (au b. de 4 h.). — En mangeant, douleur contusive dans tous les muscles de la mâchoire inférieure, de sorte qu'on est obligé de cesser de mâcher (Thn). — Douleur d'excoriation, spontanée, à la mâchoire inférieure, en avant (Fr.).

Appareil digestif. — (65-140 et 82-212).

A. *Bouche.* — *On ne peut parler.* — Occlusion des mâchoires. Branlement des dents (S. H.). — Grincement des dents. — Gonflement de la gencive et de la mâchoire inférieure. — Grand mal de dents et de tête. — D'abord mal de dents, puis enflure et rougeur de la face. — Grande faiblesse avec mal de dents et inflammation des amygdales (Gdg). — Dans les molaires supérieures gauches, douleur composée de pression et de pesanteur, comme si l'on avait coulé du plomb dedans. — Odontalgie d'abord pressive, qui se termine pendant la mastication par une traction qui rayonne dans la racine de la dent, même lorsqu'on ne met entre les dents que des choses molles (Fr.). — Bégaiement (*Grassius*). — Perte de la parole (Rdr). — Ardeur sur la langue et dans le pharynx (*Gesner*). — Ardeur dans la bouche, comme si on l'avait frottée de poivre, cependant elle n'est pas sèche (au b. d'1 h.) (Stf). — Inflammation dans l'intérieur de la bouche. — Nausées suivies d'abord de douleur, puis d'une forte inflammation dans la bouche, enfin d'une vive rougeur et d'enflure de la langue (Gdg). — Sensation de chaleur dans le fond de la bouche et la gorge (Fr.). — Sécheresse dans la bouche, au palais, et soif d'eau (Br.). — Bouche sèche et visqueuse, sans soif particulière. — Le matin, après le réveil et le lever, pendant 1 heure, sensation extrêmement pénible de sécheresse et de viscosité dans la bouche, sans soif ; elle ne diminue que fort peu, même après qu'on s'est rincé la bouche (au b. de 20 h.). — Humidité de la bouche, alternant avec sa sécheresse et sa viscosité (au b. de 24 h.). — Il s'amasse dans la bouche beaucoup d'eau insipide (Stf.). — Salivation. — Écoulement de mucus par la bouche, vers midi. — Flux de salive visqueuse. — Salivation avec goût âcre et salé dans la bouche et sur la langue, et grande chaleur à la paume des mains et au creux de l'estomac (Gdg).

B. *Pharynx et œsophage.* — Constriction spasmodique et engouement dans le pharynx, comme après avoir mangé une poire verte ou sauvage. — Rétrécissement du pharynx comme par un gonflement qui le comprimerait. — Ardeur dans la gorge. — *Grattement, âpreté dans la gorge.* — Sensation d'engourdissement au palais, comme lorsqu'un endroit brûlé se cicatrise ou reste couvert d'un épiderme épais, ou comme si le palais était couvert d'une peau de pruneau. — Sécheresse, que les boissons n'apaisent pas (au b. de 6 h.). (S. H.).

Ardeur dans la gorge (*Bergius*). — Il monte tout à coup dans la gorge une grande quantité d'eau qu'on ne peut avaler assez vite et qui suffoque souvent en tombant dans la trachée-artère (au b. de 12 h. 1/2) (Fr.). — Il remonte du froid dans la gorge (on a aussi un endroit très froid dans la profondeur du palais) ; ensuite la bouche s'emplit bientôt d'une grande quantité de liquide chaud, mucilagineux, douceâtre et salé ; enfin le froid cesse pendant quelques instants à la gorge et au palais, mais il revient (au b. de 24 h.) (Stf). — Douleur tiraillante dans la gorge, soif et mal de ventre (Gdg). — Gonflement du pharynx (Rmn.). — Gonflement du pharynx avec sentiment de suffocation (*Gesner*).

C. *Estomac, troubles fonctionnels.* — Aversion pour les aliments chauds ; on les mange sans plaisir quoiqu'on n'ait rien pris depuis longtemps ; au contraire on a envie de fruits. — *Appétence pour les fruits*, pour le jus de citron, pour les choses acidulées. — *Le goût est émoussé; goût pâteux dans la bouche* (au b. d'1/4 d'h.). — (Goût aigre continuel dans la bouche, avec afflux d'une grande quantité de salive aqueuse). — *Salive insipide, perte du sens du goût. — Dans la bouche et la gorge goût et fraîcheur semblables à ceux que laisse la menthe poivrée.* — Goût putride, herbacé dans la bouche, semblable à celui du tussilage (au b. de 3 h.). — *Goût piquant semblable à celui de la menthe poivrée, avec sensation de chaleur montant de la gorge dans la bouche,* qui persiste et s'accompagne de nausées et de soulèvements de cœur. — Goût putride, comme de fumier, dans la bouche. — Éructations (immédiat.). — (Eructations même à jeun, rapports aigres l'après-midi). — Renvois amers. — Eructations le soir après s'être mis au lit ; ensuite sensation de grattement au larynx, presque comme dans le soda (au b. de 12 h.). — (Renvois ayant le goût de ce qu'on a mangé) — *La salive coule continuellement de la bouche.* — En mangeant, nausées avec faim et pression à la région de l'estomac, qui cessent aussitôt après qu'on a mangé. — Après le déjeuner, envie de vomir qui cesse après qu'on a mangé de la viande au repas de midi (au b. de 12 h.). — *Fortes nausées avant le vomissement. — Envie de vomir avec goût de bile dans la bouche.* — Vomissements en deux accès, pendant chacun desquels on vomit deux ou trois fois ; les nausées persistent pendant l'intervalle d'un demi-quart d'heure qui sépare les deux accès ; les matières rejetées ont une odeur aigre. On peut calmer le vomissement en buvant du lait froid, mais il survient ensuite un froid étonnant, dans le lit. — Vomissement d'abord de bile, puis de mucosités très visqueuses. — Le vomissement est précédé chaque fois de frisson par tout le corps. — On est obligé de se coucher dès le début du vomissement et, quand on a fini, on est tellement affaibli qu'il semble que les fémurs vont se détacher des hanches. — Hoquet. — Hoquet, le matin, en fumant comme d'habitude (au b. de 24 h.) (S. H.).

Hoquet (*Smyth, de Muralto*). — Hoquet pendant une demiheure (*Gesner*). — Hoquet prolongé. — Fréquents efforts d'éructation (Gdg). — Plénitude telle dans la poitrine qu'on voudrait continuellement avoir des renvois, sans nausées (Fr.). — *Violentes éructations, en partie formées d'air* (au b. de 6 h. 3/4) (Stf). — Eructation d'air après avoir mangé (Thn). — Expulsion abondante de mucosités après de fréquents renvois. — Renvois continuels avec mal de cœur et toux énorme. — Voracité. — Voracité sans soif. — Grande soif avec faim (Gdg). — A midi aucun appétit pour les aliments chauds, mais d'autant plus pour les fruits. — On ne désire que des aliments froids : harengs, sardines, fruits (Br). — Désir continuel et très vif de cornichons (F. H.). — Ni appétit ni faim, ce qu'on mange ne plaît pas (Thn). — Après avoir bu, frisson et chair de poule (Fr.). — Flux d'urine avec faim et soif. — On mange beaucoup, cependant on se plaint encore d'avoir faim et l'estomac vide (Gdg). — On se sent si faible qu'on voudrait bien manger, mais on n'a aucun appétit. — Délabrement d'estomac (Stf). — Nausées (Smyth). — Nausées continuelles et salivation avec bon appétit et soif. — Forte envie de vomir avec grande soif. — Beaucoup de nausées avec forte salivation. — Nausées avec grande soif et flux d'urine, pendant 3 jours. — Grandes nausées avec face rouge et couverte de sueur. — Envie de vomir et enrouement avec toux. — Envie de vomir pendant laquelle l'écume vient à la bouche. — Envie de vomir avec trismus. — Envie de vomir et salivation avec trismus. — Enorme envie de vomir, allant jusqu'à la syncope (Gdg). — Vomissement (*Smyth*, *Muralto*, Gdg, *Ledelius*). — Vomissement de ce qu'on a mangé. — Vomissement des aliments et de mucus vert. — Vomissement de tous les aliments et sommeil prolongé. — Vomissement des aliments avec mucosités et matières vertes. — Vomissement de mucosités vertes. — Vomissement de mucus vert et ensuite d'écume abondante. — Vomissement de mucus vert, suivi de froid. — Vomissement d'abord d'écume, puis de mucus jaune verdâtre, d'odeur aigre. — La nuit, vomissement de mucus très visqueux. — La nuit, vomissement de mucus blanc. — Vomissement de mucus blanc avec bon appétit. — Appétit pour le boire et le manger, tout en vomissant du mucus vert foncé et en ayant la diarrhée. — Vomissement de beaucoup de mucosités avec faiblesse extrême. — Vomissement de mucosités d'un vert noir (Gdg). — Vomissement noir (*Alston*). — On vomit d'abord de la bile et des mucosités, puis de la bile noire, enfin du sang (*Benivenius*). — Vomissement énorme, des plus violents (*Ettmüller*, Vic., *Foreest, Lorry, Lentilius*.) — Avant le vomissement, froid aux mains; après le vomissement, chaleur aux mains avec ébullition de sang. — Vomissement avec chaleur du corps (Gdg).

Estomac, troubles locaux. — Douleur resserrante au creux de l'estomac, principalement en marchant. — Douleur d'estomac comme si l'on avait une faim canine. — (Sensation de faiblesse de l'esto-

mac avec froid interne et faible pression à la région de cet organe).
— *Forte pression à l'épigastre, qui s'étend jusqu'au sternum,
aux hypocondres et aux os iliaques* (au b. de 8 h.). — Douleurs
pressives et tiraillantes autour de l'épigastre (S. H).

Cardialgie (Rmn). — Ardeur à la région épigastrique (*Muralto*).
— On se plaint de mal d'estomac, cependant on mange, boit et
dort beaucoup (Gdg).

D. *Abdomen, troubles fonctionnels.* — Emission fréquente de
flatuosités (les prem. h.). — Les vents s'échappent violemment par
en haut et par en bas. — Vulsion dans les muscles abdominaux
avec chaleur non désagréable dans la poitrine (au b. d'1/2 h.). — Avant
d'aller à la selle, sensation profonde dans le bas-ventre comme si
l'on était menacé d'une syncope. — Avant d'aller à la selle, tournoiement dans le ventre et le dos, et grande faiblesse auparavant ;
après la selle on est plus fort et plus léger. — Pendant l'évacuation
d'une selle, anxiété avec crainte d'une attaque d'apoplexie. — Il
sort inopinément un peu de matières liquides avec des vents (au
b. de 4, 16 h.). — Selles rapides, fréquentes, molles (les prem. h.).
— Après le repas de midi il sort inopinément des vents avec une
selle liquide ; ensuite diarrhée âcre avec ténesme (au b. d'1 h.). —
Les excréments sont âcres (au b. de 12 h.). — Ardeur à l'anus pendant la sortie d'une selle (au b. de 12 h.). — *Constipation à cause
de la dureté et du volume des matières fécales* (au b. de 3, 14 h.).
— Besoin d'aller à la selle senti dans le haut du ventre, cependant
l'évacuation se fait difficilement ou pas du tout, autant par inertie
du rectum que par défaut de mouvement péristaltique (au b. de
4, 15 h.). — Colique sourde à cause du ballonnement et de la tension
du ventre par des vents, comme si celui-ci était obstrué ; en même
temps agitation. — Toutes les évacuations sont supprimées (pendant quelques jours, par l'effet d'une dose trop forte). — Diarrhée
avec douleurs avant et après l'évacuation. — Efforts comme pour
la formation d'une hernie inguinale. — Mouvement comme si une
hernie allait s'étrangler. — Pendant la toux il se déclare des élancements qui partent du bas-ventre et suivent le cordon spermatique
à travers l'anneau inguinal (au b. de 3 h.) (S. H.).

Borborygmes bruyants dans le ventre. — Mal de ventre avec borborygmes bruyants (Gdg). — Gargouillements non douloureux dans
le ventre, comme par des vents (au b. de 3/4 d'h). — Dans le
ventre pincements et gargouillements semblables à ceux que produisent des vents ; cependant il ne sort que rarement et très peu

de flatuosités. — Émission de vents (au b. de 7 h.) (Stf). — Borborygmes dans le bas-ventre, comme si l'on avait la diarrhée ; en même temps, il sort souvent des flatuosités (au b. de 6 h.) (Thn). — Le matin après le réveil, au lit, douleur (pinçante ?) subite dans le ventre et aussitôt après envie d'aller à la selle ; pendant ce mal de ventre on rend des matières en bouillie, jaune-verdâtre, dont la dernière partie se compose à moitié de mucus ; il reste ensuite du ténesme, mais on n'évacue guère que des mucosités ; enfin on éprouve une douleur contusive dans les intestins, au-dessus du pubis, et une sorte de défaillance au creux de l'estomac (au b. de 20 h.) (Stf). — Choléra (*Galien, Foreest,* Rmn). — Evacuations immodérées (Rdr). — Flux de ventre très abondant et douloureux (*Ledelius*). — Selles diarrhéiques fréquentes et copieuses (immédiat.) (*Benivenius*). — Selle trop molle (F. H.). — Diarrhée (*Lentilius*). — Diarrhée avec forte sueur. — Froid et frisson avec selles fréquentes. — Faiblesse extrême en allant à la selle. — La face pâlit pendant l'évacuation des matières fécales. — Appétit pour le boire et le manger, malgré la diarrhée (Gdg). — Forte diarrhée sanguinolente (*Ettmüller, Dessenius*). — Une selle diarrhéique (au b. de 12 h.) (Br). — Selle dont la première partie est moulée, et le reste en longues bandelettes minces, quoique de consistance et de couleur normales (Stf). — Constipation, le premier jour (Thn). — Flux d'urine avec constipation. — Chaleur et mal de tête avec constipation. — Constipation prolongée (Gdg). — Pendant les évacuations sueur froide, abondante, au front (*Alberti*).

Abdomen, troubles locaux. — Après un repas modéré, en marchant, élancements dans la région de la rate (au b. de 24 h.). — Douleur tensive dans les hypocondres, comme par des vents. — Douleur dans les hypocondres et dans la poitrine parce que les vents ne sortent pas. — Çà et là, douleur dans le ventre, comme si l'on y recevait des coups de couteau (immédiat.). — Douleur tiraillante et déchirante, pendant des minutes entières, profondément dans le bas-ventre, surtout au-dessus du pubis (au b. d'1 h.). — *Douleurs incisives dans le ventre* (au b. de 12 h.). — De grand matin (vers 4 heures) douleurs incisives dans le ventre avec diarrhée. — *Colique flatulente qui envahit les intestins et tout le bas-ventre, tantôt à un endroit, tantôt à un autre ; plus les vents sortent tard, plus leur sortie est difficile* (au b. de 6 à 12 h.). — Douleur contusive dans les intestins parce que les vents ne parviennent pas à sortir. — Pression douloureuse dans la région du cœcum, comme si un vent y était spasmodiquement emprisonné (au b. d'1 h.) (S. H.).

Gonflement du bas-ventre (Rmn). — Ballonnement du bas-ventre avec salivation. — Gonflement de l'abdomen avec mal de ventre et émission de vents (Gdg). — Douleur d'estomac et d'intestins (*Lorry*). — L'après-midi, peu de temps après avoir mangé, pincements dans le ventre, tantôt au-dessus, tantôt au-dessous du nombril; quand on s'assied ils passent dans un autre endroit que celui où ils se faisaient sentir pendant la marche, et réciproquement (Br). — Mal de ventre, soif et flux d'urine. — Mal de ventre nocturne avec insomnie. — Mal de ventre à la région ombilicale. — Douleurs incisives à la région ombilicale, avec flux d'urine et soif (Gdg). — Peu de temps après avoir mangé, douleur incisive et lancinante dans le bas-ventre (au b. de 29 h.) (Fr.). — Tantôt mal de ventre lancinant, tantôt douleurs lancinantes çà et là dans le corps, avec cuisson dans la gorge, semblable à celle que produit le poivre (*Bergius*). — Toute la matinée, douleur pressive sourde, comme contusive, dans les viscères de la région pubienne; en même temps sensation dans l'aine gauche comme s'il allait sortir une hernie inguinale, surtout quand on est assis. — Sans tension considérable du ventre et sans douleur au toucher, mal de ventre comme par des vents autour du nombril (au b. de 6 h.) (Stf). — Pincement dans le ventre comme dans la diarrhée, mais sans envie d'aller à la selle (au b. de 2 h.) (Tbn). — Le soir, en marchant, mal de ventre pressif et tiraillant. — A un mal de ventre tiraillant et pinçant succèdent un vent et une évacuation de matières visqueuses, qui tiennent fortement au rectum (Fr.). — Mal de ventre qui s'étend du dos au nombril (Gdg). — Sensation fréquente dans le ventre comme si l'on allait avoir la diarrhée, mais sans envie d'aller à la selle, seulement malaise et borborygmes dans le ventre (Stf).

Rectum et anus. — Pression vers l'anus avec hémorroïdes borgnes. — Hémorroïdes borgnes (au b. de 10 h.) (S. H.). — Ardeur à l'anus en allant à la selle (Gdg). — (Douleur d'excoriation à l'anus (Stf).

ORGANES GÉNITO-URINAIRES DE L'HOMME. — (141-150 et 213-218). — Ardeur en urinant. — L'urine, peu abondante, est jaune et trouble dès sa sortie (au b. de 24 h.). — Acreté de l'urine. — Elancement à l'orifice de l'urèthre après avoir uriné. — Douleur pinçante dans l'urèthre en n'urinant pas. — Douleur dans l'urèthre comme si celui-ci était lié derrière le gland, avec ténesme urinaire, la vessie étant vide (au b. de 24 h.) (S H.). — Ardeur dans la partie antérieure de l'urèthre en urinant (au b. de 3 h.) (Tbn). — Douleur pressive dans la vessie et ardeur en urinant. — Miction involontaire. — Pendant l'écoulement de l'urine, borborygmes bruyants dans le ventre. — Flux d'urine avec fort coryza (Gdg). — Flux d'urine (*Klm*).

Excoriation au prépuce. — Douleur tiraillante dans les testicules — Erections. — Grande sensibilité des parties génitales (au b. de 12, 15 j.) (S. H.)

ORGANES GÉNITO-URINAIRES DE LA FEMME. — (151-152 et 219-226). — Les règles, supprimées depuis longtemps, reviennent à la nouvelle lune. — Pendant le flux menstruel (qui n'a pas paru depuis 6 semaines) déchirement (?) dans la tête avec envie de vomir, surtout le matin ; ce mal de tête diminue le soir (S. H.).

Flux menstruel abondant. — Les règles reparaissent après une suppression de plusieurs années. — Saignement de nez avant les règles. — Les règles reviennent trop tôt, le 13ᵉ et le 9ᵉ jour. — Boutons à la grande lèvre droite avant les règles. — Avant les règles, vertige (vers midi) et sueur (la nuit). — Pendant les règles bourdonnements d'oreilles, douleur dans tous les membres et grande soif. — Vers la fin des règles, grincement de dents et cyanose de la face (Gdg).

SEINS. — (246). — Elancements aigus et lents près des mamelons qui finissent par démanger (Fr.).

APPAREIL RESPIRATOIRE (¹). — (154-177 et 230-261).

A. *Larynx*. — Grattement à la gorge, comme dans le catarrhe. — *Constriction spasmodique du larynx avec rétrécissement des pupilles. — Accès de constriction du larynx et de suffocation,* qui font sortir les yeux de leurs orbites (au b. d'1/2 h.) (S. H.).

Constriction du larynx (*Muralto, Winter*). — Constriction suffocante du larynx (Rmn, *Lorry*).

B. *Poitrine.* — Catarrhe bronchique sans toux proprement dite ; il faut faire des efforts de toux pour chasser les mucosités, qui sont visqueuses (au b. de 8 h.). — *Chatouillement tout au bas des bronches, qui excite à tousser, avec expectoration*

---

1. Pour les symptômes du coryza, voy. *Nez*.

facile (au b. d'1,5 h.). — Chatouillement tout au bas des bronches, qui excite à tousser, sans expectoration (au b. de 24 h). — Au moindre mouvement, même à la maison, haleine courte (sorte d'oppression de poitrine) qui ne cesse que lorsqu'on reste assis tout à fait tranquille. — La respiration s'interrompt. — Respiration presque éteinte, imperceptible. — Dans le côté gauche, constriction spasmodique des muscles intercostaux, qui coupe la respiration (au b. de 3 h.). — Constriction douloureuse de la poitrine comme par un lien. — Dans le côté gauche de la poitrine douleur constrictive, comme une crampe, qui revient périodiquement (immédiat). — Beaucoup d'oppression sur la poitrine et, en respirant, douleur dans le côté, surtout le matin au lever (au b. de 5 j.). — Douleur resserrante à la région sternale, plutôt après avoir bu qu'après avoir mangé. — *Douleur pressive à la région sternale après avoir bu et mangé.* — Pression dans la région sternale (au b. de 2 h.). — Pression qui se termine par un élancement sous la dernière côte droite, qui atteint son apogée pendant l'inspiration (au b. de 24 h.). — Douleur incisive dans la poitrine (au b. de 15 h.). — Douleur sous les côtes, surtout pendant l'expiration. — Dans la journée quelques accès de douleur lancinante dans le côté droit de la poitrine, qui coupent la respiration.— Sur un petit point du côté gauche de la poitrine, douleur pulsative, légèrement lancinante (au b. de 5 h.). — *Anxiété extrême qui coupe la respiration* (S. H.).

Oppression de poitrine succédant à de l'ardeur dans la gorge et à une douleur rongeante dans l'estomac (*Bergius*). — Asthme et respiration difficile ; en même temps, mal de tête (Br).—Asthme ; on ne peut pas introduire assez d'air dans la poitrine, la trachée étant obstruée par des mucosités visqueuses et adhérentes (au b. de 4 h. 1/2). — Pression molle sur la poitrine et rétrécissement de celle-ci, étant debout (au b. d'11 h. 1/2). — En marchant rétrécissement de la poitrine et pression interne, de sorte que la respiration manque (Fr.). — Respiration extrêmement pénible et difficile (*Benivenius*). — On a la respiration coupée (*Foreest*). — On est menacé de suffoquer, tant la respiration est gênée (*Scholzius*). — Pression pulsative comme par une pointe mousse, sur le côté gauche de la poitrine, dans la région de la 4e côte ; quand on y touche, l'endroit fait mal comme s'il était à vif intérieurement (Fr.). — Élancements dans le côté droit. — Douleur dans le côté avec douleurs dans la région stomacale. — Douleur dans tous les côtés. — Douleur dans le côté, les seins et les cuisses. — Douleur dans le côté gauche de la poitrine, puis dans le dos. — Douleurs de poitrine qui reviennent souvent (Gdg). — Pression douloureuse isochrone au pouls, à la partie supérieure du sternum (Br.). — Douleur corripiante dans le côté droit de la poitrine (au b. de 20 h.) (F. H.). — *Chatouillement sur la poitrine comme pour tousser* , au milieu du sternum (au b. d'1/2, 1 h.) (Br.).

Toux. — Petite toux sèche, causée par un chatouillement tout au bas du sternum (imméd.). — En toussant, oppression sur la poitrine (S. H.).

Douleur de poitrine pendant une toux sèche. — Toux presque sèche avec douleur de côté et mal de tête. — En toussant, douleur dans le côté gauche avec faiblesse et dyspnée (Gdg). — Le soir, toux profonde, creuse, qui paraît venir du ventre et se compose de 3 ou 4 quintes chaque fois. — Toux creuse, par longs accès, avec douleur incisive dans le ventre (au b. de 6 h.) (Br). — Le soir, forte toux pendant 3 heures avec salivation. — La nuit, toux sèche et chaude. — La nuit et le matin, forte toux sèche. — Expectoration fréquente après une toux sèche. — Toux et expectoration abondante, avec cyanose de la face et miction involontaire (Gdg).

Appareil circulatoire. — *Cœur.* — (104, 178 et 174, 229, 242). — Pression au cœur. — Violents battements de cœur, qui soulèvent les côtes et repoussent la main, sans douleur (S. H.). — Pression au cœur (Gdg). — *Battements de cœur avec anxiété et respiration plus rapide et bruyante* (Br). — Accès d'anxiété au cœur, qui bat alors très fort ; en même temps, on éprouve la même sensation que s'il était très chaud (au b. de 4 h.) (Thn).

Cou, dos et lombes. — (179 190 et 262-270). — Douleur dans les ganglions sous-maxillaires comme s'ils étaient pincés (au b. de 3 h.) — Lourdeur de la tête, à la nuque ; les muscles du cou ne peuvent soutenir la tête. — Les muscles de la nuque sont comme paralysés. — Raideur rhumatismale de la nuque, qui produit le vertige, surtout pendant le mouvement (S. H.). — Les ganglions sous-maxillaires gauches sont gonflés ; en même temps, mal de gorge intérieur surtout à gauche, qui, pendant la déglutition, cause une sorte d'étranglement et de constriction du larynx, laquelle persiste encore quelque temps après (au b. d'1 h.) (Br). — Tiraillement et pression au côté gauche du cou (Fr.).

Douleur entre les omoplates, même étant assis ; quand on se

tourne elle devient très resserrante. — *Douleur rhumatismale,
qui se fait sentir pendant le mouvement*, et surtout pendant la
défécation, entre les omoplates et de la nuque au sacrum. —
Forte pression sur les omoplates, comme si elles étaient contuses
et meurtries (S. H.). — Ardeur dans la région des omoplates
(*Gesner*).—Douleur qui s'étend des omoplates à tout le dos, avec
flux d'urine, soif et constipation. — Douleur de dos, suivie de
mal de ventre à la région ombilicale (Gdg). — En se baissant et en
se redressant, pression douloureuse dans le dos, comme s'il était
brisé, le matin. — Douleur tiraillante et pressive dans la colonne
vertébrale, comme si elle était contuse, pendant et après la
marche ; la douleur se dissipe quand on appuie dessus
(au b. d'11 h.) (Fr.).

Douleur paralytique et contusive dans l'articulation du sacrum
et dans celle du genou, pendant le mouvement, quand on s'est
levé de son siège. — Douleur au sacrum en marchant sur un terrain
plat, non en restant assis (le matin). — Quand on se baisse il se
déclare au sacrum un élancement qui dure longtemps. — En se
tenant debout, douleur pressive au sacrum (S. H.). — Douleurs
lombaires. — Lombago et douleurs déchirantes, goutteuses, dans
les membres inférieurs (Gdg). — Douleur contusive au côté
gauche du sacrum en se baissant aussi bien qu'en se redressant. —
Élancements intermittents ; douleur plutôt pruriteuse que lancinante au coccyx, étant debout (Fr.)

Membres supérieurs. — (191-210 et 271-275). — Douleur incisive,
comme un coup de couteau isolé, sous l'aisselle. — Douleur goutteuse dans le triceps brachial et aussi dans le genou. — Douleur
paralytique et comme contusive dans les membres supérieurs,
qu'on ne peut lever et tenir levés qu'avec peine. — Douleur contusive, paralytique, dans le bras gauche, en l'étendant. — Sensation
de froid aux bras en les levant. — Sensation dans le bras comme
s'il était trop plein et enflé. — Tremblement dans le bras quand
on saisit un objet (S. H.). — Élancements isolés dans l'articulation
de l'épaule gauche, même pendant le repos (au b. de 4 h) (Thn). —
Douleur légère, impossible à décrire, dans le creux de l'aisselle
droite (Stf). — Tressaillements dans les deux bras (Gdg). — Douleur tiraillante de haut en bas, superficielle, au milieu de l'humérus gauche (au b. d'1/2 h.) (Fr.)

*Douleur dans le milieu de l'avant-bras gauche, comme si les
os étaient comprimés.* — Vulsion dans le poignet droit et plus

haut, vers le coude (S. H.). — En rapprochant le coude, douleur tiraillante à la saignée ; il semble que la région est enflée et qu'à cause de cela on ne peut la fléchir complètement ; en même temps, sensation paralytique dans le bras (au b. de 15 h.) (Fr.).

Fourmillement dans les mains et les doigts. — *Fourmillement dans la main, comme si elle avait été engourdie.* — Fourmillement dans les doigts, qui cause de l'anxiété. — Engourdissement des doigts (au b. d'1 h.). — La deuxième série des phalanges des doigts est douloureuse quand on saisit un objet (au b. de 20 h.). — Douleur tensive dans le doigt médius gauche, pendant le mouvement (au b. de 20 h.). — Douleur de luxation dans l'articulation du pouce. — Douleur brûlante, pruriteuse, dans la première phalange du petit doigt, comme s'il avait été gelé (S. H.).

MEMBRES INFÉRIEURS. — (214-239 et 276-289). — Paralysie douloureuse, comme à la suite d'une trop grande fatigue, dans les membres inférieurs et aussi dans les supérieurs ; on peut à peine se traîner. — *Difficulté extrême de marcher, comme par paralysie d'abord de l'articulation de la hanche droite, puis de la gauche.* — Les cuisses et les hanches flageolent et font mal comme si elles étaient paralysées. — Lassitude presque uniquement dans les cuisses et les genoux. — Démarche chancelante (S. H.).— Traction en forme de crampe au haut des muscles fessiers, étant debout. — Vulsion pulsative, visible, du muscle grand fessier, étant assis et debout ; ce muscle a des mouvements de soulèvement et d'abaissement isochrones au pouls, sans douleur; cela se reproduit aussitôt après la marche (au b. de 9 h.). — Douleur tiraillante rhumatismale dans les muscles de la cuisse, étant debout (au b. de 3 h.). — Douleur pressive en forme de crampe dans la cuisse ou dans le mollet, lorsque, étant debout, on s'appuie moins sur le pied correspondant (au b. de 3 h. 1/2).— Douleur comme contusive dans les cuisses, étant assis (au b. de 8 h.). — Étant assis, douleur spasmodique, tiraillante, remontant le long de la cuisse droite, depuis le jarret (au b. de 12 h.) (Fr.).

Craquement au genou. — Douleur incisive au genou, qui passe promptement, comme un seul coup de couteau. — Élancements dans le genou et la malléole (au b. de 5 j.). — Traction de temps en temps dans les genoux, étant debout, assis et en marchant. — Tension dans les jarrets comme s'ils étaient trop courts, étant debout et en marchant. — Douleur contusive dans les genoux en descendant les escaliers (au b. de 4 h.). — Vulsion douloureuse dans le genou droit. — Quand on est assis, soulèvement visible, non douloureux, du genou (l'après-midi), une fois par quart d'heure et par demi-heure ; chaque fois on est effrayé ; cela cesse le soir, quand on est couché (chez une femme). — Secousses comme électriques, suivies de douleurs contusives dans le genou et le coude. — Douleur dans les membres inférieurs, surtout aux genoux, comme par l'effet d'une grande lassitude ou comme si de grosses pierres y étaient attachées ; pour se soulager on est obligé de les changer de place à chaque instant (au b. de 48 h.). — *En appuyant sur la jambe, douleur dans l'os, juste au-dessous du genou comme si celui-ci avait été cassé et qu'il ne fût pas encore assez solide. — Sensation de lourdeur douloureuse des jambes, comme par l'effet de la lassitude.* — Douleur dans les mollets et les tibias comme s'ils allaient se briser. — Fourmillement douloureux dans les jambes, jusqu'aux genoux. — Pesanteur douloureuse des jambes, comme si elles étaient menacées de paralysie, le matin. — Douleur déchirante, de haut en bas, dans le tibia. — Crampe dans les mollets. — Pression à la malléole, comme si l'os était immédiatement comprimé extérieurement (au b. de 8 j.) (S. H.). — Sensation de froid et d'excoriation au côté externe de l'articulation du genou. — Les tibias brûlent, le soir, comme s'ils avaient été exposés à un grand froid (au b. de 14 h.). — Sensation cuisante, pruriteuse et fourmillante dans le mollet, étant debout (au b. de 4 h.) (Fr.).

Les pieds enflent rapidement et désenflent au bout de quelques heures. — Vulsions qui se succèdent rapidement dans le pied faible, étant debout, mais non pendant la marche (au b. de 3 j.). — Froid aux pieds, comme si de l'eau froide circulait dedans, avec tremblement. — En marchant, douleur tensive dans les tendons extenseurs des orteils. — Ardeur dans la malléole. — Douleurs lancinantes dans le gros orteil (au b. de 5 h.). — Le vératrum ramène la goutte (S. H.). — Traction douloureuse en travers des articulations du pied, étant assis (au b. d'1 h. 1/2). — Les articulations du pied causent, pendant la marche, la même douleur que si l'on avait fait un faux pas, lorsqu'auparavant, étant assis, on a tellement étendu le pied qu'il reposait sur le dos des orteils (au b. de 15 h.) (Fr.). — *Douleurs lancinantes, courtes, aux orteils du pied droit, étant debout,* pendant 2 heures (au b. de 14 h.) (Br).

Peau. — (241-245 et 293-294 et aux diverses subdivisions indiquées). — Prurit rongeant à la peau (au b. de 12 h.). — Éruption

psoriforme sur la peau. — Petits boutons douloureux, agglomérés
par places. — Éruption miliaire qui, lorsqu'on s'échauffe, démange
même dans la journée (seulement aux régions articulaires ?) ;
après s'être gratté, on sent de l'ardeur aux mêmes endroits et il
se forme des tubercules semblables à des piqûres d'ortie. — Prurit qui, à en juger par la sensation, semble siéger dans les os (S. H).
— Prurit aux bras et aux jambes, comme si l'on allait avoir une
éruption, mais sans rougeur (au b. de 2 h.) (Stf). — Desquamation
de la peau (*Smetrus*). — Prurit au front (S. H). — Élancement pruriteux continuel au cuir chevelu, qui force à se gratter (au b. de
10 h. 1/2) (Fr.). — *Sensation dans les cheveux du côté droit de
la tête comme si une mèche en était électrisée ; fourmillement
dedans et sorte de hérissement des cheveux avec léger frisson de la peau* (au b. de 5 h. et après) (Stf). — Fourmillement
et prurit cuisant au-dessous du lobule de l'oreille droite (Fr.).
— Tache rouge sur le nez. — Sur le nez, vésicules serrées les
unes contre les autres (Gdg). — La peau des lèvres se gerce. —
Éruption de boutons non loin du coin de la bouche, sur le bord
de la partie rouge, qui est déjà douloureuse par elle-même et surtout quand on y touche (S. H.). — Prurit çà et là à la face et derrière les oreilles, comme s'il allait sortir des boutons (sans rougeur visible) avec sensation d'excoriation derrière les oreilles
(au b. de 28 h.) (Stf). — Prurit fourmillant, plus cuisant que lancinant, en divers points de la face ; ensuite apparaissent de petits
boutons rouges, à bord rouge, dur, saillant et à sommet brun, plus
tard plein de pus jaune ; ils sont d'abord indolents, mais à leur
maturité ils causent une douleur d'excoriation quand on les
touche (Fr.). — Éruption miliaire serrée sur la joue, avec douleur
à la face. — Éruption d'un rouge cuivré à la face, autour de la
bouche et au menton. — Éruption vésiculeuse au coin gauche de
la bouche. — Éruption rouge autour de la bouche et au menton
(Gdg). — A la mâchoire inférieure, tubercule douloureux qui
cause d'abord, lorsqu'on y touche, une douleur constrictive,
mais qui devient ensuite une pustule à bord enflammé (Fr.).
— Tout autour du cou et à la poitrine léger élancement semblable à une piqûre d'ortie ; le frottement de la main soulage ;
(en même temps rougeur de la peau et soulèvements miliaires
qui ne sont perceptibles qu'au toucher). — Douleur à la surface du cou, comme si la peau y était écorchée. — (Dartre
sèche sur la main, entre le pouce et l'index). — Prurit rongeant au

côté interne du poignet (au b. de 24 h.). — Tubercules rouges, indolents, sur le dos des doigts, entre la 2ᵉ et la 3ᵉ articulation (au b. de 20 h.). — Prurit presque brûlant dans le talon gauche, en dessous et profondément (au b. de 2 h.) (S. H.) — Étant assis, vif élancement dans un cor du pied gauche (au b. de 14 h.). — Douleur d'écorchure dans un cor quand on soulève assez le pied pour ne plus s'appuyer que sur les orteils, le soir (au b. de 15 h.) (Fr.).

VERBASCUM THAPSUS

Bouillon blanc; Kœnigsherze (All.), Mullen (Angl.), Tassobarbasso (Ital.), gordolopo (Esp.). — Famille des Scrofulariées (¹).

Pour préparer la teinture-mère on exprime le suc de la plante fraîche, cueillie au commencement de la floraison et on la mêle avec parties égales d'alcool.

Croirait-on que jusqu'à ce jour la médecine de l'École, au lieu de chercher expérimentalement l'action propre, réelle et dynamique de ce végétal sur le fonctionnement de l'organisme humain, s'est contentée de lui supposer, d'après l'odeur douce de ses fleurs et le suc mucilagineux qui en sort lorsqu'on la froisse entre les doigts, des vertus émollientes, résolutives et adoucissantes? Appuyé sur cette opinion sans fondement, on l'a employée sous forme de gargarisme, de cataplasme et de lavement, en la mêlant aveuglément avec d'autres herbes non moins inconnues au point de vue médical.

Les symptômes suivants, qui représentent les états morbides que le bouillon-blanc fait naître chez l'homme sain, démontreront combien les médecins se sont trompés jusqu'à présent dans leurs conjectures hasardées ; ils feront connaître aussi dans quelles vues réellement curatives on peut l'opposer aux maladies naturelles dont les symptômes ont avec eux un rapport de similitude.

Une fraction de goutte de teinture constitue la dose suffisante pour les usages homœopathiques.

Concordances. — Selon Bœnninghausen le médicament qui se rapproche le plus du bouillon-blanc est PULSATILLA ; les autres sont : 1° RHUS, SEPIA, SULFURICUM ACIDUM ; 2° *bell.*, *bry.*, *china.*, *lyc.*, *phosph*, *plat.*, *sulf.* ; 3° calc., caps, con., dulc., hep., hyosc., ignat., kali, merc., natr., natr. m., nux vom., oleand., op., phos., ac., plumb., ruta, sabad., sil., spig., staph., stram., tart., valer., veratr.

1. *Traité de matière médicale pure*, t. VI, p. 105, édit. allemande; t. III, p. 101, édit. française.

Antidotes. — Suivant Bœnninghausen, l'antidote du bouillon-blanc est le camphre.

Liste des auteurs. — Gross (Gr.), Hartmann (Htm), Langhammer (Lgh), Mossdorf (Msf).

SYMPTOMATOLOGIE

Symptômes généraux. — (29 et 130-131). — Pandiculations dans les membres (au b. d'1/2 h.) (S. H.). — Aversion pour le travail (au b. de 8 h.) (Htm). — Paresse et envie de dormir, le matin après s'être levé (Gr.).

Sommeil. — (30 et 132-134). — On ne dort que jusqu'à 4 heures du matin et l'on rêve de guerre et de cadavres, plusieurs nuits de suite (S. H.). — Pandiculations et bâillements fréquents, comme si l'on n'avait pas assez dormi (au b. de 2 h.). — Sommeil agité, la nuit, on ne fait que se retourner (Lgh). — Aussitôt après être sorti de table on est vaincu par le sommeil et l'on sent les paupières se fermer malgré soi (au b. de 7 h.) (Msf).

Symptomes fébriles. — (31 et 135-136). — Frisson surtout sur un côté du corps, depuis l'aisselle jusqu'à la cuisse, comme si l'on versait de l'eau froide dessus (S. H.). — Petit froid passager dans tout le corps, sensible même à la surface des mains et des pieds (Gr.). — Soif inextinguible (au b. de 2 h. 1/2) (Htm).

Moral. — (1, 32 et 137-141). — Distraction : les idées les plus disparates viennent en foule à l'esprit (au b. de 8 j.).

Suractivité de l'imagination, surtout pour les idées lubriques, pendant plusieurs jours (S.H.). — Indifférence pour les choses qui auparavant fixaient le plus l'attention (au b. de 4 h.) (Msf). — Mauvaise humeur extrême et morosité, sans motif; cependant on a conservé le goût pour le travail, on éprouve aussi du plaisir à être entouré et à causer (au b. de 2 h. 1/2). — Gaieté exagérée, avec rire (au b. de 24 h.) (Htm). — Toute la journée, humeur chagrine, qui s'égaie un peu vers le soir. — Toute la journée, découragement : on ne compte ni sur ses espérances ni sur ses efforts (Lgh). Affaiblissement de la mémoire : on a de la peine à ressaisir des idées qu'on avait eues peu de temps auparavant (au b. de 4 h.) (Msf).

Symptômes locaux. — Tête. — (2-8 et 1-33). — Hébétude dans la partie antérieure de la tête, il semble que le cerveau va sortir par le front. — Douleur pressive dans la tempe droite (immédiat.).

— Lourdeur de tête, qui cause une douleur sourde (au b. de 3/4 d'h.). — Douleur pressive au sommet de la tête. — Douleur pressive dans l'occiput (au b. de 8 min.). — Pression d'arrière en avant à la tempe gauche. — Un élancement dans le côté gauche de l'occiput (au b. d'1 h. 1/2) (S. H.).

Accès de vertige quand la joue gauche est comprimée et qu'on a la tête appuyée sur cette région. — Vertige subit, comme par l'effet d'une pression sur tout le milieu de la tête. — Forte pression dans tout le front (Gr.). — Embarras de la tête (au b. de 5 h. (Msf). — Douleur pressive de dedans en dehors, violente, mais de courte durée, dans toute la moitié droite du cerveau ; elle diminue peu à peu (au b. de 4 h.). — Pression continuelle, de dedans en dehors, au front, surtout entre les sourcils (au b. de 3 h.) — Forte douleur pressive, de dedans en dehors, au front, qui se dissipe quand on se baisse (au b. de 2 h. 1/2) (Htm). — Pression vulsive dans la moitié gauche du cerveau (au b. de 5 h.) (Msf). — Forte pression stupéfiante, profonde, à la bosse frontale droite, en passant du froid au chaud. — Pression stupéfiante sur tout le côté gauche de la tête et de la face (de la joue). — Forte pression de dehors en dedans au côté gauche de l'os frontal, sorte de stupeur (Gr.). — Céphalalgie pressive, stupéfiante, qui occupe surtout les deux côtés du front, dans toutes les positions (au b. d'1 h. 1/2). — *Céphalalgie pressive stupéfiante, plutôt superficielle, surtout au front, dans toutes les positions* (au b. de 3/4 d'h.) (Lgh). — Forte pression dans la bosse occipitale droite (au b. de 4 h. 1/2). — Pression déchirante dans la moitié droite du cerveau (au b. de 4 h.). — Douleur plutôt pressive que déchirante au-dessus de l'orbite gauche (au b. de 2 h. 1/4) (Htm). — Pression intermittente près de la bosse frontale gauche. — Martellement lent dans la bosse frontale gauche (immédiat.). — *Sensation comme si les deux tempes étaient serrées par une pince.* — Élancement saccadé, violent et profond, derrière la bosse pariétale gauche (Gr.). — Vif élancement, de dedans en dehors, dans la bosse frontale gauche ; la douleur vient lentement et cesse de même (au b. de 2 h.) (Htm). — Picotement dans le sinus frontal gauche (au b. de 5 h.) (Msf). — *Élancements stupéfiants, qui pénètrent profondément dans la tempe droite, pendant qu'on mange, aggravés par la pression extérieure ; au bout de quelques heures, ils s'étendent en forme de tiraillements jusque dans les dents supérieures du même côté* (Gr.). — *Élancement pressif, prolongé, à travers la moitié*

gauche du cerveau, d'arrière en avant (au b. de.2 h.) (Htm). —
Vifs élancements stupéfiants, comme des coups de couteau, juste
au-dessus de la tempe droite. — Vifs élancements saccadés, profonds, entre la bosse frontale et la bosse pariétale gauches. —
Traction stupéfiante dans la bosse frontale gauche, à un courant
d'air (au b. de 72 h.). — Ardeur et fourmillement dans la tempe
gauche (au b. de 8 min.) (Gr.). — Petits élancements saccadés,
comme des coups d'aiguille, dans le côté droit du front (au b.
d'1 h. 3/4) (Lgh). — Tremblement dans la tête pendant la marche
(au b. de 4 h. 1/2). — Vulsion lancinante extérieure, d'abord à la
tempe gauche (au b. d'1 h.), ensuite à la droite (Msf). — Tension
sur le côté gauche du vertex, qui devient peu à peu une pression
vive, pendant laquelle on sent la branche gauche du maxillaire
inférieur s'appuyer contre la mâchoire supérieure (Gr.).

YEUX. — (9 et 34-35). — Chaleur dans les yeux et sensation de
constriction des orbites (au b. d'1/2 h.). (S. H.). — Dilatation des
pupilles (au b. de 7 h. 1/2).—Un myope le devient encore plus ; il
peut à peine reconnaître les objets à la distance de 2 mètres, parce
qu'ils semblent voilés par une gaze ou un brouillard aqueux ;
quand ils sont ainsi indistincts, ils paraissent plus grands ; en un
mot, la clarté du jour paraît diminuée, quoiqu'elle ne le soit pas
en réalité (au b. de 8 h. 1/2) (Lgh).

OREILLES. — (11-12 et 47-51). — Élancement déchirant, de haut
en bas, à l'oreille gauche, en avant (immédiat.). — Un élancement
déchirant dans l'oreille gauche, en mangeant (au b. de 2 h.)
(S. H.). — Violent déchirement dans l'intérieur de l'oreille
droite. — *Déchirement douloureux et tiraillement de dehors en
dedans à l'oreille gauche. — Sensation comme si l'oreille gauche
était tirée en dedans. — Sensation comme si l'on avait quelque
chose devant les oreilles, d'abord devant la gauche, ensuite
devant la droite. — On est comme sourd de l'oreille gauche* (Gr.).

NEZ. — (52). — En lisant à haute voix, sensation d'obturation
du nez, du larynx et des oreilles, qui cependant ne rend pas l'ouïe
plus dure (au b. de 8 h.) (Lgh).

VISAGE. — (10 et 36-50). — Forte pression sur l'os malaire (au b.
de 36 h.) (Gr.). — *Sensation pressive et lancinante, sourde, à
l'arcade zygomatique gauche* (au b. de 2 h. 1/2) (Htm). — Pression
stupéfiante, par moments, au bord supérieur de l'os malaire
gauche. — Élancement terrible, par moments, dans l'os malaire
gauche. — *Tension dans l'os malaire gauche, dans la tubérosité*

articulaire de l'os temporal et dans la bosse frontale, quand l'air arrive dessus ou quand on est dans un courant d'air. — Pression sourde à la tubérosité articulaire de l'os temporal, qui augmente douloureusement quand on serre les dents. — *Toute la joue prend part à la pression sourde dans l'articulation gauche de la mâchoire et cette pression dégénère en une tension stupéfiante.* — *Sensation comme si l'on appuyait fortement sur l'os malaire gauche jusqu'à l'oreille, aggravée par la pression de la main, plusieurs fois dans la journée, le soir avant de s'endormir, et le matin, au réveil.* — Sensation comme si les deux tubérosités articulaires des os temporaux étaient violemment serrées par une pince. — *Pression sourde à la tubérosié articulaire de l'os temporal, juste en avant de l'oreille gauche* (Gr.). — Douleur pressive, resserrante, sur le côté droit de la mâchoire inférieure (au b. d'1/2 h.) (Htm).

APPAREIL DIGESTIF. — (14-19 et 55-88).

A. *Bouche.* — (De l'eau salée afflue à la bouche) (S. H.). — Déchirement dans les grosses molaires inférieures droites. — Déchirement, par intervalles, dans les petites molaires inférieures gauches. — Langue d'un jaune brun, couverte de mucus visqueux, sans mauvais goût, aussitôt après le repas de midi. — *Le matin, au lever, et avant midi, la base de la langue est brune, sans mauvais goût dans la bouche.* — La base de la langue est brune, avec goût fade, nauséeux, avant midi (Gr.).

B. *Estomac.* — Beaucoup d'éructations. — Hoquet (au b. d'1/2 h.) (S. H.). — Goût fade quelque temps après être sorti de table. — Goût fade avec odeur désagréable de l'haleine et langue chargée d'un enduit jaune brun, le matin (au b. de 36 h.) (Gr.). — Éructations (immédiat.) (Lgh). — Régurgitation d'un liquide insipide (au b. de 5 min.) (Htm). — Éructations amères, donnant des nausées (immédiat.) (Msf). — *Hoquet fréquent* (au b. de 2 h. 1/4) (Lgh). — Toute la journée, faim sans appétit ; rien ne plaît et cependant on veut manger (Gr.). — Pression à l'estomac (S. H.). — Élancements sourds, semblables à des coups d'aiguille, par intervalles, à gauche près du cartilage xyphoïde (Gr.). — A l'épigastre sensation d'un grand vide, qui se dissipe par le fait d'un gargouillement sous les côtes gauches (Htm).

C. *Abdomen.* — Selle molle, avec efforts (au b. de 3 h.) (S. H.). — Borborygmes continuels sous les côtés gauches (au b. de 5 h.) (Htm). — Glocitation dans le bas-ventre (au b. d'1/4 d'h.)

(Gr.). — Suppression des selles, le premier jour (Msf). — Selle peu copieuse, en petits morceaux durs comme des crottes de brebis, et poussée avec efforts (au b. de 15 h.) (Lgh). — A gauche près du cartilage xyphoïde, sous les dernières côtes, douleur incisive, terrible, stupéfiante, par intervalles. — Dans le côté gauche, là où cessent les côtes, élancement aigu, profond, si violent qu'il fait tressaillir (Gr.). — Pincement lancinant dans l'hypocondre droit (au b. d'1/2 h.). — Ballonnement du ventre et ensuite, à plusieurs reprises, dans l'hypocondre gauche, gargouillements qui produisent quelquefois une forte éructation bruyante (au b. de 4 h.) (Htm.). — Elancements aigus, par intervalles, à gauche au-dessus du nombril. — Elancements sourds, semblables à des coups d'aiguille, par intervalles, à droite du nombril. — Elancements sourds, par intervalles, à gauche, au-dessous du nombril, plus forts quand on plie le corps en avant, en sortant de table (au b. de 3 h.). — En faisant une inspiration profonde et en se baissant, élancements comme des coups d'aiguille nombreux dans toute la région ombilicale, tout autour jusqu'en arrière et même dans les vertèbres dorsales. — Elancements comme des coups de couteau, profonds, dans le bas-ventre, à droite au-dessus du pubis (Gr.). — Pincements dans le ventre, comme par des vents incarcérés, dans toutes les positions (au b. d'1 h. 3/4) (Lgh). — Pincement incisif dans tout le ventre, avec plusieurs éructations. — Douleur pinçante et incisive dans le ventre, tantôt à un endroit, tantôt à l'autre, mais remontant toujours vers les côtes, où elle se fixe, (au b. de 3 h.). — Le mal de ventre, qui s'étend profondément vers le bas, cause une contraction spasmodique du sphincter de l'anus et une envie pressante d'aller à la selle (Htm). — *Pression très douloureuse, comme par une pierre, sur le nombril, plus forte quand on se baisse.* — Sensation comme si les intestins, à l'ombilic, étaient adhérents au péritoine et tirés violemment au dehors; la pression extérieure augmente cette douleur. — Constriction du bas-ventre comme par un lien, à la région ombilicale, à divers moments (Gr.).

ORGANES GÉNITO-URINAIRES. — (20-21 et 89-91). — Envie fréquente d'uriner ; l'urine coule en plus grande quantité qu'à l'ordinaire (au b. de 2 h.) (S. H.). — *On est obligé d'uriner souvent et beaucoup* (au b. d'1/2 h.), *mais au b. de 36 h. il sort beaucoup moins d'urine qu'à l'ordinaire* (Htm). — Envie fréquente d'uriner avec émission peu copieuse (au b. de 7 h.) (Lgh).

Pollutions nocturnes (S. H.). — Pollution nocturne sans rêves lascifs (Lgh).

APPAREIL RESPIRATOIRE ([1]). — (22 et 92-96). — Le soir au lit, aussitôt après s'être couché, tension douloureuse sur la poitrine avec élancements dans la région du cœur (S. H.). — Enrouement en lisant à haute voix (Lgh). — Vive pression juste au-dessous du mamelon gauche (Gr.). — A plusieurs reprises, sous le mamelon gauche, pendant l'inspiration, violent élancement qui cesse lentement et qui détermine une inspiration profonde (au b. de 4 h.). — Douleur pressive, lancinante, dans l'avant-dernière fausse côte, au niveau de son articulation avec le cartilage ; une pression exercée du dehors fait promptement cesser cette douleur, mais elle revient aussitôt après (Htm). — Dans la région du premier et du deuxième cartilage costal, élancement stupéfiant, resserrant, qui coupe la respiration (au b. de 5 min.) (Gr.).

DOS ET LOMBES. — (97-99). — Élancement très aigu, continu, à la dernière vertèbre dorsale, quand on est assis le corps plié en deux (au b. d'1/2 h.) (Htm). — Entre le côté droit des lombes et la colonne vertébrale, élancements comme des coups de couteau, saccadés, vifs et profonds, tout à fait dans l'intérieur des viscères. — Vifs élancements, par intervalles, dans l'omoplate gauche (Gr.).

MEMBRES SUPÉRIEURS. — (23-27 et 100-115). — Déchirement de haut en bas dans le cubitus gauche. — Douleur tensive dans le poignet gauche, pendant le repos et le mouvement (au b. de 20 min.). — Élancement déchirant dans le creux de la main. — Engourdissement et insensibilité du pouce (à la suite d'une friction avec le suc de la plante) (S. H.). — Sur l'épaule droite, douleur plutôt pressive que déchirante ; le mouvement la fait cesser (au b. de 5 h. 1/2) (Htm). — Pression en forme de crampe au coude gauche, jusque dans l'avant-bras, dans toutes les positions (au b. de 3 h. 1/2) (Lgh). — Élancement sourd dans la tubérosité externe du poignet. — *Quelques élancements sourds dans l'articulation du trapèze avec le scaphoïde ; sorte de* (paralysie ou de) *douleur de luxation.* — Vif élancement dans l'articulation postérieure du pouce. — Violent élancement, comme par un couteau émoussé, dans l'éminence thénar (Gr.). — Pendant les mouvements du bras, pression crampoïde tantôt sur le métacarpe droit, tantôt sur le gauche ; elle cesse pendant le repos (au b. de 2 h. 1/4). — Pression

---

1. Pour les symptômes du coryza, voyez *Nez.*,

en forme de crampe à la phalange postérieure du pouce droit,
cessant pendant le mouvement (au b. de 7 h.) (Lgh). — Élancements sourds, saccadés, comme des coups de bec, dans l'articulation médiane de l'index. — Traction comme paralytique dans tout
l'index gauche (Gr.). — Violent élancement déchirant à travers
tout le petit doigt gauche (au b. de 4 h.) (Htm). — Douleur comme
paralytique dans les doigts de la main gauche, surtout dans leurs
articulations avec le métacarpe. — Violent élancement sourd, par
intervalles, dans la phalange antérieure de l'index; pendant les
mouvements du doigt, la douleur s'étend à l'articulation postérieure. — Douleur contusive au côté externe des métacarpiens des
deux petits doigts, qui ne se fait sentir que quand on y touche
(Gr.). — Douleur plutôt pressive que déchirante sur le dos de la
main droite (au b. d'1 h.) (Htm).

MEMBRES INFÉRIEURS. — (28 et 116-129). — Déchirement de haut
en bas dans les jambes (S. H.). — En montant et descendant les
escaliers, très grande lourdeur dans les membres inférieurs,
comme si un poids y était attaché (au b. de 2 h.) (Htm). — En
marchant au grand air, démarche chancelante, comme si les
membres inférieurs étaient trop faibles pour supporter le poids
du corps (au b. de 4 h.) (Lgh). — En croisant la cuisse droite sur
la gauche, faiblesse et sensation de lassitude dans les os de la
jambe droite, qui ne se font pas sentir pendant la marche (au b.
de 3 h. 1/2). — Sensation tiraillante et pressive depuis le milieu
de la cuisse droite jusqu'au genou (étant assis, au b. de 3 h.) (Htm).
— Au côté interne de la cuisse droite, douleur comme paralytique
en retirant la jambe quand on est assis; quand on s'appuie sur le
membre, douleur lancinante qui se dirige vers le genou. — Élancements sourds juste au-dessus de la rotule gauche, seulement
quand on s'appuie sur le membre (au b. de 24 h.) (Gr.). — *En
marchant au grand air, douleur en forme de crampe dans
les muscles de la cuisse droite* (au b. de 4 h. 1/2) (Lgh). — Au-
dessus du genou droit, douleur pressive, crampoïde, dans les
muscles, étant assis et debout (au b. de 3/4 d'h.). — Les genoux
tremblent comme après une grande frayeur (au b. de 2 h. 1/2). —
*Douleur subite à travers le genou droit, étant debout, assis et
pendant la marche* (au b. de 36 h.) (Htm). — Pression crampoïde
à la jambe gauche, près de l'articulation du pied (au b. de 2 h. 1/4).
— *Étant debout, pression crampoïde à la plante du pied droit,
qui cesse pendant la marche* (au b. de 2 h. 1/2) (Lgh). — Violent

élancement sourd, par intervalles, dans les métatarsiens des deux premiers orteils gauches, pendant le repos (Gr.). — Lassitude des membres inférieurs (au b. de 5 h. 1/2) (Msf).

Peau. — En avant de l'oreille droite, à la joue, bouton qui cause, lorsqu'on y touche, une douleur lancinante (au b. de 24 h.). — Au cou, près du cartilage thyroïde, gros tubercule rouge qui fait mal quand on appuie dessus, pendant 2 ou 3 jours (au b. de 2 j.) S. H.). — Forte tension dans les téguments qui couvrent le menton, les muscles masséters et le cou, sans que le mouvement des mâchoires soit gêné (au b. de 10 min.) (Gr.). — Prurit à l'avant-bras (au b. de 3/4 d'h.) (S. H.). — Chatouillement pruriteux, fourmillant, à l'un des côtés du doigt médius gauche, et besoin de se gratter (au b. de 3 h. 1/4) (Lgh).

ZINCUM

Zinc ; Zink (alleur.), zinc (angl, zinco (ital et esp.) (1.)

Avec une pierre à aiguiser on pulvérise un morceau de zinc métallique pur sous l'eau distillée, dans une capsule de porcelaine. On fait sécher sur du papier à filtrer la poudre grise tombée au fond, et l'on en prend un grain avec lequel on prépare les dynamisations d'après le procédé que nous avons déjà indiqué pour la préparation des substances sèches.

Lorsque le zinc dynamisé était indiqué homœopathiquement, il a fait cesser, lorsqu'on le donnait à dose convenable, les symptômes suivants :

Symptômes généraux : Insensibilité du corps. Sensation de froid dans les os. Ganglions engorgés.

Sommeil : Envie de dormir, comme si l'on n'avait pas assez dormi. Besoin de sommeil en sortant de table. Rêvasseries la nuit. Rêves effrayants. Paroles et cris pendant le sommeil.

Symptômes fébriles : Tendance à transpirer dans la journée. Sueur nocturne.

Moral : Aversion pour le travail et la marche. Pensées de mort, il semble que l'on va mourir. Faiblesse de la mémoire.

Tête : Mal de tête continuel. Étourdissements. Douleur de plaie dans la tête. Bourdonnements dans la tête.

Organes des sens : Sécheresse des yeux. Amaurose avec rétrécissement des pupilles. Paralysie et chute des paupières. Bourdonnement d'oreilles. Coryza.

Appareil digestif : Branlement des dents. Endolorissement des dents en mâchant. Odontalgie cuisante. Goût salé dans la bouche. Pression à l'estomac avec nausées après avoir mangé du pain. Douleur tensive dans les côtés du ventre. Hernie inguinale. Constipation. Selle molle et liquide. Évacuation involontaire des garde-robes.

(1) *Traité des maladies chroniques,* V^e partie, p. 428, édit. allemande ; t. III, p. 594, édit. française.

Organes génito-urinaires : Rétention d'urine au moment de la miction. Sortie involontaire de l'urine en marchant. Incontinence d'urine en toussant, éternuant et marchant. Érections continuelles pendant la nuit. Éjaculation trop rapide pendant le coït. Règles en avance. Règles douloureuses. Ballonnement du ventre pendant les règles. Leucorrhée.

Appareil respiratoire : Toux. Douleur tensive sous le sternum.

Appareil circulatoire : Battements de cœur, avec anxiété. Mouvements irréguliers spasmodiques du cœur. Secousses au cœur qui coupent la respiration. Interruption des battements du cœur qui empêche de respirer.

Dos et lombes : Maux de reins et de dos.

Membres : Vieille douleur tiraillante dans le bras. Sensation de sécheresse des mains, le matin. Engourdissement des doigts, le matin, en se levant. Raideur de l'articulation du pied après avoir été assis.

Peau : Douleur au cuir chevelu, comme si sa face interne était à vif. Calvitie. Prurit à l'anus. Engelures douloureuses aux pieds.

Concordances. — Suivant Bœnninghausen, les médicaments qui se rapprochent le plus du zinc sont SEPIA et SULFUR ; les autres sont : 1° BELLADONNA, CALCARER CARB., CHINA, IGNATIA, PHOS-PHORUS, PULSATILLA, RHUS ; 2° *byr., lycopod., merc., natr. m., nux vom., phos. acid., sil., staph.* ; 3° acon., arn., ars., aur., carb., caust., cham., cocc., con., graph., hep., kali., lach., mezer, natr., plat., rut., sabin, stram.

Antidotes. — On peut calmer momentanément les accidents perturbateurs du zinc à l'aide de l'olfaction d'une solution de camphre (ou quelquefois de fève de s. Ignace); mais le meilleur antidote est l'olfaction d'une préparation de foie de soufre calcaire.

Liste des auteurs. — Franz (Fr.), de Gersdoff (Grf). Hartlaub (Hb), Hartmann (Htm), Haubold (Hbd), Lesquereur (Lqr), Neming (Ng), Rückert (Rkt), Rummel (Rl), Schweikert (Swk), Stapf (Stf), Swediaux (Sw).

SYMPTOMATOLOGIE

Symptômes généraux. — (1238-1290). — Au moindre froid les parties externes (pavillon de l'oreille, bout du nez, etc.) sont gelées. — Grande sensibilité au froid, surtout dans le bout des doigts et les pieds. — Beaucoup de tressaillements visibles au corps et à la face (au b. de 5 j.). — Tressaillements visibles dans les deux bras et les mains (au b. de 16 j.). — Accès de faiblesse tremblotante des membres inférieurs, avec grande pâleur de la face ; tout disparaît pendant la marche (le 5ᵉ j.). — Crampe dans les bras et les jambes (au b. de 5 j.). — Toute la journée, épuisement général, envie de dormir, aversion pour le bruit, quoiqu'on ait l'oreille dure, état de rêvasserie comme après une nuit sans sommeil, et frissonnement qui parcourt tout le corps, comme après avoir pris froid étant en sueur. — Pression çà et là sur la poitrine et le dos. — Douleur pressive dans l'aine gauche, dans le côté gauche du ventre près du nombril, dans le côté gauche de la poitrine et de la tête (le 3ᵉ j.). — Élancements pénétrants dans les articulations (au b. de 7 j.). — Élancements et déchirement dans tous les membres, jusqu'au bout des doigts, plus forts chaque fois qu'on s'échauffe, étant assis. — Déchirement dans tous les membres après un mouvement du corps et après avoir marché vite. — En se promenant au grand air, forte sueur (au b. de 19 j.). — En marchant au grand air, forte douleur pressive dans l'œil gauche. — En marchant au grand air, douleur contusive dans le dos. — Sensibilité au grand air, l'après-midi et le soir. — Frisson par l'effet d'un vent pénétrant, non par le froid. — Grande pesanteur dans les membres, en marchant au grand air. — En commençant à marcher, sentiment de faiblesse au sacrum et lassitude passagère dans les jambes. — Subitement, à midi, faiblesse générale dans les membres avec tremblement et boulimie, plus en se tenant debout qu'en étant assis (le 12ᵉ j.). — Faiblesse paralytique et pesanteur dans les jambes, l'après-midi, au commencement de la marche ; cela se dissipe quand on continue de marcher. — Sentiment subit de faiblesse dans les bras et les jambes, avec boulimie. — Grande lassitude dans tous les membres. — Faiblesse subite, allant presque jusqu'à la syncope, quand on est debout ; on a tout juste le temps d'atteindre une chaise. — Courbature dans tous les membres et lassitude, le matin au réveil. — Le matin, quand on s'éveille, les mains sont engourdies (S. H.).

Élancements çà et là dans le corps, le soir (Ng). — Les douleurs du zinc paraissent quelquefois siéger entre cuir et chair (Lqr). — *Le vin augmente beaucoup presque toutes les douleurs, même quand elles semblent avoir été déjà calmées par le camphre. — La plupart des douleurs paraissent après le repas de midi et vers le soir* (Fr). — Le vin et la noix vomique exaspèrent et font reparaître les douleurs du zinc (surtout l'agitation nocturne et la constipation (Grf). — La plupart des accidents se déclarent quand on est assis et pendant le repos, mais se font moins sentir pendant le repos au grand air. — On se trouve mieux le matin (chez une femme) (Ng). — Tressaillements musculaires en diverses parties du corps. — Tressaillements dans différents muscles (Rl). — Tressaillements et vulsions dans diverses parties musculaires (Swk). — Fort tremblement de tous les membres (Rkt). — Douleur de crampe çà et là dans les muscles (Rl). — Malaise semblable à une légère nausée, avec sensation de tremblement dans la poitrine, céphalalgie frontale et affaiblissement des facultés, de sorte qu'on ne comprend pas ce qu'on lit, 2 heures après le repas de midi (Grf). — Malaise et pression centrifuge à la paroi interne du tronc, sans traces de vents ; c'est plutôt un malaise nerveux, plus fort à droite qu'à gauche (Fr.). — *Fort battement par tout le corps.* — Douleur lancinante et incisive dans tout le côté droit. — *Fort déchirement tiraillant dans le milieu de presque tous les os des membres, de sorte qu'on manque d'équilibre* (chez une femme) (Rkt). — Étant assis, chaleur presque brûlante dans des points isolés, par exemple entre la cuisse et le ventre, dans un côté du bas-ventre, etc. (Grf). — Quand on commence à marcher on est plus fort et on se sent plus léger ; ensuite lassitude extrême pendant toute la durée de l'expérience. — En marchant, grande lassitude dans les jarrets et le sacrum, toute la journée (au b. de 2 j.). — Lassitude telle, le matin, au réveil, qu'on ne croit pas pouvoir se lever (Fr.). — On est souvent abattu, surtout après le repas de midi, quelquefois avec disposition à trembler et lourdeur de tête (Ng). — Le matin au réveil, évacuation involontaire d'une selle liquide. — Le matin au lit, on ne peut sans malaise laisser une jambe fléchie ; on est obligé de l'étendre (Rl). — *Le matin au lit, sensation de pesanteur dans le corps et lassitude* dans les jambes, comme après un sommeil trop profond (Grf). — Paresse et fatigue, surtout dans les jambes, le matin (Ng). — Pandiculations avec pâleur et affaissement des traits de la face (Hb). — Lassitude, bâillements fréquents et grand affaiblissement de tout le corps (Hbd).

SOMMEIL. — (1291-1344). — On dort beaucoup. — Envie de dormir avec mal de tête tensif et spasmodique, sans pouvoir dormir. — On s'endort tard à cause d'une suractivité de l'esprit. — Le soir, la trop grande affluence des idées empêche de s'endormir de bonne heure (le 8e j.). — On se réveille souvent, la nuit, et l'on a de la

peine à se rendormir ; vers le matin, rêves inquiétants. — Malgré
une grande envie de dormir, on se réveille très souvent, la nuit,
avec de forts battements de cœur et en criant parce qu'on rêve de
voleurs. — Sommeil agité avec rêves inquiétants (la 4e, 33e n.). —
Fréquent réveil par des rêves effrayants (la 1re n.). — Rêvasseries
pendant le sommeil. — Rêves vifs qui troublent le sommeil de la
nuit. — Sommeil très agité par des rêvasseries et par des idées
qui obsèdent l'esprit (chez une femme) la (1re n.). — Rêves inquiétants. — Rêves laissant une anxiété qui persiste encore après le
réveil. — Nuit agitée ; on se réveille en criant, comme un fou,
qu'on est mordu par des oies. — Le sujet (une femme) rêve qu'on
l'étrangle et, le matin après le réveil, il craint encore de voir
revenir l'homme qui voulait l'étrangler. — Le soir, aussitôt après
s'être couché, on se redresse sur son lit et on dit des paroles inintelligibles ; la respiration est courte et tremblante (chez une femme).
— *Secousses par tout le corps pendant le sommeil nocturne et
pendant la sieste* (au b. de 32 h. et 2 j.). — La nuit, impatiences
telles dans les jambes qu'on ne peut les tenir en repos (au b. de
10 j.). — La nuit surtout, sensation anxieuse d'écorchure au
pharynx. — La nuit, deux selles molles. — La nuit, rapports ayant
le goût des aliments pris à midi. — La nuit, on est réveillé par le
froid aux pieds (au b. de 36 h.). — La nuit, point de côté (au b. de
8 j.). — La nuit, violents maux de reins et de ventre, avec élancements dans le côté gauche et douleur tiraillante dans les jambes
(au b. de 10 j.). — La nuit, douleur tiraillante dans le genou. —
La nuit, élancements violents et subits dans le côté gauche du
ventre, aggravés par la respiration et la pression. — Pendant le sommeil du matin, douleur brûlante et tiraillante dans le sacrum et le
dos, avec sensation d'engourdissement dans l'articulation de l'aisselle ; cette douleur trouble le sommeil et cesse au réveil (S. H.).

Bâillements continuels (Rkt). — Bâillements fréquents, avec et
sans envie de dormir, dès le matin ou le soir (Ng). — Bâillements
et continuelle envie de bâiller, dans la matinée, après avoir bien
dormi la nuit (Grf). — Bâillements fréquents, toute la journée (le
1er j.) (Fr.). — Envie de dormir, le matin. — Envie de dormir et paresse aussitôt après le repas de midi. — Sommeil invincible à
2 heures de l'après-midi, on s'endort en travaillant ; cela se passe
au grand air (chez une femme) (Ng). — Envie continuelle de dormir, même le matin on ne peut se tenir éveillé (Rkt). — On s'endort tard, le soir, mais on dort bien. — On s'endort tard, le

soir, et cependant on est éveillé de bonne heure, le matin.
— Sommeil agité, on dort peu la nuit, mais beaucoup le matin
(chez une femme). — *Réveil fréquent la nuit, sans cause* (au
b. de 5 j.). — On est souvent réveillé, la nuit, par de l'anxiété
(Ng). — Sommeil souvent interrompu, la nuit paraît très longue
(Swk). — Agitation pendant le sommeil, après minuit ; on s'éveille
de trop grand matin avec une grande fatigue et la même sensation
que si les yeux étaient enfoncés trop profondément dans la tête.
— Sommeil agité avec beaucoup de rêves vifs ; le matin au réveil,
sentiment de lassitude (Grf). — Sommeil très agité avec rêves
effrayants. — Sommeil profond, fatigant, avec beaucoup de rêves
(Lqr). — On rêve toute la nuit, on s'éveille de temps en temps et on
est très fatigué le matin. — Après minuit, rêves si vifs qu'on les a
encore sous les yeux le matin (Grf). — Rêves dégoûtants ; on rêve
qu'on est souillé d'urine et de matières fécales (au b. de 2 j.). —
On rêve de cadavres et de chevaux qui se métamorphosent en chiens
(Fr.). — Rêves de querelles et de choses désagréables ou tristes.
— Réveil en sursaut pendant la nuit, rêves dont on ne se souvient
pas, durant les règles. — On crie, la nuit, pendant le sommeil, sans
s'en apercevoir. — La nuit, on est réveillé par des maux de ventre
suivis de leucorrhée épaisse (Ng). — Réveil en sursaut pendant la
nuit, avec tressaillement involontaire de la jambe gauche (la 5e n.)
(Grf).

SYMPTOMES FÉBRILES. — (1345-1375). — Malaise avec frisson, comme
à l'approche d'une tempête. — *Des frissons fébriles descendent
souvent le long du dos*, pendant 5 jours (au b. de 3 j.). (S. H.). —
Le soir, frisson tel qu'on est longtemps à se réchauffer dans son
lit (chez une femme). — Frisson au grand air, qui cesse dans la
chambre, le soir. — Frissons secouants, le soir quand on touche à
un corps froid ; on a aussi des frissons spontanés qui obligent à
se coucher, après quoi ils cessent (chez une femme). — Froid qui
cesse à la chambre et qui saisit dès qu'on va au grand air (chez
une femme). — Froid après le repas de midi, jusqu'au soir. —
Froid dans la matinée ; l'après-midi, bouffées de chaleur avec
rougeur de la face (Ng). — Froid, le matin au lit, en s'éveillant (Rl).
— Frissonnements continuels, avec augmentation de la chaleur
interne (Hbd). — Froid en écrivant, pendant un quart d'heure, avec
sensation comme si l'on avait dans la gorge un corps étranger
dur comme une pierre ; en même temps, bâillements continuels.
— Frissonnement depuis 4 heures de l'après-midi jusqu'à 8 heures

du soir, en se couchant, sans chaleur, ni soif, ni sueur à la suite ;
même au lit, on est longtemps sans pouvoir se réchauffer ; cependant on dort bien (Ng).

Chaleur dans la tête, le soir et, au bout de 2 heures, frissonnement. — Forte chaleur à la tête, le soir, à tel point que les yeux brûlent, 3 soirs de suite (au b. de 10 h.). — Chaleur à la face sans mal de tête, avec fraîcheur du corps, toute la matinée (S. H). — Chaleur agréable avec sueur douce par tout le corps, l'après-midi. — Augmentation de la chaleur interne, non sensible à l'extérieur, le soir après 6 heures. — Augmentation de la chaleur dans tout le corps, avec sueur sous l'aisselle. — Augmentation de la chaleur dans tout le corps, on ne sent de froid qu'au ventre, le soir. — Augmentation de la chaleur par tout le corps, excepté aux pieds, comme si l'on allait transpirer, l'après-midi. — Chaleur par tout le corps, surtout à la tête, avec rougeur des joues, sans chaleur extérieure. — Sensation de chaleur par tout le corps, surtout dans le dos, où l'on croit transpirer, non aux pieds (chez une femme). — Le soir après s'être couché, chaleur avec anxiété, qui dure toute la nuit. — Sensation de chaleur avec froid au front, le soir. — Chaleur et soif, avec fraîcheur de la peau de presque tout le corps, le soir (Ng).

Sueur nocturne par tout le corps, surtout aux jambes, plusieurs nuits de suite (au b. de 3 j.). — Forte sueur nocturne (au b. de 33 j.). — Sueur d'odeur aigre (S. H.). — Sueur nocturne, toute la nuit, avec chaleur ; on ne peut supporter aucune couverture (chez une femme) (Ng).

Accès de fièvre revenant plusieurs fois par jour, avant et après midi : frissonnement, bouffées de chaleur par tout le corps, *fort tremblement de tous les membres*, malaise extrême allant jusqu'à la syncope, goût fade qui fait remonter les bouchées dans la bouche, sensation de vacuité dans l'estomac, *forts battements par tout le corps, respiration courte et chaude*, grande sécheresse de la bouche, chaleur et sécheresse des mains (Rkt). — *Pouls accéléré* 72, 79, 85 pulsations) *le soir*, parfois avec sensation de chaleur plus vive (Ng).

Moral. — (1-52). — Morosité, le matin (le 8ᵉ j.). — Mauvaise humeur et tristesse (le 2ᵉ j.). — Étant éveillé, crainte de voleurs et de spectres, comme dans le délire fébrile. — Désespoir. — Pensée calme de la mort, le matin, avec accablement. — Humeur hypocondriaque, 3 heures après le repas de midi, avec pression sous les fausses côtes, surtout à droite ; en même temps répugnance, pour le travail et malaise général, sans aucune flatuosité ni surcharge de l'estomac (au b. de 5 j.). — Détente du moral (au b. de 6 j.). — Indifférence (au b. de 13 j.). — Horreur du travail et de toute occupation. — Mauvaise humeur et anxiété. — *Gémissements de dépit*, sans motif, avec douleur pressive au sommet de la tête. — *On se met facilement en colère.* — Promptitude à se mettre en colère, quoiqu'on soit calme. — Promptitude à s'irriter, à s'effrayer. — Grande sensibilité au bruit. — Humeur agitée, inquiète (au b. de 2 j.). — On est alternativement irritable, craintif, colère, désespéré, mélancolique. — A midi on est irritable, maussade, craintif ; le soir on l'est moins. — La moindre des choses fait souvent rire, mais elle met en colère tout aussi facilement. — Mauvaise humeur et paresse les premiers jours ; plus tard vivacité et gaieté. — Idées décousues (au b. de 16 j.). — Difficulté de comprendre et d'associer ses idées. — Absence d'idées et engourdissement de l'esprit. — Oubli de ce qu'on a fait dans la journée. — On oublie très facilement (S. H.).

Abattement et tristesse. — Morosité, dépit, mauvaise humeur, l'après-midi. — Morosité et dépit, cependant on est bien disposé, le soir (Ng). — *Mauvaise humeur, taciturnité, surtout le soir* (Grf). — Mauvaise humeur extrême (Hbd, Swk). — Tristesse insurmontable (Lqr). — On paraît très maussade et sombre, même le matin (chez une femme). — Anxiété et envie de pleurer qui se dissipent le soir. — Inquiétude et ennui, on recherche la société (chez une femme) (Ng). — Morosité pendant plusieurs heures, propension à la rancune et au dépit ; taciturnité et emportement quand il faut parler (Fr.). — On se met facilement en colère, ce qui affecte beaucoup (Grf). — On voudrait avoir quelqu'un sur qui on pût faire passer sa colère (qu'un rien fait éclater) (Lqr). — Humeur chagrine, facile à exciter ; la conversation des autres, le moindre bruit est insupportable. — La moindre excitation morale provoque un tremblement intérieur. — Après une légère excitation morale, tremblement prolongé, comme si l'on avait froid. — La parole des autres, même de ceux qu'on aime, porte sur les nerfs et rend maussade et impatient (Grf). — Exaltation de l'imagination (le 1er j.). — Grande impatience, mais sans mauvaise humeur. — Humeur très variable: à midi, tristesse, mélancolie; le soir, satisfaction et gaieté (le 2e, 3e j.). — On est parfois très gai (Lqr). — Accès de loquacité. — Grande hilarité, surtout vers le soir (Grf). — Gaieté et enjouement (Hbd). — On est bien disposé et on cause volontiers. — Inaptitude à tout travail (après un vomissement), on n'est bien que couché, les yeux fermés. — Hallucination en baissant la tête, il semble qu'on a un gros goître qui empêche de voir devant soi (chez une femme) (Ng).

Symptômes locaux. — Tête. — (53-172). — Stupeur et vertige, à midi. — Vertige, étant assis et debout ; il cesse pendant la marche. — Vertige avec faiblesse telle dans la tête et le ventre qu'on est obligé de se coucher (chez une femme, au b. de 3 j.). — Violent vertige en se tenant assis sur son lit, il semble qu'on est bercé (au b. de 7 j.). — Vertige avec crainte de tomber, comme si l'on avait asséné au sujet un coup violent. — Douleur de meurtrissure dans tout le cerveau. — Céphalalgie stupéfiante, qui oblige à se coucher (au b. de 4 j.). — Douleur pressive dans le front, tous les matins (au b. de 7 j.). — Pression à l'occiput, pendant plusieurs heures, après avoir marché au grand air. — Déchirement dans le côté droit de la tête et dans les dents, l'après-midi (au b. de 16 j.). — Douleur pulsative dans le côté droit de la tête, le soir. — Retentissement dans la tête, en parlant haut. — Sensation dans les sinus frontaux comme si l'air y pénétrait avec trop de force (S. H.).

Étourdissements et lourdeur de tête, le matin, comme si l'on n'avait pas assez dormi. — Lourdeur de tête, il semble qu'on va tomber (Ng). — Sentiment de faiblesse dans la tête, surtout au-dessus des yeux (au b. de 2, 4 j. et plus). — Stupeur vertigineuse, par accès de courte durée, avec obscurcissement de la vue et faiblesse générale, surtout l'après-midi et le soir, pendant plusieurs jours (au b. d' 11 j.) (Lqr). — Embarras et pesanteur douloureuse à l'occiput (au b. d' 1/4 d'h.) (Htm). — Grand embarras de la tête en sortant de table (au b. de 7 h.). — Vertige dans tout le cerveau, surtout à l'occiput, comme si l'on allait tomber, sans trouble de la vue, en se tenant debout (au b. d' 1, 2, 4 h.). — Tiraillement vertigineux, profond, dans le côté droit de l'occiput, étant assis. — *Vertige à l'occiput, en marchant, comme si l'on allait tomber sur le côté gauche* (imméd.) (Fr.). — Vertige, le matin au réveil, comme si la tête s'élevait et s'abaissait, de sorte que les objets qu'on voit devant soi en font autant ; on n'est encore qu'à demi-éveillé. — Nausées et lassitude vertigineuse, comme si l'on avait fumé du tabac trop fort, le soir, en veillant un peu tard (Rl). — Vertige à l'occiput, étant assis, en fumant (comme d'habitude) ; en même temps, envie d'aller à la selle. — Après le repas de midi, douleur à la bosse frontale gauche (Fr.). — Fort vertige tournoyant avec bruissement dans la tête, en se redressant après s'être baissé et aussi le matin (Ng). — Douleurs de tête, la nuit. — Vive douleur dans la tête, le ventre et les yeux, le soir en se couchant (Lqr). — Violent mal de tête, qui diminue quand on se lave à l'eau froide (Ng). — Vives douleurs dans la tête et les yeux après avoir bu (comme d'habitude) un verre de vin. — Douleur sourde dans le front, avec impatience inaccoutumée. — Douleur sourde dans la moitié gauche de la tête. — Céphalalgie stupéfiante, comme dans l'asphyxie par le charbon, toute la matinée (au b. de 10 j) (Lqr).— Douleur contusive dans l'occiput (Ng). — Pression dans le front, avec embarras qui rend la pensée difficile. — *Pression sur le devant de la tête, avec embarras,* à midi et le soir. —- Douleur pressive dans le front avec embarras général de la tête, envie de dormir et mal d'yeux. — Forte pression sur un petit point du milieu du front, par courts accès. — *Pression sur le devant de la tête, jusqu'aux yeux, avec embarras,* après le repas de midi (Grf). — Douleur pressive dans la bosse frontale droite (Fr.). — *Douleur pressive dans le front, souvent* (Lqr). — Douleur pressive aiguë dans le front, le matin au réveil; plus tard cela devient une simple pression aux tempes (Rl). — Douleur pressive sur le devant de la tête, principalement aux deux tempes. — Pression dans la tempe gauche. — Pression à la tempe droite, pénétrant rapidement dans l'intérieur de la tête. — Pression continuelle tantôt dans les tempes, tantôt à l'occiput.— Pression continuelle dans les deux tempes (Htm). — Pression dans le côté droit de l'occiput. — Pression lancinante sourde sur un petit point de l'occiput. — Forte pression resserrante à la tempe gauche (Grf). — Forte pression sur un petit point du front, le soir (Swk). — Sourde pression de dehors en dedans, en forme de crampe, aux deux tempes (Hb). — Douleur aux deux côtés de la tête, comme si celle-ci était serrée dans un étau, souvent, le soir. — Douleur fortement pressive, pulsative, presque insupportable, au côté droit de la tête (Ng). — Pression diductive, douloureuse, dans le côté droit de l'occiput. — Diduction douloureuse au côté gauche de l'occiput, tout près des vertèbres cervicales (Htm). — Traction dans le côté gauche de l'occiput (Grf). — Traction et battements dans le front. — Traction à l'occiput avec douleur rongeante, comme par des vers, dans le front. — Traction et élancements dans le front, avec douleur

comme si le vertex se fendait. — Déchirement dans la tempe droite.
— Douleur déchirante et fourmillement au front, pendant le repas
du soir (Ng). — *Déchirement dans la tempe droite*, ou juste au-
dessus (Grf). — *Déchirement dans les tempes après le repas de
midi, avec élancements* dans l'oreille droite (au b. de 2 j.) (Fr.).
— Déchirement dans la moitié droite de la tête (au b. de 2 et 8 j.).
— Déchirement à la partie antérieure du côté gauche de la tête,
au-dessus du front. — Déchirement dans la partie supérieure de la
tête et au-dessus du front. — Déchirement au front (le 4e j.). —
Déchirement à la bosse frontale gauche. — Déchirement à la bosse
frontale droite, jusque dans l'orbite et la paupière supérieure (Grf).
— Déchirement très douloureux au front. — Déchirement au côté
droit de l'occiput, en riant (Ng). — Déchirement derrière le sommet de la tête (le 9e j.). — Déchirement à droite et à gauche de l'occiput (3e et 4e j.). — Déchirement à l'occiput, à droite, avec élancements sourds au sommet de la tête. — Vif déchirement au vertex
et dans l'os pariétal gauche. — Déchirement passager dans les
deux tempes. — *Déchirement resserrant dans l'une et l'autre
tempe*, à différentes époques. — Déchirement pressif, à droite, près
du sommet de la tête (au b. de 3 j.). — Déchirement tiraillant dans
la moitié gauche de la tête. — Déchirement pressif et tiraillant sur
le haut de la tête et plus encore dans le front, par accès passagers
et fréquents. — Déchirement vulsif au-dessus de la tempe gauche
(Grf). — *Déchirement pressif dans la bosse frontale gauche,
après le repas de midi* (Fr.). — Déchirement lancinant au front,
avec grande envie d'éternuer, sans résultat, vers midi. — Déchirement lancinant dans les tempes (Lqr). — Déchirement et élancement dans le côté droit de la tête, après le repas de midi. — Élancements dans le front, avec déchirement, comme si la tête allait
éclater. — Élancements et déchirement dans la tête et douleur
incisive dans le ventre, avec bâillements, pendant et après le repas
de midi (Ng). — Élancements comme des coups d'aiguille dans la
tempe gauche. — Élancements sourds de temps en temps dans la
tempe droite (au b. de q. q. h.) (Fr.). — Petits élancements brûlants
au milieu du synciput (Swk). — Élancement térébrant sourd juste
au-dessus de la bosse frontale droite (le 9e j.) (Grf). — Douleur térébrante dans le côté droit de la tête, principalement à l'occiput, le
soir. — Douleur térébrante de dehors en dedans, à l'os pariétal
gauche. — Douleur térébrante à l'os pariétal droit, avec sensation
d'éclatement, le soir, étant debout. — Douleur pressive et téré-

brante, extrêmement douloureuse, au côté droit de la tête (le 19ᵉ j.).
— Pression et traction térébrantes dans le côté gauche de la tête,
après le repas de midi. — Battement et déchirement dans le devant
de la tête, après le repas de midi. — Fort battement et déchirement dans toute la tête, surtout au côté droit du front, depuis le
matin jusqu'au soir, après s'être couché. — Battements douloureux,
comme par le choc des vagues, avec sensation de chaleur, sur un
point du côté droit de l'occiput, jusqu'au synciput, le soir. —
Coups douloureux çà et là dans la tête. — Sensation de chaleur
dans la tête, avec rougeur de la face. — Chaleur dans la tête, le
soir, avec rongeur et chaleur des joues. — Les maux de tête diminuent au grand air et augmentent à la chambre. — Sensibilité de
la surface du vertex quand on y touche, comme s'il y avait là un
ulcère, le soir. — Rongement douloureux, comme par une souris,
à la bosse occipitale droite (Ng).

Yeux. — (173-223). — Forte pression dans l'œil droit et dans la
tempe. — Pression douloureuse dans l'angle interne de l'œil droit,
avec rougeur de la conjonctive. — Excoriation de l'angle externe
des yeux, avec douleur mordicante. — Ardeur et cuisson, avec
photophobie, dans l'œil, qui larmoie le soir et dont les paupières
sont collées le matin. — Inflammation et rougeur de la conjonctive de l'œil droit, suppuration de l'angle interne ; c'est le soir et
la nuit que l'œil fait le plus souffrir, comme s'il y avait du sable
dedans, avec larmoiement ; la paupière supérieure est aussi rouge
et gonflée près de l'angle interne. — Forte inflammation des yeux,
sans photophobie (pendant les règles). — Les yeux sont très
humides dans la journée ; le matin les paupières sont agglutinées.
— L'angle interne de l'œil est fermé par de la chassie, le matin,
avec douleur pressive et d'excoriation (au b. de 13 j.). — Perte mo-
mentanée de la vue avec absence de l'esprit. — Obscurcissement de
la vue (au b. de 34 j.). — Gaze devant les yeux (S. H.).

Douleur aux yeux comme si on les enfonçait dans les orbites. —
Pression sur les yeux, très fréquemment (Lqr). — Il survient rapidement une pression douloureuse au-dessus de l'œil droit, avec
sensation de pression de haut en bas sur les paupières (Hlm). —
Pression continuelle dans l'œil gauche, le soir (Fr.). — Pression
sur les yeux, vers le soir. — Pression au bord de la paupière inférieure gauche, près de l'angle interne. — Pression tensive, comme
rhumatismale, dans l'œil droit. — Déchirement pressif dans l'œil
gauche. — Petit déchirement lancinant au sourcil gauche et

au dessus. — Petits élancements, comme des coups d'aiguille, dans la paupière inférieure droite et sur la paupière supérieure gauche. — Élancement pressif dans le globe de l'œil droit (le 3ᵉ j.). — Élancement incisif et pressif dans l'œil droit (1ᵉʳ et 6ᵉ j.) (Grf). — Déchirement lancinant dans l'œil et dans la tête. — Élancement déchirant au-dessus de l'œil gauche, et, en même temps, à la région ombilicale. — Prurit dans les yeux (le 5ᵉ j.). — Chatouillement fréquent dans l'œil droit, comme si de la poussière y avait pénétré (au b. de 4 j.) (Lqr). — Prurit au bord de la paupière supérieure gauche (Grf). — *Vif prurit dans l'œil gauche,* que le frottement fait cesser. — Cuisson dans l'œil gauche, que le frottement dissipe. — Cuisson dans l'angle interne de l'œil droit, que le frottement dissipe (Ng). — Cuisson fourmillante à la partie inférieure de l'œil gauche et au dessous, à la joue. — Cuisson et douleur d'excoriation aux yeux, surtout à l'œil droit, vers le soir. — *Sensation d'excoriation de l'angle interne des yeux* (le 9ᵉ j.). — Sensation d'excoriation à la paupière supérieure droite (Grf). — Ardeur continuelle des yeux, l'après-midi (Ng). — Ardeur aux paupières de l'œil gauche, comme si elles étaient trop sèches. — Beaucoup d'ardeur dans les yeux et les paupières, avec sensation de sécheresse et pression, matin et soir. — Ardeur pressive surtout dans les paupières de l'œil gauche, en lisant (Rl). — Larmoiement le matin au réveil, et aussi au grand air. — Tressaillement dans la paupière inférieure gauche. — Tressaillement dans le globe de l'œil gauche (Ng). — Convulsion dans le sourcil gauche (très tôt et au b. de 2 h.) (Sw). — Grande agitation et douleur insupportable sur l'œil gauche, souvent avec grande faiblesse dans la tête (au b. de 6 j.). — *Les yeux sont continuellement malades* (Lqr). — Sentiment maladif de faiblesse dans les yeux (Fr.). — Perte de la vue avec larmoiement et ardeur, après le repas de midi, et souvent en écrivant, pendant 14 jours. — Trouble et nuage devant les yeux, le matin après le réveil. — Roues jaunes, bleues et vertes devant les yeux, avec mauvaise mine et envie de dormir. — Aversion pour la lumière du soleil, avec yeux troubles et larmoyants (Ng). — De grands arcs de feu passent devant les yeux quand on regarde le ciel (Rl).

OREILLES (224-246). — Forte douleur de crampe dans le lobule de l'oreille gauche, descendant vers le cou, quand on introduit le doigt dans le conduit auditif. — Élancements et prurit dans l'oreille. — Écoulement par l'oreille gauche (au b. de 24 h.). — Un liquide fétide sort de l'oreille gauche (au b. de 18 j.). — Du pus coule abondamment de l'oreille gauche, jour et nuit ; l'orifice du conduit auditif est chaud et enflé, avec douleur dans le côté gauche de la tête (au b. de 24 h.). — Grande dureté de l'ouïe. — Forts bourdonnements dans les oreilles (S. H.).

Déchirement dans les oreilles. — Tiraillement resserrant derrière l'oreille gauche, jusque dans la mâchoire inférieure. — Élancements dans l'oreille droite (le 7e j.) (Grf). — Déchirement dans les oreilles à divers moments, parfois avec prurit, ou avec fourmillement le matin, avec ardeur le soir (Ng). — Crampe douloureuse dans le lobule de l'oreille gauche (Rl). — Vifs élancements dans les oreilles (Lqr). — *Fréquents élancements prolongés déchirants et profonds dans l'oreille droite, près du tympan (1er et 2e j.)* (Fr.). — Élancements et déchirements à l'oreille gauche, près du lobule. — Prurit dans l'oreille gauche et sensation, quand on y introduit le doigt, comme si une puce y sautillait. — Prurit dans l'oreille droite, qu'on fait cesser en y enfonçant le doigt. — Chatouillement dans l'oreille gauche que le frottement ne fait pas cesser (Ng). — Bruissement dans l'oreille droite (Grf). — Bruissement sourd et pulsation dans l'oreille, le soir, qui gênent beaucoup pendant qu'on écrit (Fr.). — En s'endormant, bruit éclatant dans l'oreille comme si un verre se brisait (Rl). — Bruit dans l'oreille droite, la nuit. — Claquement et battement dans l'oreille après le déjeuner (Ng).

Nez. — (247-262 et 763-779). — Enflure du côté droit du nez (au b. de 48 h.). — Le bout du nez et des oreilles est glacé au moindre froid (au b. de 36 h.). — On mouche souvent du sang, les prem. jours (S. H.). — Douleur lancinante dans la cloison du nez quand on y touche (Rl). — *Pression presque insupportable à la racine du nez, comme si on la refoulait dans la tête,* souvent, surtout à midi. — Serrement à la racine du nez avec élancement dans la mâchoire. — Serrement à la racine du nez, qui s'étend jusque dans l'œil (Lqr). — Serrement à la racine du nez, avec embarras dans le front (Grf). — Traction et déchirement de bas en haut dans la narine droite, après le repas de midi. — Déchirement vulsif dans le côté droit du nez. — Léger déchirement à l'extérieur du côté droit du nez. — Prurit dans la narine droite (Ng). — Vive douleur incisive au bord interne de l'aile gauche du nez. — Sensation d'excoriation tout au haut des narines avec déchirement dans la narine droite (Grf). — Enflure et endolorissement de l'aile gauche du nez (Rl). — Obturation des deux narines, que l'air ne traverse pas du tout, ce qui oblige à dormir la bouche ouverte (au b. de 5 j.). — Grand enchifrènement toute la journée, avec douleur dans le dos, surtout quand on est assis. — Coryza fluent alternant avec l'enchifrènement, surtout le soir. — Coryza fluent d'abord, plus tard enchifrènement. — Coryza fluent avec fourmillement dans le nez et fréquents éternuements. — Coryza fluent, vers le soir, avec pression dans l'amygdale droite en avalant et en bâillant. — Hypersécrétion de mucus nasal sans coryza (au b. de 12 h.). — Fort coryza et grattement dans la gorge (le 4e j.) (S. H.). — *Éternuements à la suite d'un fourmillement incisif dans le nez*, le soir. — Éternuements fréquents, sans coryza (Grf). — Éternuements en sortant de table (Hb). — Éternuements, le matin et l'après-midi. — Prurit dans la narine droite. — Prurit dans la narine gauche, ensuite éternuements fréquents, enfin très fort saignement de nez, qu'on arrête avec l'eau froide (le 10e j.). — Sensation de coryza avec cuisson douloureuse dans l'intérieur du nez. — *Obturation du nez* (au b. de 14 j.). — Coryza subit, le soir après s'être couché (Ng).

VISAGE. — (263-303). — Douleur contusive dans les os de la face et de l'orbite (au b. de q. q. h.). — Élancements comme des coups d'aiguille à la face, par moments. — Enflure de la lèvre supérieure (au b. de q. q. h.). — Enflure des lèvres. — Douleur lancinante dans l'articulation temporo-maxillaire, au-dessous et en avant de l'oreille gauche, en mordant fortement et en appuyant le doigt sur l'articulation. — Engorgement des ganglions sous-maxillaires (S. H.).

Pâleur de la face (Fr., Hbd). - Teint terreux comme après une longue maladie (Ng). — Douleur comme à la suite d'un coup dans l'os maxillaire au-dessous et en avant de l'oreille droite, lorsqu'on y touche. — Douleur pressive, constrictive, dans l'os au dessous en avant de l'oreille droite, avec embarras du front. — Douleur pressive à la mâchoire supérieure, près de l'aile gauche du nez. — Déchirement dans les os en avant de l'oreille gauche (Grf). — Déchirement dans la joue gauche. — Déchirement dans l'os malaire droit, avec douleur contusive quand on appuie dessus. — Élancement pressif, rapide, de l'arcade zygomatique droite au bord supérieur de l'orbite, profondément dans les os ; ensuite l'endroit est très sensible, le soir (Ng). — Douleur déchirante, vulsive, dans le côté droit de la lèvre supérieure. — Fort tressaillement musculaire dans le côté gauche de la lèvre supérieure. — Ardeur au coin droit de la bouche (le 1er j.) (Grf). — Léger élancement à la lèvre supérieure (au b. d'1/4 d'h.). — Élancement passager à la lèvre

supérieure (au b. de 20 m.) (Sw). — Humeur épaisse, visqueuse,
sur les lèvres, sans goût ni odeur (le 6e j.). — Élancements déchirants au menton et au cou, qui empiètent les uns sur les autres
(le 6e j.) (Lqr). — Déchirement en forme de crampe, çà et là, à la
mâchoire inférieure, surtout au menton (le 3e j.) (Grf).

Appareil digestif (304-666).

A. *Bouche.* — *Tiraillement douloureux dans les dents incisives
et canines de la mâchoire supérieure,* avec douleur de plaie aux
gencives, vers midi (9e j.). — Secousse douloureuse dans une dent
(au b. d'1 h.). — Fourmillement et tiraillement dans les dents
saines avec douleur tiraillante dans la mâchoire (9e j.). — Douleur
pulsative dans une dent creuse, après avoir mangé, ou bien après
avoir eu trop chaud ou froid (S. H.).

*Odontalgie fréquente se composant de douleurs tiraillantes
dans les incisives.* — Douleur tiraillante dans les incisives de la
mâchoire supérieure du côté gauche. — Douleur tiraillante à la
racine des dents du devant de la mâchoire supérieure, douleur qui
se fait sentir en même temps au pharynx et jusque dans les
muscles du cou. — Douleur tiraillante qui se fait sentir dans les
quatre molaires, tantôt celles du côté droit, tantôt celles du côté gauche
— Tiraillement pressif dans les grosses molaires inférieures du
côté droit. — Tiraillement pulsatif se faisant sentir alternativement
dans les molaires inférieures du côté droit et celles du côté gauche.
— *Tiraillement secouant aigu qui se fait sentir dans les deux
dernières molaires de la mâchoire supérieure,* à plusieurs reprises.
— Tiraillement secouant, aigu, se faisant sentir tout à coup dans toutes
les incisives (Grf). — Douleur de secousse dans les molaires inférieures droites, le soir, après qu'on s'est couché, continuant jusqu'au moment où l'on s'endort. — De temps en temps, douleur
secouante dans les dents du côté gauche. — Secousse très douloureuse dans une dent (Ng). — Déchirements pulsatifs violents dans
les dernières molaires du côté droit (Grf). — Déchirements dans
les dernières molaires inférieures du côté gauche, le soir. —
Déchirement dans les dernières molaires supérieures et inférieures
du côté gauche, ensuite douleurs déchirantes dans les joues, les
tempes et jusqu'au front. — *Déchirement dans une molaire creuse;*
le sang vient quand le malade suce sa gencive; souvent la douleur
augmente par la pression. — Douleur déchirante dans la racine
d'une dent de la mâchoire supérieure droite, douleur s'étendant
vers la tempe, le soir, après qu'on est couché. — Déchirements

dans les racines des dents de la mâchoire supérieure du côté droit (bientôt après avoir pris le médicament) (Ng). — Déchirements et tiraillements dans les dents de la mâchoire inférieure gauche, surtout aux incisives. — Douleur déchirante aux molaires supérieures gauches (Grf). — Douleur de plaie dans les molaires supérieures, avec douleur d'écorchure et de tiraillement dans une molaire inférieure du côté gauche, celle-ci est chassée en partie de son alvéole et remue ; ensuite gonflement des glandes sous-maxillaires de ce côté (Fr.). — Elancements continuels dans les molaires inférieures du côté gauche, le soir (Ng). — Elancement à la racine de la canine supérieure gauche et de l'incisive qui l'avoisine (Grf). Elancement dans toute la rangée des dents du côté gauche de la mâchoire supérieure, descendant ensuite à la mâchoire inférieure pour s'étendre jusqu'au cou (Rl). — Elancements pulsatifs dans les molaires inférieures gauches ; cette douleur survient tout à coup après qu'on s'est endormi et réveille brusquement. — Sensation douloureuse de brûlure dans toutes les dents du devant, ou à la face inférieure de la langue (Grf). — Sensation d'engourdissement des dents (Rl). — Un abcès dentaire, formé au niveau de la racine d'une dent creuse, est douloureux au toucher, en même temps la dent paraît allongée ; quand on presse sur la gencive, celle-ci saigne (Ng). — La gencive est douloureuse, elle parait excoriée du côté de sa face interne; comme si les dents en avaient été arrachées (Rl).

Gencives pâles. — Gonflement des gencives (13e j.). — Gonflement et douleur de plaie aux gencives (15e j.). — Saignement des gencives au moindre attouchement (S. H.).

Sensibilité des gencives telle qu'on peut à peine mâcher. — Frémissement et prurit à la face interne des gencives (Rl). — Saignement abondant des gencives. — Saignement des dents et des gencives (Grf).

Salivation avec envie de vomir (Hb). — Salivation avec goût métallique dans la bouche (1er j.). — Salivation avec goût métallique dans la bouche et picotement passager à la pointe de la langue. — *Salivation avec fourmillement à la face interne des joues.* — Fourmillement à la face interne des joues, comme si de grosses vésicules s'y formaient. — Ulcération à fond jaunâtre à la face interne de la joue gauche, douloureuse le matin surtout (3e j.) (Sw).

La langue est douloureuse, elle semble être à vif. — Eruption de vésicules sur la langue. — Vésicules sur la langue qui est douloureuse après le repas. — Gonflement du côté gauche de la langue, ce qui empêche de parler. — Faiblesse des organes de la parole empêchant la lecture à haute voix (S. H.). — Enduit jaune de la langue, surtout à la base de celle-ci (Hb). — Enduit blanc de la langue semblable à du fromage, sans mauvais goût, mais accompagné d'un froid de glace, le matin (4ᵉ j.). — Sécheresse de la langue (Ng). — *Au palais, cuisson lancinante qui semble partir de la profondeur des alvéoles au niveau de l'extrémité des racines des dents de devant et des dents elles-mêmes.* — Gonflement de la voûte palatine, en arrière des incisives, avec douleur au toucher, pendant trois jours. — Sensibilité du palais et des gencives, en mâchant, pendant le déjeuner (Grf). — Douleur à la partie postérieure et à la partie antérieure du palais, surtout en bâillant (au b. de 48 h.) (S. H.).

B. *Pharynx et œsophage.* — *Sécheresse de la gorge*, le soir. — Apreté et grattement dans le pharynx vers le soir. — Expectoration d'un mucus verdâtre, qui s'est formé dans la partie inférieure et profonde de la gorge, et dont l'expulsion est accompagnée d'une douleur de plaie à la partie supérieure de la poitrine. — Douleur pressive aux deux amygdales en avalant, le soir et pendant la nuit. — Sensation de rétrécissement du pharynx en avalant, avec besoin d'avaler souvent à vide. — *Douleur à la gorge comme celle que causerait un gonflement interne*, même quand on avale à vide (2ᵉ et 6ᵉ j.). — Douleur de plaie dans la gorge et sensation de gonflement du pharynx. — Douleur à la gorge en avalant, avec gonflement de la partie extérieure du cou et des amygdales (S. H.).

Sécheresse de la partie postérieure du pharynx, le matin, au réveil, et plus tard dans la journée, avec soif. — Sécheresse de la gorge pendant la déglutition et sans qu'on avale, après le repas de midi. — Apreté de la gorge, même pendant la déglutition (Ng). — Grattement cuisant à la partie postérieure de la gorge, comme il arrive pendant un violent coryza. — A la partie postérieure du pharynx, sensation semblable à celle que produirait une accumulation de mucosités qu'on éprouverait le besoin de rejeter de temps en temps. — Une grosse masse muqueuse blanchâtre arrive de la gorge dans la bouche sans qu'on ait fait aucun effort d'expulsion (Grf). — Sensation de crampe et de spasme au niveau de la fossette du cou et à la partie supérieure du pharynx, comme une pression qui s'exercerait du dedans au dehors, ou bien comme un mouvement de déglutition (de suite) (Frig.) — Mal de gorge spasmodique plus extérieur qu'intérieur, paraissant siéger dans les muscles, en avalant, même en buvant (Rl). — *Douleur de cuisson et de tiraillement dans la gorge, se faisant sentir profondément aux deux côtés du pharynx, plutôt voisine du moment de la déglutition que quand on avale, lorsqu'on avale à vide.* — Déchirement aigu secouant au pharynx et surtout dans les muscles du côté gauche du cou (5e j.) (Grf). — Douleur de brûlure dans la gorge, comme dans le pyrosis, même pendant la déglutition. — Sensation d'étranglement profondément au côté droit de la gorge, seulement en dehors de la déglutition (Ng).

C. *Estomac, troubles fonctionnels.* — Goût salé dans la bouche avec sécheresse de la gorge. — Goût amer (au b. de q. q. j.). — Goût de lentilles brûlées. — Forte soif d'eau. — Aucun appétit et goût presque nul. — Répugnance pour la viande et les aliments cuits et chauds. — Faim canine. — On se hâte de manger. — *Grande avidité*, on se hâte d'avaler. — On est insatiable, et cependant on ne trouve aucun goût aux aliments. — On est insatiable au repas de midi et à celui du soir, et cependant, on éprouve une sensation de plénitude après le repas. — Grande excitation à manger, et après le repas ; lorsque la faim est apaisée, sensation de plénitude à l'estomac et de pression à la tête. — Des rapports aigres semblent soulager. — Renvois aigres après le repas. — Rapports acides après le premier déjeuner composé de pain blanc et de lait. — Après avoir pris des aliments acides, sensation d'irritation dans le pharynx, quelques grattements légers dans la trachée, comme pendant le pyrosis. — Après le repas de midi, il semble que les aliments se soient arrêtés dans le pharynx. — Pendant le déjeuner, sensation de constriction à l'épigastre. — Après le dîner, constriction à l'épigastre. — Après le déjeuner, épistaxis de courte durée, en éternuant, ensuite sensation d'engourdissement au front, comme si l'on avait reçu un coup, et vacillement des objets devant les yeux. — Nausées, après une sieste d'une demi-heure ; on est obligé de cracher continuellement, pendant une heure. — Expulsion d'un mucus sanguinolent (au b. de 10 j.). — Douleur de compression à l'estomac, le matin, à jeun (S. H.).

Goût de sang dans la bouche, puis aigreur montant de l'estomac. — Il lui semble que du sang lui vient à la bouche, le soir ; après s'être couché, un goût aigre se fait sentir dans la gorge. — Goût de sang dans la bouche, avec sensation de sécheresse dans la gorge, et douleur de plaie qui semble partir de la poitrine. —

Goût acide qui paraît exister à la partie antérieure et inférieure de la langue (Rl). — Goût aigre et pâteux, le matin, au réveil, se dissipant quand on est levé (Ng). — Soif ardente (6ᵉ j.) (Lqr). — Soif de bière, le soir. — *Soif depuis midi jusqu'au soir*, ou bien depuis le matin jusqu'à la fin de la journée. — Soif pendant le déjeuner, et après le repas. — Soif, le soir, jusqu'à ce qu'on soit couché ; en même temps, augmentation de la chaleur du corps. — Soif avec chaleur à la paume des mains, après midi. — Soif, après midi, pendant les règles (Ng). — Peu d'appétit (Fr.). — Aucun appétit pour le déjeuner (Lcr). — Aucune faim pour le repas du soir. — La faim ne se fait pas sentir le matin. — Diminution de l'appétit au repas de midi (Hb). — Aucun appétit au repas de midi, mais la faim se fait sentir dans la seconde partie de la journée. — Aucun goût pour le repas de midi, mais ensuite sensation de délabrement à l'estomac, comme si on était à jeun. — *Dégoût, le soir, pour le veau* qu'il aimait autrefois ; le moindre morceau de cette viande lui remplit la bouche (Ng). — Dégoût et répugnance pour le goût douceâtre du sucre (Hb). — Le repas de midi lui paraît plus agréable qu'à l'habitude (Ng). — *Faim qu'on peut à peine satisfaire, le soir* (Lqr, Grf). — Digestion pénible (Lqr). — Après le dîner, un violent goût amer survient bientôt, mais seulement pour peu de temps (Rhc). — Une heure et demie après un déjeuner modeste, douleur de brûlure à l'estomac avec renvois allant jusqu'à l'effort de vomissement (Grt). — Deux heures après le déjeuner, sensation de vacuité insupportable à l'estomac et au ventre, avec faim (Fr) — Après le repas de midi et celui du soir, tranchées, gonflement de l'estomac et vomiturition, avec tendance aux renvois, le tout passe après l'expulsion de quelques gaz (Ng). — Après le repas, pression et gargouillement à la région épigastrique (Grf). — Après le déjeuner, obnubilation. — Après le repas, obnubilation, il lui semble voir les objets à travers une gaze (Rl). — Renvois fréquents et à vide, le soir ou dans la matinée (Ng, Grf). — Efforts infructueux pour expulser des renvois, ensuite sentiment de vacuité dans l'estomac et soulagement. — Renvois répétés, avec douleur de pression au milieu de la colonne vertébrale. — Après des renvois à vide, les gaz sont expulsés, avec douleur de pression sur la poitrine, mais sans effort (Grf). — Renvois bruyants et fréquents, accompagnés soit d'accélération, soit de ralentissement du pouls. — Renvois avec goût semblable à celui du lait, après midi. — Renvois aigres. — *Renvois aigres après avoir bu, ou après le repas de midi.* — Renvois acides et régurgitations. — Renvois ayant le goût de la viande qu'on a mangée. — Renvois ayant le goût des aliments, pendant le premier repas. — Renvois d'abord composés d'air, puis ayant le goût des substances, dont on a mangé. — Hoquet pendant une demi-heure (4º j.). — *Hoquets* violents le soir, ou le matin après le premier déjeuner. — Nausées pendant le déjeuner du matin (Ng). — Nausées le matin, semblables à celles que causerait un vomitif (Lqr). — Nausées, avec tremblement et accablement de tout le corps (Ng). — Nausées avec secousses de tout le corps, après s'être levé, et en se courbant quand on est assis. — Nausées avec vomituritions, puis vomissements de mucosités amères, et enfin vomissements des aliments, au milieu de secousses provoquées par la toux ; en même temps, sensation de chaleur surtout au ventre, sueur, frissonnement qui parcourent les bras, tremblement de tout le corps, renvois à vide, hoquets, borborygmes et pincements dans le ventre ; s'asseoir, en se courbant en deux, soulage le mal de cœur, s'asseoir en se tenant droit, se remuer ou presser sur le ventre ramène aussitôt les nausées, puis les vomissements (au b. de 10 min. à 3 h.).

Estomac, troubles locaux. — Douleur à l'estomac, comme si celui-ci était comprimé, le matin à jeûn (S. H.).

Douleur à l'estomac, comme de vacuité, avec nausées. — Sensation de faiblesse et douleur à l'estomac, le matin, au lit, se dissipant quand on est levé. — Sensation de faiblesse de l'estomac après le premier déjeuner et après le repas de midi (Ng). — Sensation pénible au cardia, remontant vers l'œsophage (Hbd). — Douleur à l'estomac et au ventre, le matin (Ng). — Douleur aiguë à l'estomac et au cardia (Lqr). — Douleur au cardia pendant l'inspiration, la respiration en est presque interrompue, après le repas de midi. — Douleur à l'estomac, devenant par la pression une sensation de brûlure, le soir. — Pression à l'estomac, puis élancements au cardia, le matin, après s'être levé. — Pression et sensation de froid à l'estomac, à midi (Ng). — Pression au creux de l'estomac (Grf). — Contraction aux deux côtés de l'estomac, avec anxiété et augmentation de la chaleur à la tête et par tout le corps. — Contraction au creux de l'estomac. — *Douleur pressive au creux de l'estomac* (Ng). — Sensation fréquente de serrements à l'estomac. — Contraction au creux de l'estomac (Grf). — Sensation de pincement se faisant sentir profondément au creux de l'estomac, et empêchant de respirer profondément (au b. de

1 h.) (Sw.). — Tiraillements au creux et au-dessous du creux de l'estomac (1er et 2e j.) (Lqr). — Déchirements et élancements aigus, fréquemment répétés, au creux de l'estomac et au-dessous de cette région (Grf). — *Élancements* aux deux côtés de l'estomac paraissant converger les uns vers les autres ; en même temps, élancement au niveau du sternum. — Battements au-dessous du creux de l'estomac ; cette sensation paraît avoir pour siège la peau de l'abdomen, et ressemble à une pulsation ou au mouvement d'un ver (Ng). — Sensation de brûlure au creux de l'estomac, étant à jeûn (Grf). — Malaise à l'estomac, avec sensation de froid, à midi. — Borborygmes dans l'estomac, en bâillant, à midi et le soir (Ng).

D. *Abdomen, troubles fonctionnels.* — Beaucoup de vents incarcérés ne peuvent être expulsés, et causent des coliques venteuses aussitôt après les repas ; ces douleurs sont très aggravées par le mouvement en général, surtout par la marche. — Production et accumulation de vents dans les intestins surtout au bas-ventre ; ils causent une vive colique venteuse et une douleur de pression, le soir (au b. de 12 h.). — Production et accumulation de gaz dans les intestins, avec pression sur le rectum, ce qui fait sortir les hémorroïdes, lesquelles deviennent très douloureuses surtout en étant couché (au b. de q. q. h.) . — *Rétention des gaz dans les intestins, le matin, au lit; ils causent des coliques et des borborygmes dans tout le ventre* (4e j.). — On souffre beaucoup des gaz (chez une femme). — Agitation insupportable dans le ventre, sans douleur. — *Violents borborygmes.* — *Borborygmes bruyants,* violents et fréquents, sans douleur (au b. de 12 h.). — Expulsion de vents qui répandent une odeur putride. — Vains efforts pour aller à la selle (20e j.). — Besoins fréquents et inutiles d'aller à la selle (2e j.). — Besoin d'aller à la selle, le matin et après le repas. — Expulsion difficile d'une selle (molle), avec émission de liqueur prostatique. — Selle dure et volumineuse, plus molle à la fin de l'évacuation, toujours d'une couleur pâle. — Coliques pendant chaque selle, même pendant l'expulsion d'un vent. — Aussitôt après la selle, brûlure à l'anus. — Aussitôt après une selle de bonne nature, douleur lancinante dans l'abdomen. — Le soir, il semble que les gaz soient poussés vers le coccyx qu'ils compriment, et cependant ils ne sortent pas (S. H).

Borborygmes (Sw). — Borborygmes avec émission fréquente de vents, surtout le soir, ou bien avec des tranchées hypogastriques, après le repas de midi. — Borborygmes dans tout le ventre, puis tiraillements douloureux avec la même sensation que si une selle allait survenir. — Borborygmes nombreux dans le côté gauche du ventre, le soir (Ng). — Fréquents et bruyants grondements dans le côté droit de l'abdomen (Hb). — Borborygmes bruyants, le matin (2e j.) (Hbd). — Beaucoup de borborygmes le matin. — Fréquents borborygmes à l'épigastre et à la partie inférieure du ventre (7e, 9e, 10e j.) (Grf). — Fréquente émission de vents (1er j.) (Fr.) — *Fréquente émission de vents qui causent une sensation de chaleur, et sont souvent bruyants, le soir.* — Dans l'après-midi jusqu'au soir, émission fréquente de vents chauds et de mauvaise odeur (Ng.). — Émission fréquente de vents infects, le soir, sans aucune douleur, plusieurs soirs de suite ; les premiers vents n'avaient aucune odeur (Fr.). — Besoin d'aller à la selle avec mouvement des intestins (bientôt après avoir pris le médicament) (Sw.). — Arrêt des selles (1er j.) — Constipation dans les premiers temps de l'expérimentation (Lqr). — Constipation et cependant quelques sollicitations d'aller à la selle. — *Selle sèche et insuffisante,* seulement tous les 2 ou 3 jours (2e, 4e, 6e j.). — Selle glaireuse et insuffisante suivie de ténesme, de chaleur et de brûlure à l'anus (10e j.) (Grf). — Selle épaisse mais non moulée, et qu'on n'obtient qu'après beaucoup d'efforts des muscles abdominaux (Rl). — Selle dure et difficile, dans les premiers jours (Nqr). — Selle dure, après des efforts répétés. — Selle dure, venant par petits morceaux, avec pression et déchirement à l'anus (Ng). — Petite selle sèche, rendue avec effort et précédée de borborygmes, le soir (Hb). — Selle dure au début, devenant plus molle à la fin de l'évacuation (13e j.) (Lqr). — Selle dure, le matin, venant sans effort, se répétant, mais plus molle aussitôt après le repas de midi, et alors accompagnée de vertiges et de bruissement dans la tête (Ng). — Selle d'abord un peu dure, suivie de plusieurs autres plus molles, mais peu abondantes, le soir (Hb). — Selle molle, après le déjeuner, avec cessation des douleurs abdominales (Ng). — Plusieurs selles molles, mêlées d'un sang écumeux d'un rouge clair, précédées de coliques, tous les jours (à partir du 1er jour) (Fr.). — Selle plus claire et plus facile qu'à l'habitude (au b. de 6 h.) (Grf). — Selle diarrhéïque, claire, accompagnée de beaucoup de vents (2 fois par jour) (Hb). — Diarrhée le soir, avec tranchées (2e j.). — Deux selles diarrhéiques en deux heures, ensuite leucorrhée (7e j.)

(Ng). — Diarrhée en bouillie plusieurs fois par jour, sans douleur, suivie seulement de quelques épreintes, comme si une nouvelle évacuation allait se produire (Stf).

Abdomen, troubles locaux.— Foie. — Douleur pressive sur une petite place dans l'hypocondre droit. — Pression crampoïde à la région du foie sur une petite place. — Douleur crampoïde dans l'hypocondre droit et tout le côté droit du ventre, comme si des vents y étaient incarcérés ; le mouvement augmente la douleur. — Déchirements saccadés, tiraillements et pression dans l'hypocondre droit. — Déchirements venant par accès à la région du foie. — Élancements à la région du foie, s'étendant jusqu'à la hanche gauche (Grf). — Élancements dans l'hypocondre droit, avec renvois acides, pendant l'inspiration. — Élancements dans l'hypocondre droit, à différents moments, se faisant souvent sentir en même temps dans la hanche, se trouvant parfois assez forts pour arracher des cris, ou bien s'accompagnant d'une sensation de brûlure ou d'une cuisson externe ; ces douleurs se font sentir le soir, ou après le repas de midi (Ng). — Élancements aigus et secouants à la région du foie, après le repas du soir. — Pression à l'hypocondre gauche. — *Douleur pressive et crampoïde à l'hypocondre gauche* (dans la région splénique), venant souvent par crises (Grf). — Pression et élancement à l'hypocondre gauche. — Pression et élancement se faisant sentir profondément dans la région de la rate, aggravés par la pression exercée sur la partie malade. — Élancements dans l'hypocondre gauche (région splénique). — *Élancements sourds à la région splénique.* — Sensations lentes et douleur de plaie à l'hypocondre gauche (Grf). — Élancements à l'hypocondre gauche, même le soir, en marchant et en se tenant debout (Ng). — Douleur crampoïde dans les deux hypocondres, alternant avec un serrement à la poitrine, avec oppression (Sw). — La région rénale gauche est sensible au toucher. — *Douleur pressive à la région rénale gauche,* se transformant souvent en douleur crampoïde aiguë. — Douleur crampoïde à la région rénale. — Douleur déchirante, souvent lancinante, à la région rénale droite. — Déchirements aigus, venant par accès, à la région rénale gauche. — *Douleur déchirante et sécante, souvent douleur pressive et tiraillante à la région rénale droite* (Grf). — Élancements qui partent de la région rénale et s'étendent souvent jusqu'à la poitrine, le soir, ou après le repas de midi (Ng). — Élancement venant par accès à la région rénale gauche. —

Élancements sourds à la région rénale droite (9e j.) (Grf). — *Pression lancinante à la région rénale, des deux côtés* (Grf, Lqr). — Élancement et douleur de courbature à la région rénale gauche, en se tenant debout et en marchant (Fr.). — Douleur de plaie à la région rénale gauche (Grf).

Aussitôt après le repas, peu de temps après avoir mangé, sensation de plénitude et de distension du ventre. — Douleur pressive qui s'étend du pharynx jusqu'au ventre, comme si un corps dur se trouvait enfoncé de bas en haut. — *Violent gonflement du ventre*, le soir, au moment d'aller se coucher, sans cependant qu'on ait soupé (2e j.). — Sensation de plénitude comme si les intestins étaient remplis de gaz, aussitôt après le repas (au b. de 24 h.). — Pesanteur dans le bas-ventre. — Tranchées violentes dans tout le ventre, après minuit, en étant couché, augmentant encore quand on se lève (5e j.). — Violentes tranchées autour de l'ombilic, en marchant, comme celles que produisent les gaz intestinaux. — Élancement dans le ventre avec gonflement de celui-ci. — Dans le pli de l'aine, lorsque l'on marche, il semble que les muscles soient trop courts. — Sortie d'une hernie (37e j.). — Une hernie fait effort pour sortir (5e j.) (S. H.).

Douleur dans le ventre, comme si la diarrhée allait survenir (Lqr). — Violentes douleurs de ventre, avec nausées, écoulement d'eau par la bouche, eau à laquelle s'ajoute bientôt un mucus de mauvaise odeur, ce qui enlève tout appétit. — Douleurs de ventre semblables à celles que causent les vents. — Douleur de pression dans tout le ventre. — Pression au côté droit du ventre, profondément, dans la fosse iliaque (9e j.). — Pression et distension du ventre, qui partent de l'épigastre et s'étendent jusqu'à l'ombilic ; en même temps, sensibilité de la paupière supérieure de l'œil droit. — Pression dans le ventre, avec production d'une grande quantité de gaz, après un repas très modéré (2e j.). — Sensation de pression, qui se fait sentir profondément dans le bas-ventre, avec chatouillement qui s'étend jusqu'à l'orifice de l'urèthre. — Pression dans le ventre, que celui-ci soit gonflé ou non, le soir, avec émission d'une grande quantité de vents qui n'ont pas d'odeur (Grf). — Pression dans le bas-ventre, suivie d'une selle naturelle, après laquelle la douleur cesse (Ng). — *Pression sourde qui se fait sentir sur une petite place au-dessous du nombril, comme celle que causerait une tumeur indurée interne* ; la pression extérieure et la contraction du ventre augmentent la douleur.

— Forte douleur pressive entre le creux de l'estomac et l'ombilic, augmentant par la contraction des muscles abdominaux, mais diminuée par les renvois qui se produisent plus tard. — Douleur pressive au milieu du ventre, peu de temps après un diner modéré (Grf). — Sensation de tension au-dessus de l'ombilic, avec sensation de faiblesse à l'épigastre (Fr.). — Douleur de tension au côté gauche du ventre, soulagée par des éructations (Grf). — Coliques sourdes (Lqr). — Douleur constrictive dans l'intestin; la douleur est assez forte pour couper la respiration (Rl). — Après le repas de midi, douleur de contraction dans la fosse iliaque gauche; cette douleur augmente en marchant et par la pression; mais passe quand on reste assis. — Tranchées très-violentes, se faisant sentir à la partie antérieure de l'abdomen, avec émission de gaz, le soir. — Le soir, tranchées qui partent du ventre et s'étendent jusqu'à l'estomac, lequel se contracte, et forcent à se plier en deux (chez une femme). — Tranchées qui se font sentir à la région épigastrique, avec abondante émission de vents, et prurit au niveau du flanc, le soir. — Tranchées dans tout le ventre (limitées quelquefois au flanc ou à la région ombilicale); ces douleurs surviennent quand on bâille ou après le déjeuner, et, après le dîner, elles se transforment en douleurs déchirantes (Ng). — Tranchées légères se faisant sentir çà et là dans le ventre (Hb). — Tranchées et douleur tensive dans le ventre, ensuite élancements sourds se prolongeant jusqu'à l'épigastre, et que la moindre secousse ou la moindre contraction de l'abdomen augmente. — *Tranchées lancinantes à la région ombilicale* (Grf). — Tranchées ou pincements dans le ventre, à certains jours, souvent le matin, et accompagnées de selles molles et diarrhéiques (Ng). — Tranchées à l'épigastre. — Tranchées qui traversent le ventre, et se font sentir un peu au-dessous du nombril (Grf). — Tranchées à l'épigastre pendant le repas. — Tranchées dans le ventre, commençant le soir, après qu'on est couché, et durant jusqu'au matin. — Violentes tranchées dans tout le ventre, après avoir pris du lait, avec borborygmes et fréquente émission de vents (Ng). — Élancements aigus et sécants au côté gauche du bas-ventre, aussitôt après l'émission de quelques vents. — Élancements sécants, qui traversent la région ombilicale. — Picotement dans le bas-ventre, comme ceux que produiraient des aiguilles. — Élancements sourds, comme s'il existait un abcès interne, sur une petite place, à droite et un peu au-dessus de l'ombilic; cette douleur augmente quand on presse sur le point malade

et pendant le mouvement (Grf). — Élancements au côté gauche de
l'épigastre (Ng). — Élancements violents dans le ventre, venant
par accès, comme si les intestins étaient piqués avec des aiguilles
très fines (Lqr). — Élancement perforant, aigu, qui traverse l'intestin au niveau de l'os iliaque droit, se dirige de haut en bas vers
la partie inférieure du corps, le ventre étant presque détendu (Ng).
— Élancement qui se transforme par la marche, après le repas de
midi et celui du soir, en une douleur pressive, comme celles que
causeraient des vents, et se trouve enfin calmée par l'émission de
quelques gaz. — Élancements brûlants dans le ventre (8ᵉ j.) (Grf).
— Élancements déchirants à la région ombilicale (8ᵉ j.) (Lqr). —
Déchirements sourds et fréquents se faisant sentir profondément
dans le côté droit du bas-ventre, et se dirigeant vers l'aine (7ᵉ et
8ᵉ j.). — Déchirements sourds, se faisant sentir profondément dans
le côté gauche du bas-ventre, et paraissant partir de la hanche
(Grf). — Douleur tortillante dans le ventre, précédant chaque émission de vents, le matin au lit (Rl). — Cuisson dans toute la partie
supérieure du ventre (Ng). — Sensation de courbature dans tout
le côté droit de l'hypogastre, comme s'il y avait là une partie
ramollie (Fr.). — Sensation de constriction dans l'aine gauche,
s'étendant jusqu'à la poitrine. — Crampes violentes dans la fosse
iliaque droite et l'aine du même côté, comme il arrive quand on
est forcé de se retenir d'uriner ; cette douleur se fait sentir aussi
bien dans le repos que dans le mouvement, et se renouvelle
chaque fois qu'on se lève de son siège. — Élancements dans la
fosse iliaque gauche, le matin, au réveil (Ng). — Pression lancinante, un peu au-dessus de l'aine (Fr.). — Frémissement alternant
avec une douleur tiraillante, dans la région inguinale gauche, la
nuit ; cette douleur trouble le sommeil (la 1ʳᵉ nuit) (Sw). — Douleur
tiraillante dans la région inguinale gauche, étant assis (Fr.). —
Tiraillement et pression à la région pubienne et à la région inguinale, plusieurs jours de suite. — Douleur pressive à la région
pubienne, pendant quatre jours (au b. de 24 h.) (Sw). — Pression
secouante à l'aine droite (Grf). — Tiraillement douloureux à l'aine
gauche, comme si une hernie allait survenir (Htm). — Sensation
de gonflement des glandes inguinales (Rl).

Rectum et anus. — Pression qui semble devoir aller jusqu'à la
perforation de l'intestin, et remonte du rectum jusque dans le
ventre, et empêche de s'asseoir (chez une femme). — Pesanteur
sur le rectum, quand on se tient debout ; cette douleur passe à la

suite de l'émission de quelques vents. — Douleur tiraillante au rectum remontant jusque dans l'abdomen (au b. de 24 h.). — Douleur de coupure et de gerçure au rectum. — Élancement à l'anus (10° j.). — Élancement perforant, épouvantable, passant comme un éclair, et allant de l'anus au rectum (3° j.). — Prurit au rectum. — Prurit violent à l'anus, après une selle molle. — Violent prurit à l'anus, avec écoulement d'un mucus âcre et causant des cuissons. — Excoriations au rectum. — Sortie des hémorrhoïdes, qui causent une douleur de gerçure et finissent par saigner (10° j.) (S. H.).

Brûlure à l'anus après la selle (Ng). — Pression au bas-ventre après une selle dure (Grf). — Coliques après une selle abondante. — Le rectum semble rempli de vents, cependant on n'en expulse aucun (Lqr). — Douleur déchirante à l'anus, venant par accès. — Déchirements à l'anus (Grf). — Elancement à l'anus (Ng). — Elancements lancinants allant de l'anus à la racine de la verge (Grf). — Elancements brûlants à l'anus, le soir, en marchant (Hb). — Fourmillements lancinants à l'anus, le matin. — Pression et fourmillements à l'anus (6° j.). — Fourmillements à l'anus comme ceux que causeraient des vers (Grf). — Prurit à l'anus, le soir (Ngr). — Prurit à l'anus, se transformant en une douleur sourde. — Violent prurit à l'anus, plusieurs jours de suite (après 44 j.) (Lqr). — Violent prurit à l'anus, presque tous les jours. — Fourmillement et sensation de plaie à l'anus. — Sensation de brûlure et de plaie à l'anus, le soir (1er j.) (Grf). — Brûlure à l'anus (1er j.) (Ng).

ORGANES GÉNITO-URINAIRES DE L'HOMME. — (668-731). — Enorme envie d'uriner, suivie d'émission très copieuse. — Sortie involontaire de l'urine en se mouchant (après une selle difficile). — Ecoulement de sang par l'urèthre après une miction douloureuse. — Beaucoup de sang s'écoule de l'urèthre. — Pression sur la vessie sans envie d'uriner. — Elancement fulgurant, d'avant en arrière, dans l'urèthre (au b. de 2 j.). — Prurit dans l'urèthre (au b. de 36 h.). — Ardeur dans l'urèthre après avoir uriné. — Ardeur déchirante dans l'urèthre (le 6e j.) (S. H.). — Envie fréquente d'uriner, la nuit, avec émission peu abondante. — Envie d'uriner tous les soirs ; après la miction, étant couché, il vient encore 3 ou 4 gouttes d'urine, sans douleur. — Emission d'urine lente et par un jet très mince. — L'urine coule goutte à goutte, le soir, pendant 3 jours (le 16° j.). — L'urine semble diminuée, après le repas de midi. — Urine pâle, moins abondante, soir et matin (le 2e et le 3e j.). —

L'urine semble augmenter, le soir (Ng). — Emission plus fréquente et un peu plus abondante d'urine claire comme de l'eau ou citrine (les prem. j) (Sw.). — Plusieurs émissions peu copieuses d'une urine jaune clair, après minuit. — Urine rougeâtre. — *L'urine de nuit est toute trouble et blanche comme de l'eau de chaux, le matin* (au b. de 2 j. et plus tard) (Grf). — L'urine, peu abondante, devient trouble comme de l'eau de chaux (au b. d'1 h.). — L'urine, jaune, dépose un sédiment blanc pendant la nuit. — Un nuage se forme dans l'urine, qui est jaune (Ng). — L'urine, qui est très jaune, dépose à la longue des flocons blanchâtres quand on la laisse reposer (le 1er j.) (Grf). — L'urine, d'un jaune orangé, forme plus tard un sédiment floconneux (le 3e j.) (Sw.). — Sorte de spasme de la vessie, après des maux de ventre (Rl). — *Tiraillement très douloureux à la partie antérieure de l'urèthre et de la verge.* — Tiraillement douloureux et fourmillement qui s'étendent du ventre à l'urèthre. — Traction et déchirement dans la partie antérieure de l'urèthre. — Déchirement et cuisson à la partie antérieure de l'urèthre, sans uriner. — Cuisson au méat urinaire après avoir uriné (le 3e j.). — Vive douleur incisive, déchirante, d'arrière en avant, au milieu de l'urèthre (le 5e j.) (Grf). — Douleur incisive à l'orifice de l'urèthre, le soir, étant assis (Fr.). — Elancements à l'orifice de l'urèthre (le 11e j.). — Douleur d'excoriation à la partie antérieure de l'urèthre, sans uriner (Grf). — Ardeur avant et pendant la miction (Ng).

Elancements sourds dans le gland, qui remontent du scrotum. — Douleur tiraillante dans les testicules. — On sent dans les organes génitaux une grande excitation au coït, cependant l'éjaculation est difficile et même presque impossible (au b. de 48 h.). — Fortes érections (le 10e j.). — Emission abondante de liqueur prostatique, sans cause (au b. de 9 j.) (S. H). — Sensibilité douloureuse de la verge en marchant, comme si la chemise frottait et était trop rude. — Tressaillement qui se dirige de l'aine vers la verge (Rl). — Tressaillement douloureux à la racine de la verge. — Traction déchirante à la racine de la verge, succédant à un élancement sourd dans le bas-ventre, près des parties génitales. — Déchirement au bout du gland (Grf). — Frisson comme de la chair de poule au scrotum et aux parties voisines. — Douleur au testicule droit, surtout quand on y touche (le 3e j.) (Sw.). — Sensation d'excoriation au côté du scrotum et à la partie correspondante de la cuisse (Grf). — Elancements pressifs, passagers, dans le testicule gauche, pendant le repos (Htm). — Traction dans le testicule gauche, ensuite dans le droit. — *Tiraillements fréquents, qui remontent du testicule, le long du cordon spermatique* (le 2e, 3e j.). — Douleur tiraillante, picotante dans les testicules, surtout étant assis et en se baissant, pendant plusieurs jours. — Pression picotante et tiraillement dans le testicule gauche ; quelquefois ils remontent le long du cordon. — *Rétraction du testicule droit ou du gauche, avec un peu de douleur et de gonflement* (Sw.). — Surexcitation des organes génitaux et de l'imagination, en causant avec une femme ; l'éjaculation vient aussi trop vite (Rl). — Erections fortes et prolongées, avec pression dans le ventre (Grf). — Pollutions sans rêves lascifs, 2 nuits de suite (7e, 8e n.) (Lqr).

ORGANES GÉNITO-URINAIRES DE LA FEMME. — (732-762). — L'urine pèse beaucoup sur la vessie (au b. de 4 j.). — On urine beaucoup, la nuit, sans avoir beaucoup bu (la 1re n.) (S. H.).

Excitation de l'appétit vénérien, plusieurs fois pendant la nuit, sans rêves lascifs (la 2e n.). — Penchant irrésistible à l'onanisme, sans rêves lascifs (la 7e n.). — Pression dans les parties génitales et dans le rectum (au b. de 13 j.). — Varices à la vulve. — Les lochies sont supprimées et le lait diminue dans les seins. — Les règles, supprimées depuis 3 mois, reviennent, avec alternatives de pâleur et de rougeur de la face. — Règles en avance de 14 jours (au b. de 18 j.). — La durée des règles est prolongée. — Pendant les règles, grande lourdeur dans les jambes, avec violent tiraillement autour des genoux, comme s'ils allaient se tordre. — Ophtalmie pendant les règles. — Pendant les règles, oppression subite à la région épigastrique, qui oblige à dénouer les cordons des jupes. — Pendant les règles, mauvaise humeur et envie de pleurer. — Anxiété pendant les règles. — Pendant les règles, élancements, cuisson et prurit aux parties génitales, et sensation comme si celles-ci étaient enflées. — Après les règles, écoulement de mucus sanguinolent, qui cause du prurit à la vuive. — Les flueurs blanches reviennent, seulement pendant 1 jour, et ne reparaissent plus (au b. de 15 j.). — Leucorrhée surtout chaque fois qu'on va à la selle (S. H.). — Pression sur les parties génitales avec tranchées autour du nombril. — Les règles manquent à l'époque voulue. — Les règles, qui avaient manqué pendant 37 jours, reviennent assez fortes, surtout la nuit et pendant la marche, avec fortes tranchées dans le ventre et le sacrum (le 26e j.). — Règles en avance de 5 jours, plus fortes que d'habitude et durant 3 jours. — Sortie de gros caillots de sang pendant les règles, surtout en marchant. — Les règles ne durent que 3 jours. — Pendant les règles, lassitude dans les pieds et selle molle, le soir. — Pendant les règles, ardeur en urinant. — Pendant les règles, lassitude dans les mains et les pieds. — Pendant les règles, le soir, pesanteur dans le front et sensation comme si la tête allait se renverser en arrière. — Pendant les règles, froid toute la journée. — *Leucorrhée précédée de tranchées*, avec bâillements continuels. — Leucorrhée muqueuse avec pincements dans le haut du ventre. — Ecoulement de mucus épais, pendant 3 jours, surtout le matin et le soir, aussi avant et pendant les règles (18e, 19e j.) (Ng).

SEINS. — (873-885). — Forte douleur pressive dans le sein droit (S. H.). — Douleur pressive d'excoriation autour du mamelon droit. — Vif tiraillement autour du mamelon gauche, avec douleur d'excoriation quand on y touche ; la douleur devient bientôt pulsative (Grf). — Sensation de distension dans le sein gauche. — Elancements sourds et douloureux dans le sein gauche, le matin. — Elancement au-dessous du sein droit (Ng).

APPAREIL RESPIRATOIRE (¹). — (730-880).

A. *Larynx.* — Enrouement, comme si la poitrine était pleine de mucosités. — *Enrouement* avec ardeur dans la trachée (S. H.). — *Apreté et sécheresse dans la gorge et la trachée, fréquemment et à divers moments*, surtout le matin ou après le repas de midi ; cela donne le besoin de tousser et de cracher souvent et cela cesse quelquefois quand on a pris des aliments. — On chasse avec effort beaucoup de sang noir, en caillots ; auparavant on a eu la gorge sèche et âpre et l'on a craché des mucosités, le matin en marchant ; en même temps douleur d'excoriation au fond de la gorge ; ensuite goût douceâtre dans la bouche toute la journée, sécheresse dans la gorge et salive sanguinolente. — Enrouement et âpreté dans la gorge tels qu'on peut à peine respirer (Ng).

B. *Poitrine.* — *Apreté dans la poitrine* avec chaleur et sueur pendant la nuit (au b. de 13, 14 j.). — Anxiété dans la poitrine, qui cesse le soir, avec mal de tête (au b. de 13 j.). — Tension et tiraillement à la clavicule gauche. — Elancements très violents dans la poitrine en marchant au grand air ; ils remontent jusqu'au côté gauche de la gorge, avec respiration très difficile, pendant plusieurs heures. — Douleur lancinante sous le sternum. — Sentiment de faiblesse et ardeur sous le sternum (au b. de q. q. h.). —

1. Pour les symptômes du coryza, voyez NEZ.

Les douleurs de poitrine sont plus fortes pendant le mouvement, quand on soulève quelque chose ou qu'on saisit un objet avec la main (chez une femme). — Douleur contusive ou d'excoriation dans le muscle pectoral gauche (S. H.).

La respiration est plus gênée que d'habitude (le 1er j.). — La respiration est extraordinairement libre et facile (Lqr). — Il semble que la poitrine soit serrée par un cordon, avec douleur incisive. — Oppression dans le milieu de la poitrine, sous le sternum, le soir (Ng). — Oppression comme si la poitrine était serrée en travers par un lien, en marchant au grand air. — *Oppression de poitrine, 2 soirs de suite, avec élancements sourds, pression dans le milieu du sternum et pouls fréquent et petit* (2e, 3e j.). — Oppression et pesanteur sur la poitrine (au b. de 7 h.) (Fr.). — *Oppression de poitrine,* le matin (Lqr, Sw.). — Douleur surtout dans le côté droit de la poitrine, comme si le sang affluait violemment dans les capillaires des poumons (Hbd). — Pression sur la poitrine, à l'extrémité droite de la clavicule gauche, le matin (le 10e j.). — Pression dans toute la poitrine ou dans le côté gauche, tantôt à une place, tantôt à l'autre (Grf). — Pression sur la poitrine, jusque dans le cou, comme si un corps étranger y remontait (Ng). — Douleur pressive dans la poitrine, souvent (les 2 prem. j.) (Sw.). — Pression sur la poitrine, comme dans le rhumatisme ou l'incarcération de flatuosités. — Pression sur la poitrine, remontant de l'épigastre ; des éructations la font cesser (le 8e j.). — Pression au-dessous du mamelon gauche (le 2e j.). — Pression, tiraillement rhumatismal, juste au-dessous de la clavicule, près de l'articulation scapulohumérale. — Pression déchirante au bas du côté gauche de la poitrine. — Par intervalles, pression de dedans en dehors et tension tiraillante çà et là dans le côté gauche de la poitrine (Grf). — Pression sur la partie supérieure du sternum ou sur le bas de la poitrine, pendant longtemps, en sortant de table (1er, 2e j.) (Fr.). — Pression à la clavicule gauche. — Vive pression dans le côté droit de la poitrine, près du creux de l'aisselle (Ng). — Douleurs tensives à la poitrine (Lqr). — Tension, douleur contusive et élancements dans tout le côté droit de la poitrine. — Douleur serrante dans le côté droit de la poitrine, en avant ; ensuite élancements dans l'hypocondre droit, jusqu'à la région du cœur, avec douleur contusive à la même place, qui persiste longtemps après (Ng). — Douleur constrictive, saccadée, à la poitrine, avec malaise, le matin (le 2e j.). — Douleur pinçante de temps en temps à la poitrine

(Sw.). — Déchirement dans le côté droit de la poitrine (le 11e j.).
— Déchirement dans le côté gauche de la poitrine, sous le creux
de l'aisselle. — Déchirement dans les côtes supérieures droites,
jusque dans le dos. — Douleur déchirante sourde dans la poitrine, au-dessus de l'épigastre (le 8e j.). — Déchirement lancinant
aigu dans le côté gauche de la poitrine (au b. de 10 j.). — Élancements déchirants dans la poitrine, sous le creux de l'aisselle, qui
laissent une douleur d'excoriation (Grf). — Élancements et constriction dans le milieu de la poitrine, pendant et après l'inspiration. — Élancements dans un point quelconque de la poitrine, en
respirant profondément. — Élancement dans le milieu du sternum,
parfois assez forts pour faire crier, en se baissant; quelquefois ils
sont suivis d'une pression douloureuse, profonde, qui remonte
jusque dans le cou. — Élancement à la partie supérieure du sternum jusque dans la région lombaire gauche, avec crainte de se
baisser, le matin. — Élancements dans le côté droit de la poitrine,
soit en tournant le tronc à droite, soit après le repas de midi,
suivis de pression ou alternant avec des élancements dans l'aine
droite et le côté correspondant du ventre (Ng). — Un élancement
au-dessous du mamelon droit (Lqr). — *Élancement sourd dans
le côté droit de la poitrine.* — Élancement sourd sur les fausses
côtes droites (le 7e j.) (Grf). — Un élancement dans le côté gauche
de la poitrine en remuant le bras. — Élancements au côté gauche
de la poitrine. — Élancements à la région des côtes gauches,
au-dessus de l'épigastre, avec douleur d'excoriation, spontanément et quand on appuie dessus, le soir (Ng). — *Douleur
lancinante sur un point du côté gauche de la poitrine, large
comme la main, avec sensation comme si la place était molle et
meurtrie.* — Élancements dans le côté gauche de la poitrine,
avec douleur contusive, le soir étant debout. — Élancement sourd
sous le sternum, en mangeant (Fr.). — Élancements parfois très violents dans le côté gauche de la poitrine. — Élancements aigus, profonds, dans l'intérieur du côté droit de la poitrine. — Élancements
sourds dans le haut du côté gauche de la poitrine (5e, 6e j.) (Grf).
— Élancement très sensible sous la clavicule gauche (Ng). — Vifs
élancements dans le côté gauche, plus forts pendant la respiration, moindres quand on s'étend (Rkt). — Élancements pressifs,
sourds, et tension dans la poitrine, dans le creux de l'aisselle
droite (7e, 9e j.). — Élancement pressif continuel dans le côté droit
de la poitrine, qui augmente surtout pendant les fortes inspira-

tions. — *Ardeur dans le côté gauche de la poitrine* (Grf). — *Ardeur dans le côté droit de la poitrine* (le 2ᵉ j.) (Grf, Ng). — Battements douloureux dans le côté gauche de la poitrine, au creux de l'aisselle, à midi (Ng). — Douleur contusive dans la poitrine, en allant en voiture (Rl). — Ardeur sur un petit point de la poitrine, à droite près de l'épigastre, aussi au-dessus du mamelon gauche. — Ardeur sur le côté droit de la poitrine, semblant siéger dans la peau et s'étendant jusque dans le dos (Grf).

Toux. — Par la toux on détache beaucoup de mucosités de la poitrine. — Toux chatouillante, très fatigante, même dans le jour, mais surtout la nuit. — Toux suffocante ; le chatouillement et l'irritation coupent la respiration. — Toux qui empêche de dormir toute la nuit, avec élancements dans la poitrine, mais peu de soif (au b. de 22 j.). — Toux avec élancements dans la tête. — On détache par la toux du mucus visqueux, comme dans un vieux coryza ; après l'expectoration, sensation comme si la poitrine était vide et froide. — Toux qui fait cracher du mucus sanguinolent et qui est précédée d'un point de côté (au b. de 40 j.). — Toux avec crachement de sang. — Toux avec crachats épais, puriformes, jour et nuit (au b. de 18 j.) (S. H.).

Petite toux rare, avec âpreté continuelle dans la gorge, le soir. — Petite toux sèche, fréquente, sans douleur. — Toux sèche, le soir, avec pesanteur sur la poitrine, qui cesse quand on est couché. — Elle est souvent réveillée, la nuit, par une toux sèche, pendant les règles (Ng). — Toux courte, causée par un chatouillement sous le sternum (le 4ᵉ j.) (Grf). — Toux sèche avec violents élancements dans la poitrine et sensation comme si celle-ci allait éclater ; on a beaucoup de peine à parler et à respirer (chez une femme) (Gr.). — Toux sèche provoquant un *crachement de sang*, avec ardeur et *douleur de plaie dans la poitrine*, matin et *soir*, aussi avant et pendant les règles (Ng).

APPAREIL CIRCULATOIRE. — *Cœur.* — (828, 854, 855, 859, 869, 870). — *Battements de cœur fréquents, sans anxiété particulière* (au b. de 2 j.). — Battements de cœur douloureux ; un élancement à chaque battement (S. H.). — Tension et élancements dans la région du cœur (Ng). — Elancements sous le cœur, ressemblant à des points de côté, le soir. — Elancements au-dessus du cœur, le soir (le 24ᵉ j.) (Lqr). — Vifs élancements dans la région du cœur, augmentés par les fortes inspirations (le 9ᵉ j.) (Grf).

COU, DOS ET LOMBES. — (881-946). — Mal de reins en marchant et en s'asseyant. — Violent mal de reins en marchant ; il oblige à s'arrêter souvent, mais il diminue graduellement quand on continue de marcher. — Douleurs pressives, parfois pinçantes, au coccyx. — Douleur pressive, paralysante, au sacrum, quand on est mal placé dans son lit ; cette douleur est forte surtout quand on se lève de sa chaise et quand on commence à marcher. — Tension et sensation de faiblesse dans le sacrum, étant assis, avec tension dans la tête. — Vive douleur incisive dans le sacrum, au moindre mouvement ; la douleur descend jusque dans les mollets et les pieds, de sorte qu'on ne peut ni marcher, ni se tenir debout, ni rester couché. — Craquement dans le sacrum, en marchant. — Sentiment de faiblesse dans le sacrum, en marchant. — Douleur dans le dos surtout quand on est assis. — Pression dans le dos, sous l'omoplate gauche. — Pincement et douleur brûlante dans des points isolés du dos. — Douleur tiraillante, brûlante, dans le sacrum et le dos. — Forte douleur contusive dans le dos, en marchant au grand air, avec lassitude telle qu'on a toutes les peines du monde à rentrer chez soi (chez une femme, le 19e j.). — Douleur lancinante dans le dos et le sacrum, en étant assis et en marchant. — Elancement très violent dans le dos, étant debout. — Douleur à la nuque, en étant assis et en écrivant, comme si l'on ne pouvait tenir la tête droite. — Fatigue à la nuque, le soir en écrivant. — Raideur au côté gauche du cou (S. H.).

Pression au-dessus du sacrum, à la partie inférieure de la colonne vertébrale (Grf). — En se levant de sa chaise, le soir, on a le sacrum comme serré dans un étau (Ng). — Tiraillement dans le sacrum et la colonne vertébrale, sorte de faiblesse douloureuse, en étant assis et en se baissant (Rkt). — Déchirement lancinant dans le sacrum (3e, 4e j.) (Grf). — Raideur et douleur dans les muscles du haut du dos, surtout en se remuant, 4 nuits ou plusieurs matins de suite, non dans la journée (Sw.). — Forte pression dans le dos, tout près de l'omoplate droite. — Pression brûlante sur la colonne vertébrale, un peu au-dessus du sacrum (le 4e j.). — Pression à droite, près du milieu de la colonne vertébrale. — *Tension pressive dans le dos, sous l'omoplate droite ;* la douleur descend le long du dos et se dirige aussi vers le creux de l'aisselle. — Pression tensive dans le dos, sur un point peu étendu, au bord de l'omoplate droite (Grf). — Douleurs tensives très violentes, comme rhumatismales, dans la région lombaire et sur les épaules (le 8e j.) (Lqr). — Douleur tensive, comme rhumatismale, dans la colonne vertébrale (Grf). — Douleur tensive entre les omoplates, pendant le repos et le mouvement (Ng). — Sensation de tension, comme par un emplâtre de poix de Bourgogne, près du bord interne de l'omoplate droite. — Déchirement brûlant entre la colonne vertébrale et l'omoplate droite (le 11° j.) — Déchirement au niveau de l'omoplate droite (le 11° j.) (Grf). — Élancements sous l'omoplate gauche, jusque sur le devant de la poitrine — Élancement, de dehors en dedans, à l'omoplate gauche. — Élancements continuels au bord de l'omoplate gauche, près du creux de l'aisselle ; ils sont assez violents pour faire crier et suivis de bouffées de chaleur à la tête (Ng). — Vifs élancements au haut de l'omoplate droite, sensibles surtout pendant les éructations, durant plusieurs jours (Lqr). — Élancements sourds sous l'omoplate droite (le 9° j.). — Élancements sourds et pression au bord interne de l'omoplate droite. — Élancements vulsifs, sourds, juste au-dessous et auprès de l'omoplate gauche. — Ardeur dans le côté et dans l'omoplate gauches (5°, 11° j.) (Grf). — Douleur à la nuque et au dos, comme s'ils étaient contusionnés et fatigués par un trop grand effort (Rl). — Raideur spasmodique du côté gauche de la nuque (le 1er j.) (Fr.). — Tension et tiraillement dans le côté droit de la nuque, pendant le repos et le mouvement (Ng). — Les muscles du cou font mal, la nuit, comme si la tête avait été posée à faux pendant longtemps ; on sent la douleur même pendant le sommeil (6°, 7°, 8° j.) (Lqr). — Tension dans les muscles antérieurs du cou (au b. d'1/2 h.) (Sw.). — Sensation de resserrement aux deux côtés du cou, près du tronc (Grf). — Tiraillement en forme de crampe, qui descend le long des deux côtés du cou, en mâchant. — Tiraillement en forme de crampe au côté droit du cou, en tenant la tête droite, comme si le cou était raide (Rl). — Douleur au côté du cou jusqu'à l'épaule, avec raideur de la région, plusieurs matins, au lit ; elle cesse dans la journée (Sw.). — Pression comme par un doigt au côté droit du cou, en parlant. — Fort déchirement dans le côté gauche du cou, souvent le matin ; chaque fois la pression le fait cesser (le 13° j.) (Ng). — Déchirement au côté droit du cou, en arrière, ainsi qu'au-dessous de la mâchoire, derrière et sous l'oreille. — Déchirement dans le côté gauche du cou, jusque derrière l'oreille gauche. — Déchirement sourd au côté droit du cou, en arrière (Grf). — Élancements déchirants au cou et au menton, qui empiètent l'un sur l'autre (le 6° j.). — Élancements dans les muscles du cou (le 7° j.). — Chatouillement au larynx, avec élancements (le 3e j.). — Fréquent chatouillement à la région du larynx (le 3e j.) (Lqr). — Déchirement lancinant en arrière et au bas du côté droit du cou, sur un point peu étendu (Fr.).

MEMBRES SUPÉRIEURS. — (947-1059). — Sensation d'engourdissement de l'articulation de l'aisselle. — Envie de mouvoir les bras. — Déchirement dans les bras et les mains. — Douleur contusive aux bras, surtout matin et soir. — Douleur contusive au bras gauche, on ne peut le lever à cause d'une douleur dans le muscle deltoïde (S. H.). — Sensation d'excoriation dans un petit point du creux de l'aisselle, comme après un coup (Grf). — Élancements dans le creux de l'aisselle gauche, qui descendent aussi sur le devant de la poitrine, avec arrêt de la respiration, le soir (Ng). — Déchirement, sourdement lancinant, dans le creux de l'aisselle droite. — Déchirement jusque dans le creux de l'aisselle, sous le bras gauche (le 5e j.). — Ardeur dans le creux de l'aisselle gauche (le 3e j.). — Tension rhumatismale à la tête de l'humérus gauche. — Tension et déchirement dans l'articulation des deux aisselles. — Pression déchirante sur l'épaule gauche, à la base du cou. — Déchirement au sommet de l'épaule droite (le 2e j.) (Grf). — Déchirement sur l'épaule droite, avec pression dans le milieu du bras ; le grattement le fait cesser. — Déchirement douloureux dans l'aisselle. — Violent déchirement dans l'articulation de l'épaule sur laquelle on est couché, profondément dans l'os, le soir au lit. — Élancements dans l'aisselle gauche. — Élancements sourds sous l'aisselle droite, après le repas de midi (Ng). — Déchirement lancinant au sommet de l'épaule droite (Grf). — Tressaillement dans l'aisselle droite, suivi de douleur contusive dans l'omoplate gauche. — Tressaillement dans le bras gauche, le matin en dormant (Ng). — Douleur sourde dans le bras droit (au b. de 3 h.) (Sw.). — Douleur rhumatismale dans les deux muscles deltoïdes, plus forte quand on lève le bras. — Tiraillement rhumatismal douloureux depuis le sommet des épaules jusqu'aux deux muscles deltoïdes, plus fort quand on lève les bras (le 2e j.) (Fr.). — Tiraillement dans le bras gauche, tout près du coude (Grf.). — Déchirement à la face antérieure des bras, à gauche près du coude, à droite près de l'aisselle (Ng). — Déchirement aux deux bras, près des coudes. — *Déchirement dans le bras gauche*, près de l'aisselle (Grf). — Déchirement dans les deux bras, à partir des muscles deltoïdes (le 1er j.) (Fr.). — Déchirement saccadé dans le milieu du côté interne du bras gauche (Grf). — Élancements au bras droit, le matin en s'habillant ; le repos et le mouvement n'y changent rien. — Élancements et ardeur à la face antérieure du bras gauche, après le repas de midi. — Douleur contusive dans l'humérus droit (Ng). — Glocitation dans le bras gauche (Grf).

De temps en temps, traction spasmodique dans les avant-bras ou dans les doigts (S. H.). — Pression rhumatismale dans les coudes. — Traction rhumatismale dans le coude droit. — Déchirement dans le pli du coude (Grf). — *Déchirement dans l'articulation du coude droit; le frottement le fait cesser*, le matin. — Déchirement, de bas en haut, et de haut en bas, au coude gauche, sur la largeur d'une main. — Élancements et tension dans l'articulation du coude droit, le soir en bâillant (Ng). — Douleur tiraillante à l'avant-bras, semblant siéger dans les os (Htm). — Déchirement dans les os de l'avant-bras, puis dans le genou, souvent, pendant le repos et le mouvement (Ng). — Vif déchirement à l'avant-bras gauche, surtout dans sa moitié supérieure. — Douleur contusive dans les avant-bras, en y touchant et en les tournant, avec déchirement de temps en temps dans leur partie charnue. — Déchirement glocitant, sourd, dans les muscles du côté interne de l'avant-bras droit, non loin du pli du coude. — *Ardeur à l'avant-bras gauche*, la nuit (au b. de 6 j.) (Grf). — Ardeur à l'avant-bras, au-dessus du poignet droit, en remuant le membre (Ng).

Tension dans le métacarpien du petit doigt, du côté du poignet. — Tension dans le poignet droit, comme si les muscles étaient trop courts. — Forte sueur aux mains. — Élancement pénétrant dans les doigts (au b. de 6 j.) (S. H.). — Pression à la paume de la main gauche (Grf). — Raideur sur le dos de la main et sorte de crampe dans les muscles extenseurs du pouce, en jouant du piano (le 1er j.) (Fr.). — Tension rhumatismale au-dessus du poignet gauche. — Tiraillement rhumatismal dans le poignet droit (Grf). — Douleur tiraillante dans le poignet droit, comme s'il était luxé (Rl). — Tiraillement douloureux et déchirement dans le poignet droit, pendant le repos et le mouvement. — Déchirement aux mains, depuis le poignet jusqu'à la première phalange du pouce, étant en voiture (Ng). — Tiraillement déchirant dans la paume de la main gauche, entre le pouce et l'index. — Déchirement dans le poignet droit (le 3e j.). — Déchirement dans l'intérieur du poignet. — Déchirement dans le pli du poignet gauche, avec élancements déchirants sur le dos de la main du même côté. — Déchirement sur le dos de la main droite, au 4e et au 5e métacarpien, et dans le poignet.

— Déchirement dans le métacarpien de chaque index. — *Déchirement sur le dos de la main gauche*, alternant quelquefois avec un déchirement dans la droite. — Déchirement dans la paume de la main droite, près des doigts, souvent (au b. de 5 j.) (Grf). — Déchirement au milieu du poignet droit, suivi de déchirement vers le dos des doigts (Ng). — Vif déchirement dans la main droite, juste au-dessous de l'articulation. — Déchirement tensif dans la paume de la main droite. — Déchirement pressif au poignet, dans la région de l'os pisiforme. — Déchirement lancinant dans la main droite, au pli de l'articulation et à la face palmaire, près du petit doigt (Grf). — Élancement resserrant ou pressif, très douloureux, dans la main gauche, derrière le petit doigt (Ng). — *Faiblesse et tremblement des mains* en écrivant (Fr.). — Tremblement des mains pendant les règles. — Tremblement de la main, plus en la tenant tranquillement sur la table qu'en s'appuyant sur le coude (Ng). — Engourdissement des mains, surtout de la droite. — *État paralytique de la main droite,* qui est tout à fait cyanosée, comme morte, lourde et insensible ; en même temps le pouls est petit, filiforme, à peine sensible (Hbd). — Fraîcheur des mains (au b. de 8 h.) (Fr.). — Douleur brûlante dans le poignet droit et dans la main. — Ardeur sur un point de la main gauche (Rl). — Cuisson sur le dos de la main droite, jusqu'au-dessus du poignet, comme si l'on allait avoir une éruption (Grf). — Grand élancement, à plusieurs reprises, à travers la première phalange du pouce gauche (Ng). — Élancement vivement incisif au bout des deux pouces (5e, 7e j.). — Déchirement vivement lancinant dans la première articulation du pouce droit. — Élancements déchirants dans les articulations médianes des 3 derniers doigts des deux mains. — *Déchirement dans les articulations et les phalanges inférieures des doigts* (Grf). — Élancements déchirants dans les doigts (Lqr). — Déchirement dans le pouce droit ainsi que dans les deux doigts suivants. — Déchirement et battement douloureux dans le pouce gauche, vers le bout, comme dans un ulcère, avec engourdissement et chaleur sensible même à la surface. — Déchirement tiraillant dans le pouce droit. — Déchirement vulsif depuis les premières phalanges des doigts de la main gauche jusqu'à leur extrémité, le soir (Ng). — Déchirement dans le bout de l'index, du médius et de l'annulaire. — Déchirement sous l'ongle du pouce droit. — Tiraillement déchirant dans les dernières phalanges du medius et de l'auriculaire gauches (Grf). — Tressaillement dans la première articulation du pouce, sans douleur. — Fourmillement et battements fréquents dans le pouce gauche, avec sensation de chaleur, sans chaleur perceptible au toucher (Ng). — Douleur pressive dans l'articulation médiane de l'index droit et, par accès, dans l'articulation inférieure (Grf). — Ardeur à la face palmaire des doigts (Rl).

MEMBRES INFÉRIEURS. — (1060-1218). — Pression et tiraillement à la face postérieure de la cuisse, qui empêchent de s'asseoir ; ils se dissipent peu à peu pendant la marche. — Douleur contusive dans l'articulation de la hanche, il semble que la chair est détachée des os. — *Pesanteur dans les jambes*, avec déchirement, de sorte qu'on peut à peine les soulever. — Pesanteur dans les jambes (immédiat.). — Douleur tiraillante dans les cuisses, de temps en temps, le soir (le 9e j.). — Élancements déchirants dans la cuisse, en marchant et étant couché. — Varices à la cuisse, jusqu'aux lèvres de la vulve (S. H.). — Douleur à la hanche gauche, en arrière. — Pression sourde juste au-dessus de la hanche droite. — Tiraillement pressif juste au-dessus de la fesse droite. — Déchirement pressif dans la hanche gauche. — Douleur tiraillante dans la fesse, après avoir bu du vin. — Déchirement tiraillant et ardeur à la hanche gauche, en arrière. — Déchirement à la fesse, jusque sous la hanche gauche. — Déchirement juste au-dessous des deux hanches et en arrière de la droite. — Déchirement lancinant à la fesse, sous la hanche droite (Grf). — Déchirement à la crête iliaque, par devant, étant assis (Fr.). — Douleur contusive avec serrement, chaleur et ardeur dans la région de la hanche gauche, jusqu'au milieu de la cuisse, avec lassitude de la jambe et sensibilité continuelle de la hanche, en marchant et se tenant debout ; la douleur cesse quand on est assis (Ng). — Douleur contusive dans les muscles fessiers et dans les muscles postérieurs de la cuisse, pendant 2 jours (5e, 6e j.) (Sw). — Glocitation dans la fesse droite. — *Tiraillement rhumatismal dans la jambe droite* (Grf). — Faiblesse des membres inférieurs, surtout des mollets, comme après une longue marche, en se levant de sa chaise. — Sensation de faiblesse de la jambe gauche, dans toutes les positions, le soir. — Fatigue et douleur telles dans la jambe qu'on peut à peine mettre le pied à terre, avec sensibilité au moindre courant d'air ; cela cesse à la chambre, le soir (Ng). — *Tiraillement rhumatismal dans les cuisses* (Grf). — Douleur tiraillante au côté interne de la cuisse droite (Sw.). — Douleur vulsive sourde au côté interne de la cuisse (Rl). — Douleur tiraillante et d'excoriation dans les muscles externes de la cuisse. — Déchirement tiraillant au niveau de la tête du fémur gauche et sous la cuisse (le 5e j.). — Déchirement dans les cuisses, surtout dans leur partie charnue ; il est fort et continu (Grf). — Déchirement au côté interne de la cuisse gauche, que le mouvement fait cesser. — Déchirement douloureux dans la cuisse gauche ; il remonte depuis le genou jusqu'au milieu du membre (Ng). — Violent déchirement au côté externe de la cuisse, semblant siéger dans les os, depuis la hanche jusqu'au milieu de la cuisse, étant assis (Fr.). — Élancement à la face postérieure de la cuisse, en bâillant, le soir (Ng.). — Élancements sourds dans le milieu de la cuisse droite (Grf). — Douleur contusive, qui dure longtemps, à la face antérieure de la cuisse gauche, qui fait mal aussi quand on appuie dessus. — Pesanteur et douleur paralytique très-intenses au fémur gauche, au-dessus du genou, en marchant, se tenant debout et étant assis, le soir. — Douleur paralytique dans la cuisse droite, d'abord dans le haut, ensuite vers le genou, étant debout ; elle diminue quand on est assis, le soir (Ng). — Ardeur pruriteuse au côté externe de la cuisse droite, au-dessus du genou (Grf). — Sensation douloureuse de pesanteur et de paralysie dans la cuisse droite, en marchant (Htm).

Violentes douleurs, d'abord à la rotule droite, puis à la gauche et au talon, le soir et la nuit. — Tension douloureuse dans le jarret, en marchant au grand air. — Élancements dans le genou (au b. de 15 j.). — Tremblement des genoux en s'asseyant après avoir un peu marché, le soir. — Douleur tiraillante dans les jambes. — Douleur lancinante dans les deux tibias en se promenant. — Élancement pénétrant dans les tibias (au b. de 6 j.). — Engourdissement de la jambe droite jusqu'au genou, la nuit. — Douleur brûlante au tibia (S. H.). — Douleur sourde au genou, qui augmente et diminue graduellement. — On a souvent une douleur fouillante, sourde, dans les genoux (le 2e j.) (Sw.). — On rêve que les articulations des genoux sont douloureuses et presque impossibles à remuer ; on se réveille beaucoup plus tôt que d'habitude et alors les articulations font mal réellement comme après un grand effort, mais plus pendant le repos que pendant le mouvement. — Douleur tensive dans l'articulation du genou droit, en marchant (Grf). — Tension et ensuite ardeur juste au-dessous du genou droit (dans le haut du tibia) (Ng). — Tiraillement rhumatismal dans le genou droit et le long du tibia. — Déchirement dans

le genou droit et au bord externe du jarret, jusque dans le mollet
(Grf). — Déchirement au côté externe de la rotule gauche (au b. de
3 h.) (Htm). — Déchirement et douleur contusive dans les deux
jarrets, plus forts en marchant, moindres en restant assis, le matin.
— Déchirement dans l'articulation du genou gauche ou depuis le
genou jusque dans la cuisse, avec douleur contusive. — Déchirement dans le genou droit, que le frottement fait cesser. — Déchirement et douleur constrictive dans les os du genou gauche, très
intenses pendant le repos et le mouvement. — Douleur rongeante
et déchirement de bas en haut et de haut en bas, très douloureux,
dans le genou gauche. — Douleur rongeante et térébrante dans le
genou gauche avec tension dans le haut du mollet ; elle se renouvelle quand on est assis. — Élancement comme une piqûre de puce
au côté interne du genou droit. — Douleur térébrante dans les
genoux, surtout le droit, le soir. — Tension et pression de haut en
bas au tibia (Ng). — Élancement pressif au côté interne du genou
droit pendant le repos (Htm). — Pression suivie de déchirement au
côté interne de la jambe gauche, entre les os et le mollet (le 3ᵉ j.).
— Tiraillement rhumatismal et tension dans le tibia droit (Grf).
— Alternatives de pression et de tiraillement dans les deux os de
la jambe droite (Hbd). — Douleur tiraillante dans le tibia droit (au
(b. de 5 h.) (Htm). — Tiraillement qui descend le long des deux mollets. — Tiraillement et sensation de constriction dans le tendon
d'Achille droit. — Déchirement à la jambe droite, en avant, sous
le genou, avec douleur contusive ensuite (Ng). — *Déchirement
dans les deux mollets* (Grf, Ng). — Déchirement sur le tibia droit
(le 4ᵉ j.). — Déchirement dans la jambe gauche, entre le tibia et
l'articulation du pied (Grf). — Déchirement de haut en bas, le long
du tibia, jusqu'au cou-de-pied. — Déchirement au mollet, jusqu'à
la malléole (Ng). — Déchirement à l'extrémité inférieure du tibia
droit (Fr.). — Élancement au-dessus du pied droit, en courant
(Ng). — Tressaillement dans le mollet gauche (Sw.). — Raideur
des muscles des mollets en marchant. — Raideur et tiraillement
dans le mollet (le 1ᵉʳ j.) (Fr.). — Douleur de crampe dans le mollet
et le pied gauches. — Crampe dans la jambe en la fléchissant, le
matin au lit. — En tournant le corps, on est menacé d'une crampe
dans les mollets (Rl). — Douleur de crampe dans le mollet gauche,
la nuit. — Il semble souvent que le sang s'arrête dans le membre
inférieur gauche, surtout dans la jambe (Sw.). — Lassitude des
jambes, plus forte pendant la marche. — Fourmillement, comme

si des fourmis couraient sous la peau, dans les deux mollets, jusqu'aux orteils, pendant le repos et le mouvement (Ng). — Déchirement pulsatif dans les tendons d'Achille (Grf). — Disparition des varices aux jambes (effet curatif) (Hb).

Tension dans le pied droit, le long du talon, comme si l'on s'était donné une entorse ou que les muscles fussent trop courts. — Douleur pressive sous la malléole externe. — Élancements dans le talon. — Élancement pénétrant dans le pied (au b. de 6 j.). — Douleur de luxation dans l'articulation du pied. — Forte enflure avec inflammation au pied (au b. d'11 j.). — *Sueur abondante*, fétide et corrosive, *aux pieds*. — Ardeur et élancements dans la pulpe du gros orteil, pendant le repos, comme s'il avait été gelé (S. H.).

Tension rhumatismale dans l'articulation du pied gauche, pendant le repos (Grf). — Douleur au bord externe du pied droit, comme si les os allaient se briser, en marchant, en levant le pied ainsi qu'en le tournant de côté et en marchant sur la pointe du pied, non dans les autres attitudes. — Raideur à la plante du pied droit, comme si les tendons étaient trop courts, en appuyant sur le pied et en marchant, le soir (Ng). — Déchirement tiraillant dans le pied droit, jusqu'à la cheville, avec sensation de lourdeur, pendant le repos (Htm). — Déchirement tiraillant autour des deux malléoles et dans les tendons d'Achille (Fr.). — Déchirement dans le pli de l'articulation du pied, ainsi qu'au bord et sur le dos du pied gauche (Grf). — Déchirement à la plante des deux pieds (Grf). — Douleur déchirante dans la malléole externe du pied droit. — Déchirement dans la malléole externe droite ; le frottement le fait cesser. — Déchirement et fourmillement au cou-de-pied gauche, avec sensation d'engourdissement dans la plante des pieds, cela cesse pendant la marche. — Déchirement au bord externe du pied droit, vers les orteils ; le frottement le fait cesser (Ng). — Déchirement sous la malléole interne du pied droit, jusque dans le talon, le soir, étant assis. — Déchirement et douleur dans les talons ; il semble que les pieds soient détachés du corps (Fr.). — *Déchirement et tension aux deux bords du pied droit*. — Déchirement lancinant dans la plante des pieds, au pli articulaire du petit orteil droit. — Élancements brûlants dans les os du cou-de-pied, çà et là. — Ardeur sous la malléole interne droite (Grf). — Ardeur sous le talon droit, plus forte en appuyant le pied par terre et en marchant, moindre en restant assis, le soir. — Ardeur et chaleur à la plante des pieds, le soir. — Ardeur et sensation d'ulcération sous la plante des deux pieds, le matin. — Sensation d'ulcération dans les deux talons, plus forte en marchant qu'en restant assis (Ng). — Douleur térébrante insupportable dans le talon, *après avoir bu du vin* (Grf). — Douleur de luxation dans l'articulation du pied, en le remuant (au b. de 4 h.) (Htm). — Douleur dans les plantes des pieds en appuyant dessus ; il semble qu'elles sont enflées et qu'on les lacère avec une scie, pendant plusieurs jours. (Rkt). — Enflure autour des malléoles (d'un pied qui avait été malade auparavant) (Hb). — Engourdissement fréquent et pénible des pieds, vers le soir (Rl). — Grande lassitude dans les pieds, le matin au lit ; elle cesse quand on se lève et qu'on va et vient. — Tremblement du pied quand on le lève étant assis, non autrement (Ng). — Douleur aux orteils comme s'ils étaient écorchés. — Sensation comme si des ampoules s'étaient formées aux orteils (Rl). — Douleur d'ulcération dans le gros orteil droit, le soir (Ng). — Douleur déchirante d'excoriation au bout du gros orteil et sous l'ongle (le 9ᵉ j.) (Grf). — *Douleur de luxation à la première articulation des orteils* (Fr.). — Déchirement tiraillant dans les orteils et la moitié antérieure du pied (Htm). — Déchirement sous et dans les deux premiers orteils droits (Grf). — Déchirement dans le gros orteil droit avec déchirement vulsif au côté externe du mollet gauche. — Déchirement au petit orteil droit, le soir (Ng). — Déchirement lancinant dans tous les orteils. — *Déchirement lancinant dans la première articulation du gros orteil du pied droit.* — Déchirement lancinant dans le pli articulaire antérieur des deux premiers orteils droits (Grf). — Élancement pulsatif dans le bout du gros orteil droit (le 2ᵉ j.). — Fourmillement lancinant dans le gros orteil gauche (le 2ᵉ j.) (Fr.). — Élancement fourmillant, comme après un engourdissement, dans le pli articulaire antérieur du gros orteil gauche, au côté interne (Grf).

Peau. — (1219-1237 et aux diverses subdivisions indiquées). — Prurit par tout le corps, sans éruption (au b. de 9 j.). — Prurit aux bras et aux jambes, hors des articulations. — Prurit passant rapidement d'une place à l'autre, surtout le soir au lit ; l'attouchement le fait cesser aussitôt. — Prurit lancinant à la peau, avec éruption miliaire après s'être gratté. — Petits furoncles dans le dos, entre les omoplates, et à d'autres endroits. — Une petite plaie à la peau saigne beaucoup (au b. de 3 j.) (S. H.).

Prurit à presque tous les points de la peau (même à la face et à la tête), parfois avec ardeur ou avec rougeur, ou bien, lorsqu'on s'est gratté, avec boutons et tubercules qui causent parfois une douleur d'excoriation quand on y touche. — Prurit comme par des poux, la nuit ; quand on se gratte le prurit se porte aussitôt à un autre endroit (Ng). — Prurit sur les articulations, du côté de la flexion. — Violent prurit dans toutes les articulations l'une après l'autre, surtout celle de la hanche (Rl). — Prurit fréquent à la peau (Rkt). — La nuit, on a souvent un violent prurit, comme par des puces, surtout dans le dos et au ventre (Grf). — Points pruriteux isolés à la peau, surtout des mains, sans rougeur ni saillie (Hbd). — Prurit lancinant, picotant, le soir au lit, sur le front, la cuisse, la malléole, le pied et d'autres endroits de la peau (Fr.). — Éruption miliaire pruriteuse dans le jarret et le pli du coude (Rl). — Boutons rouges à la poitrine et à la face (Hb). — Petits boutons aux cuisses, aux mollets et autour des genoux ; ils causent un vif prurit qui cesse aussitôt qu'on s'est gratté (Fr.). — Boutons sur le front, le dos et le 3ᵉ orteil gauche, qui causent, lorsqu'on y touche, une douleur pressive et cuisante (Grf).

Cuir chevelu. — Douleur sur un côté du cuir chevelu, comme si sa face interne était ulcérée. — Boutons pruriteux sur le cuir chevelu (au b. de 5 j.). — Éruption pruriteuse et suintante aux deux tempes et au dessus. — Le cuir chevelu, au sommet de la tête, est douloureux au moindre attouchement. — Les cheveux tombent abondamment (S. H.).

Vif élancement déchirant dans la peau du côté gauche du front, au-dessus du sourcil (Grf). — Tiraillement à la peau du vertex (Ng.). — Sensation d'excoriation sur un petit point du cuir chevelu, à droite (Grf). — Sensation douloureuse d'excoriation aux téguments de la tête, qu'on y touche ou non (au b. de 3 j.) (Fr.). — Prurit cuisant, fréquemment, sur un petit point au milieu du cuir chevelu. — Il semble que les cheveux se hérissent, surtout au-dessus de l'oreille gauche (Grf). — Il semble que la peau de la tête se contracte sur un point (Rl).

Visage. — Point dur, enflé, rouge, à l'aile gauche du nez ; il fait mal quand on appuie dessus, pendant 3 jours (Ng). — Enflure et prurit à la joue gauche. — Prurit à la face, le soir. — Prurit à la lèvre supérieure, au menton et autour de la bouche, sans éruption (au b. de 24 h.). — Éruption de boutons sur la lèvre supérieure (au b. de 14 h.). — Petit bouton rouge et plat sur le milieu de la lèvre supérieure, au bord ; il est douloureux au toucher. — Gros boutons pruriteux, d'un blanc jaunâtre, à la lèvre inférieure. — Lèvres sèches et fendillées. — Vif prurit et rougeur de toute la partie saillante du menton (au b. de 2 j.). — Bouton très puriteux presque au milieu du menton. — Beaucoup de petites pustules rapprochées et très pruriteuses, sous le menton (au b. de 8 j.) (S. H.). — Eruption de boutons à la face (Rl). — Vésicules pleines de sérosité, et aussi pustules à la lèvre supérieure (Ng). — Petits boutons blancs, un peu humides, à la lèvre supérieure, au menton et au front (après avoir bu du vin modérément) (Fr.). — Ulcération du coin de la bouche (Hbd). — Lèvre supérieure malade et ulcérée au milieu (Rl). — Petit ulcère jaune à la face interne de la lèvre inférieure (au b. de 4 j.) (Sw). — Gerçure qui cause une douleur tensive à la lèvre inférieure. — Gerçure brûlante au côté interne de la lèvre supérieure (Ng).

Organes génitaux. — Chute des poils aux parties génitales (S. H.). — Frisson et froncement de la peau du scrotum. — Froncement du scrotum (le 2ᵉ j.) (Sw.). — Plusieurs soirs de suite, violent prurit au scrotum, qui cause presque une douleur d'excoriation et qu'on ne peut faire cesser en se grattant (Fr.). — Petit bouton rouge, causant une douleur d'excoriation, à la naissance des poils du scrotum, pendant 3 jours (au b. de 5 j.) (Grf).

Tronc. — Prurit entre les omoplates, le soir, avec éruption abondante. — Petites taches pruriteuses sur le dos et vésicules douloureuses au toucher (S. H.). — Ardeur à la peau de l'omoplate droite (5ᵉ j.) (Grf). — Tubercule au côté droit de la nuque, qui cause une douleur d'ulcération quand on appuie dessus (Ng).

Membres. — Gros furoncle au bras gauche (au b. de 31 j.) (S. H.). — Petits boutons semblables à des furoncles aux deux aisselles. — Ardeur cuisante à la peau de la partie supérieure et postérieure du bras gauche (le 10ᵉ j.) (Grf). — Eruption de boutons à l'avant-bras, qui démangent beaucoup dans la journée (S. H.). — Eruption miliaire au pli du coude (Rl). — Bouton pruriteux sur le dos de la main. — L'épiderme des mains se fendille au moindre froid et devient douloureux. — Fortes engelures aux mains, qui deviennent pruriteuses et tuméfiées (au b. de 10 j.) (S. H.). — Ardeur à la peau du bord de la main droite (le 3ᵉ j.) (Grf). — Petites taches rondes et rouges sur les mains et les doigts (Ng). — Prurit lancinant sur un point de l'annulaire gauche et bientôt après pustule rouge qui cause une douleur brûlante et pulsative (Htm). — Bouton sur la peau du pli articulaire antérieur de l'annulaire. —

Excoriation qui cause une douleur brûlante entre deux doigts de la main gauche (Ng).

Vif prurit tout le long des jambes (S. H.). — *Prurit* très violent *aux cuisses et aux jarrets*, le soir, avec papules d'urticaire après s'être gratté. — Prurit à la face antérieure de la cuisse, au-dessus du genou, 5 soirs de suite, avec boutons qui s'écorchent facilement (Fr.). — Tache rouge à la jambe, qui se couvre d'une croûte, avec prurit (S. H.).

Vif prurit à l'articulation du genou droit (Rl). — Ardeur à la peau, sous le mollet droit (Grf). — Inflammation érysipélateuse et gonflement douloureux du tendon d'Achille (Ng). — Prurit à la plante du pied. — Phlyctène comme celle d'une brûlure, au cou-de-pied droit (au b. de 8 j.). — Douleur d'ulcération sous l'ongle du gros orteil, quand on y touche. — Prurit douloureux avec chaleur, rougeur et enflure aux orteils du pied droit, comme s'ils avaient été gelés, le soir; en se grattant et se frottant, on menace d'étendre la douleur encore davantage. — Sur le petit orteil et à la plante du pied, bosse qui cause une douleur lancinante pendant la marche (S. H.). — Prurit douloureux à la plante du pied droit. — Vif prurit lancinant à la face supérieure du gros orteil, le soir (Ng).

FIN DU TOME QUATRIÈME

ERRATA

T. I, p. 102, l. 3 : Au lieu de *Sulfúrico aceto,* lire : *Sulfúrico acido.*

T. II, p. 55, l. 13 : Au lieu de *après avoir mangé,* lire : *après avoir été assis.*

TABLE DES MATIÈRES

DU TOME IV

FIN DE LA TABLE DU TOME QUATRIÈME

Tours, Imp. Deslis Frères, rue Gambetta, 6.

www.ingramcontent.com/pod-product-compliance
Lightning Source LLC
LaVergne TN
LVHW050119060726
842524LV00001B/36